PRACTICAL GUIDE FOR AMBULATORY PEDIATRICS

USEFUL 実践で役立つ

小児外来診療指針

東京都立清瀬小児病院 編

監修　　井村總一
編集責任　林　奐
　　　　佐藤正昭

執筆者一覧

■監　修
井村　總一　（元東京都立清瀬小児病院　院長、現東京都立大塚病院　院長）

■編集責任
林　　　奐　（東京都立清瀬小児病院　院長）
佐藤　正昭　（東京都立清瀬小児病院循環器科　部長）

■執筆者（執筆順）
下野　隆一　（元東京都立清瀬小児病院外科、現鹿児島市立病院周産期医療センター医長）
西山　和男　（元東京都立清瀬小児病院整形外科　医長、現西山整形外科　院長・東京都狛江市）
北原　功雄　（元東京都立神経病院脳神経外科、現塩田病院脳神経外科　部長・千葉県勝浦市）
高橋　　宏　（東京都立神経病院脳神経外科　部長）
広部　誠一　（東京都立清瀬小児病院外科　医長）
鎌形正一郎　（東京都立清瀬小児病院外科　部長）
小寺　厚志　（元東京都立清瀬小児病院外科、現宮城県立こども病院外科）
佐藤　正昭　（東京都立清瀬小児病院循環器科　部長）
伊藤　真樹　（東京都立清瀬小児病院呼吸器科　医長）
古賀慶次郎　（元国立小児病院耳鼻咽喉科　医長）
横山　哲夫　（東京都立清瀬小児病院新生児科　医長）
後藤　知英　（東京都立清瀬小児病院神経内科）
渕本　康史　（元東京都立清瀬小児病院外科、現国立成育医療センター外科）
大脇　　明　（東京都立清瀬小児病院麻酔科　医長）
三浦　　大　（元東京都立清瀬小児病院循環器科　医長、横浜労災病院小児科）
金子　武彦　（東京都立清瀬小児病院麻酔科）
後藤　裕介　（元東京都立清瀬小児病院新生児科、現市立甲府病院小児科　副医長）
金子　　隆　（東京都立清瀬小児病院血液腫瘍科　医長）
浅沼　　宏　（東京都立清瀬小児病院泌尿器科　医長）
磯畑　栄一　（元東京都立清瀬小児病院新生児科　医長、現ひまわりこどもクリニック　院長・埼玉県鴻巣市）
詫間　由一　（元東京都立清瀬小児病院神経内科　医長、現タクマこどもクリニック　院長・福岡市）
林　　　奐　（東京都立清瀬小児病院　院長）
浅村　信二　（元東京都立清瀬小児病院感染病科　医長、現浅村こどもクリニック・東京都練馬区）
三山佐保子　（東京都立清瀬小児病院神経内科　医長）
本田　雅敬　（元東京都立清瀬小児病院腎内科　部長、現東京都立八王子小児病院　副院長）
近藤　信哉　（東京都立清瀬小児病院呼吸器科　医長）
高山　　順　（東京都立清瀬小児病院血液腫瘍科　医長）
長谷川行洋　（東京都立清瀬小児病院内分泌代謝科　医長）
樋口　麻子　（東京都立清瀬小児病院内分泌代謝科）
幡谷　浩史　（東京都立清瀬小児病院腎内科）
原　　裕子　（元東京都立清瀬小児病院放射線科　医長、現川口市立医療センター放射線科　副部長）
飯塚　玲子　（東京都立清瀬小児病院看護科　次席）

末吉　康子　（東京都立清瀬小児病院看護科）
須藤　要一　（東京都立清瀬小児病院薬剤科）
菅谷　明則　（東京都立清瀬小児病院循環器科　医長）
葭葉　茂樹　（東京都立清瀬小児病院循環器科）
大木　寛生　（東京都立清瀬小児病院循環器科）
加島　一郎　（東京都立清瀬小児病院心臓血管外科）
若木　　均　（元東京都立清瀬小児病院腎内科、現横浜市立市民病院小児科）
石倉　健司　（東京都立清瀬小児病院腎内科）
森　　一越　（元東京都立清瀬小児病院腎内科、現防衛医科大学校小児科）
池田　昌弘　（東京都立清瀬小児病院腎内科　医長）
中井　秀郎　（元東京都立清瀬小児病院泌尿器科　医長、現獨協医科大学越谷病院泌尿器科　講師）
高橋　郁子　（元東京都立清瀬小児病院内分泌代謝科、現秋田大学医学部小児科）
安蔵　　慎　（慶應義塾大学医学部小児科）
小林　弘典　（元東京都立清瀬小児病院内分泌代謝科、現島根大学小児科）
宮本　純子　（慶應義塾大学医学部小児科）
高山　直秀　（東京都立駒込病院小児科　部長）
王　　　東　（東京都立清瀬小児病院整形外科）
市川　宏伸　（東京都立梅ヶ丘病院　院長）
齋藤　　京　（慶應義塾大学医学部皮膚科）
小川　純己　（日本鋼管病院皮膚科　医長・神奈川県川崎市）
八木橋朋之　（東京医科大学八王子医療センター眼科）
吉橋　博史　（東京都立清瀬小児病院新生児科）
中島　龍夫　（慶應義塾大学医学部形成外科　教授）
谷口　　真　（東京都立神経病院脳神経外科　医長）
石河　　晃　（慶應義塾大学医学部皮膚科　講師）
井村　總一　（元東京都立清瀬小児病院　院長、現東京都立大塚病院　院長）
府川　則子　（東京都立清瀬小児病院栄養科　科長）
増田　剛太　（元東京都立清瀬小児病院　院長、現東京都立北療育医療センター　院長）

監修のことば

　東京都立清瀬小児病院は国立小児病院(現国立成育医療センター)と並んで、わが国では最も古い歴史をもつ小児専門医療施設で、総合的な小児医療の拠点として、先駆的な役割を果たしてきた。これまで腎移植・透析、骨髄移植、小児がんの治療・手術、複雑心奇形などに対する心臓血管手術、感染症治療、内分泌代謝異常症の治療、新生児未熟児医療などの高度専門医療を行うともに、以前から小児病院では数少ない24時間365日の一般救急診療を行い、地域医療も担ってきた。

　特に昨今は小児救急医療体制が小児科医の過重労働とリンクして問題化しているように、筆者が院長として在籍(平成11～13年)していた当時も救急受診患者数は右肩上がりで増え続け、現在も続いている。核家族化、共働きなどの社会状況から子どもの数が減っているにもかかわらず、救急受診数は増え続けているのである。小児救急といっても単に育児相談的なものや不安にかられてなど救急でないものも少なくない。とはいえ、その中には重大な疾患が隠されていることや急変する例もあり、すべてに丁寧に、慎重な対応を行い、正しく診断することが求められる。

　このことから、外来診療の最前線での適切な対応が小児医療の中で特に重要になってきていると考え、日常遭遇する内科系、外科系のあらゆる問題を取りあげ、各分野のエキスパートがこれまで蓄積したノウハウを活かして、その解決手段をより明確に記述した実践に役立つ解説書を診療指針として刊行することを企画した。

　これらの視点に立って書かれた本書が小児科学を学び、小児救急医療に携わる医師に限らず、そのプライマリ・ケアに通じる内容となっており、臨床研修医や看護師の方々にも日頃の診療上の問題解決の手段として臨床の現場での実践に役立てて頂ければと願っている。また最近では、小児救急に関連して地域連携小児夜間・休日診療として地域の診療所その他の医療機関の医師の方々との連携診療や、東京都で行っている「開業医小児医療研修制度」に係わる小児科以外の医師の方々の病院での研鑽の際などにも役立てて頂ければ幸いである。

　おわりに、本書の編集にあたった林　奐院長および佐藤正昭小児科部長をはじめとして、執筆頂いた清瀬小児病院ならびに他の関連病院の医師各位に厚く御礼申し上げる。また、刊行にあたって当初から種々貴重な御助言を頂いた永井書店の高山　静氏に心から感謝する。

2004年11月吉日

井村　總一

序　文

　少子化が予想よりも早いスピードで進み、2003年の出生率は1.3を切ってしまった。少ない子どもを大切に育てようとする考え方と核家族化があいまって、子どもが病気になったら「いつでもすぐに診てほしい」という新しい医療ニーズが生まれてきている。この結果、小児人口は減少しているにもかかわらず、小児科外来の受診者数は増え続けている。その大部分が休日と夜間の時間外救急外来での増加であり、全国の医師は小児の専門外の医師も含めて、必死の思いでこの新しいニーズに応えようと日夜奮闘しておられる。しかし、問題は単に救急で受診する子どもが増えたというに止まらない。なぜならこれらの子どもたちは、発症後間もなく症状が出揃わないわないうちに外来を訪れるので、その場で正しく診断することがますます難しくなっているからである。

　これまでの小児科学は、ともすれば入院を必要とする病気の治療を中心に築かれてきた。しかし、このような新しいニーズにミスなく適切に対処してゆくには、外来診療の最前線にフォーカスを合わせてプライマリ・ケアに力を注ぐ小児科学が必要になっていると思われる。

　もっとも第一線の診療所だけでこれらのニーズへの対応が完結できるとは限らない。必要に応じて病院へ、さらには小児病院のような専門施設へと送られ、逆に必要な治療が終われば、再度診療所に帰っていく。診療所、中核病院や小児病院がバラバラに努力するだけでは、これら巨大な需要の圧力には質・量ともに到底太刀打ちできない。地域の医療施設がそれぞれの特色を活かして、いわば「地域チーム医療」といえるような診療体制を構築してゆくことが、今最も求められているように思う。その意味で、診療所と病院間、一般病院と小児病院間のようなインターフェイス（境界領域）での医療についても新たな研究の展開が必要になっている。

　このような時代背景のもとで、特に下記の点に意を注いで小児外来診療の現場で実践的に役立つ本を編纂することとした。

1) 小児科専門医、小児科研修医だけでなく、小児を専門としない医師にも利用しやすい
2) 外来診療の最前線で実際に起こる事態への治療手段、検査方法がすぐにわかる
3) 一般的な症状から最終診断に至る道筋が記されている
4) 現在の標準的な治療法が、疾患ごとに簡明に記されている
5) 診断・治療の過程でなすべきこと、してはならないことや、病院へ紹介するときのタイミング、転送時にしておくべきことなどが簡潔に記述されている

このような方針に沿って東京都立清瀬小児病院のスタッフが中心になって本書を書きあげた。当院の源は、1948年に東京都が当地に開設した子どものための結核保養所である。その後、結核の減少を受けて小児病院に衣替えをし、1970年に再出発をした。それ以降今日までの30有余年、代々のスタッフが小児医療に情熱を燃やし続け、結核など呼吸器、循環器、慢性腎不全や内分泌代謝疾患などの内科的治療や、気管、肺などの呼吸器、心臓、消化器や泌尿器などの外科的治療に実績をあげてきた。1975年には小児の腎臓移植に成功し、今日までわが国の小児腎臓移植医療をリードしてきた。近年では小児がんに対するチーム医療に力を注いでおり、このような小児専門医療の経験が本書のバックボーンになっている。それぞれの分野のパイオニアとして見事な働きをしてくれた多くの先輩諸氏に敬意と感謝の意を表する。

　一方では、1979年に救急医療機関の指定を受けて地域医療にもかかわってきた。診察を希望する子どもたちを例外なく受け入れてきたため、2003年度の時間外患者数は合計16,000人を超えた。二次救急診療を受けている小児病院は全国でも数少ない中で、このように救急医療を行うことは専門診療科の医師にとっては大きな負担であったが、地域の診療所や中核病院の先生方との協力で蓄積してきた双方向性の情報は、本書の肉となって随所に活かされている。当院スタッフとともに小児医療を支えてきてくれた地域の先生方に心から御礼を申し上げたい。

　小児医療の最前線で本書が少しでも診療に役立つことを願うとともに、診療所と中核病院小児科、そして小児病院のような専門施設とをつなぐ"地域チーム医療"の構築にも役立つことを心から希望している。本書を刊行するにあたり執筆頂いた他の都立病院のスタッフ、東京都医員の諸先生、長きにわたり不慣れなわれわれを辛抱強くお世話下さった永井書店編集長高山静氏、山本美恵子氏に感謝の意を表する。

　　平成16年11月吉日

　　　　　　　　　　　　　　　　　　　　　　　　　　　　　　　　　林　　奐
　　　　　　　　　　　　　　　　　　　　　　　　　　　　　　　　　佐藤　正昭

目　次

総　論

I 救急外来で処置を要する疾患　3
1. 外傷(挫傷、挫創、止血、縫合) ……………3
2. 捻挫、脱臼、骨折 ……………………………6
3. 頭部外傷 ………………………………………8
4. 胸部外傷 ………………………………………13
5. 腹部外傷 ………………………………………15
6. 薬物誤飲 ………………………………………19
7. 食中毒 …………………………………………21
8. 消化管異物(その他の異物：耳、鼻) ………23
9. 気道異物 ………………………………………25
10. 鼻出血 …………………………………………27
11. 熱傷 ……………………………………………29
12. 熱中症 …………………………………………32
13. 溺水 ……………………………………………33
14. 電撃症(感電) …………………………………35
15. 咬傷、刺傷 ……………………………………37
16. 被虐待児 ………………………………………39

II DOAならびに救急蘇生法　42
1. 気道確保 ………………………………………42
2. 心臓蘇生法 ……………………………………47
3. 静脈確保法 ……………………………………49
4. ショックに対する治療 ………………………51

III 外来での検査・診察手技　55
1. 採血法 …………………………………………55
2. 腰椎穿刺 ………………………………………59
3. 胸腔穿刺/ドレナージ …………………………62
4. 導尿・膀胱穿刺 ………………………………64
5. 細菌培養検査 …………………………………66
6. 髄膜刺激症状の診察の仕方 …………………66
7. 胸部聴診打診 …………………………………68
8. 腹部触診 ………………………………………70
9. 肥厚性幽門狭窄症の腫瘤の触り方 …………72
10. 股関節脱臼 ……………………………………73
11. 内反足の治療が必要かの判断 ………………74

IV 症状から診断、治療へ　76
1. 発熱 ……………………………………………76
2. 発疹 ……………………………………………79
3. けいれん(けいれん重積の治療手順) ………82
4. 意識障害 ………………………………………87
5. 頭痛 ……………………………………………91
6. 頭蓋内圧亢進 …………………………………92
7. めまい …………………………………………96
8. むくみ(浮腫) …………………………………97
9. 咳嗽 ……………………………………………100
10. 呼吸困難 ………………………………………103
11. 胸痛 ……………………………………………105
12. 胸部異常陰影 …………………………………107
13. 腹痛(急性腹症) ………………………………110
14. 腹部腫瘤 ………………………………………113
15. 黄疸 ……………………………………………115
16. 嘔吐 ……………………………………………118
17. 吐血 ……………………………………………124
18. 下血 ……………………………………………126
19. 排便障害 ………………………………………129
20. 跛行 ……………………………………………133
21. 顔色不良 ………………………………………134
22. 活気(元気)がない ……………………………139
23. 出血傾向 ………………………………………141
24. 頸部腫瘤 ………………………………………148
25. 心臓の聴診 ……………………………………149
26. チアノーゼ ……………………………………154
27. 心電図 …………………………………………156
28. 低身長(391頁参照)
29. 肥満(416頁参照)
30. 性分化異常 ……………………………………161
31. 肉眼的血尿 ……………………………………163
32. 多尿 ……………………………………………167
33. 夜尿症・遺尿症 ………………………………170
34. 繰り返す尿路感染症 …………………………174
35. 鼠径部から陰嚢にかけての腫瘤 ……………178

V 救急画像診断　181
1. 外傷 ……………………………………………181
2. 虐待 ……………………………………………187
3. 骨折 ……………………………………………189

4. 非外傷性疾患 …………………………192
　　5. 嘔吐、腹部膨満 ………………………206

VI 治療法　214
　　1. 脱水・輸液 ……………………………214
　　2. 輸血 ……………………………………219
　　3. 経腸栄養法 ……………………………223
　　4. 静脈栄養法 ……………………………225

　　5. 吸入療法 ………………………………226
　　6. ストーマ管理 …………………………228

VII 薬物療法　236
　　1. 院外処方せん記載上の留意点 ………236
　　2. 薬物投与上の留意点 …………………237
　　3. 小児における薬物動態と投与設計 …239
　　4. 薬物投与上の禁忌事項 ………………245

各論・1

I 循環器疾患　251
　　1. 心疾患を疑わせる徴候 ………………251
　　2. 心臓超音波検査（心エコー検査）…253
　　3. 左右短絡心疾患 ………………………256
　　4. 右左短絡心疾患 ………………………259
　　5. 弁膜疾患 ………………………………261
　　6. 不整脈 …………………………………265
　　7. RSウイルス感染症と心疾患 …………271
　　8. Down症児と心疾患 …………………271
　　9. 川崎病と心合併症 ……………………272
　10. 心筋疾患 ………………………………274
　11. 心膜疾患 ………………………………276
　12. 起立性調節障害 ………………………279
　13. 感染性心内膜炎 ………………………280
　14. 原発性肺高血圧 ………………………284
　15. 学校心臓検診 …………………………286
　16. 術後患者の主なトラブル ……………287
　　　①不整脈、雑音の残存、残存短絡、運動量、肝炎
　　　②ペースメーカー
　　　③人工弁患者のトラブル

II 消化管疾患　293
　　1. 急性胃腸炎 ……………………………293
　　2. 乳児慢性下痢症 ………………………297
　　3. 抗菌薬起因性下痢 ……………………301
　　4. 肝炎 ……………………………………301
　　5. 胆嚢炎、胆石症 ………………………309
　　6. 膵炎 ……………………………………310
　　7. 食道狭窄症 ……………………………312
　　8. 胃食道逆流症、食道裂孔ヘルニア …312
　　9. 肥厚性幽門狭窄症 ……………………314
　10. 腸回転異常症 …………………………315
　11. ヒルシュスプルング病 ………………316
　12. 胃十二指腸潰瘍 ………………………317
　13. 炎症性腸疾患 …………………………319

　14. 消化管ポリープ ………………………321
　15. メッケル憩室症、腸管重複症 ………322
　16. 腸重積症 ………………………………324
　17. 腸閉塞症 ………………………………326
　18. 急性虫垂炎 ……………………………327
　19. 鼠径ヘルニア …………………………329
　20. 臍ヘルニア ……………………………330
　21. 肛門周囲膿瘍、乳児痔瘻、脱肛 ……331
　22. 胆道閉鎖症 ……………………………332
　23. 胆道拡張症 ……………………………333

III 呼吸器疾患　334
　　1. 扁桃炎、咽後膿瘍、急性喉頭蓋炎 …334
　　2. クループ ………………………………335
　　3. 急性細気管支炎 ………………………336
　　4. 肺炎 ……………………………………338
　　5. 胸膜炎、膿胸 …………………………339
　　6. 嚥下性肺炎 ……………………………341
　　7. 先天性喘鳴（喉頭軟化症ほか）……343
　　8. 気管支拡張症、副鼻腔気管支症候群 …344
　　9. 気胸、縦隔気腫 ………………………345
　10. 睡眠時無呼吸症候群 …………………346
　11. 過換気症候群 …………………………347
　12. 気管支喘息 ……………………………348
　13. 肺結核（含：先天性）………………351
　14. 気管狭窄症、気管軟化症 ……………354
　15. 舌根部囊胞 ……………………………355
　16. 囊胞性肺疾患 …………………………356
　17. 漏斗胸、鳩胸 …………………………358

IV 腎・泌尿器疾患　360
　　1. 無症候性血尿・蛋白尿 ………………360
　　2. 急性腎炎症候群 ………………………362
　　3. ネフローゼ症候群 ……………………364

- 4. 溶血性尿毒症症候群 …………………366
- 5. 腎性高血圧 ……………………………369
- 6. 急性腎不全(含：血液浄化法) ………371
- 7. 慢性腎不全 ……………………………374
- 8. 出血性膀胱炎 …………………………376
- 9. 水腎症 …………………………………377
- 10. 尿路結石 ………………………………380
- 11. 排尿障害 ………………………………382
- 12. 停留精巣 ………………………………385
- 13. 包茎 ……………………………………387
- 14. 包皮炎 …………………………………388
- 15. 精巣上体炎と精巣捻転 ………………389

V 内分泌・代謝疾患　391
- 1. 外性器異常(161 頁参照)
- 2. 低身長児の診かた―GH 欠損症を中心として ………………………………391
- 3. 下垂体機能低下症 ……………………396
- 4. 尿崩症 …………………………………398
- 5. 中枢性思春期早発症 …………………400
- 6. 女性化乳房 ……………………………401
- 7. 21 水酸化酵素欠損症(CYP 21 A 2 欠損症) …………………………………402
- 8. 性腺機能低下症 ………………………404
- 9. 甲状腺機能亢進症 ……………………405
- 10. 甲状腺機能低下症 ……………………407
- 11. 糖尿病 …………………………………410
- 12. ケトン性低血糖症 ……………………414
- 13. 肥満 ……………………………………416
- 14. 有機酸代謝異常症 ……………………419
- 15. 低 Ca 血症 ……………………………422
- 16. くる病 …………………………………424

VI アレルギー　427
- 1. 食物アレルギー ………………………427
- 2. 薬剤アレルギー ………………………428
- 3. 昆虫アレルギー(37 頁参照)
- 4. 蕁麻疹 …………………………………429

VII 膠原病および自己免疫疾患など　430
- 1. リウマチ熱、リウマチ性心炎 ………430
- 2. 若年性関節リウマチ …………………433
- 3. 全身性エリテマトーデス(SLE)・ループス腎炎 ………………………………439
- 4. 皮膚筋炎、多発性筋炎 ………………441
- 5. 混合性結合組織病(MCTD) …………443
- 6. シェーグレン(Sjögren)症候群 ………444
- 7. 結節性紅斑 ……………………………446
- 8. 血管性紫斑病 …………………………446
- 9. 多型滲出性紅斑、Stevens-Johnson 症候群 …………………………………447

VIII 血液・リンパ節疾患　448
- 1. 鉄欠乏性貧血 …………………………448
- 2. 溶血性貧血 ……………………………452
- 3. 再生不良性貧血 ………………………457
- 4. 慢性肉芽腫症 …………………………461
- 5. 特発性血小板減少性紫斑病 …………463
- 6. 血友病 …………………………………467
- 7. フォン・ウィルブランド病 …………471
- 8. ビタミン K 欠乏性出血症 ……………474
- 9. 播種性血管内凝固症候群 ……………475

IX がん、白血病、腫瘍性疾患　478
- 1. 白血病 …………………………………478
- 2. 悪性リンパ腫 …………………………486
- 3. 神経芽腫 ………………………………491
- 4. Wilms 腫瘍 ……………………………494
- 5. 骨軟部悪性腫瘍 ………………………496
- 6. 肝腫瘍 …………………………………500
- 7. 胚細胞性腫瘍 …………………………502
- 8. 脳腫瘍 …………………………………504
- 9. 網膜芽腫 ………………………………508
- 10. 造血幹細胞移植 ………………………509
- 11. 良性腫瘍(特にリンパ管腫、血管腫) …514

X 染色体異常　516
- 1. Down 症候群 …………………………516
- 2. Down 症候群以外の常染色体異常 ……518

XI 奇形症候群　520
- 1. 奇形症候群の診断とその意義 ………520
- 2. 致死性異形成症、Potter sequence、CHARGE 連合、Wiedemann-Beckwith 症候群、Prader-Willi 症候群、胎児性アルコール症候群(723 頁参照)
- 3. Rubinstein-Taybi 症候群 ……………522
- 4. Williams 症候群 ………………………523
- 5. Goldenhar 症候群 ……………………524
- 6. Kabuki 症候群 …………………………525
- 7. Sotos 症候群 …………………………526
- 8. 22 q 11.2 欠失症候群 …………………527

XII 神経疾患　528

1. てんかん ……………………………528
2. 機会性けいれん（熱性けいれん、胃腸炎に関連したけいれん）と良性乳児けいれん ……………………………532
3. 脳性麻痺 ……………………………536
4. 急性脳炎/脳症・Reye 症候群 ………538
5. 脊髄炎 ………………………………541
6. 急性小脳失調 ………………………543
7. 急性小児片麻痺 ……………………544
8. 急性散在性脳脊髄炎 ………………546
9. 顔面神経麻痺 ………………………547
10. ギラン-バレー症候群 ………………549
11. 水頭症 ………………………………552
12. 脳血管障害 …………………………553
13. 神経皮膚症候群 ……………………556

XIII 運動器疾患　559

1. 進行性筋ジストロフィー ……………559
2. 先天性非進行性ミオパチー …………561
3. 脊髄性筋萎縮症 ……………………564
4. 重症筋無力症 ………………………565
5. 横紋筋融解症 ………………………566

XIV 感染症　569

1. 脳炎、脳症（538 頁参照）
2. 髄膜炎 ………………………………569
   ①細菌性髄膜炎
   ②無菌性（ウイルス性）髄膜炎
3. 敗血症 ………………………………573
4. 心内膜炎（280 頁参照）、心筋炎（274 頁参照）
5. 骨髄炎、関節炎（620 頁参照）
6. 尿路感染症 …………………………575
7. 感染性腸炎 …………………………576
   ①細菌性腸炎（サルモネラ、カンピロバクター、病原性大腸菌、コレラ、エルシニア、腸チフス・パラチフス、細菌性赤痢、ブドウ球菌、腸炎ビブリオ、クリプトスポリジウム）
   ②ウイルス性胃腸炎（ロタウイルス、アデノウイルス、ノロウイルス・サポウイルス、アストロウイルス）
8. 亜急性壊死性リンパ節炎 ……………583
9. 肺炎（細菌性、ウイルス性、マイコプラズマ、クラミジア、レジオネラ、ニューモシスチス・カリニ）…………………584
10. 膿胸（339 頁参照）
11. RS ウイルス感染症（細気管支炎）………588
12. A 群溶連菌感染症 …………………591
13. 蜂窩織炎、伝染性膿痂疹、ブドウ球菌性熱傷様皮膚症候群 ……………………592
14. 百日咳 ………………………………593
15. 麻疹 …………………………………594
16. 風疹 …………………………………595
17. 水痘、帯状疱疹 ……………………596
18. 流行性耳下腺炎 ……………………598
19. 反復性耳下腺炎 ……………………599
20. 伝染性紅斑 …………………………599
21. 突発性発疹 …………………………600
22. 手足口病、ヘルパンギーナ …………601
23. 単純ヘルペス感染症 ………………601
24. インフルエンザ ………………………604
25. アデノウイルス感染症 ………………606
26. 伝染性単核症 ………………………606
27. ツツガムシ病 ………………………607
28. 寄生虫 ………………………………608
29. 真菌感染症（皮膚以外のもの）………609
    ①カンジダ症
    ②アスペルギルス症
    ③クリプトコッカス症
30. HIV 感染症 …………………………614

XV 骨・関節疾患　616

1. 肘内障、上腕骨顆上骨折、上腕骨外顆骨折 ……………………………………616
2. スポーツ障害 ………………………618
3. ばね指 ………………………………620
4. 化膿性骨髄炎、Brodie 骨膿瘍、化膿性関節炎 ………………………………620
5. 単純性股関節炎、ペルテス病 ………622
6. 大腿骨頭ずり症 ……………………624
7. 内反膝 O 脚、外反膝 X 脚 …………625
8. いわゆる成長痛 ……………………626
9. 脊柱彎症 ……………………………627

XVI 精神疾患　630

1. 学習障害 ……………………………631
2. 運動能力障害 ………………………632
3. コミュニケーション障害 ………………633
4. 広汎性発達障害 ……………………635
5. 注意欠陥/多動性障害（AD/HD）………637
6. 行為障害 ……………………………639
7. チック障害（トウレット障害）…………640

- 8. 摂食障害 …………………………………641
- 9. 睡眠障害 …………………………………642
- 10. 統合失調症(精神分裂病) ……………643
- 11. 気分障害 …………………………………644
- 12. 薬物乱用 …………………………………645
- 13. 不登校 ……………………………………646
- 14. 外傷後ストレス障害 ……………………647
- 15. 家庭内暴力 ………………………………648
- 16. ひきこもり ………………………………649
- 17. 児童虐待 …………………………………650
- 18. 過換気障害(347頁参照)
- 19. 手首自傷 …………………………………651
- 20. 強迫性障害 ………………………………652
- 21. 人格障害 …………………………………653
- 22. 子どもの精神障害(症状)の薬物療法と主な使用薬物 …………………………………654

XVII 皮膚疾患　656
- 1. アトピー性皮膚炎・脂漏性皮膚炎 ……656
- 2. 汗疹・接触性皮膚炎・オムツかぶれ …660
- 3. 蕁麻疹・多型滲出性紅斑 ………………662
- 4. 薬疹 ………………………………………664
- 5. 熱傷(29頁参照)
- 6. ウイルス感染症 …………………………666
  - ①尋常性疣贅
  - ②伝染性軟属腫
  - ③単純疱疹
- 7. 細菌感染症 ………………………………668
  - ①伝染性膿痂疹(とびひ)
  - ②ブドウ球菌性熱傷様皮膚症候群(SSSS)
  - ③癤(せつ)
  - ④汗腺膿瘍(あせものより)
  - ⑤新生児痤瘡
- 8. 真菌感染症 ………………………………670
  - ①皮膚カンジダ症(乳児寄生菌性紅斑)
  - ②白癬症
  - ③癜風
- 9. 母斑 ………………………………………671
  - ①黄色いあざ
  - ②黒いあざ、茶色いあざ
  - ③青いあざ
  - ④赤いあざ
- 10. 母斑症 ……………………………………674
  - ①結節性硬化症(プリングル病)
  - ②レクリングハウゼン病

XVIII 耳・鼻・咽喉疾患　676
- 1. 急性中耳炎 ………………………………676
- 2. 滲出性中耳炎 ……………………………677
- 3. 難聴 ………………………………………678
- 4. アレルギー性鼻炎 ………………………678
- 5. 鼻副鼻腔炎 ………………………………680
- 6. 言語障害 …………………………………680

XIX 眼疾患　682
- 1. 眼外傷 ……………………………………682
- 2. 眼異物 ……………………………………683
- 3. はやり目 …………………………………684
- 4. アレルギー性結膜炎 ……………………685
- 5. 眼瞼内反 …………………………………685
- 6. 眼瞼下垂 …………………………………686
- 7. 白内障 ……………………………………687
- 8. 屈折異常 …………………………………687
- 9. 斜視 ………………………………………688
- 10. 色覚異常 …………………………………689

各論・2(新生児)

I 新生児　診察法、検査法、管理法　693
- 1. 蘇生 ………………………………………693
- 2. 診察 ………………………………………694
- 3. 管理 ………………………………………696

II 新生児疾患(主要な内科疾患)　702
- 1. 合併症をもつ母体から産まれた児の管理 …………………………………………702
- 2. 仮死 ………………………………………703
- 3. 新生児の低血糖症 ………………………704
- 4. 低Ca血症 …………………………………705
- 5. 新生児のNa、K電解質異常 ……………706
- 6. 呼吸窮迫症候群(RDS) …………………708
- 7. 胎便吸引症候群(MAS) …………………709
- 8. 新生児一過性多呼吸(TTN) ……………710
- 9. 未熟児網膜症(ROP) ……………………710
- 10. 未熟児無呼吸発作 ………………………711
- 11. 新生児遷延性肺高血圧症(PPHN) ……712
- 12. 未熟児動脈管開存症(PDA) ……………713
- 13. 新生児の嘔吐 ……………………………714

14. 新生児黄疸 …………………………… 715
15. 新生児出血性疾患 …………………… 717
16. MRSAによる新生児早期発疹性疾患（新生児 TSS 様発疹症）………………… 718
17. 新生児肝炎（乳児肝炎）……………… 719
18. 新生児早期の代謝性アシドーシスをきたす疾患 ………………………………… 719
19. 新生児マススクリーニング検査 …… 720
20. 先天性感染症（風疹、サイトメガロウイルス、トキソプラズマ、梅毒）………… 720

III 新生児疾患（染色体異常、奇形症候群） 723

1. 染色体異常 …………………………… 723
   ① Down 症候群
   ② 13 トリソミー、18 トリソミー
   ③ 4 p-症候群
2. 奇形症候群 …………………………… 726
   ① 致死性異形成症
   ② Potter sequence
   ③ CHARGE 連合
   ④ Wiedemann-Beckwith 症候群
   ⑤ Prader-Willi 症候群
   ⑥ Rubinstein-Taybi 症候群、Williams 症候群、Goldenhar 症候群、Kabuki 症候群、Sotos 症候群、22 q 11.2 欠失症候群
   ⑦ 胎児性アルコール症候群

IV 新生児疾患（一般外科） 730

1. 食道閉鎖症 …………………………… 730
2. 横隔膜ヘルニア ……………………… 731
3. 腸閉鎖症 ……………………………… 733
4. 直腸肛門奇形 ………………………… 733
5. 腹壁破裂、臍帯ヘルニア …………… 735

V 新生児疾患（整形外科） 736

1. 先天性股関節脱臼 …………………… 736
2. 先天性内反足 ………………………… 738
3. 筋性斜頸 ……………………………… 740
4. 乳児化膿性股関節炎 ………………… 742

VI 新生児疾患（形成外科） 744

1. 口唇裂・口蓋裂 ……………………… 744
2. 先天性耳介小変形、小耳症 ………… 748
3. 眼瞼（まぶた）の形態異常 ………… 750
4. 血管腫（赤あざ）、母斑（黒あざ）… 751

VII 新生児疾患（脳神経外科） 755

1. 脊髄髄膜瘤 …………………………… 755

VIII 新生児疾患（その他） 760

1. 耳鼻咽喉科 …………………………… 760
2. 眼科 …………………………………… 763
3. 皮膚科 ………………………………… 765

IX ウイルスキャリア妊婦から出生した新生児の母子感染予防策 769

付録

I 予防接種 ——————————— 3
II 育児指導 ——————————— 10
III 栄養指導 ——————————— 11
IV 院内感染対策 ————————— 16
V 「異常死」ガイドライン ————— 19
VI DENVER II 発達判定記録票 ——— 21
VII 成長曲線（2000 年調査）———— 22
VIII 体重・身長から体表面積を算出するノモグラム ——————————— 24
IX 代表的な不整脈 ————————— 25

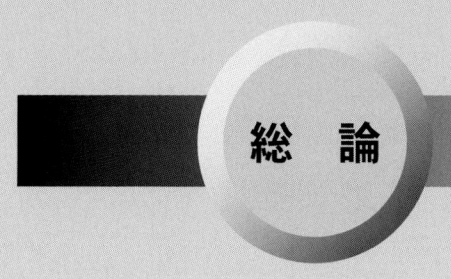

I 救急外来で処置を要する疾患

1 外傷(挫傷、挫創、止血、縫合)

I・処置方法

1．準備するもの

　人員の確保は最も重要で患児の固定や機械出しのため2～3人以上は必要。処置器具は有鉤摂子、メス、止血鉗子、ハサミ、穴あきシーツ、5-0～3-0ナイロン糸、3-0絹糸、消毒薬、局所麻酔剤などである。

2．患児の固定

　通常2人で身体全体と局所をベッドに固定する。バスタオルにて図1のように固定すれば固定の効果が高まる。人手が足りない場合は専用の固定具(図2)を使用する。

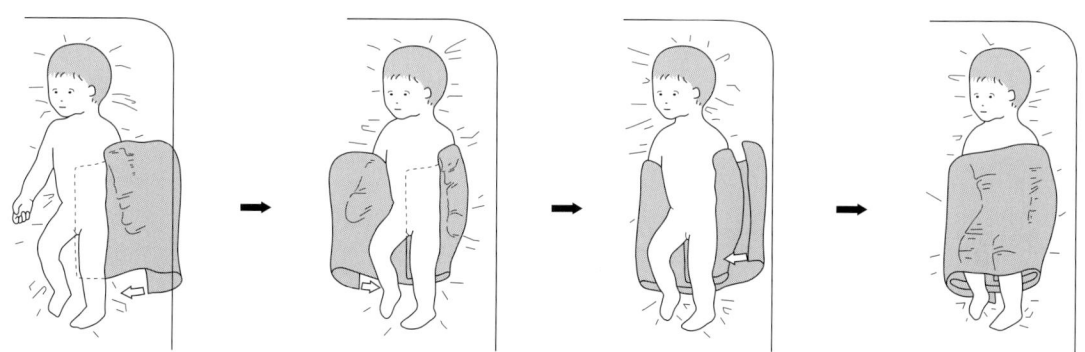

図1．布による年少児の抑制法

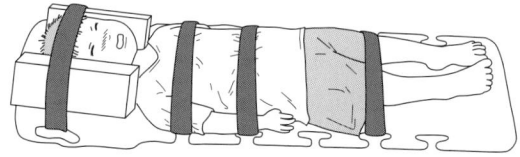

図2．固定具のイメージ

> **専門医へのコンサルトの時期**
> ①腱損傷や神経損傷が疑われる場合、②開放骨折が疑われる場合、③止血不能な場合。

3．麻酔

　外来では基本的には局所麻酔で処置するが、0.5～1％のキシロカイン®、またはカルボカイン®を用いることが多い。プロカインも使用するが、浸潤性に乏しい。創腔がきれいな場合には創面内部より放射状に23～35ゲージ針を用いて皮下に局注するが、皮膚が十分に膨隆するまで行う。ケタラール® 1～2 mg/kgを静注すれば鎮痛ばかりでなく患児の体動も押さえられるが、気道分泌物があるため投与前に硫酸アトロピンまたは硫酸スコポラミン0.01～0.02 mg/kgを使用する。ケタラール®使用時は点滴確保のうえ、アンビューバッグなどを準備し完全に覚醒するまで酸素飽和度モニターや心電図モニターを装着し、呼吸状態の観察を行う。なお、①創部が広範囲に及ぶ場合、②汚染が著しくデブリッドメントに手間がかかる場合、③口腔内や顔面などで処置がしにくい外傷の場合、は全身麻酔が必要となるため専門施設に搬送した方がよい場合もある。

4．創部の観察

　創の範囲と深さや、血管や腱の損傷の有無を調べる。出血が著しい場合には十数分の圧迫を行い、止血されない場合には結紮止血や縫合止血を行う。また、骨が露出している場合には局所の洗浄を行い、止血したうえで専門医に搬送する。腱損傷が疑われる場合にも専門医と相談して処置方法を決定する。

5．処置の実際

❶ 挫傷

　いわゆる擦り傷で、表皮のみの外傷では表面の砂や土を生食水にて洗い流し、ポビドンヨードにて消毒のうえゲーベン®クリームやエキザルベ®などの創傷保護、治癒亢進剤かゲンタシン®軟膏などを塗布のうえ、ガーゼを当てる。軟膏を塗布するのはガーゼに創部が癒着するのを防ぐのが目的である。

■ 注意すること1　創部の洗浄およびデブリッドメント

　外傷によっては創部が汚染されていることが多く、局所麻酔の上創部を十分洗浄することが重要である。創面についた泥や砂などは大きいものは鑷子にて取り除き、小さいものは滅菌した歯ブラシなどでこすり取るのがよい。また壊死や汚染の著しい組織はメスやハサミにて切除した方がよい。いずれにしても正常な組織が現れ、創面に血流（出血）するまで十分に洗浄やデブリッドメントは行うべきである。

■ 注意すること2

　3種混合などトキソイド接種歴を詳細に聞くことが大切である。トキソイド3回未満または不明者ではトキソイドを注射するが、3回以上接種歴があっても最後のトキソイド接種から5年以上を経過した者には追加免疫のためにトキソイドを注射する（米国小児科学会より）。

■ 注意すること3

　破傷風発症が予想されるような汚染創の場合には、トキソイドとともに抗破傷風ヒト免疫グロブリン（テタノブリン®、テタガムP®）を注射して受動免疫を与える。

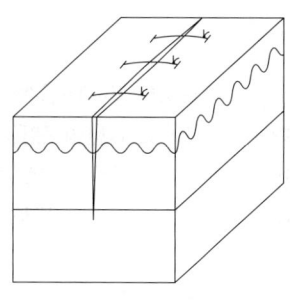
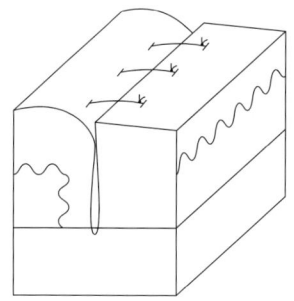
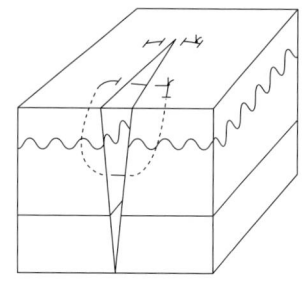

a. 正しい結節縫合　　b. 一方の創縁が他方に巻き込まれた誤った縫合　　c. 垂直マットレス縫合

図3. 縫合方法

❷ 挫創

　鈍的外力により組織が挫滅し、創縁は不規則で創内が汚染されることが多いため、デブリッドメントを十分に(健常組織が露出するまで)行う。感染が予想される場合にはドレーンを入れておくことも必要である。

❸ 切創

　鋭利な刃物で起きる創であるが、真皮より浅い創の場合は skin closure tape で創の辺縁を寄せるだけで十分なことも多い。創が皮下に及んでいるときは縫合することになるが、著者らは好んで 5-0〜3-0 のナイロン糸を用いることが多い。これは、感染しにくくある程度長期に留置できるからである。また創が深いときは皮下を吸収糸にて縫合し死腔を減らし、創の緊張を和らげるとよい。皮膚の縫合方法は基本的には単結節縫合(図 3-a)を用いるが、皮膚が内翻しやすいときは垂直マットレス縫合(図 3-c)を使用するとよい。

❹ 刺創

　基本的には創の消毒のみでよい(咬傷も含めて)が、汚染が著しいと判断された場合にはむしろ創面を開いて洗浄やドレナージが必要なこともある。

❺ 止血

　動脈性の出血でない限りは圧迫が基本である。たとえ動脈性の出血であっても止血処理に時間がかかり却って出血を招くような場合には圧迫しそのまま専門医に運んだ方がよい場合もある。圧迫を10分以上行っても止血しない場合には結紮止血か縫合止血を行う。

❻ 創処置後の抗生剤など

　浅くて汚染されていない場合を除き、基本的にペニシリン系またはセフェム系の経口抗生剤を投与している。創面の汚染がひどく感染の恐れがある場合は注射剤を使用することもある。

■ 注意すること

　①創縁がある程度外反するのはかまわないが、図 3-b のように一方の創縁が他方に巻き込まれたまま縫合してはならない、②咬傷は汚染創と考え縫合してはならない。

■ コツ

圧迫止血が効かない出血でも大抵は皮膚を縫合すれば止血される。出血点がわからない場合には出血している場所を大まかに押さえ、その範囲を徐々に狭めていき、止血鉗子で出血点をつかみ、さらに止血点を特定していく。

(下野隆一)

【参考文献】
1) Seashoe JH：Soft tissue injuries, Pediatric Trauma. Touloukian RJ(ed), pp 219-237, John Wiley & Sons, New York, 1978.

② 捻挫、脱臼、骨折

1・捻 挫

関節が外力を受けて生理的運動範囲を越えて過度の運動を強制された場合に生じた関節の損傷状態をいう。治療は冷湿布、弾力包帯、テーピング、副子固定などを行う。ギプス固定は3〜6週間行う。

❶ 足関節靱帯損傷のテーピング（図4）

テープは弾力のあるアンカーテープ（シルキーテックス®）と通常の布テープの組み合わせにする。患児をベッド上に仰臥位として、下腿の1/2以下を台の外に出して膝を伸展位、足関節をやや背屈位にする。シルキーテックス®は下腿の下、中1/3に後方中心に前方開きに貼る。次いで踵骨を包むように下腿の長軸方向に最大限引っ張って内外側に貼る（長いテープ）。さらに足底の中央から踝部に向かって貼る（短いテープ）。次に踵骨の後方部分から距骨下関節を通って前方に向かって張力を加えながら貼る。そして通常のテーピングテープを使って、シルキーテックス®の上から同様に貼り、さらにその上にシルキーテックス®をもう一度貼って仕上げとする。

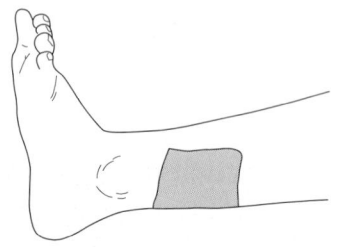
①アンカーテープを下腿の下中1/3において前方開きに貼る。

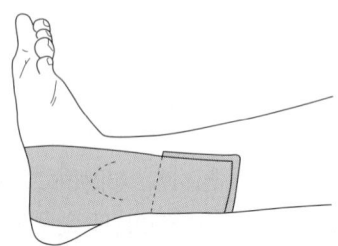
②長いテープを踵骨を包むように下腿の内外側に貼る。

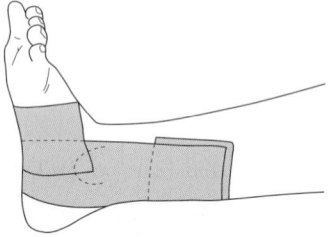
③短いテープを足底部中央より踝部に向かって貼る。

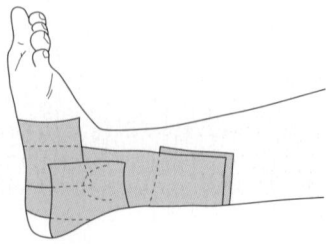
④踵骨の後方部分から前方に向かって貼る。

図4．足関節靱帯損傷のテーピング
(片田重彦, 石黒 隆：整形外科プライマリケアハンドブック, 南江堂, 東京, 2000 より引用)

II・脱臼(図5)

　小児においてよく救急外来で経験するものは橈骨頭の亜脱臼である。明らかな外傷がなく、手を引っ張っただけで上肢を動かさない場合は肘内障と考えられる。整復の方法は子どもと向かい合い橈骨頭の前面に拇指を当てて回外しながら屈曲する。あるいは回内しながら屈曲する。拇指にクリックを触知すれば整復されたということになる。整復されれば特にギプスなどの固定は必要としない。

III・骨折

　小児の骨折の部位は、上肢の占める割合が多く、特に手関節、肘関節周辺の骨折が多い。特徴は転位が少なく、仮骨形成が迅速かつ旺盛なため骨癒合が速い。また固定による関節拘縮はほとんどなく、屈曲変形や短縮転位は成長とともにかなり自家矯正される。著明な腫脹、疼痛があり、下肢の場合歩行困難を認めるときは骨折を疑いX線検査により骨折の有無を確認する必要がある。小児科医が救急外来で応急処置をする場合、骨折部の安静を保つ意味で固定が必要である。簡便な方法はギプスシーネで固定することである(図6)。プラスチック製のギプスシーネを用い、全体を水につけ、しぼった後に患部に当て、遠位および近位の2関節を含めて固定するように包帯で巻く。腫脹がひどくならないように挙上するように注意する。

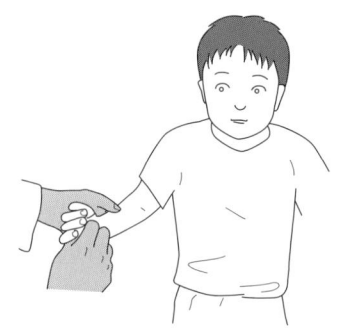 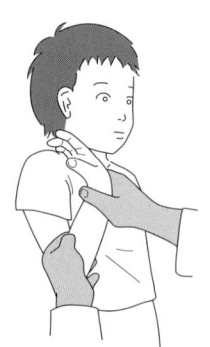 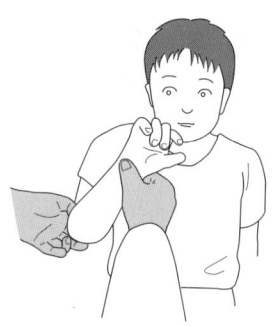

①橈骨頭の前面に術者の拇指を当てる。　②回外しながら屈曲する。　③回内しながら屈曲する。

図5．肘内障の整復方法

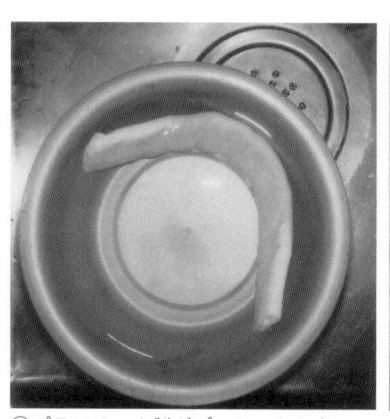 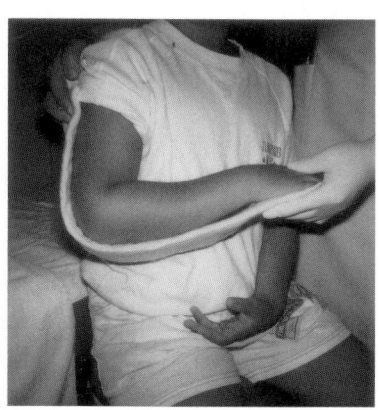 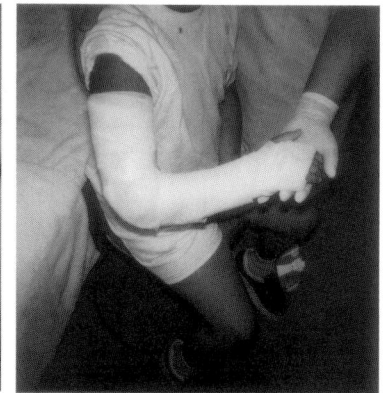

①プラスチック製ギプスシーネを水につける。　②しぼった後、患部に当てる。　③関節を固定するように包帯で巻く。

図6．ギプスシーネのやり方

（西山和男）

3 頭部外傷

I・小児頭部外傷の特徴

　小児頭部外傷例の診察は難しい。1つは小児期においては肝心の問診が十分にできない。またその後の意識状態の推移や、神経症状の変化についても把握が困難なことが多い。このような不利な条件を考慮のうえ、初診時には全体像を正確に把握する努力が要求される。しかし他方では、小児頭部外傷例の予後は成人よりも良好であり、最重症例であっても救命できれば将来的に機能回復も期待できる[1,2]。迅速で適切な対応が求められる所以である。

　まず、呼吸、循環（脈拍、血圧）などについての観察を迅速に行い、緊急的な処置（気道・輸液ルートの確保）が必要であれば早急に行う。嘔吐例が多いが、繰り返し嘔吐がある場合は頭蓋内血腫などを疑う必要がある。しかし、嘔吐は必ずしも頭部外傷の重症度を反映しない。けいれん発作は成人の外傷例よりも多く発生する。外傷後にけいれん発作のある例では頭蓋内血腫・脳挫傷・脳浮腫などの可能性を考慮するとともに、既往にてんかんのある症例や脱水に伴う電解質異常例などを鑑別する。意識レベルが低下していれば、瞳孔不同の有無、泉門の緊張の程度、麻痺の有無などを早急にチェックする。これらの処置と併行して、家族・救急隊員も含めて外傷時の状態を知っている人々からその詳細について聴取する。頭のどこを打ったのか、さらに胸、腹部、四肢などの打撲についてもたずねる。既往歴は家族性疾患・遺伝的疾患の有無、アレルギーの有無、出血傾向の有無、手術歴の有無などについて詳しくたずねる。出産の状況や、体重・身長および発達・発育の状態についても聴取する。

　特に外傷後、乳幼児の母親がわが子に関して"いつもと何か違う"と表現した場合には、ほかのいかなる検査よりも鋭敏な所見といっても過言ではない。疾病が存在すると考えて診察、検査を行う。診察に際しては、頭部打撲部を直接触診・視診し、局所的な腫脹の有無、開放創の有無、局所挫創の有無などを調べる。不自然な外傷の傷跡がある場合には battered child[1,2]（「被虐待児」39頁参照）の可能性について検討する必要がある。前述のように乳児では大泉門の緊張を触診することにより、頭蓋内出血の有無などをある程度推測することができる（泉門の張りが低ければ、出血の可能性は低くなる）。意識レベルは経過の推移を考慮して把握する。さらに瞳孔不同、眼位の異常、四肢麻痺あるいは筋力低下の有無など、他覚的所見をとる。

専門医へのコンサルトの時期

①繰り返し嘔吐がある場合、②外傷後にけいれん発作のある例、③意識レベルが低下、④乳幼児の母親がわが子に関して"いつもと何か違う"と表現した場合。

II・外傷による頭皮・頭蓋の変化

1. 局所の挫傷・腫脹

　打撲部は赤紫色に変色し、腫脹する。しかし頭皮は毛髪により被われているので、視診では往々にして見逃す可能性がある。前述のように必ず触診をして皮膚の断裂、圧痛、腫脹、血腫の波動などに

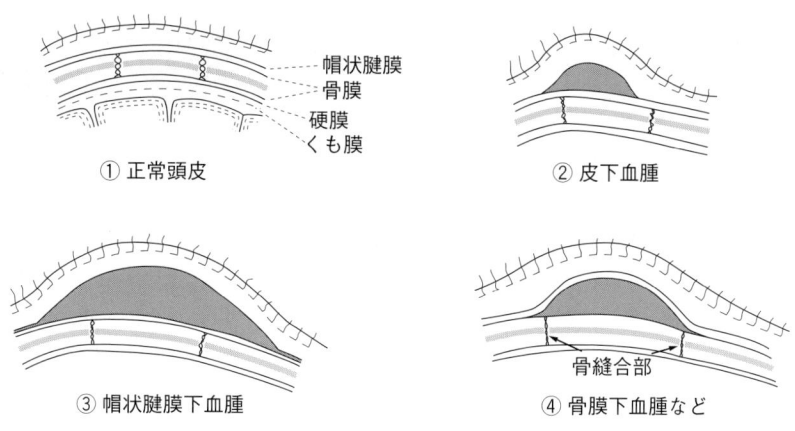

図7. 外傷後頭部腫瘤

ついて調べる。皮下血腫（図7-②）は皮膚の打撲に伴って発生するが、比較的小さいものが多くこれらは数日で吸収される。帽状腱膜は頭蓋骨膜の表面の頭蓋円蓋部を広く被っている膜である。骨膜との間が疎であるため、この間に出血しやすく、一旦出血すると広い範囲に拡がりやすい。これを帽状腱膜下血腫（帽状腱膜下出血）[1,2]（図7-③）と称する。兄弟喧嘩で髪の毛を引っ張り合うような、皮膚と頭蓋骨がずれるような小児頭部外傷後に、広範囲にブヨブヨした腫瘤が拡がり、波動を触れる場合、帽状腱膜下血腫を考える。出血の範囲が広いため幼小児例ではショックとなる場合もありうる。骨膜下血腫（骨膜下出血）[1,2]（図7-④）は、骨膜と頭蓋骨との間にできた血腫である。骨膜は縫合の部で骨縁と固着しているので、縫合線を越えて出血が拡がることはない。この点で、帽状腱膜下血腫と異なる。血腫の吸収は遅く、5～6週あるいはそれ以上かかるとされ、時に血腫が骨化することもある。また出産に伴い全分娩例の1％弱[1]に発生することが知られており、鉗子分娩や吸引分娩など難産例に多くみられる。

 専門医へのコンサルトの時期

①広範囲にブヨブヨした腫瘤が拡がり、波動を触れる場合、②X線やCTで頭蓋内に空気が発見される場合。

■ **注意すること**

血腫では周辺から血液が固まるため、中央が凹となり、陥凹骨折と見間違うことがあるため注意する。

2．顔面・頭皮の変色

前頭蓋底骨折では、両側の上・下眼瞼が赤く腫脹し、眼鏡様血腫あるいはパンダの目徴候[2]（図8-①）と呼ばれる。一方、中頭蓋底の骨折では耳介の後部に皮下出血し、Battle徴候[2]（図8-②）と呼ばれる。頭蓋底骨折では、頭蓋内と外界が通じて、X線写真やCTで頭蓋内に空気が発見されることがある（図9）。このような際には髄液瘻を介した髄膜炎の発生に気をつける（但し小児では頭蓋底骨折の頻度は低く、副鼻腔が未発達なため髄膜炎の発生は少ない）。

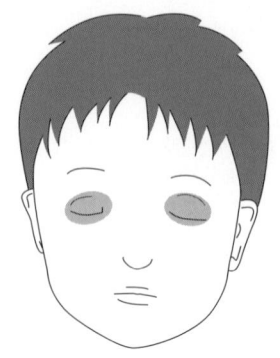
① 眼鏡様血腫（パンダの目徴候）

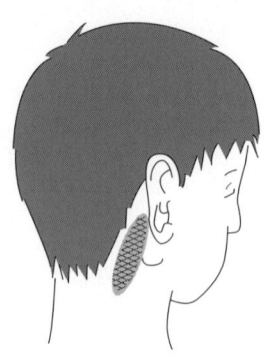
② Battle徴候の略図

図8．頭蓋底骨折の皮膚所見

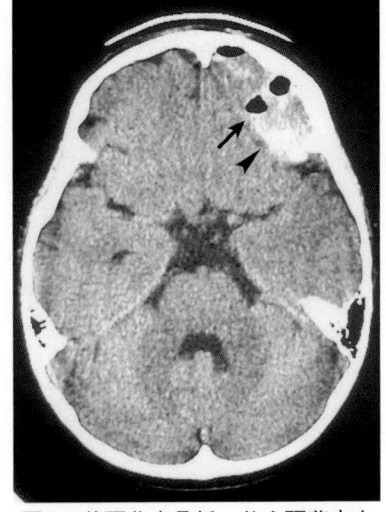
図9．前頭蓋底骨折に伴う頭蓋内血腫（矢頭）と，頭蓋内に浸入した空気（矢印）(pneumocephalus)

3．慢性期の局所腫脹

　頭蓋骨線状骨折に硬膜・くも膜損傷を伴うと時間の経過に伴って骨折線が離開し，骨折線内に損傷された組織の瘢痕や髄液，また髄膜嚢胞やくも膜嚢胞がはまり込んで膨隆してくる場合がある。これを進行性頭蓋骨骨折（growing skull fracture）と称し，外傷後数週ないし数カ月で発見される[1,2]。特に脳が急速に発育している3歳以下の乳幼児期に発症するため，この年代の小児の頭蓋骨骨折例では外傷後しばらくの間は注意を要する。

4．局所の陥凹

　局所に打撲が作用した場合に発生する。小児期では、ピンポン玉で圧したような陥没骨折が（pingpong ball fracture）が起こりやすい。陥没骨折の部位は，8～9割が前頭，頭頂骨である。そして陥没骨折の自然整復もあり，骨折のない急性硬膜外血腫の原因になりうる（図10-a）。陥凹骨折は外傷局所の凹みとして認められるが，前述の頭皮と頭蓋骨との間に発生する血腫も，同様に中央部が陥凹するので[1,2]，診断に迷う場合にはX線写真，CTなどの簡便な検査を施行する。骨折が存在すれば陥凹骨折と診断できる。

III・外傷急性期のけいれん発作と意識障害

　小児期では全身に比して頭部の占める割合が大きく，重心が高いため頭部打撲が頻繁に発生しうる[1,2]。また特に近年では，不自然な外傷の傷跡，不自然な状況下での外傷がある場合battered child syndrome（虐待児症候群）[1,2]（図11）[3]の可能性についても考慮する必要がある。外傷後注意すべき症状としては嘔吐，けいれん発作，意識障害が挙げられる。意識障害発生のもととなる疾患としては脳そのものの損傷である脳挫傷や脳内出血，脳表面のくも膜と硬膜との間に出血する急性硬膜下血腫，硬膜の外に出血する急性硬膜外血腫などの頭蓋内出血がある（図10-a、b）。また小児期特有の病態として，外傷後脳血管のうっ血により脳容積の増大が起こることにより発症するびまん性脳腫脹[1,2]が挙げられるが，これら疾患はCTなどの画像検査により初めて診断されるものである。また，

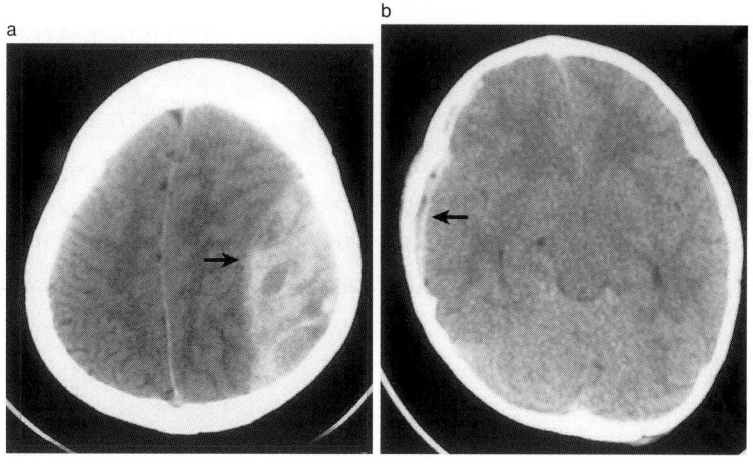

図10．意識障害を伴った頭蓋内出血
a：6歳、男子。風呂場で転倒。左頭頂部打撲し、同側部の硬膜外出血（矢印）。骨折なし。
b：2歳、男子。2階より転落。左頭頂部打撲。上矢状静脈洞をまたぐ部の骨折あり。CTでは右硬膜下出血（矢印）。

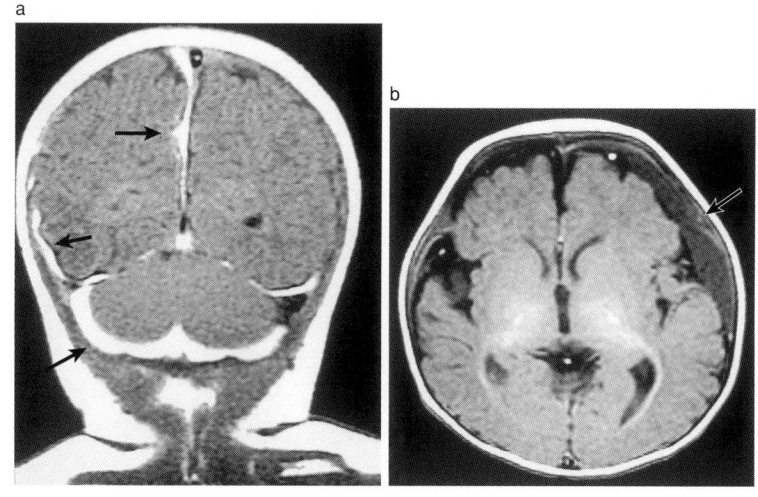

図11．Battered childと考えられる小児例のMRI T1強調画像
a：来院直後の前額断像。正中部と左右テント上下に出血を示す多発性高輝度部（矢印）あり。
b：約2カ月後のMRI軸位像。左硬膜下血腫（矢印）の存在をみる。
(Major V, Deerinwater JL, Cowan JS, et al：The prevention of shaken baby syndrome. J Okla State Med Assoc 94(11)：512-515. 2001より引用)

最近では若年性頭部外傷症候群[1]といわれる急性期頭部外傷後の一連の症状群が知られるようになった。これは軽い外傷にもかかわらず、意識清明期を経て頭痛、嘔吐、けいれん発作、意識障害を伴って発症する。時に片麻痺、運動性失語を伴うが、中脳症状はない。小児例のほぼ2.5％に発症するが、器質的な変化は不明であり、外傷直後の機能性障害とみなされている[1]。6〜24時間で完全に回復するとされ予後は良好であるが、発症時には外傷急性期の頭蓋内血腫、脳挫傷、外傷後のびまん性脳腫脹などとの鑑別が必要となる。外傷による障害が最初から脳幹に及ぶほどひどいものであれば、一次的脳損傷による意識障害が外傷直後より現れる。脳圧亢進があれば、泉門の圧は高く、さらに合併する出血などで脳圧が上がり脳ヘルニアが進行すれば麻痺や瞳孔不同がみられ、さらに除脳硬直、Cushing現象（徐脈、高血圧の出現）など[2]を経て最終的には脳死状態へと進行する。瞳孔不同例で

は通常、瞳孔の大きい方に血腫の存在が考えられ、多くは同時に対側片麻痺を呈する。緊急のCTによる頭蓋内検索が必要である。

　外傷直後意識消失があっても一旦は多少なりとも回復し、その後けいれん発作が現れたり、再び意識状態が低下する場合は頭蓋内圧が進行性に増加している状況を示しており、脳挫傷に伴う脳内出血、急性硬膜下血腫、両者の併存、また急性硬膜外血腫などを考慮する。意識レベルが一時的に改善するのは、血腫がまだ小さかったり、小児期特有の縫合の離開、泉門の膨隆などで頭蓋内圧の亢進をある程度緩和している期間である。しかし、それを過ぎると症状は急速に進行し、前述の進行性脳ヘルニアの過程を辿ることとなる。一次脳損傷の少ない急性硬膜下血腫や、線状骨折に伴う急性硬膜外血腫では、外傷直後の意識障害から回復後、まったく正常のレベルにまで回復しうる場合（意識清明期）が多い[2]。このような例では、救急隊から軽症として通報されるが、搬送中に悪化し、来院時点では意識障害、瞳孔不同の状態に陥っていて驚かされることもある。緊急のCT検査・開頭血腫除去術が必要である。一方、脳振盪は従来、一過性意識消失をきたすが脳になんら器質的変化をみないものと分類されているが、このような慣用的用語が脳外傷の病態を必ずしも明確に表現するものではない。

> **専門医へのコンサルトの時期**
>
> ①不自然な外傷の傷跡、不自然な状況下での外傷がある場合、②外傷後注意すべき症状としては嘔吐、けいれん発作、③意識障害、④軽い外傷にもかかわらず、意識清明期を経て頭痛、嘔吐、けいれん発作、意識障害を伴う場合、⑤意識障害が外傷直後に現れる場合、⑥脳圧亢進がある、⑦麻痺や瞳孔不同がみられる、⑧除脳硬直、Cushing現象、⑨外傷直後意識消失はあっても一旦は多少なりとも回復し、その後けいれん発作が現れたり、再び意識状態が低下する場合。

IV・慢性期の神経症状の悪化——慢性硬膜下血腫

　硬膜と脳表を被うくも膜との間に出血しても、最初の出血量が少なければ無症候に経過する。しかしその後血腫の周りに被膜が形成され、被膜内の血液破壊産物と髄液が混じり合った状態で血腫が徐々に増大すると、3週間頃から数カ月の期間にわたり、脳圧迫による症状を現す[2]（図11）。慢性硬膜下血腫の原因としては、必ずしも外傷を原因とするものばかりではなく先天異常、髄膜炎後なども知られている。成人ではほぼ90％が片側形成であるが、乳幼児例では約80％が両側形成で、大脳半球間裂にもみることがある。初期症状として、乳幼児では不機嫌、微熱などの症状が前景に立ち診断が難しいことがある[2]。したがってこのような場合慢性硬膜下血腫の疑いをもつことが診断の第一歩となる。軽微なものも含めて外傷の既往がなかったかどうか十分に聴取する。そのほかに、頭囲拡大、大泉門の緊張の増加、貧血、けいれん発作などに注意する。また、乳幼児では眼底検査で網膜前出血がみられる場合が多い。診断にはCTが有用である。硬膜下出血巣は急性期には高吸収域として描出され、その後吸収域から低吸収域にと変化する。この間に、被膜からの再出血があると、再び高吸収域領域が出現し、低吸収域など吸収域と混在する（mixed density）。治療としてはまず硬膜下穿刺、穿頭ドレナージなどによる治療であるが、それでも治療しない症例は低圧での硬膜下腔と腹腔とを結ぶ、短絡術（subduro-peritineal shunt）が行われるようになった。通常両側例でも一側のシャントで効果がある。転帰はmortalityこそ少ないものの、少なくとも3割程度の症例に発育遅延が残存するため、早期診断治療が望まれる。

専門医へのコンサルトの時期

①不機嫌、微熱、②眼底検査で網膜前出血、がみられる場合。

(北原功雄・高橋 宏)

【文献】
1) 有賀 徹, 太田富雄:小児頭部外傷. 脳神経外科学(改訂8版), 太田富雄, 松谷雅生(編), pp 1201-1224, 金芳堂, 東京, 2000.
2) 矢田賢三:小児頭部外傷の特殊性. 標準脳神経外科, 第5版, 竹内一夫(監修), pp 236-262, 医学書院, 東京, 1992.
3) Major V, Deerinwater JL, Cowan JS, et al: The prevention of shaken baby syndrome. J Okla State Med Assoc 94(11): 512-515. 2001.

4 胸部外傷

はじめに

最近、交通事故や転落事故が増加しており、一般の救急外来でも胸部外傷に遭遇する機会は増加している。頻度的には打撲や肋骨骨折など軽症例が多い。しかし、小児の胸郭は柔軟性に富み外見上の変化が軽度でも胸腔内に重篤な損傷を受けている場合があり注意を要する。vital organ である心肺を内蔵する胸部外傷では致死的障害となる症例もあり、しかも臨床症状と理学所見のみに基づいた迅速な診断と処置が救命のために必要な病態がある。

I・緊急処置が必要な病態と治療

呼吸障害を認める症例では、まず病態として気道閉塞、気胸、血胸の3つを念頭において診察することが大切である。

それらは最初の適切な気道確保、胸腔ドレナージ、点滴確保により急性期の回復が得られるので、初診医は救急処置をしたうえで緊急手術に対応できる専門施設へ紹介する。

❶ 気道閉塞

小児の気道は狭く、血液や嘔吐物などで気道閉塞を起こしやすい。皮下気腫を伴うときは気道損傷を疑う。肋間、鎖骨上窩の陥没呼吸など努力性呼吸がみられれば、喉頭鏡で異物、分泌物の除去、さらに気管内挿管を考慮する。

❷ 気胸

肺が破れて空気が漏れると気胸となる。特に緊張性気胸では理学的所見のみでの緊急処置を要するため、その病態と症状を理解しておくことが大切である。

緊張性気胸では破れた肺が弁状となり、吸気時に弁が開放して空気が漏れ、呼気時に弁が閉鎖する一方向弁となるため、胸腔内圧が大気圧より高い圧に上昇する。この高圧により肺が完全虚脱するとともに健側への縦隔移動が起きる。胸腔内の陽圧により静脈還流障害を伴うと頸静脈怒張、心拍出量低下、ショックを伴う。

専門医へのコンサルトの時期

鎖骨上窩の陥没呼吸など呼吸障害を認める症例では、病態として気道閉塞、気胸、血胸の3つを念頭におき、気道確保したうえで専門医へコンサルトする。

気胸は患側の胸郭の動きが不良、呼吸音が減弱、皮下気腫を認める症状で疑い、さらに頸静脈が怒張し、チアノーゼを認めたら緊張性気胸を疑いＸ線撮影を待たず緊急脱気を行う。

肺尖部が鎖骨下まで虚脱した中程度以上の気胸でも持続胸腔ドレナージの適応である（「胸腔穿刺/ドレナージ」62頁参照）。気胸がある状態での陽圧換気は病態を悪化させるので適切なドレナージを併用することが大切である。

穿通創などで胸壁に穴があくと開放性気胸となる。胸腔内が大気圧となるため急激な呼吸困難となる。気密になるよう胸壁の穴を縫合閉鎖してから胸腔ドレーンを挿入する。

❸ 血胸

肋間動脈などの血管や肺の損傷により血胸が生じ、気胸と合併することが多い。呼吸音の減弱とともに血圧低下、頸静脈虚脱を認めたら大量の血胸を疑う。

Ｘ線写真は臥位ではわかりにくいが、患側を下にした正面像で診断しやすい。

輸血とともに太めの胸腔ドレーンを第6肋間付近の中腋窩線より背側に向かって挿入し持続吸引する。ドレーンを適宜ミルキングして凝血によるドレーンの閉塞に注意する。ほとんどが自然に止血するが、時間4ml/kg以上の出血が3時間以上持続する場合は開胸手術を考慮する。

II・緊急処置の手順（表1）

あらかじめ救急外来では、気道確保、胸腔ドレーン、点滴をすぐできるように用意しておく。そして来院時、多呼吸、チアノーゼなど呼吸障害を認めたら、処置としてA（気道確保）、B（呼吸管理）、C（循環維持）に加えてD（ドレーン）を念頭におき処置する。判断する順序はABDCが実際的である。

A．気道確保

鎖骨上窩の陥没呼吸など努力性呼吸がみられれば、すぐ気道確保を行う。口腔、咽頭に血液や嘔吐物などがあれば除去、吸引する。

B．呼吸管理

酸素を投与し呼吸状態を観察する。努力性呼吸が改善されなければアンビューバッグで用手換気しながら気管挿管の準備をする。その際、胸の上がりが不良なら気胸を考える。

C．循環維持

ドレーンより血液の排出があれば、血胸を考え血管を確保し輸血を準備する。

D．ドレーン

気道確保して換気しても患側の胸の上がりが不良で、チアノーゼ、頸静脈の怒張を認めたら緊張性気胸を考えX線撮影を待たず緊急脱気を行う。緊急に減圧しなければ陽圧換気により症状は急速に悪化する。16G程度のエラスター針を迅速に第6肋間付近の前腋窩線より穿刺し脱気する。その後、X線撮影し胸腔ドレーンを挿入する。

表1．胸部外傷の緊急処置の要点

1. 外見上の変化が軽度でも気道閉塞、気胸、血胸がないか注意する。
2. 努力性呼吸を認めたABCに加えてD（ドレーン）を考慮する。判断する順序はABDC。
   A．気道確保
     口腔、咽頭に血液や嘔吐物がないか。
     アンビューで換気不良なら気管挿管する。
   B．呼吸管理
     陽圧換気をしてみて胸の上がりが不良なら気胸を考え対処する。
   C．循環維持
     血液の排出があれば血胸を考え輸血を準備する。
   D．ドレーン
     気胸が疑われ、チアノーゼ、頸静脈怒張があればすぐ穿刺する。

III・その他の病態と治療

頻度的には稀であるが、知っておくべき病態と治療を概説する。

❶ 胸郭奇異運動（フレイルチェスト）

1本の肋骨が2カ所以上で骨折する分節骨折が3本以上の肋骨で連続して存在する場合には、吸気の陰圧で胸壁が陥没する胸郭奇異運動を生じる。しかし、胸郭の柔軟な小児では多発骨折を起こすことは少ない。

呼吸不全、低酸素血症を認めるが、その原因は胸郭の動揺によるものでなく多発骨折による疼痛のための呼吸制限と合併する血気胸や肺挫傷のためである。よって砂嚢などでの外固定の有用性は少なく、まず鎮痛剤と酸素を投与し、それでも酸素化が不良なら気管挿管による陽圧呼吸を行う。

❷ 心タンポナーデ

心大血管損傷により心膜腔内へ出血して心嚢内に血液が貯留する。多くが受傷早期に死亡するが、遅発性の場合もあり常に念頭においておく必要がある。心音減弱、血圧低下しているのに静脈還流不全により頸静脈の怒張を認める。超音波検査で診断し、そのまま剣状突起下から心嚢穿刺し状態の改善を図る。多くは開胸手術が必要である。

❸ 肺挫傷

外力により肺実質が損傷し、その程度により低酸素となる。多くが血気胸を合併している。X線写真では肺区域に一致しない白い斑状陰影で疑い、CTで正確な診断をする。保存的に軽快することが多いが、浮腫を増強するので過剰の輸液に注意する。

❹ 気管、気管支損傷

難治性の気胸や縦隔気腫が存在する場合に本症を疑い、気管支ファイバーで診断し気道再建術を行う。

おわりに

胸部外傷では初診医の適切な気道確保、胸腔ドレナージ、点滴確保により急性期の回復が得られ、しかも救命に不可欠である場合がある。よって病態の知識と救命処置のトレーニングが必要である。

■ 帰宅させるときの注意点

胸部打撲や肋骨骨折など軽症例でも、遅発性に気胸、血胸が進行する場合があり、帰宅しても努力性の呼吸などの呼吸障害が出現しないか観察することを指示する。

（広部誠一）

5 腹部外傷

はじめに

新生児・乳児期を除くと外傷は小児期の死亡原因の第1位を占めるが、腹部外傷の大部分は鈍的損傷であり、肝、脾臓など実質臓器の損傷と腸管などの損傷とがある。腹部外傷で大きな問題になるのは出血と腹膜炎である。血管、実質臓器の損傷では大量出血により出血性ショックや、死に至る可能性があるため、初期診療では循環系の管理を最優先する。消化管や膵の損傷では受傷早期にはバイタ

ルサインへの影響が少なく、特に十二指腸、大腸の後腹膜への穿孔や膵、尿路損傷では腹膜刺激症状が乏しい。また頭部外傷などで意識がない場合には正確な腹部所見が得られないことがあり、循環障害がない場合であっても消化管の損傷を念頭におく必要がある。小児腹部外傷の特徴としては、①頭部、四肢の外傷に比べて少ないが重症例が多い、②年齢は5～9歳に多く、③肝、腎、脾などの実質臓器損傷が多い、などがある。しかしながら、外傷患児の診療にあたっては、まず全身状態をチェックし評価することが重要である。

　画像診断の進歩により綿密な治療計画が可能となったが、外傷初期の診断・治療の指針は画像所見のみにこだわるべきでなくバイタルサイン、腹部所見、各種緊急検査所見を総合して決定すべきである。

Ⅰ・初期診療

　外傷の診療において重要な点は、①救命の優先、②ABCDEsアプローチによる生理学的徴候の把握、③全身の系統だった検索、④評価の結果による治療、である。

　まず診察の開始から1～2分で気道(A：airway)、人工呼吸(B：breathing)、循環(C：circulation)の評価とともに、頭蓋内損傷の有無(D：dysfunction of CNS)と、体表の観察(E：exposureあるいはenvironment)を行い、これらに異常があれば直ちに蘇生を開始する。以上の初期検索primary surveyを行い必要であれば蘇生を行って、呼吸・循環の安定化をはかり、全身を系統的に診察し損傷を診断する(二次検索secondary survey)。この際、受傷の原因や状況について詳しく聴取する。これらは損傷臓器や重症度を判断するうえで重要な情報源である。例えば左上腹部を強く打った場合には脾損傷が考えられやすいし、上腹部正中の場合には膵損傷あるいは十二指腸壁内血腫、右上腹部の場合には肝損傷などである。外傷の機転や原因が不明な場合には、虐待の可能性も考慮する必要がある。

　症状では、腹痛、嘔吐、顔色不良は内臓の損傷を疑わせ、発熱や低血圧、頻脈は重篤な損傷が考えられる。持続する胆汁性嘔吐では十二指腸壁内血腫が疑われる。

Ⅱ・腹部所見

　腹部所見は繰り返し観察するのがよい。大切なことは損傷の正確な診断を行うことより外傷の有無を判断することである。腹部触診で圧痛の部位、筋性防禦、Blumberg徴候の有無をみる。筋性防禦、Blumberg徴候などの腹膜刺激症状があれば消化管損傷の可能性を考えるべきである。但し腹部外傷時には一過性の筋性防禦をきたすことがあるので、必ずしも腹膜炎があることを意味しない。腸蠕動の低下や消失は腹腔内出血、消化管穿孔による腹膜炎の存在を疑わせる。

　Blumberg徴候は腹腔内に血液や消化液の貯留があることを示す所見である。会陰、直腸肛門の観察および直腸診も忘れないようにする。膵損傷、十二指腸後腹膜破裂は初期には所見が取りにくい。

専門医へのコンサルトの時期

①消化管穿孔、腹膜炎の疑いがある場合には開腹手術が適応である。
②腹部外傷では腹腔内出血の有無とその経過が問題となるが、輸血が必要な場合には手術となる可能性が強いため専門医に送るべきである。

III・検査所見

　ヘモグロビン値やヘマトクリット値の低下は、肝・脾損傷で著明にみられるが、受傷直後では必ずしも出血量を反映しないことがある。AST、ALT は肝損傷後早期に上昇するので、損傷の程度を知るうえでよい指標になりうる。血清アミラーゼ値は膵、十二指腸の損傷により上昇し受傷直後より翌日の方が高くなるので経時的に検査する必要がある。血尿は腎損傷など尿路系の損傷でみられる。

　腹部単純 X 線写真で下部の肋骨骨折があれば脾、肝、腎損傷の合併を、また骨盤骨折があれば膀胱・尿道、直腸損傷の合併を考慮する。右腸腰筋付近の斑点状のガスは後腹膜への十二指腸穿孔の特徴的所見であり、水溶性造影剤で確認が可能である。また、十二指腸壁内血腫は上部消化管造影で狭窄を確認することができる。画像診断としては超音波検査、CT 検査が有用であり、実質臓器では損傷の存在のみでなく損傷形態と程度の把握が可能である。超音波検査は侵襲がなくどこででも繰り返して検査が可能なため実質臓器の損傷や腹腔内出血の有無をみる場合や経時的に観察するのに有用であり、短時間に局所の病変を観察(focused assessment with sonography for trauma；FAST)する方法として確立されている。造影 CT 検査は情報量が多く、損傷形態や活動性出血なども推定できるため実質臓器損傷の診断に最も有効であるが、検査室まで患者を移送する必要があり、呼吸循環系に問題のない症例あるいは初期輸液によって循環が安定した症例に限られる。

IV・治 療

　腹部外傷治療のアルゴリズムを図 12 に示す。多発外傷の死因の多くは頭部外傷であるが、肺、心臓、大血管などの損傷は直接生命に影響を与えるためにすべての処置に優先する。また、初診時にシ

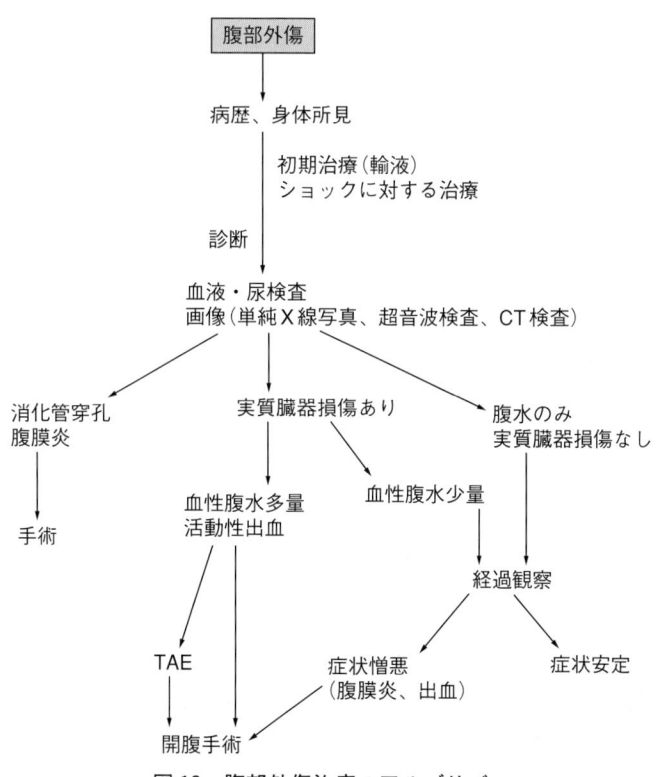

図 12．腹部外傷治療のアルゴリズム

ョックがあればまずこの治療を優先するが、小児の腹部外傷は初診時に症状や所見が乏しくても、時間の経過により思いがけない損傷が判明することがある。したがって、内臓損傷が疑われる場合や親の心配が強い場合には入院として経時的に診察・検査を行うことが望ましい。帰宅させる場合でも、腹部単純X線写真で遊離ガスがないこと、超音波検査で実質臓器の損傷や腹腔内出血、液体貯留がないことを確認してからの方がよい。また、腹痛や嘔吐の増強がみられる場合にはすぐに来院するように話しておく。画像診断で、実質臓器の損傷があっても腹腔内出血を認めない症例では原則として保存的治療が可能であるが、腹腔内出血があっても初期治療により循環状態が安定すれば厳重な観察下での保存的治療が可能な場合が多く、禁飲食とし静脈確保を行い経鼻胃管、尿道カテーテルの留置を行う。

　保存的治療で改善しない症例の多くは実質臓器損傷や血管損傷による持続性出血を伴っている。循環血液量の15%以下の出血では頻脈程度であるが、15～25%の出血では、頻脈・呼吸速拍、末梢循環不全などがみられ、25%以上の出血では血圧低下、意識障害、乏尿などのショック症状がみられる。primary surveyでショック症状を認める場合には、初期輸液として乳酸リンゲル液を20～30 ml/kg/hrで急速輸液をするが、この初期輸液療法に反応するかどうかによってその後の治療が異なる。すなわち、反応する場合にはsecondary surveyを行い、輸液によってもショックから離脱できない場合には輸血を開始して緊急開腹手術の準備をする。循環血液量の25%以上が失われた場合には輸血が必要である。輸血で血圧の改善がない場合には、塩酸ドパミン5～20μg/kg/minを持続注入する。緊急開腹手術の適応は、①活動性の出血（40 ml/kg/hr以上の出血）を認め輸血によっても出血性ショックから脱することができない場合、②明らかな腹膜炎の存在があるもの、である。この場合の開腹手術は止血と汚染の回避を目的としたいわゆるdamage control surgeryといわれるもので、術後の全身状態の安定化を待ち二期的に修復および再建手術を行うものである。初期輸液により一時的に安定が得られる場合であってもその後に出血が持続する場合には、輸血を開始するとともに開腹手術あるいは経カテーテル動脈塞栓術（TAE）などの積極的な止血をはかるようにする。また、初診時にバイタルサインが安定しているものの、時間の経過とともに症状、所見が進行し腹膜炎や出血が持続する場合には手術が必要になる。これらのいずれの場合でも専門施設での治療が必要となるが、輸血が必要な場合には手術となる可能性が高く、高次医療施設への転送を考えるべきである。

■ **帰宅させるときの注意点**

　全身状態が良好で腹部X線写真で遊離ガスがないこと、超音波検査で実質臓器の損傷や腹腔内出血・液体貯留がないことを確認する。
　腹痛や嘔吐の増悪があれば直ちに来院するように話す。

■ **注意事項**

　初診時に明らかな所見がなくても、仮性膵嚢胞、遅発性腸穿孔、十二指腸後腹膜破裂などの可能性は否定できないので、経過観察が大切であることを十分に説明しておく。
　外傷の初期には急に状態が変化することがあるので、繰り返して観察しバイタルサインをチェックすることが重要である。

（鎌形正一郎）

6 薬物誤飲

はじめに

　乳幼児の事故のうち、最も頻度が高いのは誤飲である。わが国における異物誤飲の頻度は非常に高く、救急の臨床でも遭遇することが非常に多い。誤飲により中毒症状を引き起こしうる薬物は数多くあるために、中毒に関する参考資料を常に外来などに常備する必要があり、また中毒情報センターに迅速に問い合わせができる体制を取ることも重要である。

　異物誤飲に対する治療の基本は、まず体内に取り込まれた異物をできるだけ除去し、次に吸収された異物の排泄を促進させることである。それには、①嘔吐をさせる、②胃洗浄をする、③牛乳や活性炭などの解毒剤の投与、④下剤や利尿剤の投与、などが挙げられる。もちろん誤飲した異物の分析のためにも、胃内容物・血液・尿などの生体試料の採取および保存が重要であることはいうまでもない。

　一般に誤飲する異物として最も頻度が高いのはタバコで、以下は医薬品（解熱・鎮痛剤など）・化粧品・洗剤・乾燥剤・電池の順に多くみられる。本稿では、これら各種の異物誤飲について、それぞれの緊急時の対応を中心に述べる。

I・タバコ

　ニコチンは一般に水に溶けやすいが、酸性液の中では溶出されにくい。したがってタバコを誤飲した場合でも酸性の強い胃の中では、極めて吸収されにくい。また同時にニコチンには極めて強い催吐作用があるため、実際の嚥下量は少なくなることから、重篤な中毒症状が出ることは稀である。通常はタバコ1/2本以下なら、症状が出ることは稀で、1本以上の誤飲に対しては治療が必要である。

　しかし灰皿などでタバコが浸っていた液体には、かなりのニコチンが溶出されているために、この液体を誤飲した場合には、重篤な中毒症状を引き起こす危険性があるために注意が必要である。症状は通常は、数時間以内に発現し、脱力・けいれん・意識障害・血圧低下・徐脈などが生じる。またニコチンの血液中の半減期は1時間程度で、24時間以内には肝で代謝され体外に排泄される。誤飲してから2時間経っても症状が出ない場合は、経過観察してよいと考えられる。

　治療として、牛乳などを飲ませて吐かせる方法もよいが、誤飲後4時間以内であれば、胃洗浄の適応となる。左側臥位として、1回あたり15 ml/kgの生食水を流し込む。全体として500～2,000 mlの生食水で洗浄する。

　また必要であれば、活性炭などの吸着剤や下剤を投与する。また他の中毒症状に対しては、硫酸アトロピンやジアゼパムを使用する。

II・医薬品（解熱・鎮痛剤）

　医薬品の中では、アスピリンやアセトアミノフェンを中心とした解熱・鎮痛剤による誤飲が最も多く、総合感冒薬と合わせると、医薬品誤飲の約20％を占めている。

　アスピリン（アセチルサリチル酸）は、150 mg/kgでは軽度の中毒症状を呈し、240 mg/kgでは重篤な中毒症状を呈するとされている。嘔吐・下痢・めまい・けいれん・過呼吸などが出現し、発熱・出血傾向・肺水腫・アレルギー症状なども出現する。

　特異的な治療法はなく、催吐・胃洗浄を行う。誤飲後12時間経過していても、胃洗浄は有効であ

る。活性炭や下剤の投与も有効である。またメイロン®(1 mEq/kg)を投与して、尿のアルカリ化をはかり、排泄を促進することも有効である。

アセトアミノフェンは、150 mg/kg 以上で肝機能障害が出現し、300 mg/kg 以上で中毒症状が出現する。24 時間以内に発汗・嘔吐などを認め 72 時間後には肝細胞壊死がみられる。胃洗浄や活性炭、下剤の投与にて対応する。

III・化粧品

口紅や乳液、ファンデーションなどの化粧品の毒性は一般的に低いが、パーマ液・染毛剤・マニキュア液および除光液には毒性があるため注意が必要である。

❶ パーマ液

臭素酸塩が一般的に使用されており、最小致死量は 5 g 以下である。嘔吐などの消化器症状・聴力障害・腎障害・神経障害などをきたしうる。胃洗浄や強制利尿にて対応する。

❷ 染毛剤

染毛剤に含まれる酸化染料は、嘔吐を誘発し、その後は急速に顔面(頸部を含む)や咽頭・気道の浮腫が起こり、呼吸困難をきたすことがある。腎障害・肝障害・溶血などを起こしうる。治療としては、気道確保および輸液確保を優先する。その後胃洗浄・強制利尿などで対応する。

❸ マニキュア液・除光液

アセトンなどの有機溶剤による中毒症状を引き起こす。嘔気・嘔吐・頭痛・高血糖・アシドーシス・意識障害などがみられる。2～3 ml 以上の誤飲で中毒症状を引き起こす。治療は胃洗浄が中心であるが、嘔吐し誤嚥すれば、化学性肺炎を引き起こすことがあるので、催吐は禁忌であり注意が必要である。

IV・洗剤

家庭用洗剤には酸性の製剤(pH 3 未満)とアルカリ性の製剤(pH 11 以上)とがあり、ともに組織蛋白との反応熱による化学熱傷が中毒症状の原因である。酸性製剤では病変は表層に限局されるが、アルカリ性製剤では病変は深部にまで及ぶ。消化管粘膜に化学熱傷を引き起こし、粘膜のびらん・浮腫・潰瘍形成・出血・消化管穿孔などがみられる。そのため嘔気・嘔吐・下痢などの消化器症状が中心である。対処方法は、少量であれば牛乳や卵を飲ませるなどして、粘膜の保護と pH の正常化をはかる。催吐は、誤嚥を起こした場合に、喉頭浮腫・化学性肺炎・肺水腫などを引き起こす危険性があるために禁忌である。胃洗浄は大量摂取で、早期の場合には行うのがよい。ただ粘膜の損傷があるために消化管穿孔には十分注意する必要がある。また長期的には食道や胃および十二指腸に瘢痕性の狭窄を生じる危険性が高い。

V・乾燥剤

生石灰(酸化カルシウム)・塩化カルシウム・シリカゲルの 3 種類がある。

❶ 生石灰(酸化カルシウム)

水と反応する際に発熱し、強いアルカリ性を有するために粘膜に化学熱傷を引き起こす。また眼に入ると結膜や角膜に潰瘍を生じることがあるため注意が必要である。アルカリ性洗剤と同様に牛乳や卵などを飲ませて pH の安定化をはかる。化学性肺炎を予防するために催吐は禁忌である。また粘膜保護剤の投与などによる対処療法が中心で、胃洗浄は通常行わない。

❷ 塩化カルシウム

粘膜刺激作用があり、嘔気・嘔吐・下痢などの消化器症状を呈するが中毒症状は弱い。通常は粘膜保護剤などの対処療法で十分である。

❸ シリカゲル

毒性は低く、治療を必要としないのが一般的である。

以上、日常でよく経験される小児における異物の誤飲について各項目ごとに述べた。ただ実際には、ほかにも防虫剤・農薬・有機化学溶剤など日常家庭で使用されているものすべてに誤飲の危険性があるといっても過言ではない。

しかしこれらすべての薬剤に関する知識を持ち合わせることは、極めて困難である。したがって、異物誤飲に対しては、母親からの十分な問診（いつ、何を、どこで、どれくらい）を行うと同時に、患児の臨床症状を把握し、胃洗浄などによる適切な初期治療を迅速に行い、日本中毒情報センターなどの専門施設（大阪：06-6878-1232、つくば：0298-51-9999）に至急に問い合わせることが重要であると考えられる。

（小寺厚志）

7 食中毒

食物あるいは水を介して発症する急性の疾患をいうが、病理的には病原体の感染による炎症だけでなく毒素によるものがあり、症状も胃腸管症状のみではなく、神経症状を呈することもある。代表的なものは表2に示すように細菌・原虫による腸炎・外毒素、菌・魚介類のもつ神経毒によるもの、牡蠣からのウイルス性の急性胃腸炎、重金属・化学物質・キノコによる神経毒など多岐にわたる。家庭では特に冷蔵庫に頼り過ぎて食材の管理が疎かになりがちであり、調理台・まな板・調理器具の衛生的管理に常に注意を払っておくべきである。

I・診断と対策（病原体によるものは各論参照）

1. 食中毒が疑われた場合、摂取から発症までの時間がわかればある程度原因を推定することが可能である（表2）ので、どんな食事（水を含む）をいつ頃摂取したかを聞くことが原因解明とその後の治療さらに公衆衛生上も重要である。例えば、摂取から発症までが嘔吐を伴って1時間以内なら、化学物質による中毒・魚貝類の毒素・黄色ブドウ球菌やセレウス菌の外毒素によるものが想定される。摂取から知覚異常が発症するまでが短い場合は、神経毒をもった貝（例：帆立貝）によるもの、グルタミン酸中毒（いわゆる Chinese restaurant syndrome）、ナイアシン中毒、フグ中毒を想起させる。毒キノコ中毒の場合には症状により摂取から出現までの時間に幅がある。摂取後の急性期の初発症状としては急性胃腸炎と神経症状（副交感神経亢進症、錯乱、視力障害、幻覚、痙笑など）を、摂取後6～24時間後の遅発症状として肝不全あるいは肝腎不全症状を発症する。日本の食習慣であるギンナンも過量に摂取するとけいれんを起こすことを知っておくとよい。
2. 一緒に同じ飲食をした人たちに同様の症状がないかを確認する。
3. 発症前の旅行の有無と旅行先（特に外国）についても聞いておく。
4. 吐物と便の培養をするとともに、疑われる食品があれば細菌培養し、冷凍保存する。
5. 集団発生が疑われる場合には診察した医師は届け出る義務がある（表3）。

表2．摂取から症状発症までの時間と病原体・原因物質との関係

症状	発症までの時間	病原体(物質)
悪心・嘔吐	1～6時間	ブドウ球菌、セレウス菌、重金属
知覚異常	0～6時間	魚貝類、グルタミン酸ソーダ、ナイアシン
神経学的異常、胃腸炎	0～2時間	毒キノコ(初発症状)
水様性下痢、腹痛	4～8時間	腸炎ビブリオ
	8～16時間	セレウス菌、ウェルシュ菌
	16～48時間	カルシウイルス、病原大腸菌、クリプトスポリジウム
下痢、発熱、腹痛	16～72時間	サルモネラ菌、赤痢菌、クロストリジウム菌、エルシニア菌、腸管傷害性大腸菌
血性下痢、腹痛	2～5日	キャンピロバクター
	72～120時間	腸管出血性大腸菌（O 157など）
神経学的異常、肝腎障害	6～24時間	毒キノコ（遅発症状）
神経麻痺、悪心、嘔吐	18～48時間	ボツリヌス(菌)中毒

(文献1)より一部改変して引用)

表3．医師の届出義務

1996年制定の「感染症の予防および感染症の患者に対する医療に関する法律」：いわゆる感染症新法に載る特定の感染症と診断された場合、診断した医師は届出義務を負う。

食中毒の確定あるいは疑いがあれば保健所への届出義務がある。

食品衛生法第27条　第1項：中毒患者の届出　食品・添加物・器具もしくは容器包装に起因して中毒した患者もしくはその疑いのあるものを診断し、またはその死体を検案した医師は、直ちに保健所長にその旨を届けねばならない。

食品衛生法施行規制第26条：この届出は、食中毒の原因、発病年月日、時刻などについて、文書、電話または口頭により、24時間以内に行わなければならない。

II・治療

1. 治療時に止痢剤は使用しない。
2. ブドウ球菌による毒素型では抗生剤、抗菌薬は無効である。サルモネラ菌の場合には使用により保菌者になりやすいので対象を限定(3カ月以下の乳児、菌血症が認められる場合など)して使用する。
3. 腹痛が強ければ鎮痛剤(ブスコパン®、ペンタジン®、オピスタン®)を使用する。
4. 激しい下痢があれば点滴補液が必要である。
5. 感染性のものは感染性胃腸炎に準じた治療が行われるが、神経毒を招く貝毒、フグ毒、ボツリヌス中毒では死に至ることもある。ボツリヌス中毒では抗血清がある。

乳児のハチミツ摂取で致死性の乳児ボツリヌス症が発生することがあるので乳児には与えないように両親を指導しておく。乳児ボツリヌス症は乳児に特有で毒素の状態で体内に入るのではなく、芽胞

が腸管内で発芽し増殖し、分泌された菌体外毒素による神経症状が出現する。頑固な便秘に始まり、筋力低下、運動麻痺、哺乳・嚥下困難、呼吸障害に進行する。

(佐藤正昭)

【参考文献】
1) Nelson Textbook of Pediatrics. 17th ed, Saunders 2004.
2) 豊原清臣：開業医の外来小児科学. 南江堂, 東京, 2002.

8 消化管異物（その他の異物：耳、鼻）

はじめに

　乳幼児、特に1歳代が多く、硬貨、小型電池が2/3を占める。プライマリ・ケアに携わる小児科医も遭遇する頻度が高く、異物の種類、存在部位により対応が異なる（表4）。家族も不安をもっており、危険性の程度を十分説明できることが必要である。

I・診 断

　消化管異物の多くは無症状であり、また親が異物を飲み込んだのを見ていない場合がある。親が飲み込んだと考えている同じ異物を持参させ、性状やX線透過性を確認する。X線写真は咽頭を含めて撮影し、気管異物と鑑別するために側面像も撮影する。

II・食道異物

　直径が2cm以上の大きさの異物、特に硬貨が食道異物となりやすく、生理的第一狭窄部である頸部食道に認めることが多い。来院時には無症状であり、症状の有無からは診断できないことが多い。初期症状として咽頭痛、咳嗽、嘔気、嚥下困難などがある。

　異物を放置すると陳旧性異物となり食道潰瘍、さらに穿孔し縦隔炎となるため、必ず摘出するか胃内に落とす必要がある。X線透過性の異物で食道異物になりやすい大きさの場合は造影検査で食道内に異物がないことを確認すべきである。

　ボタン型アルカリ電池は直径12mm前後と小さく食道は通過して胃内異物として問題になるが、リチウム電池は直径20mm以上で食道異物になりやすい。しかもリチウム電池は電圧が高く、接触する消化管粘膜面の食塩水環境により電池に通電が起こり、電極部分に水酸化ナトリウムが貯留して化学的な組織損傷を起こす。誤飲後1時間でも食道潰瘍、穿孔、縦隔炎となる場合がある。よって発見次第、迅速に摘出すべきで、麻酔下の内視鏡を準備するよりすぐ次に述べるバルーンカテーテル法で摘出を試みる。

　食道異物の摘出はまずバルーンカテーテル法を試みる。麻酔せず透視下に10Fr程度の尿道

表4. 消化管異物の対応

1. X線写真は咽頭を含めて、側面像も撮影する。
2. ・食道異物は必ず摘出するか胃内に落とす。
   ・リチウム電池は時間をおかずバルーンカテーテル法で摘出し入院させる。
   ・硬貨はバルーンカテーテル法で摘出が困難であればネラトンで胃内へ落として経過をみる。
3. 胃内異物は、アルカリ電池、先端が鋭利な異物、5cm以上の長い異物は磁石付きカテーテルか内視鏡で摘出する。
4. 十二指腸以下の異物は、発熱、腹痛、嘔吐症状に注意して経過観察する。

バルーンカテーテルを経鼻的に挿入する。バルーンを異物より遠位で膨らませ異物を引っかけてゆっくり咽頭まで引いてくる。咽頭に達したら患児を側臥位にし異物を吐き出させる。

摘出後、リチウム電池の場合は高頻度に食道びらん、潰瘍を形成しているので、必ず入院させ内視鏡検査で評価する。食道潰瘍を認めたら胃管栄養として抗生剤投与を行う。硬貨の場合は摘出後、外来で発熱、固形物の摂取困難などの症状に注意して経過観察する。

硬貨、リチウム電池のほとんどはバルーンカテーテル法で摘出できるが、摘出が困難であればネラトンを経口的に挿入して胃内へ落とせるか試みる。針、釘など鋭的な金属は磁石付きカテーテルで異物を磁石に付けて摘出を試みる。異物が除去できない場合は全身麻酔下での内視鏡下摘出が必要である。また誤飲後12時間以上経過している異物は、食道の粘膜障害が発生している可能性が高く内視鏡摘出が安全である。

> **専門医へのコンサルトの時期**
> リチウム電池が食道に嵌頓すると時間単位で粘膜損傷が進行するので、すぐ専門医にコンサルトすべきである。

III・胃内異物

胃内異物は自然排出する可能性が高く経過観察を基本とするが、アルカリ電池、先端が鋭利な異物、5cm以上の長い異物は腸管損傷の危険があるため胃内に存在するうちに摘出を試みる。摘出を試みるべき異物である可能性があれば、小腸への移行を防ぐため何も食べずに左側臥位で搬送するよう指示する。

アルカリ電池は、接触面での電気化学反応で潰瘍形成する場合があり、磁石付きカテーテルで摘出する。バイトブロックをかませてカテーテルを経口的に胃内に挿入して、体位変換を工夫しながら異物を磁石に付けて取り出す。

針、釘など先端が鋭利な異物は腸管穿孔を併発する可能性がある。摘出は磁石付きカテーテルで試み、困難なら内視鏡的に摘出する。

5cm以上の長い異物は幽門輪を通過しても、Treiz靱帯、回盲部などで停滞して穿孔を起こす例があり、胃内にあるうちに内視鏡的に摘出する。

胃内異物は1週間以内に90%が自然排出される。親に便を観察してもらい、排出があれば電話連絡してもらいカルテに記載する。2週間以上自然排出されない異物は内視鏡的摘出を考慮する。

IV・腸内異物

十二指腸以下の異物は自然排出するまで外来で経過観察する。食事制限は特にせず、また下剤も腸管運動が亢進して穿孔の危険性が増すので使用しない。

鋭的な先端の異物は消化管穿孔する例もあり、発熱、腹痛、嘔吐症状に注意して経過観察する。

V・その他の異物

❶ 咽頭異物
魚骨がほとんどで、扁桃腺に刺さっている場合が多く、喉頭鏡で観察してピンセットで摘出する。

❷ 外耳道異物
丸いものが異物となりやすく、昆虫が迷入する場合もある。耳鏡で異物の部位を観察しピンセット

で摘出する。鼓膜損傷を起こさないため患児の固定が大切で、暴れる場合は全身麻酔が必要である。

❸ 鼻腔異物

悪臭を伴う鼻汁で発見されることが多い。1% キシロカイン® スプレーで局所麻酔して鉗子で摘出する。異物を押し込んで気道異物となる場合があり注意する。

> ■ 専門医へのコンサルトの時期
>
> 異物が見えないときや患児の協力が得られないときは、全身麻酔、内視鏡が必要であり、専門施設に依頼する。

（広部誠一）

9 気道異物

はじめに

気道閉塞による窒息の危険性があるため、小児救急疾患のうち緊急度が高い疾患の1つで対応にも慎重さを要求される。

I・病態生理、臨床症状

異物の種類はピーナッツを筆頭として豆類が一番多く、次いで他の食品、玩具、生活用品などで、乳幼児が身の回りで接触し口に入るものはすべて可能性がある。

嚥下機能が未発達な乳幼児では口内の物質を誤嚥すると、まず咳嗽反射が起こり異物を排出しようとする。乳幼児では咳による喀出力が弱く、大泣きするなどの悪条件が重なると誤嚥する場合があると考えられる。われわれの経験では気道異物の症例は1歳代の男児に多い。

誤嚥時に異物が喉頭を通過する際一時的に声門、声門下に嵌頓し窒息状態となる。激しい咳嗽反射が起こり、いわゆる「もがき苦しむ」という言葉で表現される状態となる。そのとき家族が目撃していれば気づくが、たまたまその場に居合わせた者がいない症例もあり、これらの症例では診断に難渋する傾向がある。喉頭を異物が通過してしまえば一時的に呼吸困難は改善したかにみえ安心してしまう家族もある。しかししばらくすると喘鳴が目立つようになり、ここで医療機関を受診する症例が多い。この時点で受診しない症例でも気道異物を放置すると、異物より末梢気道に気道分泌物が貯留し、そこにいずれ二次感染を起こす。そして異物のエピソードから数日から数週で発熱することが多い。特にピーナッツなどの豆類では油分が気道内で化学炎症を生じ誤嚥後数日で肺炎を発症する。

気道異物の存在部位として喉頭、気管、左右気管支のいずれもあるが、呼吸困難の程度は喉頭、気管の中枢気道にあるものの方が強い。異物は気道内で移動することがあり、一番危険なのは移動した異物が声門、声門下に嵌頓する状態である。

喉頭異物は比較的稀であるが、吸気性の喘鳴を生じたときに再発性のクループ様症状を呈することもある。

II・診 断

気道異物の患児が救急外来を訪れる場合、1)異物誤嚥のエピソードがあり家族が心配して受診するケース、2)誤嚥エピソードが乏しいものの咳嗽、発熱、喘鳴などの症状が長引き、画像所見から担当

a．吸気相（正面像）　　　　　　　　b．呼気相（正面像）

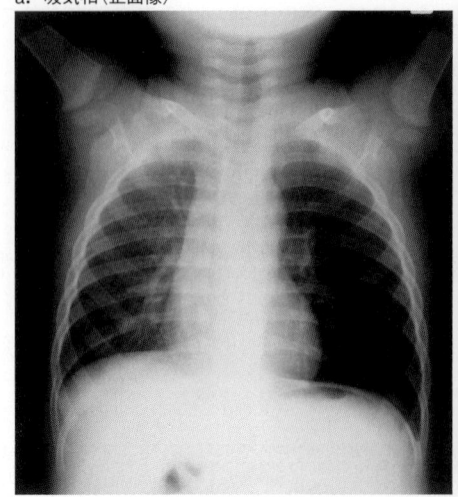

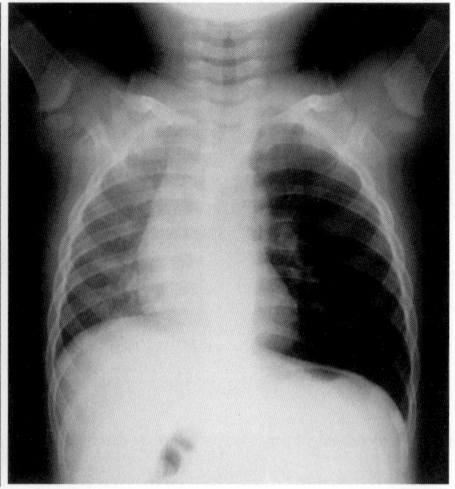

図 13．1 歳 3 カ月男児
クッキーを食べていて、ピーナッツが含まれていることに母親が気づき、取りあげようとしたら大泣きしてむせ込んだ。翌日来院時の胸部 X 線写真。a（吸気相）：左肺過膨張、b（呼気相）：左肺過膨張がさらに顕著になり、縦隔は右へ移動している。

医が気道異物の可能性も考慮して紹介してきたケース、の大きく 2 通りに分かれる。

　特に 1)のケースでは緊急度が高い可能性もあり診断には慎重さが必要である。まず問診が大切で、①異物誤嚥を起こしたとみられる場面、状況、疑われる物（持参していれば参考になる）、②もがき苦しむようないわゆる"窒息様エピソード"の有無、③そのときの家族の対処法、④異物誤嚥後の症状経過、などを患児本人の状況が許す限り詳しく聴取する。

　次に胸部聴診をするが wheeze（笛様音）、crackles（断続性ラ音）の有無とともに呼吸音の左右差に最も注目が必要である。しかし呼吸音の左右差は左右どちらかの気管支に異物嵌頓しているときのみ認められ、それより口側の気管に異物嵌頓しているときには認められない。

　次に必ず行うべきは胸部 X 線撮影である。胸部正面の吸気、呼気それに側面撮影の 3 枚をオーダーする。吸気・呼気撮影を行うには検査技師のかなりの熟達度が必要とされる。できればレントゲン室まで同行し満足な写真が得られるまで繰り返し撮影してもらうとよい。左右気管支のどちらかに異物が存在するとき、患側肺が過膨張、あるいは無気肺の所見を呈することが多い。患側肺が過膨張所見を呈し特に呼気相でその所見が増強し、縦隔が患側から健側に偏移しているのが典型的所見である（図 13）。胸部 X 線写真がまったく無所見でも気道異物を否定できない（気管に異物が存在するときは左右差を生じない）。

　以上の検査所見、聴診所見を総合的に判断する。すなわち異物らしき窒息様エピソードがはっきりしており、今まで喘鳴を生じたことのない患児が喘鳴を呈するようになったなどでは要注意である。このような症例では胸部聴診所見、胸部 X 線所見で左右差がはっきりしなくてもさらなる精査（後述）必要である。

　2)のケースでは異物のエピソードから少なくとも数日、場合によっては数週、数カ月経過しているケースもある。咳嗽、喘鳴があるが気管支喘息と違ってその強弱に日内変動（喘息では夜間から明け方にかけて強い）がなく、気管支拡張剤を投与しても効果が乏しく、胸部 X 線写真で比較的広範囲にわたる無気肺を呈するなどの症例では疑う必要がある。また胸部聴診上の左右差にも要注意である。

　以上 1)、2)の症例で気道異物が疑わしいと判断すれば気管支内視鏡検査などさらなる精査が必要

とされる。

III・異物摘出が不可能な医療機関での診療手順

　気道異物摘出の経験のある小児呼吸器科医、耳鼻科医さらに麻酔科医のいない場合は可能な医療機関への搬送を考慮する。その日の搬送が無理で本人の呼吸状態がある程度余裕ある場合は入院させ翌日まで待機する。入院後の注意点は、異物が移動して喉頭に嵌頓する可能性も考慮して、①静脈ラインを確保して、しっかりとしたモニタリングを実施する、②排痰を促すことを目的とした胸部理学療法は禁忌、③万が一異物嵌頓が生じて窒息様になったときは逆さにして叩かないで、立位のまま身体を上下（異物を末梢気道へ落とす）しながら医師を呼ぶことを看護師に指導する、④以上で改善しないときに備えて気管内挿管をする準備は整えておく、などである。

IV・異物摘出が可能な医療機関の診療手順、治療

　呼吸困難がある程度強くて待機することが危険な症例では症例到着当日に気管支内視鏡検査、異物摘出術を実施する。異物誤嚥から2週間以上の期間が経ち、しかも異物の種類が豆類の症例では気道浮腫が高度で当日の摘出術実施は困難であることが多い。呼吸困難が高度の症例は別としてこのような症例では、抗生剤を経静脈的に投与、ステロイド投与（投与例：水溶性プレドニン®1mg1kg/回、1日2回静注）を2日間行い待機する。これで気道浮腫が軽減し、摘出術がしやすくなる。

　実際の摘出は気道異物摘出用の硬性気管支鏡を用い実施する。この気管支鏡には通気孔があり気道への送気が可能である。そのため十分に酸素化した状態で可視下に異物鉗子を用いて摘出が可能である。

　稀ではあるが異物の種類、存在場所によっては摘出困難な症例もあり肺葉切除術などが必要となることがある。

（伊藤真樹）

10　鼻出血

I・原因

　小児の鼻出血は症例としては多い方であるが、その大部分は簡単に止血しうるもので、救急処置を要するような大事に至ることはそれほど多くない。その理由は鼻アレルギーにより鼻がむずがゆいために、指で鼻をいじり、鼻前庭の感染炎症が起こり、乾燥性前鼻炎となり、血管の多いLocus KiesselbachiiまたはLittles Areaの炎症でその部位から出血することが多く止血しやすいからである（図14）。しかし極めて稀に白血病、Osler病、出血性紫斑病、Von Willebrand病、などの全身疾患、アスピリン内服による出血傾向、外傷などで鼻腔の奥で部位不明の危険な鼻出血をきたすこともある。

II・止血の方法

　鼻の入り口近くのLittles areaの鼻中隔の粘膜の細動脈は、入口から2～3cmの範囲で、そこが出血点と考えて、そこを狙って綿やガーゼを当てて、鼻を指でつまむようにすると容易に止血する。

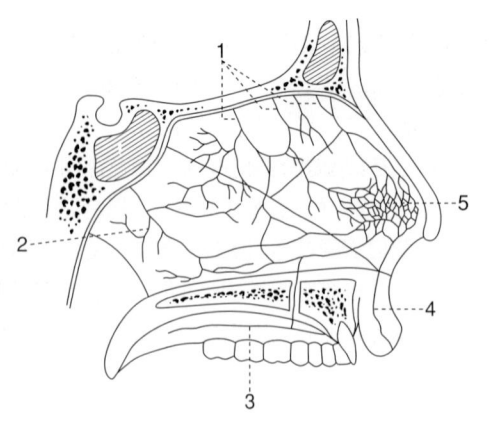

図14．鼻中隔粘膜の血管
1：篩骨動脈…内頸動脈
2：蝶口蓋動脈 ⎫
3：口蓋動脈　 ⎬ 外頸動脈
4：中隔動脈　 ⎭
5：Littles area
(Wilson TG：Diseases of The Ear, Nose, and Throat in Children の図を改変して引用)

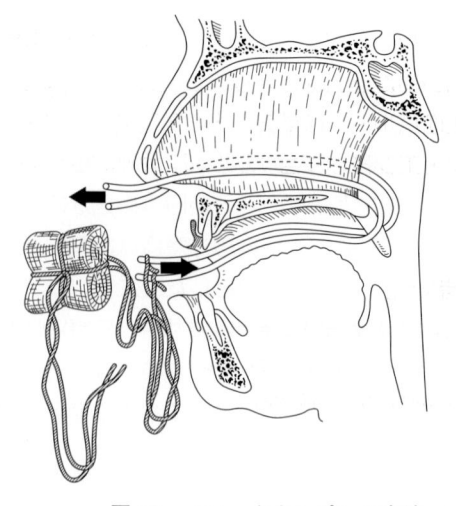

図15．ベロックタンポンの方法
(Eldmann HF：耳鼻咽喉からの救急処置．南江堂，東京，1978より引用)

綿やガーゼを入れるときに、この粘膜の血管を傷つけないように入れるためには、綿ならば長く扁平な綿片の先端を、細い摂子で持って中隔に摂子が触らないように挿入するとよい。ガーゼなら幅1.5cm 長さ5cm くらいのものを、綿と同じように摂子で持って挿入するとよい。

綿やガーゼに 0.1％ ボスミン® 液を浸しておくと血管が収縮してさらに効果がよい。

> 註）0.1％ ボスミン® 液とは1,000倍に希釈したボスミン® 液で、ボスミン® 0.1 m*l* を100 m*l* の生食水で希釈して作成する。

Ⅲ・止血後の処置

前記のよくある出血はアレルギーがあってむずがゆいためなので、止血が成功した後、1日1回ロンデロン VG® 軟膏を鼻入口に圧入し中隔粘膜に塗布する方法を3～4日続ける。

アスピリン服用例では止血はやや困難かも知れない。その際はアセトアミノフェンに変更する。

Ⅳ・止血困難な場合

稀であるが、白血病などの患者で鼻出血があるときは、前記の部位でなく鼻腔の奥から（下甲介の後端）の出血、あるいは部位不明の出血で前記の方法が無効であれば、耳鼻科の専門医に送る方が安全である。その場合移送中に出血を飲み込ませないようにうつぶせ体位とし、膿盆に出血を唾液とともに吐かせる。多量の出血の飲み込みがあれば必ず血液を膿盆にまとめて嘔吐させる。その量は移送先の病院での出血量の推定に役立つ。白血病などでは輸血しないと止血しないため、出血量は輸血量の目安となる。

出血部位が不明で大量と思われるときは、後鼻孔を閉鎖するため、ベロックのタンポン Bellocqsche Tampon またはそれに相当する止血バルーンを用いる。前者は鼻入口からネラトンチューブを入れて口腔から引き出し、それに2本の糸でしっかり結紮したガーゼタンポンを繋ぎ、チューブを引き出しタンポンを上咽頭に挿入し、さらに鼻腔内にガーゼを入れ、引き出した2本の糸で鼻入口部

でつくられたタンポンを入口部がきっちり塞がれるように結紮する(図15)。後者の止血バルーンは鼻入口部から上咽頭に挿入して、バルーンに空気を送り、鼻腔の出血部にガーゼを挿入する。

　止血バルーンは常備する必要がある。困難な止血に備えて「サージセル［綿型、ガーゼ型(ジョンソン・エンド・ジョンソン)］」を常備しておくとよい。これを鼻腔出血部位につめる。

〔古賀慶次郎〕

【参考文献】
1) 古賀慶次郎, 荒木昭夫, 川城信子：日常よく見られる小児の特発性鼻出血の臨床像病因および治療. 日本耳鼻咽喉科学会 82：902-903, 1979.
2) Eldmann HF：耳鼻咽喉からの救急処置. 新納義晴(訳), 南江堂, 東京, 1978.

11　熱傷

はじめに

　小児の熱傷の特徴として、①乳幼児の皮膚は脆弱で、熱傷深度が深くなりやすい、②乳児の細胞外液の割合が多く、血管の透過性亢進で脱水になりやすい、ことが挙げられる。よって、まず重症度を判定して、輸液が必要なのか否かを判断することが大切である。

I・熱傷の深度(表5)

　熱傷の深度はⅠ度、Ⅱ度、Ⅲ度に分けられる。
　Ⅰ度は表皮層の障害で、発赤、紅斑を示す。
　Ⅱ度は水疱を形成する場合で、浅層と深層に分けられ、浅層は真皮浅層までの障害で、水疱底がピンクで疼痛があるが、深層は真皮深層までの障害で、水疱底が白色で疼痛が軽度である。浅層と深層の区別は初診時には困難である。

表5. 熱傷深度の分類

深　　度		外観	症状
Ⅰ　度		発赤、紅斑	疼痛あり
Ⅱ　度	浅層	水疱　ピンク	疼痛強い
	深層	白濁	疼痛鈍麻
Ⅲ　度		炭化、蒼白	疼痛消失

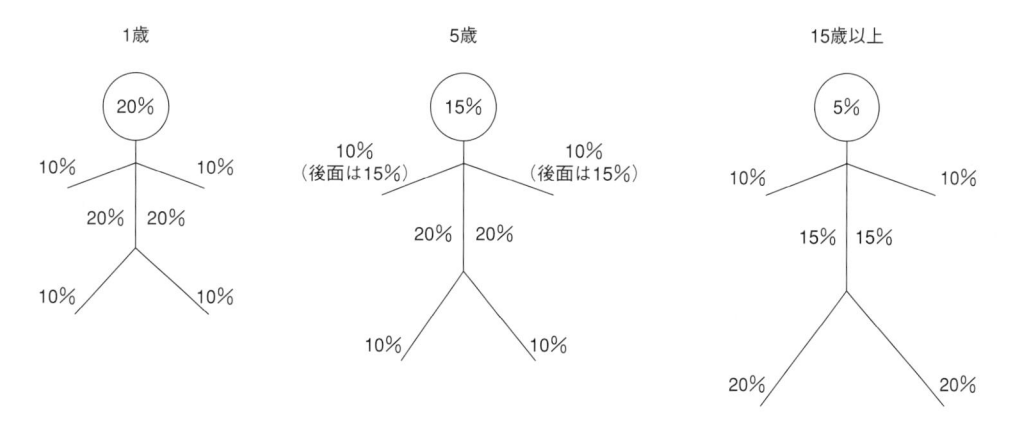

図16. 熱傷面積：5の法則 (rule of five)

Ⅲ度は真皮全層が障害され血管破壊により血流障害を認める。蒼白、羊皮紙様で知覚が消失しており、針で刺しても疼痛がない。深いⅡ度は容易にⅢ度に移行する。

Ⅱ・熱傷範囲

熱傷の重症度と密接に関係するのが受傷面積である。小児では5の法則(rule of five)(図16)で、年長児、成人では9の法則(rule of nine)で面積を算定する。簡便には患児の手掌の大きさが体表面積の1%に相当するとみなして算定する。

Ⅲ・重症度(表6)

ⅰ)中等度：Ⅱ度10%以上、Ⅲ度2%以上なら一般病院での入院、輸液管理を行う。それ以下の軽症は外来での局所処置でよい。

ⅱ)重　症：Ⅱ度20%以上、Ⅲ度10%以上、気道熱傷の場合は、緊急輸液をしながら専門施設に搬送する。その場合、1時間の間に脱水が進行するので、まず輸液を開始し、局所は軟膏処置はせずタオルを覆うだけとして搬送する。

気道熱傷は初診時、口腔内に熱傷、鼻毛焼失や鼻腔中の煤の存在、嗄声などで疑い、気管支ファイバーで診断する。症状は6時間後と遅れて出現する。乳幼児では気道が狭く呼吸困難に陥りやすく予防的気管挿管が安全である。

表6．熱傷処置の要点
1．重症度を判定する
・中等度(Ⅱ度10%以上、Ⅲ度2%以上)
　　入院し輸液
・重　症(Ⅱ度20%以上、Ⅲ度10%以上、気道熱傷)
　　緊急輸液をしながら専門施設に搬送する
2．輸液管理の目安
1日あたり4ml×熱傷面積%×体重kg
最初の8時間で乳酸リンゲル液を全体の半量投与。
時間尿量1ml/kgを指標に輸液量を調節する。

Ⅳ・輸液管理

適切な輸液管理のためには、熱傷の循環動態を理解する必要がある。ショック期と再吸収期に分けられる。ショック期とは、受傷直後の血管の透過性亢進により、血漿成分が細胞間隙に漏出し皮下組織に貯留する時期である。乳幼児では細胞外液の比率が多くhypovolemic shock(循環血液量減少性ショック)になりやすい。

次の再吸収期とは、適切な管理により受傷後2〜3日で血管の透過性が回復し血漿成分が血管内に戻る時期である。overhydration(水分過剰症)の状態となり心負荷が増大するが、尿量の増加とともに正常化する。

初期輸液量はBaxterの公式を参考にする。すなわち1日必要量を4ml×熱傷面積%×体重kgと概算して、乳酸リンゲル液を用いて最初の8時間で全体の半量、残りの半量を次の16時間で投与する。乳幼児では体重に比べ体表面積が広く、維持輸液量の必要量も多い。よって、時間尿量1ml/kgを指標に輸液量を増量する必要がある。新鮮凍結血漿などのコロイドの投与は、血管透過性亢進の鎮静化する受傷後12時間以降に血漿蛋白6g/dlを目標に投与する。再吸収期になると尿量が増加してくるので、輸液量をしぼり心不全や肺水腫に注意する。

Ⅴ・局所処置

❶ 現場での処置
すぐ水道水で 30 分以上冷やすことで損傷の深達度が軽減し鎮痛効果がある。広範囲の場合は低体温になるので注意する。

❷ 前処置
生食水で洗浄し異物などを除去しながら深さと面積を評価する。消毒は 0.05% ヒビテン®液で水疱、周囲皮膚を消毒するが、創底が露出した部分の綿球の擦過は上皮化を損なうので慎む。

❸ Ⅰ度熱傷
消毒は必要ない。発赤、炎症が強く疼痛が著しい場合は、ステロイド含有軟膏(エキザルベ®)を使用する。開放でよいが創面を保護し疼痛を軽減する目的でガーゼを使用する。

❹ Ⅱ度熱傷
水疱は内容液中に創傷治癒因子を含み水疱膜自体が一種の biological dressing として作用する。時間経過とともに水疱液が汗腺、脂腺由来の細菌の培地となる場合もある。よって初期は感染徴候がなければ破らず内容をそのままとし、感染徴候があれば水疱壁を切除する。

局所処置は抗生剤を含有したワセリン基剤の疎水性軟膏(バラマイシン®など)を使用したガーゼで閉鎖する。疎水性軟膏は吸水性があり、初期の浸出が多いときの創面の保護、疼痛の軽減が得られる。抗生剤含有軟膏は肉芽改善、上皮化促進に悪影響を及ぼすことがある。びらん面の治癒が悪い場合は、創傷治癒に適した環境を保つハイドロコロイド剤(デュオアクティブ®)で覆う。ガーゼより包帯交換の減少や疼痛の軽減も得られるが感染を認めたら軟膏に変える。

創面に固着したガーゼを剥がすと、新生上皮を傷める。生食水で濡らしてガーゼを剥がすか、軟膏の上にシリコンガーゼ(トレックス)を載せ、その上にガーゼを被覆するとガーゼの創面への固着を防止できる。

❺ Ⅱ度深層、Ⅲ度
浸出液が多い初期は疎水性軟膏を使用し、3〜4 日目から浸透性と抗菌力の強いクリーム基剤の親水性軟膏(ゲーベンクリーム®)を使用する。親水性軟膏は基剤の水分含有量が多いので滲出液が多い時期には不適である。Ⅲ度では壊死組織の除去と植皮を考慮する。

❻ 創感染対策
皮膚の防禦機構が障害されることによるブドウ球菌を主体とした細菌感染に注意する。基本的に抗生剤含有軟膏で処置して、健常皮膚の発赤、疼痛が出現したら抗生剤の全身投与を考慮する。過度の投与は MRSA(メチシリン耐性黄色ブドウ球菌)感染の原因となるので慎む。

❼ 後遺症対策
色素沈着や痒みにはステロイド外用薬を使用し、紫外線を避ける指導を行う。

■ ワンポイントアドバイス

受傷後すぐ水道水で 30 分以上冷やすことを指示する。アイスノンなどでの冷却も有効である。冷却により損傷の深達度が進行するのを防ぐとともに鎮痛効果がある。

(広部誠一)

⑫ 熱中症

Ⅰ・概 念

身体の熱の産生が放散を上回った状態が過度になり、蓄積した熱により悪影響が生じる状態。

従来の①熱けいれん(heat cramps)、②熱疲労(heat exhaustion)、③熱射病(heat stroke)と区別する分類および程度の差による分類(Ⅰ度、Ⅱ度、Ⅲ度)が行われているが、それぞれ異なった視点からの分類であり、それぞれに有意義であると思われる。概念としては以下のとおりである。

❶ 熱けいれん(heat cramps)
皮膚温の上昇、発汗による電解質異常に基づく筋神経系の異常興奮。局所筋肉のれん縮を伴う。

❷ 熱疲労(heat exhaustion)
輻射熱などにより血管拡張が起こり、末梢循環不全などが生じる。めまい、悪心、頭痛、虚脱感などの症状を伴う。

❸ 熱射病(heat stroke)
体温中枢の機能障害を生じ、循環不全や神経症状を招く。緊急性を要する状態である。

Ⅱ・病態生理

病態は以下の如くである(図17 参照)。

炎天下でのスポーツや高温多湿環境下での労働により、脱水、熱の蓄積、血管拡張による各種臓器への血流障害が引き起こされる。

暑熱条件が厳しくなくとも、身体の産生する熱が放熱を上回り、熱の蓄積が多量になったときにも生じうる。

脱水は電解質の異常や末梢循環不全につながり、熱の蓄積は体温中枢の機能障害を悪化し、高体温を引き起こす。このような異常はさらに二次的に筋肉のれん縮を生じたり、腎機能障害、神経症状

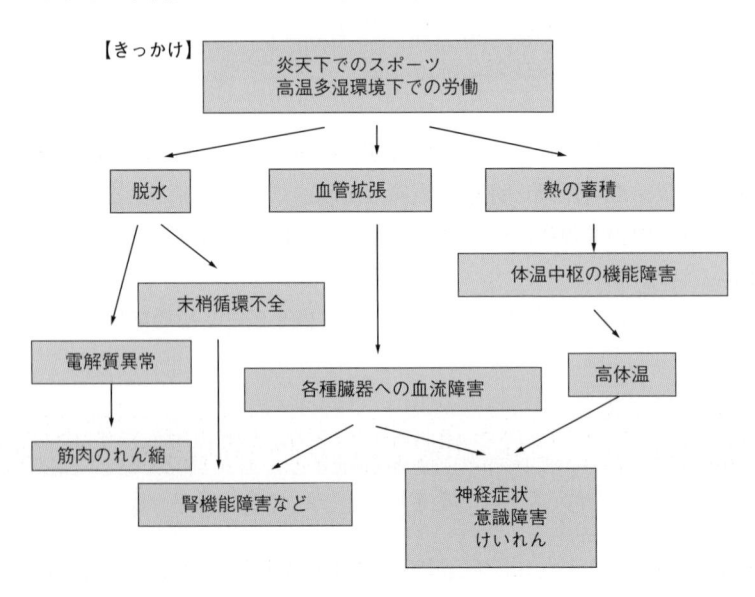

図17．熱中症発症の機序

（意識障害、全身のけいれん）に結びつく。

III・症状

高温多湿の環境下での労働、炎天下でのスポーツなどで発症することが多い。
- 電解質異常に伴うもの：四肢、腹筋などの有痛性けいれん
- 一過性または非一過性に生じる脳虚血に起因するもの：めまい、一時的な失神、吐き気、顔面蒼白など
- 末梢循環不全（重症ならばショック）に起因するもの：血圧低下、ボーッとする、めまい、意識喪失などの神経症状
- 多臓器不全：腎機能障害、肝機能障害

IV・診断＆評価項目

アナムネーゼより診断を推測することが可能。血圧、体温を測定し、意識障害、脱水の有無を評価し、電解質、酸塩基平衡、肝機能、腎機能などを確認する。

V・治療

1. 涼しいところで休ませる（ひどいときは積極的に冷やす）。
2. 安静
3. 水電解質補給：意識があり、水分摂取が自ら可能ならイオン飲料水などを与える。意識がない場合、水分の経口摂取が不可能な場合、脱水所見が重症な場合は輸液ルートを確保して、必要な補液を行う。
   ［具体的には］
   - 末梢循環不全、血圧低下が認められる場合は初期輸液を行う。20～30 ml/kg/時間を目安に開始液（ソリタT1® など）を循環が安定するまで使用し、以後は維持輸液に切り替える。
   - 末梢循環不全、血圧低下が認められない場合は、維持輸液で始めてもよい。
4. 酸塩基平衡障害に対する輸液療法（補正）
5. その他の対症療法：意識のないケース、呼吸状態が悪いケース、多臓器不全を疑うケースは専門機関への搬送を考慮。
6. 予防：最も大切である。熱中症を起こすような環境を避けること、また避けられなければ、水分、電解質の定期的補給、定期的休憩などを行う。

熱の産生が熱の放散より上回ったときに生じうるので、必ずしも炎天下などの環境のみで生じるのではなく、運動時などは服装などにも留意する必要がある。

（横山哲夫）

13 溺水

はじめに

溺水は窒息の一種である。基本的な治療方針は低酸素脳症に類似する。①搬入時の心肺蘇生、②低酸素脳症に対する脳圧降下療法、輸液管理、③感染症対策、が重要である。

表 7. 溺水における予後不良例の予知因子

救急室搬入時に心肺停止があり、心肺蘇生を必要とする場合。
救急室搬入時に瞳孔散大、昏睡状態。
集中治療室での Glasgow Coma scale（88 頁参照）が 4〜5 以下。
搬入時に血液 pH＜7.0。

(文献 2) を改変して引用)

I・発症の機序

溺水とは、水中に溺れて窒息することである。低酸素血症となり、二次的に各種の臓器に障害をきたす。

II・症状

患者が救助された時点の状態は、ほぼ正常であるものから心肺停止、あるいは死亡状態までさまざまである。症状の重症度に合わせ、適切な治療を考慮する。合併症として、肺水腫、呼吸窮迫症候群、肺炎、低酸素脳症とけいれん、急性尿細管壊死と腎不全、DIC（播種性血管内凝固症候群）などをきたすことがある。また、肺胞内に吸引された水分により、体内循環動態に異常をきたす。

淡水・真水（低浸透圧）→肺胞から血管内に水が吸収される
　　→希釈性の低ナトリウム血症・低クロール血症、溶血（高カリウム血症）。
海水（高浸透圧）→血管内から肺胞へ体液が移動する
　　→濃縮性の高ナトリウム血症・高クロール血症。
実際は肺胞内への水の吸引は大量ではないことから、電解質異常は軽度であることが多い。

III・病歴の取り方

淡水・真水性か海水性か、どのくらいの時間溺水していたか、救助されたときのバイタルサインはどうであったか、など。原因に虐待や犯罪が存在しうることにも留意する。

IV・診察・検査

1. バイタルサインのチェック、末梢酸素飽和度モニター、心電図モニター。
2. 身体所見、神経学的所見、意識障害の有無。
3. 血液検査（末血、一般生化学、血液ガス、凝固）、胸部 X 線撮影。
4. 意識障害が存在する場合は低酸素脳症による中枢神経障害や脳浮腫の出現が考えられるので、時間的間隔をあけて頭部 CT を行う。

V・治療

❶ 軽症の場合

診察時に意識清明で検査所見に明らかな異常を認めない場合は経過観察。

❷ 重症の場合

到着時心肺停止状態なら心肺蘇生。気管内挿管して人工呼吸管理。尿道バルーンを挿入して尿量のモニター。脳浮腫が出現した場合は、①頭蓋内圧降下療法を行う（94 頁、表 12 参照）。10％ グリセロール溶液（グリセオール®）5〜10 ml/kg を 1 時間で、あるいは 20％ マンニトール溶液（マンニゲ

ン®）2.5〜5 ml/kg を 30 分で静注、1 日 2〜4 回（肝機能障害がある場合はマンニトールを使用）。②水分投与は維持量の 70％ 前後とする（極端に制限しない）。③人工呼吸管理を行っている場合はやや過換気気味にする（但し、極端に過換気としても効果は一時的との報告もあり、pCO$_2$ は 30〜35 mmHg を保つようにする）。電解質異常がある場合は輸液で補正する。肺胞への淡水・海水吸引により肺炎などの感染症を起こすことがある。DIC をきたすこともあるので、凝固異常や逸脱酵素の上昇にも注意する。

> **専門医へのコンサルトの時期**
>
> 原則として全身管理のできる診療施設へ紹介・搬送する。あらかじめ溺水の発生した状況、患者の状態など、詳しい情報を電話で連絡しておく。心肺蘇生が必要な場合は紹介前・搬送中から開始する。

（後藤知英）

【文　献】
1) Barkin RM, et al：Emergency Pediatrics. 6$_{th}$ (ed), Mosby, 2003.
2) 市川光太郎：溺水　小児の集中治療. 小児内科 32, 2000.

14　電撃症（感電）

はじめに

　人体に電流が流れると電流の刺激によりジュール熱が発生し、通電部分の組織に熱性変化を生ずるが、これらの障害を総称して電撃症という。電撃症では電流の流出部の皮膚損傷が激しく通電経路からみると神経や血管病変が強い。損傷の程度は電圧、電流量、直流・交流の差、周波数、接地部分の抵抗、生体内の経路、接地時間などによって決まる。一般的には直流よりも交流の方が、周波数が高いよりは低い方が危険度は高い。1,000 ボルト以下の低電位では、浅い熱傷が多い反面通電時間が長いことが多く心室細動が起こりやすい。1,000 ボルト以上の高電位では、通電時間は短いが皮下の筋肉、神経、血管など深部までの損傷をきたす。また、電流入口部は炭化、凝固壊死がみられ高温のアーク放電により熱傷をきたす。乳幼児期の感電の多くは、コンセントやコードを握ったりくわえたりすることによって生ずる低電圧感電であるが、学童期になると屋外の高電圧感電がみられる。

I・病　態

　低電圧感電では電流が局所を通過するため重症例は少なく、電源との接触部位の皮膚に限局した熱傷創および皮下の筋肉、神経、血管などに限局する障害がみられる。高電圧感電では電流の通路は上肢から下肢、対側上肢などさまざまで心肺停止による即死を免れても電流による組織障害は高度になる。重症例では皮膚に広範な障害が生じ、深部の筋肉、血管の熱性変化のため挫滅症候群様の変化を示し、動脈壁の損傷壊死により血栓形成、狭窄、動脈瘤の形成などがみられる。

　電流が多く通電時間が長くなればなるほど、また手から足へ通電が起こった場合に心室細動が生じやすく、0.035 mA の交流電流が流れると心室細動をきたし即死する可能性がある。

通電経路が脳幹、延髄であれば一過性の意識障害、呼吸停止をきたす。
　病変部位が広範囲で挫滅症候群やコンパートメント症候群にショックが加わると急性腎不全をきたす。

II・治療(表8)(図18)

　感電で危険な状態は、電流が心臓を通過することによる心停止と脳を通過することによる呼吸停止である。これらは高電圧感電で高率に発生するが、低電圧感電でも時に発生し放置すると死亡するため受傷現場での心肺蘇生が救命に重要である。ヘマトクリット値の上昇、代謝性アシドーシス、ミオグロビン尿などがみられる場合には深部組織の障害を考え輸液を行う必要がある。

表8. 治療

1. 心肺停止に対しては心筋に器質的障害がないことが多いため、早期の蘇生を行えば改善する可能性が高い。心室細動が多いので除細動ができるように準備する。
2. 皮膚障害に対してはIII度熱傷に準ずる。口唇や顔面の壊死皮膚は切除せず出血は局所の圧迫で対処する。
3. 深部組織障害は進行性であり、壊死がはっきりすれば1〜2週後に切除する。
4. 受傷時の合併損傷（骨折、内臓損傷など）の有無をチェックする。
5. 輸液により尿量を維持し、抗生剤を投与する。
6. 破傷風トキソイドを必要に応じて投与する。

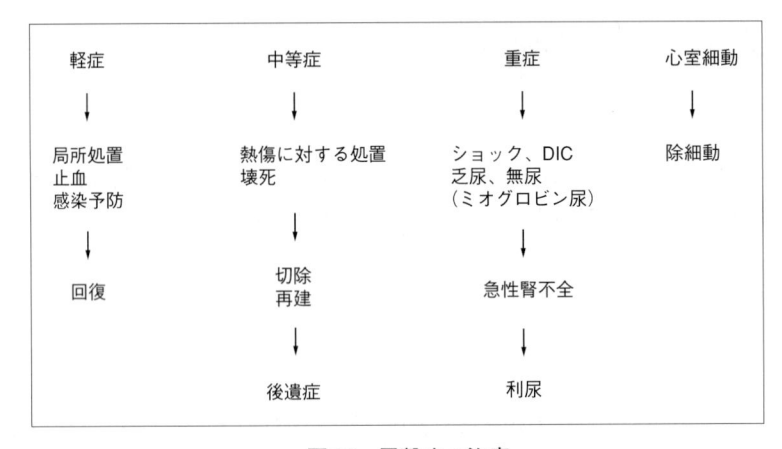

軽症	中等症	重症	心室細動
↓	↓	↓	↓
局所処置 止血 感染予防	熱傷に対する処置 壊死	ショック、DIC 乏尿、無尿 （ミオグロビン尿）	除細動
↓	↓	↓	
回復	切除 再建	急性腎不全	
	↓	↓	
	後遺症	利尿	

図18. 電撃症の治療

（鎌形正一郎）

15 咬傷、刺傷

はじめに

ヒト、イヌ、ネコ、ヘビなどによるものを咬傷とし、昆虫によるものを刺傷として解説する。

Ⅰ・ヒト、イヌ、ネコなどによる咬傷

1．咬傷の特徴

ヒト、イヌ、ネコなどの口腔内には常に多くの起炎菌が常在するため、続発して感染を起こしやすい。すなわち、機械的損傷のほかに創部の汚染が強く、パスツレラ症、破傷風など嫌気性菌の感染や敗血症などの重症感染を起こしやすいことなどが特徴である。以前よりいわれているイヌ咬傷による狂犬病は、現在わが国では根絶していると考えられる。

原因動物はイヌが最も多く、イヌ咬傷は特に15歳以下の女子に多く、しかも口唇周囲に集中しているのが特徴で、これは頬ずりなどした際にイヌが驚いて咬むことが原因となっていると考えられる。

猫ひっかき病はネコによるひっかき傷や咬傷により生ずる感染症で、原因菌は *Bartonella henselae* である。受傷後10日ほどしてから局所に丘疹を生じ2週程度で所属リンパ節の腫大を認めるようになる。ほとんどの症例で全身状態は良好でありリンパ節の腫大も2〜4カ月で消退するが時に化膿し発熱、全身倦怠感などの症状がみられる。

2．創状態の把握

創の深さをきちんと確認する。咬傷は意外に深いことがあり、神経、血管、腱の損傷の有無や胸腹腔内に達していないかを確認する。特に神経と腱は麻酔をかける前に確認しておかなければならない。

3．治療

❶ 局所処置

表面だけのごく浅い創を除き、局所麻酔下か伝達麻酔下に刺入部の創を拡大し、十分に洗浄と消毒を行う。嫌気性菌感染症防止のため過酸化水素水（ない場合は生食水で可）での洗浄が効果的である。腫脹がみられる場合、リバノール®（アクリノール）湿布を行い患肢を挙上するとよい。このように処置した創は開放創としておくのが原則であるが、十分なデブリドマンと洗浄を行い、一時閉鎖の可能な創は縫合閉鎖してもかまわない。この場合は、経時的に創部をよく観察して、感染が疑われる所見がみられたら、速やかに抜糸、開放療法に切り替えるべきである。

専門医へのコンサルトの時期

組織欠損がある場合や血管損傷による末梢循環障害がある場合、また神経、腱損傷がある場合は速やかに専門医に転送すべきである。

❷ 全身処置

感染予防として抗生物質の投与が必要である。

また、破傷風の予防として破傷風沈降トキソイドを 0.5 ml 皮下注または筋注する。現在では乳幼児期に DPT 接種を受けていることがほとんどであるが、以前にトキソイドを未施行の場合には 4～8週後に再度 0.5 ml を注射し基礎免疫完了とする。その後は 5～10 年に一度追加接種を行う。

■ してはいけないこと

> 咬傷は口腔内に多くの菌が常在するため感染をきたしやすい。創はデブリドマンと洗浄を十分に行い開放とすべきであり、安易な縫合処置をしてはいけない。

II・ヘビによる咬傷

1. ヘビ咬傷による特徴

ここではわが国で多いハブ、マムシについて解説する。

ハブはわが国では最も危険な毒蛇である。奄美大島、沖縄に棲息し、ハブ咬傷によって死亡する場合は 48 時間以内が多い。マムシはハブと異なり、軽症で致命率も低い。

局所の機械的損傷は小さいが毒液の種類により重篤な全身症状を呈することがある。

毒素の作用としては、①中枢性、末梢性麻痺、けいれんなどの神経作用、②血圧低下、ショックなどの循環抑制作用、③出血、溶血、壊死などの組織破壊作用、④蕁麻疹、アナフィラキシーショックなどのアレルギー作用、に大別される。

2. 治療

❶ 局所治療

咬傷部より 5～10 cm 中枢を駆血する。咬傷部に 1～2 cm の切開を加えて、毒素を排出吸引する。駆血は血清注射後に解除する。移動はできるだけ安静位で行う。創部は過酸化水素水で洗浄した後に消毒液で一般創処置を行う。腫脹が強ければ、患肢挙上、リバオール®湿布、患部冷却を行う。

❷ 全身治療

抗毒素血清療法：ハブ抗毒素、マムシ抗毒素をできるだけ早期（できれば 1 時間以内）に投与する。静脈内投与または皮下注、筋注でもよい。抗毒素がない場合は cepharanthin 5～10 mg を局注か 20 倍希釈して静注する。または不活化剤としてグリチルリチン、テトラサイクリンを用いる。

❸ 全身管理

a. 輸液

細胞外液の補充と腎不全の予防として、症状の軽重を問わずに全例に輸液を行う。

b. 副腎皮質ホルモン

局所の腫脹とショック症状の改善にステロイドを投与する。

c. 感染予防

創感染の予防として抗生剤の投与と破傷風の予防として破傷風トキソイド 0.5 ml 皮下注または筋注。

III・虫刺傷

1．ハチ

ハチの毒針は雌の産卵管由来であるため、刺すのは雌と雌の中性化した働きバチであり、雄は刺さない。毒性は、スズメバチ、アシナガバチ、ミツバチの順で強い。国内でのハチ刺傷の時期は4～11月であり、7～9月までがそのほとんどを占める。ハチは刺したときに毒針を抜き去るが、ミツバチは針、毒腺を残していくことがあるため、治療上注意を要する。

局所症状としては刺傷部の激痛、発赤、腫脹が主症状であり、刺傷部の中心に出血、リンパ管炎、リンパ節炎を伴うこともある。全身症状としては刺傷数分～十数分のうちに蕁麻疹、発赤が出現し、悪心嘔吐、声帯喉頭浮腫による呼吸困難や喘息発作がみられ、血管透過性の亢進で循環血液量が減少し血圧低下をきたしショック状態となる。さらに意識障害をきたし、死亡する場合もある。

2．治療

❶ 局所治療

毒針が残っていたら直ちに抜去する。このとき指などでつかむと却って毒液を注入することになるのでナイフなどで横から払い落とすようにして除去する。

局所の疼痛に対しては局所麻酔薬（1％ キシロカイン® 2～3 ml）の皮下注が効果的である。このときハチ毒に対して cepharanthin 1 A を合わせて投与する。

局所の発赤腫脹に対してはステロイド軟膏の塗布と局所冷却を行う。

❷ 全身治療

全身症状がみられた場合はアナフィラキシーショックに対する治療を速やかに開始する。まず0.1％ epinephrine（ボスミン®）の皮下注と血管確保を行い、ステロイド薬（hydrocortisone または methylprednisolone 500～1,000 mg）の静注を行う。ボスミン®の皮下注は必要に応じて15～30分おきに追加投与してゆく。ステロイド薬は血管透過性を抑制し、蕁麻疹や気道浮腫に対し有効である。また蕁麻疹症状が強いときには抗ヒスタミン薬も併用する。循環血液量減少に対しては、初期輸液を 20 ml/kg/hr 程度を急速に投与する。ショック症状が改善しない場合はさらに昇圧液を投与する。呼吸困難に対しては気道確保を第一に行い、酸素吸入を行う。症状が強ければ気管挿管を行い、喘鳴がみられるときは気管支拡張薬の投与（ネオフィリン®点滴静注）を行う。

（渕本康史）

16　被虐待児

はじめに

虐待には身体的暴行、養育の怠慢、性的虐待、心理的虐待に分類されるが、複数のタイプが混在していることが多い。現場で遭遇することが多く発見の契機となるのは身体的虐待であり、診断のポイントは虐待を疑うことである。

Ⅰ・虐待を疑うポイント

❶ 患児の所見
体表に新旧の打撲痕、火傷痕が多発している。不潔な外観や栄養障害がある。無表情、無感動で親への脅えた態度がある。

❷ 親側の所見
親の訴えに矛盾があり、二転、三転する。親が子どもの重症度に比較して冷静である。来院時の時間が深夜で、症状出現から来院までに遅れがある。

❸ 注意点
患児を連れてきた人が虐待者でない場合は患児の所見から疑う必要がある。親の学歴、生活水準が高いからといって否定すべきでない。兄弟のすべてが虐待を受けるわけではない。

Ⅱ・身体所見

皮膚所見、骨折、頭部外傷の順で多い（単純X線写真、CT画像は「救急画像診断」187頁参照）。

❶ 皮膚損傷
皮膚所見は被虐待児の90％に認める。新旧が多発、混在する不自然な皮膚の外傷の跡が特徴で、皮下出血斑、打撲、挫傷、熱傷など多様である。不自然な火傷も特徴的で、多発の円形の熱傷はタバコによる。また臀部、鼠径部、会陰部の熱傷は不自然であり虐待を疑う。

❷ 骨折
四肢長管骨に新旧多発する骨折、頭蓋骨骨折が典型的である。通常の外傷では少ない多発性肋骨骨折や大腿骨折を認めたら虐待を疑う。

❸ 頭部外傷
意識障害があれば頭部の外傷を考える。頭蓋骨の骨折、硬膜下血腫、くも膜下血腫、脳挫傷などが多く、その程度が病状の重症度と関係する。

乳児揺さぶり症候群(shaken baby syndrome)は、乳児を揺さぶることで頭蓋内に出血などの損傷が発生することで、外傷、骨折がなくても意識障害を認める。

❹ 眼損傷
両眼瞼の皮下出血は頭蓋底骨折の疑いがある。
眼底検査が大切で、前眼房や網膜の出血は頭蓋内損傷の存在を意味する。

❺ 内臓損傷
腹部外傷では、肝、脾、腎、膵損傷、十二指腸壁内血腫などがある。胸部外傷では肋骨骨折、気胸、肺挫傷などがある。

Ⅲ・疑ったときの対処 (表9)

1. 診察所見とともに親の説明内容も記録にとる。外傷は外観の写真を撮る。全身骨写真が必須である。
2. 子どもの安全を確保するために入院させる。入院も拒否されやすいが、病気の治療のため必要であると説明し、虐待を疑っていることを最初から告知したり親を批判しない。
3. 虐待を疑ったら児童福祉法により児童相談所に通告する義務がある。通告に対して親の了解は必要ない。しかし関連機関と連携しながら虐待を疑っていることを親に告知する。

表9. 被虐待児の診療の要点

1. **虐待を疑うサインを見逃さない**
   - 皮膚に新旧の外傷痕が多発している。
   - 不潔な外観で栄養障害がある。
   - 無表情、無感動、脅えた態度。
   - 親の訴えに矛盾がある。
   - 来院時間が深夜で、受傷から遅れがある。

2. 皮膚損傷、骨折、頭部外傷を評価する（全身骨X線、眼底検査は必須）
3. 診察所見、親の説明内容、外観は記録する。
4. 軽症でも入院させ、児童相談所と連携して虐待の再発予防の対策を立てる。

4. 児童相談所と連携して親への指導、虐待の再発予防の対策を立てる。虐待が再発したときに死亡する例が多い。
5. 虐待者が暴力的で子どもや病院関係者の危険が感じられたとき、障害の程度が重症のときは警察に通報して協力を依頼する。
6. 医師、看護師は医療相談室などと対応チームをつくり、児童相談所と連携して家族に対応していく。
7. 虐待の再発を防止するために、虐待に至る背景因子を探り、親との援助関係をつくる。
8. 入院中に再発の危険度を評価して、分離か在宅かを児童相談所が判断する。施設への措置は児童相談所が行うため、入院中に手続きして施設に退院させる。

（広部誠一）

II DOAならびに救急蘇生法

1 気道確保

はじめに

　人工呼吸を行うには気道確保が重要である。すぐに気管挿管が思い浮かぶが、用手換気が最も重要である。用手換気がうまくできればまずはひと安心である。小児ではどのような場合でもまず気道確保を最優先させることから始まる。それは小児の心肺停止の原因は心停止が一次的な原因であることは少なく、むしろ呼吸停止に引き続き、心停止になることが多いからである。この点が成人との大きな違いでもある。したがって、気道確保は最も基本的な手技であるとともに最も重要な手技といえる。ここでは気道確保の方法を述べた後、人工呼吸管理法について簡単に述べる。

I・用手換気による気道確保法

1. 意識レベルが低下した状態では舌根が沈下するために気道が閉塞される（図1）。
2. 用手的に下顎を挙上させる。さらに下顎を前方に突き出させるようにし、さらに軽い頭部後屈の状態にする(Sniffing position)（図2）。この状態で気道は確保される。自己膨張式バッグ（アンビューバッグ）またはジャクソンリース回路にて換気を行う。保持するのが困難な場合は経口または経鼻エアウェイを挿入する。いずれも舌根の後咽頭への落ち込みを防止できる。
3. 経口エアウェイの挿入方法（図3）。エアウェイを逆向きに口腔内に挿入し、十分な深さに達した後、180°回転させる。咽頭を刺激して嘔吐反射を起こすことがあり、誤嚥に注意する。
4. 経鼻エアウェイの挿入方法（図4）。挿入時に抵抗があった場合、無理に押し込むと鼻出血を起こすこともあるので注意する。
5. 鼻出血を予防するために先端にバルーンのついた経鼻エアウェイもある（図5）。

　以上の方法で気道確保を行い、口・鼻を被う透明なマスクを顔面に密着させ、用手換気を行う（注：透明なマスクを使用すれば、口唇色が確認できる）。

II・気管挿管による気道確保法

　用手換気が確実にできることを確認したならば、気管挿管を行う（用手換気が十分できないのに、気管挿管を行ってはならない）。

1. 挿管時の体位

1. 通常の仰臥位では口腔軸(OA)、咽頭軸(PA)、喉頭軸(LA)がバラバラである（図6）。
2. 頭部に枕を入れ、やや高くする。頸部が胸部に対して軽く屈曲(35°)している状態で、PAとLAが接近してくる（図7）。
3. さらに屈曲させるとともに、頭部を頸部に対して伸展させると、OA・PA・LAがほぼ同一線上になる。この状態が挿管するのにベストである（図8）。

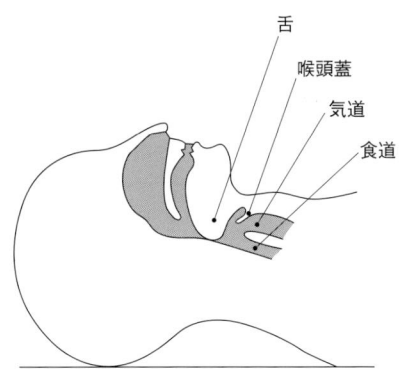

図1. 軟部組織による上気道の閉塞

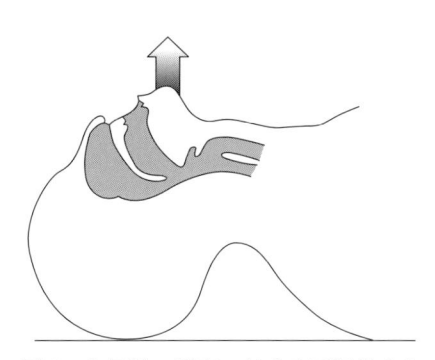

図2. 上気道の閉塞に対する下顎挙上および頸部後屈

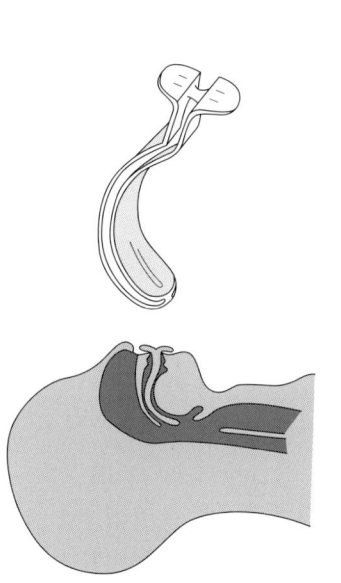

図3. 経口エアウェイ

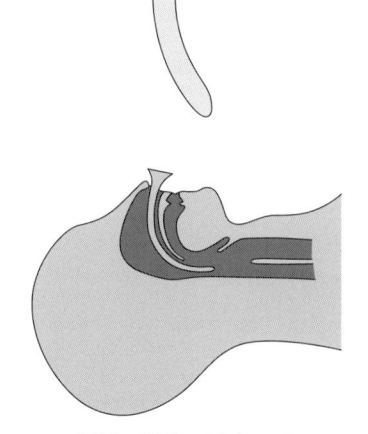

図4. 経鼻エアウェイ

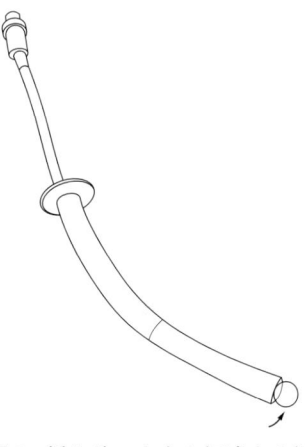

図5. 挿入時の出血を軽減する経鼻エアウェイ
先にバルーンの付いた内筒をエアウェイの内側に挿入してバルーンを膨らました後に経鼻的に挿入する。挿入後はバルーンの空気を吸引してから、内筒を抜去する。先端のバルーンにより挿入時の鼻粘膜の損傷を防止する。
(安本和正:気道確保.呼吸療法テキスト,三学会(日本胸部外科学会 日本胸部疾患学会 日本麻酔学会)合同 呼吸療法認定士認定委員会(編), pp 181〜198, 克誠堂出版, 東京, 1997 より引用)

(図1〜4は Burton GC, Hodgkin JE:Respiratory Care, A Guide to clinical Practice. Lippincott Co, New York, 1984 より引用)

4. 頭部に枕を入れない状態で、図8と同じ体位をとると、PA・LAに対してOAが離れている(図9)。

救急外来などで急いで挿管しなくてはならないときでも、必ず図8の状態をつくることが大切である。

2. 喉頭鏡の種類と使用方法

・直型ブレード:新生児・乳児・幼児で使用
　　　　　　　喉頭蓋の内側にブレードを挿入する(図10)。
・曲型ブレード:年長児以上で使用
　　　　　　　舌根と喉頭蓋表面の間にブレードを挿入する(図11)。

図6

Head on Bed, Neutral Position

図7

Head Elevated on Pad Neutral Position
Slight (35°) Flexion of Neck on Chest

図8

Head Elevated on Pad, Head Extended on Neck (sniff position)
Severe (80°) Extension of Head on Neck

図9

Head on Bed, Head Extended on Neck

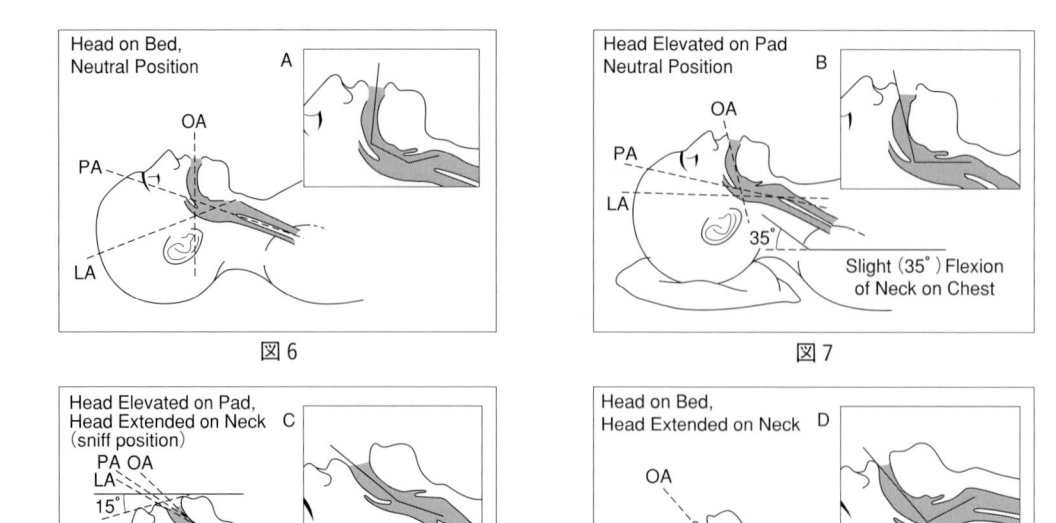

（図6〜9 は Benumof JL：Conventional (Laryngoscopic) orotracheal and nasotracheal intubation (single-lumen tube), Airway management. Principles and Practice, Benumof JL(eds), pp 261-276, Mosby, st Louis, 1996 より引用）

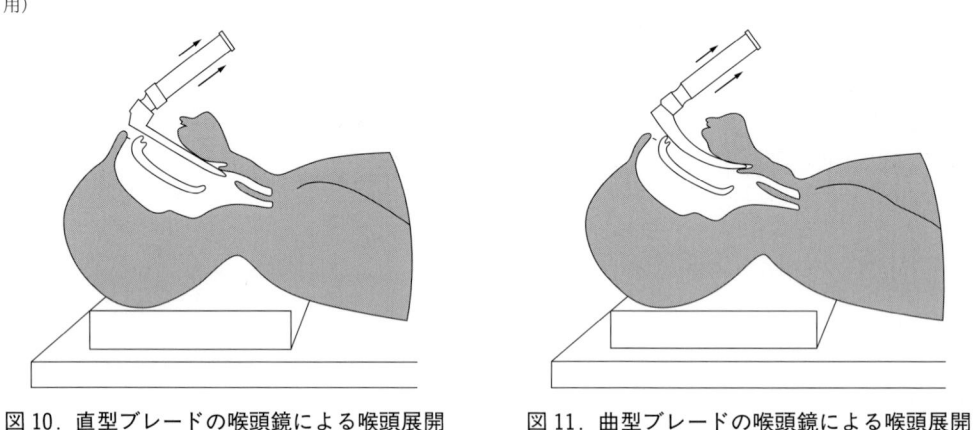

図10．直型ブレードの喉頭鏡による喉頭展開　　図11．曲型ブレードの喉頭鏡による喉頭展開

（図10, 11 は Latto IP, Rosen M：Diffculties in Tracheal Intubation. London, Bailliere Tindall, 1985 より引用）

III・気管チューブの選択(表1)

　小児における呼吸管理上重要な点は、気道の最狭部が成人のように声門部ではなく、声門直下の輪状軟骨部であるという点である。このため太めの気管チューブを挿管すると、抜管後、粘膜浮腫により容易に気管内腔の狭窄をきたす。Poiseuille の法則により気道抵抗は半径の4乗に反比例することから、わずかな狭窄でも気道抵抗は増加する。気管チューブの簡単な見当のつけ方は、①小児の小指の太さとほぼ同じ外径のチューブを選択する、②チューブの内径＝年齢／4＋4のチューブを選択する。いずれにせよチューブの選択には細心の注意が必要である。

表1. 気管チューブのサイズ

年　　齢	チューブサイズ （内径：mm）
0～1カ月	2.5
	3.0
1カ月～6カ月	3.0
6カ月～1　歳	3.5
1　歳	4.0
2　歳	4.5
3　歳	4.5
4　歳	5.0
5　歳	5.0
6　歳	5.5
7　歳	5.5
8歳以上	6.0
	6.5

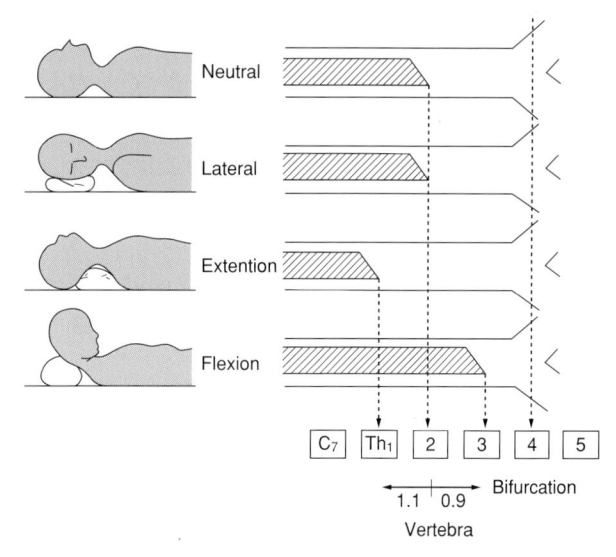

図12. 頸部の体位と気管チューブ先端の位置の変化
気管内チューブ先端は、頸部前屈で深くなり、後屈で浅くなる。
(松本　弘：気道管理(気管内挿管　気管切開). 小児の集中治療, 小児内科 32(増刊号)：78-82, 2000 より引用)

Ⅳ・気管チューブの固定位置(図12)

　気管チューブの固定位置は第2－3胸椎体に先端があるのがよい。おおまかな目安として経口挿管の場合の固定位置は、気管チューブ内径の3倍である。挿管後必ず胸部X線写真を撮り確認する。頸部を伸展すると浅くなり抜けやすくなる。前屈すると深くなり、片肺挿管となる。特に気管全長の短い新生児では注意を要する。

Ⅴ・気管切開

1．適応

　緊急の気道確保はまず経口、経鼻的気管挿管が行われる。気管切開は気管挿管管理が長期化し抜管できない場合に考慮する。
　利点として、チューブの固定が安定し事故抜去の危険性が減り、家庭でもチューブ交換が可能となる点である。
　適応疾患としては、①気道狭窄：気管狭窄、声門下狭窄、気管軟化症など、②換気不全：脳障害、横隔膜神経麻痺など、③気道分泌物の停滞：脳性麻痺、神経筋疾患など、がある。

2．方法

　経口的に気管挿管が行われている状態で気管切開する。肩枕にて頸部伸展の体位をとる。触診で喉頭突起(アダムのリンゴ)を確かめ、そこが甲状軟骨の上端付近のメルクマールである。その前面を下方にたどっていくと甲状軟骨と輪状軟骨との境界部のくぼみを触知する。ここが輪状甲状軟骨間間膜で、緊急時にこの間膜を穿刺する方法があるが、小児では気道が細く不安定であり気管挿管を試みるべきである。

輪状軟骨の直下が第１気管軟骨で、皮切は胸骨切痕と輪状軟骨の中間の高さを２cm横切開する。乳児では顎にカニューレがすれやすく、やや低めがよく胸骨切痕より一横指上方付近とする。

広頸筋まで横切開して、その後は正中で切開していく。まず輪状軟骨直下付近を目指して剥離して気管前面に達する。その付近は浅い位置に気管があり、気管前面に達しやすい。その位置が第１気管軟骨付近で、気管前面を尾側へと剥離して第３−４気管軟骨まで露出する。その際、甲状腺峡部が視野の妨げになれば切離する。

第３−４気管軟骨付近の気管前面を縦切開し、カニューレを挿入する。縦切開する前に、気管の左右に4-0ナイロンの牽引糸をかけて切開するとともに、糸を２週間ほど残しておいて術後早期の抜去事故に備えると便利である。

カニューレが入った状態で、皮切部創の左右を１、２針縫合する。カニューレをひもで固定し、胸部X線写真で位置の確認をする。

切開部が輪状軟骨に近づくと輪状軟骨を損傷して気管狭窄の原因となる。下方過ぎると気管が深部にありカニューレが安定せず事故抜去しやすい。

3．術後管理

事故抜去に注意する。新しいカニューレをベッドサイドに置き事故抜去に備える。指１本入る程度にひもを確実に締めておく。

肉芽予防のため、長さの異なるカニューレを交換して使用する。肉芽を認めたら内視鏡で凝固切除する。腕頭動脈気管瘻はカニューレの先端肉芽による。気管内出血で考慮する。

・吸気の加湿、人工鼻：呼吸障害の程度に応じて事故抜去の監視のためのモニター方法について考える。

VI・人工呼吸管理

1．従量式か従圧式か？

成人では最初に１回換気量を決める従量式設定を行うが、小児では従圧式設定を行う。それは気管チューブ周囲からのリークがあるために、設定した１回換気量と実際の換気量とでは差があるためである。また不用意に高い圧が患児の肺にかからないようにするためでもある。

2．人工呼吸器からの離脱（Weaning）

離脱を行う際は、①臨床症状、②血液ガス所見、③換気力学的指標、を中心に進める。

❶ 臨床症状とは

①気道内分泌物の減少、②十分な咳嗽反射、③呼吸状態の安定、である。特に③については、通常FiO_2 0.4以下、IMV 3〜5回、PEEP 3〜5 cmH_2Oで呼吸状態を観察し、呼吸数の増加や鼻翼呼吸、奇異呼吸がなければ抜管する。CPAPの状態で血液ガスを採取し、呼吸状態を観察する方法もあるが、あまり感心しない。前述したように、挿管することにより気道の内径が狭くなり、そのため気道抵抗が増加し、呼吸仕事量が増え、患児の負担になるからである（特に新生児や乳児）。IMV 3〜5回で呼吸数や心拍数が増えなければ抜管可能である。

❷ 血液ガス分析値

IMVを減らした後、アシドーシスの進行や、$PaCO_2$の上昇に注意する。また重炭酸イオン濃度も

重要である。低 K、低 CL 性の代謝性アルカローシスは呼吸抑制因子となるので注意する。

❸ 換気力学的指標とは？

成人では肺活量（VC）や最大吸気力（MIF）が抜管基準として用いられるが、小児では VC の代わりに CVC が用いられる。CVC とは啼泣時肺活量（Cryning vital capacity）のことであり、レスピロメーターを気管チューブに接続し、患児を刺激させることで啼泣させて測定する。15 ml/kg 以上あればよい。MIF とは最大吸気力（Maximum inspiratory force）のことである。マノメーターを気管チューブに接続し、遠位端を完全に閉塞させて測定する。35 cmH$_2$O 以上あればよい。

（大脇　明、広部誠一）

【文献】

1) Burton GC, Hodgkin JE：Respiratory Care, A guide to clinical Practice. Lippincott Co, New York, 1984.
2) 安本和正：気道の確保. 呼吸療法テキスト，三学会（日本胸部外科学会，日本胸部疾患学会，日本麻酔学会）合同 呼吸療法認定士認定委員会（編），pp 181-191，克誠堂出版，東京，1997.
3) Benumof JL：Conventional (Laryngoscopic) orotracheal and nasotracheal intubation (single-lumentube), Airway management. Benumof JL (eds), Principles and Practice, pp 261-276, Mosby, st Louis, 1996.
4) Latto IP, Rosen M：Diffculties in Tracheal Intubation. Bailliere Tindall, London, 1985.
5) 松本　弘：気道管理（気管内挿管 気管切開）. 小児の集中治療，小児内科 32（増刊号）：78-82, 2000.

2 心臓蘇生法

Ⅰ・循環動態の評価

心停止あるいは心停止に近い状態（心拍出量がないか著しく低下した状態）では、直ちに心臓蘇生を開始する。小児では、心停止が一次的に起こることは少なく、呼吸停止に引き続き二次的に起こることが多い。したがって、心肺停止の場合、まず気道確保を優先する。

自発呼吸がない、意識障害、全身チアノーゼなどの重症の状態では、10秒以内に脈拍の触知により循環動態を評価する。脈拍を触知するべき部位は、1歳以上では頸動脈であるが、1歳未満では（短く太い頸部のため頸動脈が触れにくいので）上腕動脈である。頸動脈は気管と胸鎖乳突筋の間、上腕動脈は肘の内側に位置する。脈拍を触知しないか脈拍数が 60 回/min 未満の場合は、直ちに心臓マッサージを開始する。

心肺蘇生と併行して、心電図（当初はモニターのみでよいが、できれば12誘導心電図も記録）、胸部 X 線写真、血液検査（末梢血、生化学、血液ガス）などの検査を行い、循環動態の把握と原疾患の診断に努める。

Ⅱ・心臓マッサージの方法

年齢別に方法が異なるが、いずれの場合も、①堅い板の上で行うこと、②剣状突起を押さないように胸骨下半分を押すこと、③人工呼吸も同時に行うこと、などは共通である。

❶ 1歳未満（図13）

両側の乳頭を結ぶ線の1横指下の胸骨を指2本で押す。片手の中指と薬指で押す方法と両手の親指で押す方法がある。胸骨を押す深さは胸郭の1/3～1/2で、約1.5～2.5 cm である。速さは100回/

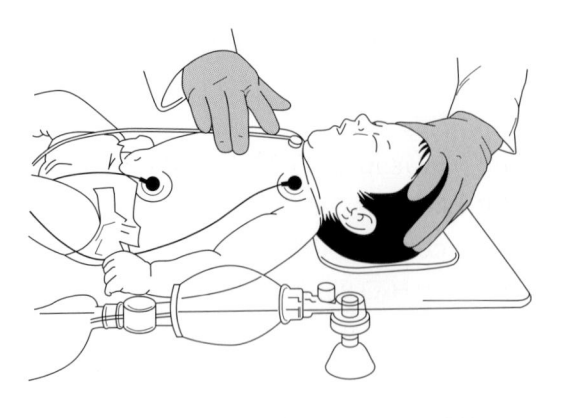

a. 蘇生者が1人のときの中指と薬指による方法。 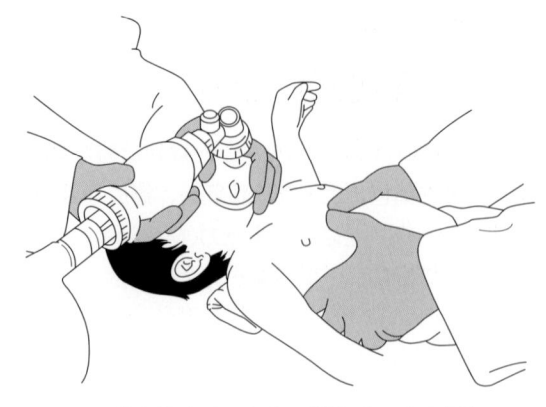　　　　b. 蘇生者が2人のときの親指2本による方法。

　　　　　　　　　　　図 13．1歳未満の心臓マッサージ

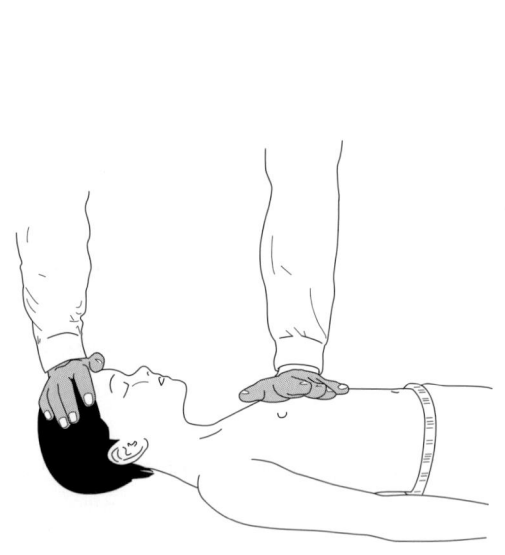

　　　図 14．1〜8歳の心臓マッサージ　　　　　　　　　図 15．8歳以上の心臓マッサージ

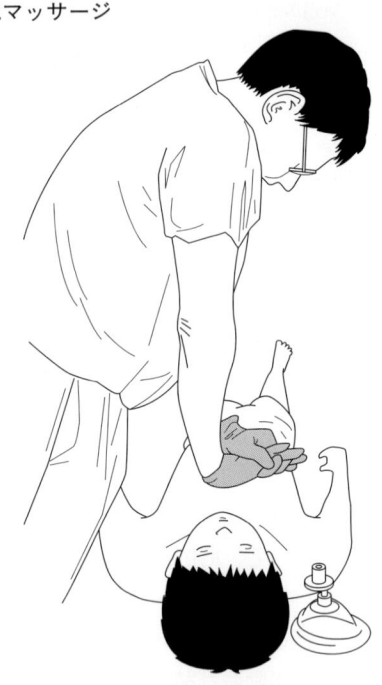

min 以上で、5回心臓マッサージを行ったら1回人工呼吸を行う。
　❷ 1〜8歳（図14）
　胸骨の下半分を片手の手掌で押す（肋骨を押さないために、指を上げ、手掌の手首よりの部分を用いるようにする）。剣状突起付近を押さないためには、肋骨下縁に沿って剣状突起を指で触れた後、その指の頭側を手掌で押すとよい。身体は患児と垂直に置き、腕をまっすぐにする。胸骨を押す深さは胸郭の1/3〜1/2で、約2.5〜4.0 cm である。速さは約100回/min で、5回心臓マッサージを行ったら1回人工呼吸を行う。
　❸ 8歳以上（図15）
　成人と同様の手順である。胸骨の下半分に手掌を置き、その手指に別の手掌を乗せ、指を絡ませて両手で押す（指は上げて肋骨を押さないようにする）。身体は患児と垂直に置き、腕をまっすぐにする。胸骨を押す深さは約4.0〜5.0 cm である。速さは100回/min で、15回心臓マッサージを行っ

たら2回人工呼吸を行う。

III・薬物療法、ほか

人工呼吸、心臓マッサージのほか、薬物療法なども行う。下記のほか、重炭酸ナトリウム、カテコラミンなども適宜併用する（「ショックに対する治療」51頁参照）。

❶ エピネフリン

まず、投与するべき薬剤である。0.1％エピネフリン（ボスミン®）の10倍希釈液0.1 ml/kg（0.01 mg/kg）を静注か骨髄内投与、あるいは原液を0.1 ml/kg（0.1 mg/kg）気管内投与する。無効であれば3～5分ごとに再投与する。再投与時も同量でかまわないが、10～20倍に増量し、原液を0.1～0.2 ml/kg静注してもよい。必要により、0.1～0.2 μg/kg/min で持続点滴する。

❷ アトロピン

徐脈に対し使用する。0.02 mg/kg を静注あるいは骨髄内か気管内に投与する。5分後に同量を繰り返してもよい。最小投与量は 0.1 mg（非常に少量の場合、逆に徐脈を起こすことがある）、最大投与量は小児で 0.5 mg、中学生以上で 1.0 mg である。

❸ 心室細動・心室頻拍に対する治療

1. まず、直流通電を行い、無効なら計3回まで繰り返す。量は初回2 J/kg、2～3回目4 J/kg である。
2. 無効なら、エピネフリンの投与30～60秒後、4 J/kg で直流通電を計3回まで繰り返す。
3. 無効なら、リドカイン 1 mg/kg（1分間で静注）の投与30～60秒後、4 J/kg で直流通電を計3回まで繰り返す。米国では、リドカインの代わりにアミオダロンが推奨されているが、日本では静注薬がないので同類のIII群薬であるニフェカラント 0.3 mg/kg（5分間で静注）の使用を試みてもよい。

（三浦　大）

【参考文献】
1) AHA with ILCOR：Guidelines 2000 for cardiopulmonary resuscitation and emergency cardiovascular care. Circulation 102（suppl I）：I-253-342, 2000.

3 静脈確保法

静脈確保は輸液投与、薬剤投与、栄養管理などを目的とし、患者管理の点から必須の手技であるが、小児においては時に困難であり臨床医を悩ませる。静脈の確保には、経皮的な穿刺法と静脈切開法とがあり、確保する静脈は中心静脈あるいは末梢静脈がある。

I・経皮的穿刺法

日常的に行われる静脈確保は末梢静脈の経皮的穿刺法である（表2）。使用する静脈は橈骨皮静脈、尺側皮静脈、手背静脈、大伏在静脈、小伏在静脈、足背静脈などで新生児では臍静脈や頭皮静脈を用いることもある。現在では小児に適した24Gまたは22Gの静脈留置針が開発されており、一般的な輸液の場合にはこの太さで十分である。この留置針があるため従来の末梢静脈切開はほとんど行わ

表2. 末梢静脈確保の優先順位

1. 手背静脈
2. 上腕の肘前静脈
3. 大伏在静脈（足首）
4. 足背静脈
5. 正中静脈（手首）
6. 外頸静脈
7. 頭皮静脈

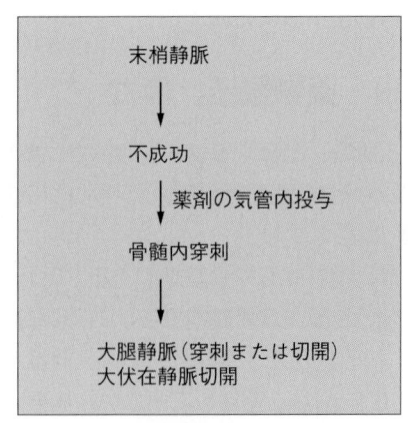

```
末梢静脈
  ↓
不成功
  ↓ 薬剤の気管内投与
骨髄内穿刺
  ↓
大腿静脈（穿刺または切開）
大伏在静脈切開
```

図16. 緊急蘇生時の血管確保

表3. 静脈確保法の適応、利点および欠点

方法	適応	長所	短所
末梢	短期	手技が容易	閉塞、漏れ
骨髄内	緊急時	迅速、手技が容易	長期には不適
PIC	中期	新生児で便利安価	閉塞しやすい、中心静脈への挿入困難
静脈切開	長期緊急時	血管の直視	切開の必要性
中心静脈（シリコン、ポリウレタン）	長期	感染が少ない	挿入時の合併症
埋め込み型	長期	感染が少ない	高価

れなくなったが、ショックなどで末梢静脈が触れない場合には、患児の緊急度に応じて骨髄内穿刺、静脈切開、あるいは中心静脈の確保が必要となる（図16）。

II・切開、骨髄穿刺

使用する静脈は足首内顆の大伏在静脈がよいが大腿部の大伏在静脈、大腿静脈を使用することもある。骨髄穿刺法はCPA（心肺機能停止）などの一刻を争う場合に積極的に試みるべきラインの確保法であり、脛骨を使用することが多いが、20Gの骨髄針では自然滴下で10〜20 ml/min、輸液ポンプ使用で25 ml/minの輸液が可能である。ただ、あくまでも緊急のライン確保法であり、意識状態の良好な児や炎症など病変のある部位を穿刺するのは禁忌で、他の静脈が確保されればできるだけ速やかに抜去する。

III・中心静脈穿刺

緊急時以外に末梢静脈を切開する必要性はほとんどなく、この場合にラインが必要であれば中心静脈を確保する。中心静脈への到達方法は静脈切開を行う場合と穿刺による場合があり、前者では外頸静脈または内頸静脈を用いるが、穿刺法の場合には鎖骨下静脈を用いるのが一般的である（図17）。未熟児や低出生体重児に対しては経皮的な末梢静脈からの極細中心静脈カテーテル（PICカテーテル）を用いることがある。中心静脈の確保は原則として手術室で無菌下に行い、患児を麻酔後、上大静脈にカニュレーションをする場合にはトレンデレンブルグ体位とする。鎖骨下静脈を穿刺する場合には

橈側皮静脈
(cephalic vein)

肘正中皮静脈
(median cuboidal vein)

尺側皮静脈
(basilic vein)

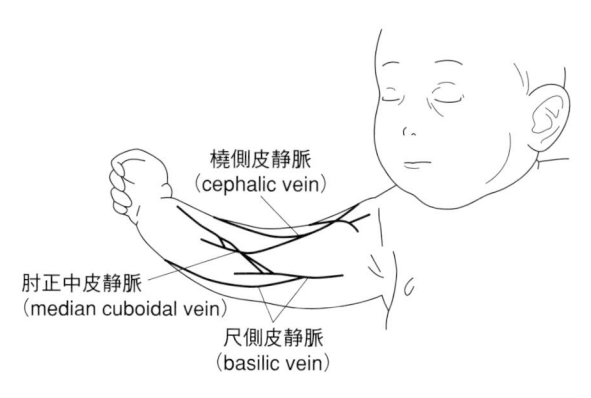

図17．上腕の静脈

　Seldinger法を用いるが、鎖骨の外下方より胸骨上縁のやや上方に向かい鎖骨の裏面に沿って針を進める。血液が吸引できたらガイドワイヤーを挿入し、その後透視下にカテーテル先端を確認する。穿刺時の合併症として、気胸、血胸、動脈穿刺、胸管損傷、腕神経叢損傷、空気塞栓などがあり、長期の合併症としてはカテーテル敗血症、血管内血栓形成、カテーテル位置異常、カテーテル切断などがある。

（鎌形正一郎）

④ ショックに対する治療

はじめに
　「ショック」とは、急性・全身性の循環障害で、組織や重要臓器の機能を維持するために必要な酸素と栄養の供給が不足した状態をいう。単に、脈拍が触れにくいような低血圧だけがショックというわけではない。小児臨床の場では、その原因は多岐にわたり、必ずしも稀な病態ではない。早期に発見し適切に対処しないと死亡に至ることすらある。

1．どんな徴候・経過からショックを疑うか？

　ショックの早期症状の特徴としては、血圧が一見正常で意識レベルが保たれているものの、頻脈、浅い多呼吸、網状チアノーゼ、四肢冷感、などがみられることである。あるいは、顔面蒼白 pale・虚脱 prostration・冷汗 perspiration・脈拍触知不能 pulseless・呼吸障害 pulmonary deficiency を指して五徴(5 Ps)と呼ぶこともある。この時期は、辛うじて生体の代償機転が働いている。
　ショックの病態が進行してその代償機転が働かなくなると、心拍数がさらに増加する一方、血圧が低下し、四肢冷感が強まり口唇チアノーゼも目立つようになる。心拍出量の低下に伴って脳血流量が維持されにくくなると意識レベルが低下し、呼吸数の減少や無呼吸、心拍数の低下が続発する。
　さらに病態が進むと、組織や重要臓器は低酸素状態が続いて多臓器障害に陥り、回復不能に至る。

■ 注意すること

来院時に意識レベルの低下や呼吸数の減少、血圧の低下がみられるようなときは、既にショックの病態がかなり進んでいる可能性があるので注意する。直ちに処置を開始するとともに、可能であれば複数の医師の応援を依頼するべきである。

II・ショックの原因分類

ショックの原因は、心臓のポンプ失調、循環血液量の不足または分布の異常のいずれかに分類される。但し、これらの原因検索にこだわることなく対処を開始するべきである。

❶ 心原性ショック

心筋炎・心筋症、川崎病に伴う心筋虚血、不整脈、先天性心疾患などが該当する。収縮機能不全や流入・流出の障害から、心拍出量低下・低血圧をきたすものである。

❷ 循環血液量減少性ショック

小児の場合、下痢・嘔吐に伴う重度の脱水によることが少なくない。消化管出血も念頭におく。心臓の前負荷の低下である。

❸ 血液分布異常性ショック

抗生剤・予防接種などの各種薬剤、食物、虫刺され、ゴム(ラテックス)によるアナフィラキシー、敗血症など。神経原性のショックもここに該当する。末梢血管の緊張の急激な破綻に伴い、血管拡張・透過性亢進をきたす。

■ 小児の臨床で使用されることのある関連用語

- ductal shock：動脈管にかかわる心原性ショック。動脈管依存性の先天性心疾患で認められる。心エコー検査を要請するとともに、酸素の投与は慎重に。
- 先天性副腎皮質過形成：先天的なコルチゾール合成障害による、ショック状態。ステロイド投与を早い段階で考慮することがある。

■ 注意すること

心機能(心原性)だけでなく、前負荷(循環血液量減少性)と後負荷(血液分布異常性)も合わせた三要素すべてが関与してショックという病態が発生することに注意する。

III・診断の際の注意

患児の容態急変を目のあたりにして付き添っている親も気が動転していることがほとんどであるから、病歴聴取は処置と同時進行で、手際よく行うことが肝要となる。直ちに行える非侵襲的モニターは、心電図、パルスオキシメーター、血圧、体温の4つ。尿量の確認については、オムツの濡れ具合を判断材料にするとよい。尿が出ていないような場合、多くは循環血液量減少性ショックと考えられるが、救急外来に搬入されたショック状態の小児に中心静脈圧の測定を行うの現実的ではない。あくまで臨床所見や病歴を総合して病態を把握する。採血した検体は(多くの場合は、静脈血でかまわな

い)、血液ガス分析も行う。

　なお、小児の救急診療に際しては、来院時、既に心肺停止であったり、来院後診療を開始した後に心肺停止に至り回復不能な状態に陥る症例にも遭遇する。医師法第21条の異状死の届出義務規定の関連で、病院所在地の所轄警察署はどこであるかを把握しておくとよい。さらに、事故や事件性の疑い(「被虐待児」39頁参照)のある症例に対しては、慎重な対応が求められるため、遅滞なく上席医師の判断を仰ぐことも大切。

Ⅳ・初 期 治 療

　ショックの初期治療の開始は、「気道確保」(42頁)、「心臓蘇生法」(47頁)、「静脈確保法」(49頁)で詳述したことと同様である。この段階での盲目的な炭酸水素ナトリウム(メイロン®)やステロイドの投与に医学的根拠は乏しい。

　気道確保の方法の中では経口による気管挿管が最も確実である。片側の気管支内挿管(いわゆる片肺挿管)とならないように注意し、口角でテープ固定する。胃管を経鼻的に挿入しておくと、胃の膨満による横隔膜の挙上が軽減する。人工呼吸が必要な状態であれば、複数の医師の応援を得る。用手換気による人工呼吸では、ジャクソンリース回路を用いて100%酸素投与を、十分な呼気時間をとって行う。経鼻挿管への入れ替えや人工呼吸器による機械的陽圧人工呼吸は入院病棟が決まった段階で考慮すればよい。本書でいう心臓蘇生法(47頁参照)は、一般に「心肺蘇生法」と呼ばれ、世界共通のガイドライン(通称G 2000)に則って処置するのが望ましい。静脈確保に手間取る場合は、ためらうことなく骨髄針の刺入を行う。ルートが確保されたら、とにかくまず30分ないし1時間かけて細胞外液組成の輸液剤を10〜20 ml/kg程度急速輸注し、それから原因の鑑別をしても遅くはない。

Ⅴ・引き続き行う管理について

　ショック患者管理の基本は、いかに十分な酸素と栄養を組織や重要臓器に供給するかであるから、酸素供給を増やすか、酸素消費を減らすか、を考えればよい。

1. 酸素供給量＝酸素含量×心拍出量である。酸素含量を増やすには貧血の補正や低酸素血症の改善が必要となる。高濃度酸素投与で低酸素血症が改善しなければ機械的陽圧人工呼吸を考慮せざるを得ない。また、心拍出量を増やすには各種心血管作動薬により心臓の収縮力、心拍数、前負荷・後負荷を調節する。
2. 酸素消費を減らすには、鎮静を図り、場合によっては筋弛緩薬を併用することもある。但し、確実な気道確保と人工呼吸が前提である。

1. 心血管作動薬の具体的な使用法

❶ 単位の呼称

　「ガンマ」は持続投与量の通称で、μg/kg/minを意味する。但し、麻薬のクエン酸フェンタニル(フェンタネスト®)の使用に関しての「ガンマ」はμg/kgを意味することに注意。また、「ナノ」は本来ngの意味だが、リポPGE$_1$(パルクス®またはリプル®)の使用に関してはng/kg/minを意味する。

❷ 希釈の組成

　(体重kgの3倍)mgの薬剤を、全量50 mlになるように5%ブドウ糖液で溶解したものを、1 ml/hrで投与すると1.0ガンマの量になる。すべてここから計算するとよい。低体重児ならその5

ないし10倍の高濃度で調整する。

❸ 初期投与量

・ドブタミン（ドブトレックス®）およびドパミン（イノバン®）：3〜5ガンマで投与開始、最大10ガンマ程度まで増量可。但し、末梢静脈からの投与ではドパミンは低濃度に限る。

・エピネフリン（ボスミン®）：0.04ないし0.05ガンマで投与開始、最大1.0ガンマ程度まで増量可。中心静脈からの投与が望ましい。

・ミルリノン（ミルリーラ®）：1 ml/hrが1.0ガンマになるように調整したものを最初に3.3 ml/hrで15分間（50μg/kg ローディングしたことになる）投与の後、0.3〜0.5ガンマで持続投与。

・ニトログリセリン（ミリスロール®）：原液のまま、1.5〜5.0ガンマ相当量を持続投与。塩化ビニル製の点滴ルートに吸着を生じることに注意。

Ⅵ・DOAと診断した場合の対処方法

〈救急外来などで蘇生を試み成功したが、診断不明のまま死亡した場合の対処法〉

　かつて頻用されていたDOA（dead on arrival）の用語は、もはや使用されなくなっていることに留意すべきで、CPA-OA（cardiopulmonary arrest on arrival；来院時心肺機能停止）の語が望ましい。

　救急外来や緊急入院後の病棟において、心肺蘇生処置を施したにもかかわらず、原因・診断がはっきりしないまま死亡に至った場合は、異状死として24時間以内に所轄の警察署に届け出る必要がある。"当院通院中"の患児が"最終受診後24時間以内"に"その疾患で"死亡したと考えられる場合に限り、"最終診察した医師のみ"が死亡診断書を発行できる。なお、当院到着後の診察・検査などにより内因性疾患として確定診断がついた場合であれば病死としての対処で差し支えなく、警察に届け出る必要はない。

　小児のCPA-OA症例の多くは死因を確実に診断できることは稀であり、異状死としての届け出が基本となる。この際、カルテへの状況の記載、親への説明も遅滞なく行う。また、蘇生救急に携わる医師は一度、「異状死」ガイドライン（平成6年5月　日本法医学会、附録19頁参照）に目を通しておくとよい。但し「異状死」の定義・概念は関連学会や法曹界および行政機関を含めて統一見解につき議論がなされていることを付記しておく（2004年現在）。

（金子武彦）

III 外来での検査・診察手技

1 採血法

はじめに

　小児の疾患では、本人から病歴を聴取することや身体所見をとることが難しいこともあり、血液検査の結果が診断や状態把握に重要となることがある。しかし、小児の採血は難しく、採血に手間取ってしまうことがある。このため、患者に負担をかけて病状が悪化することや、啼泣や長時間の駆血が検査結果に影響を及ぼすこともある。また、家族の信頼を得るという点でも、採血手技に習熟することは重要である。

　小児の採血で重要な点は、採血可能な血管を探し出すことと、採血中に患者が動かないよう、しっかりと固定することである。以下に外来で行う採血法の主なものを記載する。

1・採血全般について

❶ 介助

　幼児以上では採血の必要性を本人に説明して恐怖心を取り除く。しかし、十分な協力を得ることが困難であることも多いため、介助者を確保してから行う（図1）。

❷ 採血量

　小児では循環血液量が成人に比べて少ないため、採血により全身状態が悪化したり、貧血を進行させてしまうこともある。採血は検査に必要な量を考え、最低量を採取する。

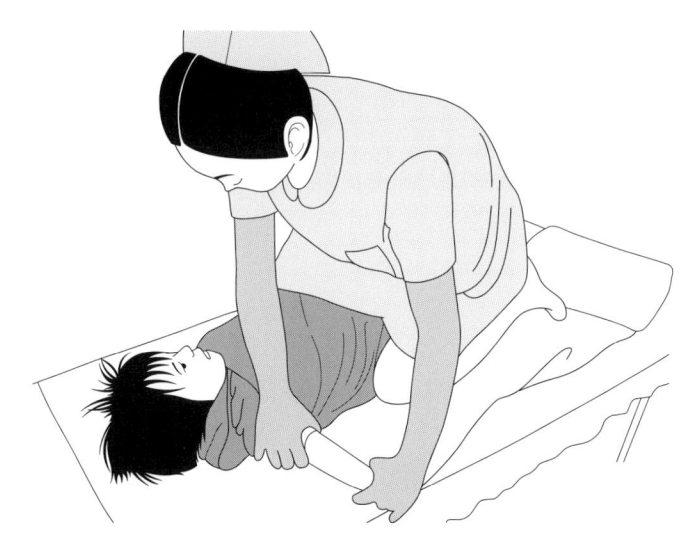

図1．介助者が1人の場合の押さえ方
児の体幹（採血する肢以外の）肢をタオルで巻いて（児の）身体の動きを抑制する。

❸ 消毒

　感染予防のため採血部位をアルコールやイソジン®などを用いて十分消毒する。特に血液培養や動脈から採血を行う場合にはイソジン®で清拭し、乾燥してから採血する。またアルコールにより、発赤や水疱形成などの皮膚症状をきたすこともあるので注意する（症状が認められた場合には皮膚科に相談し、ステロイド剤などを塗布する）。

❹ 止血

　出血、血腫を予防するためにアルコール綿や清潔なガーゼで刺入部を覆い、完全に止血するまで圧迫し続ける。

❺ 血液感染事故の防止

　術者、介助者への針刺し事故、血液の付着には十分に注意する。注射針廃棄は術者が責任をもって行う。採血後は針のプラスチックキャップをつけないようにし（リキャッピングしない）、針専用の廃棄容器あるいは医療廃棄物専用容器に捨てる。

Ⅱ・静脈採血法

1．注射器による採血

❶ 採血部位

　採血は通常、前肘部の静脈から行う。手背や足背の静脈は、点滴ライン用に使用することが多いため、できるだけ避ける。駆血したときに皮下に指先で触知できる血管の方が、皮下に肉眼的に青く透けてみえる表在血管よりも確実に大量に採血できることが多い。

❷ 注射針

　通常は直針で採血する。児の体動が激しく、介助者が十分に体動を抑制できないような場合は翼状針を用いることがある（翼状針のチューブ部分がねじれていると、針から手を離したときに針先が動いてしまうことがあるので注意する）。乳幼児では 22～23 G、学童以上では 21～22 G を用いる。

❸ 駆血

　採血直前に駆血する。小児では成人と比較して血圧が低いため、強く駆血すると動脈が遮断され、静脈が十分に怒脹しないことがある。また、採血時にシリンジを強く引き過ぎると静脈が虚脱し血液が引きにくくなることがある。

❹ 穿刺

　目視または指先で静脈の走行を確認して刺入する。刺入する瞬間の疼痛が最も大きいので素早く皮下に注射針を刺入する。逆血が確認されたら針を止めシリンジを引く。採血中に血腫が形成されるようなときは直ちに抜去する。

2．注射針滴下採血

❶ 採血部位

　手背、足背の皮下表在血管から。肘静脈から採取困難な場合に行う。

❷ 注射針

　22～23 G の直針を使用する。点滴用の留置針でもよい。

❸ 穿刺

　患者の手、あるいは足をしっかり固定する（図 2）。注射針を血管に沿って逆血のあるところまで刺入して、滴下してくる血液をスピッツに採取していく。このとき、静脈を拡張させる（図 2 の矢印）よ

a. 握り方　　　　　　　b. 滴下してくる血液を採取

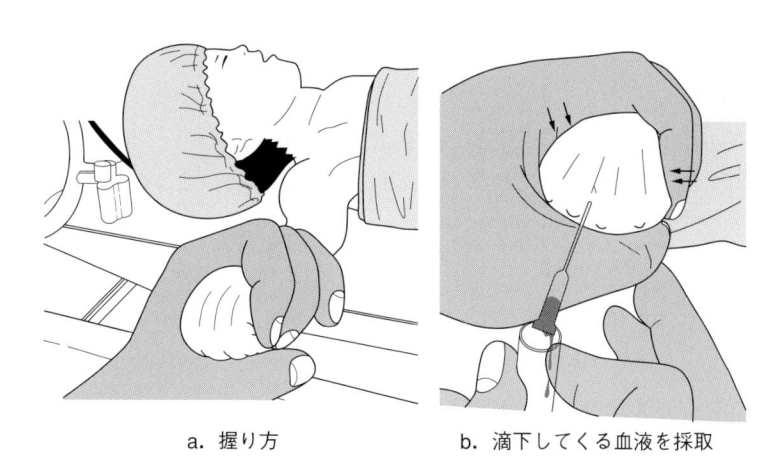

図2. 手背からの注射針による滴下採血

うに圧迫すると逆流がよくなる。しかしむやみに絞ると、手背全体に血腫を形成することがあるので注意する。

III・動脈採血法

　静脈から採血できない場合や、動脈血を採取する必要がある場合に行う。止血は完全に！　出血傾向のある患者では避ける。

❶ 採血部位
橈骨動脈、上腕動脈（側副血行路なし）。採血後に動脈が閉塞する恐れがあるので、側副血行路が存在する部分で行う。
　・Allen test：橈骨、尺骨動脈を同時に圧迫し手掌が蒼白になったのを確認した後、一方を解除し10秒以内に手掌の色が回復すれば側副血行路は保たれていると判断する。

❷ 注射針
22～23 G。静脈の場合と同様か、動脈の損傷を避けるためもう少し細い注射針を使用する。

❸ 駆血
不要。

❹ 穿刺
指先で拍動を触知して走行を確認する。必要ならマジックなどで印をつける。イソジン®消毒した後、拍動に向け注射針を10～45°の角度で素早く刺入する。

IV・毛細管採血法

　採血が極めて難しい場合や限られた検査項目のみを行う場合。当院では血ガス、血算、ヘマトクリット値、ビリルビン、CRP、アンモニア、血糖などの測定が可能である。採血量が少量で済み、また簡便である。末梢循環不全がある場合は採血部位を温めてから行う（火傷に注意する）。

1. 皮下組織への感染を避けるためアルコール綿で十分消毒し乾燥するまで待つ。
2. 図3のように第1、2指で円をつくるように刺入部を囲み、残りの指と手掌で下腿を駆血するように握る。
3. 図3のように踵部の内・外側を、ランセットもしくは22～23 Gの注射針で浅く穿刺する。踵骨まで到達しないよう注意する。

a. 採取部位　　　　　　　　　　　b. 握り方

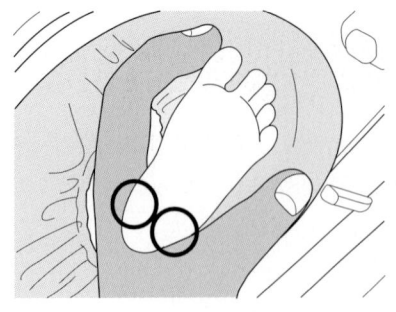

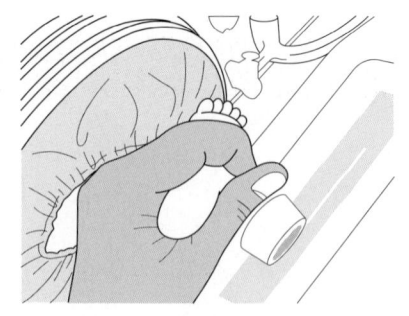

図3. 毛細管採血法

表1. 外来で行う採血のまとめ

	部位	適応と特徴
静脈	肘静脈など	一般的な採血 採血量が多い場合 乳幼児では難しいことがある
	手甲・足甲などの表在静脈	肘静脈などでの採血が難しい場合 採血量は大量には取れないことが多い
	足底外側・内側部の毛細血管	検査の必要量が少ない場合 簡単に採血できる 大量採血はできない
動脈	橈骨動脈、上腕動脈	動脈血が必要な場合 止血には十分注意する

4. 組織液混入を抑えるため最初の一滴はガーゼに拭き取り、毛細管現象を利用して毛細血管の血液を採取する。
5. 検体が採取できたら、アルコール綿で血液を拭き取り絆創膏を貼る。
6. 溶血、組織液の混入による影響を受けることがある。特にカリウム(K)濃度が高値となることがある。また、生後2～3日の児では、通常採血と比較し、ヘマトクリット値が10％前後高くなることがあるので注意する。

Ⅴ・緊急時の採血法

ショック状態、高度なアシドーシスを呈している場合には末梢血管からの採血は困難である。頸部（外頸静脈）、鼠径部（大腿静脈、大腿動脈）から採血を試みる。

(後藤裕介)

【参考文献】
1) Medical Practice 編集委員会(編)：図解救急処置ガイド；救急時に必ず役立つ実践のすべて. 文光堂, 東京, 1992.
2) 新生児医療連絡会(編)：NICU マニュアル. 第3版, 金原出版, 東京, 2001.

② 腰椎穿刺

　脳脊髄液の採取は、特に脳/脊髄の感染症、障害などを含む多数の神経疾患の診断のための検査である。脳脊髄液を採取し、その性状、細菌の有無、異常細胞の有無を検査したり、治療のために薬剤を注入するときに行う手技をいう。脳脊髄液は大脳、小脳、脊髄を取り囲むくも膜下腔に存在し、脳に対する衝撃を吸収して神経組織を保護するためにある。

1・検査の準備

　検査を行うにあたっては同意書（図4）に署名することが望まれるが、少なくともカルテに必要性と家族の同意があったことを記載する必要がある。

　検査中は小児は横臥し、検査後の少なくても1〜2時間は安静にしていなければならないなど不快なことになるため、準備を整えてから小児を連れてくるなどの配慮を行う。

　必要物品は防水シート、道具を広げるための滅菌トレーまたは滅菌した防水紙シート、エクステンションチューブ、滅菌スピッツ、ガーゼ、消毒用具。針はスパナル針（22G）を使用するが患児の年齢によっては23G注射針、22-23Gの翼状針を使用する。圧の測定はエクステンションチューブを使用すると、その後の髄液採取時にも確実にスピッツ内に液を採取できて便利である。また、薬剤注入時にも針が動かず、患児に薬剤刺激による痛み以外の苦痛が少なくてすむ。

腰椎穿刺同意書

腰椎穿刺とは、背中から針をさして、髄液という液体を採取し検査する手技です。
髄液とは、脳と脊髄のまわりを満たしている液体です。髄膜炎や、脳炎、脳症、悪性疾患の中枢神経系への浸潤のある患者さんでは、髄液の成分が変化します。従って、これらの病気の患者さんの診断をつけるために、髄液を採取し検査することが必要です。お子さんの現在の病気の診断をつけるために、腰椎穿刺を行いたいと思います。

腰椎穿刺は、小児科領域で一般的に行われる手技です。腰椎穿刺後、頭痛や穿刺部位の疼痛がみられることがありますが、大多数の場合数日で軽快します。

腰椎穿刺の重大な合併症として脳ヘルニアがあります。髄膜炎、脳炎、脳症などで頭蓋内の圧力が非常に高い時に腰椎穿刺を行うと、脳が下方に引っ張られ、圧迫され、呼吸停止、心臓停止を起すことがあります。これを脳ヘルニアといい、致命的となることがあります。したがって、頭蓋内の圧力が非常に高いと考えられる時は、脳ヘルニアを起す可能性があるため、腰椎穿刺は行いません。現在のお子さんの診察所見および検査所見から、腰椎穿刺によって脳ヘルニアを起す可能性は非常に低いと考えられます。

腰椎穿刺中、お子さんが安静にできず動いた場合、穿刺する針により脊髄神経が傷つけられ障害を来たすことがあります。従って危険を防ぐため、検査中、看護師がお子さんの体を固定するために押さえたり、鎮静剤が投与されたりすることがありますのでご理解お願い致します。また、穿刺後の頭痛を予防、軽減するために、腰椎穿刺後は1時間程度横になって安静を保っていただくことになりますので、ご了承願います。

　　　年　　　月　　　日
　　　　　　　　　　説明した医師

腰椎穿刺に関しての以上の説明を受け、これを理解しました。腰椎穿刺を受けることに同意します。

　　　　　　　　　　患者氏名
　　　　　　　　　　保護者氏名　　　　　　　　　　　　印

図4．同意書

II・実際の手技

　一般的には、被検者は左側臥位で横臥し、第3腰椎と第4腰椎の間（Jacoby線）を穿刺する。このとき、身体を前屈させるが、首を前屈させるより膝を胸に近づけるようにするとよい。脊髄は幼少児では脊髄管の下端近くまで存在し、年長児ではやや上方までで終了し、その下はいずれも馬尾神経となっている。このため幼少児では、脊髄を傷つけないよう穿刺部位をJacoby線より上にならないように気をつける。

　穿刺するにあたっては、小児の年齢に応じた言葉や道具を使用して説明すると、不安を和らげることができる。説明時間は、あまり長くても小児は飽きてしまい説明を聞くことができないため15〜20分で済ませることが必要である。

　検査にあたっては最初に皮膚を消毒し、皮膚の局所麻酔を行うが、その方法は塩酸プロカイン皮下注を行う場合と、最近は20分以上前にペンレス®貼付を行う方法がある。幼少児でどうしても暴れる児、精神的に特別配慮すべき児については、ドルミカム®0.2〜0.3 mg/kgやケタラール®1 mg/kg、またはその併用による鎮静を図る必要がある。ケタラール®は脳圧を上昇させるので、脳圧が高いことが予想される児には用いない方がよい。ケタラール®による嘔気に対しては、アタラックスP®を投与することにより軽減できる。

　鎮静剤を使用しない場合、子どもにとって不快なことはなるべく短くするように準備を行ってから子どもを検査台に連れてくるなどの配慮をする。

　腰椎穿刺後は髄液採集、または薬剤注入が終わったら、注射針を取り除き、患部を清潔にしてガーゼを当てがい、1〜2時間安静臥床とする。あまり早期に起きると嘔気、頭痛がみられる。MTX（メトトレキサート）の髄注時には神経刺激作用による会陰部痛、特に肛門周囲の痛みを訴えることが多いが、約30分で消失する。また、腰椎穿刺後数日間痛みを訴えることがあるが、穿刺による物理的炎症やMTX髄注後の場合は薬剤による刺激が原因と考えられる。

■ 禁忌

　頭蓋内圧亢進を示す患者に対して実施した場合、脳ヘルニアを起こし、その結果、脳の損傷または死亡することがある。したがって、頭蓋内圧が亢進している可能性があるときは、腰椎穿刺前に必ず頭部CTスキャンを行い、頭蓋内圧亢進や脳ヘルニアを示唆する所見がないかどうかを確認する。頭蓋内圧の高度の亢進や脳ヘルニアが存在するときは、腰椎穿刺は行ってはならない。

III・正常値と主な疾患の髄液所見（表2）

- 圧力：70〜200 mm H$_2$O
- 外観：無色透明
- 脳脊髄液中総蛋白量：15〜40 mg/dl
- γグロブリン：総蛋白の3〜12％
- 脳脊髄液中糖：50〜90 mg/dl（または、血糖値の約2/3）
- 脳脊髄液中細胞数：白血球（主にリンパ球）：新生児＜10、年長児＜5。赤血球：なし。
- 塩素物：110〜125 mEq/l

表2．主な疾患の髄液所見

	液圧(cmH₂O)	細胞数(/mm³)	蛋白(mg/dl)	糖(mg/dl)
無菌性髄膜炎	上昇	多くは<1,000	正常	正常
化膿性髄膜炎	上昇	>500	多くは<100	0〜45
結核性髄膜炎	上昇	50〜500	多くは<100	0〜45
Meningismus	上昇	正常	正常	正常
脳炎	上昇	10〜500	軽度増加	正常
ギラン・バレー症候群	上昇	10〜50	80〜200	正常
脳腫瘍	上昇	10〜100	多くは<100	正常〜軽度低下
頭蓋内出血	上昇	赤血球が増加	40〜60	正常〜軽度増加
正常児	70〜200	新生児<10　年長児<5	15〜40	50〜90（または、血糖値の約2/3）

(髄液細胞数は日本では習慣的に3mm³中の細胞数(N)を数えN/3(3分のN)を表現してきたが、ここでは1mm³の細胞数で表す)

IV・異常をきたす疾患

❶ 圧力

髄膜炎、脳炎、脳腫瘍、頭蓋内出血、ギラン・バレー症候群、Meningismus(髄膜症)などで上昇する。

❷ 細胞数増加

無菌性髄膜炎(多くはリンパ球だが、初期には好中球も増加する。細胞数は1000/mm³以下のことが多い)、化膿性髄膜炎(好中球絶対優位)、結核性髄膜炎(主にリンパ球で細胞数は500/mm³以下のことが多い)、脳炎(主にリンパ球500/mm³以下のことが多い)、ギラン・バレー症候群、脳腫瘍では正常またはやや増加程度である。脳腫瘍では髄液中に腫瘍細胞がみられることもある。

❸ 蛋白増加

特に著しく増加するのは化膿性髄膜炎、ギラン・バレー症候群で、無菌性髄膜炎、結核性髄膜炎でも軽度から中等度上昇する。脳腫瘍、頭蓋内出血では軽度上昇する。特に結核性髄膜炎では少しの間放置することにより線維素凝塊ができ、Tryptophan反応陽性となるのが特徴である。

❹ 糖

化膿性髄膜炎、結核性髄膜炎では著しく低下する。反対に頭蓋内出血、けいれん後は上昇する。

❺ 赤血球

赤血球が多くみられるときはtraumatic tap(人工的出血)であるが、小児では稀にくも膜下出血の場合、出血が新しいときには鮮紅色となる。古い出血の場合はキサントクロミーとなる。

■ 腰椎穿刺による危険

- 麻酔薬に対する過敏(アレルギー)反応。
- 検査中の不快感。
- 検査後の頭痛。
- 脊椎内の出血。
- 脳ヘルニア(頭蓋内圧亢進を示す患者に対して実施した場合)を起こし、その結果、脳の損傷あるいは死亡をもたらす。
- 脊髄の損傷(特に、患者が検査中に動いてしまう場合)。
- 脳槽穿刺または脳室穿刺の場合は、脳幹または脳組織の損傷、および脳内の出血の危険性を伴う。その結果、麻痺したり死亡することもある。

(金子　隆)

3 胸腔穿刺/ドレナージ

はじめに

　胸腔穿刺/ドレナージは胸腔内に気体や液体が貯留した場合に適応となる。胸腔穿刺は一時的にエラスター針を刺す場合で、緊張性気胸の緊急脱気や胸水の診断の場合に行う。多くの場合は穿刺による一時的処置ではすまず、胸腔ドレナージチューブを挿入することが必要である。

1・胸腔ドレーンの挿入方法(図5)

❶ ドレーンの選択

　使用するカテーテルは、幼児まではアーガイル社のトロッカーアスピレーションキット(6、8、12 Fr)が穿刺しやすく便利である。学童児以上では20Frトロッカーを選択する。

❷ 刺入部位と局所麻酔

　半側臥位とし患側上肢を挙上する。挿入部位は第6肋間で気胸の場合は前腋窩線付近、胸水の場合は中腋窩線を基本とする。局所麻酔を胸膜まで行い胸腔の空気、胸水が引ける位置で止め、その深さを覚えておく。

　合併症：迷走神経反射は穿刺時の強い疼痛で誘発され徐脈となる。胸膜は知覚に敏感でありよく麻酔しておく。

❸ 皮下剥離

　持続ドレナージ用には位置が安定し気密性が高いことが必要で、斜の皮下トンネルの形成が望ましい。そのため第7肋骨下縁付近に皮切し、ペアンでの剥離を第7肋骨上縁に向けて斜めに剥離していく。さらに、第7肋骨上縁に沿って直角に肋間筋を剥離していく。

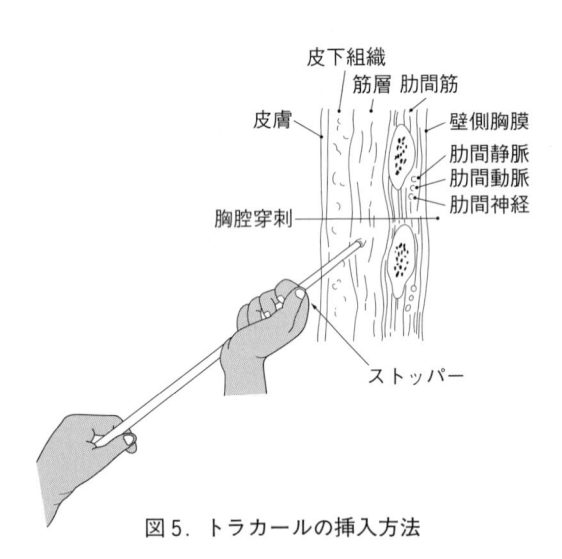

❹ トラカール挿入

　トラカールの挿入は、左手でカテーテル先端から胸壁の厚さ分をあけた位置を握りストッパーとして、右手掌でドレーンの端を押し事前に剥離したトンネルに沿って入れる。第7肋骨上縁に沿い直角に進めると抵抗がある部位が胸膜で、それを抜けるとプッツンという抵抗が抜ける感覚がある。胸膜を通過する抵抗の変化を感じたら、内針を少し抜いては外筒を挿入することを繰り返しながら目的の方向と深さに挿入する。

図5. トラカールの挿入方法

■ 手技のコツ

　トラカール挿入時の合併症である血気胸は挿入時の肺損傷による。あらかじめペアンで胸膜まで剥離しておくことと、左手でストッパーをつくることで予防できる。出血は肋間動静脈の損傷により起こる場合があり、肋骨上縁に沿ってドレーンを入れることで予防できる。

❺ 固定と接続

内針を抜いて外筒を鉗子でクランプして水封式の接続管に接続する。呼吸性移動を確認しカテーテル周囲の皮膚に 2-0 絹糸でマットレス縫合する。結紮前に糸をドレーンに何回か巻きつけておいてから結紮すると、抜去時にその糸を利用して孔を閉鎖することができる。

合併症：抜去事故に対して、ドレーン接続部のテープ固定、ドレーンと皮膚とのテープでの補強固定に留意する。

II・胸腔ドレーンの管理方法

水封式と持続吸引が両方できる装置が便利である。その管理のためには三連結吸引瓶の原理を理解する必要がある（図6）。

❶ 水封ボトル

胸腔ドレーンの一端が水面下まで挿入されている。正常呼吸下ではドレーンの水面が陰圧で上昇し−5〜−10 cmH$_2$O の目盛りの範囲で上下している。エアリークがあれば胸腔内が陽圧となり水面が下降し、下端部を越えて気泡が出てくる。この気泡が出る程度を観察しエアリークの程度を判断する。エアリークがある場合には−10 cmH$_2$O 程度の低圧持続吸引を行う。

合併症：肺水腫は高度な肺虚脱を急速に脱気した場合に肺血流が増加して起こる。最初は水封式で緩徐に脱気する。

❷ 排液ボトル

水封ボトルの手前に置くことで、ドレーンよりの排液による水封管の液面の移動への影響を除くことができる。

❸ 吸引圧調節ボトル

ボトル内の管を水封する深さを 10 cmH$_2$O にすれば、それ以上の吸引圧で引いても外の空気を吸引するためボトル内の陰圧を−10 cmH$_2$O の一定に保てる。水封ボトルと吸引圧調節ボトルとの連結をはずして適宜、持続吸引と水封式の変更ができる。肺の孔が大きく 10 cmH$_2$O では肺虚脱が改善しない場合、粘稠な排液の場合には吸引圧を高くする。

❹ ドレーン系の観察

肺の拡張が不十分なのに水封式で液面の呼吸性変動がないときは、ドレーンが血液や屈曲で閉塞し

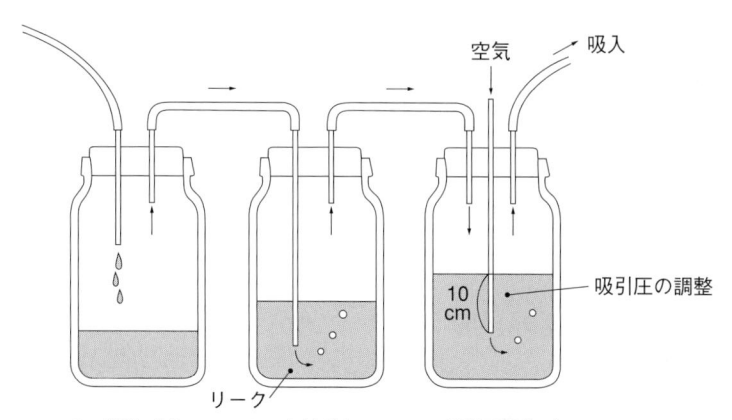

図 6．三連結吸引瓶の原理

ている可能性を考え、体外部のドレーンの状態の確認、管のミルキングをする。それでも呼吸性変動がない場合は体内のドレーンの機能不全であり、体位変換、ドレーンの移動、さらには別のドレーンが必要な場合も考慮する。

　脱気、排液がなくなれば水封式にして1日観察し、胸部X線写真で肺虚脱の進行がないのを確認してドレーンを抜去する。年長児では抜去時に呼気時で息こらえしてもらい、抜去と同時に素早く糸を結紮する。

（広部誠一）

4　導尿・膀胱穿刺

I・導尿

　中間尿を得ることが困難な新生児・乳幼児の採尿、尿閉と無尿の鑑別、神経因性膀胱などによる排尿障害の解除の目的に導尿が行われる。

1. 手技

　一時的導尿にはネラトンカテーテル、持続導尿にはバルーンカテーテルを用い、カテーテルサイズは新生児では6 Fr、乳幼児6〜8 Fr、幼児期以降の年長児8〜10 Frを選択する。体位は仰臥位とし開脚させる。女児の場合、左手で陰唇を十分に開き、外尿道口周囲を0.025％塩化ベンザルコニウム液（オスバン®液）で消毒する。カテーテルを右手鑷子で把持し、その先端に滅菌潤滑油ゼリーをつけ外尿道口よりゆっくり挿入する（神経因性膀胱症例で知覚麻痺がある場合や全身麻酔時にはリドカイン含有ゼリーは不要である）。通常、抵抗なく膀胱内に挿入され尿の流出が確認される。バルーンカテーテルの場合、滅菌蒸留水を用いてバルーンを膨らませ、これが膀胱頸部に当たるまで引き戻し固定する。

　男児の場合、包皮を翻転し亀頭を露出させる。左手で陰茎を垂直に十分に引き上げ、カテーテルを右手鑷子で把持し、その先端にゼリーをつけ外尿道口よりゆっくり挿入する（図7）。カテーテルが球部尿道に達すると多少の抵抗を感じる。ここで陰茎を下向きに倒しさらにゆっくりカテーテルを進めることで膀胱内に達する。抵抗が強く挿入困難な場合は無理をせず一度カテーテルを抜去し再度試みる。再挿入にても困難な場合は、2.5〜5 ccのシリンジにゼリーを充填させ外尿道口よりゆっくり注入し尿道内全長にゼリーを満たした後、速やかに挿入を試みる。

　尿道内へのゼリー注入にても挿入困難な場合は、チーマン型カテーテルやスタイレットを用いてカテーテル先端を尿道の12時方向に沿わすように挿入する。但しこの場合、技術の習熟を要するため泌尿器科医に相談する。

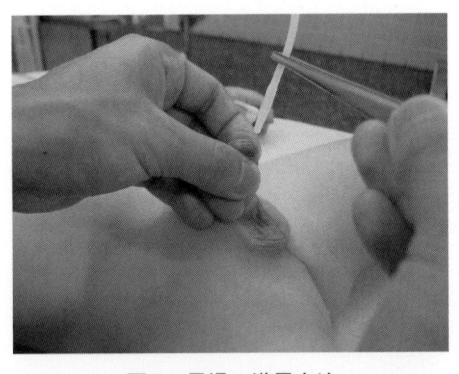

図7．男児の導尿方法
包皮を翻転し亀頭を露出させる。左手で陰茎を垂直に十分に引き上げ、カテーテルを右手鑷子で把持し、その先端にゼリーをつけ外尿道口よりゆっくり挿入する。

■ ワンポイントアドバイス

　カテーテル挿入による感染の持ち込みに十分注意する。また、尿道に高度の閉塞性病変が疑われる場合や無理なカテーテル挿入操作は容易に出血や偽尿道などの尿道損傷の原因となるため、次項の膀胱穿刺を考慮するか、泌尿器科医への相談を躊躇すべきではない。

II・膀胱穿刺

　尿道閉塞性疾患などで導尿が困難な場合、尿培養検査で導尿では雑菌の混入が危惧される場合に膀胱穿刺が行われる。小児の場合、下腹部の触診ないし1時間以上排尿せず膀胱内に尿が貯溜していれば正中恥骨結合上部を 22 G 針を用いて穿刺することで比較的安全に膀胱穿刺が可能であるが[1]、超音波検査（US）が普及した現在、積極的に US を用いて穿刺前に膀胱内の尿貯溜と安全な穿刺部位を確認することが推奨される。

1. 手技

　患児を仰臥位とし、US を用いて正中線上恥骨上縁1横指程度で腹壁下に消化管が介在せず安全に穿刺できる部位をマーキングし、体表から膀胱内までの到達距離を確認する。恥骨結合上部を中心に下腹部をイソジン®液にて消毒する。マーキング部から 22 G カテラン針を垂直ないし若干下向きに傾けてゆっくり穿刺する。膀胱壁をプツッと抜けた感触の後尿が流出することを確認する。採尿には、シリンジを穿刺針に直接接続するよりも、三方活栓付き延長管を介して接続し採取した方が針先が変位することなく安全に繰り返し行うことができる（図8）。

　膀胱瘻としてカテーテルを留置する場合は、上記を試験穿刺とし、本穿刺を 18 G エラスター針を用いて同様に行う。これにガイドワイヤーを挿入し、ダイレーターで順次拡張後に留置カテーテルを挿入し皮膚に固定する。

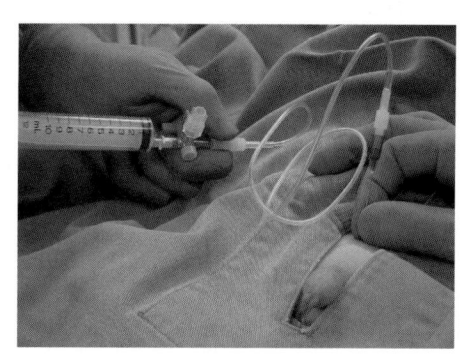

図8. 膀胱穿刺方法
US で穿刺部位を確認し、22 G 針を用いて穿刺する。採尿には、シリンジを三方活栓付き延長管に接続し採取する。

（浅沼　宏）

■ ワンポントアドバイス

　出血傾向や穿刺部に感染巣がある場合は禁忌である。穿刺方向が上方に向かうと腹腔内臓器、下方に向かい過ぎると静脈叢の損傷を、また深く穿刺し過ぎると直腸を穿刺することがあるので注意が必要である。穿刺後一時的に血尿となる場合があるが通常は安静にすることで解消する。

【文　献】

1) Barkemeyer BM：Suprapubic aspiration of urine in very low birth weight infants. Pediatrics 92(3)：457-459, 1993.

5 細菌培養検査

❶ 血液培養
　抗凝固剤を加えずにポビドンヨードで滅菌消毒後に採取した血液を直接液体培地を収めた培養ボトルに注入し増菌培養する。培養ボトルは、嫌気性菌と偏性嫌気性菌用のものと、好気性菌用のものと2本用意し、採取した血液を2本に半量ずつ分注し、37℃で培養する。ボトルはイソジン®消毒し、針は穿刺時に新しいものに変える。アルコールランプは不要である。血液採取は原則的には抗菌剤投与前に行い、小児では2〜5mlが理想的である。検査室に届け、すぐに対応できないときはフラン器内で保管する。

❷ 液状検体の培養
　髄液、穿刺液、胆汁および尿などの液状の検体は採取後滅菌試験管に注入し、直ちに検査室へ届ける。嫌気性菌感染症を予測する場合はケンキポーターを利用する。夜間や休診など検査室が対応できない場合には髄液はフラン器で、尿や他の検体は冷蔵庫で保管する。

❸ 糞便培養
　自然排便の膿性部分や粘液部分、血液混入部分を専用容器に採取する。室温で保管する。便の採取ができないときは、綿棒で直腸壁を擦過して代用する。

❹ 咽頭培養
　口腔粘膜に触れないように、咽頭後壁咽頭蓋付近を滅菌綿棒で擦過する。冷蔵庫で保管する。

❺ 喀痰培養
　小児では喀痰は難しいが、学童など可能であれば、うがい後に痰を喀出させる。冷蔵庫で保管する。

■ ワンポイントアドバイス

①尿は1mlあたりの細菌数が問題になるため、細菌数が変わらないように冷蔵保存が望ましい。
②便は通常室温保存でよいが、キャンピロバクターを疑っている場合は冷蔵保存が望ましい。

（磯畑栄一）

6 髄膜刺激症状の診察の仕方

はじめに
　髄膜刺激症状は髄膜炎の重要な症状で、項部硬直やKernig徴候により他覚的に知ることができる。

I・自覚症状
　髄膜炎の場合は、頭痛、嘔気、嘔吐が自覚症状の中心になる。また眼窩の奥を痛がることも多い。乳児は頸部の痛みを避けるために、自然に後屈した体位をとることがある。年長児でも痛みを避けるために頸部を伸展させた姿勢を保っていることがある。

■ 診断のポイント

　ポイントは、①新生児では髄膜刺激症状を含めた特異的所見を欠くこと、②泣いている乳幼児では項部硬直の判定が困難で、臨床所見を重視すること、③項部硬直は髄膜炎以外の病態でも起こり得ること、である。

II・他覚症状

❶ 項部硬直

　髄膜刺激症状をみるための他覚的所見として最も有効。仰臥位で枕をはずし、頭部を前屈させるようにゆっくりと持ち上げて、抵抗や痛みの有無をみる。痛みを訴え、首が曲がらず硬く、肩も一緒に持ち上がるのが典型的な陽性所見。激しく泣いている乳幼児では判定不能の場合も多く、後述のように臨床経過を考慮して判断する。

❷ Kernig 徴候（図9）

　仰臥位で、膝を曲げ片方の足を股関節で90°まで屈曲させる。その後膝をゆっくりと伸展させる。正常では下肢は、ほぼまっすぐまで伸びるが、髄膜刺激症状があると下腿の屈筋のれん縮により下肢は伸びない。

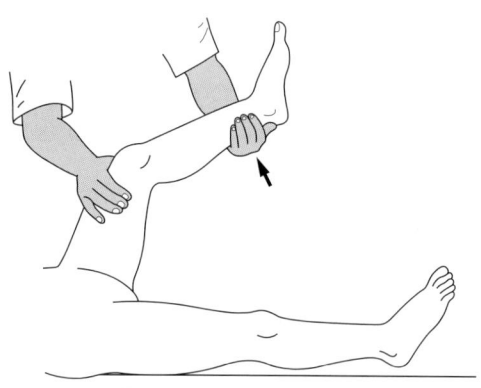

図9．Kernig 徴候の診かた
陽性では膝が完全に伸展しない。

表3．髄膜炎以外で項部硬直を示す疾患

1．頸椎異常：関節炎、関節リウマチ、頸椎骨折、脱臼、頸椎すべり症
2．脊髄障害：脊髄腫瘍、椎間板ヘルニア、むち打ち症
3．脳圧亢進：脳炎、水頭症、脳腫瘍、偽性脳腫瘍
4．隣接臓器の障害：後咽頭膿瘍、頸部リンパ節炎、頸部膿瘍、頸部腫瘤、肺炎
5．神経筋疾患：錐体外路系疾患、脳性麻痺、斜頸、肩こり

（鴨下重彦，ほか（編）：ベッドサイドの小児神経の診かた．南山堂，東京，1993 より引用）

■ 注意すること

1．新生児
　新生児では髄膜炎でも、特異的症状を欠き、髄膜刺激症状を認めない場合がある。哺乳力が弱く活気がない状態（いわゆる not doing well）では髄液検査も行う。

2．乳幼児
　①啼泣時は項部硬直の有無が判定できないことが多い。後屈した体位を保ちがちでないか気をつける。髄膜炎時の脳圧亢進による大泉門膨隆は参考となるが、激しく泣いたときは大泉門が硬めに触れる。親に抱いてもらい、泣き止んだタイミングで判定するようにする。また、髄膜炎を伴っていなくても、突発性発疹のときは大泉門が膨隆することがある。
　②臨床的に単純型熱性けいれんが疑われて、いったん帰宅しても、再度受診したときには明

らかに髄膜刺激症状を認めることがある。熱性けいれんの疑いの患児を外来から帰宅させる場合は、けいれんが再発したり、機嫌不良が続くときは、必ず再診するように一言つけ加える習慣をつける。
3. 髄膜炎以外で項部硬直が認められる場合
　表3に示すような疾患で、項部硬直が起こり得る。項部硬直があり髄膜炎を疑ったが、髄液検査で否定されたという場合は、これらの疾患についても検討する。

（詫間由一）

7　胸部聴診打診

I・胸部聴診

　外来診療で胸部を聴診するときの体位はできるだけ患児に安心感をもたせるため、付き添い父兄が患児を抱き座ったままで行う。患児を目の前にして泣かないように無理してあやしても逆効果で、そ知らぬ顔をして患児の目は見ないようにして診察する方がよいようである（図10）。泣いてしまったら治めるのはまず無理で、それはそれで成人の深呼吸時の聴診をするのと同じつもりで診察に臨む。聴診技術は成書を読んだりテープを聞いたりしても一朝一夕に身につくものではなく、臨床医のそれぞれが何年もかけて築きあげるものである。より厚みのある聴診技術を身につけるには、聴診所見をX線所見と対比させ考える習慣を身につけるとよい。この稿ではあくまで胸部聴診の基本のみを述べるにとどめる。

　まず聴診器を使用しなくても聞こえる高調性連続性雑音strdiorの有無に注意する。吸気時にstridorが目立つときは上気道の閉塞性病変が疑われ、それには鼻道から喉頭、上部気管までの病変が考えられる。呼気時にstridorが目立ち、呼気の延長が認められるときは下気道（胸部気管より末梢）の閉塞性病変が疑われこの代表が喘息である。これらのstridorの音調、強弱、呼気・吸気のタイミングを注意深く聞き経験を重ねることで、小児呼吸器の一部の疾患では診断へ接近することが可能である。

　まず前胸部を上肺野から左右一呼吸ずつ次第に下肺野へ移動し、次いで背部を同様に聴診する。聴診器にはベルと膜の両面がある。ベルは低調音の聴診に膜面は高調音の聴診に適し、一般に呼吸音は高調音が多いため通常は膜面を用いて聴診する。

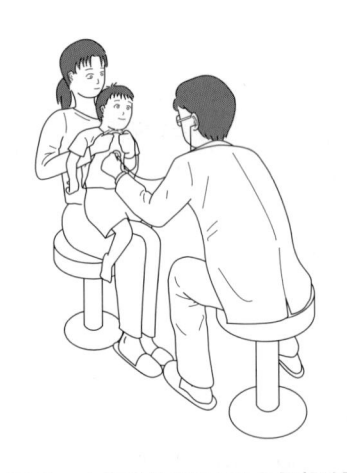

図10．小児科外来における胸部聴診

1．胸部聴診所見（表4）

❶ 呼吸音 breath sounds
　健常者では高調で大きな気管呼吸音（tracheal breath sound）が気管周囲で聴取され、これよりやや低調の気管支呼吸音（bronchial breath sound）を胸骨上部、左右肩甲骨の間で聴取される。そ

表4. 胸部聴診所見

肺音 lung sounds	呼吸音 breath sounds	正常	肺胞(呼吸)音 vesicular (breath) sounds		病態・疾患
			気管支(呼吸)音 bronchial (breath) sounds		
			気管(呼吸)音 tracheal (breath) sounds		
		異常	減弱・消失		中枢気管支閉塞による無気肺、広範囲の肺炎、胸水、気胸、高度の肺気腫
			呼気延長		肺気腫、細気管支炎、喘息
			肺胞呼吸音の気管支呼吸音化		肺炎、無気肺、間質性肺炎、肺線維症
	副雑音 adventitious sounds	ラ音	断続(性ラ)音 discontinuous sounds (crackles)	水泡音 coarse crackles	肺炎、肺水腫、慢性気管支炎
				捻髪音 fine crackles	びまん性間質性肺炎、肺線維症、肺水腫、過敏性肺臓炎
			連続(性ラ)音 continuous sounds	笛(様)音 wheeze	気管支喘息 びまん性汎細気管支炎、肺水腫
				いびき(様)音 rhonchus, rhonchi	腫瘍、異物などによる中枢気道の閉塞
		その他	胸膜摩擦音 pleural friction rub		胸膜炎ほか、胸膜の炎症性疾患

の他の肺野領域では気管支呼吸音よりやや低調で弱い肺胞呼吸音(vesicular breath sound)が聴取される。比較的中枢の気管支が閉塞することによる無気肺、広範囲の肺炎の場合気流自体が生じないため呼吸音が低下、あるいは消失する。また胸水貯留、気胸、高度の肺気腫の症例では音が胸壁へ伝播せずやはり呼吸音が低下、消失する。また肺炎、無気肺、間質性肺炎、肺線維症などでは肺内に音の伝播がよくなり、本来肺胞呼吸音が聞こえるべき末梢肺野に気管支呼吸音が聞こえる気管支呼吸音化が起きる。

❷ 副雑音 adventitious sounds

健常者では聴取されない病的な呼吸音で、大きくは断続性ラ音、連続性ラ音に分かれる。

断続性ラ音のうち水泡音 coarse crackles は比較的太い気道内で分泌物の液体膜が呼吸運動で破裂することにより生じるとされ、吸気初期に聴取される低調性の呼吸音である。肺炎、肺水腫、慢性気道炎症などの病態で聴取される。捻髪音 fine crackles は velcro ラ音とも呼ばれ閉塞した末梢気道が急激に開放することによる圧較差の変化により生じるとされる呼気終末に聴取される高調性の呼吸音で肺底部で聴かれやすい。びまん性間質性肺炎、肺線維症、過敏性肺臓炎などで聴取される。

連続性ラ音は平滑筋のれん縮、粘膜浮腫、炎症、腫瘍、異物などにより気道腔が狭窄しそこを通る気流による振動音により生じ、気道狭窄の程度が高度になるにつれて強調音になる。笛様音 wheeze は高調性で気管支喘息、びまん性汎細気管支炎、肺水腫などで、いびき様音 rhonchus、rhonchi は低調性で腫瘍、異物などで比較的太い気道が閉塞しているときに聴取される。

胸膜摩擦音 pleural friction rub は臓側、壁側胸膜のズレによるひずみが一定限界を超えたとき生じると考えられ、胸膜炎ほかの胸膜の炎症性疾患で聴取される。

II・胸部打診

近年では胸部打診を実施する医師はあまりみかけなくなった。しかしこの技術を身につけると、例えば胸部X線撮影を行う前に気胸、あるいは胸水貯留の有無を迅速に知ることができる。但し胸部打診では胸壁から遠い病変の検出は不可能で、せいぜい5cmくらいまでの病変しか検出できないと認識すべきである。

患児は座位の体位、あるいは保護者が抱いたままの体位で検査する。通常は非利き腕の中指を胸部に当て（各指は離す）、利き腕の手関節のスナップを利かせて中指でリズミカルに叩打する。叩打したあとはすぐに指を離す。このときの指に伝わる振動、音の強さ、高低、音色で判断する。

正常肺の打診音は比較的低音で強度もある程度認められ、共鳴音（resonance）と表現される。それに対して胸水が貯留、あるいは肺炎で肺硬化像（consolidation）がある症例の打診音は強度は減少し、比較的高音で濁音（dullness）と表現される。気胸、肺気腫の症例の打診音では高強度で低音の高共鳴音（hyper resonance）が聞かれ、高度の気胸の症例では正常腹部の打診音に似た鼓音（tympany）が聞かれる。心臓、肝臓などの臓器の打診音は典型的な濁音であるため、濁音界を検査することで心臓の大きさ、横隔膜の位置、横隔膜の呼吸性変動なども知ることができる。

■ ワンポイントアドバイス

> 聴診器の採音部は主として高周波音（高調音）を聞く膜型と、低周波音（低調音）を聞くベル型から構成される。それぞれの呼吸音ごとに使い分けるのが理想である。新生児用の聴診器は体格の小さい児に便利である。購入する際の選定条件としては、性能とともに耐久性も重要視する必要がある。

（伊藤真樹）

8 腹部触診

I・手技

原則として、術者が右利きの場合は患児に対して右側に位置する。利き手の人さし指の内側の感覚が最も鋭敏であり、肝臓、脾臓を触るときには右側が有利である。一方、下腹部のしこりを触るには左側に位置した方がわかりやすい。診察台の高さは、術者の肘が患児のお腹の高さに一致するように調節する。肩の力を抜き肘関節を90°近く曲げてお腹に手のひらをおくと、手首の力も自然に抜けて指腹の感覚を敏感に保つことができる。ピアノを教わったことがあるならおわかり頂けると思う。常に指腹の感覚に集中する。それを可能にするために、第2〜4指を揃えてそれらの全体を使い、指先を立てない。指先を立てると無用な力が入り感覚が鈍ると同時に触れる範囲が狭くなってしまう。無駄な力を入れない。特にデファンスの有り無しの判断では、力を入れることを極力避ける。指先に力を入れて強い感触を得ようとしてはならない。爪先の辺縁の色が変わる（白くなる）ような状態では指腹の感覚が鈍ってしまう。深い場所を触ろうとするときにも、指の力ではなく肘の力で押すようにする。片方の手掌を重ねて体重をかけるようにして力を加える方法もよい。

II・触診のコツ

❶ 精神的な緊張をとる

精神的に不安があったり怖がっている状態ではよい触診はできない。幼児の診察では触診を急いではならない。幼児は泣きながらでも医師がお母さんと話し合っている様子をじっとみている。医師がお母さんの味方、仲間であると、子どもに思ってもらう必要がある。そのような病歴の聞き方を普段から心がける。言葉遣い、笑顔など医師のつくり出す雰囲気はことのほか大切である。医師の急な動きは子どもに恐怖感をもたせる。急に近づいたり、急に手をさし出してはならない。特に子どもの眼の高さより上から、手を近づけるとこどもを怖がらせる。

❷ 腹筋の力を抜かせる

診察台で仰向きに寝かせ、軽く膝を立てさせる。子どもが怖がっているときには、横向きに寝かせてお母さんと顔を合わせた姿勢で膝を曲げさせたり、お母さんと向かい合わせで膝の上に座らせたりしてお腹を触ることもできる。

❸ 手を温めておく

冷たい手で触ると子どもは反射的にお腹を硬くするので、正確な所見がとれない。冷たい手にびっくりして泣き出すようなことがあれば、せっかく辿り着いた触診が台無しになってしまう。手のひらを温めておくことは、聴診器を温めておくのと同様に大切である。

III・デファンスをとるコツ

腹膜に炎症が及んだ場合には、その部位を触ると腹筋が反射的に緊張する。この反射があること、すなわち無意識に腹筋が緊張することをデファンスが陽性であるという。これに対し、圧痛とは、押したときの痛みのために意識的に腹筋を硬くすることでありデファンスとは明らかに異なる。虫垂炎に例をとると、炎症が粘膜層に限局した段階(カタル性)では、デファンスはなく、圧痛だけ見い出される。炎症が漿膜へ波及すると初めてデファンスが陽性になる。もちろんさらに深くを触ると強い圧痛がある。このようにデファンスは、子どもが痛みを感じる前に、医師の指の感覚で見い出すべき所見である。そのコツは以下のようである。手のひらを呼吸による腹壁の動きに合わせることから始め、次いで呼気時のお腹のへこみに合わせて軽く手のひら全体を進める。「押す」のではなく、お腹の動き(へこみ)より「一瞬早く進める」感じである。このとき、指に抵抗感があって「一瞬早く進められない」感じがあれば「デファンスが陽性」と判断する。

おわりに

子どもの腹部腫瘍には、症状が乏しいことはよく知られている。風邪などの疑いで診察を受けたときに、注意深い触診で偶然腫瘤を触れ発見されることもある。したがって、家庭医の普段の腹部触診が早期発見に果たす役割は極めて大きい。子どもの腹部腫瘍の発生頻度は多いものではなく、1人の小児科医が一生のうちで腹部腫瘍を見い出す機会は少ないが、子どもの側からみると診察に訪れた医師の触診の技術にその運命を託していることになる。まさに「一期一会」であり、子どもの症状にかかわらず医師はあらゆる機会でお腹を触る習慣を大切にしなければならない。

■ してはならないこと

①初めから目的の所見をとろうとすること
　触診を始めるときには、大体なんの病気かいくつかの候補が医師の頭の中にあるはずであるが、それに合う所見をとろうと急いではならない。初めは話しかけながらお腹をやさしくなでるだけでよい。次に、おそらく所見がないと思われるところ（痛くないであろうところ）から触り始めて異常のないことを確かめるようにする。目的にする場所は最後に触るように、しかも痛みを伴うであろう所見（デファンス、ブルンベルグ、圧痛）は最後にとるようにしなければならない。

②痛いか、痛くないか聞きながら触診を始めること
　「痛いか？ 痛くないか？」と質問しながら触診を始めることは愚かなことである。答えようとすると自然に腹筋に力が入るので、正確な触診の妨げになる。「圧痛があるか？ ないか？」を知ることだけが触診の目標ではないはずだ。そうであるなら医師が手で触る必要はなく、器械で押しながら答えさせればよいことになる。ましてや乳幼児では正確な答えを期待すること自体が不可能である。小児科の触診で「痛いか？ 痛くないか？」は、指先の感覚と子どもの表情で医師が判断すべきものである。

⑨ 肥厚性幽門狭窄症の腫瘤の触り方

Ⅰ・注意すること

　レジデントから腫瘤を触れないと相談されることがある。診ると赤ちゃんの上腹部右側の皮膚がまっ赤になっている。このレジデントは、「腫瘤は右上腹部のかなり深いところにある」という固定観念に捕われていたのだが、これは次の理由で間違いなので注意すること。

1．赤ちゃんの幽門部はまだしっかり固定されていない。特に胃内のミルクが少ない状態では、幽門部は比較的浅いところにあり、場合によっては正中線よりやや左側にあることもある。
2．同様の理由で、腫瘤が初めは右上腹部にあったとしても、さらにその右側を強く押すと腫瘤は正中の方向に移動することがある（図11-a）。

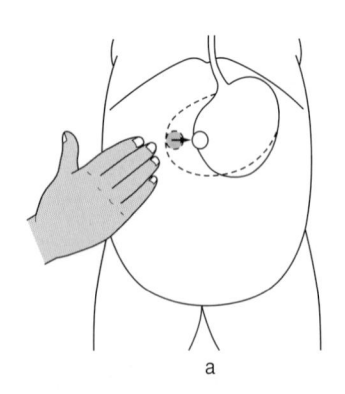

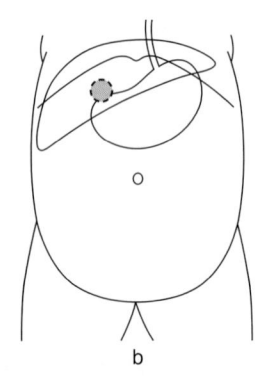

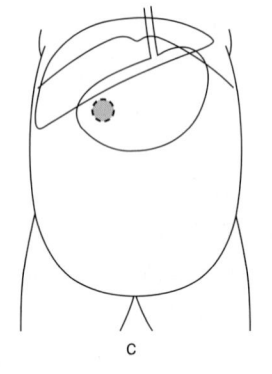

図11．腫瘤の触り方とコツ

II・手技とコツ

　2～4指を揃えて正中より左側から触診を始め、ゆっくり右側に移動する。力を入れずに腹壁の動きに合わせて浅いところを触るようにし、触れない場合には少し力を加えて(肘で)左側から同様に繰り返す。腫瘤は正中線上、またはやや右側に触れることが多い。それでも触れない場合には、2つのことが考えられる。1つは肝臓の裏側にある場合(図11-b)で、他の1つは内容物が多く胃がはっているため前庭部の裏側にある場合(図11-c)である。前者では、左手を背中に入れて身体をそらせる方法がある。後者では、1～2時間後に再度トライするか、超音波検査を優先する。超音波検査が不可能なときは、胃チューブを挿入して胃内容を吸引してから再度トライする。

■ してはならないこと

1. 泣いているときに触ること：腫瘤を触ることはほとんど不可能。
2. 胃がはっているときに触ること：触ることはほとんど不可能であるうえ、嘔吐させることになる。
3. はじめから右側を触ること：腫瘤を左に押しやることになる。

（林　奐）

10　股関節脱臼

はじめに

　先天性股関節脱臼とは、生下時または生後数カ月の間に大腿骨頭が関節包をつけたまま寛骨臼外へ転位しているものである。

I・臨床症状

1．新生児

・大腿皮膚溝の左右非対称
・開排制限
・Ortolaniのclick sign：新生児を仰臥位とし、両手で左右の膝を深く屈曲してつかみ、股関節を90°に屈曲させ片側ずつ股関節を大腿長軸方向に押し付けると小さな脱臼音が手に触れる。これをクリックという。同じように圧迫を加えたまま、股関節を外旋、外転させながら、中指で大転子を下から持ち上げるように押すと整復の瞬間にクリックが触れる。クリックは生後第1日目に陽性率が最も高く日時の経過とともに減少していく。

2．乳児期

・下肢の短縮
・大腿皮膚溝の左右非対称
・開排制限
・Allis sign(仰臥位で両膝を屈曲させ両足を揃えると、脱臼側では膝が低くなる)による脚長差
・大転子高位：大転子部の突出、大腿骨頭の位置が外後方に触れる。

3．幼児期

- 処女歩行開始の遅れ、跛行
- 下肢の短縮
- 開排制限
- telescoping sign：大腿骨頭の突き上げ、または引き下げを行うことにより脱臼では大腿骨頭が関節包の弛緩により異常に上昇、下降する現象。
- Trendelenburg 現象：患肢起立時に、中、小臀筋の機能不全のため骨盤が健側に傾斜する現象。
- 大転子高位

II・X 線所見

「先天性股関節脱臼」、736 頁参照。

III・超音波検査法

無侵襲に近い検査であるためその信頼性や限界が明らかになれば有力な検査となる。

11 内反足の治療が必要かの判断

はじめに

　先天性内反足は、前足部の内転、後足部の内反、足全体の尖足の3つの変形の要素をもった拘縮である。生下時、肉眼的に変形をみつけるのは容易であるが、徒手矯正操作を行い拘縮のため正常な足の形を呈さない場合、早期治療が必要である。重症例の特徴として、①柔軟性が乏しい、②踵部が小さい、③腓腹筋の萎縮、④後足部の内反変形が強い、⑤足の内側とアキレス腱部の皮膚に深い溝がある、などが挙げられる（図12）。

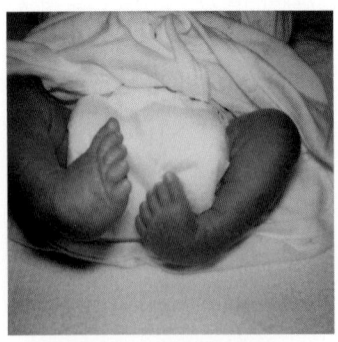

図12．先天性内反足
内反変形が強く、足の内側とアキレス腱部の皮膚に深い溝がある。

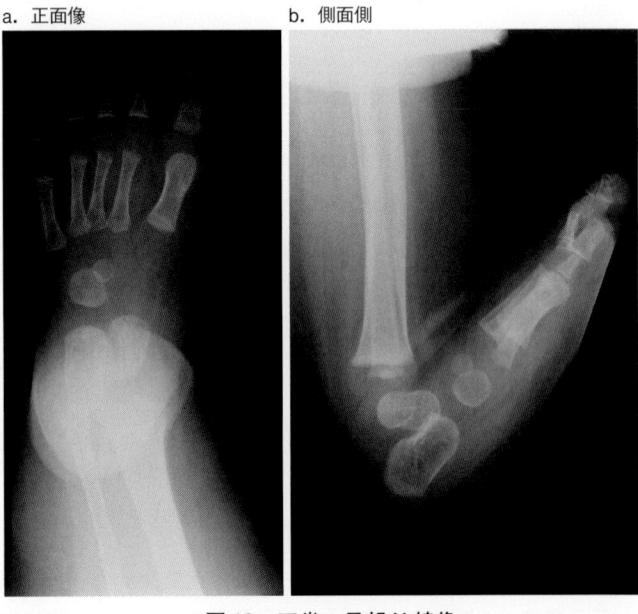

a．正面像　　　b．側面側

図13．正常の足部 X 線像

a. 正面像

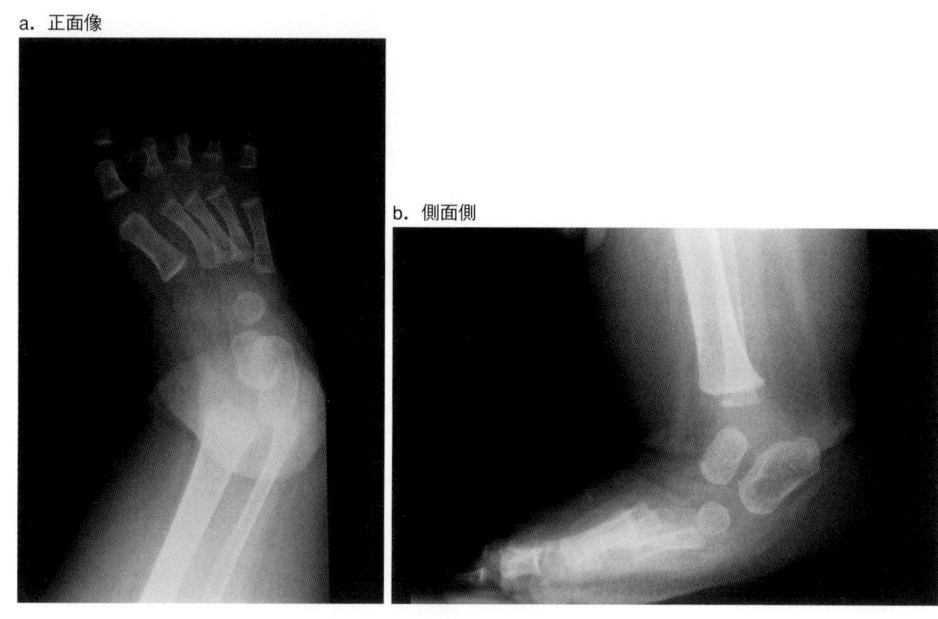

b. 側面側

図14. 先天性内反足のX線像

I・X線学的な特徴

　単純X線は最大矯正位2方向撮影を行う。つまり背底方向では足部を最大外転外反位として足底をフィルム面に接する。側面方向は大腿と下腿の外側を含む面がフィルム面と平行になるように足部を最大背屈にする。正常な背底像は距骨と踵骨は前方に開いたV字型に並び、距骨の長軸は第1中足骨の内方へ、踵骨の長軸は第3、4中足骨へ向かっている。側面像では距骨と踵骨は前方で交わり後方に開いたV字型に並んでいる(図13)。内反足の場合は、背底像では第1中足骨が距骨の長軸の内方に向き、立方骨は踵骨の長軸の内方に向いている。距骨と踵骨は重なっている。側面像では距骨軸と踵骨軸が平行に近く、距骨が脛骨に対して底屈し踵骨は距骨に対して底屈している(図14)。

　このような特徴的なX線像を呈する場合は、Corrective cast(矯正ギプス)で治療を開始する必要がある。

(西山和男)

IV 症状から診断、治療へ

1 発熱

はじめに

　37.5℃以上を発熱とするのが、一般的である。日内変動が1℃以内で持続する発熱を稽留熱 continued fever、日内変動が1℃以上で、かつ37℃以下には下がらない発熱を弛張熱 remittent fever、ある間隔をもって高体温を示す場合を間欠熱 intermittent fever という。発熱を認めるとすぐに感染症を疑いがちであるが、発熱がすべて感染症によるものではないと知っておかねばならない。感染症以外にも、アレルギー、膠原病、悪性腫瘍などでも発熱は生じる。また小児、特に乳児では、体温は環境温に左右されやすく、暖かい室内で厚着をしているだけでも、37.5℃以上になることがあるので注意が必要である。

　感染症を疑う場合は、
1. どこからの発熱か？
2. 本当に感染症か？
3. 起因菌は？　ウイルス or 細菌？
4. 治療する場合に抗菌薬の選択は？

ということを考慮する必要がある。

　以前は、細菌感染症が入院の多数を占めていたが、現在では、ウイルス感染の頻度が最も高い。

1・3カ月以下の乳児の発熱

　原則、入院のうえ経過観察（病初期では、風邪症候群と細菌性髄膜炎などの重篤な疾患との見分けが難しいため）とする。入院後、septic work-up（細菌学的精査）を行い、抗生剤（念頭においた疾患により選択する）を投与しながら経過を観察する。培養の結果に応じて、診断を確立し治療を続行する。但し、全身状態（機嫌や哺乳力も含めて）が良好で、明らかに家族内に発熱している者がいて、CRP（C反応性蛋白質試験）が陰性であれば、翌日必ず受診を約束して外来でフォローすることも可能である。

　自覚症状を訴えることができない乳児は、発熱以外の病歴を詳細に聴取することが大切である。すなわち、哺乳力、機嫌がどうかは必ずチェックする必要がある。さらに、最近は早期に保育所に預けることもあり、患児の周りで流行していた疾患も聞いたり、家庭での環境温度や衣服の着せ方（着せ過ぎがないかどうか）について聞くことも参考になる。

■ ワンポイントアドバイス

　咳嗽や鼻汁を認めない場合は、鼓膜所見をチェックすることと一般検尿を行い、中耳炎や尿路感染症も見逃さないようにする必要がある。

表1. 発熱の原因疾患

I　感染
　1) 呼吸器感染：風邪症候群、咽頭炎、扁桃炎、咽後膿瘍、喉頭炎、気管支炎、細気管支炎、肺炎、膿胸、胸膜炎、結核、中耳炎、乳突炎
　2) 尿路感染症
　3) 消化器感染：胃腸炎（Campylobacter などの細菌感染、腸管系ウイルス、ロタウイルスなどのウイルス感染）、サルモネラ感染症（チフスを含む）、回虫症、鉤虫症、アメーバ赤痢、腹膜炎、耳下線炎
　4) 肝、胆道感染：肝炎、肝膿瘍、胆嚢炎
　5) 発疹症：麻疹、風疹、突発性発疹、伝染性紅斑、水痘、溶連菌感染症、手足口病、エコー・コクサッキー・アデノウイルスなどによるウイルス性発疹症
　6) 中枢神経感染：髄膜炎、脳炎、脳膿瘍、ポリオ、ギラン・バレー症候群
　7) 心感染：亜急性細菌性心内膜炎、心筋炎、心外膜炎
　8) 全身感染：敗血症、伝染性単核症、結核、スピロヘータ感染症、ツツガムシ病などのリケッチア感染症、オウム病などのクラミジア感染症、マラリア、トキソプラズマなどの原虫感染症、猫ひっかき病、カンジダ症
　9) 局所感染：骨髄炎、臍炎、皮下膿瘍、丹毒、蜂窩織炎、関節炎、ブドウ球菌性熱傷様皮膚症候群

II　膠原病および類似疾患
　リウマチ熱、若年性関節リウマチ、全身性エリテマトーデス（SLE）、皮膚筋炎、結節性動脈周囲炎、血清病、ルポイド型慢性肝炎、川崎病、潰瘍性大腸炎、クローン病

III　腫瘍
　白血病、悪性リンパ腫、ヒスチオサイトーシス X、神経芽腫、Wilms 腫瘍、癌、肉腫

IV　血液疾患
　白血病、無顆粒球症、溶血性貧血

V　脱水による発熱
　新生児渇熱、高張性脱水

VI　高温環境
　夏季熱、熱中症、中枢神経障害児の夏季の発熱

VII　中枢神経系障害
　頭蓋内出血、脳膿瘍、てんかん重積状態

VIII　薬物による発熱

IX　その他
　無汗腺症を伴う外胚葉性形成不全、甲状腺機能亢進症、サルコイドーシス、心因性高体温

（前田和一：新小児医学体系 5. 小児症候診断学より引用）

II・4カ月以上の乳児の発熱

　発熱してすぐでは、鑑別診断が難しいので、合併症状をよく問診で聞き、診断を進める。全身状態がよければ体温の推移を記録させて1〜2日後に再受診させる。通常は上気道炎（いわゆる風邪症候群）がほとんどで、通常2〜3日で下熱することが多い。

　昔から、知恵熱とか歯牙熱という言葉があるように、5〜6カ月から1歳の間は、母体からの移行抗体が減少して、いろいろなウイルス感染に罹患し、発熱するようになる。生まれて初めての発熱で、発熱以外はちょっと機嫌が悪いくらいでほかに所見がない場合は、突発性発疹の可能性も高い。

　最近では、解熱剤も使用しないことが多く、使用する薬剤もアセトアミノフェンくらいである。特に3カ月以下は解熱剤を使用せず、クーリングのみで経過を観ることが望ましい。

原因疾患が確定すれば、その治療を行う。アスピリンはライ症候群との関連が問題となり、小児の解熱目的では使用されなくなった。

■ してはならないこと

> ウイルス感染と考えた場合は、抗生剤の安易な投与は慎むべきである。

III・発熱が長引いた場合

発熱が持続する場合は診察以外に、検査やX線などのスクリーニングが必要になる。以下に項目を列挙する。
　①末梢血（白血球数、白血球分画、血小板数など）
　② CRP
　③赤沈
　④胸部X線
　⑤検尿（沈渣、蛋白、必要時には尿培養）
　⑥咽頭培養
　⑦血液生化学検査（GOT、GPT、LDH、総蛋白、蛋白分画など）
　⑧検便（潜血）
　⑨必要ならば、ツベルクリン反応

発熱以外に認める症状に応じて、以下に鑑別診断を挙げる。
（熱以外の症状→鑑別すべき疾患→行うべき検査）
　①咳嗽や呼吸困難→気管支炎、肺炎、細気管支炎、クループ→胸部や上気道X線写真、採血
　②腹痛、下痢、嘔吐→急性胃腸炎、細菌性腸炎→腹部X線写真、採血、便培養
　③腹痛、嘔吐→急性虫垂炎→腹部X線写真、採血
　④発疹など→麻疹、風疹などの学校伝染病→採血
　⑤頭部リンパ節腫脹、不定型発疹など→川崎病→心エコー、採血
　⑥頭痛、嘔吐→細菌性髄膜炎→頭部CT、腰椎穿刺、採血
などを行い、診断を進め治療する。他の検査も適宜追加する。

> **専門医へのコンサルトの時期**
>
> ①一般に状態がよくない場合、②白血球増多CRP高値など細菌感染症が疑われる場合、③母親からいつもと様子が違うと訴えがあった場合、④4日以上発熱が持続する場合、は精査を考えることが望ましい。

（磯畑栄一）

② 発疹

I・発疹の起こる機序

ウイルス性疾患はウイルス血症によりウイルスが皮膚に散布され、皮膚局所のウイルスに対する宿主の免疫応答の結果、発疹が生ずると考えられている。蕁麻疹は真皮上層に存在する肥満細胞がなんらかの刺激によって脱顆粒を起こし、ヒスタミンなどの化学伝達物質が放出された結果、毛細血管の拡張、透過性の亢進などが起こり、発赤や血漿成分が漏出して膨疹になる。血管性紫斑病は微少血管の血管炎により皮下に出血が起こり、紫斑となる。

II・発疹の診断の進め方（チャート：発疹）（図1）

発疹を主症状とする、あるいは発疹を伴う患者は、発疹の部位、性状などの観察により診断が可能な場合も多いが、初めに発熱など全身症状が主症状で発疹は随伴症状なのか、発疹が主症状であるのかを考慮する。

発　疹

【発熱など全身症状が主症状】
1. ワクチン接種の有無
2. 発熱後の発疹の出現時期
3. 伴う発疹以外の症状
4. 発疹の部位、性状

- 麻疹（発熱、咳嗽、コプリック斑、色素沈着）
- 風疹（癒合のない鮮紅色の発疹）
- 突発性発疹（解熱後の発疹）
- 川崎病（発熱、眼球結膜の充血、口唇の紅潮、四肢末端の腫脹、頸部リンパ節腫脹）
- 溶連菌感染症（密度の濃い丘疹と周囲の発赤。咽頭の著明な発赤）
- 薬疹（薬剤の服用の既往）
- 即時型アレルギー（食物など摂取後の紅斑、蕁麻疹様発疹）
- エンテロウイルス感染症（他の症状は軽微）

【発疹が主症状】

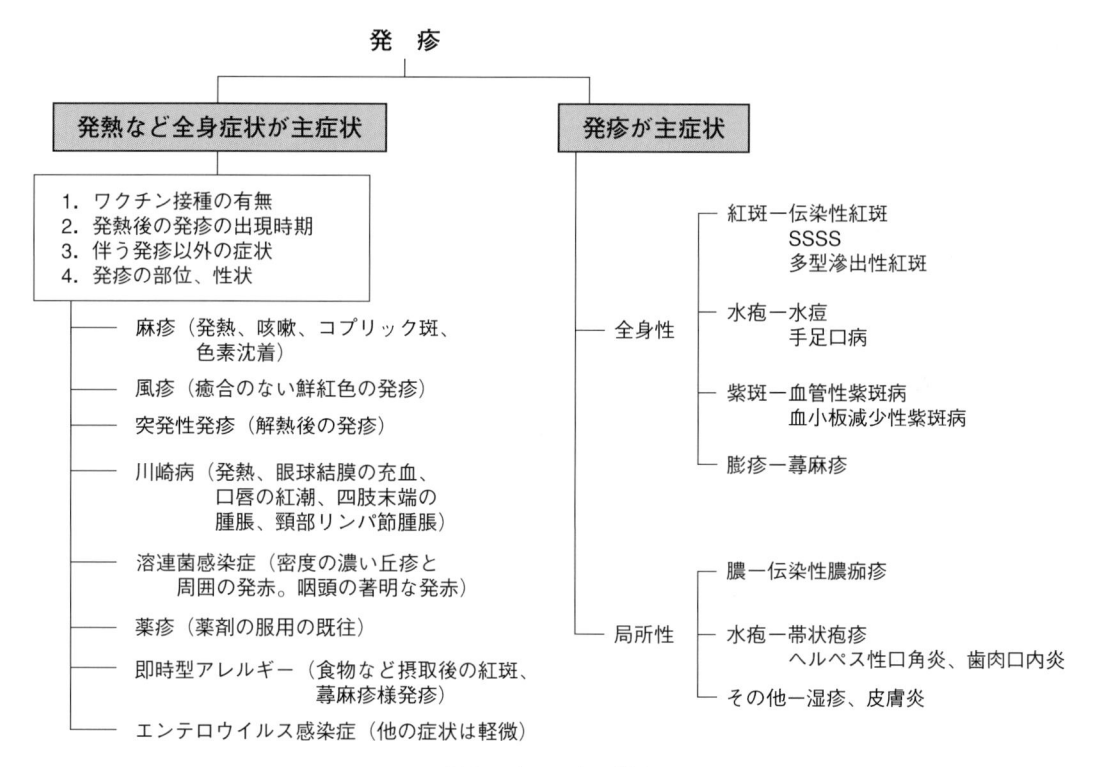

- 全身性
  - 紅斑―伝染性紅斑　SSSS　多型滲出性紅斑
  - 水疱―水痘　手足口病
  - 紫斑―血管性紫斑病　血小板減少性紫斑病
  - 膨疹―蕁麻疹

- 局所性
  - 膿―伝染性膿痂疹
  - 水疱―帯状疱疹　ヘルペス性口角炎、歯肉口内炎
  - その他―湿疹、皮膚炎

図1．チャート：発疹

1. 発熱など全身症状が主症状で発疹を伴う場合

❶ 病歴の取り方
1. ワクチン接種の有無
2. 発熱後どの時期に発疹が出現したか
3. ほかに伴う症状
4. 発疹の性状、部位

❷ 鑑別診断

発熱など他の症状を伴う場合はウイルス性疾患の場合が多い。ワクチン歴は参考になり、麻疹、風疹のワクチン接種歴があれば、これらの疾患をほぼ除外できる。発疹の出現までの期間がやや長いと麻疹の可能性があり、咳嗽を伴い、コプリック斑があれば確定できる。発熱3日目頃から両眼の眼球結膜の充血がみられる場合は川崎病の可能性があり、発疹もこの頃に出現することが多い。川崎病の発疹は不定形で、均一でない左右不対称の紅斑が多い。突発性発疹は解熱後に躯幹を中心とした発疹が出現し、他と区別しやすい。溶連菌感染症は、密度の高い赤い丘疹が前胸部などにみられ、咽頭の発赤が著明である。即時型のアレルギーは発熱を伴い、全身の紅斑、蕁麻疹様の発疹をきたす。これらの疾患が否定的で、ウイルスによる発疹性疾患と考えられれば、エンテロウイルスによる可能性が高い。問題となるのは薬疹の存在で、発熱などにより薬剤が投与され、発疹が出現した場合に麻疹などとの鑑別が必要になる。麻疹特有のコプリック斑、症状、色素沈着の有無などにより判断をする。

a. 麻疹
4日前後の発熱、カタル症状（咳嗽、鼻汁、眼脂）のあと、発疹が耳後部、頸部から出現し、顔面、四肢、躯幹へと拡大する。発疹は小紅斑で始まり、いくぶん隆起し、次第に融合する。発疹と発疹の間には健常な皮膚を残す。発疹出現の前後1日にコプリック斑が頬粘膜に出現し、これを確認できれば麻疹と診断できる。色素沈着（毛細血管からの出血）を残して治癒する。

b. 風疹
約3日間の発疹と発熱、リンパ節腫脹を呈する。発疹は麻疹と同部位から生じやすいが、約1日程度で全身に拡がる。麻疹より消退が早い。発疹は赤桃色の斑丘疹で、孤立性で融合がない。色素沈着を残さない。

c. 突発性発疹
主に生後6カ月以上1歳半未満の乳児に起こり、HHV-6では3〜4日、HHV-7では1〜2日の発熱、解熱後に胸腹部の躯幹を中心に赤桃色の発疹が出現する。四肢にはほとんどなく、発疹は麻疹と同様に融合する。発疹は2〜3日で消退し、色素沈着を残さない。

■ すぐに治療が必要な場合

発疹をきたす疾患で治療の緊急性が高いのは即時型のアレルギーで、紅潮など蕁麻疹様の発疹が出現し、ショック症状（血圧の低下）を伴う全身反応があればアナフィラキシーショックと呼ぶ。血圧の低下に対してはエピネフリン、その他ステロイド剤、抗ヒスタミン剤などを投与する（「アナフィラキシーショック」428項参照）。ショック症状、喘鳴を伴った場合は入院経過観察が必要である。

d. 川崎病
出現部位を特定できない不定型の紅斑であることが多い。発疹のほかに5日以上続く発熱、両側眼球結膜の充血、口唇の紅潮、四肢末端の硬性浮腫、回復期の落屑、頸部リンパ節腫脹などの症状を呈する。
e. 溶連菌感染症、猩紅熱
密度の高い粟粒大の小丘疹が出現し、その周囲に発赤がある。A群β溶血連鎖球菌（溶連菌）の感染症で皮膚の症状を呈するものを猩紅熱と呼び、典型的には苺舌、口囲蒼白、咽頭の発赤などの所見がある。溶連菌感染症で発熱、咽頭の発赤の所見に上胸部など一部に発疹がある場合も少なくない。
f. 薬疹
蕁麻疹、紅斑様の発疹を中心として多様である。薬剤の服用と中止による速やかな消退がある。
g. 即時型アレルギー
食物など摂取後30分〜1時間以内に出現する紅斑、蕁麻疹様の発疹である。
h. エンテロウイルスによる発疹
夏季に発症することが多く、赤桃色の斑丘疹が多い。発熱がない場合もある。

2．発疹が主症状で他の症状は軽微か伴わない場合

視診により、その発疹の部位、性状などにより診断する。
1．全身性か、局所性の発疹か。
　発疹が左右ほぼ対称性に存在すれば全身性のものであり、局所のものであれば湿疹、皮膚炎、ヘルペス、帯状疱疹、伝染性膿痂疹などの疾患である。
2．その発疹の性状が紅斑か、紫斑か、膨疹か、水疱かなどを観察する。
　①斑　：限局性の皮膚色の変化をいい、その色調から紅斑、紫斑、色素斑、白斑などがある。紅斑は圧迫により消退するが、紫斑は消退しない。
　②丘疹：半球状の限局性の隆起性病変をいう。
　③結節：通常1cm以上で充実性の皮膚の隆起性病変をいう。
　④水疱：透明な水溶液を含む。
　⑤膿疱：細菌感染などにより混濁した水溶液を含む。
　⑥膨疹：限局性の境界明瞭な扁平隆起で真皮に一過性の浮腫をみる。

❶ 全身性の疾患
a. 紅斑を呈する疾患
　ⅰ）伝染性紅斑：両頬に赤桃色のやや隆起した斑状の発疹か、融合して境界鮮明な紅斑となる。四肢の伸側に紅斑様の発疹が同時にみられる。発熱は伴わない。
　ⅱ）ブドウ球菌性熱傷様皮膚症候群（Staphylococcal scalded skin syndrome；SSSS）：1歳未満の乳児に多い。ブドウ球菌の毒素により紅斑が頸部、腋窩、鼠径部など柔らかい部分に出現し、拡大する。浅在性の水疱もあり、時間とともに膜様落屑する。接触により痛みがある。ニコルスキー現象が陽性である。
　ⅲ）多型滲出性紅斑：四肢伸側を中心に円形の紅斑が多発し、中心部は退色して陥凹して辺縁部は隆起する。滲出傾向があり、新旧の皮疹が融合、拡大して水疱、びらんも生じて多型性となる。
b. 水疱を伴う疾患
　ⅰ）水痘：小さな紅斑から始まり、紅暈を伴う水疱となり、それが膿疱となって痂皮になる。

ⅱ）手足口病：口腔内の小水疱または潰瘍性病変とともに手掌、足蹠を中心に周囲に発赤を伴う小水疱や丘疹が出現する。

c. 紫斑を呈する疾患

ⅰ）血管性紫斑病：点状ないし粟粒大の紅色の出血斑で両下肢に対称性に出現する。圧迫により消退すれば紅斑であり、出血である紫斑は圧迫により消退しない。

ⅱ）血小板減少性紫斑病：点状ないしやや大きい紫斑を呈し、顔面、軀幹、四肢などに出現する。血小板数を測定する。点状出血は局所の圧迫、激しい咳などでも起こる。

d. 膨疹を呈する疾患

ⅰ）蕁麻疹：突然に境界明瞭な円形、地図状などの瘙痒感を伴う膨疹が生じる。

❷ 局所の疾患

a. 伝染性膿痂疹

虫刺され、湿疹などから細菌の増殖により表皮が化膿し、その部分は湿潤、痂皮となる一方、周囲に紅斑が出現して水疱となり、水疱が破れてびらんとなる。境界鮮明な病変で腋窩などに多い。瘙痒感から手を介して飛び火し、病変が急速に拡大する。

b. 帯状疱疹

片側の神経分布領域に浮腫性の紅斑、集簇する水疱がある。その後びらん状となり痂皮を形成する。

c. ヘルペス性口角炎、歯肉口内炎

ヘルペスウイルスにより口角の亀裂、びらんとなるヘルペス性口角炎、歯齦の発赤、口唇のびらん、出血、口周囲の紅暈を伴う水疱などのヘルペス性歯肉口内炎などがある。発熱を伴うことも多い。

d. 湿疹、皮膚炎

局所に発赤、丘疹、小水疱、びらんなどが存在し痒みを伴う。

■ 入院が必要な疾患

川崎病と診断した場合は入院治療が必要である。麻疹は重篤になる場合があり、特に1歳未満では注意が必要で、①呼吸困難がある、②全身状態が優れない（ミルクの飲みが悪い、活動性に乏しい、顔色が不良であるなど）、などの場合には入院治療が必要となる。血小板減少性紫斑病、その他ヘルペス性の歯肉口内炎でまったく経口摂取ができない場合も入院治療が必要となる。

（浅村信二）

③ けいれん（けいれん重積の治療手順）

はじめに

けいれんは小児科外来診療の主訴としてしばしば遭遇する。原因を特定し治療を開始するため、詳細な問診と注意深い診察、各種検査が必要となる。また、けいれん重積状態で受診した場合は、鎮痙と呼吸・全身管理などの救急救命処置が第一に必要である。

I・けいれんとは

けいれんとは、身体の一部、あるいはすべての筋が不随意に収縮を繰り返す状態である。けいれんの形により全身性・部分けいれん、強直性・間代性・強直間代性けいれんなどと表現する。また、小児科領域では発熱の有無が診断のうえで重要(それぞれ有熱性・無熱性けいれんと呼ぶ)。

II・診断の進め方

外来診察時にけいれんが続いている場合は、診断を進めながらけいれんをコントロールする必要がある(「けいれんの治療」84頁参照)。

❶ 病歴
 ⅰ)けいれん自体の病歴:けいれんの形(特に左右差の有無)、持続時間、頻度、嘔吐やチアノーゼ・眼球偏位などの合併症状の有無など。
 ⅱ)けいれん前後の病歴:発熱、嘔吐、下痢、意識消失、意識障害の有無など。
 ⅲ)妊娠分娩歴、発達歴、既往歴:頭部外傷など。
 ⅳ)家族歴:熱性けいれん、てんかんの有無など。突然死の有無。

❷ 診察
 ⅰ)年齢、身長・体重・頭囲、発達遅滞の有無。
 ⅱ)一般身体所見:外表奇形の有無、顔貌、母斑の有無など。
 ⅲ)神経学的所見:髄膜刺激症状の有無、腱反射の左右差、病的反射、筋力低下の有無など。

❸ 検査
疑われる疾患により異なる。中枢神経疾患の鑑別のためCT、MRI、脳波、髄液検査。髄液穿刺前には脳圧亢進・脳浮腫に注意する〔人形の目徴候、眼底、CT。明らかに存在する場合は穿刺しない。否定できない場合はマンニトール(マンニゲン®)あるいは濃グリセリン・果糖溶液(グリセオール®)を静注し頭蓋内圧を降下させた後に行う〕。電解質異常症・代謝異常症の鑑別のため末梢血・生化学、血液ガス、乳酸ピルビン酸、アンモニア、アミノ酸分析など。心疾患(不整脈特にQT延長症候群、心内腫瘍など)の鑑別のために心電図、心エコーなど。

❹ けいれんの原因
表2に小児領域でけいれんの原因となる代表的疾患をまとめた。また、けいれんではないが、けいれんと類似した症状を呈するものを表3にまとめた。

❺ けいれんの鑑別疾患
けいれんを呈する疾患の鑑別手順を図2にまとめた。

❻ けいれんの治療(けいれん重積の治療)
けいれん重積とは、けいれんが持続する状態、あるいは断続的でも意識清明状態が回復しないままけいれんを繰り返す状態が30分以上続き、自然停止しない状態を指す。てんかんを原因としたけいれん重積はstatus epilepticus(けいれんを伴うものをconvulsive status epilepticus、けいれんは明らかでないが、脳波検査でてんかん放電が持続し意識障害を呈するものをnon-convulsive status epilepticusと呼ぶ)、一般にけいれん重積はstatus convulsivusと呼ばれる。

日常診療的には5分を超えて自然停止しそうにない場合には静脈ルートを確保し、抗けいれん薬の投与を行うことが多い。当院でのけいれん重積状態の治療手順と注意点を表4に示す。けいれんが消失し、30~40時間完全にコントロールされたら、抗けいれん薬を1~2日かけて漸減する。フェニト

表2. 頻度からみた小児のけいれんの主な原因

	日常診療で多いもの	稀に
新生児期	感染症(敗血症、髄膜炎、胎内感染) 頭蓋内出血(脳内、脳室内、くも膜下、硬膜外) 重症仮死 低血糖、低カルシウム血症	ビタミン B_6 依存性けいれん 先天性代謝異常症 感染症(胎内感染) てんかん
乳児期	機会性けいれん(熱性けいれん、胃腸炎に関連したけいれん) 感染症(髄膜炎、脳炎、脳症) 良性乳児けいれん 憤怒けいれん 電解質異常	ビタミン B_6 依存性けいれん 点頭てんかん てんかん 中枢神経変性疾患 中枢神経奇形 外傷(特に虐待)
幼児期	機会性けいれん(熱性けいれん、胃腸炎に関連したけいれん) 感染症(髄膜炎、脳炎、脳症) 良性乳児けいれん	脳腫瘍 てんかん
学童期	てんかん(BECCT) 感染症(髄膜炎、脳炎、脳症) 外傷	脳腫瘍 薬物中毒 QT延長症候群

表3. けいれんと類似した症状を呈する主な原因

新生児期	良性新生児ミオクローヌス Moro 反射
乳幼児期	Shuddering attacks(身震い発作):生後6カ月頃から認められる。1〜2秒間、両手を握り締め全身に力を入れて身震いするような動作を、多い場合は1日に20〜30回繰り返す。歯ぎしりや「キーッ」と発声を伴うこともある。成長とともに消失する。
学童期	ヒステリー、pseudo seizure チック 自慰

イン(アレビアチン®)やチオペンタール(ラボナール®)では静脈炎を起こしやすく、治療が長期間にわたる場合、特に乳幼児では末梢ラインの確保が困難となることがしばしばある。また、チオペンタールでは腸管蠕動が抑制され経口・注入で栄養を補充できなくなるので、これらの薬剤を長期間(1週間以上)にわたって投与する必要がありそうな場合は中心静脈ラインや、肘静脈など末梢静脈から血管内留置用カテーテル(PIカテーテル®)の留置を考慮する。

■ すぐにできる治療

けいれんが持続している場合、表4のうちジアゼパムあるいはフェニトイン静注までは専門病院でなくても比較的容易と思われるが、ジアゼパムの呼吸抑制、フェニトインの循環器抑制と血管外漏出による壊死の発生に十分注意する。

専門医へのコンサルトの時期

①けいれん重積状態でコントロール困難な場合、②けいれんの原因が明らかでなく、意識障害が遷延し、全身管理が必要な場合。

新生児

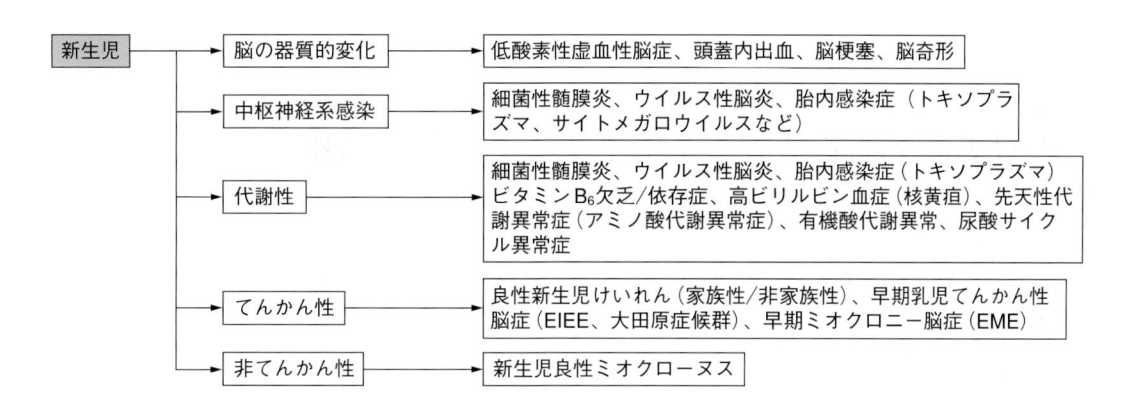

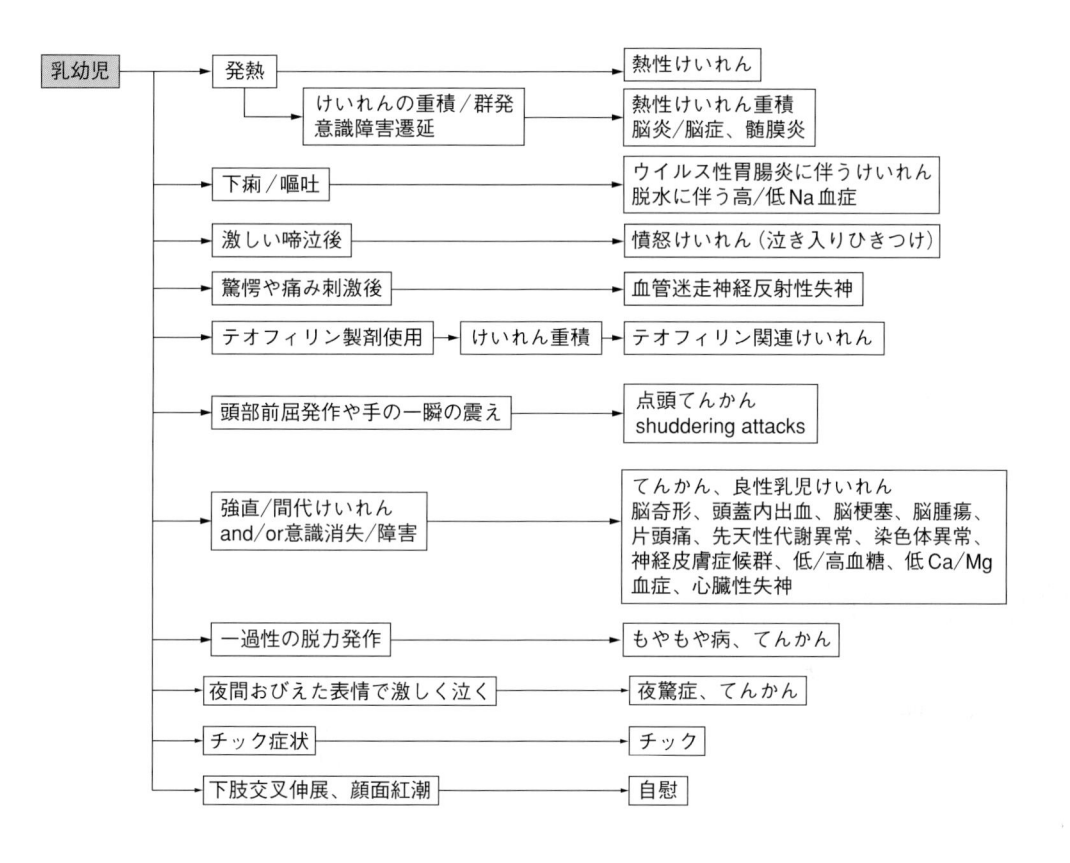

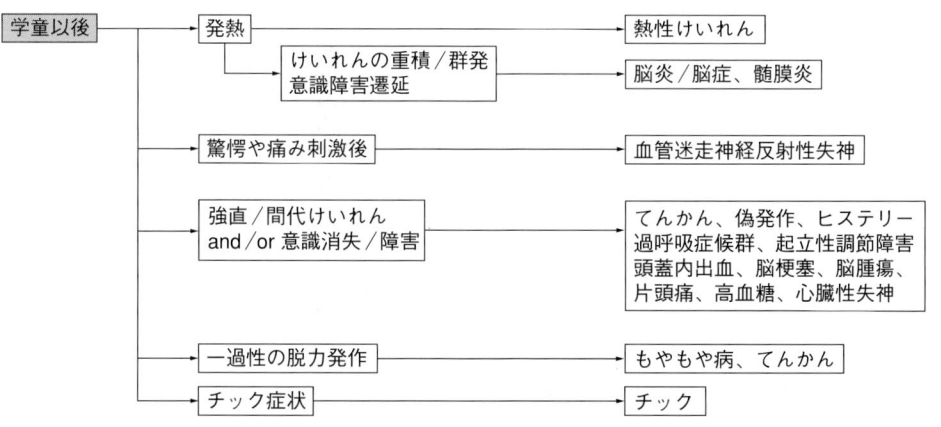

- 脳の器質的変化 → 低酸素性虚血性脳症、頭蓋内出血、脳梗塞、脳奇形
- 中枢神経系感染 → 細菌性髄膜炎、ウイルス性脳炎、胎内感染症（トキソプラズマ、サイトメガロウイルスなど）
- 代謝性 → 細菌性髄膜炎、ウイルス性脳炎、胎内感染症（トキソプラズマ）ビタミンB_6欠乏/依存症、高ビリルビン血症（核黄疸）、先天性代謝異常症（アミノ酸代謝異常症）、有機酸代謝異常、尿酸サイクル異常症
- てんかん性 → 良性新生児けいれん（家族性/非家族性）、早期乳児てんかん性脳症（EIEE、大田原症候群）、早期ミオクロニー脳症（EME）
- 非てんかん性 → 新生児良性ミオクローヌス

乳幼児

- 発熱 → 熱性けいれん
  - けいれんの重積/群発、意識障害遷延 → 熱性けいれん重積、脳炎/脳症、髄膜炎
- 下痢/嘔吐 → ウイルス性胃腸炎に伴うけいれん、脱水に伴う高/低Na血症
- 激しい啼泣後 → 憤怒けいれん（泣き入りひきつけ）
- 驚愕や痛み刺激後 → 血管迷走神経反射性失神
- テオフィリン製剤使用 → けいれん重積 → テオフィリン関連けいれん
- 頭部前屈発作や手の一瞬の震え → 点頭てんかん、shuddering attacks
- 強直/間代けいれん and/or 意識消失/障害 → てんかん、良性乳児けいれん、脳奇形、頭蓋内出血、脳梗塞、脳腫瘍、片頭痛、先天性代謝異常、染色体異常、神経皮膚症候群、低/高血糖、低Ca/Mg血症、心臓性失神
- 一過性の脱力発作 → もやもや病、てんかん
- 夜間おびえた表情で激しく泣く → 夜驚症、てんかん
- チック症状 → チック
- 下肢交叉伸展、顔面紅潮 → 自慰

学童以後

- 発熱 → 熱性けいれん
  - けいれんの重積/群発、意識障害遷延 → 脳炎/脳症、髄膜炎
- 驚愕や痛み刺激後 → 血管迷走神経反射性失神
- 強直/間代けいれん and/or 意識消失/障害 → てんかん、偽発作、ヒステリー、過呼吸症候群、起立性調節障害、頭蓋内出血、脳梗塞、脳腫瘍、片頭痛、高血糖、心臓性失神
- 一過性の脱力発作 → もやもや病、てんかん
- チック症状 → チック

図2. 年齢、主訴、症状からみたけいれん性・けいれん様疾患の鑑別

表4. 当院におけるけいれん重積の治療手順

治療の準備	アンビューバッグ、気管内挿管の準備、蘇生用薬剤の準備。 心拍数、血圧、酸素飽和度のモニター。 ドパミン(イノバン®)、ドブタミン(ドブトレックス®)などの昇圧剤の準備。
全身管理	呼吸性アシドーシスがある場合は気管内挿管と人工呼吸管理を考慮、代謝性アシドーシスがある場合はメイロン®で補正する。 脳圧亢進がある場合、20%マンニトール溶液(マンニゲン®)2.5〜5 ml/kg を 30 分で静注 1 日 2〜4 回、あるいは 10%濃グリセリン・果糖溶液(グリセオール®)5〜10 ml/kg を 1 時間で静注 1 日 2〜4 回(肝機能障害がある場合、fructose-1,6-bisphosphatase 欠損症が否定できない場合はマンニトールを使用。「頭蓋内圧亢進」、92 頁参照)。水分投与は維持量の 70%前後とする(極端に制限しない)。人工呼吸管理を行っている場合はやや過換気気味とする(但し、極端に過換気としても効果は一時的との報告もあり、pCO_2 は 30〜35 mmHg を保つようにする)。
ジアゼパム (セルシン® 1 A=10 mg=2 ml)	0.3〜0.5 mg/kg をゆっくり静注。 呼吸抑制に注意。無効なら 10 分後にもう 1 回。乳酸入り点滴液と混合すると白濁。
(ビタミン B6) (ピドキサール® 1 A=10 mg=1 ml)	100 mg をゆっくりと静注。原因のはっきりしない 2 歳以下のけいれん重積はビタミン B6 依存性けいれんの可能性を考えて必ず試みる。
(リドカイン)	2 mg/kg をゆっくり静注した後、2〜5 mg/kg/hr を持続投与。 日本では時に使用されるが、世界的にはあまり使用されない。リドカイン投与を行わず次のステップへ行ってもかまわない。不整脈、幻視幻聴などの副作用。
ミダゾラム (ドルミカム® 1 A=10 mg=2 ml)	0.15(0.1〜0.3)mg/kg をゆっくり静注した後、0.1〜0.3(〜0.5)mg/kg/hr を持続投与。 近年、けいれん重積の治療に汎用される。呼吸抑制・循環器抑制が比較的少ないとされる。長期投与した後に急速に中止すると振戦などの離脱症状をみることがある。ジアゼパムと同じベンゾジアゼピン系の薬剤なので、ジアゼパムが無効ならミダゾラムを使用する前にフェニトインを使用してみるのがよいかも知れない。
フェニトイン (アレビアチン® 1 A=250 mg=5 ml)	10 mg/kg を 1 mg/kg/min 以下の速度(10 分以上かけて)で静注。これで効果がなければさらに 5〜10 mg/kg を追加投与する。効果が認められれば 2 歳以下は 9 mg/kg、3 歳以上は 7 mg/kg を分 2 にして 12 時間おきに投与。 意識レベルの低下をきたさない=意識障害の有無を判別する必要がある場合に有用。急速静注により血圧低下、徐脈、心停止などの副作用をきたすことがある。心伝導障害のある場合は禁忌。効果発現までに時間がかかる(静注開始から 30 分まで)。血管炎をきたしやすく、血管外に漏出すると組織壊死を起こす。糖との混合や希釈による pH の変化で結晶を生じやすいため、静注の前後に必ず生食水でフラッシュ。
チオペンタール (ラボナール® 1 A=500 mg+溶解液 20 ml)	2〜5 mg/kg をゆっくり静注した後、2〜5(〜10)mg/kg/hr を持続投与。 維持量は脳波が suppression-burst pattern か complete suppression となることを目安に漸増する。挿管が必要。血圧の低下に注意。血管炎をきたしやすい。結晶を生じやすいため、原則としてチオペンタール投与専用のラインを確保する。
あるいは	
ペントバルビタール (ネンブタール®)	3〜5 mg/kg をゆっくり静注した後、1〜5 mg/kg/hr を持続投与。 維持量は脳波が suppression-burst pattern か complete suppression となることを目安に漸増する。挿管が必要。
全身吸入麻酔	イソフルレン
けいれんが完全にコントロールされたら	30〜40 時間は抗けいれん薬を持続投与し、その後漸減する。

【参考文献】
1) Aicardi J：Diseases of the Nervous System in Childhood. 2nd ed, Mac Keith Press, London, 1998.
2) 詫間由一：けいれん(ひきつけ), 失神, 子供によく見られる病気, 武内可武(編), 医薬ジャーナル社, 東京, 2000.

4 意識障害

はじめに

意識障害を呈する患者をみた場合、①生命の危険の有無、②考えられる鑑別疾患とその診断・除外のための検査、を速やかに判断して行動する。このためには、①意識障害を呈するまでの経過、②バイタルサインと身体所見、特に神経学的所見の異常の有無、を素早く確実に収集することが重要である。

I・意識レベルの評価

意識状態を表現する言葉として、昏睡(coma)、半昏睡(semi-coma)、傾眠(somnolence)などが使用される。より客観的に意識レベルを評価する方法として、Japan Coma Scale(JCS)(表5)が使用される。乳幼児の意識状態の評価には適用が困難であるので、乳幼児改訂版(表5)が用いられる。頭部外傷の場合、Glasgow Coma Scale(GCS)(表6)が使用されることがある。

II・診断の進め方

❶ 病歴

意識障害が発症するまでの経過と、発症してからの変化を聴取する。基礎疾患(てんかん、代謝性疾患など)の有無、経過中に随伴した症状(発熱、けいれん、嘔吐、頭痛など)の有無に留意する。常用薬の有無も聴取する。

表5. 意識レベルの評価方法

		III群3段階方式あるいは3-3-9度方式 (Japan Coma Scale)	乳幼児意識レベルの点数評価法
III：刺激をしても覚醒しない状態	300	痛み刺激に反応しない。	痛み刺激に反応しない。
	200	痛み刺激で少し手足を動かしたり、顔をしかめる。	痛み刺激で少し手足を動かしたり、顔をしかめる。
	100	痛み刺激に対し、払いのけるような動作をする。	痛み刺激に対し、払いのけるような動作をする。
II：刺激をすると覚醒する状態(刺激をやめると眠り込む)	30	痛み刺激を加えつつ、呼びかけを繰り返すと辛うじて開眼する。	呼びかけを繰り返すと辛うじて開眼する。
	20	簡単な命令に応ずる。例えば握手。	呼びかけると開眼して目を向ける。
	10	合目的運動(例えば右手を握れ、離せ)をするし言葉も出るが、間違いが多い。	飲み物を見せると飲もうとする。あるいは乳首をみせればほしがって吸う。
I：刺激しないでも覚醒している状態	3	自分の名前、生年月日が言えない。	母親と視線が合わない。
	1	だいたい意識清明だが、今一つはっきりしない。	あやすと笑う。但し、不十分で声を出して笑わない。
	0		正常。

(文献2)より引用)

表6. Glasgow Coma scale（年齢別）

GCS Score	Pediatric Modification
Eye Opening	
≧1 year	0〜1 year
4 Spontaneously 3 To verval command 2 To pain 1 No response	4 Spontaneously 3 To shout 2 To pain 1 No response
Best Motor Response	
≧1 year	0〜1 year
6 Obey 5 Localizes pain 4 Flexion withdrawal 3 Flexion abnormal（decorticate） 2 Extension（decerebrate） 1 No response	5 Localizes pain 4 Flexion withdrawal 3 Flexion abnormal（decorticate） 2 Extension（decerebrate） 1 No response
Best Verbal Response	
＞5 years	0〜2 years
5 Orientated and converses 4 Disorientated and converses 3 Inappropriate words 2 Incomprehensive sounds 1 No response	5 Cries appropriately, smiles, coos 4 Cries 3 Inappropriate crying/screaming 2 Grunts 1 No response
	2〜5 years
	5 Appropriate words and phrases 4 Inappropriate words 3 Cries/screams 2 Grunts 1 No response

スコアは eye opening、best motor response、best verbal response のそれぞれの点数を合計する。　　　（文献 4）より改変して引用）
GCS が 13〜15 の場合は軽度の、9〜12 の場合は中等度の、8 以下の場合は重度の頭部外傷を示唆する。

❷ 診察・検査

ⅰ）バイタルサインのチェック。心拍数、呼吸数、血圧、体温。
ⅱ）一般身体所見：身長、体重（乳幼児では頭囲も）の変化、皮膚所見（色、発疹など）。
ⅲ）神経学的所見：意識障害の程度を評価するため、痛み刺激を加える、問いかけに反応があるか、見当識の有無、生年月日・名前が言えるか、深部腱反射の亢進・減弱・左右差、病的反射の出現、筋トーヌスの変化、麻痺の有無。

表7に各種神経学的所見と障害部位・原因の診断についてまとめた。

❸ 意識障害をきたす疾患・状態

表8に意識障害をきたす原因をまとめた。大きく分けると、①頭蓋内に原因があるもの、②頭蓋外に原因がある全身性疾患に伴うもの、の2つに分けることができる。

専門医へのコンサルトの時期

原因のはっきりしない意識障害、原因がはっきりとわかっても重篤で全身管理が必要な場合。

表7. 意識障害時の身体所見と原因部位・疾患

呼吸パターン		
Cheynes-Storkes 呼吸 ：過呼吸と無呼吸が交互に出現		両側の大脳あるいは間脳の障害、代謝異常症、側頭葉ヘルニアの初期
過呼吸		中脳下部から橋中部の間の障害、代謝性アシドーシス(糖尿病性ケトアシドーシス、尿毒症、急性アルコール中毒、サリチル酸中毒、水・電解質異常)、低酸素血症
失調性呼吸 ：呼吸の深さと呼吸数が不規則		延髄の障害

姿位		
除皮質硬直 ：上肢は屈曲外転位、下肢は伸展位		大脳半球内あるいはその近傍の皮質脊髄路の障害
除脳硬直 ：上肢は伸展内転位、下肢は伸展位		中脳〜橋中部の障害、代謝異常(低酸素症、低血糖)、両側大脳半球の障害

瞳孔		
サイズ	対光反射	
針先大(pinpoint、1〜2 mm)	なし	橋の障害、代謝異常、麻薬・バルビツール酸中毒(対光反射はあり)
縮瞳(2〜3 mm)	あり	延髄の障害、代謝異常
中間径(4〜5 mm)	なし	中脳の障害
散瞳	なし	・両側性：非可逆性の脳障害(ショック、大出血、脳炎)、抗コリン剤、バルビツール酸(後期に出現、低酸素血症に続発)、低体温、けいれん ・片側性：同側に急速に進行する脳障害(硬膜下血腫、腫瘍)、テント切痕ヘルニア、動眼神経核の障害、散瞳薬(抗コリン剤)の点眼、けいれん
	あり	けいれん後、抗コリン薬

血圧	
高血圧	頭蓋内圧亢進、くも膜下出血、中毒
低血圧	Hypovolemia、spinal shock、低酸素血症、副腎不全

項部硬直	
	髄膜炎、脳炎、くも膜下出血、後頭蓋窩腫瘍

眼球運動	
oculocephalic reflex ：OCR、doll's eye phenomenon ：開眼させた状態で頭部を素早く左右に回転させる。頸部損傷が疑われる患者では禁忌。	・脳幹部に異常がない意識障害では、眼球が頭部の回転とは反対方向に偏位し、あたかも注視するようにもとの眼球位を保つ(OCR 陽性) ・脳幹(中脳〜橋)が障害あるいは脳ヘルニアが存在する意識障害では、眼球がランダムに動く(OCR 陰性)
oculovestibular reflex ：カロリックテスト ：頭部を水平面から30°挙上し、氷水を外耳道に注入。正常では注入した側と反対側に急速相のある眼振が出現。	・脳幹部に異常がない意識障害では、注入した側に眼球が偏位する ・脳幹部に障害のある意識障害では、無反応
共同偏視 ：前頭葉皮質の注視中枢から橋の共同側方視中枢までの経路の障害で出現	・大脳(前頭葉皮質の注視中枢)の障害 　a. 障害側(機能低下している)の大脳半球方向へ向く 　b. てんかんのような刺激性病変のある大脳半球の反対方向へ向く ・脳幹の障害：障害側と反対方向へ向く
第4脳神経麻痺 ：側方視できない	頭蓋内圧亢進、髄膜炎、橋の障害、損傷(外傷、腫瘍など)
第3脳神経麻痺	脳ヘルニア、頭蓋骨骨折、動脈瘤や腫瘍による圧迫

(文献 4)を改変して引用)

表8. 小児科領域でみられる意識障害の原因

頭蓋内の病変			
頭部外傷	急速に出現する(〜数日以内)		脳振盪、脳挫傷、硬膜外・硬膜下血腫、くも膜下出血、びまん性軸索損傷
	時間が経ってから出現する(〜1カ月)、特に乳児		慢性硬膜下血腫
脳血管障害	心奇形、手術後など		脳梗塞
	先天性		脳血管奇形
	自己免疫疾患や感染症		血管炎
感染症に関連したもの	発熱を伴う、嘔吐や頭痛を伴う		髄膜炎、脳炎
	感染症後3〜4週間して出現する、麻痺を伴う		ADEM
	インフルエンザなどに伴う		急性脳症
発作性疾患	けいれんを伴う、同様の症状を繰り返す		てんかん、てんかん発作後
	頭痛を伴う、家族歴がある		片頭痛
悪性新生物	徐々に進行する		脳腫瘍
虐待	皮下血腫ややせ、火傷の痕		虐待
精神性疾患	不自然な意識障害		ヒステリー、詐病
全身性疾患に伴うもの			
低酸素性、循環性	重症感染症に伴う		敗血症性ショック
	大量出血による		出血性ショック
	心疾患		心不全、不整脈
代謝性疾患	血糖の異常		低・高血糖
	水分摂取の異常		脱水、低・高Na血症
	アシドーシスを伴う		糖尿病性ケトアシドーシス、有機酸血症
	高アンモニア血症を伴う		Reye症候群、肝性脳症、尿素サイクル異常症
	内分泌疾患に伴う		甲状腺疾患、副腎不全
	夏場などの体熱貯留		熱中症
薬物の摂取や誤飲、中毒	成人家族が内服している薬剤など		睡眠剤、精神安定剤、抗てんかん薬
	農薬などの誤飲、事故		有機リン酸、揮発性有機溶剤、アルコール、一酸化炭素中毒

❹ 検査

ⅰ) 末梢血、生化学(特に血糖、GOT/GPT・CKなどの逸脱酵素、電解質、Ca、BUN、クレアチニン、アンモニア、乳酸ピルビン酸)、血液ガス。

ⅱ) 頭部CT、MRI

ⅲ) 髄液検査：脳圧亢進状態や脳蓋内出血により意識障害をきたしていることもあるため、腰椎穿刺の前にCTなどの画像検査、人形の眼徴候の有無などをチェックしてから行う。

ⅳ) 脳波：てんかん重積状態や脳炎・脳症の有無。

ⅴ) その他：上記検査結果と経過から疑われる疾患の検索。尿中有機酸分析、薬物血中濃度など。

原因がはっきりしない場合や、代謝性疾患が疑われる場合は血清、血漿、尿、髄液を凍結保存しておき、後日の検査に備える。

【参考文献】
1) 鴨下重彦, ほか(編)：ベッドサイドの小児神経の診かた. 南山堂, 東京, 1993.
2) 坂本吉正：意識障害. 小児神経診断学, 金原出版, 東京, 1978.
3) 大田富雄：意識障害. 小児神経学の進歩, 診断と治療社, 東京, 1982.
4) Barkin RM, et al：Emergency Pediatrics. 6th, ed, Mosby, 2003.

5 頭痛

はじめに

　頭痛は、特に就学前から学童期以降の小児の主訴として外来でしばしば遭遇する。おおまかに、①急性頭痛(上気道炎や髄膜炎、頭蓋内出血など)、②慢性頭痛(副鼻腔炎や筋緊張性頭痛、片頭痛、脳腫瘍や頭蓋内圧亢進など)、の2種類に分けられる。各種の原因による頭痛を鑑別するためには、現病歴、臨床経過が重要である。

I・診断の進め方

　頭痛の原因はさまざまであるが、臨床経過や頭痛の様式、部位などによりそれぞれ特徴がある。したがって、頭痛の原因の診断を進めるためには、これらの情報を詳細に聴取する。表9に頭痛の原因となる疾患の臨床的特徴＝チェックすべき項目と鑑別疾患を合わせてまとめた。

II・病歴の取り方

　発熱・上気道炎症状の有無、嘔吐・悪心の有無、家族歴の有無、頭部外傷などの既往歴、発作的に出現するか持続性か、拍動性か、片側性か両側性か、部位は、誘因があるか、増悪しつつあるか・軽快しつつあるか、1日のうち何時ごろに出現するか、眠ると消失するか・寝起きが最もひどいか、閃輝暗点などの前兆を伴うか、など。

III・診察

　一般的な身体所見のほか、神経学的な異常がないかチェックする(特に腱反射の左右差、病的反射の出現、筋力低下、眼筋麻痺の有無、対光反射・瞳孔サイズの異常、眼底など)。項部硬直などの髄膜刺激症状の有無。

IV・検査

　表9に示したような原因が考えられた場合、診断のために各種検査を行う。頭部CT・MRI(頭蓋内病変だけでなく副鼻腔炎の有無の評価も。片頭痛の場合、MRAも)、脳波(てんかん、脳炎・脳症)、髄液検査(髄膜炎、脳炎、頭蓋内圧亢進の可能性に留意)、末梢血細胞数、一般生化、CRP・血

■ 初診時に行ってはならないこと

　原因の検索なしに安直に鎮痛薬を処方しない。

表9. 頭痛の鑑別

		症　状	考えられる疾患
急性頭痛	発熱あり	鼻汁、咳嗽などの上気道炎症状	上気道炎、感冒、急性副鼻腔炎
		嘔吐、意識障害、けいれん	髄膜炎、脳炎、脳症
	発熱なし	頭部外傷、嘔吐、意識障害、けいれん、麻痺の出現	頭蓋内出血、脳梗塞、(片麻痺性)片頭痛
慢性頭痛	徐々に悪化する	1カ月くらい前の頭部打撲などの既往	慢性硬膜下血腫
		悪心・嘔吐を伴う(特に寝起きにひどい)	脳腫瘍
	時々急に強く痛む	家族歴、片側性、拍動性、閃輝暗点などの前兆	片頭痛
		発作的に出現する	てんかん
		持続性、後頭部、肩こり、眠ると軽快する	筋緊張性頭痛
		難聴、発達遅滞、けいれん	ミトコンドリア病
	時々軽く痛む、頭重感	鼻閉、鼻汁	慢性副鼻腔炎
		近視・遠視	視力矯正の不具合
		朝礼で倒れる、めまい	起立性調節障害
その他		愁訴が一定せず上記診断に当てはまらない、検査所見に異常がない	心因性頭痛、ヒステリー

(文献1)より抜粋・改変して引用)

沈(髄膜炎、側頭動脈炎など自己免疫疾患)、血液ガス、乳酸・ピルビン酸(ミトコンドリア病)、起立負荷試験(起立性調節障害)など。

■ 専門医へのコンサルトの時期

原因のはっきりしない頭痛、急激で意識障害やけいれんを伴う頭痛など。

(後藤知英、詫間由一)

【参考文献】
1) 大国真彦：頭痛と意識障害. 小児診療マニュアル, 日本医師会(編), 日本醫事新報社, 東京, 1993.

6 頭蓋内圧亢進

はじめに

　頭蓋内圧亢進とは、頭蓋内の内圧が上昇している状態のことを指し、主に、①脳実質の容積が増大する(脳浮腫など)、②髄液の産生が亢進するあるいは吸収が低下する、ことにより生じる。合併症として脳の損傷および脳ヘルニアをきたすことがあり、全身管理と集中治療が必要である。

1・発症の機序

　頭蓋内に発生した腫瘍、膿瘍によるmass effect(圧排効果)、あるいは脳炎・脳症、髄膜炎、低酸素脳症、けいれん重積などによる脳浮腫により、頭蓋内の圧が亢進する。水頭症では髄液の産生亢進や流出障害、吸収障害のため圧が亢進する。この結果、①脳ヘルニアの発症、②脳実質の物理的破壊、③脳血流の低下によるダメージ、が生じる。原因となる疾患を表10にまとめた。

表10. 頭蓋内圧亢進をきたす原因

原因が頭蓋内に存在するもの	感染症	髄膜炎、脳炎、Reye症候群
	脳血管障害	出血（脳血管奇形に伴うものも含む）、脳梗塞、静脈洞塞栓
	てんかん	けいれん重積（長時間持続するけいれん、短くても頻発する場合も）
	mass lesion	脳腫瘍、脳膿瘍など
	頭部外傷	
	水頭症	
全身性疾患に伴うもの	糖尿病性ケトアシドーシス	
	高血圧性脳症	
	中毒	鉛、エチレン、ヘキサクロロフェン
	腎疾患	血液透析、溶血性尿毒症症候群
	肝性脳症	
	熱傷	
低酸素性・虚血性脳症	心停止	
	溺水	

(文献1)を改変して引用)

表11. 頭蓋内圧亢進でみられる症状、徴候

- 意識レベルの低下
- 筋緊張の亢進（片側性または両側性）：除脳硬直、除皮質硬直
- バビンスキー反射の出現（片側性または両側性）
- 片側性の動眼神経麻痺（第III脳神経麻痺）
- 片側性の外転神経麻痺（第VI脳神経麻痺）
- 上方注視麻痺
- 瞳孔の散大、対光反射の消失・緩慢化
- 眼底の乳頭浮腫（急速に進行した脳圧亢進では認められない）
- あくび、周期性呼吸、過呼吸、浅呼吸、不規則な呼吸

(文献1)を改変して引用)

II・症 状

表11に主要症状をまとめた。これらの症状は、主に脳ヘルニアの存在を示唆するものである。

III・診断の進め方

表10にまとめた疾患が存在する場合は、必ず頭蓋内圧亢進の存在を念頭において表11にまとめた症状の有無をチェックする。

■ 初診時行ってはならないこと

表10にまとめた疾患が疑われる場合、また表11にまとめた症状がある場合は必ず頭蓋内圧亢進を念頭におく。また、その場合、不用意に腰椎穿刺は行わない。

表 12. 当院における頭蓋内圧亢進の治療と管理

高浸透圧利尿剤	マンニトール	0.5〜1 g/kg、30 分で静注、1 日 3〜4 回。リバウンドに注意。マンニゲン®＝20% 溶液＝2.5〜5 ml/kg
	グリセロール（濃グリセリン・果糖溶液）	0.5〜1 g/kg、1 時間で静注、1 日 3〜4 回。肝機能障害があるとき、fructose-1,6-bis-phosphatase 欠損症が否定できない場合は使用しない。グリセオール®＝10% 溶液＝5〜10 ml/kg
水分制限	所要量の 70% 前後（高浸透圧利尿剤の水分も含めて）	極端に水分制限しない
過換気	換気回数を増やし、pCO$_2$ を 30〜35 mmHg で維持する	効果は一時的？
ステロイド	デキサメサゾン 初回 0.1〜0.25 mg/kg 維持 0.25〜0.5 mg/kg 分 4	
バルビツレート	チオペンタール 2〜5 mg/kg をゆっくり静注 → 2〜5 mg/kg/hr で維持	適応があれば使用する
	ペントバルビタール 3〜5 mg/kg をゆっくり静注 → 1〜5 mg/kg/hr で維持	
低体温療法	小児では軽度低体温療法を用いることがある	
減圧手術		

IV・診察・検査

　頭部 CT・MRI。CT 上の所見として、脳浮腫の有無（白質の低吸収像、白質・灰白質の境界部分の不鮮明化、側脳室のサイズの減少）、mass lesion の有無（腫瘍、膿瘍の有無）、mass effect の有無（midline shift、脳ヘルニアの有無）、出血の有無、などをチェックする。頭蓋内圧亢進時に腰椎穿刺を行うと脳ヘルニアの急激な進行をきたすことがあるので、頭蓋内圧亢進が疑われる場合は必ず CT・MRI で評価してから行う。頭蓋内圧亢進時に腰椎穿刺をしてしまい、初圧が 400〜500 mmH$_2$O 以上あった場合は、いったん腰椎穿刺針の内筒をもとに戻し、針を抜かずにデキサメサゾンとマンニトールの投与（用量は表 12 を参照）を行い、圧を少なくとも 400 mmH$_2$O 以下に下げてから抜針する。検体は圧力計に残ったもののみを使用する。

V・治療と予後

　頭蓋内圧亢進をきたす疾患・原因により予後が異なるが、重度の頭蓋内圧亢進が続くほど脳に対するダメージは大きくなり、また脳ヘルニアの合併により生命の危険が生じる。早期の発見と治療開始が重要である。本来は頭蓋内に圧センサーを挿入し、頭蓋内圧をモニターしながら治療すべきであるが、実際は困難である。頭蓋内圧を降下させる治療と併行して、頭蓋内圧亢進をきたしている原疾患の治療を行う。

　❶ 高浸透圧利尿剤
　頭蓋内の水分を除去する目的で、高浸透圧利尿剤を用いる。マンニトールあるいは濃グリセリン・果糖溶液が使用される（用量、特徴は表 12 にまとめた）。濃グリセリン・果糖溶液の投与を慎重に考

慮すべき状態として、①肝機能障害が存在する場合（特に Reye 症候群など）、②低血糖・アシドーシスがあり、高乳酸血症が存在する場合（フルクトースを含有するため、fructose-1,6-bisphosphatase 欠損症では症状が悪化する[2]）がある。投与時間が短くすむこともあり、当院ではマンニトールを使用することが多い。投与を中止する場合はリバウンドに十分注意し、数日かけて漸減する。フロセミドを併用することがある。

❷ 水分制限

年齢・体重に対しての 1 日必要水分量の 70％ 前後を投与する（高浸透圧利尿剤の水分量も含めて）。水分を制限し過ぎると脳血液循環が不良となる可能性がある。必要に応じ昇圧剤を併用する。尿道バルーンを留置して尿量をモニターする。

❸ 過換気

過換気を行い、pCO_2 を低下させると脳血液量が減少し、頭蓋内圧を降下させる効果が期待できる。このため、人工呼吸器の換気回数を増やして pCO_2 を 25～30 mmHg とすることがあるが、極端な脳血流の減少は神経破壊を促進するとの意見や、また 1～2 日で pCO_2 に順応してしまうため効果は一時的であるとの意見もある。当院では 30～35 mmHg 程度とすることが多い。

❹ ステロイド

脳腫瘍や膿瘍に認められる局所的な脳浮腫に対し有効である。デキサメサゾン® 0.1～0.25 mg/kg を初期投与量として使用し、0.25～0.5 mg/kg を 4 回に分けて維持投与する。低酸素脳症や脳炎に対しては効果は乏しいとされている。

❺ バルビツレートによる昏睡

現在では通常用いられないが、けいれん重積のコントロールのため、あるいは他の治療が無効である頭蓋内圧亢進に対して行うことがある。

❻ 低体温療法

体温を低下させることにより、頭蓋内圧亢進時の神経細胞の破壊を軽減する目的で行われる。新生児・小児ではプロトコールが十分確立していないが、軽度の低体温療法を行うことが多いようである。当院で行う場合、まず 34～35℃ まで体温を降下させ 24 時間維持した後、1 日 0.5℃ ずつ復温している。血栓症、心機能の低下、易感染性などの合併症をきたすことがある。

❼ 減圧手術

水頭症ではシャント術が行われる。その他の病態では髄液のドレナージは行わない。脳浮腫が高度である場合、外科的に開頭して減圧を試みることがある。

専門医へのコンサルトの時期

頭蓋内圧亢進がある場合は、全身管理と集中治療が可能な医療機関に搬送する。

（後藤知英、三山佐保子）

【参考文献】

1) Aicardi J：Diseases of the Nervous System in Childhood. 2nd ed, Mac Keith Press, London, 1998.
2) Hasegawa Y, et al：Intravenous glycerol therapy should not be used in patients with unrecognized fructose-1,6-bisphosphatase deficiency. Pediatric Int 45(1)：5-9, 2003.
3) Flaherty AW（服部孝道, ほか監訳）：MGH 神経内科ハンドブック. メディカルサイエンスインターナショナル, 東京, 2001.

7 めまい

はじめに

「めまい」はかなり主観的なものであり、患者自身の主訴としては学童期以降にみられることが多い。乳幼児では歩行の動揺やふらつきなど、他覚的に気づかれることが多い。

I・病態生理、臨床症状

「めまい」は、患者の身体感覚表現として回転性のもの(vertigo)と動揺性のもの(dizziness)に分けられる。前者は主に内耳・前庭神経とその神経核(末梢性)、後者は前庭核よりも上位の小脳・脳幹部(中枢性)の病変によって起こることが多い。

II・症状

学童期以降の児では「目が回る」「くらくらする」「気持ちが悪い」などとめまいについて比較的具体的に訴える。しかし、乳幼児あるいは低年齢の学童ではこういった症状を訴えるまでに至らず、歩行が動揺する、座位が安定しなくなった、などといった保護者の訴えとして受診することが多い。

III・鑑別診断

図3に症状・経過・聴覚障害の有無からみためまいの鑑別を引用した。このほか、起立性障害、視力矯正不良などがある。

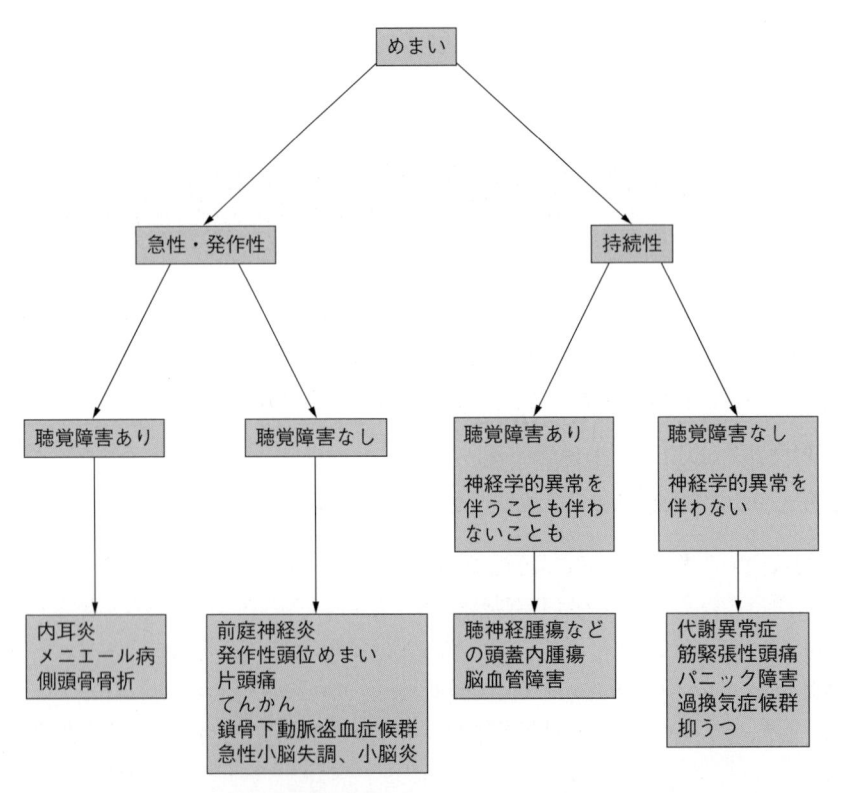

図3. めまいの原因疾患の鑑別(文献1)より改変して引用)

IV・診断の進め方

❶ 病歴
発症の時期、急性か慢性か、発作性か持続性か、回転性か動揺性か、耳鳴り・難聴があるか、発熱の有無、嘔吐・気分不快を伴うか、頭位によって悪化するか、など。

❷ 診察・検査
めまいの原因検索で重要なのは、聴力障害の有無である。眼振の有無、歩行させると左右どちらかに曲がってしまわないか、など。

聴力検査（ABR）、頭部 CT・MRI、カロリックテスト、脳波検査など。

■ すぐにできる治療

基本的に耳鼻咽喉科などの専門医に紹介する。

■ 専門医へのコンサルトの時期
症状が重篤で急激に増悪するもの。特に聴覚障害を伴うもの。

（後藤知英、詫間由一）

【参考文献】
1）Swaiman KF, Ashwal S：Pediatric Neurology Principles & Practice. 3rd ed, St. Louis, Mosby, Inc, 1999.
2）野間清司：めまい・たちくらみ，失神. 小児疾患の診断治療基準, 小児内科増刊号, 2001.

⑧ むくみ（浮腫）

はじめに

むくみ（浮腫）とは皮下組織に間質液が異常に貯留した状態を指し、種々の疾患で生じる。しかし、全身性の浮腫を主訴として来院する場合は腎疾患が最も多い。腎疾患の浮腫では低蛋白血症によるネフローゼ症候群と循環血液量が増加した急性腎炎症候群が主だが、まったく対処法が異なり、後者の方がより救急処置が必要なことが多い。

I・浮腫の起きる機序

浮腫は毛細管と間質の静水圧と膠質浸透圧の差で生じる。血管の透過性の亢進や、低アルブミン血症による膠質浸透圧の低下および循環血液量増加などによる血管内の静水圧の上昇によって起きる。末梢性と全身性があり、全身性の浮腫を主訴とする場合のほとんどは腎臓病による。末梢性としては末梢血管透過性亢進によるアレルギー反応、血管運動神経性浮腫（Quincke's edema）、血管性紫斑病などがある。その他静脈閉塞、リンパ管閉塞によることもある。全身性では循環血液量増大による場合で心不全、腎疾患などがあり、低アルブミン血症を引き起こすネフローゼ症候群をはじめとする種々の疾患がある。

II・症状

末梢性の場合は出る部位によって異なる。アレルギーなどによる喉頭浮腫は呼吸困難を伴う。全身性の場合は腸管浮腫による嘔吐、下痢などの消化器症状、肺水腫、心不全に伴う呼吸困難、高血圧性脳症によるけいれん、腹水貯留による腹部膨満感、循環血液量減少に伴う腹痛、ショック、が挙げられる。

眼瞼が腫れぼったいという症状の場合にその他の浮腫の所見がなければ問題ないが、一方、結膜炎などの診断で異常が見落とされることもあり、注意を要する。

III・病歴の取り方（腎疾患を中心に）

1. 体重の変化
2. 尿量の変化
3. 尿の色
4. 全身状態（食欲、倦怠感）
5. 呼吸困難の有無

表13．浮腫を伴う疾患

I. 毛細管静水圧上昇
　1）うっ血性心不全：心筋症、先天性心疾患
　2）腎疾患：急性腎炎症候群、腎不全
　3）特発性浮腫
　4）肝硬変
　5）静脈狭窄あるいは閉塞
　6）薬剤：副腎皮質ホルモン、Ca拮抗薬、アルドステロン作用をもつ薬剤
2. 低アルブミン血症
　1）アルブミンの喪失：ネフローゼ症候群、蛋白漏出性胃腸症
　2）アルブミン合成障害：肝疾患、低栄養
3. 血管透過性亢進
　1）外傷
　2）熱傷
　3）感染
　4）アレルギー疾患
　5）血管運動神経性浮腫
　6）血管性紫斑病
　7）川崎病
　8）血管炎
4. リンパ系
　1）甲状腺機能異常
　2）リンパ管形成異常
　3）フィラリア

IV・鑑別診断

表13を参照。

V・診断の進め方

1．病歴

全身性の浮腫の場合、最近2〜3週間に発熱、咽頭痛、皮膚の膿痂疹があったか、尿量の減少、体重の増加、靴がきつい、靴下の痕がつく、腹部膨満の有無、肉眼的血尿の有無（コーラ色）、全身症状（食欲不振、全身倦怠、呼吸困難、意識障害など）を聴取する。その他鑑別診断の項で記載したがさまざまな疾患が浮腫の原因になり、蛋白漏出性胃腸症、心疾患、肝疾患、甲状腺機能異常なども念頭においておく。

2．身体所見

眼瞼浮腫、下腿浮腫（指圧痕）、腹水、陰嚢浮腫などから全身性の浮腫か見極める。

高血圧、低血圧、多呼吸、呼吸困難、心音のギャロップ、意識状態から緊急の処置が必要か見極める。

3．必要な至急検査（図4）

診断に役立つ検査はそれぞれのところで後

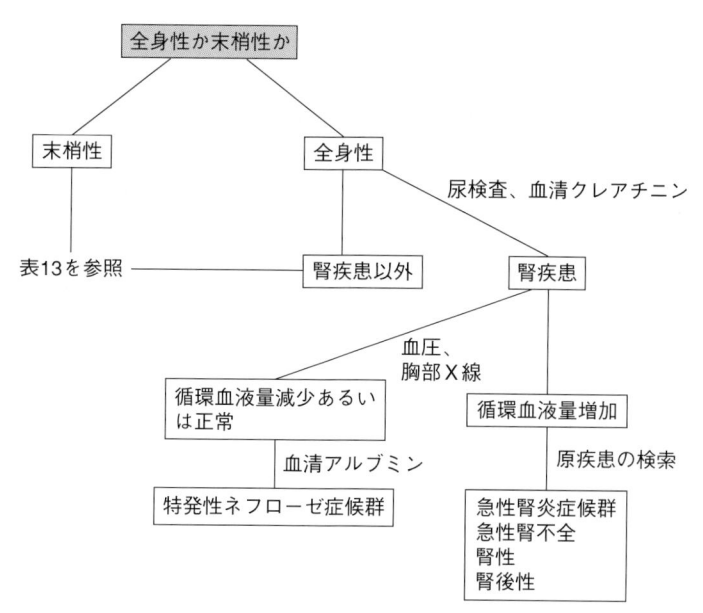

```
                    ┌─────────────┐
                    │全身性か末梢性か│
                    └──────┬──────┘
                    ┌──────┴──────┐
                 ┌──┴──┐       ┌──┴──┐
                 │末梢性│       │全身性│
                 └─────┘       └──┬──┘
                                  │  尿検査、血清クレアチニン
                        ┌─────────┴────────┐
   表13を参照 ──── ┌─────┴──────┐    ┌────┴────┐
                  │ 腎疾患以外  │    │  腎疾患  │
                  └────────────┘    └────┬────┘
                                         │ 血圧、
                                         │ 胸部X線
                              ┌──────────┴──────────┐
                    ┌─────────┴─────────┐  ┌────────┴────────┐
                    │循環血液量減少あるい│  │ 循環血液量増加  │
                    │は正常              │  └────────┬────────┘
                    └─────────┬─────────┘           │ 原疾患の検索
                              │ 血清アルブミン       │
                    ┌─────────┴─────────┐  ┌────────┴────────┐
                    │特発性ネフローゼ症候群│  │急性腎炎症候群  │
                    └───────────────────┘  │急性腎不全      │
                                           │腎性            │
                                           │腎後性          │
                                           └────────────────┘
```

図4．浮腫の原因の鑑別

述する（急性腎炎症候群、ネフローゼ症候群、肉眼的血尿、蛋白尿・血尿）。以下の至急検査で至急の処置が必要かを見極める。

❶ 尿検査

尿蛋白、尿沈渣での赤血球の有無。

尿蛋白は濃縮尿では定性では＋に出ることがある。この場合は尿蛋白・クレアチニン比で0.2以上を異常と考える。

❷ 胸部X線

血圧と胸部X線検査で患者が溢水状態にあるかそれとも浮腫のため血管内脱水状態にあるかをみる。

❸ 血液検査

末梢血、血清BUN、クレアチニン、総蛋白、アルブミン、電解質。

❹ その他

尿中電解質、尿素窒素、クレアチニン、浸透圧、静脈血液ガス。

4．緊急の治療

❶ 循環血液量増加

症状を伴っていれば緊急入院して利尿剤を使用する。これでも尿量が十分でなければ透析を考慮す

■ 禁忌

循環血液量が増加して低アルブミン血症がある場合、アルブミンの静注はさらに循環血液量の増加を招き高血圧脳症や肺水腫の危険があり、尿量が十分得られるときや、透析の用意がないと危険である。

以上がなければ緊急入院、治療の適応はないが、ネフローゼ症候群がはっきりすればその治療、急性腎炎症候群が疑わしければ高血圧の治療のための入院が必要で専門家に送る。浮腫のみで腎疾患、心疾患がないときは外来で検査を進めても可。

■緊急検査で至急処置が必要な場合

全身性浮腫で処置を急ぐ必要があるのは以下のときであり、緊急入院、治療の適応である。
①循環血液量増加があり、心不全、緊急高血圧症のみられるとき(「腎性高血圧」369頁参照)。高血圧がなく心拡大あるいは心不全症状、肺水腫があれば心疾患を疑う。
急性腎炎症候群は尿所見がない、あるいは軽微のこともあり、血圧が最も参考になる。
血清クレアチニン値の上昇があれば高カリウム血症、アシドーシスなど緊急処置が必要かは必ず見ておく。また急性腎不全の原因疾患鑑別のため必ず尿中電解質の検査をしておく(「急性腎不全」371頁参照)。
②循環血液量の低下を伴う低アルブミン血症があり、水分摂取ができない場合ショックの危険性がある。ネフローゼ症候群が最も多いが、水分摂取が低下していれば脱水、ショックが容易に起きるため緊急入院の適応である。

る。高血圧に対しては降圧剤を使用する(「腎性高血圧」369頁参照)。高カリウム血症では利尿剤に対する反応がなければ、緊急治療が必要となり、グルコース・インシュリン療法、透析などを考慮する(「急性腎不全」371頁参照)。

❷ 循環血液量低下

ナトリウム濃度の高い生食水やソリタT1®液などで輸液を行う。たとえ浮腫が強くても循環血液量の確保が先で、その後アルブミンの投与を考える。アルブミンは低アルブミンが強い場合は利尿剤として働く。

(本田雅敬)

⑨ 咳嗽

はじめに

気道には求心性迷走神経の末端が分布しており、上皮細胞直下に分布している。これらは刺激物受容体 irritant receptor として働く。化学物質、あるいは機械的刺激物によるこれらへの刺激で咳嗽が引き起こされる。まずはじめに深呼気、次いで閉じた声門を排して強い呼気が排出される。
咳嗽の種類として表14の如く、持続期間が週、あるいは日の単位以内であるものをⅠ.急性発症、この中でも時間の単位で増悪するものを突発的発症とし、Ⅱ.慢性発症は月の単位以上にわたり持続しているものと便宜的に分類する。小児科領域でこのうち緊急性を要するものは急性発症のうち1.突発性発症の疾患が主体となる。それ以外の疾患では呼吸困難の程度が強くない限り緊急性はあまりないと判断される。
表14に従い疾患のそれぞれの診断に参考となる特徴、まず行うべき検査、初期対応について述べる。

Ⅰ・急性発症

1. 突発性発症

喘息、クループともに突発的に咳嗽、喘鳴、呼吸困難を生じ得る疾患である。咳の種類、喘鳴が呼気か吸気かを聴き分けることでこの両者の鑑別は難しくはない。まず患児の努力呼吸の程度、SpO_2

表14. 咳嗽（小児科領域）

	疾患	特徴	まず行うべき検査	初期対応
I 急性発症				
1. 突発的発症	喘息	胸部聴診所見（呼気性喘鳴）	SpO_2モニタリング 重症度の評価	外来の一連の治療で改善しないときは入院
	クループ	犬吠様咳嗽（吸気性喘鳴）	SpO_2モニタリング 重症度の評価	外来の一連の治療で改善しないときは入院
	喉頭蓋炎	高熱、呼吸困難高度 独特な顔貌体位、流涎	不用意な口腔診察、X線撮影慎しむ 血液検査（炎症所見）	全例入院 時により転院
	気道異物	窒息のエピソード	吸気、呼気の胸部X線	検査・摘出術のできる病院へ転院
	誤嚥	哺乳後の激しい咳込み、嘔吐	胸部X線、SpO_2モニタリング	大量誤嚥の症例は入院 禁食、輸液、ステロイド、抗生剤投与
	アレルギー反応（アナフィラキシー）	食後、薬剤投与後 喉頭喘鳴、眼瞼腫脹	呼吸困難の有無の評価（SpO_2モニタリング）	血管確保、エピネフリン ステロイド投与
	過敏性肺臓炎	発熱、咳嗽、呼吸困難、ある一定の環境下で症状反復	胸部X線 呼吸困難の程度の評価（SpO_2モニタリング）	入院、必要なステロイド投与
2. 数日で増悪	喘息	上記に同じ	上記に同じ	上記に同じ
	下気道感染（ウイルス、細菌マイコプラズマ、百日咳…）	生後数カ月以内の細菌性肺炎、あるいは百日咳ではチアノーゼなど呼吸困難を生じる可能性あり	胸部X線 呼吸困難の有無の評価（SpO_2モニタリング）	呼吸困難、一般状態不良のときは入院治療
	肺血栓、塞栓 肺梗塞	胸痛、広範囲病変の症例では急速に呼吸困難増悪	胸部X線（末梢肺consalidaton、胸水） 呼吸困難の有無の評価（SpO_2モニタリング）	原則入院 酸素投与、血栓・塞栓を生じるに到った基礎疾患の有無の検討
II 慢性発症				
1. 各種感染症	結核 下気道感染の遷延化	咳嗽の増悪・軽快を繰り返す	結核では喀痰、胃液検査	結核は専門病院へ転院
2. 気道閉塞性疾患	コントロール不良の喘息 慢性誤嚥	特に感染併発時に増悪する	胸部X線	他疾患の緊急入院の適応は呼吸困難を有する症例
3. 先天性疾患	先天性気道狭窄 気管食道瘻 気管分岐異常 免疫不全	（結核ではゆっくりと症状が増悪する）	呼吸困難の有無の評価（SpO_2モニタリング）	
4. びまん性肺疾患	びまん性間質性肺炎 過敏性肺臓炎 肺線維症			

の値を参考に重症度を把握する。「気管支喘息」（348頁）を参考にまず救急治療を行い臨床症状が改善しない、SpO_2の値が低値のままの症例は入院適応となる。

　喉頭蓋炎は最も緊急性を必要とする疾患の1つである。初期は咳嗽のみであるが急速に呼吸困難が増強し、特異な顔貌、体位を取り高熱がある。早期診断、治療が肝要であるが同疾患を疑うときは早期に気道確保できる体制を整えることが先決で、診断のため不用意に舌圧子で咽頭を観察するのは危険である。X線撮影も児にとってはストレスで急速に呼吸停止に陥る可能性もあるため医師立ち会いのもとで、できれば緊急時に気管内挿管などできる体制を整えて実施すべきである。

　突発的に咳嗽、呼吸困難、喘鳴を生じたケースでは「気道異物」（25頁参照）も疑い詳細な病歴聴取が重要である。同疾患が疑われるときはまず吸気、呼気のX線を撮影し胸部聴診では呼吸音の左

右差の有無などに留意する。
　胃液、吐物を大量に誤嚥すると、激しい咳き込みに引き続き呼吸困難が急速に進行する（診断、初期対応、治療については各論で詳述）。
　薬剤あるいは食物に対するⅠ型アレルギー反応（アナフィラキシーショック）の症状の一環として咳嗽、喘鳴が出現することもある。蕁麻疹様発疹、眼瞼腫脹などの症状を随伴することも多いが、さらに重症化して喉頭浮腫による吸気性呼吸困難を呈することもあるため注意が必要である。呼吸困難が進行する症例ではアドレナリン投与、ステロイド投与、抗ヒスタミン薬投与を早期に行う。
　過敏性肺臓炎は微細有機粉塵が気道内でⅢ型アレルギー反応を起こすことにより発症すると考えられているが、日本では真菌の一種であるトリコスポロンが原因となる夏型過敏性肺臓炎が有名である。多くが初夏から夏にかけて発症し、乾性咳嗽、発熱、呼吸困難が急速に進行するのが特徴である。胸部X線所見が特徴的で左右中下葉野に小葉中心性の小結節性陰影を認める。入院して抗原曝露から回避すると比較的速やかに症状が軽減し、退院して家庭で抗原に再曝露を受けると再発する特徴がある。

2．数日で増悪

　気管支喘息は特に秋口（9〜10月）、春先（3〜4月）の季節の変わり目に増悪しやすく、気道感染が契機になることが多い。通常の上気道感染では3日間ほど特に夜間に発作を生じるがそれ以降は次第に軽快することが多い。4日以上夜間に咳き込み、喘鳴、呼吸苦が続くと訴え、胸部聴診で水泡音 coarse crakles も聴取される症例では下気道感染（急性気管支炎、気管支肺炎）を併発している可能性が高まるため、胸部X線撮影を実施し確認するとよい。下気道感染を併発し水分が摂取できないなど一般状態が不良な症例では入院を考慮する。
　下気道感染で数日かけて咳嗽が増悪する症例では一番情報量の多い検査は胸部X線である。まず細菌性かウイルス性かの鑑別をする。細菌性の場合肺野の陰影は非容量減少性の consolidation であることが多く、ウイルス性の場合気管支周囲影（peribronchial shadow）、無気肺（容量減少性）であるのが一般的である。細菌性でもマイコプラズマ肺炎では consolidation よりは気管支周囲影、無気肺所見を呈するのが一般的である。マイコプラズマ以外の細菌性肺炎では白血球増多、CRPなど炎症反応が高値を示すため血液所見も参考となる。マイコプラズマ感染以外の低年齢児の細菌性肺炎では急速に増悪することが多いため、一般的には入院治療が推奨される。百日咳は数日間のカタル症状ののち発作性の咳嗽、レプリーゼ、スタッカートなどの特徴的な症状が次第に明らかになることが多いが、生後間もない新生児、乳児期早期児では、咳嗽の症状は必ずしも目立たず、無呼吸、チアノーゼなどの症状が前面に出ることが多いため要注意である。無呼吸発作を頻回に起こすため、このような幼少児は入院適応となる。
　肺血栓、塞栓、肺梗塞などは稀な疾患ではあるが血液凝固障害、血管奇形、ネフローゼなどの基礎疾患をもつ症例で強い胸痛があり、乾性咳嗽があるときは疑い、まずは胸部X線撮影をする。胸部X線所見では末梢肺野に consolidation があり、時として胸水貯留を認め、患側肺の容量減少を認めるのが一般的ではあるがこれらの所見は必ずしも明らかでない症例もある。病初期には血液検査でLDHが上昇することがあるが、これも必ずしも全例では認められない。疑わしい症例では入院して必要に応じて酸素を使用し、確定診断のために早期に肺血流シンチグラフィーを実施し血流の途絶の有無をみる。

II・慢性発症

　小児結核は初期には無症状で、発熱、咳嗽などの症状が明らかになるのは感染を受けてから少なくとも数カ月後のことが多い。現代では稀な疾患となりつつあるが見逃すと重症化するため、発熱、咳嗽などの症状が慢性的に持続する症例では一度は鑑別する必要がある。

　下気道感染が完治しないまま慢性の気道炎症を遷延化した症例を小児ではよく経験する。このような症例も含めて表14のII-1以降に挙げた各疾患では呼吸困難が高度でない限り緊急に処置が必要とされることは少なく、まずはじっくり構えて後日必要のある症例のみ精査を目的に入院する手順でもよいと考えられる。但し感染を併発すると急性増悪する傾向があり、呼吸困難を伴う症例では入院治療が必要である。

気道異物における専門医へのコンサルトの時期

　①窒息のエピソードがはっきりしている、②胸部X線写真で特徴的所見がある、③胸部聴診で左右差がある、などが典型的であるが、必ずしも典型的でない症例もある。典型的な臨床事項がある症例では小児異物摘出術の実績のある（経験のある小児麻酔医、呼吸器科医、耳鼻科医）病院への搬送を考慮する。夜間などで搬送できない場合は入院のうえ翌朝搬送の手配をするが、この際は十分なモニタリングを行い、胸部理学療法は禁忌である。

（伊藤真樹）

10　呼吸困難

I・呼吸困難の発現機序

　呼吸困難は成人において主観的症状であり、乳幼児においては努力呼吸、潜在性の多呼吸、チアノーゼ、低酸素高炭酸ガス血症などを認めるときに呼吸困難があると判断する。これまで多くの呼吸困難を生じる機序に関して研究がなされたが明確な機序の説明はなく、複数の機序が考えられる。機序として呼吸運動に関与するすべての部位の異常、不均衡が呼吸困難を生じさせるであろう。まず、不随意性呼吸中枢は代謝性と情動性の機序が考えられる。代謝性呼吸中枢は延髄・橋に存在して動脈血、髄液のpH、炭酸ガス分圧、酸素分圧を一定に維持する。精神的、心理的因子が関与する情動性中枢はさらに不鮮明で、前頭葉大脳皮質における存在が示唆されている。意思によって呼吸を調節する随意性呼吸中枢は大脳皮質運動領野に存在する。他方、末梢において血液の炭酸ガス分圧、酸素分圧の化学受容体が頸動脈体、大動脈体に存在する。また呼吸の末梢性神経調節（呼吸反射）の引き金となる末梢受容体が肺、気道、そして呼吸筋に存在する（図5）。

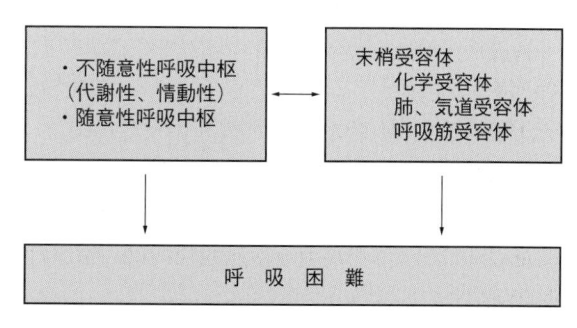

図5．呼吸困難の誘発機序

表 15. 乳幼児、学童期に呼吸困難を生じる疾患・原因

		上気道	下気道、肺	循環器	その他
突発性	乳幼児	異物、外傷、溺水	異物、気胸、溺水、石油類誤飲、百日咳、肺出血		
	学童	異物、外傷、溺水	異物、気胸、溺水、肺出血、肺梗塞		
急性	乳幼児	クループ(急性喉頭蓋炎を含む)、咽後膿瘍	気管・気管支軟化症、細気管支炎、広範な肺炎、膿胸、喘息、無気肺、肺梗塞	うっ血性心不全	脳炎、細菌性髄膜炎、頭蓋内出血、ギラン・バレー症候群、乳児突然死症候群(SIDS)
	学童		広範な肺炎、喘息、肺梗塞、胸膜炎		脳炎、過呼吸症候群、麻薬・薬物中毒、ギラン・バレー症候群
慢性進行性	乳幼児	扁桃肥大、舌根沈下	未熟児性に基づく慢性肺疾患、肺高血圧症	短絡性心疾患、血管輪	貧血、肥満、進行性筋ジストロフィー
	学童		肺気腫、間質性肺炎、肺高血圧症		貧血、肥満、進行性筋ジストロフィー、重症筋無力症、糖尿病性アシドーシス、腎性アシドーシス

II・呼吸困難を呈する基礎疾患・原因(表 15)

呼吸困難を生じる乳幼児、学童期疾患は多彩であり、①呼吸器疾患(気道閉塞、肺実質病変など)、②循環器疾患(心不全、肺高血圧など)、③神経疾患(感染性脳疾患、出血性脳疾患)、④筋肉疾患(進行性筋ジストロフィー)、⑤血液疾患(強い貧血、一酸化炭素中毒など)、⑥代謝性疾患(糖尿病)、⑦心因性疾患(過呼吸症候群)、などが挙げられる。

III・呼吸困難の治療

問診、診察、基本的な臨床検査に基づいて(表 16)、呼吸困難に対する非特異的救急治療と基礎疾患・原因に対する特異的治療が行われる。

救急治療は気道確保と換気の改善、必要に応じた酸素投与、病態や疾患に応じた薬剤の投与、補助療法などを含む。呼吸数が著明に低下したり、1回換気量が減少して呼吸音が聴診されなくなったり、酸素投与にもかかわらず動脈血酸素分圧が改善しなかったり、意識レベルの低下がある患児では人工換気を考慮する。

動脈血酸素分圧低下のみられる児では酸素投与を行うが、投与量は動脈血ガス分析結果に基づいて決められる。正常換気時に約 30% の吸入酸素濃度を保持するには鼻カニューラでは 2〜3 l/min、マスクでは 4〜5 l/min、酸素テントでは 6〜10 l/min の酸素流量が目安とされる。

気管支喘息治療に用いられるアミノフィリン

表 16. 呼吸困難を呈する基礎疾患・原因の検査法

- 問診
- 診察
  ↓
- 基本的臨床検査　上・下気道画像検査、動脈血ガス分析、心電図・心エコー、末梢血血算、血清化学、検尿
  ↓
- 二次的臨床検査　肺機能検査、喉頭・気管・気管支鏡検査、胸部 CT 検査、肺シンチグラム、心臓血管カテーテル・造影検査、気管支肺胞洗浄液検査、開胸肺生検

は気管支平滑筋弛緩作用に加えて呼吸中枢刺激作用、強心作用、利尿作用、横隔膜収縮増強作用などを併せ持ち、他の呼吸器疾患においても呼吸困難を軽減させることが期待される。やはり気管支平滑筋弛緩作用を有するエピネフリンは気道粘膜浮腫を軽減させる作用も有する。ウイルス性クループにみられる喉頭蓋、喉頭粘膜浮腫による急速な気道閉塞には皮下注、余裕があれば希釈液を吸入で投与する。

専門医へのコンサルトの時期

患児が酸素不足を補うために努力呼吸を続けると、酸素消費量を増加させて低酸素血症を悪化させる。呼吸困難を改善する一般的処置を行ったにもかかわらず、改善がわずかで、短時間であったなら迅速に専門施設に紹介する。

■ 行ってはいけないこと

気道確保に気管内挿管は極めて有効である。しかし、挿管の失敗は呼吸困難を悪化させ、喉頭蓋浮腫や喉頭出血を生じて次の挿管条件を悪くする。挿管の自信がないときは避けるべきである。低動脈血酸素分圧をきたす新生児先天性心疾患の多く（例えば肺動脈弁閉鎖症）において、酸素投与が循環動態の悪化をもたらす。酸素投与によって呼吸困難悪化がもたらされるなら、投与を中止する。

（近藤信哉）

⑪ 胸痛

I・症状の起こる機序

内臓疾患による胸痛と、内臓疾患以外の胸痛に大別される。内臓疾患の原因は、心臓、肺のほか、血管、消化管の炎症、虚血、裂傷などである。内臓疾患以外の原因は、筋骨格系の痛みか器質的疾患のない痛み（特発性、心因性）である。小児では、心臓などの内臓疾患による胸痛は稀で、内臓疾患以外の胸痛がほとんどである。

II・鑑別診断（表17）

❶ 問診

胸痛の部位、程度、性質、持続時間、誘因、随伴症状を尋ねる。既往歴と家族歴は内臓疾患の有無の判別に役立つ。胸骨部の強い絞扼感が長時間持続する場合や運動で誘発される場合は、心筋梗塞や狭心症といった虚血性心疾患を疑い、川崎病などの既往歴、家族性高脂血症などの家族歴についてたずねる。呼吸で増強する側胸部の痛みは、胸膜炎、気胸などの呼吸器系の原因を考える。数分間以内の表在性のチクチク、ズキズキするような痛みは筋骨格系の痛みである可能性が高い。

❷ 理学所見

胸痛が持続し、循環動態不良であれば、重症心疾患を念頭におき、治療を優先する。胸痛が治まり、循環動態良好であれば、内臓疾患の除外診断を目的とした診察を進める。心雑音や不整脈の存在は心疾患を示唆する。胸骨左縁中部から右頸部に放散する収縮期雑音は大動脈弁狭窄に特徴的であ

表 17. 胸痛をきたす主な原因疾患と特徴

疾患	特徴
内臓疾患	
心筋梗塞、狭心症	胸骨部の持続する強い絞扼感、川崎病の後遺症が多い
大動脈弁狭窄、肥大型心筋症	運動で誘発、時にめまい・失神を伴う、心雑音あり
心筋炎	発熱、不整脈、心雑音なども生じる
心外膜炎	呼吸で増強する鈍痛、多くは発熱あり
不整脈	胸部の違和感や動悸を訴える
大動脈瘤破裂	背部に放散する激痛、特にマルファン症候群と関連
原発性肺高血圧症	運動で悪化、息切れも認める、時にめまい・失神を伴う
肺炎、胸膜炎	発熱、咳を伴う。胸膜炎は表在性の鋭い痛みを生じる
気胸	突発的な鋭い痛み、呼吸困難あり
消化管の炎症、潰瘍	食事に関連、心窩部痛もあることが多い
内臓疾患以外	
肋軟骨炎	肋軟骨接合部の圧痛
帯状疱疹、肋間神経炎	限局性、表在性の鋭い痛み
筋肉痛	スポーツや無理な姿勢で生じる、運動や呼吸で悪化する
心因性、起立性調節障害	不定愁訴がみられる、家庭や学校の問題に注意
特発性	反復性のズキズキする痛み

る。心外膜炎では心膜摩擦音を聴取することがある。呼吸音の減弱、左右差、ラ音の存在などは胸膜炎、気胸、肺炎など呼吸器疾患の診断の手がかりとなる。消化器疾患も念頭におき、腹部の診察を行う。大動脈瘤破裂はマルファン症候群に起こりやすいので、体型・骨格にも注意する。肋軟骨炎では肋軟骨接合部に圧痛を認める。

❸ 検査

a. 心電図

最重要の検査である。胸痛が持続していれば、直ちに 12 誘導心電図を記録する。胸痛が治まっていれば、運動負荷心電図もとることが望ましい。ST-T 変化のほか、異常 Q 波、心室肥大、不整脈の有無をチェックする。

b. 胸部 X 線

心疾患については心拡大、肺血管陰影の異常、冠動脈瘤の石灰化、肺疾患については気胸、胸水、無気肺、浸潤陰影などの有無を検討する。

c. 心エコー

心筋運動の異常、心筋肥厚、弁狭窄、冠動脈病変、心嚢液貯留などの検索に用いる。

d. 血液検査

白血球、CRP、血沈などは心外膜炎、胸膜炎、肺炎、膠原病などの炎症性疾患、CK とアイソザイム（CK-MB）、GOT、LDH、トロポニン T などは心筋炎、心筋梗塞などの心疾患、血液ガスは呼吸困難の診断に有用である。

e. その他

以上の検査に異常がなければ、ほぼ内臓疾患以外の胸痛と考えてよい。さらに特殊な原因を疑う場合は、心疾患に対し心筋シンチ、心臓カテーテル検査、ホルター心電図、呼吸器疾患に対し胸部 CT・MRI、呼吸機能検査、消化管疾患に対し腹部エコー、消化管内視鏡、消化管造影などを適宜追加する。

III・最初の12時間に行う治療

❶ 内臓疾患

a. 心疾患

胸痛が持続していれば、まず安静にし、酸素投与を開始する。循環動態不良であれば、カテコラミンを投与し、状態により気管挿管する。循環動態良好であれば、診断に応じた治療を行う。狭心症では硝酸薬、心筋梗塞では血栓溶解療法、不整脈では抗不整脈薬、解離性大動脈瘤では緊急手術の適応である。

b. 呼吸器疾患

まず、安静と酸素投与を行う。気胸・胸膜炎の程度が強い例では、胸腔穿刺・ドレナージによる脱気・排液を行う。その他、疾患により、抗生剤、気管支拡張剤などを使用する。

c. 消化器疾患

強い痛みに対しては、ブチルスコポラミン、ペンタゾシンの投与を行う。炎症や潰瘍は、H_2受容体拮抗薬やプロトンポンプ阻害薬などで治療する。

❷ 内臓疾患以外

心疾患に由来する胸痛を心配して来院する患児、家族に対し、心臓などの内臓疾患でないことを説明し不安を取り除くことが重要である。胸痛は治療の必要はなく、安静のみで改善することがほとんどである。強い痛みにはアセトアミノフェンなどの鎮痛薬で、不安が強い心因性の痛みに対してはジアゼパムなどの精神安定薬で対処する。

■ 帰宅させる場合の指導内容

内臓疾患で胸痛が治まって循環動態も良好であれば帰宅させてもよい。内臓疾患以外では原則として帰宅させる。いずれにしても、胸痛が悪化し、顔色不良や呼吸困難を伴う際は、再受診するように指導する。

専門医へのコンサルトの時期

心疾患は小児循環器科医のいる専門病院に直ちに転送する。呼吸器疾患、消化器疾患は入院施設のある一般病院でかまわないが、気胸や胸膜炎で胸腔穿刺・ドレナージが必要な例では、専門病院の方が望ましい。

(三浦　大)

12 胸部異常陰影

I・発現機序

胸部画像には胸郭、胸壁軟部組織、肺臓、気道、心臓、大血管、胸膜腔、心嚢膜、横隔膜、食道、リンパ節、胸腺、神経などが含まれる。これらすべての臓器における器質的、機能的異常が異常陰影として捉えられる可能性を有する。胸部単純X線写真検査に加え、CT検査、MRI検査、気管・気

管支ファイバースコピー、気管・気管支造影検査、食道造影検査、心エコー検査、心血管カテーテル・造影検査、換気血流シンチグラフィー検査などを加えることでより正確な診断が可能となる。

II・単純胸部正面X線写真の読影(図6、frontal radiograph)

　単純胸部X線正面写真は呼吸器、循環器疾患の基本的検査法の1つである。判読の前に画像が真正面水平位で撮れているか、吸気、呼気相画像であるかを見極める。鎖骨胸骨端が第1肋骨前端部と重なっていることが望ましい。

　縦隔洞陰影の辺縁は心血管陰影によって形成され、新生児、乳児では種々の大きさ、形、位置の胸腺が加わる。右側は上から右腕頭動脈、上大静脈、右心房からなる。左側は上から左鎖骨下動脈、大動脈弓、肺動脈幹、左心耳、左心室からなる。心胸郭比(cardiothoracic ratio；CTR)は乳児において 0.4〜0.6、幼児以降は 0.4〜0.5 とされる。

　気管はだいたい第4頸椎体(C4)から始まり第5胸椎体(Th5)の高さに終わる。新生児・乳児の気管分岐部は高く、時に第3胸椎体(Th3)の高さにあることがある。右横隔膜の高さは吸気位で第9〜10背側肋骨付近にあり、左横隔膜は右より半〜1椎体低い。同程度の分岐であれば、下肺野血管陰影は上肺野血管陰影の約3倍の太さを有する。

III・単純胸部側面X線写真の読影(図6、lateral radiograph)

　側面画像は正面画像を補って、特に縦隔陰影と重なる肺門部血管、気道異常陰影、肺野の読影に有用である。

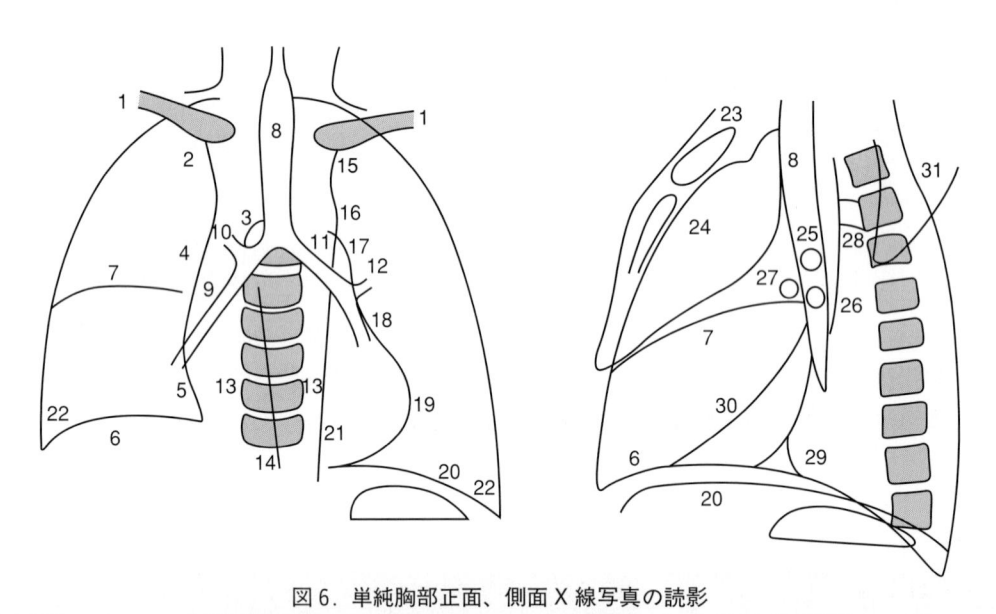

図6. 単純胸部正面、側面X線写真の読影

1 左右鎖骨 clavicula、2 右腕頭動脈 right brachiochephalic artery、3 奇静脈 azygos vein、4 上大静脈 superior vena cava、5 右心房 right atrium、6 右横隔膜 right diaphragm、7 miner fissure、8 気管 trachea、9 右主気管支 right main bronchus、10 右上葉気管支 right upper lobe bronchus、11 左主気管支 left main bronchus、12 左上葉舌葉気管支 left upper/lingular bronchus、13 左右脊椎線 paraspinal line、14 傍食道線 paraesophageal line、15 左鎖骨下動脈 left subclavian artery、16 大動脈頭 aortic knob、17 肺動脈幹 pulmonary trunk、18 左心耳 left auricula、19 左心室 left ventriculus、20 左横隔膜 left diaphragm、21 下行大動脈 descending aorta、22 左右肋骨横隔膜角 cost-phrenic angle、23 胸骨柄 sternal manubrium、24 胸骨後腔 retrosternal space、25 右上葉気管支入口部 orifice of right upper bronchus、26 左上葉舌葉気管支入口部 orifice of left upper/lingular bronchus、27 右肺動脈 right pulmonary artery、28 大動脈弓 aortic arch、29 下大静脈 inferior vena cava、30 major fissure、31 肩甲骨 scapula

左主肺動脈は右主肺動脈よりやや後方を、多くは心囊外を走行するために左主気管支を越えて下降していくのが認められる。大部分の右主肺動脈は心囊内を走行する。下行枝の一部が心囊外で水平に走行するために正切像として認められることがある。

　気道では胸腔内気管側面像と、中間気管支が明瞭に認められる。右上葉、左上舌気管支入口部が水平に走行するため、正切像として認められる。

　肺野では、正面像で縦隔と重なる肺区域S5、S6、S10の異常陰影の存在と範囲がより明確に描出される。

表18．胸部異常陰影の分類

Ⅰ．肺野
1. シルエット・サイン：空気を含んでいる肺実質は軟部組織と接する部分で本来明瞭な境界を呈する。肺実質に炎症によって液性浸潤などが生じると両者の濃度差が小さくなり、境界が不明瞭となる。このシルエット・サインはしばしば心陰影、横隔膜、下行大動脈、傍食道線に接する肺に認められる。
2. 浸潤陰影：肺炎、気管支炎、肺出血、気管支拡張症、好酸球性肺炎、悪性腫瘍肺浸潤
3. 斑状陰影：過敏性肺臓炎、特発性間質性肺炎、粟粒結核
4. 結節陰影：肺炎（初期）、肺膿瘍、肺吸虫症、結核腫、良性・悪性腫瘍、Wegener肉芽腫症、気管支性囊胞、肺動静脈瘻、円形無気肺
5. 囊胞状、空洞、蜂窩状陰影：肺葉内肺分画症、CCAM、巨大肺囊胞、結核性空洞、感染性肺囊胞、気管支拡張症進行例
6. 無気肺陰影：気道閉塞、気胸、大量胸水
7. 肺気腫、過膨張肺：一側肺無形成、肺形成不全、気管支喘息、細気管支炎、気道異物
8. 肺動静脈：肺高血圧症、シミター症候群

Ⅱ．気道
気管狭窄、気管支狭窄、気管支分岐異常

Ⅲ．心臓、大血管

Ⅳ．胸膜腔
1. 気胸
2. 濾出性胸水：うっ血性心不全、ネフローゼ症候群、糸球体腎炎急性期、肝硬変、粘液水腫
3. 滲出性胸水：感染性胸膜炎（結核性胸膜炎、膿胸）、肺塞栓、膵炎（左側）、癌性胸膜炎、黄色爪症候群

Ⅴ．心囊膜

Ⅵ．食道
カラジア、アカラジア、食道裂孔ヘルニア、食道腫瘍、食道憩室、食道破裂

Ⅶ．横隔膜
横隔膜ヘルニア、横隔膜挙上症

Ⅷ．縦隔・肺門・肺リンパ節
初期変化群肺結核（初感リンパ節巣）、悪性腫瘍リンパ節転移

Ⅸ．胸郭（椎体、肋骨、鎖骨）
漏斗胸、鳩胸、外傷性骨折、骨結核（脊椎カリエスなど）、悪性腫瘍骨転移、外骨腫症（exostosis）、左右胸郭不対称（片肺欠損、片肺動脈欠損）

Ⅹ．胸壁軟部組織
大胸筋欠損、胸壁膿瘍

Ⅺ．縦隔腫瘍

Ⅳ・胸部異常陰影の分類

表 18 参照。

（近藤信哉）

13 腹痛（急性腹症）

はじめに

　小児の腹痛は日常の診療でしばしばみられ、原因となる疾患も多様である。その多くは内科的なあるいは腹部以外や全身性疾患によるものであるが、中には救急の治療や手術を要する場合がある。急性腹症は鑑別診断、診断のための検査、外科医への紹介など緊急の処置が不可欠で、診断と治療にあたっては迅速な判断が必要である。

Ⅰ・腹痛の機序

　消化管に由来する痛みは消化管の過剰な進展、収縮や感染、虚血などによって生ずる生化学物質に自律神経が反応して生ずる内臓痛である。内臓痛の特徴は間欠的、周期的な鈍痛や疝痛であり局在は不明瞭で、心窩部、臍周囲など一般的に体中心線付近に認める。悪心、嘔吐、顔面蒼白、冷汗などの自立神経症状を伴い体位変換や体動によって痛みが軽減することがある。体性痛は体性感覚神経が興奮したときに生ずる痛みで、皮膚や体表の粘膜の痛覚神経が関与する表面痛と骨格筋、間接、靱帯、骨膜などに分布する痛覚神経が関与する深部痛に分けられる。消化器領域では壁側腹膜が刺激されて生ずる痛みをいい、局在が明瞭で刺すような鋭い痛みが持続し圧痛と筋性防御を伴って体動により痛みが増悪することが多い。関連痛は、内臓痛が起こり痛みが増強してくると刺激を受けた臓器から離れた皮膚または深部組織に感じられる痛みである。

Ⅱ・腹痛の原因

1. 腹腔内に原因があるもの
2. 腹腔外に原因があるもの
3. 心因性あるいは社会性の原因による反復性腹痛

　反復性腹痛はほとんどが器質的疾患を伴わない機能性腹痛であるが、①少なくとも 3 カ月以上にわたって日常生活に影響を及ぼす痛みが 3 回以上認められる、② 5〜15 歳に多い、などが特徴である。機能性腹痛の特徴は、①臍周囲の痛み、②痛みの性状や強さは非特異的で、③全身状態は良好である、などである。典型的な症状のパターンから過敏性腸症候群（irritable bowel syndrome；IBS）と非潰瘍性消化障害（non-ulcer dyspepsia；NUD）とに分けられ、前者は排便によって改善する腹痛や腹部膨満を訴え便秘と下痢を繰り返し、後者は心窩部痛や胃もたれなどの消化器症状がある。

Ⅲ・病歴の取り方

1. 腹痛の発症時期
2. 部位
3. 痛みの性状（鈍痛か疝痛か、持続性か間欠性か）

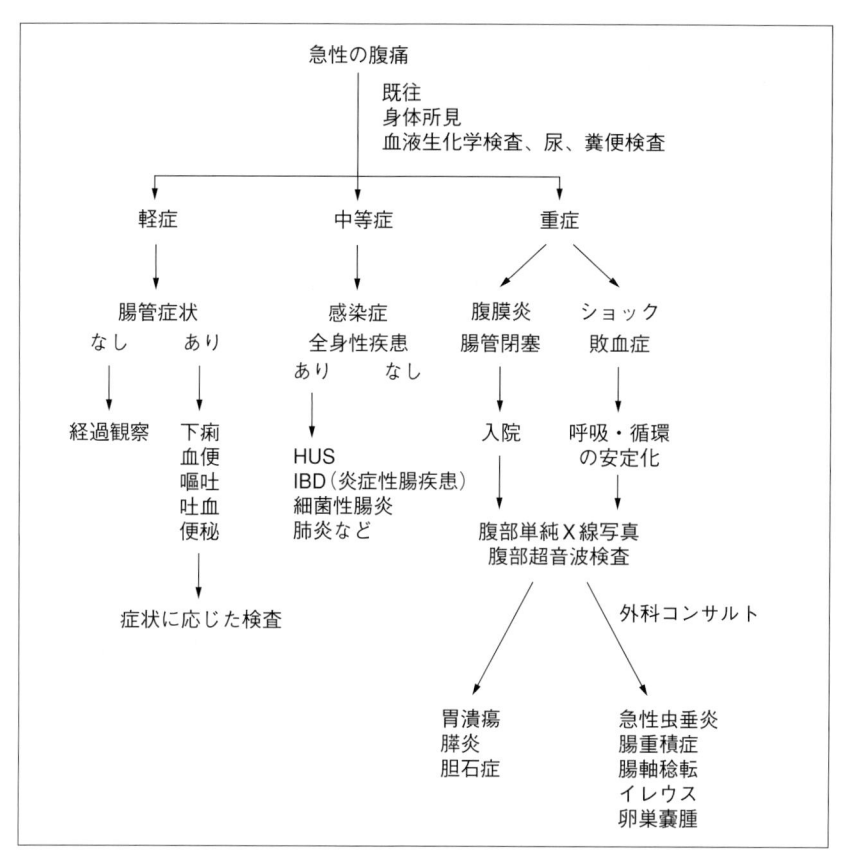

```
                           急性の腹痛
                              │ 既往
                              │ 身体所見
                              │ 血液生化学検査、尿、糞便検査
                              ▼
         ┌────────────────┬────────────────┐
         ▼                ▼                ▼
        軽症             中等症            重症
         │                │          ┌─────┴─────┐
         ▼                ▼          ▼           ▼
      腸管症状          感染症      腹膜炎       ショック
     なし  あり       全身性疾患   腸管閉塞      敗血症
      │    │        あり   なし      │           │
      ▼    ▼         │             ▼           ▼
   経過観察 下痢      ▼            入院      呼吸・循環
          血便      HUS            │         の安定化
          嘔吐    IBD(炎症性腸疾患)  │            │
          吐血    細菌性腸炎        ▼            │
          便秘    肺炎など    腹部単純X線写真     │
           │                 腹部超音波検査       │
           ▼                        │ 外科コンサルト
      症状に応じた検査               │            │
                                    ▼            ▼
                                  胃潰瘍       急性虫垂炎
                                  膵炎         腸重積症
                                  胆石症       腸軸捻転
                                               イレウス
                                               卵巣嚢腫
```

図7. 急性腹痛を訴える場合の診断のアルゴリズム

4. 随伴症状の有無
5. 外傷の有無
6. 排便の有無と便の性状
7. 女児では生理の有無

を聞き出す。

IV・鑑別診断

　小児期に特有な疾患があり、患児の年齢により特徴的な疾患があることなどに注意を要する(表19)。

V・診断の進め方

　全年齢を通してウイルス性の急性胃腸炎が最も多いが、診断にあたっては、①腹痛が非特異的な症状であり原因は多岐にわたる、②腹部以外の疾患でも腹痛を認める、③乳幼児では痛みの訴えが曖昧で部位も不明であることが多い、④痛みのあるときに所見がとりにくい、などに注意する。

　診察は患児の緊張をとりながら丁寧に行う。乳幼児では泣いたり暴れたりすることがあるため、観察を十分に行い客観的な所見をとるようにする。このためには、救急の現場においても詳細な病歴聴取と念入りな診察の繰り返しをおろそかにしてはならない。急性の腹痛には、外科的治療を必要とする緊急性の高い疾患が含まれ、腸重積症、急性虫垂炎、消化管穿孔、腸軸捻転症、急性膵炎、卵巣嚢

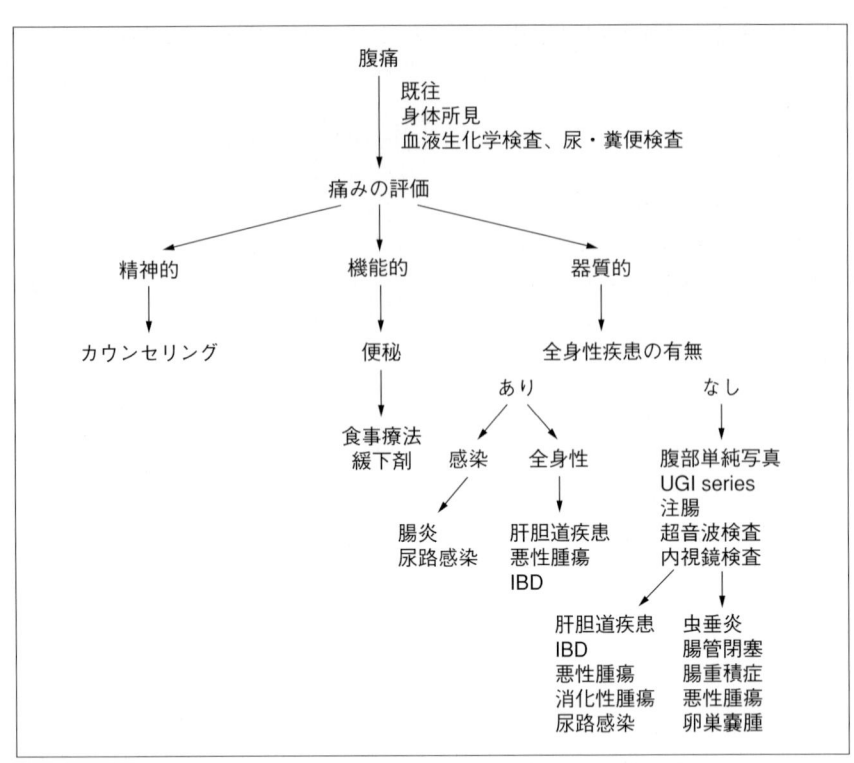

図8. 持続性あるいは繰り返す腹痛の診断アルゴリズム

表19. 腹痛をきたす疾患

	乳児	幼児	学童
多くみられる	胃腸炎	胃腸炎 尿路感染症 外傷 肺炎、喘息 便秘	胃腸炎 尿路感染症 便秘
しばしばみられる	腸重積症	急性虫垂炎 アナフィラクトイド紫斑病	急性虫垂炎 アナフィラクトイド紫斑病
時にみられる		消化性潰瘍 腸重積症 メッケル憩室症 胆道拡張症 膵炎	消化性潰瘍 外傷
稀な疾患	鼠径ヘルニア嵌頓 メッケル憩室症 急性虫垂炎 腸軸捻症	胆石症 卵巣嚢腫軸捻転 肺炎	膵炎 卵巣嚢腫軸捻転 胆石症

腸軸捻転など見落としてはならない疾患に重点をおいて診断を進めなければならない。①腹痛が3～4時間以上持続する、②胆汁性嘔吐を認める、③腹部膨満が急速に進行する、④腹壁が硬く反跳痛を認めるとき、などでは手術を要する可能性が大きい。鼠径部や外陰部を診察し鼠径ヘルニア嵌頓、精巣捻転なども見逃さないようにする。

また、急性虫垂炎では非典型的な症状を示すものがしばしばみられ、穿孔を認める症例は15～25％といわれるが、乳幼児期では50％を超えることに注意すべきである。腹痛とともに下痢・血便

を伴う場合には腸管出血性大腸菌による腸炎を念頭におく。

　腹部所見の要点は、①腹部膨満があるかどうか、②腸雑音が亢進しているか減弱しているか、③局所の圧痛、筋性防禦があるかどうか、④腫瘤の有無、などに注意する。検査では、末梢血、血液生化学検査を行い尿検査とともに下痢がある場合には便培養を行う。腹部単純Ｘ線写真では腸管ガス像で鏡面形成の有無と腸管拡張のパターンをみ、腹腔内遊離ガスの有無、腸管外ガス像および異常石灰化像（結石、腫瘤）、糞石、直腸・結腸の糞便貯留などをみる。腹部超音波検査は特に急性腹症では必須の検査であり、急性虫垂炎、腸重積症、急性膵炎、胆石症、尿路結石症などで診断的価値が高い。

表20．緊急の処置を要する腹痛

乳　児	先天性消化管奇形 腸重積症 鼠径ヘルニア嵌頓 腸軸捻転症 急性虫垂炎
幼　児	腸重積症 急性虫垂炎 メッケル憩室症
学　童	急性虫垂炎 消化性潰瘍
思春期	急性虫垂炎 消化性潰瘍 急性膵炎

■ 診断後最初の12時間に行うべき治療

　経口摂取を止めて静脈ラインを確保し輸液を行う。腹部膨満、嘔吐がある場合には経鼻胃管を挿入して胃内容の吸引を行う。
　急性腹症を疑う場合、小児外科など関連各科と密接な連携をもち必要時にコンサルトする。
　重症の脱水、ショックを認める場合には、全身状態の改善を優先しながら原因疾患の治療を考える。
　急性虫垂炎の疑いがあるものの確定できない場合には経口摂取を止めて輸液を行いながら経過をみるのがよい。この際、抗菌薬を使用すると症状が修飾され診断が困難となる。

　　専門医へのコンサルトの時期
　　急性腹症を疑う場合には、小児外科医に相談しできるだけ早く移送する。
　　①腹痛が持続する、②胆汁性嘔吐を認める、③腹部膨満が急速に進行する、④腹壁が硬くデファンスを認める、などの場合には、外科的疾患の可能性が高いため早期に外科医にコンサルトすべきである。

（鎌形正一郎）

⑭ 腹部腫瘤

はじめに

　腹部腫瘤とは、腹壁、腹腔内臓器、後腹膜腔、骨盤腔より発生した腫瘤の総称である。腫瘤を認めたら早急に確定診断に導かなくてはならないが、特に悪性の可能性があるか否かをまず見極めることが大切である。そのためには腫瘤の触診所見と超音波検査が有用で、悪性が疑われればすぐ専門施設に相談する。
　早期に腫瘤を発見するには、注意深い触診とともに、日頃から風邪などで受診しても腹部の触診を

表 21. 腹部腫瘤をきたす疾患：部位別

肝胆道	肝腫（肝炎、肝膿瘍、蓄積疾患） 胆道拡張症、悪性腫瘍（肝芽腫、肝癌）、良性腫瘍（肝血管腫）
脾臓	脾腫（感染症、溶血性疾患、門脈圧亢進症、血液悪性疾患、代謝病） 腫瘍（リンパ管腫、血管内皮腫）
消化管	腫瘍（胃奇形腫、胃平滑筋腫、リンパ管腫、悪性リンパ腫） 肥厚性幽門狭窄症、腸管重複症、腸重積 虫垂炎膿瘍、糞便、慢性炎症性腸疾患
副腎	神経芽腫、褐色細胞腫、血腫
腎	水腎症、腎嚢胞、血腫、Wilms腫瘍
膀胱	膀胱拡張、尿膜管嚢腫、横紋筋肉腫
膵臓	膵嚢胞、外傷性仮性嚢胞、膵芽腫
卵巣	卵巣嚢腫、卵巣奇形腫、卵管膿瘍
子宮	水子宮腔症、横紋筋肉腫
後腹膜	奇形腫、神経芽腫
腹壁	ヘルニア、尿膜管嚢腫、臍腸管嚢腫、血管腫、膿瘍

表 22. 腹部腫瘤をきたす疾患：年齢別

- 新生児期、乳児期早期
    - 側腹部：水腎症、腎嚢胞
    - 中腹部：腸管重複症、腸間膜嚢腫、尿膜管嚢腫
    - 下腹部：卵巣嚢腫、膀胱拡張、水子宮腔症

- 乳児期以降
    - 上腹部：肝腫瘍、総胆管嚢腫
    - 側腹部：神経芽腫、Wilms腫瘍、奇形腫
    - 下腹部：卵巣腫瘍、横紋筋肉腫、奇形腫、神経芽腫、便

心がけることが大切である。

Ⅰ・腹部腫瘤の鑑別疾患

腹部腫瘤の鑑別診断では、発生部位別、年齢別に好発疾患を考慮する。

❶ 発生部位別（表 21）

上腹部で好発する疾患は、右側では肝腫、胆道拡張症、肝芽腫、左側では脾腫、そして左右どちらでも好発する疾患は神経芽腫、腎腫瘍である。

下腹部では、膀胱、卵巣、骨盤腔発生の腫瘍に留意する。

❷ 年齢別（表 22）

新生児期、乳児期早期での腹部腫瘤は悪性疾患は稀で先天性疾患が多く、側腹部では水腎症、腎嚢胞、腹部全体では腸管重複症、腸間膜嚢腫、下腹部では卵巣嚢腫が好発疾患である。

乳児期以降では悪性疾患が多く、上腹部では肝腫瘍、側腹部では神経芽腫、Wilms腫瘍、下腹部では卵巣腫瘍が好発疾患である。

Ⅱ・診断の手順

触診で腫瘤を触知したら、全身所見を診察し、超音波検査を加えて悪性の可能性があるのか見極める。

❶ 触診（「腹部触診」70 頁参照）

初期の段階で発見するには注意深い触診を心がける。冷たい手では腹壁の緊張を高めるので、ほどよく暖めてから触診する。最初は軽く触診し腹壁の緊張の程度を確認する。そして上腹部から肝、脾、腎、腸管など各臓器の感触を確認するように触診する。正常範囲内か病的か判断できるよう、正常小児で各臓器の硬さや表面、辺縁の感触を経験しておく。

肝は正常小児でも右季肋下に新生児、乳児で3～4 cm、幼児で2 cm、学童で吸気時に1 cm程度触知し、性状は表面平滑で弾力がある。

脾臓は正常では触知しない。腎は新生児では触知する。便塊は左下腹部にやや硬くコロコロと触知し、可動性良好で移動するが、極めて硬く可動性不良に触知する場合もあり、浣腸などで空虚にしてから再検する。膀胱も下腹部腫瘤様に大きく触知することがあり、排尿後に再検する。

異常な腫瘤を触知したら、その大きさ、表面の性状、硬さ、可動性、圧痛の有無を評価する。一般的に悪性腫瘍では、硬く表面不整な不規則な形状で、可動性が不良で辺縁の境界が不明瞭である。良性腫瘍では、弾性軟らかく表面平滑で、可動性があり辺縁の境界が明瞭である。

❷ 全身所見

腫瘤を触知したら、問診、診察で悪性腫瘍を疑わせる所見である発熱、食欲不振、体重減少、全身倦怠、貧血の有無を評価する。遠隔転移による症状である四肢痛（骨転移）、眼球突出や眼窩周囲皮下出血（神経芽腫の眼窩転移）、頸部、鼠径部リンパ節腫大なども注意する。

❸ 超音波検査（表23）

腹部腫瘤の診断に最も有用である。腫瘤の大きさ、被膜や内部の性状、発生部位の情報を得る。内部エコーの状態で、cystic、solid、mixed pattern の 3 つに分けられる。

cystic mass はほとんどが良性疾患であり、発生部位から診断可能な疾患が多い。多房性の嚢胞では腸間膜や大網から発生したリンパ管腫の可能性が高い。

solid mass では悪性を疑う。鑑別には内部が均一か、被膜が平滑か、周囲との境界が明瞭かを観察する。

mixed pattern の内部エコーを示す疾患は奇形腫が代表的である。後腹膜、卵巣に発生することが多く、内部エコーは嚢胞部と充実部が多彩に混在し、石灰化を認めることが多い。

❹ ほかの検査

血液検査では、悪性では CRP、血沈の異常、LDH 高値を認めることが多い。

単純 X 線写真では、腸管ガスの圧排所見により腫瘤の大きさ、発生部位を推定する。肝、腎、脾の腫大の有無、腸腰筋陰影、便塊、石灰化などに留意する。神経芽腫では微細な石灰化、奇形腫では比較的大きな石灰化を認める。

超音波検査で悪性の疑いがある場合は確定診断とともに進行度を評価するため、CT/MRI、アイソトープ検査（Ga シンチなど）を施行する。

（広部誠一）

表 23. 腹部腫瘤をきたす疾患：超音波所見別

I cystic mass
上腹部
　腎疾患：水腎症、腎嚢胞
　肝胆道疾患：肝嚢胞、肝膿瘍、総胆管拡張症
　膵疾患：膵嚢胞
腹部全体
　単房性：腸管重複症
　多房性：腸間膜、大網リンパ管腫
下腹部
　卵巣嚢腫、膿瘍、尿膜管嚢胞、臍腸管嚢胞

II solid mass
Wilms 腫瘍、神経芽細胞腫、肝芽腫、悪性リンパ腫、肥厚性幽門狭窄症、腸重積症

III mixed
奇形腫

15 黄疸

はじめに

前半は黄疸の一般論、後半は代表的な外科的疾患に起因する黄疸について述べる。

I・概念

黄疸とは皮膚や粘膜が黄色くなること。血清ビリルビン値が 2〜3 mg/dl で顕性となる。但しミカンなどの食べ過ぎにより手指などが黄色くなった状態は黄疸ではない。眼球結膜（いわゆる白目）が黄染していれば黄疸である。

黄疸そのものを緊急に取り除く代表的疾患は核黄疸（ビリルビン脳症）の危険を伴う新生児の重症黄疸、早発黄疸である。また劇症肝炎、溶血性尿毒症症候群（hemolytic uremic syndrome ; HUS）

などでは黄疸の原因疾患に対して交換輸血、血漿交換などの緊急治療が必要となることがある。このようなときは専門施設への搬送を考慮する。

II・黄疸の成因

　前述したように黄疸そのものに対して緊急に治療が必要となる疾患は少ない。しかし、黄疸の成因を知り、治療の計画を立てることは重要である。黄疸の簡単な成因について述べる。
　黄疸は高ビリルビン血症であり、ビリルビンは赤血球のヘモグロビンより生成される。それを肝臓で代謝（間接ビリルビンを直接ビリルビンに変換）して、胆道より排泄する。この一連の流れに障害が生じたときに高ビリルビン血症が生じる。すなわち以下の分類が可能となる。

　❶　ビリルビン（特に間接ビリルビン）の過剰産生
・多血症
・赤血球の形態異常（球状、鎌状赤血球症）
・赤血球の酵素異常（G 6 PD 欠損症など）
・抗体による溶血（血液型不適合など）
　❷　肝臓での処理能力の低下
・肝機能障害（肝炎など）
・酵素欠損（Crigler-Najjar 症候群などの体質性黄疸）
　❸　排泄障害（直接ビリルビンの増加）
・酵素欠損（Dubin-Johnson 症候群などの体質性黄疸）
・先天性胆道閉鎖症
・総胆管拡張症
・その他
　❹　新生児黄疸（❶と同様の機序すなわち間接ビリルビンの増加）
「新生児黄疸」（715頁）参照。

III・診 断

　❶　黄疸
ビリルビン高値
　❷　原因疾患の検索
　　①家族歴の聴取：体質性黄疸、ウィルソン病など。
　　②末梢血
　　③生化学的検査
原因疾患の鑑別には血液検査のほか、腹部エコー検査なども有用である。

IV・治療のコンセプト

　前述の如く、核黄疸の発症を防止するため、新生児の早発黄疸や重症黄疸などでは緊急に交換輸血などが必要であるが、その適応については「新生児黄疸」（715頁）の項に記載する。その他黄疸の原因疾患を治療することによって黄疸が軽快しうる。

外科的な原因疾患については別項で述べるが、小児外科医との相談を行うべきである。特に先天性胆道閉鎖症を疑った場合は、いたずらに経過を観察することは避けたい。肝硬変にならないために出生後 60 日以内に手術をしなければならないからである。

他の疾患では多くの場合、原因疾患に対して対症療法を行って時間を稼ぐのがよい。

専門医へのコンサルトの時期

新生児の重症でない生理的黄疸では光線療法などで治療が可能で搬送の必要はないが、劇症肝炎、溶血性尿毒症症候群（HUS）などと判断した際には専門施設への搬送を考慮すべきである。具体的には黄疸に以下の症状を伴った場合である。
① 意識障害
② 出血傾向（血小板減少、PT、APTT の延長）
③ 重症な貧血
④ 短時間のうちに急速に黄疸が進行する

V・外科的疾患に起因する黄疸

外科的処置が必要なものは黄疸でも直接ビリルビンが高値である疾患で下記の疾患が挙げられる。

❶ 胆道閉鎖症

生来、肝内胆管の形成が不十分で胆汁うっ滞型肝機能障害を呈し、生後 60 日以内に胆汁うっ滞を解除する手術（葛西手術）を行わないと、非可逆性の進行性肝硬変となる。特徴としては黄疸を全身に示し、クリーム色から灰白色の便を呈し、右季肋部に硬い肝臓を触れる。進行してくると脾臓が触れ、腹壁の静脈怒張がみられるようになる。このような症例はなるべく早く小児外科専門医に紹介すべきである。

❷ 胆石、蛋白栓による胆管閉塞

小児に胆石症は稀である。しかし、膵・胆管合流異常（蛋白栓が胆道系に詰まる）や特別な疾患（遺伝性球状赤血球症）、完全静脈栄養管理下（胆嚢の収縮がなくなり、胆嚢内胆汁の長期停滞による胆石ができやすい）では胆石症を生じる可能性がある。胆石が胆管を閉塞すると黄疸となる。このような場合、腹痛（背部痛）や膵炎（アミラーゼの上昇）の有無が診断に重要となってくる。また物理的閉塞性黄疸の場合、グラム陰性桿菌による細菌性ショックにも注意を払い、胆汁移行性のよい抗生剤の投与が必要である。また閉塞の解除には侵襲的方法が必要な場合があり、黄疸が遷延するようであれば小児外科医に相談すべきである。

（横山哲夫、渕本康史）

16 嘔吐

I・発現機序

嘔吐とは本来、生体の防禦反応として惹起される胃内容の反射的な体外への排出である。

嘔吐は延髄の外側網様体にある嘔吐中枢（vomiting center；VC）により調節されている。このVCへの刺激には3つの機序が考えられている。①大脳皮質などの高位中枢からの場合は直接に嘔吐中枢の興奮が高まることで嘔吐が起こる。例えば吐気を促すようなことを想像したり、不快な感情からも嘔吐が起こる。②VCへの直接刺激または第4脳室底に位置する化学的受容器引き金帯（chemoreceptor trigger zone；CTZ）を介しての場合、③消化管をはじめとする種々の末梢器官からの求心性神経を介しての場合、が考えられる。末梢機序としては咽頭腔、舌根、胃粘膜その他の腹腔臓器（腸管、子宮、腎臓、膀胱）あるいは迷路、眼球、心臓などの機械的化学的刺激（新陳代謝産物、酸素欠乏など）で起こる。

刺激がVCに達すると、嘔吐運動の開始にあたり、自律神経症状が先行することが多く、悪心、流涎、顔面蒼白、発汗、頻脈などがみられる。次いで胸腔腹腔内圧が上昇する。食道と胃の緊張が低下し噴門が開く。次いで激しいけいれん的吸息運動が起こる。このとき声門は閉じていて、激しい呼吸運動があるにもかかわらず鼻腔からの空気の出入りはない。

次いで、横隔膜、腹壁の筋が強く収縮し、腹腔、胸腔内圧はさらに高まる。強い腹圧は肺を圧迫し、胃の内容は開いている噴門を通り、弛緩している食道内を逆行し咽頭へ向かう。咽頭では舌骨は上がり、咽頭が前上方に移動し、舌根は後ろに向かい喉頭への連絡が絶たれる。また、咽頭尾部と咽頭口部との間が遮断される。口腔を広くあけ、舌は下方へ強くくぼむ。吐物は食道から咽頭、口腔を経て体外へ吐き出される（図9）。

II・年齢的特徴（図10〜12）

新生児期初期（生後7日以内）はそのほとんどが入院時の産科でみているため一般小児科外来では遭遇する疾患は少ないが、重篤な疾患を含む場合がある。特に生後24時間以内に嘔吐または吐乳する場合は要注意であり、腹満を伴う場合や元気がない場合、呼吸器症状を伴う場合には腸閉塞性疾患や腸軸捻転などの外科的重症疾患を考える。乳児期初期疾患として頻度の高いものは肥厚性幽門狭窄症であるが、初期症状は溢乳と間違いやすいため外来であっても経過観察を忘れてはならない。乳児期中期から後期にかけて多い疾患は腸重積症やヘルニア嵌頓であるが、腸炎などの疾患と間違いやす

■最初に行う治療について

嘔吐の量、回数とも軽い場合で消化管閉塞が除外できる場合には水分（お茶やポカリスエットなど粘度の低い飲料）を飲ませる。嘔吐が著しく脱水症状がひどい場合には症状を軽減するため、また、経過観察期間を設けるためにまず絶食にし、輸液を開始するのが肝要である。腹部に炎症がありそうだからといって診断が確定するまでは、不用意に抗生剤を投与すべきでない。症状が軽い場合は外来で診ることも可能だが、必ず経時的に診るようにする。

また、消化管閉塞が疑われる場合や嘔吐が著しい場合には経鼻胃管挿入による胃内容吸引が必要となる。

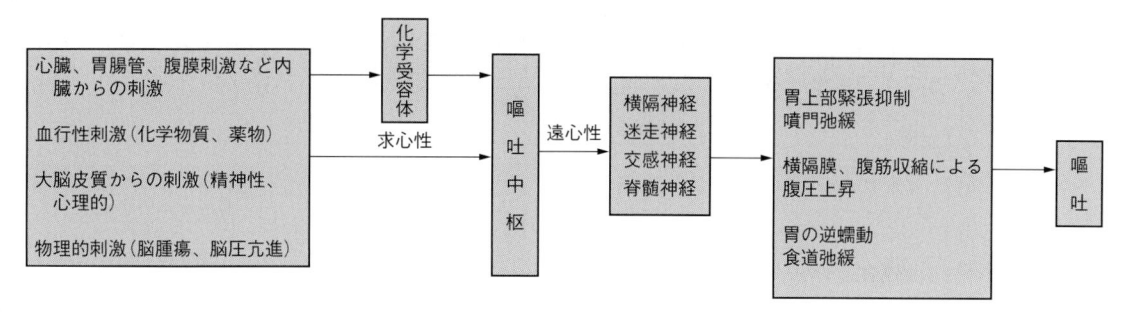

図 9．嘔吐の機序(松田，ほか，1986 を改変して引用)

い。腸重積には浣腸による血便確認が有効であるが、腹部超音波検査による重積腸管検出も診断的価値が高い。ヘルニア嵌頓はおむつを脱がせて鼠径部を観察すれば診断は容易であると思われるが、この部の観察は怠りやすい。同様に幼児期の虫垂炎なども発熱、嘔吐、下痢などの症状があると腸炎として扱われることが多い。幼児期学童期以降は成人の疾患と類似してくるが、先天性消化管狭窄症や腸回転異常症、腸重積症といった疾患が学童期以降にも稀にみられることがあり、注意を怠らないことが大切である。

また、全年齢を通じて髄膜炎などの中枢性疾患を見逃さないようにしたい。髄液検査などはためらわずに行うべきであり、そのためにも日頃から髄液採取の手技に習熟しておくことが必要である。

III・診断の手順

❶ 病歴の詳細な聴取

症状の経過、投薬歴、患児のおかれた状況、外傷をはじめとする疾患の既往、吐物の性状、発熱、腹痛、頭痛の有無などを詳細に聴取する。発症の時期と症状の進行度は診断の決め手となりうる。腸重積やヘルニア嵌頓や腸捻転は急激に発症し進行度も早い。

❷ 全身状態のチェック

顔色、表情、ショック症状の有無、意識状態をチェックし吐物誤嚥による呼吸障害があれば診断より吐物吸引や気道確保を優先させることはいうまでもない。

■ 注意すべき点

新生児の消化管性嘔吐は溢乳のような機能性のものもあるが、消化管穿孔や捻転といった重篤な疾患が多いうえに症状がつかみにくいため疑わしければ腹部単純写真や血液生化学検査などを早めに行っていくことが大切である。

■ ここがポイント

新生児や乳児などは一般診察時に泣いているのが普通である。したがって「聞き分けのいい子」「おとなしい」といった場合、疾患の進行が著しく、泣く元気もないといったこともある。こういった陰性所見を見逃してはならない。

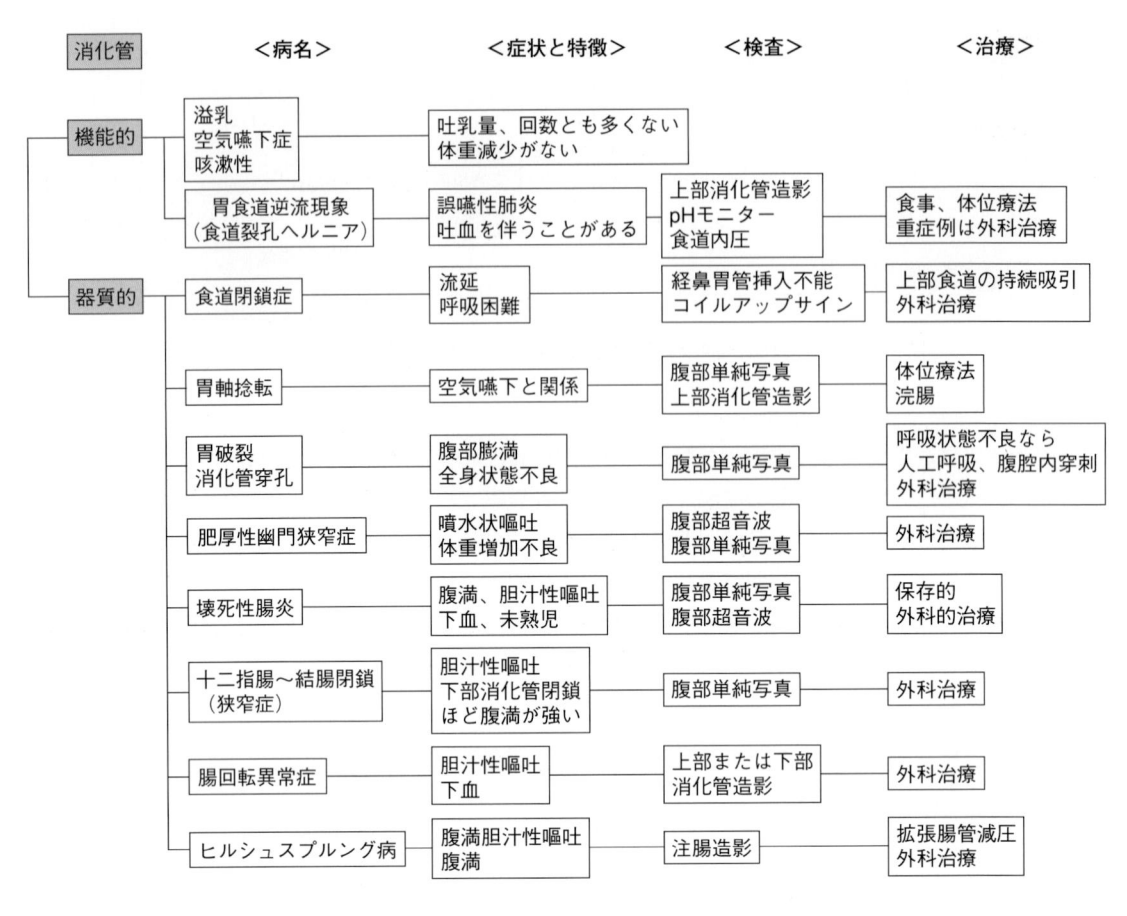

図 10-a．新生児の嘔吐 1

消化管		<病名>	<症状と特徴>	<検査>	<治療>
機能的		溢乳／空気嚥下症／咳漱性	吐乳量、回数とも多くない／体重減少がない		
		胃食道逆流現象（食道裂孔ヘルニア）	誤嚥性肺炎／吐血を伴うことがある	上部消化管造影／pHモニター／食道内圧	食事、体位療法／重症例は外科治療
器質的		食道閉鎖症	流涎／呼吸困難	経鼻胃管挿入不能／コイルアップサイン	上部食道の持続吸引／外科治療
		胃軸捻転	空気嚥下と関係	腹部単純写真／上部消化管造影	体位療法／浣腸
		胃破裂／消化管穿孔	腹部膨満／全身状態不良	腹部単純写真	呼吸状態不良なら人工呼吸、腹腔内穿刺／外科治療
		肥厚性幽門狭窄症	噴水状嘔吐／体重増加不良	腹部超音波／腹部単純写真	外科治療
		壊死性腸炎	腹満、胆汁性嘔吐／下血、未熟児	腹部単純写真／腹部超音波	保存的／外科的治療
		十二指腸〜結腸閉鎖（狭窄症）	胆汁性嘔吐／下部消化管閉鎖ほど腹満が強い	腹部単純写真	外科治療
		腸回転異常症	胆汁性嘔吐／下血	上部または下部消化管造影	外科治療
		ヒルシュスプルング病	腹満胆汁性嘔吐／腹満	注腸造影	拡張腸管減圧／外科治療

図 10-a．新生児の嘔吐 1

図 10-b．新生児の嘔吐 2

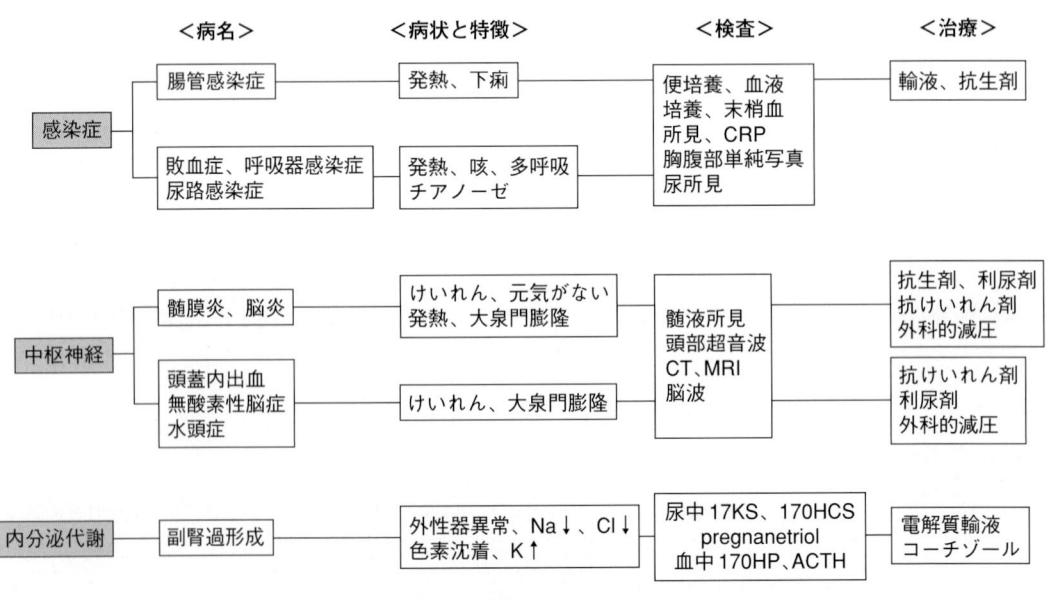

	<病名>	<病状と特徴>	<検査>	<治療>
感染症	腸管感染症	発熱、下痢	便培養、血液培養、末梢血所見、CRP／胸腹部単純写真／尿所見	輸液、抗生剤
	敗血症、呼吸器感染症／尿路感染症	発熱、咳、多呼吸／チアノーゼ		
中枢神経	髄膜炎、脳炎	けいれん、元気がない／発熱、大泉門膨隆	髄液所見／頭部超音波／CT、MRI／脳波	抗生剤、利尿剤／抗けいれん剤／外科的減圧
	頭蓋内出血／無酸素性脳症／水頭症	けいれん、大泉門膨隆		抗けいれん剤／利尿剤／外科的減圧
内分泌代謝	副腎過形成	外性器異常、Na↓、Cl↓／色素沈着、K↑	尿中 17KS、17OHCS／pregnanetriol／血中 17OHP、ACTH	電解質輸液／コーチゾール

図 10-b．新生児の嘔吐 2

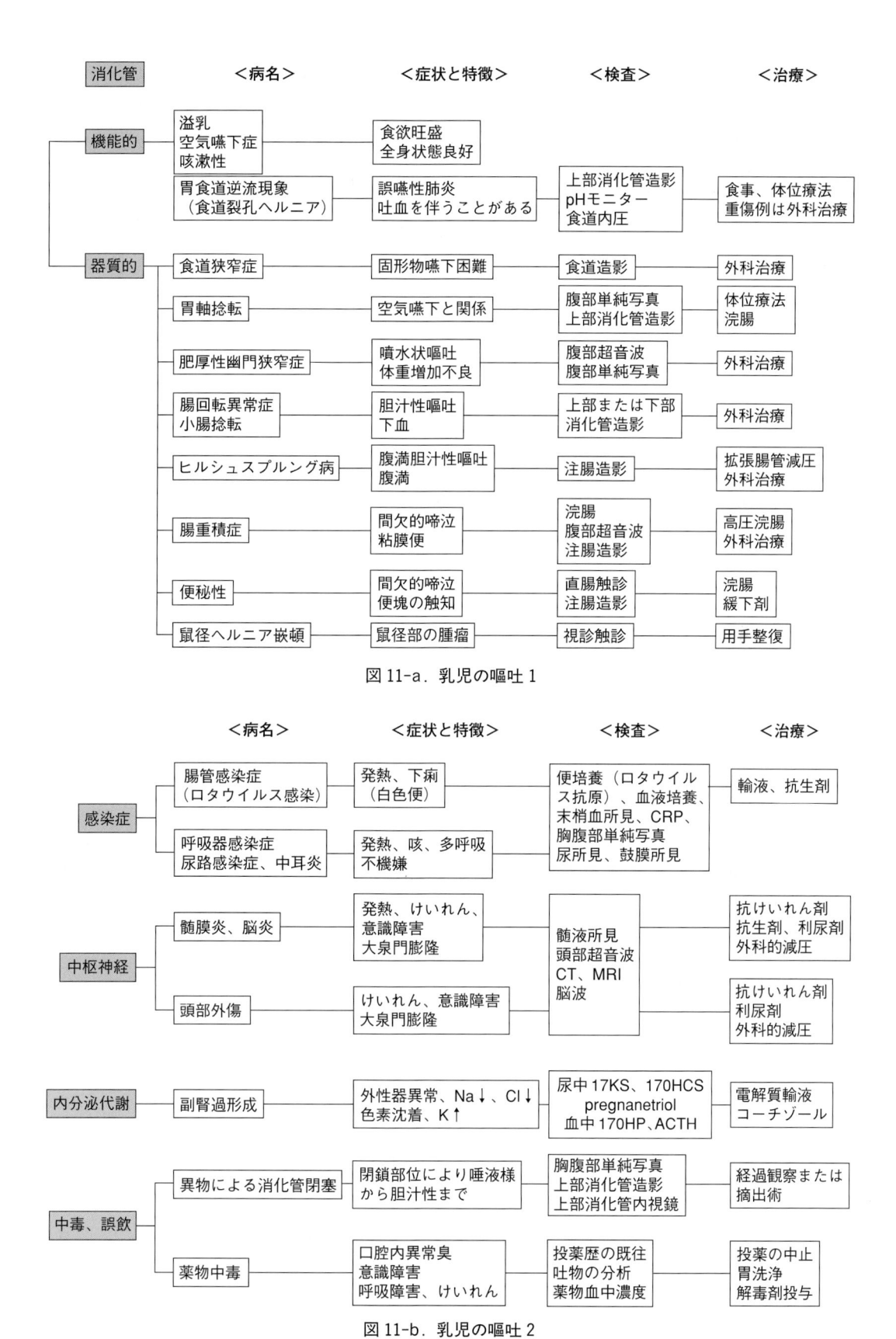

消化管	<病名>	<症状と特徴>	<検査>	<治療>
機能的	溢乳 空気嚥下症 咳漱性	食欲旺盛 全身状態良好		
機能的	胃食道逆流現象 （食道裂孔ヘルニア）	誤嚥性肺炎 吐血を伴うことがある	上部消化管造影 pHモニター 食道内圧	食事、体位療法 重傷例は外科治療
器質的	食道狭窄症	固形物嚥下困難	食道造影	外科治療
器質的	胃軸捻転	空気嚥下と関係	腹部単純写真 上部消化管造影	体位療法 浣腸
器質的	肥厚性幽門狭窄症	噴水状嘔吐 体重増加不良	腹部超音波 腹部単純写真	外科治療
器質的	腸回転異常症 小腸捻転	胆汁性嘔吐 下血	上部または下部 消化管造影	外科治療
器質的	ヒルシュスプルング病	腹満胆汁性嘔吐 腹満	注腸造影	拡張腸管減圧 外科治療
器質的	腸重積症	間欠的啼泣 粘膜便	浣腸 腹部超音波 注腸造影	高圧浣腸 外科治療
器質的	便秘性	間欠的啼泣 便塊の触知	直腸触診 注腸造影	浣腸 緩下剤
器質的	鼠径ヘルニア嵌頓	鼠径部の腫瘤	視診触診	用手整復

図 11-a．乳児の嘔吐 1

	<病名>	<症状と特徴>	<検査>	<治療>
感染症	腸管感染症 （ロタウイルス感染）	発熱、下痢 （白色便）	便培養（ロタウイルス抗原）、血液培養、末梢血所見、CRP、胸腹部単純写真 尿所見、鼓膜所見	輸液、抗生剤
感染症	呼吸器感染症 尿路感染症、中耳炎	発熱、咳、多呼吸 不機嫌		
中枢神経	髄膜炎、脳炎	発熱、けいれん、 意識障害 大泉門膨隆	髄液所見 頭部超音波 CT、MRI 脳波	抗けいれん剤 抗生剤、利尿剤 外科的減圧
中枢神経	頭部外傷	けいれん、意識障害 大泉門膨隆		抗けいれん剤 利尿剤 外科的減圧
内分泌代謝	副腎過形成	外性器異常、Na↓、Cl↓ 色素沈着、K↑	尿中 17KS、17OHCS pregnanetriol 血中 17OHP、ACTH	電解質輸液 コーチゾール
中毒、誤飲	異物による消化管閉塞	閉鎖部位により唾液様 から胆汁性まで	胸腹部単純写真 上部消化管造影 上部消化管内視鏡	経過観察または 摘出術
中毒、誤飲	薬物中毒	口腔内異常臭 意識障害 呼吸障害、けいれん	投薬歴の既往 吐物の分析 薬物血中濃度	投薬の中止 胃洗浄 解毒剤投与

図 11-b．乳児の嘔吐 2

図 12-a. 幼児、学童の嘔吐 1

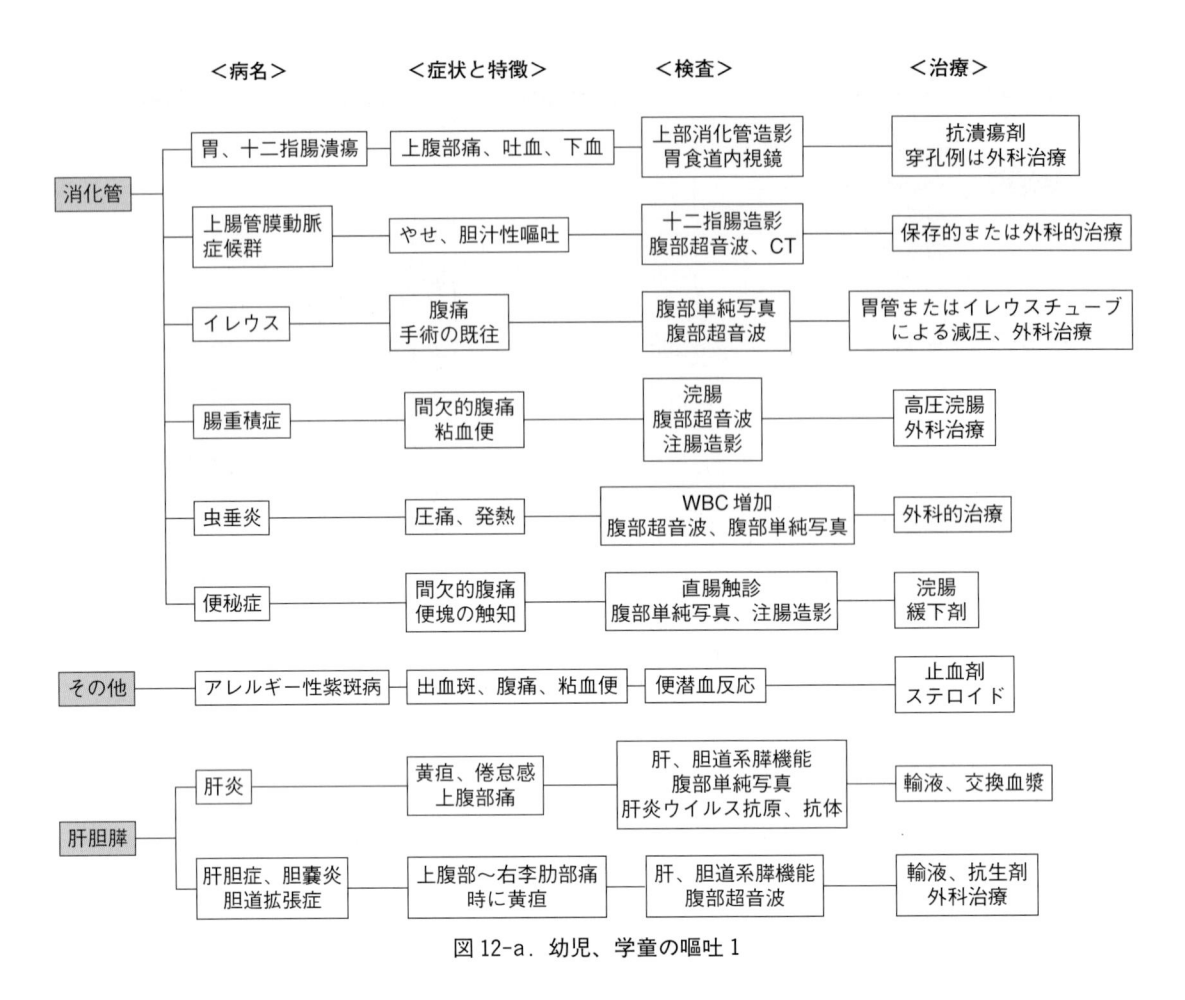

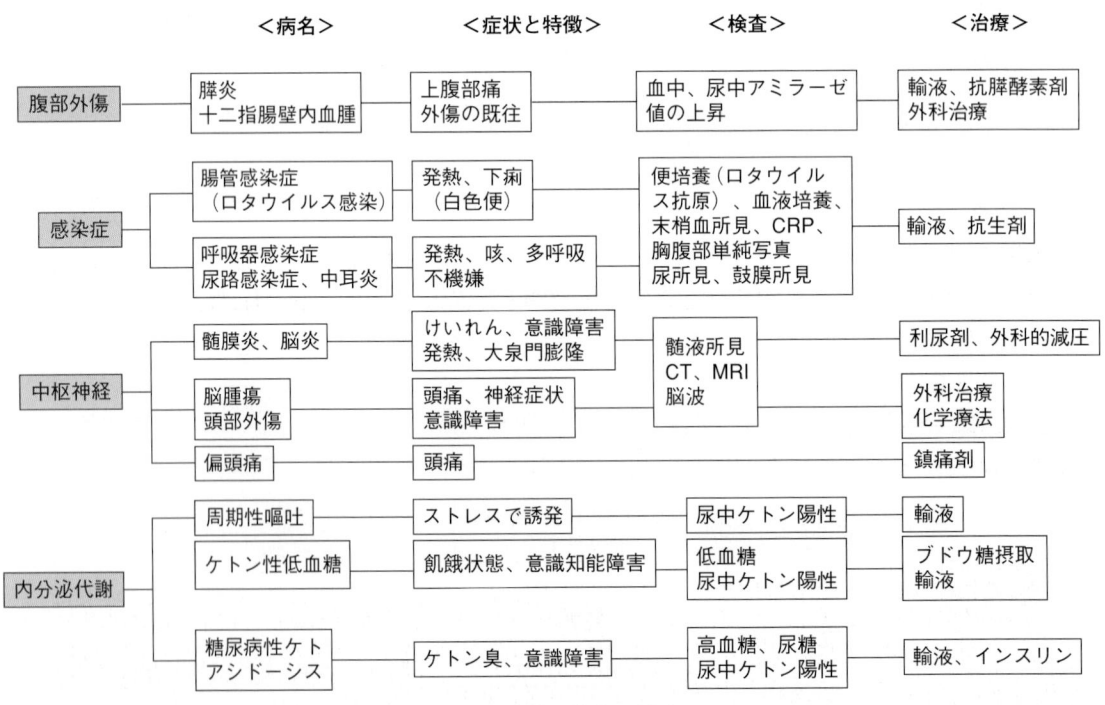

分類	<病名>	<症状と特徴>	<検査>	<治療>
消化管	胃、十二指腸潰瘍	上腹部痛、吐血、下血	上部消化管造影 胃食道内視鏡	抗潰瘍剤 穿孔例は外科治療
消化管	上腸管膜動脈症候群	やせ、胆汁性嘔吐	十二指腸造影 腹部超音波、CT	保存的または外科的治療
消化管	イレウス	腹痛 手術の既往	腹部単純写真 腹部超音波	胃管またはイレウスチューブによる減圧、外科治療
消化管	腸重積症	間欠的腹痛 粘血便	浣腸 腹部超音波 注腸造影	高圧浣腸 外科治療
消化管	虫垂炎	圧痛、発熱	WBC 増加 腹部超音波、腹部単純写真	外科的治療
消化管	便秘症	間欠的腹痛 便塊の触知	直腸触診 腹部単純写真、注腸造影	浣腸 緩下剤
その他	アレルギー性紫斑病	出血斑、腹痛、粘血便	便潜血反応	止血剤 ステロイド
肝胆膵	肝炎	黄疸、倦怠感 上腹部痛	肝、胆道系膵機能 腹部単純写真 肝炎ウイルス抗原、抗体	輸液、交換血漿
肝胆膵	肝胆症、胆嚢炎 胆道拡張症	上腹部～右李肋部痛 時に黄疸	肝、胆道系膵機能 腹部超音波	輸液、抗生剤 外科治療

図 12-b. 幼児、学童の嘔吐 2

分類	<病名>	<症状と特徴>	<検査>	<治療>
腹部外傷	膵炎 十二指腸壁内血腫	上腹部痛 外傷の既往	血中、尿中アミラーゼ値の上昇	輸液、抗膵酵素剤 外科治療
感染症	腸管感染症 （ロタウイルス感染）	発熱、下痢 （白色便）	便培養（ロタウイルス抗原）、血液培養、末梢血所見、CRP、胸腹部単純写真 尿所見、鼓膜所見	輸液、抗生剤
感染症	呼吸器感染症 尿路感染症、中耳炎	発熱、咳、多呼吸 不機嫌		
中枢神経	髄膜炎、脳炎	けいれん、意識障害 発熱、大泉門膨隆	髄液所見 CT、MRI 脳波	利尿剤、外科的減圧
中枢神経	脳腫瘍 頭部外傷	頭痛、神経症状 意識障害		外科治療 化学療法
中枢神経	偏頭痛	頭痛		鎮痛剤
内分泌代謝	周期性嘔吐	ストレスで誘発	尿中ケトン陽性	輸液
内分泌代謝	ケトン性低血糖	飢餓状態、意識知能障害	低血糖 尿中ケトン陽性	ブドウ糖摂取 輸液
内分泌代謝	糖尿病性ケトアシドーシス	ケトン臭、意識障害	高血糖、尿糖 尿中ケトン陽性	輸液、インスリン

```
<病名>              <症状と特徴>         <検査>            <治療>
```

耳鼻科、眼科 ─┬─ 緑内障
　　　　　　　│　 目の調節障害
　　　　　　　├─ メニエール病
　　　　　　　└─ 車酔い

中毒、誤飲 ─┬─ 異物による消化管閉塞 ── 閉鎖部位により唾液様 ── 胸腹部単純写真 ── 経過観察または
　　　　　　│　　　　　　　　　　　　　 から胆汁性まで　　　　 上部消化管造影　　 摘出術
　　　　　　│　　　　　　　　　　　　　　　　　　　　　　　　　 上部消化管内視鏡
　　　　　　├─ 薬物中毒 ── 口腔内異常臭 ── 投薬歴の既往 ── 投薬の中止
　　　　　　│　　　　　　　 意識障害　　　　 吐物の分析　　　 胃洗浄
　　　　　　│　　　　　　　 呼吸障害、けいれん 薬物血中濃度　 解毒剤投与
　　　　　　└─ 食中毒 ── 下痢、神経症状 ── 吐物、便培養、── 輸液、抗生剤投与
　　　　　　　　　　　　　　　　　　　　　　 原因食品の同定

神経性 ─── 自律神経発作（腹性てんかん）
　　　　　　 起立性調節障害
　　　　　　 心因性嘔吐、ヒステリー

図 12-c．幼児、学童の嘔吐 3

❸ 嘔吐と吐物の性状

　一般に胆汁の混入があれば十二指腸以下に通過障害があると考えるが、下部消化管の通過障害でも必ずしも胆汁が混じるとは限らず注意が必要である。吐物に血液が混入している場合には上部消化管の出血を考えるが、新生児の仮性メレナや喀血のこともあり出血の量や嘔吐のタイミング、分娩時の状況など詳細な観察と病歴聴取が必要である。

❹ 腹痛の性状と疾患

　外科疾患は嘔吐に付随して腹痛を伴うことが多い。一般にはその疼痛部位近くに病変があることが多い。しかし虫垂炎では初期には心窩部や左下腹部または腰部を痛がることもあり、注意が必要である。

　また、間欠的腹痛を伴う代表的疾患は腸重積である。

❺ 発熱や下痢との合併

　嘔吐に発熱や下痢の症状が合併している場合は感染性胃腸炎が考えられやすい。しかし、虫垂炎でも骨盤部の膿瘍形成例などでは発熱、下痢を伴うこともある。髄膜炎による嘔吐は発熱を伴うことが多いが、発熱のないこともあり、特に新生児例では項部硬直などの所見すら伴わないこともあるので注意が必要である。

❻ 腹部所見のチェック

　基本的には腹部の視診、聴診、触診の順で行う。視診では腹満の程度を把握することが重要である。特に新生児などで腹部が緊満し、「てかって」見えたり、発赤を伴っているものは消化管穿孔や

■ 気をつけること

　腸重積では嘔吐が先行することが多いが、粘血便は必ずしもみられないこともある。発症年齢は3カ月〜10歳までと幅広いが、6カ月〜2歳に多い。腹痛を伴って発症が急激な場合は本症を考える。腹部超音波検査にて重積腸管がみられれば診断は確定される。

腸管捻転の可能性が高い。腹部触診で新生児や乳児で所見が取りにくい場合は吸気時に合わせて触診するとよい。年長児で比較的こちらのいうことを聞けそうな患児に対しては痛い場所に対して遠いところから触れていく。その際雑談などして気持ちをほぐしながら触るとよい。特に腹部を押さえたとき腹壁が硬いか軟らかいか、それが全体なのか、局所なのかといった点は重要であり、初診時のみでなく経時的に何度も触ってみることが大切である。

❼ 検査すべき項目

ⅰ）胸部および腹部単純写真：腸管ガス像の分布や拡張などをみる。一般に鏡面像は閉塞が下部消化管であるほど多くなる。

ⅱ）末梢血や生化学検査：白血球やCRPなどの炎症所見やGOT、GPT、総ビリルビン値、アミラーゼ、血糖などをチェックする。

ⅲ）腹部超音波検査：肥厚性幽門狭窄症、腸重積症、虫垂炎などは鑑別も含めて腹部超音波検査が有効であり日頃からこれらの検査の読影には習熟しておく必要がある。

ⅳ）尿検査：外来では定性試験にて尿中の血糖、蛋白、ケトン体、鮮血がチェックできればよい。沈渣もできるに越したことはないが、できない場合には肉眼的所見だけでも有効なことがある。

専門医へのコンサルトの時期

その医療施設の体制にもよるが、その疾患に対する必要な検査や処置および管理ができない場合には転送した方がよい。具体的には意識障害があったり高度の腹満やけいれんのため呼吸障害が著しく人工呼吸が必要な場合、外科疾患のため緊急手術が必要な場合には転送が必要である。

その際に迅速に把握したい検査所見（手術には血液型と感染症のチェックが必要）や点滴確保、輸液、必要な投薬、場合によっては気管内挿管による人工呼吸などを転送先の医師と連絡を取って行う。

（下野隆一）

17 吐血

I・吐血の機序

吐物に血液が混じることを吐血といい、トライツ靱帯より口側の上部消化管出血でみられることが多い。原因としては胃炎（びらん）、食道炎、胃・十二指腸潰瘍が多いが、胃炎や食道炎の原因は感染、非ステロイド系抗炎症薬（NSAIDs）などの薬物、胃からの排泄障害などの二次的なもの、胃食道逆流症などで、食道静脈瘤は肝硬変、肝外門脈閉塞症（先天異常、臍炎、臍静脈カテーテル挿入）などが原因となる。血液の色調や量から出血部位やその程度を知ることができ、例えば鮮血であれば、胃液などの消化液で変性していないことを意味し胃の噴門より上部での出血が考えられる。血液が胃液で変性するとコーヒー残渣様といわれる黒褐色となり、食道から十二指腸までの比較的ゆっくりした出血を疑わせる。胃内や十二指腸の出血でも大量の場合には、新鮮血に近くなる。

II・病歴の取り方

1. 発症時の状態
2. 吐血の量
3. 消化管出血かどうか
4. 次いで肝疾患などの基礎疾患の有無
5. NSAIDs や長期のステロイド投与の有無などを確認する。

III・鑑別診断

吐血の場合には下血と同様に年齢特異性がある(表24)。

IV・診断の進め方(図13)

身体所見をとる際には、循環動態を評価し血圧の変化をみる。起立性の血圧低下が10 mmHg あれば、循環血液量の 10〜20% が失われていると考えてよい。また頻脈や血圧低下があれば 30% 以上の急性の血液喪失があると考える。まず口腔や鼻腔からの出血の有無を確認する。腹痛を伴う場合には消化性潰瘍が多く上腹部に圧痛を認めることが多い。腹膜刺激症状の有無(腹膜炎、消化管穿孔)、腹部膨満の有無に注意し、肝脾腫や腹壁静脈の怒張がある場合には門脈圧亢進症、食道静脈瘤の存在を疑う。嚥下困難を伴う場合には、食道病変のことが多く反復する嘔吐の既往がある場合には逆流性食道炎やマロリー・ワイス症候群などを考慮する。酸、アルカリの誤飲やアスピリンなどの薬物投与の有無を確認する。新生児・乳児の場合には肥厚性幽門狭窄症の可能性も否定できない。新生児では分娩の異常および母親の乳頭の出血の有無やビタミン K の投与を確認し、Apt 試験で変色を認めれば食道炎、胃炎を考える。有効循環血液量の 20% が急激に失われると

表 24. 吐血をきたす疾患

年齢		稀な疾患
新生児	母体血の嚥下、食道炎 胃炎・びらん	凝固障害、敗血症
乳児	食道炎 胃炎	肥厚性幽門狭窄症 異物 NSAIDs
学童・思春期	食道炎、胃炎 マロリー・ワイス症候群 鼻咽頭出血	異物 NSAIDs 血小板減少

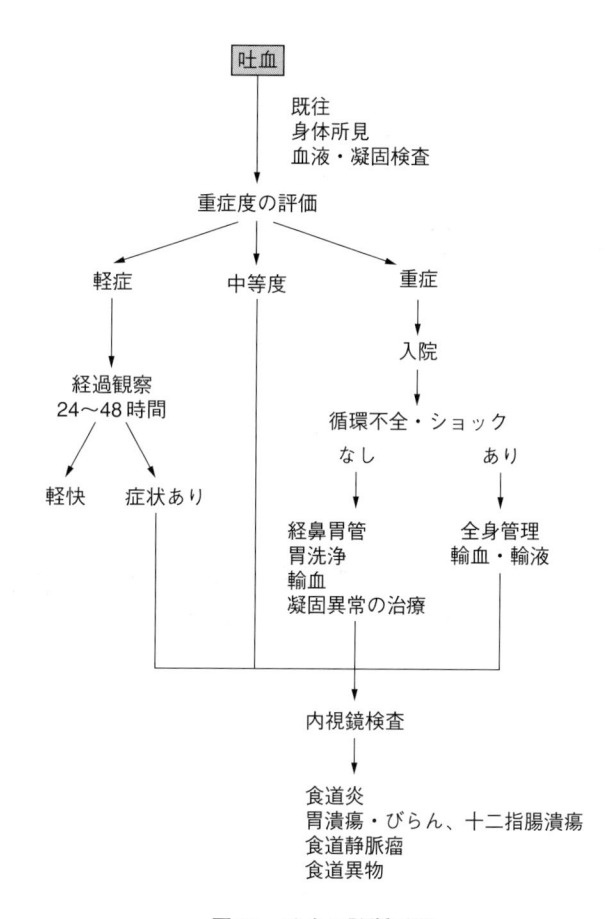

図 13. 吐血の診断手順

■ 帰宅させる場合の家族への指導内容

口腔、鼻腔内の出血で止血が確認できれば帰宅させてかまわないが、原則としては入院とし原因の究明と経過の観察を行う。

■ 診断後最初の 12 時間に行うべき治療

　絶食とし全身状態の把握を行う。ショック、脱水など輸液・輸血が必要な状態かどうかを判断する。頻脈、血圧低下、末梢循環不全などショック症状を認めそれが大量の出血によるものと考えられる場合には、輸血をためらうべきではない。ヘモグロビン値が 7 g/dl、ヘマトクリット値が 20% 以下の症例、出血がコントロールできず 85 ml/kg の輸血が必要な症例、凝固異常や全身性疾患を合併している症例では予後が不良である。
　胃内の血液の存在を確認するために胃管を挿入する。胃管の挿入により出血の内容がより正確に判明し活動性の出血かどうかの鑑別に役立ち、胃内の減圧および症状の緩和が期待できる。氷水による胃洗浄については議論があり、乳幼児では低体温をきたすので注意を要する。胃炎、消化性潰瘍を疑う場合には H$_2$ ブロッカーを投与し胃内 pH を 5 以上に保つようにし、コントロールが不良な場合には内視鏡的止血または経動脈的塞栓術を考える。食道静脈瘤からの出血が考えられる場合にはバソプレシンを投与し、コントロールができない場合には内視鏡的硬化療法、SB チューブの挿入を考慮する。

■ 専門医へのコンサルトの時期

　全身状態の不良な症例では、この時点で静脈ラインを確保し小児専門医のいる施設に搬送する。腹部膨満や腹膜刺激症状がある場合は外科的疾患の可能性があるので小児外科医のいる施設への転送が望ましい。

血圧低下を生ずるといわれるが、血圧低下、意識レベル低下や貧血の進行を認める場合には重篤な消化管出血の可能性があり、緊急の処置を要する。

（鎌形正一郎）

18　下血

はじめに

　小児の下血症例は成人の下血症例の約 1/10 程度と、比較的頻度の少ない消化器病疾患であるが、ショックに至るほどの大量出血をきたす症例もあることから慎重に取り扱われるべき臨床疾患である。また患児の年齢に応じてその主な原因疾患が異なるため、下血症例に対する診療においては患児の年齢も十分に考慮する必要がある。
　下血症例に対する診療の要点は、まず第一に下血に伴う症状（腹痛・発熱・下痢・嘔吐）の有無、あるいは出血傾向などの基礎疾患の有無を確認することである。
　次に全身状態の把握を行う。口唇色・血圧・脈拍数・呼吸数などのバイタルサインをチェックし、必要ならば絶飲食とし血管確保・輸液・輸血を行う。
　次に下血の性状から出血部位をおおよそ予測し、出血に対する精査・加療を計画する。すなわち、上部消化管由来の出血では黒色便やタール便のことが多く、横行結腸中央より口側由来の出血では暗赤色便に、横行結腸中央より肛側由来の出血では鮮紅色になることが多いと一般に報告されている。しかし実際の臨床では、出血が大量の場合や下痢を伴うときには消化管での停滞時間が短いため、出

血の部位に関係なく鮮紅色になることがあるので注意が必要である。

続いて下血症例に対する診察および施行すべき検査の手順であるが、まず患児の全身状態を把握する。全身状態が良好で鮮紅色の少量の血便が認められる場合には、肛門鏡検査を行い裂肛および痔核を疑い診察する。実際の臨床では、最も多くみられる。また患児の全身状態がよくないとき、あるいは大量の下血が認められた場合には、血液検査・腹部単純X線写真撮影・便培養を大至急行う。また腸重積症が疑われる場合には超音波検査も必須である。また上部および下部内視鏡検査も出血源の特定ならびに治療および確定診断にも有用である。

先にも述べたが、小児の下血症例は年齢によって、すなわち新生児期・乳幼児期・学童期によってそれぞれ特有な疾患があるとされている。以下では、年齢ごとに下血の原因疾患としてよくみられるものについて、それぞれ述べる。

I・新生児期

1. 胃潰瘍・十二指腸潰瘍はコーヒー残渣様の嘔吐を伴うことが多い。通常では生後数日を経てからの吐下血で来院する場合が多く、稀には輸血を必要とする症例もある。消化性潰瘍からの出血は未熟児よりも成熟児に多い傾向がある。絶食の後、上部消化管内視鏡検査にて確認すると、食道炎や胃体部を中心として多発小潰瘍を形成することが多く、稀に十二指腸潰瘍もみられることがある。食道炎や消化性潰瘍が確認されれば、H_2ブロッカー1 mg/kg/日の内服を開始し、2〜3日後より経口を開始する。通常予後は良好であり、再発などはあまり経験されない。新生児の消化性潰瘍の原因については出産時のストレスなどが報告されているがいまだに不明である。

2. 腸回転異常症による中腸軸捻転は、腹部膨満・下血を示し、大部分の腸管壊死からショック症状をきたし得る重篤な疾患であるため、嘔吐で来院し腸回転異常症が疑われる症例には、早期に上部消化管造影を行って早期に診断するとともに、小児外科医と相談し手術療法を選択すべきである。
その他ではミルクアレルギー、感染性胃腸炎、壊死性胃腸炎、メッケル憩室症なども下血の原因になり得るために鑑別が重要である。

II・乳幼児期

1. リンパ濾胞過形成は、乳児期前半によくみられる。なんの症状もなく、便の表面に線状の血液がみえたり、軟便の場合には便汁中に点状の出血がみられる。しばらく続くと徐々に目立たなくなって消失することが多いが、時には繰り返し同程度の出血を繰り返すこともある。確定診断には注腸造影が必要であるが、出血が増加しない限り通常は検査を必要としない。

2. 腸重積症は6カ月〜2歳までの特に男児に多い疾患である。不機嫌、哺乳不良、嘔吐などの症状で始まり、後に血便が出現したり、あるいは外来受診時の浣腸にてイチゴゼリー状の粘血便がみられたりすることで診断がつく場合が多い。また、右側腹部から下腹部にかけて腫瘤を触知することがあり、診断の補助となる。腸重積症を疑う患児に対しては、まず超音波検査を施行しtarget signもしくはpseudokidney signを確認し確定診断をする。次に発症してからの経過時間・腹部単純X線写真におけるイレウス像の有無・患児の全身状態から総合的に判断して高圧浣腸整復の適応かどうかを判断する。経過時間が24時間を超えており、かつ腹部単純X線写真で強いイレウス像がある場合は、診断目的の注腸は行ってもよいが、積極的な高圧浣腸整復は避けるべきで、手術による観血的整復を試みるべきである。また高圧浣腸整復(高さ100 cm・5倍希釈ガストログラフィンで加圧を3〜4回繰り返す方法)を試みて整復できない場合には観血的整復が必要になる。

3. 大腸ポリープは3〜5歳の患児によくみられる下血の原因疾患である。腹痛などの自覚症状を伴わず、出血は少量で便に付着する程度のことが多い。S状結腸〜下行結腸にかけて好発部位であるが、診断には注腸造影が必須である。ポリープは、ほとんどが若年性の過誤腫性ポリープで内視鏡的切除が可能である。
4. メッケル憩室症は、乳幼児の下血を主訴とする疾患で、腹痛を伴わない大量の下血（多くは鮮血）を繰り返すことが特徴である。時には輸血を必要とすることがある。一般に腹痛を伴わないが、穿孔症例や腸重積症および腸閉塞症の併発症例は、この限りではない。診断にはメッケルシンチグラフィーが有用であるが診断率は約80％であり、見落とされ経過観察され、頻回に輸血を繰り返されている症例も少なくない。したがって繰り返す下血症例でメッケル憩室症を疑う症例に対しては、腹腔鏡検査を考慮すべきである。

以上、乳幼児期にみられやすい主な下血疾患を述べたが、ほかにも裂肛、リンパ濾胞過形成症、細菌性腸炎などがあり、稀ではあるが消化性潰瘍からの下血や潰瘍性大腸炎などもみられることから、下血以外にみられる臨床症状も十分考慮に入れて、総合的に診断すべきである。

III・学童期

1. 潰瘍性大腸炎やクローン病などの炎症性腸疾患は、中学生以降の学童が頻回の下痢や発熱および下血を主訴として来院する場合が多い。注腸検査も診断材料として重要であるが、確定診断には内視鏡下の組織検査が不可欠である。診断がつけば発熱、貧血の程度、下痢の回数、脈拍などの臨床的身体所見から重症度を判定し、厚生省班研究プロトコールに準じた治療を速やかに開始する必要がある。通常ではSASPや5-ASA製剤より開始し、効果がなければステロイド内服を追加する。さらに軽快しない場合には、ステロイドの動注療法あるいは白血球除去療法や免疫抑制剤の使用などを検討する。但しステロイドを中心としたこれらの治療法は、小児では最も大きな問題である成長障害などの副作用がよくみられるため、治療に要した総ステロイド量を常に検討し、成長障害をきたす前に手術などの次の療法を検討すべきである。
2. 胃潰瘍・十二指腸潰瘍は、悪心・嘔吐・吐血・腹痛・食欲不振などを伴うことが多く実際の臨床では暗赤色のタール便を呈することが多い。原因として薬剤刺激や物理的な刺激などもあり得るが、やはり心的ストレスが原因となることが臨床上では多く、問診での家庭内環境や進学問題などの情報が診断に有用である。また家族内での消化性潰瘍の既往も問診上で重要である。診断には全身麻酔が必要なこともあるが、やはり上部消化管内視鏡検査が有用であり、同時に止血術などの治療を行うことも可能である。また十二指腸潰瘍では、最近特にヘリコバクターピロリ菌との関連が重要視されているため、胃粘膜生検も可能であれば行うとよい。

以上、下血をきたしうる主な病態について述べたが、ほかにもカンピロバクターやサルモネラによる感染性腸炎や、先行する腹痛・嘔吐に続き遅れて紫斑などの皮膚症状が出現するアレルギー性紫斑病（ステロイドが著効）などの内科的疾患も数多く存在するため、下血症例に対しては、その性状・臨床症状・検査所見を十分に把握し内科医と外科医が十分に協議したうえで、診断し治療方針を決定すべきである。

（小寺厚志）

19 排便障害

はじめに

排便障害は便が貯留し出にくい便秘と不随意に漏れてしまう失禁とに分けられる（表25）。排便障害を訴えて外来を受診する患児の多くは機能的な慢性便秘、いわゆる特発性便秘症である。特発性便秘症の診断では器質的疾患を除外することが大切で、初診時にはこの除外診断に留意する。代表的な器質的便秘症としてはヒルシュスプルング病、鎖肛、神経疾患（二分脊椎）がある。

表25. 排便障害の原因

機能性便秘
・特発性便秘
器質的疾患
・ヒルシュスプルング病
・ヒルシュスプルング病類縁疾患
・鎖肛（肛門狭窄）
・直腸肛門の術後
・神経疾患（脊髄疾患、脳疾患）
代謝性疾患
・甲状腺機能低下
・尿崩症
・高カルシウム血症
・低カリウム血症
薬物

Ⅰ・排便の機構（図14）

直腸に便が送られ直腸壁が伸展刺激されると、直腸壁内の神経節細胞を中心とした反射回路により内肛門括約筋は弛緩する直腸肛門反射を認める。

直腸の伸展刺激が大きければ、直腸壁やその周囲の知覚神経が伸展刺激を感知し脊髄、さらに脳へ信号を送り便意を感じる。便秘で直腸が自然状態でも拡大している場合は便意が起こりにくい。二分脊椎など脊髄障害があると便意が起きない。

排便時には、意識して随意筋である外肛門括約筋、恥骨直腸筋を緩めて肛門管を開き、腹圧をかけ排便を行う。脊髄障害があると随意筋の運動不全を認める。裂肛により排便時痛があると、排便を我慢して随意筋を緩める運動ができない。

Ⅱ・排便機能の発達

出生後24時間以内に95%が胎便を排泄する。排便回数は生後1週間では1日に4～10回が普通であるが、その後排便回数は減少し4歳頃には1～2回になる。乳児期は主に脊髄反射による不随意の排便であるが、その後次第に神経回路の発達に伴い便意という感覚を会得する。さらに生活習慣の中で排便が組み込まれていくと、便意を感じたら適切な時期まで排便を我慢し、適切な場所で排便をするという排便習慣を確立する。自分の意志で排便できる時期はおよそ4歳前後である。この排便習慣の確立の過程でのトラブルが原因で特発性便秘症が起こることが多い。

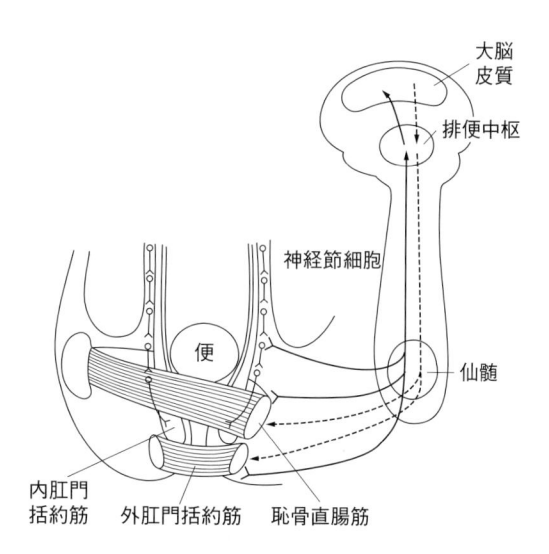

図14. 排便機構
直腸壁が伸展される刺激を感知し脊髄さらに脳へ信号を送り便意を感じる。そして外肛門括約筋、恥骨直腸筋を緩めて排便を行う。

III・排便障害を示す疾患

外来を受診する患児の多くは特発性便秘症であり、その診断では器質的疾患、特にヒルシュスプルング病、鎖肛、二分脊椎を除外することが大切である。特発性便秘症、二分脊椎について概説し、特発性便秘症と鑑別が難しいタイプのヒルシュスプルング病、鎖肛について鑑別点を挙げる。詳細は「ヒルシュスプルング病」(316頁)参照。

1. 特発性便秘症

❶ 概念

特定の器質的原因の見当たらない便秘を特発性便秘症という。便秘とは一般的に排便回数が4日に1回以下で、腹痛、排便時痛、出血、食思不振などの症状を伴うものをいう。小児の排便状態は年齢により異なり診断基準を設けるのは難しいが、毎日排便していても排便が不十分で、触診すると便塊を多く認め、排便時痛や出血など症状を伴うときも排便障害と考えられる。便を漏らしてしまうという失禁症状でも、便秘により直腸に硬便が多量に貯留し、貯まりきれなくなった便が少量ずつ漏れ出てくる状態である遺糞症の場合があり、注意が必要である。

❷ 排便障害の病態

以下のような要因が特発性便秘症の病態に関与している可能性がある。

a. 便意の抑制と便秘の悪循環(図15)

排便習慣の確立していない小児では便意を我慢してしまうことがある。精神的要因が発端となることがあり、幼児では排便の失敗を叱られたことによる排便恐怖、年長児では生活の変化、ストレスが原因となる。学校に行くまでに時間的余裕がなく排便を我慢し、学校でもトイレを恥ずかしがり排便を我慢してしまう場合もある。

便意を抑制し便を貯めると直腸が拡大する。拡大した直腸では伸展刺激による便意が起きにくくなり、便の貯留、便の硬化、排便困難と便秘の悪循環となる。

b. 裂肛

便の刺激で肛門に亀裂ができた状態で、裂肛を契機に排便時痛で排便を抑制し難治性の便秘となることがある。肛門の12時方向、次いで6時方向に認めることが多い。裂肛を繰り返すと慢性刺激によりその肛門皮膚が突起状に盛り上がる、いわゆる見張りいぼができる。肛門のイボを主訴に来院することがあり、裂肛、便秘を見逃さない注意が必要である。

c. 食習慣

繊維が少ない食事では残渣が少なく便量が減少するとともに、便の大腸内停滞時間が長くなり水分が吸収され硬便となる。便量が少なく便意が出にくいことも加わり便秘となる。

❸ 治療

a. 家族への説明(図15)

今までさまざまな治療を受けて悩んでいたり、薬に頼ることはいけない、特に浣腸は患児がいやがりしたくないと考えていることが

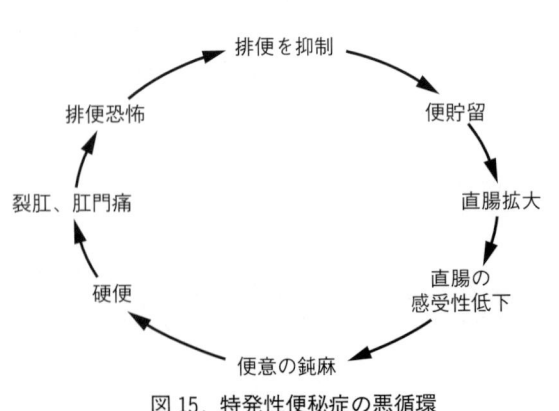

図15. 特発性便秘症の悪循環

ある。家族が浣腸を中心とした治療を継続するためには家族の意識改革が必要である。直腸が拡大し便意不全、悪循環となる病態と、直腸拡大をとり便意を学習するため浣腸が有用である理論的根拠を理解してもらう。排便習慣が獲得しないままでの治療の中断は、高率に症状が再発することも説明する。通常3カ月以上、難治例では1年以上の外来経過観察が必要である。また排便記録をつけてもらうことは家族の排便管理への意識を高めるとともに、治療効果の判定にも有用である。

b. 便塊の除去

指診で非常に硬い便塊を触知するときはまず摘便してから浣腸を行う。便塊が詰まったままで下剤を与えると強い腹痛をきたす。高度の便塊を認める例では全身麻酔、硬膜外麻酔下で摘便を行い疼痛、精神的配慮をする。この導入期に肛門処置に恐怖を覚えると、浣腸を受け入れられず有効な治療が困難となるので、配慮のない肛門処置は慎む。

c. 直腸拡大の改善と排便の学習

50%グリセリン浣腸の作用機序は、直腸粘膜を刺激して大腸の蠕動運動を促進し便意を誘発するとともに便を軟らかくして排便を促すことである。浣腸の目的は、強制排便させ直腸の拡大をとり便意が出やすい状態にし、さらに排便習慣を学習するためである。浣腸の強制排便の効果は下剤、坐薬より強く、早く直腸拡大をとるのに有効である。便貯留が多い時期は1日2回、その後は1日1回、毎日決まった時間に浣腸し排便習慣の確立を目指す。浣腸を利用して便意を感じ括約筋を緩めていきんで排便することを学習する。食後の時間帯の浣腸が胃結腸反射を利用できてよい。

裂肛、硬便を認めるときは緩下剤（ラキソベロン®など）を併用して排便時の痛みがない硬さに調節する。

直腸拡大がとれると便意が出やすくなり、浣腸以外でも自排便するようになる。それに併せて浣腸の補助を漸減していく。自排便が不十分なときは浣腸より軽い補助である坐薬（テレミンソフト®など）を試してみる。

浣腸の実際の方法は、50%グリセリン液を用い、量は2ml/kgが目安である。注入しやすいチューブが付いているディスポーザブルのものが便利である。チューブを挿入する長さは乳児で3cm、幼児で5cm、学童で6cmが目安である。浣腸液を体温程度に温めてから、チューブ先端を少量の内容液で潤し肛門に挿入しやすくする。チューブを適切な深さまで静かに入れてゆっくり注入する。チューブを静かに抜き、肛門部をティッシュで抑える。できる限り排便を我慢させて、便意が強まったら排便させる。

d. 食事療法

食物繊維の多い野菜、海藻、果物、穀類の摂取は、便の大腸内停滞時間が短くなり硬便が改善されるとともに便量が増加する。冷水、冷たい牛乳などは胃結腸反射を起こし、結腸運動が高まり便の軟化、排便誘導に有効と期待できる。直腸が拡大して便意の乏しいときには食事療法や下剤だけでは有効ではない。

■ 初診時に行ってはならないこと

> 便塊が詰まったままで下剤を与えると強い腹痛をきたすので、まず摘便や浣腸で便塊を取り除く。また配慮のない肛門処置は治療拒否につながるので慎む。

2．二分脊椎
❶ 概念
　脊椎管が後方に開いている先天異常で、その部位に一致して背中に嚢腫状の腫瘤を形成している嚢胞性二分脊椎と外見上平坦な皮膚に覆われている潜在性二分脊椎とがある。潜在性では外観で仙骨、尾骨付近の体表に異常発毛、くぼみなどを認めることがあるが、単純X線写真で仙骨奇形の有無を確認する必要がある。

❷ 排便障害の病態と治療
　排便に重要な筋肉である外肛門括約筋、肛門挙筋はＳ２以上の脊髄神経障害により麻痺を認める。直腸まで糞便が運ばれてきても肛門挙筋の麻痺、便意の喪失により直腸に硬い便が貯留した状態となり、直腸内に貯留した便が少量ずつ漏れ出る形の失禁を認める。よって浣腸や洗腸で強制的に貯留した便を出す管理が必要である。

3．特発性便秘症と鑑別が難しいタイプの器質的疾患
❶ ヒルシュスプルング病
　約80％の症例は新生児早期から高度の排便障害を認める症例が多いが、病変範囲が直腸下部に限局している場合には時々浣腸する程度の排便障害で経過し、乳児期以降、稀に成人期に診断される例がある。単純X線写真では特発性便秘症と同様に直腸が拡大し便塊を認め鑑別が困難である。定期的浣腸で経過観察しても直腸の拡大がとれない難治性の便秘症例では、注腸造影で直腸下端部の狭窄部の有無を注意して評価して、疑わしければ直腸粘膜生検で確定診断する。

❷ 鎖肛
　特発性便秘症と鑑別を要する鎖肛には２つのタイプがある。
　正常肛門開口部があるが、その肛門管およびその口側に狭窄を示すタイプ(Ano-Rectal Stenosis、Anal Membrane Stenosisなど)では、肛門にネラトンが挿入できない場合に疑い、造影検査で確定診断される。
　正常と類似した肛門外観だが開口位置が正常より前方にあるタイプ(Covered Anus Stenosis、Anterior Anus)では、前方にずれる程度が軽度だと正常肛門と鑑別が難しいことがある。外肛門括約筋の位置は正常であり、その括約筋の前縁に開口位置がある。筋電図検査で外肛門括約筋の分布が肛門管の後方に偏位していることで確定診断される。
　外観の特徴として、①肛門を締めたときの収縮の中心点は開口部より後方である。②開口部が正常より狭く開口部後縁に裂肛を形成しやすい。③肛門の皺は正常では肛門を中心として放射状に分布しているが、このタイプでは皺が後方から開孔部に向かい分布している。

> **専門医へのコンサルトの時期**
> 　器質的便秘症が疑われる場合は専門医へ紹介する。特に腹部膨満を伴う乳児のヒルシュスプルング病では急速に腸炎、敗血症となる場合があり、緊急で紹介する。

（広部誠一）

⑳ 跛行

はじめに
跛行の原因は、骨・関節の変形および拘縮、神経疾患、筋疾患などが考えられる。

I・整形外科分野

❶ 股関節疾患
化膿性股関節炎、単純性股関節炎、先天性股関節脱臼、ペルテス病、大腿骨頭辷り症、内反股など。鑑別点は図16のとおり。

ペルテス病、大腿骨頭辷り症、先天性股関節脱臼、内反股はX線写真により鑑別可能である。緊急を要するものは化膿性股関節炎で整形外科に依頼し切開排膿を速やかに行う。

❷ 骨髄炎あるいは外傷後変形または先天性大腿、下腿短縮症による脚長差

❸ 膝関節疾患
O脚、X脚、小児円板状半月など。小児円板状半月は伸展不能で屈曲位で歩行するため、跛行を呈する。

❹ 足部疾患
内反足、外反扁平足など。

❺ 脊髄疾患
二分脊椎、脊髄腫瘍など。

❻ 脳性麻痺

❼ 内旋位歩行
これは内股で歩行することである。この原因としては、内転足、O脚による下腿骨の内弯、股関節の過大な内旋などが考えられる。治療としては足底板という装具を使用し、またあぐらをかくことを勧める。予後としては10歳頃に矯正されてくることが多い。

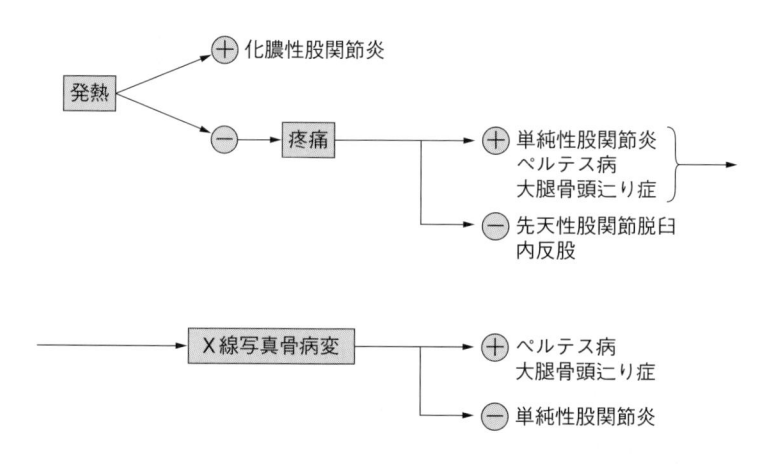

図16. 鑑別点

II・神経疾患

❶ 亜鈴（dumb-bell）型腫瘍

後腹膜、後縦隔腫瘍が椎間孔を通じて脊椎内に連続して発育している腫瘍を亜鈴（dumb-bell）型腫瘍と呼んでおり、神経芽細胞腫の場合がほとんどである。脊髄障害の後遺症を防ぐためには早期発見、早期治療が大切である。

ⅰ）症状：神経芽腫の10％が亜鈴型を示し、1歳以下の例が多い。初発症状は下肢の動きが悪い、歩行障害、失禁など直腸膀胱障害などがある。

ⅱ）診断：歩行障害を認めたら、単純X線で後腹膜や後縦隔の腫瘍陰影、椎体の破壊像など異常所見がないか留意する。さらにMRI、CTで亜鈴型腫瘍を診断する。

ⅲ）治療：亜鈴型を示す神経芽腫の悪性度は低く、生命予後は神経芽腫の中でも良好であるが、処置が遅れると脊髄麻痺症状の後遺症が残る。よって亜鈴型腫瘍はoncologic emergencyとしてすぐ治療を始める必要がある。神経障害の回復のためには神経症状の発現から6週間以内に脊髄圧迫を解除する必要があるといわれている。完全麻痺、弛緩性麻痺が生じた場合、脊髄損傷は非可逆的で、脊髄圧迫を解除しても効果が期待できない。よって完全麻痺が出現する前に脊髄圧迫を解除する必要がある。麻痺の程度が強い場合は緊急椎弓切除を行う。麻痺、神経症状が軽微なら化学療法を先行させる。

III・血行障害

片側の腸骨動脈以遠の狭窄・閉塞による患側下肢の血行障害のため、変則歩行距離が長くなって、患側下肢の筋力が維持できなくなり、跛行、歩行停止、休息といった徴候が出現する。

（西山和男、広部誠一）

21 顔色不良

はじめに

顔色不良、いわゆる「顔色が悪い」とは、一般に「貧血」と表現されるが、現象的には顔色が白い（色白）、または黄色とか紫色を呈している、赤みに乏しい、などの状態を指している。色白とはメラニン色素が少なく皮膚が白く見えることである。また、末梢血管が拡張し血流が豊富だと頬がまっ赤で「リンゴのほっぺ」のようになり、口唇も紅をさしたように赤く見えるが、これが乏しいと「顔色が悪い」と見える。また、チアノーゼで紫色に見えることも顔色不良と捉えられるし、真の貧血があれば顔色は白いというよりやや黄色く見える。したがって、真の意味での貧血以外に種々の疾患群を念頭におかなければならない。一方、経過から慢性のものと、急性のものとに分けることもできる。普段から顔色が悪いという場合もあるし、急に顔色が悪くなったということで外来を訪れる場合もある。

I・顔色不良の原因と疾患

顔色不良を大別すると生理的なものと症候性のものに分けることができる。生理的なものには、もともと色白の場合と、戸外に出る機会が少なくて日光や外気に触れる機会の少ない場合がある。端的

表26. 顔色不良をきたす疾患

急性	慢性	急性	慢性
1　血液疾患 （1）貧血 　　出血性貧血 　　溶血性貧血	 鉄欠乏性貧血 巨赤芽球性貧血 再生不良性貧血 白血病、MDS （2）多血症 （3）メトヘモグロビン血症	4　呼吸器疾患 （1）気道狭窄 　　仮性クループ 　　気道異物 　　縦隔腫瘤 （2）肺疾患 　　RDS 　　食道気管支瘻 　　毛細気管支炎 　　肺炎 　　気管支喘息 　　自然気胸 　　縦隔気腫	
2　循環器疾患 （3）不整脈 （5）循環虚脱 　　ショック 　　脱水症	（1）チアノーゼ型心疾患 　　Fallot 四徴症 　　Epstein 奇形 　　Eisenmenger 症候群 　　完全大血管転移 　　総肺動脈還流異常 （2）新生児胎児型循環遺残 （4）起立性調節障害	5　内分泌・代謝疾患 　　低血糖症 　　低カルシウム血症 6　消化器疾患 　　腸重積 　　腸閉塞 　　嘔吐後 7　神経系疾患 　　無呼吸発作 　　泣き入り引きつけ 　　けいれん 　　失神	 先天性甲状腺機能低下症 先天性副腎機能低下症 片頭痛 神経性食欲不振
3　腎疾患 　　腎性浮腫 　　急性腎炎	 ネフローゼ症候群 慢性腎不全	8　感染症 　　脳炎 　　敗血症	

急性、慢性両方の病態を示す場合がある。

な例が、長期入院している子どもが久しぶりに外泊して陽の光にあたり、冷たい外気に触れると途端に頬が紅くなって戻ってくる。

　顔色不良を起こしうる疾患を表26に示すが、急性発症するものと慢性的なものとを便宜的に分けて示した。症候性で最も頻度が高いのは真の貧血で、これは後述するが、貧血だけでなくむしろ多血症でも赤黒い顔色不良を呈することもある。先天性のMヘモグロビン症や薬剤性などのメトヘモグロビン血症では土気色といった顔色不良を呈する。そのほか、循環器疾患、腎疾患、呼吸器疾患、内分泌・代謝性疾患、消化器疾患、神経系疾患などさまざまな疾患で顔色不良が生じる。循環器疾患では、チアノーゼ型心疾患はもちろんチアノーゼのために顔色不良となるし、起立性調節障害の患児は一般的に顔色が優れないということがいわれる。さまざまな原因によるショックでは、「血の気」が引き顔色不良となり脈が微弱となる。脱水（特に低張性）ではいかにも寒々とした冷たい顔色を呈する。腎疾患では浮腫に伴って顔色不良となる。呼吸器疾患では、換気障害による低酸素状態が多い。

仮性クループ（特に喉頭蓋炎）では稀ではあるが吸気性呼吸困難のためにチアノーゼをきたすことがある。悪性リンパ腫などの縦隔腫瘤では気道狭窄と上大静脈症候群を呈して顔面のうっ血と浮腫、チアノーゼを呈することがある。激しいスポーツの後に胸部痛とチアノーゼを呈し、縦隔気腫が発見されたとの報告もある。内分泌・代謝疾患では、低血糖の場合冷や汗をかいて顔面蒼白となる。甲状腺機能低下症では浮腫を伴った顔色不良を呈する。消化器疾患では、腸重積や腸閉塞などで循環障害をきたしているときは、顔つきが苦悶状であると同時に顔色が極めて不良となる。冬期に嘔吐下痢症が流行し外来に多数の乳幼児が訪れる中に、時々腸重積が紛れ込んでいるが、このようなとき、ほかの患児より「なんとなく顔色が悪い」というのが腸重積の発見のきっかけになることがある。

II・貧血の分類

貧血は血色素濃度の低下した状態で、新生児期にはヘモグロビン 13 g/dl 以下、乳幼児期では 11 g/dl 以下、学童期では 11 g/dl 以下、思春期は 12 g/dl 以下というのが貧血の基準である。貧血の原因に基づく分類を表 27 に示した。

産生障害としては、造血幹細胞の障害と考えられる再生不良性貧血（再不貧）（457 頁参照）、骨髄異形成症候群が挙げられる。再不貧は先天性のほかに、肝炎後や薬剤性（chloramphenicol、抗けいれん剤など）などの後天性のものもある。常染色体劣性遺伝でさまざまな先天奇形を合併する Fanconi 貧血は、先天性再不貧の 1 つの病型であるが、血液所見は幼児期以降に発症してくる。先天性赤芽球癆（Congenital pure red cell aplasia；PRCA、Diamond-Blackfan 症候群）は赤芽球系前駆細胞

表 27．貧血の原因別分類

1．赤血球の産生障害	2．赤血球の破壊亢進
（1）造血障害 　再生不良性貧血、Fanconi 貧血、骨髄異形成症候群 　赤芽球癆（PRCA、Diamond-Blackfan 症候群） 　Congenital dyserythropoietic anemia（CDA） （2）Hemoglobin・DNA 合成障害 　鉄欠乏性貧血、鉄芽球性貧血、Thalassemia 　無 transferrin 血症、慢性炎症による貧血 　巨赤芽球性貧血（ビタミン B_{12} 欠乏症、葉酸欠乏症） （3）異常細胞による骨髄障害 　神経芽腫、横紋筋肉腫 　骨髄線維症 　大理石病 （4）Erythropoietin 産生障害 　慢性腎不全 　甲状腺機能低下症、下垂体機能低下症	（1）赤血球自体の異常 　①赤血球膜異常 　　球状赤血球症、楕円赤血球症 　　発作性夜間血色素尿症 　② Hemoglobin 異常 　　鎌状貧血、不安定 Hemoglobin 症、M-Hb 症 　　（Thalassemia） 　③酵素異常症 　　G 6 PD 欠損症、PK 欠損症 （2）免疫機序 　免疫性溶血性貧血（自己、同種） 　感染症（マイコプラズマ肺炎） （3）血管・網内系の異常 　微小細血管症性溶血性貧血（MAHA） 　（溶血性尿毒症症候群、血栓性血小板減少性紫斑病） 　脾機能亢進症 3．出血 　急性または慢性出血 　　Meckel 憩室、十二指腸潰瘍 　　頭血腫

の障害と考えられ、免疫学的機序も考えられている。Congenital dyserythropoietic anemia（CDA）も幹細胞レベルでの異常と考えられている。

　ヘモグロビン合成に必要な鉄が不足するために生じる貧血が鉄欠乏性貧血（448頁参照）で、小児の貧血の中では圧倒的に頻度が高い。未熟児ではもともとの体内鉄量が不足することに加えて、erythropoietinの産生が不十分であることも加わっている。また、急速に成長するために相対的に不足に陥ることもある。特殊な型として牛乳貧血がある。これは鉄含有量が少ない牛乳を多飲することと、腸管出血を惹起することが加わると考えられている。思春期には急激な成長発達による鉄需要の増大や、激しいスポーツによる鉄の喪失などが鉄欠乏性貧血を招来する。慢性の出血、幼児ではMeckel憩室、思春期では胃・十二指腸潰瘍、過多月経なども鉄欠乏性貧血の原因となる。鉄のヘム合成利用障害による鉄芽球性貧血や、グロビン鎖合成障害による地中海貧血（thalassemia）が稀にみられる。また、ビタミンB_{12}や葉酸の吸収障害によって、デオキシヌクレオシド合成が障害されて巨赤芽球性貧血をきたす。神経芽腫や横紋筋肉腫などの小児の悪性腫瘍は骨髄に浸潤することが多く、造血障害を起こして貧血をきたすことがある。

　なんらかの原因で赤血球の破壊が亢進すると溶血性貧血（452頁参照）をきたす。先天性の病因として最も多いのは遺伝性の赤血球膜の異常で、遺伝性球状赤血球症（Hereditary spherocytosis；HS）が最も多く、次いで遺伝性楕円赤血球症（Hereditary elliptocytosis；HE）、遺伝性有口赤血球症（Hereditary stomatocytosis）、遺伝性acanthocytosisなどがある。酵素異常ではGlucose-6-phosphate dehydrogenase（G-6-PD）欠損症、Pyruvate kinase（PK）欠損症などさまざまな代謝系の酵素異常が知られている。後天性のものとしては免疫性溶血性貧血が多い。自己免疫性溶血性貧血（Autoimmune hemolytic anemia；AIHA）は先行感染後に急性に貧血を発症してくるもので、IgG型の温式抗体によることが多い。寒冷凝集素症や発作性寒冷ヘモグロビン尿症など冷式抗体によるものも稀にある。同種免疫性溶血性貧血は新生児溶血性貧血や不適合輸血の場合である。発作性夜間血色素尿症（Paroxysmal nocturnal hemoglobinuria；PNH）は赤血球膜の後天的な異常により補体の作用を受けやすくなって溶血し、ヘモグロビン尿をきたすもので、小児では極めて稀である。しかし、近年再不貧としてフォローされていた小児例の中にPNHが含まれていることがわかり、再不貧-PNH症候群として認識されるようになっている。非免疫的機序としては、微小細血管症性溶血性貧血（Microangiopathic hemolytic anemia；MAHA）が重要で、その代表が溶血性尿毒症症候群（Hemolytic uremic syndrome；HUS）でベロ毒素産生病原性大腸菌による集団発生は記憶に新しい。血栓性血小板減少性紫斑病（Thrombotic thrombocytopenic purpura；TTP）はHUSと極めて近い病態であるが、小児ではほとんど経験しない。

III・顔色不良の鑑別診断

　貧血か否かはまず血算を行えば容易に判断できる。貧血以外の疾患については、それぞれの疾患群に応じた症状、所見によって原因はかなり絞り込むことができる。循環器疾患では心雑音、不整脈、奇形の合併、腎疾患では血尿、蛋白尿、呼吸器疾患では咳嗽、呼吸困難、喘鳴、消化器疾患では下痢、嘔吐、神経系疾患ではけいれんの状態などを参考に、血液検査、X線写真、心電図、超音波、脳波、CTなどの検査を行って鑑別診断を進めていく。

　貧血の鑑別はまず血算の所見から始まる。表28に血算と赤血球指数をもとにした貧血の鑑別診断を掲げた。まず、血算で貧血の程度を確認するとともに、白血球、血小板の減少または増加があるかを調べる。同時にMCV、MCH、MCHCなどの赤血球指数をチェックし、小球性、正球性、大球性

表28. 貧血の鑑別診断

血算	分類	MCV (fl)	MCHC (%)	網状赤血球	末梢血 血球形態	Fe, Ferritin	T.Bill D.Bil	Coombs	骨髄像	疾　　患
	小球性・低色素性	<80	<30	増加せず	菲薄赤血球 大小不同	Fe ↓ Frtn ↓	N		Hyper 赤芽球島	**鉄欠乏性貧血**
					二相性	Fe, Frtn ↑	N		環状鉄芽球	鉄芽球性貧血
					標的赤血球	Frtn N〜↑	↑		Hyper	*Thalassemia*
貧血のみ	正球性・正色素性	80〜100	30〜35	増加	大小、球状、凝集	N〜↑	↑	＋	N〜Hyper	自己（同種）免疫性溶血性貧血
					球状、楕円赤血球症 奇形、Heinz小体	N〜↑	↑		N〜Hyper	*球状赤血球症、楕円赤血球症* 不安定ヘモグロビン溶血性貧血
					大小不同、ウニ状	N〜↑	↑		N〜Hyper	酵素異常症（PK欠損症）
					破砕赤血球	N〜↑	↑		N〜Hyper	*MAHA (HUS)*
						↓〜N	N		N〜Hyper	出血性貧血
					涙滴赤血球		N		Hypo、線維化	骨髄線維症
					leukoerythroblastosis		N		腫瘍細胞など	異常細胞による骨髄障害
				増加せず		N〜↑	N		Hypo	続発性貧血（慢性炎症、腎性、内分泌疾患）
				著減	赤血球以外正常	N〜↑	N〜↑		N〜Hyper	脾機能亢進
軽度の汎血球減少	大球性・正色素性 (時に小球性)	>100	30〜35	著減		N〜↑	N		N, M/E比↑↑	赤芽球癆
				減少	卵円形巨赤血球 過分葉好中球	N〜↑	↑		Hyper 巨赤芽球	巨赤芽球性貧血（ビタミンB12/葉酸欠乏症）
				著減	巨大赤血球	N〜↑	↑		巨赤芽球様細胞	Congenital dyserythropoietic anemia
汎血球減少	正球性〜大球性			著減	顆粒減少白血球	N〜↑	N		著しいHypo	再生不良性貧血
				増加		↑	↑		Hyper〜Hypo	発作性夜間血色素尿症
白血球増多〜減少 血小板減少				減少	白血病細胞				Dysplasia	骨髄異形成症候群
									白血病細胞	白血病

Frtn：Ferritin　N：正常　↑：増加　↓：減少　＋：陽性　—：陰性　Hyper：過形成　Hypo：低形成
大字疾患は頻度の高い重要な疾患、*italic* は頻度は低いが注意を要する疾患を示す。

の別、正色素性か低色素性かを確認する。この簡単な検査である程度絞り込めるが、さらに、網状赤血球の多寡と塗抹標本での赤血球形態、白血球や血小板の形態を観察すればさらに絞り込むことができ、血清鉄、ferritin、coombs試験、骨髄塗抹標本の骨髄像などで概ね分類は可能になる。それ以上は詳細な検査を行って細分類をすることとなる。

IV・顔色不良の処置と対応

貧血以外の疾患についてはそれぞれ各論を参照されたいが、心疾患、循環虚脱、気道閉塞、低血糖、腸重積などは時間単位ないしは分単位での判断・処置が必要になる場合がある。顔色不良の程度に加えて、心拍数、血圧、呼吸状態、意識レベルなどから緊急性を判断して速やかに検査を行い、適切な処置を行う必要がある。まずは酸素を投与しつつ静脈ルートを確保して、その際に採血し血算、生化学、血糖、血液ガス（静脈でよい）を提出する。できれば、静脈を穿刺する前に採尿パックを貼る。その後X線撮影、心電図、超音波などの検査を行って疾患に応じた処置を講じる。

貧血については、緊急に輸血が必要になることは滅多にない。慢性の貧血ではヘモグロビンが6 g/dlを切ってもなんら症状が現れないことがあるし、再不貧などでは3～4 g/dlなどということも経験する。急性の出血や溶血発作では10～8 g/dl以下に減少すると自他覚症状が現れる可能性がある。輸血の適応はヘモグロビン濃度だけではなく、循環状態をみて決めるべきであるが、一応の目安は急性出血で8 g/dl、慢性貧血で6 g/dlである。MAP血1 ml/kgの輸血でヘマトクリット約1%の増加が、10 ml/kgでHb 3 g/dlの増加が期待できるとされている。しかし、輸血は副作用の問題があるだけでなく、溶血性貧血などでは却って溶血を増悪させる可能性もある。また、診断が確定していない段階では、ヘモグロビンの解析や酵素活性の測定などに影響を及ぼし診断確定を遅らせることにもなりかねない。

㉒ 活気（元気）がない

はじめに

「活気がない」「元気がない」という他覚的所見または自覚的症状は、身体的活動量の低下（少なさ）、心的（精神的）意欲の低下（少なさ）を表しているが、さまざまな生理的状態で現れてくるし、またあらゆる疾患に伴って起こってくるといっても過言ではない。したがって、すべての疾患を念頭におかなければならないが、一方、これだけまったく単独で起こってくるということも少なく、なんらかのほかの症状を伴っていることが多いと思われる。本稿では、特に注意しなければならない、見落としてはならない疾患を中心に解説を試みたい。

I・原因と疾患

「活気（元気）がない」という意味は、年齢によって多少異なると思われる。乳児期は泣き声が弱い、あまり声をあげない、体動が乏しい、表情が乏しい、哺乳力が弱い、哺乳量が少ないなどの症状（所見）を総合していっている。幼児期では活動（運動）量が少ない、おとなしい、遊ばない、声（泣き声）が小さい、すぐ泣きやすい、ほかの子と遊ばない、食事量が少ない、学童期以降ではやはり活動（運動）量が少ない、だるい、疲れやすい、意欲に欠ける、消極的、内向的、無表情、暗い、沈んでいる、人と交わらないなど、多分に生活態度（社会性）や精神面の要素が入ってくる。

表29.「活気がない」という症状をきたす疾患

急性	慢性	急性	慢性
1 感染症 　脳炎、髄膜炎 　敗血症 　尿路感染症	副鼻腔炎 結核	6 内分泌・代謝疾患 　低血糖症	糖尿病 先天性甲状腺機能低下症 先天性副腎機能低下症 ビタミン欠乏症 先天性代謝異常症
2 血液疾患・腫瘍 　溶血性貧血 　急性白血病 　悪性リンパ腫 　固形腫瘍	鉄欠乏性貧血 再生不良性貧血 慢性骨髄性白血病 骨髄異形成症候群	7 消化器疾患 　腸重積、腸閉塞 　急性胃腸炎 　急性肝炎	潰瘍性大腸炎
3 循環器疾患 　心筋炎 　不整脈 　循環虚脱 　脱水症	心筋症 先天性心疾患 起立性調節障害	8 神経系疾患 　片頭痛	筋ジストロフィー 重症筋無力症 視力・聴力障害
4 腎疾患 　急性腎炎	ネフローゼ症候群 慢性腎不全	9 精神疾患	神経性食欲不振 うつ病、神経症 自閉症、発達性言語遅滞
5 呼吸器疾患 　毛細気管支炎 　肺炎 　気管支喘息	アレルギー性鼻炎	10 その他	虐待、いじめ 慢性疲労症候群

急性、慢性両方の病態を示す場合がある。

　分類としては生理的なものと疾病によるものとに分けられるが、前者としては寝不足、過労、不安、ストレスによる心的疲労などが挙げられ、後者としてはさまざまな疾患を挙げることができる。また、数日単位の急性に発症する場合と、数週間から数カ月の慢性に経過する場合とに分けられる。これらを表29にまとめた。

❶ 乳児期

　生理的、心理的、精神的な原因は少ない。必ずなんらかの器質的な原因が背景にある。最も重要なのは感染症、特に髄膜炎、脳炎（脳症）、敗血症である。乳児期には発熱以外にはっきりした症状所見がなく、なんとなく元気がない、活気が乏しい、なんとなく顔つきが悪い、母乳の吸い付きが弱い、ミルクの飲みが少ないといった症状が発見のきっかけになることが多い。6カ月未満では特にこうした症状を重く受け止めなければならない。また、腸重積のときは激しく泣くことが多いが、循環不全に陥ると顔色が悪く元気がなくなってしまう。おとなしくてあまり元気のない子だと思っていたら、甲状腺機能低下症であったり、実は聴力や視力に障害があることが判明したということもある。単におとなしく元気がないように見えるだけなのか、それとも病的なのかを見分ける確実な方法はないが、赤ちゃんは大きな声で泣くのが普通であり、あまり大きな声で泣かないときは慎重に診察して異常の有無について検索すべきである。

❷ 幼児期

　幼児期もやはり重要なのは感染症であるが、幼児期から学童にかけては特に心筋炎に注意を要する。心筋炎も発熱のほかには元気がないという以外に特段の症状がないことがあり、発熱がないこと

もある。心筋症も易疲労感、運動が苦手ということが初発症状であることがあり、いずれも外来で元気がなくてなんとなくおかしいなと思えるか否かが診断の分かれ道になることがある。また、この頃になると精神的な問題も明らかになり始め、広汎性発達障害（自閉症）ではほかの子と遊ばず言語発達も遅いので、始めの頃はおとなしくて元気がないのかなと思っていた、という場合もある。

❸ 学童期

学童期になると生理的な疲労や心的な疲労が問題になることが多くなる。勉強やゲームのやり過ぎで寝不足や過労に陥ったり、いじめや精神的なストレスが原因で元気がないということが多くなる。またうつ病や神経症などの精神疾患も、元気がないとして捉えられることがある。起立性調節障害では朝のうち元気が出ず学校を休みがちになることも多い。原因不明の慢性疲労症候群なども易疲労感が主たる症状ではあるが、ほかの疾患を見落とす恐れがあるので安易には用いるべきではない。

II・診断と対処

「活気（元気）がない」という場合にはまずそのほかの症状がどうかを細かに聞き取る必要がある。乳幼児期に最も多いのは発熱であるが、哺乳量や吸啜力、泣き声などその経過を聴取する。診察では大泉門の状態、項部硬直、顔つき、全身状態、心音、脈の整・不整を診て、あやしたりおもちゃを見せたり、音を鳴らしたりしながら児の反応を把握する。幼児期以降では家庭環境や幼稚園、学校の環境、他児との関係などについても聞き出す必要がある。

検査はある程度ねらいを定めることができればよいが、そうでないときには血算、CRP、腎機能、肝機能、電解質、血糖、CK、検尿、胸部X線、心電図（時に起立試験）、時にT3、T4、aldolaseなどが必要となり、場合によってはツベルクリン反応、CT検査、腰椎穿刺なども行わなければならない。これでなんらかの異常が認められれば、疾患特異的治療を行うこととなる。これらの検査によっても異常が認められない場合は、経過観察をするとともに心理相談や精神科医のコンサルトを仰ぐ必要がある。

23 出血傾向

はじめに

本来、止血は血管、血小板、凝固・線溶系の諸因子が巧みに協力し合いながら達成する、極めて複雑な機構によって成り立っている。そのうちの一部に（または複合して）欠陥が生じると出血しやすく、止血しにくいという出血傾向をきたすこととなる。出血傾向は臨床的には皮膚の出血（紫斑）、つまり点状出血斑（petechia）、斑状出血斑（ecchymosis）と皮下血腫、粘膜出血（鼻出血、歯肉出血、消化管出血、性器出血など）、深部出血（筋肉内出血、関節出血、頭蓋内出血など）として現れてくる。紫斑や粘膜出血は健常でもしばしば認められるが、量的に多い、なかなか止血しない、頻度が多い、通常では起こりにくいなどの場合に異常と捉えられる。

I・出血傾向の原因と機序

図17に血栓の形成と凝固・線溶系の活性化の過程を示した。その概要は、まず血管が損傷されると、破損部位に表出されたvon Willebrand因子（vWF）を接着剤として血小板が血管内皮下組織に付着する（粘着）。その血小板からは活性物質が放出されて、血小板の表面のGPIIb/IIIa complexが

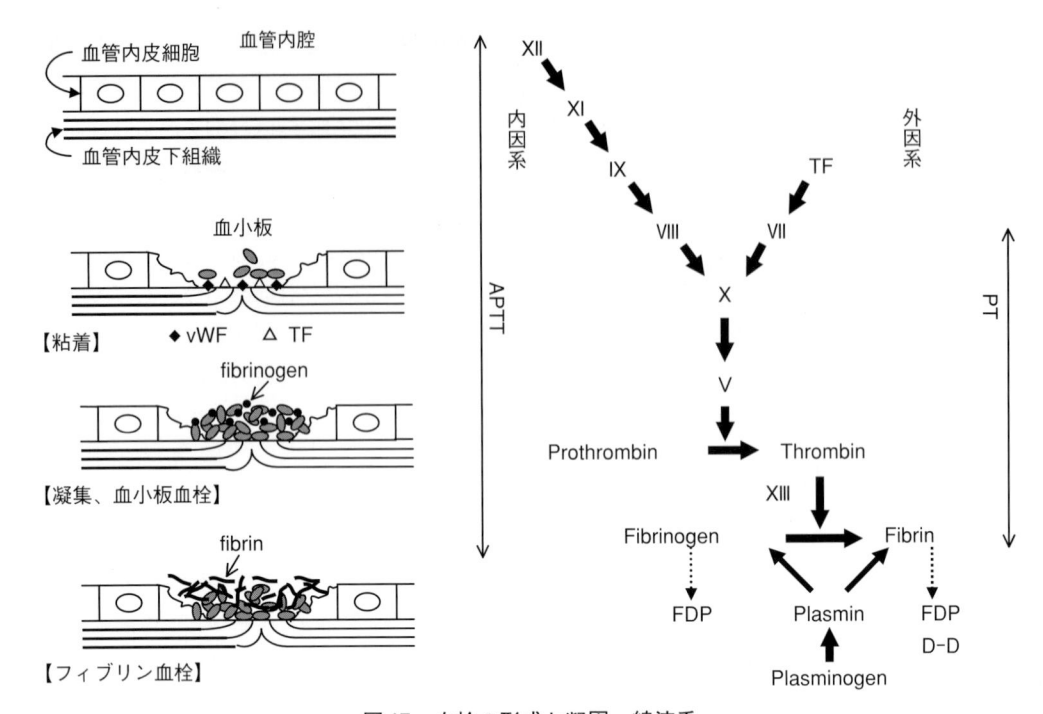

図17. 血栓の形成と凝固・線溶系
(東田修二：Medical Technology 26：1079, 1998 を一部改変して引用)

構造変化を起こし、fibrinogen を介して血小板同士がゆるく結びつく（凝集）。それらが塊をつくって血小板血栓（一次止血栓）ができあがるが、それは安定ではなく、さらに fibrin polymer が網目状に血小板血栓を巻き込んで強固なフィブリン血栓（凝固血栓、二次止血栓）が完成される。

その fibrin はいわゆる内因系、外因系の凝固因子の cascade 反応によって、巧妙かつ効率的に fibrinogen から生成される。血管破損部位に vWF とともに表出された組織因子（Tissue factor；TF）は第 VII 因子（FVII）を活性化するとともにその活性化第 VII 因子（FVIIa）と結合して、第 X 因子（FX）を活性化する。FXa は prothrombin から thrombin を生成するが、その thrombin は FXI と FIX を介してさらに FX を活性化して大規模に thrombin を生成し、fibrin 分子を大量に産生してフィブリン血栓を形成することになる。図 18 にその増幅過程を示したが、理論的には FXI 分子 1 個から、最終的に fibrin 分子が実に 2 億個産生される勘定になるという。内因系の FXII は破損した内皮の陰性荷電体との接触により活性化され、FXI、FIX を活性化する流れが始まる。

このように、thrombin、fibrin を生成する反応をいかに増幅させるかが凝固反応の重要な鍵ではあるが、しかし、凝固機構は血管損傷時のみ、しかもその場所に限局して働く限定的な機構であることが求められる。つまり、凝固反応をいかに制御して血栓を過剰につくらせないようにするかが、生体内ではむしろ重要な問題で、これを制御する機構もしっかり用意されている。これを図 19 に示した。その主な機構の 1 つは、ATIII や Tissue factor pathway inhibitor（TFPI）のように、活性型凝固因子（FIXa、FXa、thrombin）に結合してその活性を低下させる protease inhibitor で、もう 1 つは補助因子の FVa、FVIIIa を分解して不活化する Thrombomodulin（TM）-Protein C pathway である。これらの促進・抑制両機構のバランスのうえで凝固は身体にとって有益に働いてくれる。

また、できあがった血栓はそのままにせず、役割を終えたら溶解吸収するのが線溶系である。これに働くのが plasmin で、fibrin または fibrinogen を分解する。plasmin は plasminogen が plas-

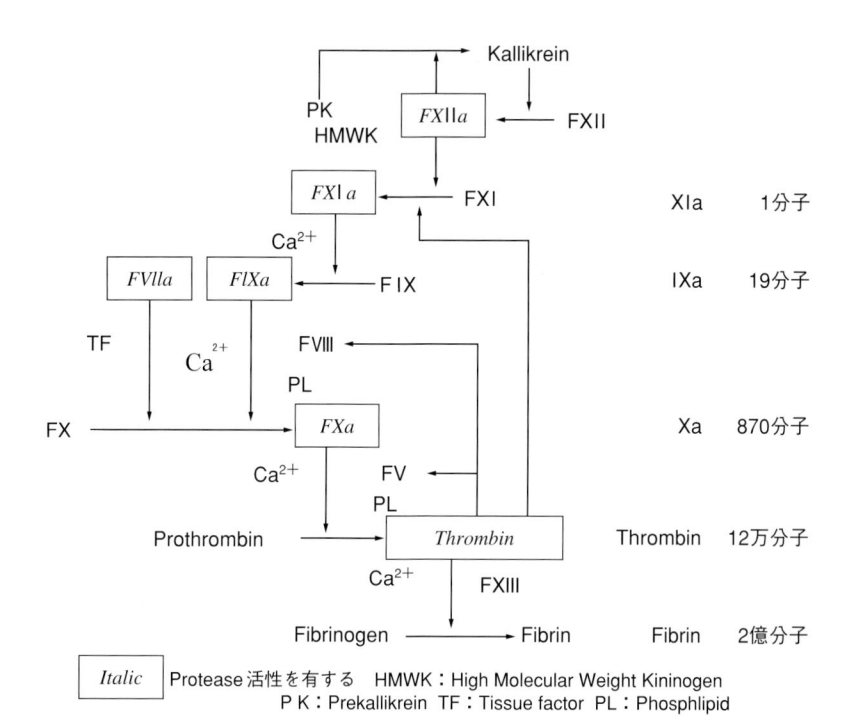

図18．凝固増幅反応

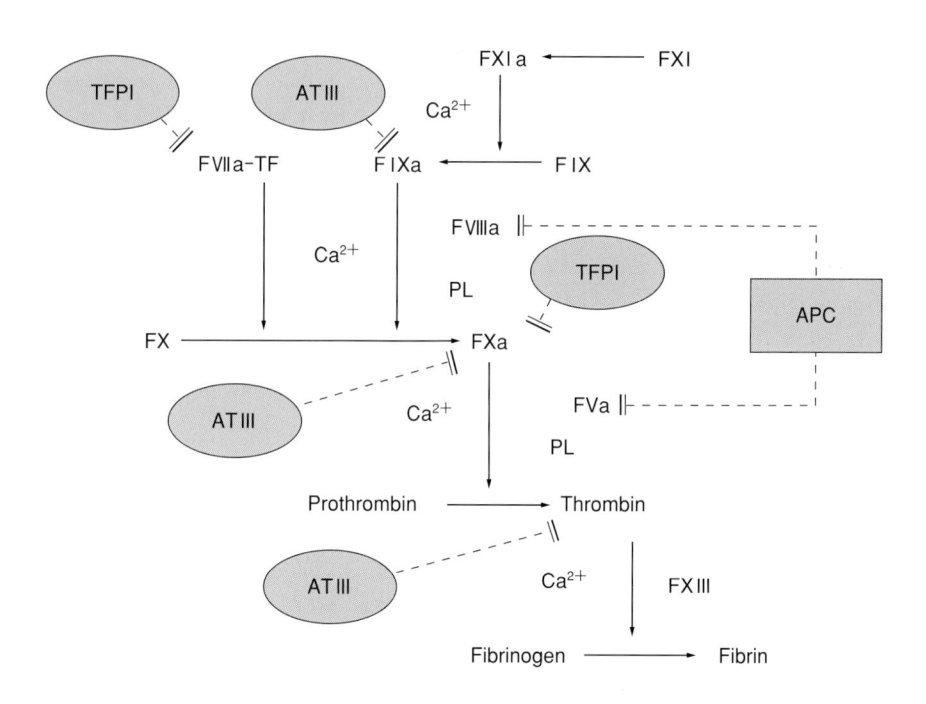

図19．凝固抑制反応

minogen activator(tissue-plasminogen activator, t-PA, urine-PA＝urokinase)により活性化され生成される。線溶系が過剰に働き過ぎるとまた出血をきたすことになるので、ここでもそれを制御する機構が働いている。α2-plasmin　inhibitor(α2-PI)はplasminを不活化し、plasminogen activator inhibitor(PAI-1,2,3)はt-PA活性を制御する。

以上のような複雑かつ巧妙な機構によって出血はコントロールされており、これらの異常によって出血傾向が生じるわけである。

II・小児の出血性疾患

表30に小児期の出血性疾患の一覧を示した。個々の疾患の多くは各論で述べられるので詳細は各項を参照されたい。

表30. 小児期の出血性疾患

1. 血管の異常による出血性疾患
   (1) 遺伝性血管障害
       Ehlers-Danlos症候群、Marfan症候群 [AD]
       Osteogenesis imperfecta [AD]
       遺伝性出血性毛細血管拡張症(Osler病) [AD]
   (2) 後天性血管障害
       Henoch-Schönlein紫斑病、壊血病、(被虐待児症候群)

2. 血小板の異常による出血性疾患
   (1) 血小板減少を主とする疾患
       ①破壊または消費の亢進による血小板減少
         特発性血小板減少性紫斑病、抗リン脂質抗体症候群
         同種抗体・自己抗体による血小板減少、Evans症候群
         May-Hegglin異常症 [AD]、Wiskot-Aldrich症候群 [XLR]
         Kasabach-Merritt症候群、DIC、HUS、TTP
         感染性・薬剤性血小板減少症、心疾患
       ②産生の障害による血小板減少
         Thrombocytopenia-absent radius(TAR)症候群 [AR]
         Fanconi貧血、再生不良性貧血、白血病、骨髄異形成症候群
       ③分布の異常による血小板減少
         脾機能亢進症
   (2) 血小板機能異常症
       ①遺伝性血小板機能異常症
         Bernard-Soulier症候群 [AR]、コラーゲン粘着異常症 [AR]
         Glanzman血小板無力症 [AR]、Wiskott-Aldrich症候群 [XLR]
         Storage-Pool病 [AR]、gray platelet症候群、Scott症候群
       ②後天性血小板機能異常症
         薬剤性(アスピリン、インドメサシンなど)

3. 凝固・線溶系の障害による出血性疾患
   (1) 凝固因子活性低下
       ①遺伝性凝固障害
         血友病A,B [XLR]、von Willebrand病 [AD,AR]
         無fibrinogen血症 [AR]、凝固因子欠乏症
       ②新生児凝固障害
         新生児出血性疾患
       ③後天性凝固障害
         DIC、ビタミンK欠乏症、肝疾患、L-Asparaginase投与
   (2) 凝固因子以外の障害
       遺伝性血栓症
         α2-PI欠乏症、ATIII欠乏症、ProteinC,S欠乏症

[　] 遺伝様式 AD：Autosomal dominant、AR：Autosomal recessive、XLR：X-linked recessive

1. 血管の異常による出血性疾患

血管壁の異常によるものとして代表的なのが、Ehlers-Danlos症候群である。最も頻度の高いI・II型は常染色体優性遺伝で、皮下出血をきたしやすい。Osler病（Osler-Weber-Rendu syndrome）は常染色体優性遺伝で皮膚、粘膜、臓器の毛細血管拡張を特徴とし、皮下出血、鼻出血、消化管出血をきたす。後天的なものとしては、Henoch-Schönlein紫斑病（HSP）が頻度も高く外来で診察する機会が多い。血管炎による皮下・消化管出血をきたすが、単純な皮下出血とは異なり基本的には炎症で細胞浸潤を伴うので、丘疹上に盛りあがっているのが特徴である。多くは関節痛や腹痛などの全身症状を伴っていることが多いので診断は比較的容易である（各論446頁参照）。

2. 血小板の異常による出血性疾患

数の減少（血小板減少症）と質の異常（血小板機能異常）とに分けられる。

1. 血小板減少は表31のように破壊・消費の亢進、産生障害、分布異常に分けることができる。

①破壊亢進は、免疫的機序によるものとして特発性血小板減少性紫斑病（ITP）があるが、出血傾向全体の中でも最も頻度が高く一般的である。詳細は各論に譲るが、幼児期以降紫斑を主訴に受診したら、まず最初に採血して血小板数を確認するのは頻度からいって妥当である。新生児期にはさまざまな原因で血小板減少をきたす。ITPの母親から生まれた児や母児間血小板不適合では、抗体の移行のため一過性に血小板減少をきたす。低出生体重児では先天性風疹症候群、先天性CMV感染症などのウィルス感染症を考慮に入れる。また、重症感染症に伴うDIC（「播種性血管内凝固症候群」475頁参照）やKasabach-Merritt症候群では凝固の異常とともに血小板も減少する（674頁参照）。②産生障害としては、巨核球の減少（無形成）に起因する血小板減少と橈骨の無形成を主徴とするThrombocytopenia-absent radius（TAR）syndrome（血小板減少橈側列無形成症候群）があるが、これは常染色体性劣性遺伝である。造血の全般的な障害として、Fanconi貧血、再不貧（457頁参照）などがある。メチルマロン酸血症などの一部の先天性代謝性疾患でも血小板減少を伴うことがあるが、出血傾向が前面に出ることは少ない。③脾腫のある場合はそこにプールされ血小板減少をきたす。

2. 質的異常としては、粘着能の異常として巨大血小板を特徴とするBernard-Soulier症候群、凝集能の異常としてGlanzman血小板無力症やWiskott-Aldrich症候群（WAS）が有名である。

WASは血小板減少が必発であるが容積も小さく、巨核球からの血小板産生能の低下、血小板の破壊の亢進などさまざまな異常が知られている。血小板からの活性化物質の放出異常としてstorage pool病、gray platelet症候群などがある。また、Scott症候群は粘着・凝集能ともに正常だが、血小板procoagulant（血小板第3因子）異常のためにfibrin polymerの形成を促進できず止血が完成しない。また、血小板機能そのものは正常でも、vWFの異常やfibrinogenの異常では粘着能や凝集能の異常として血栓形成の障害を招来する。

3. 凝固・線溶系の異常による出血性疾患

凝固因子の先天性欠乏症（または異常症）は、すべての因子に関して発見されているが、その中で最も一般的なのが血友病A・Bつまり凝固第VIII・IX（FVIII・FIX）因子欠乏症である。また、厳密には凝固因子ではないがvWFの異常によるvon Willebrand病（471頁参照）も頻度が高く、この三者を合わせると凝固異常症の約95％に達する（471頁参照）。これらは遺伝性ではあるが新生児期に出血症状が現れることは比較的少ない。ほかの凝固・線溶系の異常では新生児期に発症するものが多い。

表31. 出血性疾患の鑑別診断

血小板	(出血時間)	PT	APTT	末血・骨髄所見 凝固・線溶検査	凝固因子 その他	疾患
減少	延長	正常	正常	巨核球正常〜増加		ITP
					溶血性貧血	Evans症候群
				巨核球減少	単純X線写真	TAR症候群
				芽球		白血病、MDS
				造血障害		再不貧、Fanconi貧血
				巨大血小板 凝集能低下		Bernard-Soulier症候群 May-Hegglin異常 gray platelet症候群
				微小血小板	IgM低値,IgE高値	*Wiskott-Aldrich症候群*
				破砕赤血球、溶血		*HUS*、TTP
					先天奇形 脳室周囲石灰化	先天性風疹症候群 先天性CMV感染症
			延長		FVIII・vWF低下	**血小板型von Willebrand病**
	延長			Fibrinogen減少、FDP増加		DIC
					血管腫	*Kasabach-Merritt症候群*
正常	延長	正常	正常	凝集能低下		Glanzman血小板無力症
			延長		FVIII・vWF低下	von Willebrand病
	正常	正常	延長		FVIII or FIX低下 FXI低下	**血友病A or 血友病B** 先天性第XI因子欠乏症
		延長	正常		FVII低下	先天性第VII因子欠乏症
		延長	延長	TT延長	fibrinogen減少	先天性無fibrinogen血症
				HPT低下	PIVKAII陽性	**ビタミンK欠乏症**
					プロトロンビン低下	先天性プロトロンビン欠乏症
					FX低下	先天性第X因子欠乏症
				TT・HPT正常	FV低下	先天性第V因子欠乏症
		正常	正常		FXIII低下	*先天性第XIII因子欠乏症*
					Protein C低下	先天性Protein C欠乏症
				ELT短縮	α2-PI低下 PAI-I低下	先天性α2-PI欠乏症 先天性PAI-I欠乏症
					(FXIII低下, vWF増加)	HSP

TT：トロンビン時間、HPT：ヘパプラスチンテスト、ELT：ユーグロブリン溶解試験
太字疾患は頻度の高い重要な疾患、太字の *italic* は頻度は低いが注意を要する疾患を示す。

新生児期に出現する出血症状としては吐血、下血（メレナ）、臍出血、頭蓋内出血などが起こりやすいが、無fibrinogen血症、FXIII欠乏症、α2-PI欠乏症では臍出血の止血困難が初発症状であることが多い。また、Protein C・Protein S欠乏症は、新生児の血栓形成による皮膚や臀部の壊疽が特徴的所見であるが、皮下出血もきたし新生児電撃性紫斑病（purpura fulminance）といわれる。ビタミンK欠乏症は母乳栄養児でよく知られているが、先天性胆道閉鎖症や抗生剤の長期投与でも起こる（各論474頁参照）。

III・出血傾向の鑑別診断

　まずは患児の年齢、性別を念頭におく。問診としては、出血傾向が何歳頃から始まっているのか、どのようなときに、どのような部位に起こりやすいのか、出血しやすいがすぐに止まるのか、なかなか止まりにくいのか、現に出血している場合は何時間くらい続いているのか、量はどうか、さらに発熱、下痢、下血、反復感染、先行感染、ワクチン接種歴などを把握する。家族歴では同様な出血症状をきたす人がいるか、血族結婚の有無、新生児の場合は母親の妊娠経過、服薬状況などを聴取する。身体所見としては、紫斑の形状、拡がり、部位、奇形の有無、肝脾腫、リンパ節腫脹、関節腫脹などを調べる。

　幼児では下腿の紫斑はいわば日常茶飯事で、元気のいい子はいつも「青あざ」をつくっているものである。しかし、普通は大腿部や上肢には紫斑はできにくいもので、これらにある場合は出血傾向を疑う。また、出血傾向といえども軀幹には紫斑などできにくいもので、多発しているような場合は被虐待児症候群も念頭におく必要がある。鼻出血も小児では起こりやすく、いつも同じ側で、出血しやすいがほぼ10分以内で止血するという場合は、あまり問題ないことが多い（「鼻出血」27頁参照）。

　鑑別診断のための検査所見を表31に示した。出血時間は血小板減少時は延長しているし、正常の場合も、泣いたり暴れたりしてなかなか正しい時間が得られないことが多いので、幼児以下では必ずしも最初に必要な検査とは言い難いため、血小板減少のときはむしろやらない方がよい。

　前述したようにまず血小板（血算）を測定するが、その際スクリーニング検査としてPT、APTT、fibrinogenも同時に採血する。血小板減少の場合は末梢血および骨髄塗抹標本で血小板、巨核球をはじめ白血球、赤血球の形態も確認する。本稿の主題とは逆であるが、出血傾向がないにもかかわらず血小板数が減少していることがある。多くは採血容器に凝固剤としてEDTAが用いられている場合で、EDTA-dependent thrombocytepenia（凝性血小板減少症）といわれ、血小板が凝集を起こしてしまい見かけ上血小板が減少する。塗抹標本で凝集を確認することと、クエン酸ないしヘパリンの容器で検査すると正常値を示す。

　血小板数が正常な場合は、血小板無力症以外ほとんど凝固因子の異常であるので、PT、APTT、fibrinogenの値を参考にして、さらに詳細な検査を進める。但し軽症の場合や特殊な病態では、これらのスクリーニング検査では異常を示さないことがあるので、病歴などから強く疑われる場合は、凝固因子測定など踏み込んだ検査を行う必要がある。

IV・出血傾向に対する処置・対応

　原因を検索し根本的な補充療法などが必要になってくるが、当面の出血に対しては緊急の止血が必要である。最も多いのが鼻出血であるが、「鼻出血」の項（27頁）を参照されたい。一般に皮膚・粘膜の表在性出血に対しては圧迫止血が有効である。関節出血に対しては、減圧の意味で穿刺吸引が必要な場合があるが、深部出血は多くが血友病をはじめとする凝固因子欠乏症であるので、原因を検索して補充療法を行う以外には完全な止血は得られない。

　出血量が比較的多いと思われる場合には、スクリーニング検査の採血と同時に血液型検査も行い、輸血の準備も念頭におくが、できるだけ輸液によって状態を保って原因を検索するようにし、輸血は必要最小限に留めるべきである。さらに出血が持続し急速に貧血が進行しているような場合、血圧低下や意識レベルの低下を認めるような場合は、とにかく静脈ルートの確保を優先させなければならない。

原因検索の採血をする場合、止血を十分に行わなければならない。皮膚の穿刺部位にパッドを貼っただけでは血管穿刺部位からの出血は止められず、知らずに皮下出血をきたして上腕がパンパンに腫れあがるなどということがある。また、出血時間の検査に耳朶を穿刺した場合も、止血したと思ってパッドを貼ったあとからもポトポト出血してくることがあるので、十分止血を確認する必要がある。

（高山　順）

24　頸部腫瘤

はじめに

　小児の頸部の腫瘍性疾患は形状から分類すると囊胞状腫瘤と充実性腫瘤に、また成因から炎症性、先天性、腫瘍性に分類される。

　頻度は炎症性によるものが最も多く、先天性形成異常、良性腫瘍がこれに次ぎ、頸部の悪性腫瘍は非常に少ない。

　しかし頻度が低いとはいえ、生命予後に関係する悪性腫瘍には常に注意を払わねばならず、また良性疾患とはいっても鼻咽腔、喉頭を含めた気道に発生した腫瘍は呼吸困難を生じ、生命の危険があるため、やはり注意が必要である。

　診断の手順としては、

　①全身状態の把握：先行する上気道感染、発熱の有無、食事の摂取量などをみる。また耳、鼻、咽喉頭の所見もとる。

　②腫瘍の触診：腫瘍の硬さ、可動性の有無、表面の皮膚の状態などをみる。

　③画像診断：超音波、CT、MRI により腫瘍の進展範囲、画像の輝度の違いにより腫瘍の性状をみる。

　④穿刺吸引細胞診、腫瘍生検。

が挙げられる。

　ここでは、小児の頸部腫瘤として頻度の高い頸部リンパ節腫大、先天性囊胞、頸部囊胞状リンパ管腫について診断、注意点などを述べたい。

I・頸部リンパ節腫大

　頸部リンパ節は種々の原因で腫脹をきたす。この場合、大部分を占める健康児の放置してもよい非特異性反応性腫大によるものを除外し、化膿性リンパ節炎に対して抗菌薬の投与あるいは外科的処置の適応を決め、悪性腫瘍との鑑別を確実に行う必要がある。5〜6 歳をピークとする、あらゆる年齢の健康な小児の頸部に無症候性の、直径 15 mm 程度までのリンパ節が 30〜50％ の頻度で触知され

■ 生検を要する場合

　生検の適応と考えられるものは、①2.5 cm 以上で癒合傾向、増大傾向を示すもの、②顔色不良、発熱などの全身症状を伴うもの、③異様な硬さがあり、可動性の乏しいもの。④悪性の疑いは少ないが完全に否定し得ず、経過を追えないもの、⑤生検に対する家族の希望が強いもの、である。

る。リンパ節の性状は、表面の皮膚に色調の変化なく、扁平で平滑、周囲との癒着もなく可動性を有する円形または類円形の、弾性軟の腫瘤である。このようなリンパ節は経過観察のみとし、心配であれば2～4週目に再び診察する。

　これに対して、局所に発赤、疼痛、熱感などの炎症所見が明らかで、腫瘤に波動性があり、膿瘍を形成している場合は切開排膿を行う。炎症所見があっても、腫瘤が硬く蜂窩織炎（まだ膿瘍を形成していない場合）であれば抗菌薬を投与し、腫瘤が縮小し、消退するか、炎症が進行し膿瘍を形成すれば切開排膿、ドレナージを行う。どちらかはっきりしない場合は腫大が最もはっきりしている部に18G針で穿刺し、膿が引けるかどうかを試してみるのもよい。

　このように炎症所見が明らかなもの、または頸部以外にも類似したリンパ節があり、癒合傾向、増大傾向がない非特異性反応性腫大によるリンパ節では生検の適応はない。いずれにしろ小児ではリンパ節生検でも全身麻酔が必要なことが多く（小児）外科医に紹介したうえで施行すべきである。

II・先天性嚢胞（正中頸嚢胞、側頸嚢胞）

　先天性嚢胞には正中頸嚢胞、側頸嚢胞があるが前者は舌骨前方正中線上に表面平滑な円形の柔らかい腫瘤を触知することが多い。後者は下顎、胸鎖乳突筋前縁付近に、多くは瘻孔を伴って柔らかい円形腫瘤が発生する。両嚢胞とも緊急性はないが、小児外科医による瘻孔の完全切除が必要である。感染を起こして嚢胞部に発赤、疼痛、熱感などの炎症所見が強い場合は切開排膿または抗菌薬を投与して、完全に炎症所見が消退した後に切除を施行する。

III・頸部嚢胞状リンパ管腫

　生下時から頸部後方を中心に、波動を有する大きな嚢胞状腫瘤として存在する。生後早期から呼吸困難、嚥下障害を伴う例では緊急に気管内挿管による気道の確保が必要である。また、咽喉頭、縦隔に大きなリンパ管腫が存在する場合、出血または感染などによって急激な気道の圧迫が起こり、気道の確保が必要となることを頭に入れておく必要がある。そのために本症を疑った場合は、①胸部X線写真による縦隔への波及の有無、②口腔内、咽喉頭部の観察により病巣の拡がりの診断、をしておきたい。また、超音波、CT検査も有用である。治療は自然消退も多くの症例で得られるが、自然消退がかんばしくない例ではピシバニール®（OK-432）の局注、切除術などが治療としてとられるが、これらは小児外科医のいる専門施設で行うべきである。また眼瞼のリンパ管腫のため眼裂が閉鎖している場合は、早期手術を行い視力喪失を防ぐ必要がある。

（渕本康史）

25　心臓の聴診

I・心疾患診断における聴診の役割

　聴診は心疾患発見の重要な理学的検査法であるとともに、聴診により得られた情報で患児の心疾患および心機能の概略が診断できる。救急外来あるいは病棟で心雑音を聴取した場合、詳細を循環器専門医に依頼するとしても重症か否か・緊急性があるか否かの判断は必須である。今日では心エコー検査法が発達し、聴診によって得られるものよりはるかに多くの情報が得られるようになってきている

が、いつでもどこででも心エコー検査装置が使えるわけではないので、聴診により何がどこまで解るか体得しておくべきである。

ⅰ）視診：聴診をする前に、心尖拍動の位置、胸郭の形態、特に前胸部突出や漏斗胸・扁平胸、Straight back の有無を視診する。

ⅱ）触診：心尖拍動の位置、強さ／弱さを触診する。心尖拍動は左室肥大では左下方に移動し、右室肥大では胸骨左縁下部と(左)乳腺の中間帯が胸腔内側から持ちあげられるのを感じる(RV heaving)。低周波の振動である振動(震顫・Thrill)の有無を手掌で触診して"palpable murmur"として捉えることができる。脈診については 252 頁、表 2 参照。

Ⅱ・聴診の方法

ⅰ）聴診器の使い方：膜型は強く胸壁に押し当てて高周波音を、ベル型は柔らかく当て低音成分を聴くのに適している。

聴診ではまず、①心拍数とリズムを、次に②心音、③心雑音、を聴く。一度に同時にこれらすべてを聴き分けるのは困難であり、まず「心拍数とリズムの確認」、次に「心音」のⅠ音とⅡ音(表 32)を聴き、次に「雑音」を収縮期と拡張期の順に聴くというように区分ごとに聴いてから全体を把握し、心音図として表現できることが望ましい(図 20)。(Ⅲ音、Ⅳ音については省略)。

ⅱ）聴取部位：心尖部・心基部のみならず、心臓周辺や胸部背部全体を聴診する。また、心臓以外には、頭部・前額部で頭蓋内の動静脈瘻の診断、腹部では腸の蠕動音の聴診にも有用である(本稿では呼吸音の聴診は省略する)。

ⅲ）体位・姿勢：通常の座位や臥位のみならず、左半側臥位(例：僧帽弁閉鎖不全の雑音)、前傾(例：大動脈閉鎖不全)での聴診も加える。僧帽弁逸脱症では座位で聴かれるクリックや雑音は臥位では減弱消失し聴き逃すことがある。

ⅳ）聴診する部屋・環境：聴診は周囲の騒音により妨害されるので静かな部屋で聴くこと。

❶ 心拍数・リズムの異常

頻脈・徐脈・不整脈(265 頁参照)。

❷ 心音

心臓の活動状態および全身状態を示す(亢進か減弱か、分裂の程度を聴く)。表 32 に各所見を呈する代表的な疾患を挙げる。

a. 心音の聴取部位

ⅰ）Ⅰ音の聴取部位：心尖第Ⅰ音が右側で聴かれれば右胸心を考える。肺容量の左右差、縦隔の偏位で移動する→胸部X線写真で確認する。

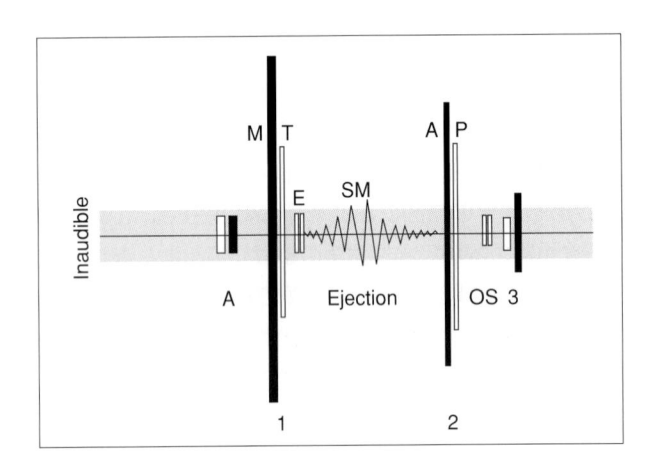

図 20．心音図の説明

正常な聴診所見を心音図として表現すると、
1：Ⅰ音は M(僧帽弁成分)と T(三尖弁成分)より成る。
2：Ⅱ音は A(大動脈弁成分)と P(肺動脈弁成分)より成る。
3：Ⅲ音は心室への急速流入期に発生する。
E：Ejection clik
SM：Systolic murmur
OS：Opening Snap
E：駆出性クリックがⅠ音の直後に発生し、SM：収縮期駆出性雑音がそれに引き続いて出現する。OS：房室弁の開放音が発生する。
病的な例ではⅠ音・Ⅱ音の各成分の強さと間隔の変化、収縮期・拡張期の雑音の発生がみられる。
(Moss and Adams：Heart Disease in Infants, Children, and Adolescents fifth ed より一部改変して引用)

表32．心音の異常と代表的な心疾患

I音：僧帽弁と三尖弁の緊張する音と心筋の緊張する音で構成される。
　　亢進する場合：発熱、緊張、貧血、甲状腺機能亢進（注：痩せて胸壁が薄いと大きく聞こえるが「亢進」とは違う）
　　減弱する場合：肥満、筋肉質、喘息などの肺疾患、房室伝導障害、心嚢液貯留（心膜炎など）。重症心不全、心筋炎では心収縮力の低下の結果減弱し、遠くの音を聴いているよう(distant)に聴こえる。
II音：大動脈成分と肺動脈成分の2成分からなる。II音の分裂は吸気時には拡大し、呼気時には減少する。
　　II音の分裂
　　　　右脚ブロック、肺動脈弁狭窄、漏斗胸
　　　　固定性の幅広い分裂：心房中隔欠損症
　　　　奇異性分裂（分裂は吸気時より呼気時に大きい現象）：高度の大動脈弁狭窄
　　II音の亢進
　　　　肺動脈弁成分(II_P)の亢進：肺高血圧
　　　　大動脈弁成分(II_A)の亢進：高血圧
　　II音の単一化
　　　　肺動脈閉鎖など半月弁が1つのみの場合。
　　　　II_Pの減弱（大血管転位、ファロー四徴）

表33．雑音の記述方法

強度　（6段階に分類し、Levine 1〜6度、または1/6〜6/6と記載する）
音調　(pitch)：高調性、低調性
時相　（駆出性／汎収縮期／収縮中期／拡張期／連続性）
性状　雷鳴様(rumbling：大きな心室中隔欠損における相対的僧帽弁狭窄など)
　　　輪転機様(machinery：動脈管開存など)
　　　荒々しい(harsh：心室中隔欠損、高度の肺動脈弁狭窄など) など
最強点(point of maximum intensity)
伝播部位を記載する。
記述例：Levine 3度、高調性、収縮期性、粗い雑音が胸骨左縁下部に聴かれ、胸骨右縁下部に放散（伝播）する。

ⅱ）II音の聴取部位：半月弁の位置で、通常は第II肋間胸骨右縁で肺動脈弁(IIP)の、左縁で大動脈弁(II_A)の閉鎖音を聴く。

ⅲ）III音・IV音：III音あるいはIV音の亢進で奔馬調(gallop rhythm)として聴こえる。

❸ クリック

・駆出性：半月弁・大血管の組織性状を示す。弁肥厚・弁狭窄・大動脈二尖弁、大動脈や肺動脈の拡張時に出現。
・非駆出性（収縮中期）：僧帽弁逸脱では座位で増大・顕性となり、臥位で減弱する。
・弁開放音(opening snap)：リウマチ性の僧帽弁狭窄（現在では稀）。

❹ 雑音

a. 雑音の記述方法（表33）
b. 留意点

・先天性心疾患の多くは心雑音を契機に発見されるが、逆に心雑音のない重篤な心疾患もあり、「心雑音が聴こえない」からといって「心疾患の存在」を否定できるものではないし、後に無害性心雑音で述べるように「心雑音」イコール「心疾患」でもない。

```
                              心室中隔欠損（円錐部型）
        大動脈狭窄                    肺動脈弁狭窄
     （弁性、弁上部、弁下部）            心房中隔欠損
                                無害性心雑音（肺動脈駆出音）
                                末梢性肺動脈狭窄


                                       大動脈狭窄
                                       僧帽弁閉鎖不全（逆流）
     心室中隔欠損                         無害性心雑音
    （心内膜床欠損を含む）                  僧帽弁逸脱の非駆出性クリック
    無害性心雑音（Still's murmur）         肥大型心筋症（IHSS）
    肥大型心筋症（IHSS）
    三尖弁閉鎖不全
    フォロー4徴
```

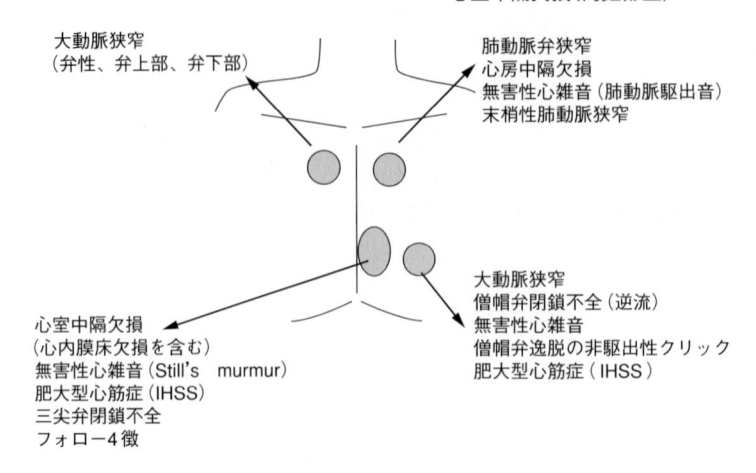

図21. 収縮期雑音の聴かれる部位と病名

- 駆出性雑音：相対的な流量過多の場合や半月弁の狭窄
- 汎収縮期雑音：心室中隔欠損、房室弁逆流
- 拡張期雑音：拡張期雑音は異常のサイン！ 大動脈弁閉鎖不全、肺動脈弁閉鎖不全、僧帽弁狭窄、心房中隔欠損における相対的三尖弁狭窄、心室中隔欠損における相対的僧帽弁狭窄
- 連続性雑音：収縮期から拡張期にかけて連続的に聴かれる雑音で動脈管開存、冠動静脈瘻、肺動静脈瘻（肺野）、静脈コマ音（venous hum、後述）
- 流量が少ないと雑音も小さくなる！→ファロー4徴の駆出性雑音の減弱は右室流出路の狭窄進行を示し、無酸素発作に連なる危険な徴候！
- 体位・姿勢による変化：体位（座位、臥位、左半側臥位、前傾姿勢）で変化する心雑音がある。
  c. 雑音聴取部位と疾患名（図21、22）
- 心膜摩擦音（pericardial friction rub）：心膜炎のとき
- 無害性心雑音：心疾患のない正常児に聴かれる雑音で、発熱・不安・貧血・甲状腺機能亢進などで増強する。「心雑音」があればすべて「心疾患」ではなく、器質的（病的）雑音との鑑別診断が重要である。代表的な無害性心雑音を表34に示す。

■ 聴診に影響する心疾患以外の要素——小児の心臓聴診の特徴とコツ——

1. 啼泣すると聴診は困難になるので、泣かせないように、泣き出す前に聴診すること。静かな部屋で聴く、入眠時に聴く、児の目の前できらきら光るものを動かして見せたりして児の気をそらす、聴診器を事前に児の手に持たせて慣れさせておく、冷えた聴診器で聴診しない、哺乳させながら聴診するなど工夫を要する。
2. 心拍数が早く（心周期が短く）、心音・心雑音の聴診には慣れが必要である。
3. 胸壁が薄く、心音・心雑音は成人より伝播しやすく聴きやすい。
4. また、心疾患に因らない雑音（無害性心雑音）もよく聴かれ、"疾患に起因する（器質的）雑音"との鑑別が必要になる。
5. 衣服を脱がせて聴く。

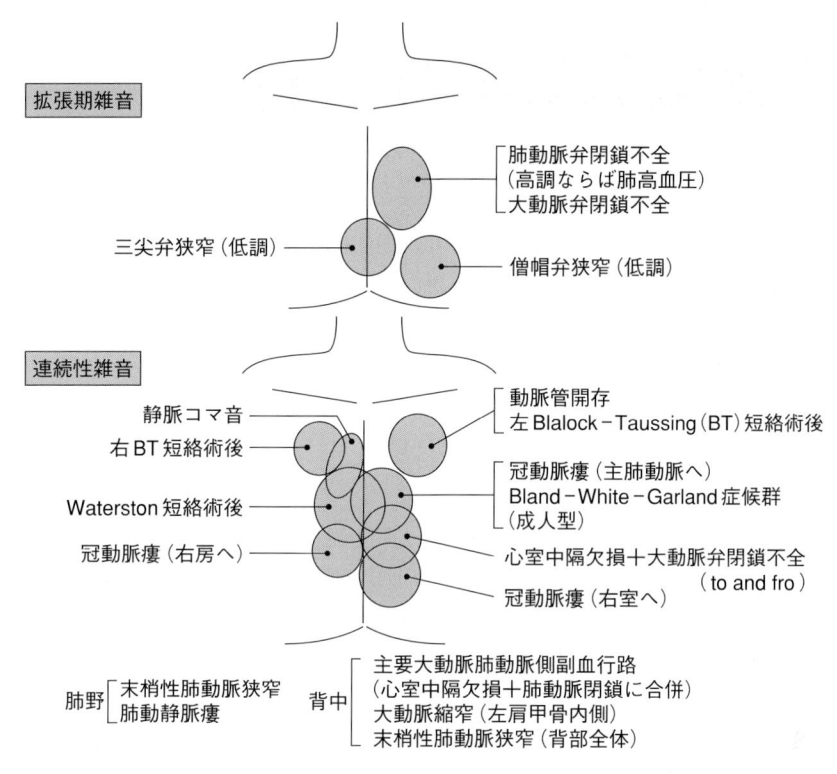

図 22. 心雑音最強点と主な疾患
(中沢　誠(編)：目で見る循環器病シリーズ 5；先天性心疾患. メジカルビュー社, 東京, 2001. から一部改変して引用)

表 34. 代表的な無害性心雑音

1. Still's murmur：正常児の 70％ では小児期のどこかの時点でこの雑音が聴かれるといわれるぐらい頻度の多い雑音である。雑音は胸骨左縁下部から心尖部にかけて、収縮期の低調性の有響性で振動するような(vibratory)雑音である。
2. 肺動脈駆出音(pulmonary flow murmur)：右心室の流出路から収縮期に駆出される血流により発生し、肺動脈弁近辺で聴こえる。
3. 静脈コマ音(venous hum)：内頸静脈・無名静脈・右鎖骨下静脈血流の合流に起因する雑音で連続性(continuous)雑音である。内頸静脈の圧迫・首を捻じる・あるいは臥位で消失・減弱する。
4. 新生児期・乳児期早期の末梢性肺動脈狭窄に起因する収縮期雑音は、胸骨左縁上部のみならず前胸部・背部で広範囲に聴かれ、ごく稀にある病的なものを除き 3〜6 カ月齢頃には消失する。

III・心臓以外の聴診

・肺・呼吸器：肺動静脈瘻
・頭部：脳動静脈瘻
・腹部：腸の蠕動音

　ほかの理学的所見(視診、触診など)で確認するとともに X 線検査、心電図、心エコー、CT 検査などで診断する。

26 チアノーゼ

はじめに

チアノーゼ(cyanosis, zyanoze)とは皮膚粘膜の毛細血管を流れる血液の還元グロビンが約5g/dl以上になって皮膚粘膜が紫藍色を呈する状態で、身体に重篤な異常が起きていることを示すサインである。下記(表35)に示すように、チアノーゼの原因疾患は心疾患・呼吸器疾患・感染症・中枢神経および筋肉疾患・内分泌代謝疾患・血液疾患など広範囲にわたっており、迅速にその原因を突き止めて診断を確定し治療に移らねばならない。既に先天性チアノーゼ性心疾患と診断されていても、チアノーゼが増悪すれば迅速にその原因を検索し対処せねばならない。現在では経皮酸素飽和度計が身近に利用でき、チアノーゼの有無・程度の判定は容易になっている。また、複雑な先天性チアノーゼ性心疾患の診断も心エコー検査が普及した結果、心臓カテーテル検査・造影検査をしなくてもほぼ正確に診断できるようになっている。

主に新生児期・乳児期早期にチアノーゼを呈する主な疾患分類を表36に示す(このうちいくつかは年長児でも共通にみられる。各疾患については各論の項を参照)。動脈管が関与する場合には下肢だけにチアノーゼが出現することがある(differential cyanosis)。逆に疾患によっては上肢にのみチアノーゼが出現することがある(reversed differential cyanosis)。

表35. チアノーゼの患者の診断方法
新生児、乳児期早期の場合、下記の所見から総合判定する。

1. 病歴：妊娠・分娩経過、胎児仮死・新生児仮死の有無
2. 全身状態・意識状態
3. 呼吸状態：呼吸数、浅くて早い/深くて大きい、陥没呼吸・鼻翼呼吸の有無、呼吸音の左右差(聴診)、呻吟の有無
4. チアノーゼの程度・分布・範囲
5. 聴診：呼吸音、心音・心雑音、心拍数
6. 血圧(四肢)：まず触診で、後に血圧計で測定
7. 胸部X線写真
8. 心エコー検査
9. 経皮酸素飽和度計(上下肢での差の有無も確認)
10. 酸素投与に対する反応(次頁の注意すること2を参照)
11. 血液検査(末梢血、血液ガス、血液生化学)
12. 体温
13. 心電図
14. 心臓カテーテル検査
15. CT、MRI

なお、心臓カテーテル検査・CT・MRIは詳細な情報を得るには有用であるが初期診断にはなくても可。

例：チアノーゼの新生児が緊急搬送されてきたときには、まず、呼吸状態が悪ければ気道確保し大気(注意2参照：酸素が禁忌でないと判明したら酸素投与)で人工換気し、4、5、6項を即座に判定し、7、8を検査しチアノーゼの2大原因である肺疾患か心疾患かを判定する。

■ 注意すること

1. 出生直後の新生児ではチアノーゼが見逃されやすく発見が遅れがちである。原因として、①生理的黄疸がある。②血中ヘモグロビンが高値で、口唇色は暗赤色、皮膚も赤く、新生児では爪床にはチアノーゼがあることが多くチアノーゼがあってもわかりにくい。③出生直後は胎児ヘモグロビン(HbF)が多く、酸素解離曲線が左方に偏位して、酸素分圧(pO_2)が低い割に酸素飽和度が高く、低酸素血症の症状が出にくく、チアノーゼが目立たない。その結果、チアノーゼの存在に気づかれたときには動脈血酸素分圧が35～40 mmHgと低下していることさえある。

2. 酸素投与について 動脈管依存症の先天性心疾患(例：左心低形成症候群・肺動脈閉鎖＋心室中隔欠損など)では安易な酸素投与は動脈管の閉鎖を招き、肺静脈狭窄を伴う総肺静脈還流異常症では肺血管抵抗が低下し、肺血流量が増加するため肺うっ血・肺水腫が増悪し却って状態の悪化を招くので禁忌である(各論参照)。

3. 動脈管依存性の先天性心疾患でプロスタグランジンE_1製剤(プロスタンディン®、リプル®、パルクス®)の投与にもかかわらず酵素飽和度60%が維持できなければ緊急手術が必要である。

4. 大動脈縮窄ではプロスタグランジンE_1製剤を投与しても下半身の血流が改善しなければ緊急手術を要する。

表36．チアノーゼの原因疾患(新生児・乳児期早期の場合)

1. 呼吸器・気道疾患
   - 肺実質疾患：呼吸窮迫症候群(IRDS)、胎便吸引症候群(MAS)、気胸、横隔膜ヘルニア、肺葉性肺気腫、ミルク誤嚥、肺炎・細気管支炎、肺出血など
   - 気道狭窄・閉塞：鼻閉、後鼻孔閉鎖、舌根部嚢腫、気道異物、クループなど
2. チアノーゼ性先天性心疾患
   - ファロー4徴・肺動脈閉鎖・三尖弁閉鎖など
   - 完全大血管転位・総肺静脈還流異常・無脾症候群など
   (これらの疾患は病型によりX線写真上肺血流量は減少あるいは増加している)
3. 新生児遷延性肺高血圧(PPHN)
   胎児期に胎児の生活環境に重篤な影響を与える因子が働いたことにより肺血管抵抗が下がらず卵円孔や動脈管を介して右左短絡が遷延し胎児期のような血行動態が続く状態(712頁参照)
4. 心不全による肺胞低換気
   心室中隔欠損・動脈管開存、左冠動脈肺動脈起始、発作性(上室性)頻拍、心筋炎、頭蓋内動静脈瘻などによる心不全の結果肺水腫になり肺胞低換気に陥ったとき
5. ショック(末梢循環不全)：敗血症、副腎不全、低血糖症
6. 中枢神経・筋肉疾患による肺胞低換気
   Werdnig-Hoffman氏病(564頁参照)、頭蓋内出血、髄膜炎、脳炎・脳症、無呼吸(未熟性、けいれん性、母体に投与した薬剤の影響)、オンディーヌ症候群(中枢性肺胞低換気症候群)
7. ヘモグロビン異常
   薬物中毒によるメトヘモグロビン血症、先天性ヘモグロビン異常症
8. 肺動静脈瘻
9. 赤血球増多症
10. 四肢冷却、おぶい紐症候群——上下肢の(局所的)循環不全

27 心電図

Ｉ・心電図検査の役割

　小児救急外来で遭遇する疾患の中で心電図検査が必要となるのは心肺蘇生時や重篤な患者のモニター機能、不整脈の観察記録と心雑音など心疾患が疑われる場合である。不整脈の診断では患者は動悸や心拍のリズム異常のみならず、失神・けいれん発作といった神経症状や胸痛・呼吸困難などを主訴とすることもあり、ほかの疾患との鑑別に留意しなければならない。心筋疾患では、急に重篤な症状に陥る急性心筋炎、突然死をきたしやすく胸痛・呼吸困難などを呈する心筋症、先天性や川崎病後遺症の冠動脈合併症による虚血性心疾患・心筋梗塞が挙げられる。

ＩＩ・心電図の判読の手順

　実際に心電図を判読するときには次のような順にみていくとよい。
1. QRS波の数(/分)とリズムを見て、極端な頻脈/徐脈・リズムの乱れ(→不整脈)の有無を確認。
2. P波とQRS-T波が１：１で出現しているか否か(→房室ブロックの有無)。
3. P波の極性・大きさ(電位差)・形はどうか(→右房の位置・左右心房拡大の有無)。
4. P波とQRS波間の時間は長過ぎないか、短過ぎないか(表38)(Ⅰ度房室ブロックの有無・WPWやLGLなどの早期興奮症候群)。
5. QRS波の電気軸は何度ぐらいか。
6. QRS波の大きさ(電位差)・幅・形(脚ブロックの有無)、低電位はないか。
7. 異常Q波の有無(幅が広い、あるいは深いQ波、胸部誘導でのQ波出現/消失)。
8. ST間隔の低下/上昇の有無。
9. Q-T間隔は長くないか、QTcはどうか($QTc=QT/\sqrt{R-R間隔}$)。
10. 心室肥大(右室/左室/両室)が疑われれば表39、40、41を参照して確認する。
11. T波の大きさ(電位差)・極性をみる(表42)：TV_1は生直後は陽性でも３〜７日で陰性化し、３歳までは陰性である。この間の陽性TV_1は右室肥大を示し、右室流出路狭窄や肺高血圧を示す。
　　TV_1波が陰性でRV_1が高電位であればV_1のST区間の低下を伴っていないか確認する。右室肥大が強度の場合にみられる。

ＩＩＩ・学校心臓検診と心電図検査

　学校保健法施行規則の改訂で、1995年(平成7年)度から小学校１年生、４年生、中学１年生、高校１年生を対象にした児童生徒の心臓検診に心電図検査が義務づけられている。その補足事項で「心電図自動解析装置の判読を参考にする場合は、高校生までは各年齢と性別に応じた小児用心電図判読プログラムを用いること。成人用のプログラムを用いてはならない」と明記されている。1996年に日本小児循環器学会は二次検診対象者抽出のガイドラインを作成・発表している。これによれば、心電図所見の重要度を勘案しA群を「二次(以降の)検診対象に抽出するべき所見」、B群を「これ単独なら必ずしも抽出しなくてもよい所見」、C群を「学校心臓検診では取りあげなくてもよい所見」と3群に分け、心電図各成分の所見をⅠからⅨ群(表43)に分けて判読している。ガイドラインの活用上注意しなければならないことは、B群C群に分類されるものでも軽視することなく、ほかの心電図

所見や心電図以外の検査・臨床所見の異常があればそれらを含めて総合的に判断することである。

Ⅳ・心電図判読の基準値

心電図の各パラメーターは日・月・年齢により基準値が変化する。
・齢と心拍数（表 45）
・齢と心拍数別の PR 時間（表 38）
・齢と QRS 電気軸（表 44）
・右室/左室肥大の判定は、各所見に重要度を加味しポイント制にした判定基準が作成されている（表 39〜41）
・右室肥大判定基準（表 39）
・左室肥大判定基準（表 40）
・両室肥大判定基準（表 41）

Ⅴ・電解質異常と T 波形（表 42）

血清電解質濃度と T 波形態の変化を示す。

■ 救急担当医は 1 人で心電図検査ができること

　心電図検査は特に不整脈の診断と治療には必須となるので、担当医は自分 1 人で確実に正しく記録できなければならない。そのため救急室に常備されている心電図記録装置あるいは心肺モニターの使用方法〔電源、アース、各四肢に誘導コードを正しく付ける、胸部誘導の電極の位置（表 37、図 23）、記録紙のセットの仕方、記録紙の走らせ方など〕に事前に習熟しておかねばならない。また、小児の場合には胸部誘導では V_3R、V_4R を記録し、さらに右胸心例や第一誘導の P 波が陰性の場合には右側胸部誘導の記録（V_6R、V_7R まで）も必要になる。新生児・乳児では胸が小さく、胸部誘導を記録する際に隣接する電極同士を接触させると目的外の電位を記録してしまうことになるので注意を要する。また、単一誘導の記録だけでなく可能な限り 12〜14 誘導心電図をとり、また、頻拍時には通常の 2.5 cm/秒のみならず、5.0 cm/秒で記録をしておくと正確な診断に役立つ。

表 37．胸部誘導の電極位置

V_1	第 4 肋間胸骨右縁
V_2	第 4 肋間胸骨左縁
V_3	V_2 と V_4 の中間
V_4	第 5 肋間中鎖骨線上
V_5	第 5 肋間前腋下線
V_6	第 5 肋間中腋下線
V_{3R}	右胸の V_3 相当部位
V_{4R}	右胸の V_4 相当部位

図 23．胸部誘導電極の位置
MCL：鎖骨中線　AAL：前腋窩線
MAL：中腋窩線　PAL：後腋窩線
(Moss, Adams：Heart Disease in Infants, Children, and Adolescents fifth ed. より一部改変して引用)

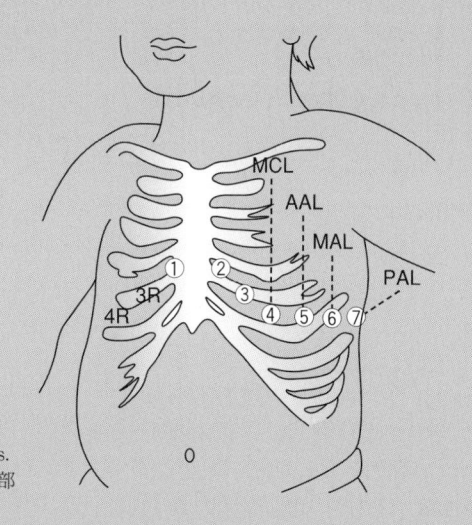

表38. PR 間隔（齢別・心拍数別最大値）

Age	Rate					
	～70	71～90	91～110	111～130	131～150	151～
under 1 month			.11	.11	.11	.11
1～9 months			.14	.13	.12	.11
10～24 months			.15	.14	.14	.10
3～5 years		.16	.16	.16	.13	
6～13 years	.18	.18	.16	.16		

(Ziegler RF: Electrocardiographic Studies in Normal Infants and Children. Springfield, Ill: Charles C Thomas, 1951 より引用)

表39. 右室肥大判定基準

	0～7日	8～30日	1カ月～2歳	3～11歳	12歳以上	
					男	女
(1)右側胸部誘導パターン						
① V_{4R}、V_{3R}、V_1 のいずれかで qRs、qR または R 型	+	+	+	+	+	+
② V_1 の T 波が陽性でかつ R＞｜S｜	*	+	+	*	*	*
(2)右側胸部誘導の高い R						
① RV_1	≧2.5 mV	同左	≧2.0 mV	同左	同左	≧1.5 mV
② V_1 が R＜R' でかつ $R'V_1$	≧1.5 mV	同左	同左	≧1.0 mV	同左	同左
③ V_1 が R＞｜S｜ でかつ RV_1	*	*	*	≧1.5 mV	同左	≧1.0 mV
(3)左側胸部誘導の深い S						
① ｜SV_6｜	≧1.0 mV	同左	同左	同左	同左	同左
② V_6 が R≦｜S｜ でかつ ｜SV_6｜	*	*	≧0.5 mV	同左	同左	同左
(4)右側胸部誘導の VAT 延長：$VATV_1$	≧0.035 sec	同左	同左	同左	同左	同左
(5)右軸偏位：QRS 電気軸	*	*	≧135°	≧120°	同左	同左

(文献1)より引用)

注 1) WPW 症候群や完全右脚ブロックがあれば、右室肥大の判定は困難である。
2) *印はその年齢群では取りあげない項目。
3) 第(4)項は不完全右脚ブロックパターンがあるときは取りあげない。

点数　第(1)項　　：5 点　　　　判定　5 点以上：右室肥大
　　　第(2)項　　：3 点　　　　　　　3～4 点：右室肥大疑
　　　第(3)(4)項：2 点　　　　　　　1～2 点：心電図上は右室肥大としない。
　　　第(5)項　　：1 点
　　　各項の亜項は重複しても加算しない。

表40. 左室肥大判定基準

		0〜7日	8〜30日	1カ月〜2歳	3〜11歳	12歳以上 男	12歳以上 女
(1)左側胸部誘導のST-Tの肥大性変化		+	+	+	+	+	+
(2)左側胸部誘導の高いR	① RV_6	≧1.5 mV	≧2.0 mV	≧2.5 mV	≧3.0 mV	同左	≧2.5 mV
	② RV_5	≧2.5 mV	≧2.5 mV	≧3.5 mV	≧4.0 mV	同左	≧3.5 mV
(3)右側胸部誘導の深いS	① $RV_6+|SV_1|$	*	*	≧4.0 mV	≧5.0 mV	同左	≧4.0 mV
	② $RV_6+|SV_1|$	*	*	≧5.0 mV	≧6.5 mV	≧6.0 mV	≧5.0 mV
	③ $|SV_1|$	≧2.5 mV	≧2.0 mV	*	*	*	*
(4) II、III、aVF誘導の高いR	① RⅡおよびRⅢ	*	*	≧2.5 mV	同左	同左	同左
	② RaVF	*	*	≧2.5 mV	同左	同左	同左
(5)左側胸部誘導の深いQ	$|QV_5|<|QV_6|$ でかつ$|QV_6|$	*	*	*	≧0.5 mV	同左	同左
(6)左側胸部誘導の深いQ	V_5またはV_6	*	*	≧0.04 sec	≧0.05 sec	≧0.06 sec	同左
(7)左軸偏位	QRS電気軸	*	*	*	0°以上	-30°以上	同左

(文献1)より引用)

注 1) ST-Tの肥大性変化：V_5またはV_6で、高いR波を認め、T波が陰性または2相性（-〜+型）のもの。ST区間は下り坂ないし水平のことが多い。
2) WPW症候群や左脚ブロックがあれば、左室肥大の判定は困難である。
3) *印はその年齢群では取りあげない項目。

点数　第(1)項　　　：5点　　　　　判定　5点以上：左室肥大
　　　第(2)(3)(5)項：3点　　　　　　　　3〜4点：左室肥大疑
　　　第(4)(6)項　 ：2点　　　　　　　　1〜2点：心電図上は左室肥大としない。
　　　第(7)項　　　：1点
　　　各項の亜項は重複しても加算しない。

表41. 両室肥大判定基準

両室肥大：1) 左室・右室ともに各々の肥大判定基準が5点以上のもの
　　　　　2) 一方の心室の肥大判定基準が5点以上で、他の心室の同基準が3〜4点のもの
両室肥大疑：左室・右室ともに各々の肥大判定基準が3 4点のもの

(文献1)より引用)

表42. 電解質異常による心電図異常

高カリウム血症：T波高くテント状、PR時間・QRS幅・QT間隔が延長
　　　　　　　　P波は広く平坦になり、ついには消失する
　　　　　　　　R波は広く平坦になる
　　　　　　　　S波は深くなる
　　　　　　　　異所性リズムの出現と心室内伝導障害
細胞内低カリウム血症：（細胞内Na過剰を伴う）
　　　　　　　　T波は幅広く平坦化しQTが延長、U波が顕著になる。ST低下
高カルシウム血症：QT時間が短縮(ST segmentが短縮するため)
　　　　　　　　心室筋が易刺激性になり心室性期外収縮や心室頻脈が発生する
低カルシウム血症：QT間隔が延長(ST segmentが延長するため)
高マグネシウム血症：房室伝導障害
低マグネシウム血症：QT/QT-U間隔延長

表43. 心電図各成分の注目点

I	Q波異常：幅広いQ波、QSパターン、深いQ波
II	QRS電気軸（表44）
III	R,S波
IV	ST接合部およびST区間
V	T波（表42）
VI	房室伝導：完全房室ブロック、2度房室ブロック、PR時間（表38）、WPW症候群（265・286頁参照）、変行伝導、人工ペースメーカー
VII	心室内伝導：完全(不完全)左脚/右脚ブロック、左脚前枝ブロック、2枝ブロック、心室内伝導障害
VIII	調律：上室性期外収縮、心室性期外収縮、心室(性)頻拍、固有心室調律、心房細動、心房粗細動、上室性頻拍、洞停止・洞房ブロック、接合部調律、房室解離、補充収縮・補充調律、洞性頻脈（表39）、洞性徐脈、鑑別不能の不整脈
IX	その他：低電位差、右胸心、QT延長（266頁参照）など

表44. QRS電気軸（齢別分布）

Age	QRS Axis Mean	QRS Axis Range
0〜24 hours	137°	70〜205°
1〜 7 days	125°	75〜185°
8〜30 days	108°	30〜190°
1〜 3 months	75°	25〜125°
3〜 6 months	65°	30〜 96°
6〜12 months	65°	10〜115°
1〜 3 years	55°	6〜108°
3〜 5 years	62°	20〜105°
5〜 8 years	65°	16〜112°
8〜12 years	62°	15〜112°
12〜16 years	65°	20〜116°

(Ziegler RF：Electrocardiographic Studies in Normal Infants and Children. Springfield, I11：Charles C Thomas, 1951 より引用)

表45. 齢別心拍数

Age	Heart Rate Mean	Heart Rate Range
0〜24 hours	120	77〜155
1〜 7 days	138	100〜188
8〜30 days	162	125〜188
1〜 3 months	161	115〜215
3〜 6 months	149	125〜215
6〜12 months	147	115〜188
1〜 3 years	130	100〜188
3〜 5 years	105	68〜150
5〜 8 years	102	75〜150
8〜12 years	88	51〜125
12〜16 years	83	38〜125

(Ziegler RF：Electrocardiographic Studies in Normal Infants and Children. Springfield, I11：Charles C Thomas, 1951 より引用)

(佐藤正昭)

【参考文献】
1) 小児心電図専門委員会：小児心電図心室肥大判定基準の改訂. 日小循誌 2：248-249, 1986.
2) 小児心電図専門委員会：小児不整脈管理基準の改訂. 日小循誌 4：307-309, 1988.
3) 小児心電図専門委員会：「小児用標準12誘導心電図のコード」の作成ならびに「児童・生徒集検用省略4誘導心電図コード」の改訂. 日小循誌 7：456-461, 1991.
4) 小児心電図専門委員会：小児2点心音図判読の実際. 日小循誌 9：707-708, 1994.
5) 日本小児循環器学会：「学校心臓検診 二次検診対象者抽出のガイドライン；二次検診の心電図所見から. 日小循誌 5：725-730, 1996.

28 低身長 「低身長児の診かた」（391頁）参照

29 肥満 （416頁参照）

30 性分化異常

はじめに

　性分化異常は医学的、あるいは社会的緊急性を要する可能性がある疾患単位を含み、両親への説明方法も経験を要するため、外性器異常をみた場合には専門医師の指導、転院を躊躇してはならない。本稿では性分化異常の概略を理解して頂くことを第一の目的として以下の本文を作成した。より詳細は拙書「小児内分泌疾患を楽しく学ぶ」(第3版, 診断と治療社)を参考にされたい。

I・性差と性分化

　ヒトの性差では、染色体での性差、性腺での性差、(内)外性器表現形での性差が知られている(図24)。多くの場合、① 染色体、② 性腺、③ (内)外性器表現形、は一致する。通常では染色体での性差により、詳しくいえばY染色体のSRYの有無により性腺の性差(精巣・卵巣の違い)が生じる。さらに性腺が決定されると男性ホルモンにより男性型内外性器表現形が決まる。①と②の不一致がXX male、XY femaleであり、②と③の不一致が半陰陽である。

　狭義の性分化(図25)は受精卵から始まり性腺・内外性器といった性差を認める器官の胎生期分化の過程すべてを含む言葉である。この性分化のカスケードの中で考えると、性腺の原基にあたる原始(未分化)性腺が生じる以前の性差のない部分と、原始性腺が精巣または卵巣に分化して以降の性差が生じる部分に分けることが可能である。さらに広く性分化を定義すると、胎生期のみならず思春期以降に起きてくる性腺の成熟と維持による性差出現まで含めることがあるが、本稿では、特に断らない限り、狭義の意味で性分化の用語を用いる。

II・性分化の基本的事項

　(胎生期)性分化のカスケードは3つのステップに分けて考えると理解しやすい。図25に簡略化した性分化のカスケードを示した。第一のステップは受精卵から原始性腺(未分化性腺)への分化、第二のステップは原始性腺から精巣または卵巣への分化、第三のステップは外性器および内性器分化である。第一、第二のステップは遺伝子の情報に従い性腺(の性差)ができあがる過程であり、第三のステップは性腺から産生されるホルモンにより表現型が決まる過程と捉えることができる。

```
性分化異常
・染色体の性 (XX or XY)
       XX male、XY female
・性腺の性 (精巣 or 卵巣)
       半陰陽
・内・外性器の性*
```

図24. 性差

* 通常は社会的な性と一致する。
　性分化異常のある場合、決定すべき性は外性器の性と通常、一致する。(後述)

```
           受精卵
            ↓ 1
          原始性腺
        (未分化性腺)
            ↓ 2
     ┌──────┴──────┐
(胎生期)精巣        (胎生期)卵巣
テストステロン
   MIS
    ↓          3
内・外性器の男性化    内・外性器の女性化
```

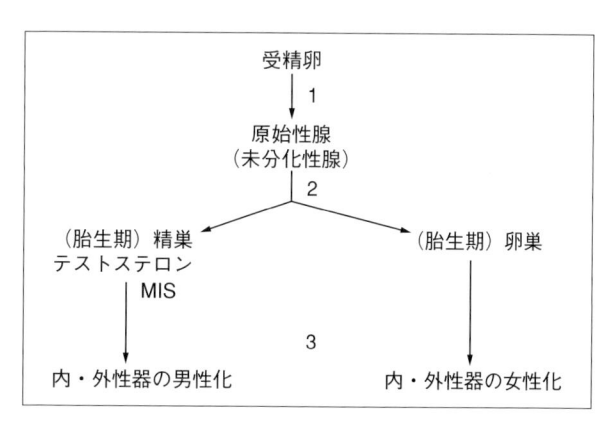

図25. 狭義の性分化(胎生期の性分化は1～3の3つのステップからなる)

第一のステップとして、発生初期に受精卵から原始性腺が分化する。ヒトにおいてこのステップに関与しうる遺伝子として、少なくとも Ad 4 BP(SF-1)、WT-1 に加え、常染色体上の因子が知られている。例えば、ヒト 46 XY の Ad 4 BP、WT-1 のヘテロの異常は性分化異常を生じる。

　第二のステップとして、原始性腺は精巣または卵巣へと分化する。原始性腺を精巣へ分化させるためには複数の遺伝子が必要であり、精巣決定遺伝子群・精巣分化遺伝子群(2 つの用語ともに長谷川の造語)として捉えられる。これらの遺伝子群の作用がないとき原始性腺は卵巣へ分化する(原始性腺を卵巣に分化させるために必要な遺伝子は必ず存在するはずであるが、いまだ十分には解明されていない)。精巣の細胞レベルで考えると、支持細胞プリカーサー、原始胚細胞、ステロイド産生プリカーサーから、それぞれセルトリ細胞、Prospermatogonia、ライデイッヒ細胞ができるのがこのステップである。もちろん卵巣でも示したように同様の細胞レベルでの分化がこのステップでみられる。

　SRY 遺伝子は第二のステップの最も上流に位置し、精巣決定遺伝子の1つと考えられている。SRY 遺伝子の転座により XXmale が生じる症例が報告され、SRY 遺伝子の変異により 46 XYfemale が生じることも知られている。第二のステップのうち精巣決定遺伝子以降に働く遺伝子、すなわち精巣への分化に働く遺伝子(精巣分化遺伝子群)として、現在まではっきりしているものとしては SOX-9 の重要性が報告されている。Camptomelic dysplasia では 46 XY の 3 分の 2 の症例においては精巣分化が生じず、46 XX では正常と思われる胎児型の卵巣が分化することが知られている。さらに SOX-9 の領域の重複をもつ症例では XX male を生じる。第二のステップにおいて卵巣を分化させる因子については不明な点が少なくない。

　第三のステップは外性器および内性器分化である。精巣に分化した場合にはテストステロン、MIF が分泌され、bipotential な外性器原基には局所で変換された DHT の働きにより男性型の外性器、ウォルフ管にはパラクリンのテストステロンの働きにより男性型内性器が形成される。卵巣に分化した場合にはテストステロン、MIF の分泌は生じず、外・内性器原基は女性型に向かうと考えて大きな矛盾は臨床的に生じない。

III・性分化異常の診断・診察のポイント

　性分化の過程でどこのステップに異常がある可能性が高いのかを判断することが重要である。上述したように第一のステップの重篤な異常では性腺は発生しない可能性が高い。また、複数臓器が障害されている場合はこのステップの異常を考える根拠となる。第二のステップの異常の場合は索状性腺がみられることはあっても、性腺の無発生をきたすことはない。第三のステップの異常では 46 XY、46 XX 症例では原則として各々精巣、卵巣が存在する(無睾丸症、睾丸退縮症候群はその例外)。46 XY にみられる第三のステップの異常ではテストステロン合成ができない場合と、テストステロン合成はあるものの、その作用不全を認める場合の 2 つに大別可能である。46 XX にみられる第三のステップの異常では CYP 21 A 2 異常に代表される胎生期のアンドロゲン過剰の病態しか知られていない。

　診察では性腺、外性器、内性器が 3 つのポイントである。原則的に触知した性腺は精巣である可能性が高いが、ヘルニアから出た卵巣、ovotestis の可能性も否定はできない。精巣が存在するかどうかは開腹により最終的に確認されるが、MIF 測定、hCG 試験により機能的な精巣の有無が予想可能である。

　外性器では、陰茎長(クリトリスの大きさ)、尿道の位置・尿道下裂の有無、陰嚢の形成、2 分陰嚢

の有無から男性化の度合いを推定することが可能である。男性ホルモンの作用不全が存在する場合は、これら外性器は各々同程度に障害される。例えば男性ホルモンの作用不全のために陰茎長が極めて短い場合は尿道下裂を伴うことが多く、さらに停留精巣を伴いやすい。逆に、例えば尿道下裂のみしか異常を外性器に認めない場合は、男性ホルモン作用不全による可能性よりも、例えば環境因子の働きによって生じた小奇形である可能性が高い。

　外性器診察での具体的ポイントとして、第一に陰茎長をきちんと恥骨結合から測定すること、尿道下裂の位置を記載することが重要である（尿道が会陰部に近いほど女性化が強い）。第二に、陰嚢の形成を確認することである。両側停留精巣が合併する場合は、陰嚢低形成をみることが多い。同様に、片側の停留精巣があった場合はみられるように、停留精巣側の陰嚢が小さめであることが多い。

　内性器は超音波により子宮を確認することが可能で、子宮の存在は MIF の作用低下、おそらくは正常な精巣の非存在を予想させる。また、正常男児尿道に存在する prostatic utericle が巨大化し male vagina と呼ばれる構造をとることがあるが、これも MIS の作用低下を示すものである。なお、この male vagina は通常の尿道造影では確認が困難であり、male vagina 入り口にカテーテルを挿入しての造影あるいは尿道ファイバースコープによる確認が必要である。

　合併する奇形により診断が可能になるものもある。ターナー徴候を合併した場合の混合性性腺異形成、腎・尿路系病変を合併した場合の WT-1 異常症、10 番長腕染色体の欠失、XX に伴う半陰陽、骨病変をみた場合の Camptomelic dysplasia などがその例である。

（長谷川行洋）

31 肉眼的血尿

はじめに

　血尿には、目で見て明らかに血尿とわかる肉眼的血尿と、顕微鏡検査で赤血球の混入が判明する顕微鏡的血尿があるが、尿にほんの少量の血液が混入しただけでも明らかな肉眼的血尿がある。肉眼的血尿は、ほとんど重要性のない一過性の現象であることが多いが、時に重大な疾患の兆候の場合があるので注意が必要である。

1・血尿の診断

　肉眼的に尿の色が赤色またはコーラ色であっても必ずしも肉眼的血尿というわけではない。血液以外の物質（リファンピシン、セフジニル、カルバペネム系抗生剤など）により肉眼的赤色尿をきたすこともある。また、尿を吸収したおむつに析出した尿酸結晶を肉眼的血尿として来院することも多い。

❶ 試験紙法

　血尿の最も簡便な検査法は試験紙法である。但し、ヘモグロビン尿、ミオグロビン尿は赤血球は含まないが暗茶色の尿をきたし、試験紙法で潜血陽性となる。ミオグロビン尿は、けいれん、運動、外傷、熱傷、悪性高熱などの後に起こり、急性腎不全を合併することがある。尿中ヘモグロビン、ミオグロビンとも検査会社で定量可能であるが、結果が揃うまでには日数を要する。

❷ 尿沈渣鏡検法

　試験紙法で潜血陽性なら血尿とヘモグロビン尿、ミオグロビン尿を鑑別するために尿沈渣を鏡顕して確認すべきである。肉眼的血尿では 400 倍の強拡大で赤血球が 50 個以上みられるはずである。

II・肉眼的血尿の鑑別診断のポイント

鑑別すべき疾患を表46に示す。

III・病歴の取り方

1．病歴、診察

❶ バイタルサイン

高血圧による意識障害や、高カリウム血症による不整脈、心不全による呼吸不全がないかどうかをみる。血圧の正常値は小児と成人で異なり、一般に小児では成人より血圧が低く、特に低年齢では著しいので注意が必要である（「腎性高血圧」369頁参照）。

バイタルサインが安定していれば、綿密な病歴、診察から肉眼的血尿の手がかりを得ることができる。

❷ 家族歴、既往歴

家族に状態の安定した血尿の人がいれば、良性の経過をとることが多い。家族歴に腎疾患、腎不全があれば、Alport症候群を疑う。

❸ 先行感染・症状

上気道感染後1～2週して、または伝染性膿痂疹がみられて、2～4週間後に肉眼的血尿が出現した場合には溶連菌感染後急性糸球体腎炎を、上気道感染発症1、2日後に出現した場合は基底膜菲薄化症候群、IgA腎症を疑う。下腿中心に紫斑があり、腹痛、関節痛の既往があれば紫斑病性腎炎を疑う。

表46．肉眼的血尿の鑑別

・糸球体性	・非糸球体性
溶連菌感染後急性糸球体腎炎	感染症
反復性肉眼的血尿症候群	腎盂腎炎
IgA腎症	腎結核
基底膜菲薄化症候群	膀胱炎
Alport症候群	尿路結石、高カルシウム尿症
膜性増殖性糸球体腎炎	先天奇形
急速進行性糸球体腎炎	水腎症
膜性腎症	嚢胞性疾患
全身性エリテマトーデス（SLE）	血管病変
紫斑病性腎炎	Nutcracker現象
Goodpasture病	腎静脈血栓症
溶血性尿毒症症候群	腎動静脈瘻
慢性感染症の腎炎	腫瘍
	外傷
	運動負荷後
	薬剤
	出血傾向

❹ 浮腫

浮腫は顔面、特に上眼瞼にきたし、男児では陰嚢浮腫となることもある。体重を測定して体重増加があるかどうか、腹部膨満があるかどうかも参考になる。

肉眼的血尿に浮腫、高血圧を伴う場合は急性腎炎症候群の典型的な例で、溶連菌感染後急性糸球体腎炎が最も多いが、紫斑病性腎炎、IgA 腎症、膜性増殖性腎炎、急速進行性糸球体腎炎などでもみられる。

❺ 腹部所見

腹部の診察では costovertebral angle tenderness(CVA tenderness)、恥骨上部違和感、腫瘤の有無をみる。

頻尿、排尿時痛があればウイルスや細菌による出血性膀胱炎を疑う。時に恥骨上に違和感をもつこともある。側腹部痛、CVA tenderness があれば、結石、腎盂腎炎、水腎症を疑う。側腹部腫瘤は、腫瘍、水腎症、嚢胞性疾患の疑いがある。そのほか、外陰部に出血、外傷、感染がないかも診察しておく。

2. 検査

❶ 尿検査

血尿は、腎臓から尿道までの尿路のどの部分でも起こり、糸球体性または非糸球体性に大別される（表46、47）。糸球体由来の場合は茶色またはコーラ色で、赤血球円柱、顆粒円柱が含まれる。非糸球体由来の場合では、赤色またはピンク色で、凝血塊を含み、腰痛、CVA tenderness、排尿痛などの随伴症状を認めれば疑うことができる。但し、赤血球形態で IgA 腎症や基底膜菲薄化症候群、Alport 症候群では非糸球体性血尿に分類されることがありうる。糸球体性と非糸球体性の鑑別が難しい場合は赤血球円柱の有無が最も重要な所見である。

尿中カルシウム排泄量が 4 mg/kg/日以上または随時尿カルシウム/クレアチニン比が 0.21 以上の場合は高カルシウム尿症で、機序は不明だが、明らかな結石が認められなくても肉眼的血尿を呈することがある。

❷ 血液検査

BUN、血清クレアチニンで腎機能を評価する。血清クレアチニンは小児の年齢により正常値が異

表47. 糸球体性血尿と非糸球体性血尿の特徴

	糸球体性血尿	非糸球体性血尿
色	コーラ色	トマトジュース色
凝血塊	−	＋
尿沈渣	赤血球円柱、顆粒円柱	−
尿中赤血球変形	強い	弱い
上気道炎	＋	−
腰痛	−	＋
CVA tenderness	−	＋

緊急で専門医へ紹介をすべき症例

高血圧、浮腫、電解質異常、腎機能障害を合併している場合。急性腎不全、急性腎炎、腎性高血圧の項参照。

なり、筋肉量の少ない低年齢児ではクレアチニンの正常値は低いので注意が必要である（「慢性腎不全」の表10、374頁参照）。

炎症反応、貧血、血小板減少、凝固異常、電解質異常、アシドーシス、低補体血症がないかを検査する。補体は、溶連菌感染後急性糸球体腎炎、SLE、膜性増殖性糸球体腎炎では低値となるため、血清 C_3 は必ず測定すべきである。

❸ 細菌培養

抗生剤を使用する前に細菌培養の検体を採取しておく。溶連菌感染後急性糸球体腎炎の疑いがある場合には、咽頭培養または皮膚培養を行う。尿路感染症が疑われる場合には、検尿に加えて尿定量培養を行っておく。

❹ 腹部単純 X 線写真

腹部単純 X 線撮影（plain film of kidney-ureter-bladder；KUB、腎尿管膀胱部単純撮影）を行い、結石の有無を確認する。急性腎不全の疑いのある症例では、胸部撮影で心拡大、肺水腫の有無もみておく。

❺ 超音波検査

侵襲がなく、腎機能低下の有無にかかわらず検査可能であり、必須の検査である。腎の大きさ、腎実質エコー輝度、中心部エコー、嚢胞、腫瘍の有無をみる。特に腫瘍、水腎症、結石は、超音波検査でいつも除外しておかなければならない。超音波検査で Nut crucker 現象がみられても確定診断ではない。

KUB、超音波検査で結石が描出されなくても、水腎症がみられる場合にはその下部で結石が存在し尿路閉塞が出現している可能性がある。

❻ 腹部 CT

腫瘍、腹部外傷、尿路結石の診断に有用であるので、これらの疾患が疑われ、超音波だけでははっきりしない場合は可能であれば検査する。

Ⅳ・肉眼的血尿の治療

高度の肉眼的血尿では凝血塊により尿閉を起こすこともある。

肉眼的血尿が出現する場合には急性腎不全に至る疾患かどうか判断することが重要で、救急治療の対象となるのは、高血圧、けいれん、肺水腫、電解質異常、腎機能障害である。このような場合には小児腎臓専門医に相談したうえで経過観察する際の助言を受けるのが望ましい。

一方、肉眼的血尿があって血尿と診断されても、家族歴、理学的所見、検査成績の異常や蛋白尿の出現がなければ予後に大きな問題がないことがほとんどである。糸球体性血尿が疑われる場合では、高血圧や浮腫がなく、低補体血症がみられなければ IgA 腎症、Alport 症候群、基底膜菲薄化症候群が考えられ、通常は外来での定期的観察で十分である。非糸球体性血尿では、多くは血尿は短期間で消失し、来院時に既に血尿がなく原因が不明となることが多いが、ほとんどは大きな問題はない。但し、悪性腫瘍の有無に注意して検査を行う必要がある。

専門医へのコンサルトの時期

外傷による肉眼的血尿が疑われる場合には泌尿器科医と連携をとる。

（本田雅敬）

㉜ 多尿

I・多尿の定義

尿量が 3,000 ml/m^2/日以上の場合、多尿と考える。

II・多尿多飲の原因

❶ 尿崩症（以下 DI）
下垂体後葉の障害によるバソプレシン（以下 AVP）分泌不全または腎における AVP 作用不全により尿濃縮機構が障害され、自由水喪失が起こる疾患（尿濃縮メカニズムは「尿崩症」398 頁参照）。
それぞれの原因疾患は次のとおり。

a. AVP 分泌不全：中枢性尿崩症と呼ばれる（以下 CDI）。
ⅰ）脳腫瘍
ⅱ）脳奇形（全前脳症など）
ⅲ）それ以外［特発性、下垂体後葉炎、MRI 上下垂体茎断裂を伴う下垂体機能低下症、AVP-ニューロフィジンⅡ遺伝子異常症（常染色体優性遺伝）］

b. AVP 作用不全：広義の腎性尿崩症と呼ばれる。AVP-バソプレシン-2 受容体-アクアポリン系の異常（原発性）と腎髄質の濃度勾配形成不全（二次性）に分類される。
ⅰ）原発性：狭義の腎性尿崩症（NDI）と通常呼ばれる。バソプレシン-2 受容体遺伝子異常症（X 染色体劣性遺伝）、稀にアクアポリン-2 遺伝子異常症（常染色体劣性遺伝）が知られている。
ⅱ）二次性：嚢胞腎、水腎症、間質性腎炎、fanconi 症候群、尿細管性アシドーシス、低カリウム血症、高カルシウム血症が知られている。

❷ 糖尿病
尿糖による浸透圧利尿が原因で自由水が喪失される疾患。

❸ 心因性多尿
尿濃縮能力は正常である。多飲に伴う多尿であり一次的な尿濃縮機構の障害はない。

❹ 慢性腎不全の利尿期

III・病歴の聴取、身体所見の診かた

❶ 排尿、飲水のみられる時間帯
夜間の飲水排尿の有無。昼間のみの多尿多飲は心因性多尿であることが多い。

❷ 脱水、発熱、多呼吸、意識障害の有無
DI の患者で渇感異常がある場合や自発的に飲水ができない乳児では、脱水になりやすい。先天性腎性尿崩症では乳児期に不明熱が主訴で来院することが多い。糖尿病ではケトアシドーシスによる多呼吸、意識障害で来院することがある。

❸ 身長、体重の変化
乳児で体重増加不良がある場合は先天性腎性尿崩症が疑わしい。年長児で短期間に体重減少がある場合は 1 型糖尿病を疑う。身長増加不良がある場合は下垂体機能低下症を伴う CDI を疑う。

❹ 神経症状

CDI では原因として脳腫瘍が多く、腫瘍による症状を呈することがある。特に頭痛、嘔吐などの脳圧亢進症状、視力障害、視野狭窄に注意する。

❺ 家族歴

多飲多尿の家族歴がある場合は遺伝子異常による DI が疑わしい。

Ⅳ・必要な緊急検査

❶ 尿検査

尿糖、尿蛋白、尿潜血、尿ケトン、尿比重（尿浸透圧が測定可能ならより正確に評価が可能）。

❷ 血液検査

血糖、電解質（Na、K、Cl、Ca）、腎機能（BUN、Cr、UA）、血液ガス、血清浸透圧（実測も可能だが計算も可能。血清浸透圧（mOsm/kg）＝Na（meq/l）×2＋血糖（mg/dl）÷18＋BUN（mg/dl）÷2.8－10

Ⅴ・診 断

❶ 尿崩症、糖尿病、腎不全の鑑別

上記の緊急検査を行い診断する。低カリウム血症、高カルシウム血症を認める場合には二次性腎性尿崩症と診断され、その原因疾患を鑑別していく。高 Cl 性のアシドーシスを認める場合は尿細管性アシドーシスによる二次性腎性尿崩症と診断される。

❷ CDI、NDI、心因性多尿の鑑別

ⅰ）水制限試験、ピトレシン負荷：血清浸透圧が 295 mOsm/kg 以上の場合はその時点で、血清浸透圧が正常な場合は水制限後に水溶性ピトレシン®（0.1～0.2 U/kg、最大 5 U）を筋注し、負荷前後の尿浸透圧の変化をみる。

・尿浸透圧の変化：CDI では 300 mOsm/kg 以下（部分 CDI では 300～800 mOsm/kg）からピトレシン® 筋注後 100 mOsm/kg 以上さらに上昇し、NDI では 300 mOsm/kg 以下から変化せず。心因性多尿では水制限のみで 800 mOsm/kg 以上まで上昇し、ピトレシン負荷で変化しない。

ⅱ）高浸透圧血症時の AVP 値、高張食塩水負荷：血清浸透圧が随時もしくは高張食塩水負荷で 295 mOsm/kg 以上に上昇した際、AVP 値は CDI で通常 2 pg/ml 以下であり、NDI では高値を示す。CDI と心因性多尿が水制限試験で鑑別が困難な場合にも高張食塩水負荷の血漿 AVP 値は有用である。

❸ CDI と診断された場合

ⅰ）頭部 MRI：小児の場合、CDI の原因は腫瘍であることが多いため、腫瘍による症状を認めない場合でも必ず行う。正常で認められる下垂体後葉の高信号の消失が CDI に特有の所見である。初回 MRI で腫瘍が指摘されなかった場合でも、2 度目で腫瘍を検出する可能性を考え、2～3 カ月以内に MRI を繰り返す必要がある。特に下垂体前葉機能低下症を伴う場合には 2～3 カ月以内に腫瘍が検出される可能性がより高い。また下垂体炎は 6～12 カ月以上にわたり MRI で腫瘍が検出されないことから除外診断される疾患である。

ⅱ）下垂体前葉機能評価：腫瘍、下垂体後葉炎が原因であった場合、症状が多尿のみであっても下垂体前葉機能低下を伴うことがあるため評価が必要である。

Ⅵ・急性期の治療

はじめに DI で合併しうる高ナトリウム血症に対する輸液療法、次に CDI の急性期に輸液と併用可能な AVP 補充療法について記述する。DI の慢性期の治療は「尿崩症」(398 頁)を、糖尿病によるケトアシドーシスの治療は「糖尿病」(410 頁)を参照。

1．DI における高ナトリウム血症に対する輸液療法

DI 患者が乳児であるとき、意識障害を認めるとき、胃腸炎で水分摂取のできない場合に起きうる高ナトリウム血症、高張性脱水に対する治療は以下のように行う。

急速なナトリウム補正は脳浮腫によるけいれんを引き起こす危険があるので 1 時間で 0.5 meq/l 以下(1 日で 10 meq/l)で低下させるようにする。高張性脱水では比較的血管内容量は保たれ循環不全を起こしにくいが、循環不全がある場合は①から、循環不全のない場合は②から開始する。

①通常の脱水の初期治療として生食水かソリタ T1® を 10 ml/kg/hr で 1～2 時間輸液する。
②総輸液量は自由水喪失の補正分、不感蒸発分、尿量の総和である。尿量分の輸液は 3～4 時間ごとに尿量を計測し、変化に応じて変更すべきである。

2．具体的な方法

❶ 輸液の種類

尿からの自由水喪失分・経時的な尿量・不感蒸発分を 5% ブドウ糖あるいはソリタ T3®(ナトリウム濃度 35 mEq/l)と 5% ブドウ糖の 50% ずつの混合液で行うとよい。DI ではナトリウム喪失が比較的少ないこと、多量のナトリウム投与は尿量増加を招くことから、すべての輸液をソリタ T3® で行うことは避けるべきである。但し、胃腸炎の合併などでナトリウム喪失が多い場合は上記の考え方に加え、その喪失分の半分を 1～2 日で補充する。

❷ 自由水喪失量の算出方法と補正の仕方

ナトリウム喪失を無視した場合、自由水喪失量は下記の計算で算出した A である。補正は血清ナトリウム濃度を 1 日で 10 mEq/l の速度で低下させて血清ナトリウムを 140 mEq/l を目標にする。

A：自由水喪失量(l)＝0.6×現体重(現 Na/140－1)

例)体重 10 kg の児、血清ナトリウム 160 mEq/l の場合
　　自由水喪失量＝0.6×10(160/140－1)＝0.85 l
　　血清ナトリウム 160 mEq/l を 140 mEq/l に補正するには 1 日で 10 mEq/l ずつ低下させると 2 日間かかる。つまり自由水喪失量 850 ml を 48 時間かけて補正することになる。しかし計算で算出した A の全量を補正すると血清ナトリウムが下がり過ぎる可能性があるため、A の半量程度を自由水喪失量と考えた方が安全である。

❸ 尿量分の輸液

尿は 2～3 時間ごとに計測し、尿量分の輸液量決定の参考にする。

❹ 注意事項

こうした治療で最も重要な点は、水分喪失を補給することではなく、血清ナトリウムをゆっくり下げることである。このため、上述のように輸液を開始した後も、3～4 時間ごとに血清ナトリウムを検査し、輸液の計画変更が必要である。

経口摂取が可能な場合は麦茶、白湯などのナトリウムを含まない水分を輸液と併用する。しかし、制限なく飲水することで急激なナトリウム低下を引き起こす危険があるため、時間あたりの経口量は制限を決め、その分輸液を減らす必要がある。

3．急性期の中枢性尿崩症に対する薬物療法

CDI では上記輸液にデスモプレシン点鼻（「尿崩症」、398 頁参照）を併用することが可能である。その際は点鼻の効果による尿量減少に合わせて輸液量の微調節が必要である。点鼻が困難な場合は水溶性ピトレシン®持続静注を行う。教科書的には 1.5～2.5 mU/kg/hr、実際はその 1/3～1/10 で行った方が管理しやすいといわれている。

（樋口麻子、長谷川行洋）

33 夜尿症・遺尿症

はじめに

排尿反射抑制系が成熟するには個人差があるが、大部分の小児が 5 歳までに昼夜とも排尿がコントロールできるようになる。したがって、夜尿とは、夜間就眠中の無意識的な排尿のうち、5 歳以降で 1 カ月に 2 回以上みられるものを指す。症例の大半が夜尿以外の症状を伴わない単一症候性夜尿症（以下、夜尿症）であり、緊急性はない。しかし、一部の症例は日中の切迫性尿失禁などを伴う夜尿症候群であり、昼間遺尿症を伴う場合は、専門的知識が豊富な小児泌尿器科医の診察が必要である。

頻度は、夜尿症が 5 歳で 15％、小学校入学時に 12％、15 歳で 1％ であり、昼間遺尿症はどの程度の尿漏れを遺尿症とするかによって異なるが、小学校入学時に 3～11％ である。

夜尿症には遺伝性があり、両親ともに夜尿歴がある場合 77％、片親に夜尿歴がある場合は 45％、両親に夜尿歴がない児の場合は 15％ でみられる。

I・機序

単一症候性夜尿症は、尿を濃縮する能力が低いか膀胱に尿を溜める能力が低いため就眠中に排尿が生じる。大半の症例は排尿機能が発展途上にあることに起因するが、一部に基礎疾患のために尿の濃縮力が低下する場合（表 48）がある。

昼間遺尿症では、排尿に関与する筋肉が不随意に収縮したりコンプライアンスが低下することによって膀胱が高圧環境にあるか、尿道括約筋の機能不全があるか、もしくは尿管・尿道の異所開口が存在するときに、意図せずに排尿してしまう。

II・症状

単一症候性夜尿症は、夜尿以外の症状を伴わない就眠中の無意識的な完全排尿である。昼間遺尿症は日中覚醒時に生じる、本人の意図に反する排尿であり、しばしば尿意を感じてトイレに向かっても間に合わなかったり（切迫尿意）、尿意を感じないことがある。

III・病歴の取り方

特に具体的に表現することで、症候を逃さないことが大切である。

1. 夜尿の頻度とともに日中の頻尿や遺尿とその量（パンツが湿る程度か多量か）
2. 切迫尿意（尿意を感じてトイレに向かっても間に合わない）
3. 排尿を我慢する癖（チンチンや外陰部を圧迫して我慢することも）
4. 日中排尿時の尿勢、排尿時の力み、尿線
5. 尿路感染症の既往
6. 運動・下肢機能の異常
7. 常習性便秘
8. 生来のものかどうか（夜尿のない時期が3～6カ月以上あるかどうか）
9. 多飲
10. 家族歴

IV・鑑別診断

鑑別すべき疾患を表48、49に示す。

表48. 夜尿症の鑑別すべき疾患

多量遺尿型：夜間尿量が多い
　　[夜間尿量(m*l*) ≧ 体重(kg) × 睡眠時間(hr) × 0.7]
　＊先天性低形成・異形成腎
　＊慢性腎障害
　＊尿路感染症
　＊尿崩症
　　習慣性多飲
　　心身症メカニズム（悪化因子）
　　冷え症

排尿機能未熟型：遺尿や頻尿を伴いやすい
　　[最大1回尿量(m*l*) < 体重(kg) × 7]
　　膀胱知覚過敏
　　機能的膀胱容量減少
　　膀胱・尿道括約筋機能低下
　　常習性便秘

混合型

（＊：早期に鑑別すべき疾患）

表49. 遺尿症の鑑別すべき疾患

膀胱の高圧環境に起因する尿失禁
　　不安定膀胱
　　神経因性膀胱
　　排尿筋外尿道筋協調不全
　　膀胱壁の被刺激性亢進（炎症、異物、結石）

尿道括約筋不全に起因する尿失禁
　　二分脊椎症
　　仙骨形成不全
　　鎖肛の一部（cordal regression syndrome）
　　尿道損傷
　　括約筋形成不全（両側性単一異所開口尿管）
　　giggle incontinence（笑いや一定の姿勢による尿失禁）

混合型
　　二分脊椎症
　　Hinman症候群
　　仮性尿失禁
　　尿管異所開口
　　尿路と性器との瘻孔

　　女児の蟯虫症

Ⅴ・診断の進め方

1. 病歴
Ⅲ・「病歴の取り方」の項参照。

2. 診察
1. 腰仙部の潜在性二分脊椎を疑わせる皮膚所見（腫瘤、陥凹、色素沈着、局所的な多毛）
2. 外陰部（尿管・尿道の腟開口など）
3. 下肢、外陰部の反射（神経因性膀胱）

3. 検査
❶ スクリーニング検査（単一症候性夜尿症か夜尿症候群かを鑑別することが可能）

ⅰ）検尿：蛋白尿があれば、低形成・異形成腎を考慮しエコーをすべきである。また、慢性腎疾患、腎機能障害も考えられる。濃縮力障害のため希釈され、蛋白尿がマスクされることがあるため、尿中クレアチニンとの比（尿蛋白/尿クレアチニン、正常<0.2）で判断すべきである。白血球尿は尿路感染症を示唆する。

ⅱ）血液検査による腎機能：年齢別（正確にいうと体格による）基準値を参照にすること。

ⅲ）腎・膀胱のエコー：腎サイズや腎輝度、水腎症、膨満時膀胱容量の推測、膀胱壁の不整、排尿後の残尿の有無など情報は多い。

ⅳ）腰椎のX線写真：潜在性二分脊椎

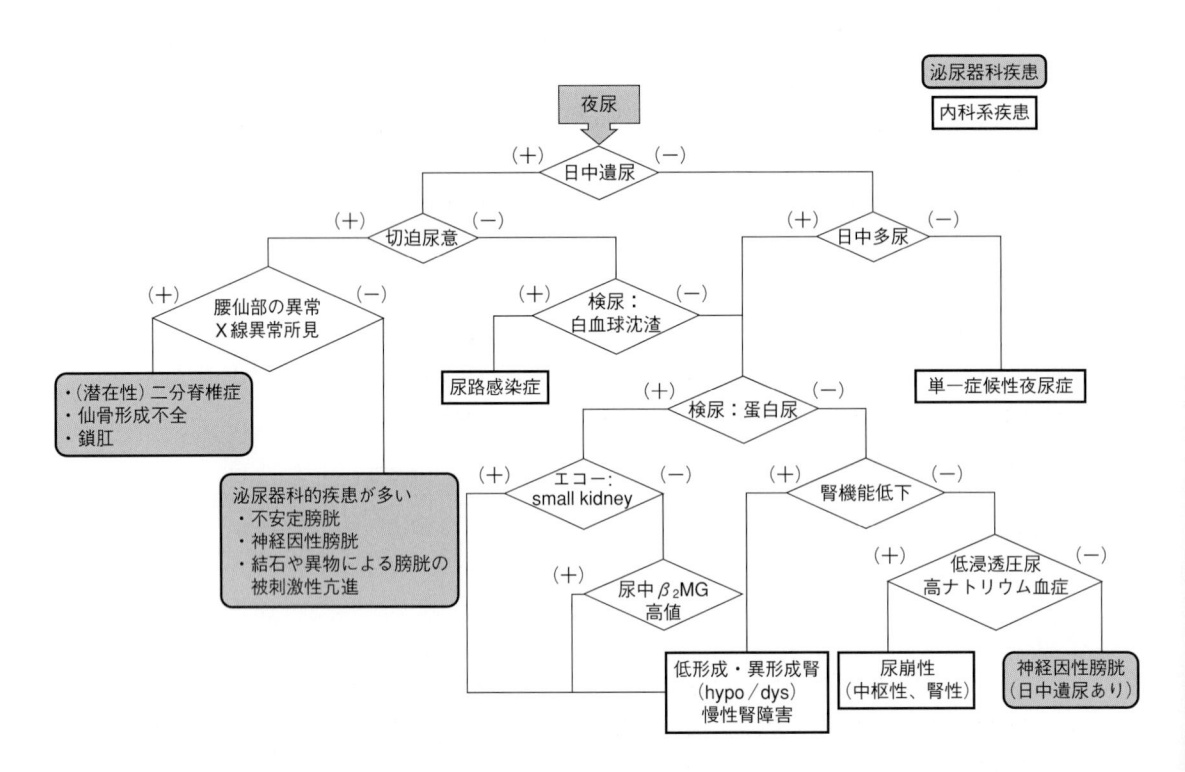

図26．夜尿のフローチャート

❷ 精査：上記までの問診、身体所見、検査
所見で泌尿器科的疾患を疑うときに検査する。
　ⅰ）排尿時膀胱尿道造影 VCUG：膀胱充満像および排尿時の逆流の有無とともに、男児では排尿時に斜位（20°）をかけて、排尿時の尿道を評価することが大切である。
　ⅱ）膀胱内圧検査、内視鏡：泌尿器科依頼

Ⅵ・早期に対処すべき疾患と対応

夜尿、昼間遺尿を主訴として受診する症例の中で尿路感染症と腎機能低下症例は早期に対応を要する。検尿で尿中白血球が多いときには尿路感染症を考え、尿培養を行い抗生剤を投与する（「尿路感染症」575 頁参照）。腎尿路系の超音波で早期に尿路奇形の合併を否定する必要がある。問診で多飲多尿が認められる症例では、腎機能低下や低形成・異形成腎が考えられる（「慢性腎不全」374 頁参照）。

Ⅶ・治療

泌尿器科疾患を除くと、多量遺尿型と排尿機能未熟型、両者の混合タイプに分けることができ（表48）、治療方針が異なる。

❶ 共通の基本
起こさず、焦らず、怒らず、を心がけること。排尿をむやみに我慢させる訓練は、医原性排尿異常をつくることがあるので避ける。

❷ 多量遺尿型
　ⅰ）睡眠 3 時間前から飲水・食を止める。
　ⅱ）三環系抗うつ薬：塩酸イミプラミン（トフラニール®）
・適応：単一症候性夜尿症。小学校高学年以上の遺尿の自覚と治療意欲をもっている症例。
・投与量：1 mg/kg、就眠前。
・投与期間：3 カ月投与し、効果をみながら漸減し、6 カ月までには中止する。完治しなければ半年後に再度投与する。
・副作用：悪心嘔吐、不眠、性格の変化（神経質）、心筋機能抑制、不整脈。
　＊抗利尿ホルモン：当院では使っていない（長期成績がはっきりせず。保険適応外）

❸ 排尿機構未熟型
　ⅰ）日中の定時排尿を指導する。
　ⅱ）抗コリン剤：塩酸オキシブチニン（ポラキス®）、塩酸プロピベリン（バップフォー®；Bup-4）
・適応：昼間遺尿を併せ持つ夜尿症（単一症候性夜尿症には無効）
・膀胱の無抑制収縮を抑え、数日以内に効果は発現する。
・投与量：ポラキス®…2〜3 mg、就眠前 バップフォー®；Bup-4…10 mg、就眠前
・副作用：口渇、便秘（特にポラキス®）

専門医へのコンサルトの時期

夜尿単独でない症例（夜尿症候群と昼間遺尿症）は泌尿器科的基礎疾患を有するため、小児泌尿器科専門医に紹介すべきである。

ⅲ）膀胱訓練：尿意を我慢できる量を記録し、新記録を目指し遊び感覚で行う。夕方1回。
・適応：機能的膀胱容量減少症例や単一症候性遺尿症。不安定膀胱（排尿筋の無抑制収縮）では禁忌
　ⅳ）条件づけ療法：おねしょブザー

Ⅷ・その他

自然寛解する遺尿症として下記のものがある。
　ⅰ）giggle incontinence：笑うと漏れる。5～7歳で出現し、成長とともに自然消失。
　ⅱ）小児昼間頻尿症候群：夜尿を伴わず、各種検査で異常所見を認めない。3週～3カ月で自然に改善する。

（幡谷浩史、本田雅敬）

【参考文献】
1）川村　猛, 小柳知彦（編）：小児泌尿器科学書. 金原出版, 東京, 1998.
2）尿失禁外来. 泌尿器科外来シリーズ5, メジカルビュー, 東京, 1999.
3）福田　豊：夜尿症. 小児内科：746-749, 1997.
4）中井秀郎：小児の排尿症状へのアプローチ. 泌尿器科外来シリーズ, メジカルビュー, 東京, in press.

34　繰り返す尿路感染症

はじめに

　小児の尿路感染症（urinary tract infection；UTI）においては、その約1/3～1/2の症例が腎尿路奇形などの基礎疾患を有する複雑性UTIである[1]。そのような複雑性UTIは、再発や難治性であることが稀ではなく、腎瘢痕や萎縮といった腎実質の不可逆性障害をきたすことがある。したがって、UTIを繰り返す症例の場合は、初期治療のみならずその基礎疾患となりうる器質的または機能的尿路疾患の検索と腎機能の評価が重要となる。
　UTIの基礎疾患としては膀胱尿管逆流症（vesicoureteral reflux；VUR）が30～50%と最も多く、その他水腎症や巨大尿管症の閉塞性尿路疾患、神経因性膀胱など膀胱機能障害が挙げられる[1,2]。
　UTIのうち直接腎実質障害を招く腎盂腎炎の発症は、通常尿道よりの逆行性感染に始まり、VURでは腎盂内への尿逆流が、水腎症や巨大尿管症では器質的な腎盂内の尿停滞が原因となる。また、神経因性膀胱では蓄尿時または排尿時の高圧膀胱による二次的逆流や機能的尿停滞が関与すものと考えられる。
　また、このような腎盂腎炎に至らないまでも尿道の器質的狭窄や機能的残尿などにより下部尿路感染や男児では精巣上体炎を繰り返す症例も存在する。

Ⅰ・問　診

　UTIを疑った場合はその初期治療の重要性からもまず腎盂腎炎の鑑別が必要で、発熱の有無およびその期間を問診する。また、年長児では発熱を伴わなくても頻尿、排尿痛や下腹部痛を主訴とした下部尿路感染があり以下の如く十分な聴取が必要である。UTIの既往、その治療歴（特に抗生剤内服下においてもUTIを発症するいわゆるbreakthrough UTI）や、UTIの診断に至らないまでも感冒症状を呈さない発熱のエピソードは、基礎疾患の可能性およびその場合の腎瘢痕の有無や保存的治療の限

界を知る手がかりとなる。VURなどはその遺伝因子の関与の報告もされており[3]、尿路疾患の家族歴も詳細に聞く。また、普段の排尿排便習慣、乳幼児であればオムツ交換時に偶然観察できた尿勢の善し悪し、幼児以降であれば昼間遺尿、尿意切迫、1日10回以上の頻尿、逆に1日2～3回程度のinfrequent voidingや便秘の有無は下部尿路の機能的・器質的疾患を知るうえでの重要な情報である。昼間遺尿症を主訴として来院する患児の中には不安定膀胱といった機能的排尿異常を有する症例は多く、VURの合併も少なくない。また最近、Koffらは不安定膀胱、便秘、infrequent voidingを伴ったdysfunctional elimination syndromeを提唱し、このような排尿排便障害が原発性VURに付随しbreakthrough UTIのリスクファクターとなっていることを指摘している[4]。

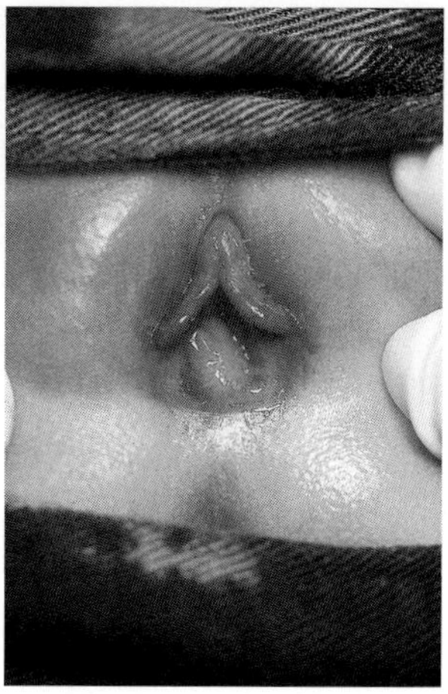

図27. 3カ月、女児。Gartner's duct 囊胞
腟口右側に腫瘤を認める。造影検査にて右尿管の開口を認めた。

II・理学的所見

腹部はいうまでもなく必ず患児のオムツやパンツをはずし外陰部・腰仙部の視診・触診を行う。基礎疾患として巨大な水腎症がある場合は腹部に軟らかい腫瘤として触れることがある。幼児期以降の患児でcostovertebral angleの叩打痛があれば上部尿路感染が疑われ、患側のlateralityの有力な情報となる。外陰部に関しては、男児の場合包皮を軽く翻転して外尿道口を観察し、陰嚢を触診する。包皮輪狭窄があれば視診だけでも診断の手がかりとなる。精巣上体に腫張や圧痛または硬結を認めた場合は、尿道疾患に伴う逆行性感染による精巣上体炎やその既往を疑う。女児の場合、尿道口・腟口をまず確認する。腟口周囲に腫瘤病変を認めた場合は尿管瘤の脱出やWolffian ductの遺残であるGartner's duct 囊胞などを疑う（図27）。Gartner's duct 囊胞は尿管異所開口を伴いUTIの基礎疾患となりうる。また、腰仙部にskin-dimpleや異常発毛を認める場合は潜在性神経因性膀胱を疑う所見である。幼児以降の症例で下部尿路疾患が疑われる場合は実際に自排尿させ尿勢、腹圧排尿の有無を観察することも重要である。

III・初期治療

UTIを疑った場合は、一般検尿・尿沈渣のみならず抗生剤投与前の尿培養を予め提出しておく。血液・尿検査により急性腎盂腎炎と診断された場合にはurosepsisや腎瘢痕の新生進展の防止のためにも原則として輸液によるhydrationと抗生剤の静脈投与を開始する。抗生剤は、大腸菌などのグラム陰性桿菌が起因菌として多いため第二世代セフェム系や広域ペニシリン系抗生剤を第一選択薬とする。しかしながら、既にセフェム系やST合剤などを投与していながらのbreakthrough UTIの場合は緑膿菌や腸球菌などにも考慮し抗生剤を選択する。治療を開始するとともに速やかに基礎疾患の検索を進める。発熱などを伴わない下部尿路感染症を繰り返す場合は、内服抗生剤を投与し感染の消退を待ってから基礎疾患の検索を行うことになるが、家族には腎盂腎炎への移行の可能性を十分説明し帰宅後の体温測定に注意を払わせる。

IV・検査

急性期の基礎疾患の検索にはまず侵襲が少なくベッドサイドでも手軽に行える超音波検査を行う。

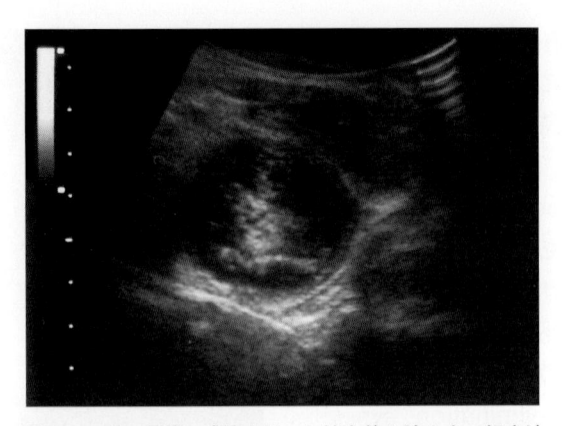

図28. 1歳、男児。感染を伴った拡大前立腺小室の超音波検査
発熱・尿閉で来院。超音波検査で膀胱後面に debris を伴った嚢胞性病変を認める。

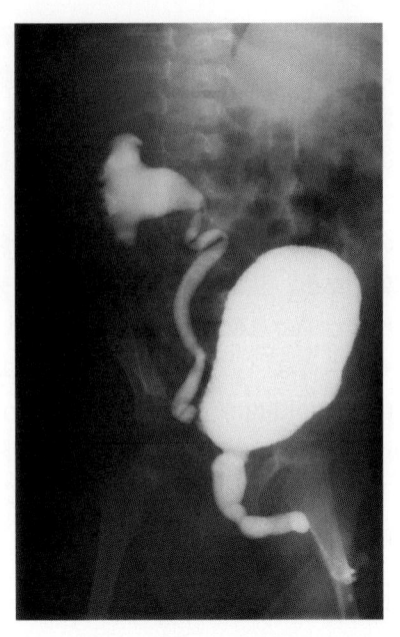

図29. 6カ月、男児。前部尿道弁の VCUG
排尿時斜位撮影を行うことにより男児の尿道病変の評価が可能となる。前部から後部尿道の拡張と右側 grade Ⅳ の VUR を認める。

　乳幼児の場合は反射排尿してしまうため、まず骨盤部から行い膀胱内および周囲を検索する。膀胱内の尿管瘤、膀胱壁の肥厚、後部尿道の拡張および膀胱後面で拡張尿管や嚢胞性病変の有無を観察する。後部尿道の拡張が認められる場合は尿道の狭窄病変が疑われる。また、膀胱後面に嚢胞性病変が認められる場合は男児では拡大前立腺小室（図28）、女児では前述のように Gartner's duct 嚢胞などが疑われる。上部尿路では、まず腎外腎盂の拡張の有無を確認し、拡張尿管の有無と合わせ水腎症や巨大尿管症などの鑑別を行う。腎盂・尿管の拡張を認め、排尿前後で拡張の差があれば VUR を強く疑う所見である。また、VUR による高度の逆流性腎症があれば萎縮腎として描出され、腎機能の予後に関しても重要な情報となる。急性期の超音波検査はまず外科的ドレナージが必要となりうる基礎疾患の有無を検索することが重要である。水腎症でも正中に達するような巨大水腎症や膀胱尿管移行部狭窄による閉塞性巨大尿管症は通常の抗生剤投与では UTI のコントロールが不良となる例もあり、このような場合は腎瘻留置による外科的ドレナージを念頭におかなければならない。

　UTI の基礎疾患として最も多い VUR の鑑別や下部尿路の機能的・器質的評価のためにも排尿時膀胱尿道造影（voiding cystourethrogram；VCUG）は必須である。VCUG は、排尿時に尿道抵抗の上昇を伴うようなバルーンカテーテルの使用は避け、特に乳幼児では 6 Fr までの細めのカテーテルを使う。その評価に関しては、VUR の有無や grade、膀胱肉柱形成の有無だけではなく、膀胱容量［各年齢の標準膀胱容量は、体重(kg)×7 ml（乳児）、あるいは(年齢＋2)×30 ml（幼児以降）で算出される］[5)6)]や男児の場合は排尿時に斜位撮影を行い尿道リング、尿道弁や尿道憩室などの尿道疾患の有無を必ず確認する（図29）。また、VUR があった場合は排尿後 delay 撮影（排尿後 5 分してから撮影）を行い非逆流下の本来の尿管径も評価しておくことをわれわれは提唱している[7)]。尿管径が 10 mm を超える逆流性巨大尿管症は breakthrough UTI のハイリスクとなることを知っておきたい。通常急性期が過ぎ膿尿が消失しても基礎疾患の検索が終わるまでは UTI の再発を防止するために経口による抗生剤投与を継続することが望ましい。

　VUR による腎瘢痕の有無を評価するためには ^{99m}Tc-DMSA 腎シンチグラムが有効である。正確

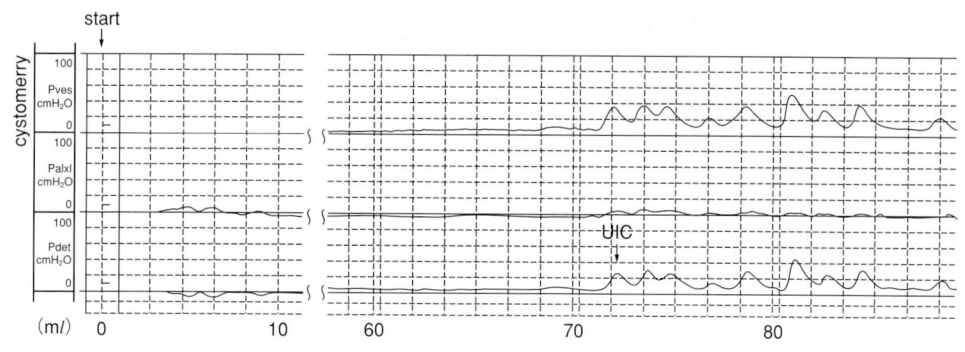

図30．4歳、女児、不安定膀胱のウロダイナミクス
70 ml 注入時より強い尿意とともに無抑制収縮（UIC）を認める。

な評価には、UTIの影響を避けるため発症から6カ月以上あけて行う必要がある。水腎症や閉塞性巨大尿管症などの閉塞性尿路疾患の場合は利尿レノグラムなどのアイソトープ検査を行い分腎機能およびその閉塞の程度などを評価して手術適応を検討する。その詳細は成書を参考されたい。

尿道疾患や静脈性腎盂造影などで尿管瘤、尿管異所開口が疑われる場合はその診断には膀胱尿道鏡（＋腟鏡）や逆行性造影が必須となる。内視鏡検査時には同時に内視鏡下瘤切開術による治療が可能である。また、不安定膀胱や潜在性神経因性膀胱が疑われる場合はウロダイナミクス検査が必要となり、抗コリン剤の適応、間欠的導尿の適応を検討する（図30）。

■ 専門医へのコンサルトの時期

1. 急性期に行った超音波検査で巨大水腎症、閉塞性巨大尿管症、尿管瘤が検出され、抗生剤の投与だけではUTIのコントロールが不良な症例では、腎瘻や内視鏡下瘤切開術などによる外科的ドレナージが必要となる場合がある。
2. breakthrough UTIの既往例、逆流性巨大尿管症などのbreakthrough UTIのハイリスクグループは早急な手術適応の検討が必要である。
3. 基礎疾患の診断において神経因性膀胱などが疑われた場合は、ウロダイナミクス検査などによる膀胱機能の評価を要する。また、尿道弁などの閉塞性尿道疾患、尿管瘤などを含めた尿管異所開口が疑われた場合は、膀胱尿道鏡（＋腟鏡）および造影検査などの泌尿器科的検査が必要となる。

以上のような症例では、可及的速やかに小児泌尿器科医へのコンサルトが勧められる。

（浅沼　宏）

【文献】

1) 浅村信二, 麻生泰二, 笠井秀明, ほか：1歳未満の尿路感染症. 日本小児科学会雑誌 101：649-654, 1997.
2) Linda M：Dairiki Shortliffe；Urinary tract infection in infants and children. Campbell's Urology, 7th ed, pp 1681-1707, W. B. Saunders Company, 1998.
3) Devriendt K, Groenen P, Van Esch H, et al：Vesico-ureteral reflux；a genetic condition？ Eur J Pediatr 157：265-271, 1998.
4) Koff SA, Wagner TT, Jayanthi VR：The relationship among dysfunctional elimination syndromes, primary vesicoureteral reflux and urinary tract infections in children. J Urol 160：1019-1022, 1998.
5) Fairhurst JJ, Rubin CM, Hyde I, et al：Bladder capacity in infants. J Ped Surg 26(1)：55-57, 1991.

6) Koff SA : Estimating bladder capacity in children. Urology 21：248, 1983.
7) 浅沼　宏, 中井秀郎, 宍戸清一郎, ほか：乳児期 Refluxing Megaureter；High grade VUR との鑑別診断の重要性. 日本泌尿器科学会雑誌 90：818-825, 1999.

35　鼠径部から陰嚢にかけての腫瘤

はじめに

　鼠径部から陰嚢にかけての腫瘤には、鼠径ヘルニア、精索あるいは陰嚢水腫、精巣捻転、停留精巣、鼠径部リンパ節炎などがあり（表50）、診断に際しては①性、②痛みがあるかどうか、③男児では精巣がどうなっているか、④腫瘤の整復は可能か、⑤外傷の既往、⑥局所感染の有無、などを評価して判断する必要がある。

　鼠径ヘルニアは乳幼児の代表的な疾患であり、男児では胎生期に精巣の下降に伴って腹膜鞘状突起が生ずるがこれが閉鎖しない場合に生じ、啼泣や排便などで腹圧が高くなったときに腸管の脱出がみられる。女児では円靱帯が恥骨に向かって下降する際に腹膜の突起が生じ（ヌック管）胎生7カ月頃に閉鎖するが、これが残ると男児と同様に腸管あるいは卵巣・卵管などが脱出するものである。陰嚢水腫では腹膜鞘状突起の閉鎖が不完全で中枢側に極めて細い管が残るために腹水が溜まり水腫（女児ではヌック管水腫）を形成する。

　いわゆる急性陰嚢症は陰嚢に急性の有痛性腫脹をきたす疾患群であるが、精巣捻転、精巣上体炎、精巣付属小体および精巣上体付属小体捻転などがある。精巣捻転は新生児期と前思春期に多く、前者では鞘膜を含む全層の軸捻転であり後者では鞘膜の付着異常のために鞘膜内軸捻転をきたす。

　鼠径部のリンパ節は表在性と深部とがあり、健康な児でも小さなリンパ節を触れることがある。これらは通常楕円形で硬く大きさは大豆大までと可動性があり圧痛がない。大腿部、会陰部、外生殖器、下肢の炎症や感染により鼠径部のリンパ節炎が生ずる。

表50．鼠径部から陰嚢にかけての腫瘤

有痛性	鼠径ヘルニアの嵌頓、拘扼
	精巣捻転
	精巣上体炎
	外傷
	鼠径部リンパ節炎
無痛性	鼠径ヘルニア
	陰嚢水腫
	リンパ節腫脹
	停留精巣、移動性精巣
	精巣静脈瘤
	精巣腫瘍

I・診断

　診断のアルゴリズムを図31、32に示す。男児では、腫瘤が痛みを伴うかどうかが重要であり、痛みがある場合には緊急の処置を必要とする場合がしばしばある。無痛性で整復が可能であれば鼠径ヘルニアを、整復が不可能で精巣が陰嚢内になければ停留精巣（可動性の精巣を触れる）を考える。精巣が陰嚢内にあり腫瘤が囊胞状であれば陰嚢水腫であり、実質性で鼠径管より側方であればリンパ節が疑いやすい。陰嚢水腫は腫脹がみられれば診断が容易であるが、時に鼠径ヘルニアとの鑑別が困難で、朝は目立たないが夜になると明らかになると表現されることがあり、また肥厚したヘルニア囊を触れないのが特徴である。

　精巣捻転は激しい痛みが急激に出現し、精巣の腫大と圧痛を認め対側の精巣よりも高い位置にある。精巣上体炎の痛みは精巣捻転に比して軽く発症が穏やかであることが多い。初期には精巣上体の

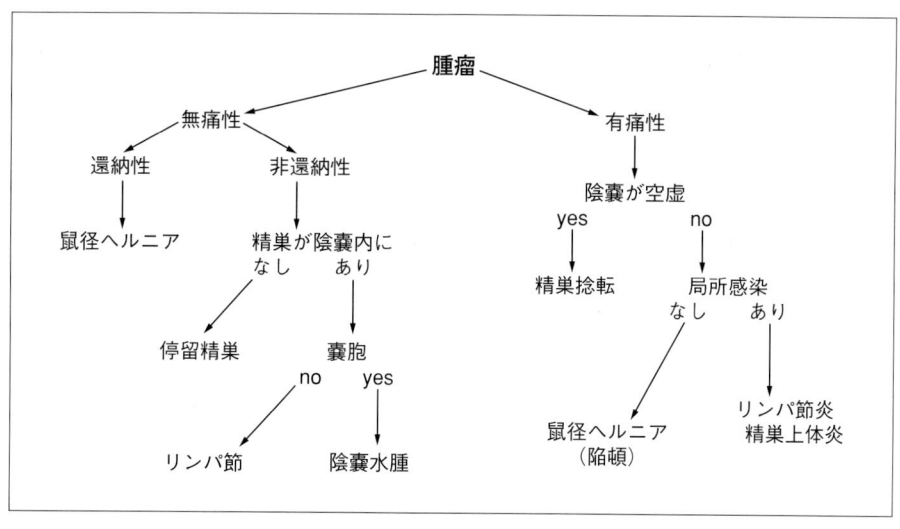

図31. 男児鼠径部腫瘤の鑑別診断

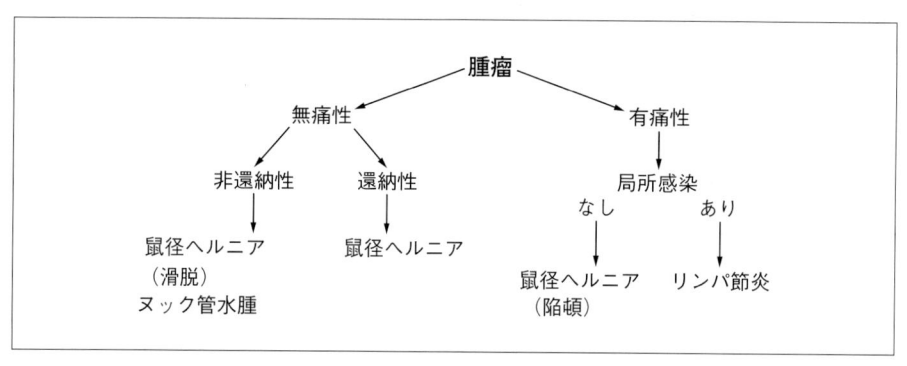

図32. 女児鼠径部腫瘤の鑑別診断

腫脹と硬化が触知できる。精巣付属小体捻転では有痛性の小結節が触知され精巣は痛みがなく陰嚢の皮下にうっ血した付属小体がみえることがある。しかしながら、これらの3疾患ともに進行すると陰嚢の発赤・腫脹が強くなり鑑別が困難となる。一般的には精巣捻転では精巣の虚血が生じるが他の炎症性疾患では血流が保たれているか増加していることが多い。このため鑑別診断にはカラードップラーによる超音波検査が最も適している。精巣上体炎では白血球数の増加、CRPの上昇、膿尿などを伴う。

女児でも基本的には男児と同様であるが、整復が不可能な場合は卵巣や卵管の滑脱ヘルニアか稀ではあるがヌック管水腫の可能性がある。

専門医へのコンサルトの時期

還納のできる腫瘤（腸管、卵巣・卵管）であれば鼠径ヘルニアであり、専門医を受診するように話す。局所に痛みや発赤・浮腫のある腫瘤では拘扼性ヘルニアや精巣捻転の可能性があるためできるだけ早く小児外科、小児泌尿器科のある施設に送るべきで時間の浪費は避けなければならない。

II・診断後 12 時間に行うべき治療

　痛みを伴う場合は緊急に治療を要することがあり、鼠径ヘルニアの嵌頓、精巣捻転などが問題となる。痛みの伴わない腫瘤では緊急性はほとんどない。鼠径ヘルニアの整復法は、左手の親指と人差し指でV字をつくり外鼠径輪の部におき右手の親指から第4指まででヘルニア内容を把持し左指でつくったV字に向かい腹腔内に向かうように押すとよい。嵌頓ヘルニアで全身状態が不良な場合、嵌頓してから24時間以上経過している場合で局所に発赤や浮腫がある症例では整復してはいけない。女児で卵巣が滑脱している場合には無理に整復する必要はない。陰嚢水腫では穿刺は無意味であるばかりでなく出血や感染の危険があるため行わないようにする。

■ 帰宅させる場合の注意

　鼠径ヘルニアと診断したら、ヘルニアの整復の仕方と嵌頓に対する対処法について両親に説明し待機的に手術を行う。出生後早期に診断した場合には5〜6カ月以降の手術とする。ヘルニアの嵌頓は1歳未満の症例で多く女児で卵巣が脱出している滑脱ヘルニアの場合には早期に手術を予定する。陰嚢水腫では合併症がないため2歳を過ぎてから手術をする。

（鎌形正一郎）

V 救急画像診断

はじめに

　小児救急疾患は多岐にわたるが、大きくは骨折、腹部鈍的損傷、child abuse を含めた外傷性疾患と、呼吸障害を生じる異物やクループなどの気道性疾患、腹痛や嘔吐を主訴とする虫垂炎、腸重積、中腸軸捻転などのいわゆる急性腹症に分けられる。小児、特に乳幼児は自分で症状を訴えられないこと、また検査に協力的でないことから救急診療においても診断は容易ではない。画像診断は救急疾患においても重要な役割を果たしてはいるが、患児の全身状態が安定していることが確認された後に行うことが大切である。
　ここでは小児救急診療で重要な疾患の撮影方法や画像所見について簡潔に記載する。

1 外傷

I・頭部

　小児は身体に比べ頭部が大きい。小児の頭皮は薄く、皮下組織、骨膜も成人に比べ脆弱なため開放損傷を生じやすい。硬膜、骨膜は剝がれやすく、板間静脈や硬膜血管が豊富であるため、骨膜下血腫や骨折がなくとも硬膜外血腫をきたす可能性がある。頭蓋骨も薄く、外力により歪みやすく、陥没しやすいため、陥没骨折を生じやすい。小児の頭蓋骨は弾力に富んでおり、変形による直達外力を受けると脳挫傷が起こりやすい[1]。
　小児頭部外傷機転で最も多いのは交通事故である。このほかには出産時外傷、墜落事故、最近では虐待が挙げられる。
　頭部外傷では従来は単純 X 線写真正側 2 方向を、後頭蓋窩の病変では Towne's view、眼窩、副鼻腔の病変ではまず Caldwell や Waters's view を撮影していた。しかし小児の頭部外傷で骨折が単純 X 線写真で検出される頻度は低く、単純 X 線写真の果たす役割は限られている。硬膜外血腫や硬膜下血腫、脳挫傷を認める例では骨折の頻度が高く、これらの血腫の検出には CT が最適である[2]。したがって単純 X 線写真で骨折が指摘できなくとも臨床的に頭蓋内損傷が疑われる場合には速やかに CT を施行するべきである。特に意識障害などの症状が重篤な例では脳実質も同時に評価できる CT を撮影することが重要である。陥没骨折などでは単純 X 線写真が CT より有用な場合もあるが、側頭骨や眼窩、副鼻腔、小児では頻度の低い頭蓋底骨折の診断は単純 X 線写真のみでは困難である（図 1、2）。
　急性期の硬膜下血腫は三日月型の、硬膜外血腫は凸レンズ型の高吸収域、脳挫傷は不明瞭な低吸収域や脳内血腫として CT では描出される。脳浮腫や脳ヘルニアでは白質と灰白質の境界不明瞭化、脳溝、脳室、脳槽の狭小化などを認める。MRI は、脳幹部損傷、頸髄損傷、脳症や亜急性以降の血腫の診断には有用であるが、急性期の血腫やくも膜下出血の検出では CT に劣る。しかし CT で異常所

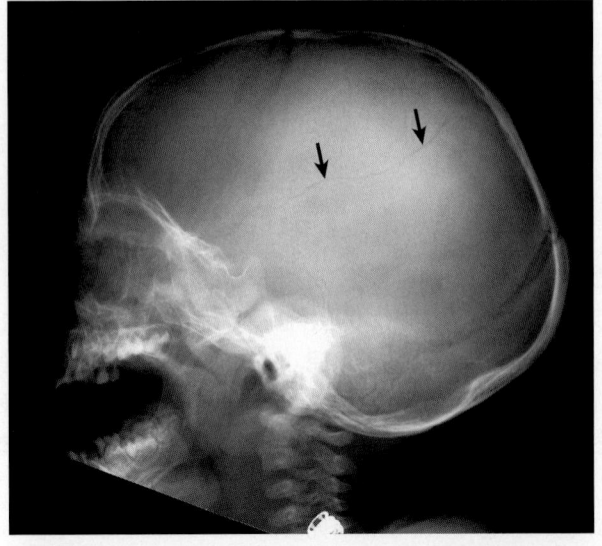

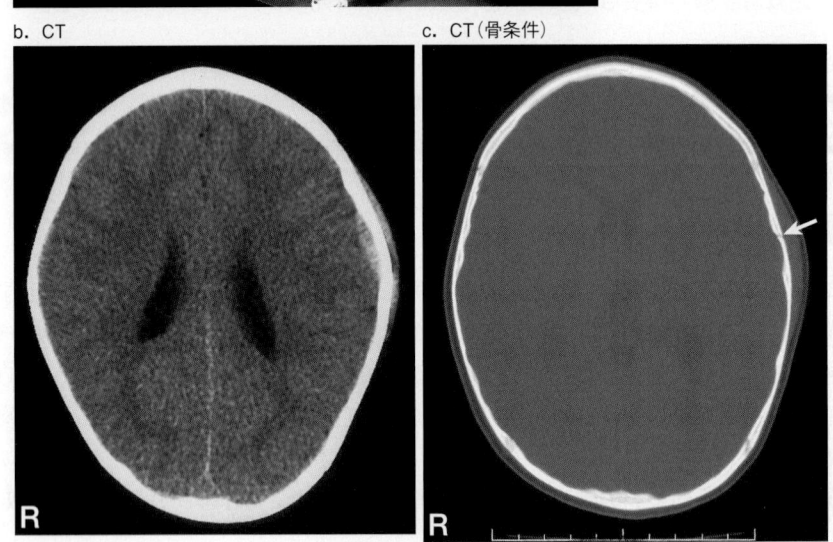

図1. 13カ月、男児、左頭頂骨骨折
単純X線写真側面像(a)、CT骨条件(c)では左頭頂骨に線状骨折(矢印)を認め、軟部組織が腫脹している。骨折周囲にCT(b)では凸レンズ型の硬膜外血腫を伴っている。脳実質に明らかな損傷はない。

見が検出できないにもかかわらず意識障害が持続する症例では、MRIを施行するべきである。特に頭部の回転加速度損傷における外傷性びまん性脳損傷(軸索損傷)はCTでは所見に乏しく、MRIのT2強調画像で皮質下白質、脳梁、脳幹部に多発性高信号病変として認められる。これらの脳実質性病変の検出にはMRIの方がより鋭敏である。

a. 頭部CT　　　　　　　　b. 頭部CT（骨条件）

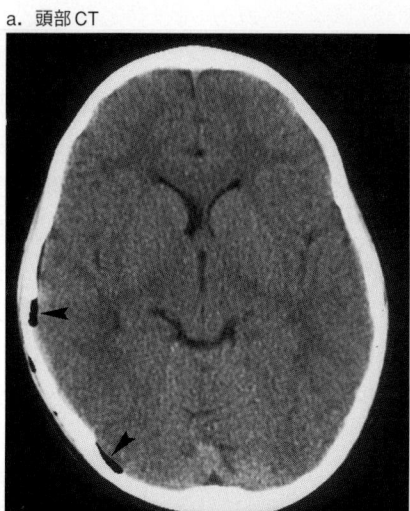

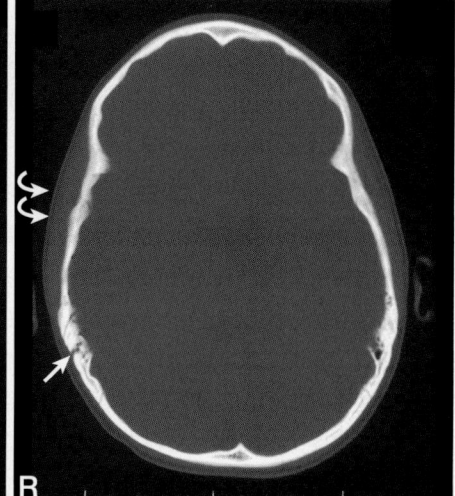

c. 頭部CT（骨条件）

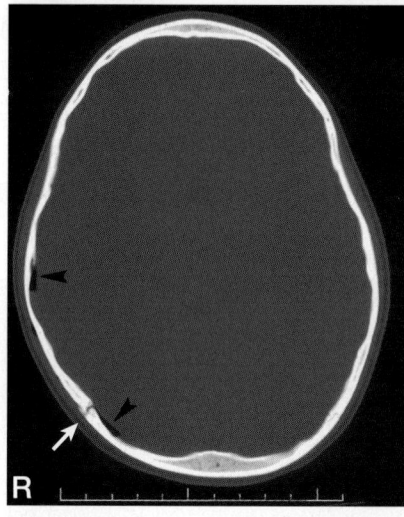

図2．7歳、男児、側頭骨骨折
バイクと衝突転倒し、頭部打撲、右側頭部頭痛持続。右側頭骨、頭頂骨に接して空気（a、c矢頭）が存在し、側頭骨外側の軟部組織がわずかに肥厚している（b まがり矢印）。右側頭骨から後頭骨にかけては骨皮質が断裂しており骨折（b、c矢印）を認める。頭蓋内の空気は側頭骨骨折由来と考えられた。

II・腹部外傷(図3〜6)

　腹部鈍的外傷は交通事故、墜落事故、自転車のハンドル損傷などで生じる。受傷機転の把握は重症度を推定するために大切である。通常腹部鈍的外傷が単独で生じる場合は少なく、受傷状況、臨床症状に応じて検査を施行する。腹部の全体像を把握するために腹部単純X線写真を撮影する。腹腔内遊離ガスの検出に腹部単純X線立位撮影は有用であるが、仰臥位と比べた場合、重力の影響を受け、空気を多く含む腸管は頭側に、液体を含む腸管と実質臓器は尾側に下垂し、多くのものが骨盤と重なるため、少量の腹水や腫瘤性病変、石灰化などを見逃す可能性が高い。また病状が不安定な患児に立位撮影を強要した場合、血圧低下などをきたす恐れもある。もし腹腔内遊離ガスの検出のみが目的であれば、左下側臥位正面像(デキュビタス像)で十分検出可能である(図7-b、c参照)。したがって腹部の全体像を把握するための腹部単純X線撮影は仰臥位(呼気)が基本となる。
　腹部鈍的外傷で、患児の全身状態が不安定な場合にはベッドサイドで施行できる超音波検査が画像診断として第一選択となるが、腸管ガスに重なる部位や後腹膜、横隔膜下など、超音波では観察困難な部位があることを理解しておく必要がある。
　超音波検査とCTを比較すると腹水の診断能では両者はほぼ同等であるが[3]、肝、脾、腎の実質臓器損傷の診断能ではCTが優れている。これは、① 超音波では前述した観察しにくい部位がある、② 血腫は時期により実質臓器とエコー輝度の識別が困難な場合がある、③ 超音波の診断能は検者の技能に依存する、などの理由による。
　腹部外傷のCTでは受傷部位にかかわらず横隔膜から恥骨結合を含めた骨盤までを必ず撮影する。

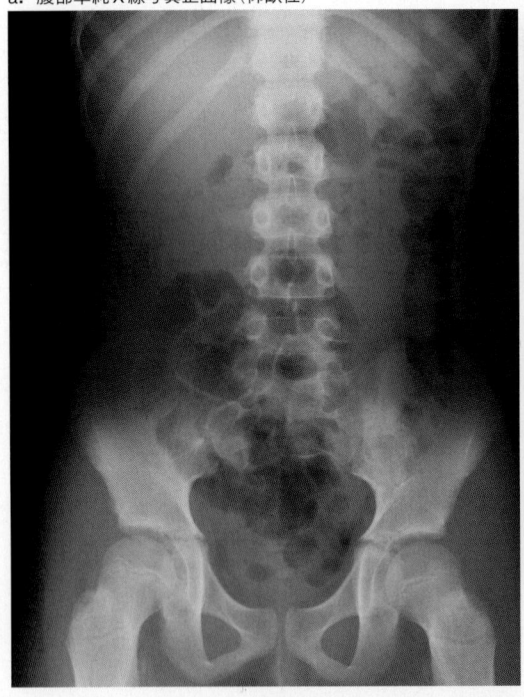

a. 腹部単純X線写真正面像(仰臥位)　　　　b. 腹部単純X線写真正面像(立位)

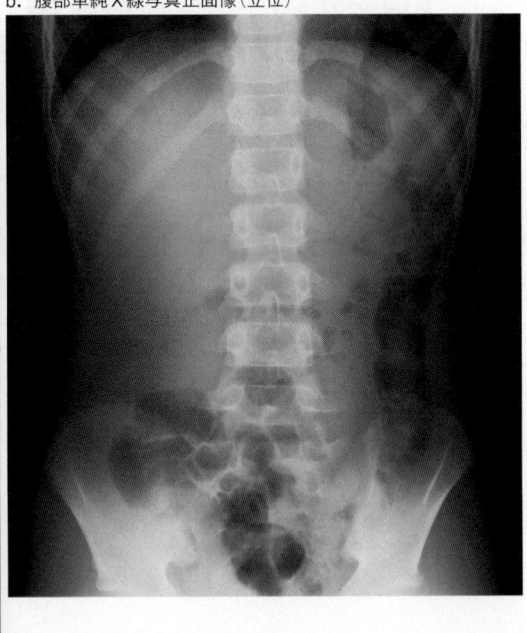

図3. 9歳、男児、腹部単純X線写真(立位、仰臥位)
虫垂炎が疑われた。仰臥位撮影(a)に比べ立位撮影(b)では肝臓、脾臓、腎臓などの実質臓器が重力に従い下垂し、液体を含む腸管が骨盤に重なるため骨盤の観察が困難となる。遊離ガスの確認は胸部写真や左下側臥位正面像でも可能であり、状態不良であれば必ずしも立位で撮影する必要はない。腹部単純X線写真の基本は仰臥位、呼気撮影である。

a. 腹部単純CT　　　　　　　　　　b. 腹部造影CT

c. 骨盤単純CT　　　　　　　　　　d. 脾超音波横断像

図4. 腹部鈍的外傷、11歳、男児

学校で遊んでいるときにコンクリート床に左側胸腹部から転倒、左上腹部痛が持続した。受傷直後の造影CT(b)では脾に裂傷(矢印)を認め血腫を生じていることがわかる。単純CT(a)では脾臓周囲の血腫(矢頭)は脾実質より軽度高い濃度を示しているが脾内の裂傷は明らかではない。また腹腔内、骨盤腔内にも濃度の高い腹水(c)を認め血性腹水と考えられる。同時期の超音波検査(d)では脾の裂傷による血腫は高エコー腫瘤(まがり矢印)として描出されている。脾の血腫の内部エコーは蛋白質、ヘモグロビン融解のために時間経過に伴いエコー輝度が低下する。
A：血性腹水

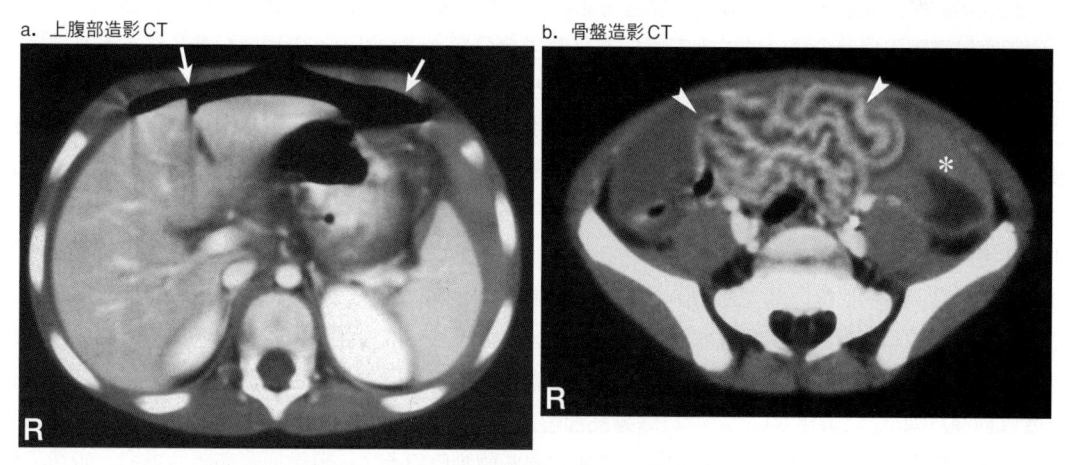

a. 上腹部造影CT　　　　　　　　　b. 骨盤造影CT

図5. 腹部鈍的外傷、4歳10カ月、男児

歩行中に自動車に跳ねられた。造影CTでは上腹部腹腔内に遊離ガスを認める(a矢印)。腹腔内には一部濃度の高い腹水が存在する(b＊)。腸管壁は全体に肥厚し、造影効果を認める(b矢頭)。CTで実質臓器に損傷はなく、胃壁大弯側穿孔に併発した腹膜炎であることが手術により確認された。

185

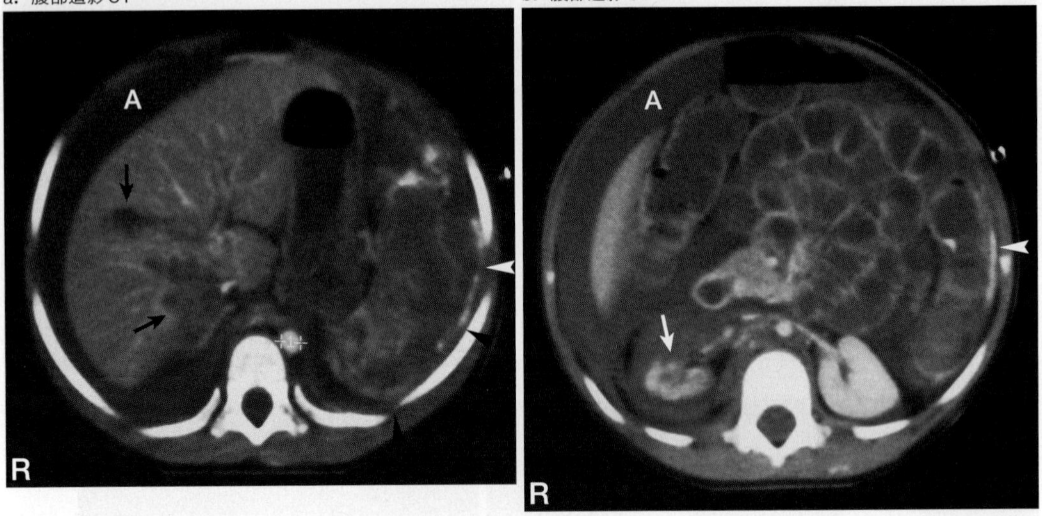

図6. 腹部鈍的外傷、男児、2歳11カ月

歩行中に自動車に跳ねられた。頭蓋骨骨折、くも膜下出血を認めた。肝裂傷、右腎裂傷があり(a、b矢印)、脾は粉砕され、腹腔内に造影剤の血管外漏出(a、b矢頭)がみられる。また腹腔内には大量の血性腹水を認める。腸管は全体に麻痺、拡張し、壁には造影効果がみられる。腹部大動脈、下大静脈は収縮し、CT所見はいわゆるhypoperfusion complex patternを示している。
A：血性腹水

　これはダグラス窩の少量の血性腹水を見落とさないためである。また実質臓器の血腫をより鮮明に描出するために必ず造影CTを施行する。造影剤は非イオン性で、300 mgIの濃度のものを1〜2 ml/kg静注し、造影剤全量投与直後から撮影を開始する。
　肝、脾の損傷には裂傷、被膜下血腫、挫傷、血管損傷、胆管損傷などがある。腎でも同様であり、腎実質の裂傷では尿の腎外漏出を認めることもある。CTで腎実質が造影されない場合は腎茎部損傷を考える。実質臓器の非活動性血腫は造影CTでは実質に比べ低濃度域として描出される。活動性出血であれば造影剤の血管外漏出、臓器周囲の高濃度血腫(sentinel clot sign)などがみられる[4]。CTで活動性動脈性出血が疑われる場合が血管造影による動脈塞栓術の適応と考えられている。
　腹部実質臓器の損傷分類には成人では日本外傷学会分類[5,6]やMirvisの損傷分類[7]があるが、小児の分類はなく、小児でもこれらの分類を用いることが多い。これらの分類は形態学的重症度分類であり、治療法を決定するものではない。手術適応を決定するのは臨床症状、バイタルサインであり、輸液に反応しない低血圧が手術適応と考えられている。血行動態が安定した鈍的肝脾損傷は保存的治療が主である。
　腹部実質臓器損傷では血性腹水を伴うことが多いが、腹水が存在するにもかかわらず実質臓器損傷が描出されない場合には、腸管あるいは腸間膜損傷を疑う[8]。特に交通事故のシートベルト損傷ではこれらを生じやすいため、実質臓器損傷を認めない血性腹水では注意深い経過観察あるいは腹腔穿刺を考慮する。腹腔内遊離ガスの存在は腸管損傷の直接所見であるが、腸管損傷で遊離ガスを合併する頻度は約30〜40％に過ぎない[9]。これは穿孔部位が腸間膜により直ちに被われるためと考えられている。腸管損傷ではこのほか腸管壁肥厚と造影効果も認められる[10]。腸管損傷を疑う場合、少量の遊離ガスを見落とさないよう肺野条件のCT像で観察することが大切である。

② 虐待(図7)

　虐待は近年増加し、社会的問題となっている。虐待が反復し長期にわたれば生命予後にも影響を与えるため、虐待が疑われた場合、患児の速やかな保護が必要となる。身体的暴行では頭部外傷、腹部鈍的外傷、骨折などで救急外来を受診することがあり、特徴的な画像所見が虐待発見の契機となりうる。自ら訴えることができない乳幼児の画像所見は虐待の事実を客観的に示す証拠として重要である。

　虐待で画像診断が重要となる部位は特に頭部損傷と骨折である。頭部損傷は重症度が高く、生命予後への影響が大きい故、重要である。頭部損傷ではあらゆる損傷が知られており、頭蓋内出血、特に硬膜下血腫の頻度が最も高い[11]。乳幼児の虐待に特徴的所見としては前頭葉や側頭葉皮質下の白質裂傷が知られている。

　骨折は虐待の約1/3でみられ、長幹骨骨幹端損傷、肋骨骨折、肩甲骨骨折、棘突起骨折、胸骨骨折は虐待の特異性が高い[12]。長幹骨骨幹端損傷は骨幹端を横断し、corner fracture、bucket handle fractureと呼ばれる。また時期の異なる複数の骨折が存在すること、肋骨では肋骨頭、肋骨椎体接合部に骨折が多くみられることも虐待に特徴的所見である。

　乳幼児に特有の虐待の受傷機転としてshaken baby syndrome 乳幼児揺さぶり症候群が知られている。これは患児の上腕と胸部を両側からつかみ前後に激しく揺さぶることで、硬膜下血腫、くも膜下出血、眼底出血、肋骨骨折、上腕骨骨折を生じるとされている。

　虐待が疑われる場合、2歳以下では単純X線写真により全身骨を撮影し(表1)、骨折が明らかでない場合にはさらに2週間後に経過観察の単純X線写真を追加撮影する。2回目の写真では初回には不鮮明であった骨折線や骨膜反応が明瞭となり、骨折の診断は容易となる。

表1. 全身骨撮影法

1) 頭蓋骨正面、側面
2) 頸椎側面
3) 胸部(骨条件)正面、側面
4) 腰椎側面
5) 骨盤正面
6) 上腕骨正面
7) 前腕正面
8) 両側手背底位
9) 大腿骨正面
10) 下腿正面
11) 両足背底位

(Belanger PL : Quality assurance and skeletal survey standard ; Diagnostic imaging of child abuse, 2 nd ed, Kleinman PK (ed), p 422, Williams and Wilkins, St. Louis, 1998 より引用)

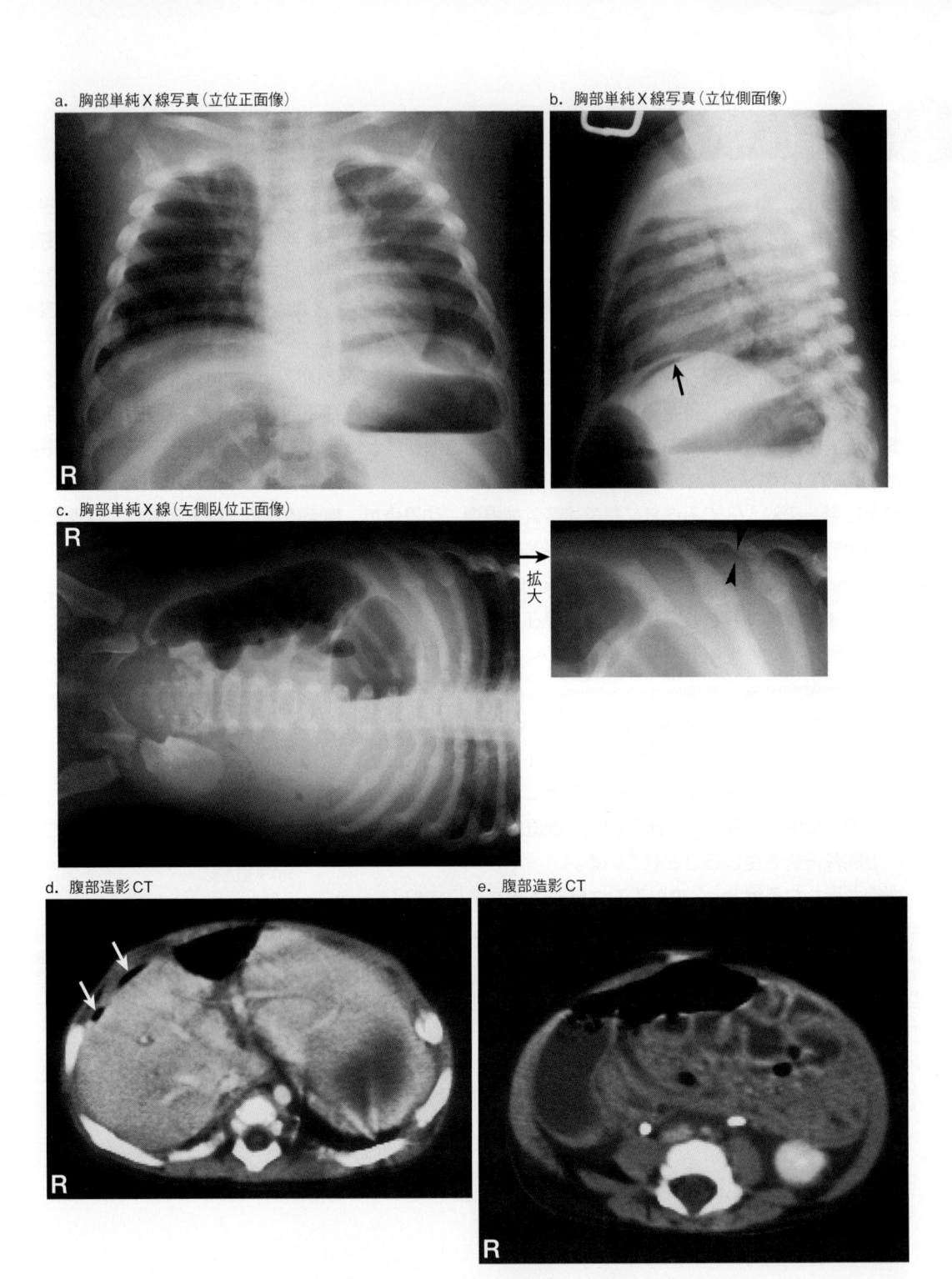

a. 胸部単純X線写真（立位正面像）
b. 胸部単純X線写真（立位側面像）
c. 胸部単純X線（左側臥位正面像）
拡大
d. 腹部造影CT
e. 腹部造影CT

図7．女児、7カ月、小児虐待、小腸穿孔

頭蓋骨骨折の既往あり。今回の主訴は腹部膨満。左眼周囲に皮下出血を認めた。胸腹部単純X線写真では肋骨に時期の異なる多数の骨折がみられ、虐待で頻度の高い所見である。この症例ではこのほか腹腔内遊離ガス（b 矢印、c 矢頭）がみられ、CT（d）でも遊離ガス（矢印）、腸管壁の肥厚と造影効果（e）、実質臓器の損傷を伴わない少量の腹水を認め、腸管穿孔の所見を示した。虐待により生じた空腸穿孔が手術で確認された。

3 骨折

骨折を疑って単純 X 線写真を撮影する場合、骨折直後の初回撮影では脱臼骨折の可能性を考慮し、骨折が疑われる骨の近位部と遠位部の関節を含めた写真を最低でも 2 方向は撮影する。見落としを避けるため、骨盤では生殖腺遮蔽は初回撮影では行わない。骨折直後は骨折線を確認しにくいことが多いので、10 日後から 2 週間後に再度撮影すると骨膜反応の出現と溶骨性変化により骨折の診断は容易となる。

小児の長幹骨は弾力に富むため、骨彎曲、塑性変形、膨隆骨折、若木骨折などの小児に特有の不全骨折を起こしやすい（図 8）[13]。また長幹骨骨幹端に存在する成長板を損傷する骨折も小児に特有の骨折である。成長板は骨の成長にかかわっており、成長板の骨端側の胚細胞層に障害を起こすと成長障害をきたす可能性がある。

成長板骨折では Salter-Harris 分類（図 9）が有名である[13]。

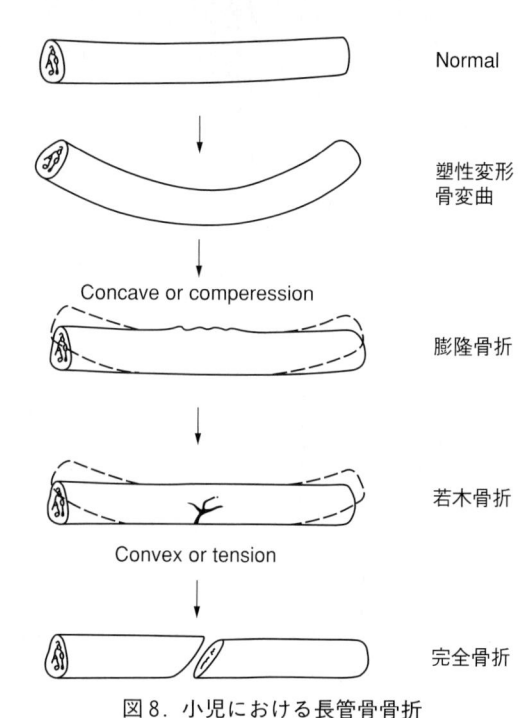

図 8. 小児における長管骨骨折
（Laor T, Jaramillo Diego, Oestereich AE : Fractures and other injuries in children. Practical pediatric imaging, kirks DR, Griscom NT (eds), pp 415-446, Lippincott-Ravin, Philadelphia, 1998 より引用）

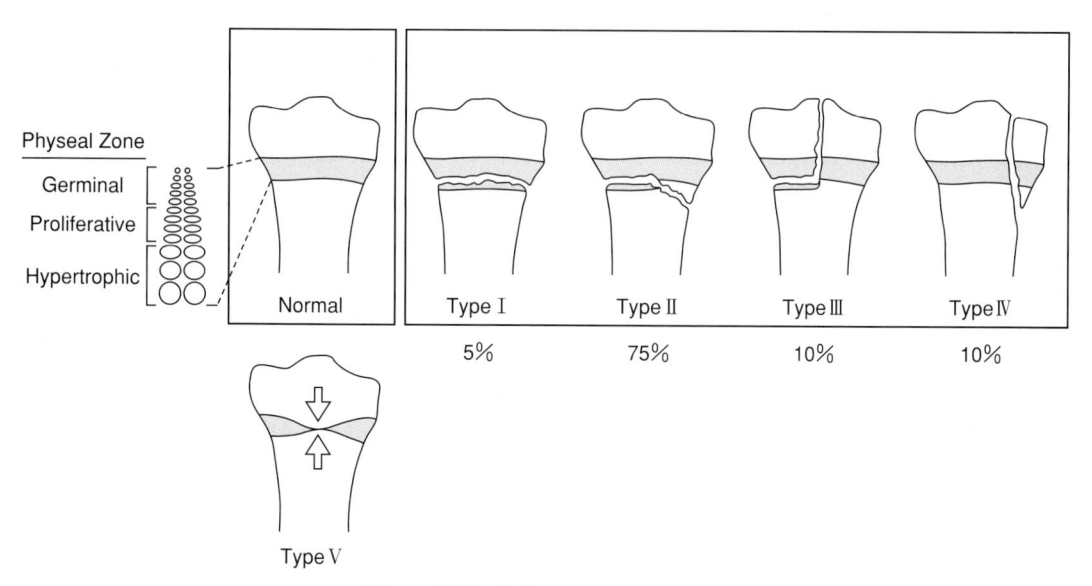

図 9. 成長板骨折 Salter-Harris 分類
（Laor T, Jaramillo Diego, Oestereich AE : Fractures and other injuries in children. Practical pediatric imaging, kirks DR, Griscom NT (eds), pp 415-446, Lippincott-Ravin, Philadelphia, 1998 を改変して引用）

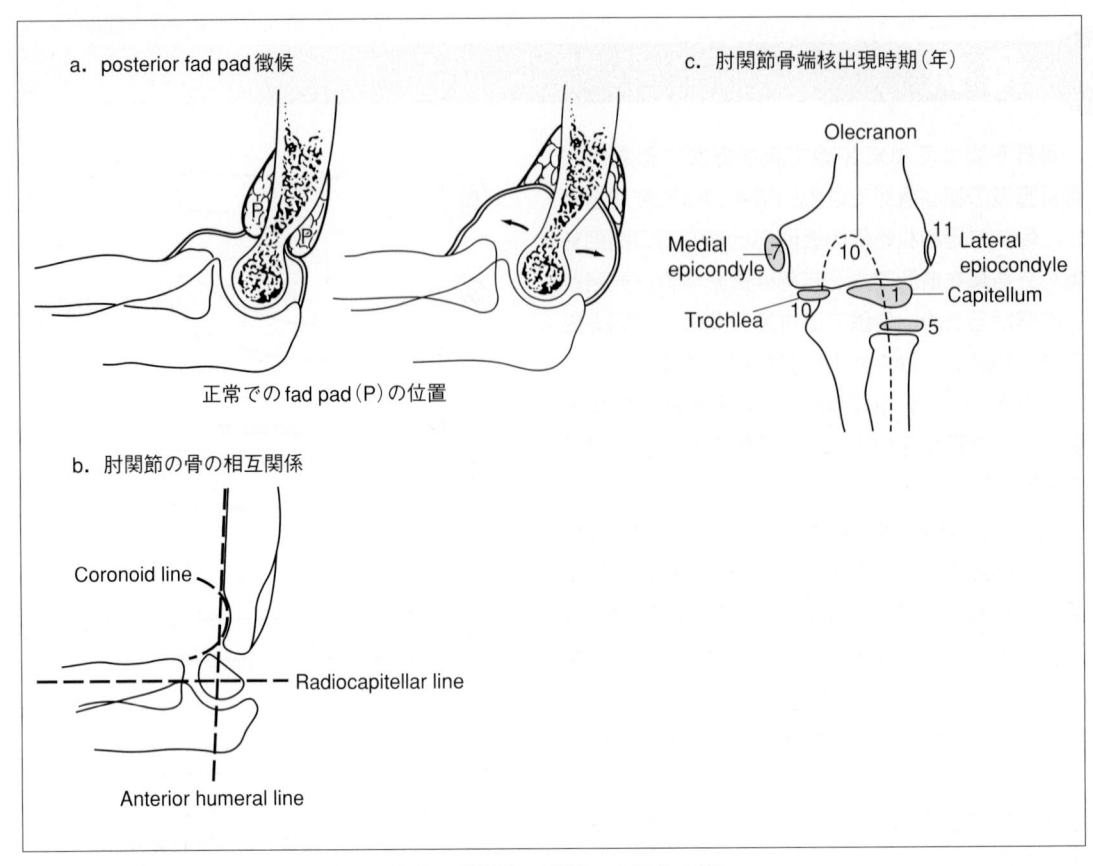

図10. 肘関節の診断に必要な事項
(Laor T, Jaramillo Diego, Oestereich AE：Fractures and other injuries in children. Practical pediatric imaging, kirks DR, Griscom NT (eds), pp 415-446, Lippincott-Ravin, Philadelphia, 1998. Bramson RT, Blickman JG：Pediatric Imaging. Primer of Diagnostic Imaging, Second edition, pp 781, Mosby, St, Louis, 1997 より引用)

　Salter-Harris 分類では、II型の頻度が約75%と最も高い。I型、II型では胚細胞層の障害がなく予後はよいが、胚細胞層が障害されるIII型からV型では予後はよくない。化骨以前の軟骨と成長板は単純X線写真では同定できないので、骨幹端の骨折線から成長板を通る骨折が疑われる場合の診断と治療には注意が必要である。小児の骨折で、特に機能と後遺症が問題となるのが肘関節骨折である(図10、11)。肘関節内の出血ではposterior fat pad徴候(図10-a)を認める。また肘関節の化骨以前の骨端核は単純X線写真で透過性であるため、各々の出現時期(図10-c)、融合時期、相互関係(図10-b)を念頭において骨折を診断することが大切である。
　Toddler's fracture は、歩行開始年齢の幼児に生じる脛骨下部の非転位性螺旋骨折である(図12)。
　運動に関連した骨折では、筋肉の付着部となる二次骨化中心の剥離骨折は腸骨稜、大腿骨遠位部後内側に好発しやすい。また疲労骨折は中足骨に生じやすい。

a. 肘関節正面像(左右)

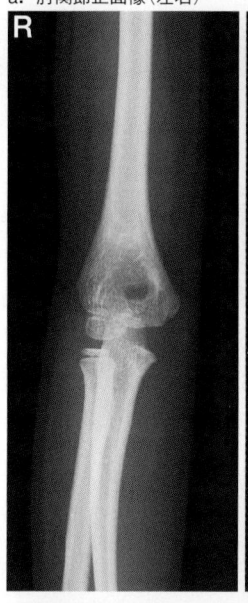

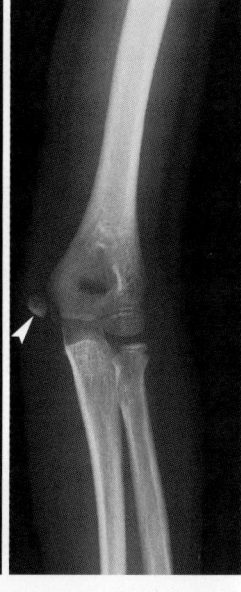

図11. 肘骨折、6歳11カ月、女児、左肘内側上顆の剥離骨折
肘側面像を左右で比べると左側では anterior fat pad が頭側に偏位しており(b 矢印)、肘関節内に血腫や液体貯留が疑われる。正面像では内側上顆が内側下方に偏位し(a 矢頭)剥離骨折を認める。周囲の軟部組織にも腫脹を伴っている。小児の肘関節骨折では化骨出現時期、順序、alignment に注意しながら読影することが大切である。

b. 肘関節側面像(左右)

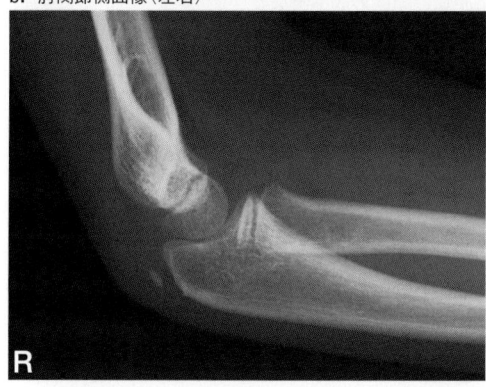

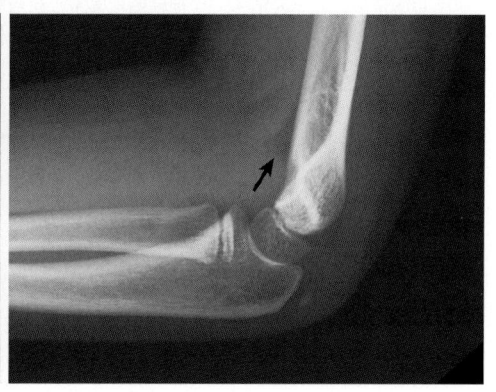

a. 下腿単純X線写真(正面像)　b. 下腿単純X線写真(側面像)

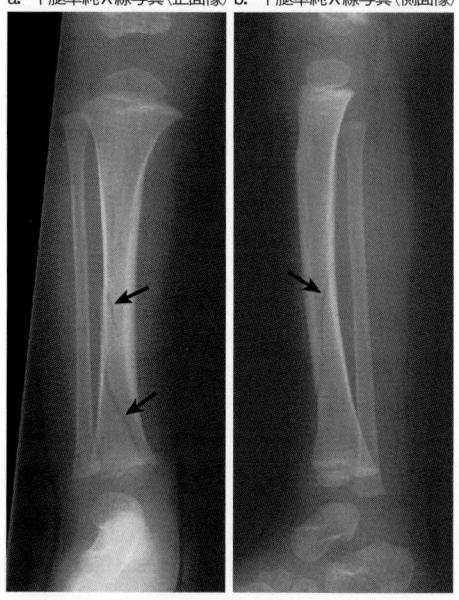

図12. Toddler's fracture、1歳8カ月、男児
突然歩かなくなった。下腿の単純写真では、脛骨遠位部骨幹端に斜めに走る骨折線が認められる(矢印)。toddler's fracture は1〜3歳の小児に起きる骨折で、古典的にはこの症例のように脛骨の転位のない螺旋状骨折の頻度が最も高い。転位のない骨折は初回は見逃す可能性があるので、疑われる場合には10日から2週間後の再撮影を行う。

4 非外傷性疾患

I・頭部

　非外傷性の中枢神経疾患は広範で、主な臨床症状はけいれんと意識障害である。小児のけいれんの原因となる疾患は年齢により異なっており、さまざまであるが(表2)、原因はてんかん、熱性けいれん、脳炎、脳症や髄膜炎(図13)である[15]。この際画像診断に求められる重要なことは外科的処置を含め、緊急に治療が必要な病態であるか否かの判断である。緊急時の頭部画像検査は単純CTが基本で、所見に応じて必要であれば造影CTを追加する。但しCTで異常所見がなく、臨床的に白質病変や変性疾患、虚血性疾患を疑う場合、緊急で頭部MRIが撮像できる施設ではMRIを施行した方がよい。

表2. けいれんの原因

1. 頭蓋内に原因がある
    1) 脳奇形、形成異常　　　神経遊走異常、全前脳胞症、脳梁形成不全など
    2) 神経皮膚症候群　　　　神経線維腫症、結節性硬化症、Sturge-Weber症候群など
    3) 脱髄疾患　　　　　　　急性散在性脳脊髄炎、白質ジストロフィー、多発性硬化症など
    4) 頭蓋内感染症　　　　　髄膜炎、膿瘍、先天感染、脳炎など
    5) 脳症　　　　　　　　　Reye症候群、急性壊死性脳症など
    6) 脳血管障害　　　　　　周産期虚血性脳損傷、脳梗塞、もやもや病、脳内出血など
    7) 外傷　　　　　　　　　硬膜下血腫、脳挫傷
    8) 脳腫瘍

2. 頭蓋外に原因がある
    1) 先天性代謝異常　　　　アミノ酸代謝異常、ムコ多糖症、ミトコンドリア代謝異常など
    2) 後天性代謝異常　　　　低血糖、低カルシウム血症、低ナトリウム血症、腎不全、肝不全など
    3) 循環器疾患
    4) 薬物、中毒

3. 機能的疾患
    1) 熱性けいれん
    2) てんかんなど

年齢によるけいれんの原因
1) 新生児期：周産期虚血性脳損傷、脳先天奇形、頭蓋内出血、髄膜炎、代謝異常など
2) 乳児期(1〜3歳)：熱性けいれん、髄膜炎、脳炎、低血糖、代謝異常など
3) 幼児期から学童期：てんかん、中枢神経系先天異常、外傷、感染、脳腫瘍、薬剤など

(百島祐貴, 志賀逸夫：痙攣とてんかん；症状から見た小児の画像診断. 臨床放射線臨時増刊号, pp 1391-1402, 金原出版, 東京, 1997 より引用)

II・頸部、胸部

頸部、胸部で急を要する症状は、喘鳴を含めた呼吸障害、咳、発熱などの肺炎症状、気管支喘息、チアノーゼなどである。

喘鳴を生じる疾患も年齢で異なっている（表3）。吸気性喘鳴であれば上気道、呼気性喘鳴であれば下気道病変を考える。胸腔内気管では吸気呼気ともに喘鳴を認めることが多い。

喘鳴では胸部単純X線写真の気道の所見を見落とさないことが大切である。もし胸部単純X線写真正面・側面像で気管が同定しにくい場合には、照射野を気道に絞って正面像と側面像を撮影する。気管は吸気と呼気では内腔が異なり、吸気時の方が太いので、気道でも吸気撮影が基本である。

代表的疾患の画像所見を示す。

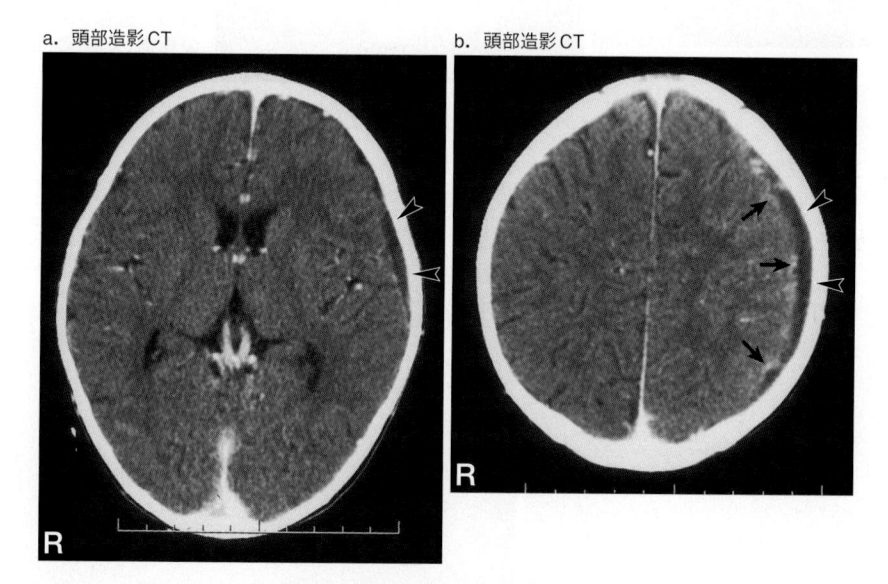

図13．1歳、男児、細菌性髄膜炎
発熱、けいれん、呼吸障害、大泉門膨隆。髄液検査によりインフルエンザ桿菌による細菌性髄膜炎と診断。造影CTでは左側島部から頭頂部にかけて淡いmeningeal enhancement（b 矢印）と、少量のsubdural effusion（a、b 矢頭）を認め、細菌性髄膜炎のCT所見である。ウイルス性髄膜炎では通常明らかな異常所見は指摘できない。

表3．喘鳴の原因

1. 新生児、乳児期
    1)喉頭軟化症、気管軟化症 2)鼻腔狭窄 3)気管狭窄 4)舌根部腫瘍 5)気管食道瘻 6)声帯麻痺 7)血管腫 8)細気管支炎

2. 幼児期
    1)喉頭蓋炎 2)仮性クループ 3)口蓋扁桃、アデノイド腫大 4)咽後膿瘍 5)気管支喘息 6)異物（気道、食道） 7)ウイルス性肺炎 8)縦隔腫瘍

3. 学童期
    1)気管支喘息 2)ウイルス性肺炎 3)マイコプラズマ肺炎 4)縦隔腫瘍

(川崎一輝：喘鳴：症状から見た小児の画像診断. 臨床放射線臨時増刊号, pp 1218-1229, 金原出版, 東京, 1997 より引用)

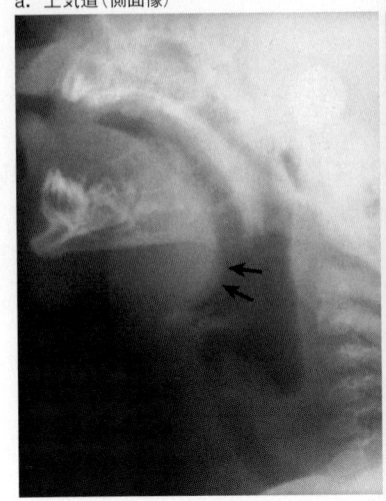

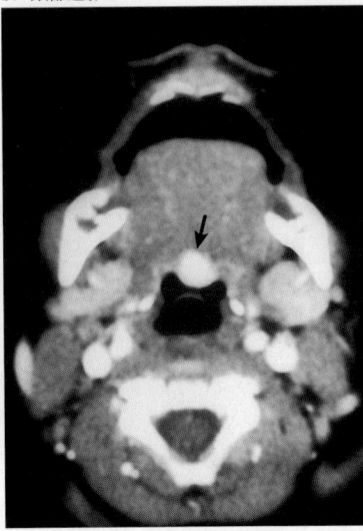

図14. 2カ月、男児、舌根部異所性甲状腺
主訴は吸気時喘鳴。舌根部から後方に辺縁が平滑な軟部組織腫瘤（a 矢印）が突出している。超音波検査でもCTでも甲状腺は正常の位置に描出されず、CT(b)では舌根部に造影される高吸収域の腫瘤（矢印）として異所性甲状腺は描出された。

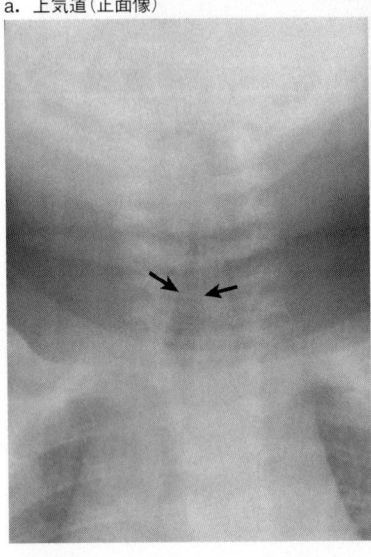

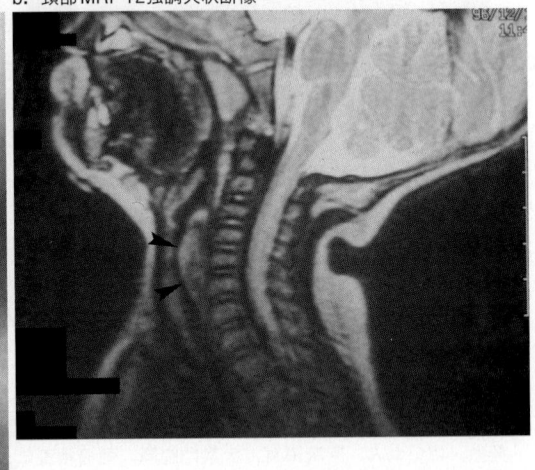

図15. 4カ月、男児、声門下血管腫
吸気時喘鳴が主訴。頸部気道正面像(a)では非対称性に声門下狭窄を認める（矢印）。MRI(b)では声門下部後壁に沿ってT2強調画像で高信号を示す腫瘤（矢頭）が認められ、気管内腔は狭窄している。内視鏡で血管腫と診断された。

　舌根部腫瘤を呈する異所性甲状腺や舌根部嚢腫、気道を圧排するような位置や大きさのリンパ管腫や血管腫などの頸部腫瘤でも新生児や乳幼児期では呼吸器症状を生じる。超音波やCT、MRIにより内部構造、進展範囲を評価する（図14、15）。
　喉頭蓋炎では気道側面像で、喉頭蓋の腫瘤状の顕著な腫脹を認める。喉頭蓋炎とクループでは臨床的重症度も異なり、喉頭蓋炎の方が重症である。また気道撮影を仰臥位で施行すると喉頭蓋炎では突然の気道閉塞を生じる可能性があるため、必ず主治医同伴による撮影が望ましい。
　クループは声門下部が腫脹するため、気道正面像で、声門下部のshoulderが消失し、steeple

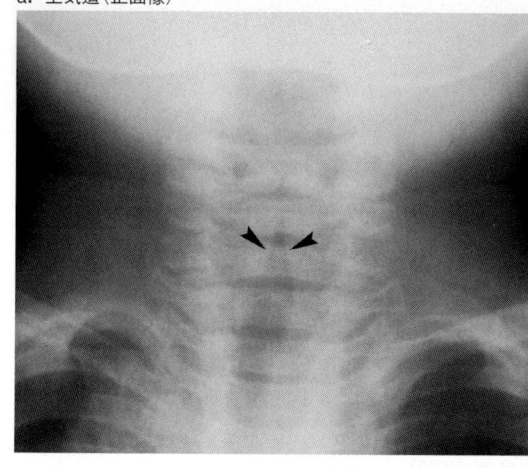

a. 上気道（正面像）　　　b. 上気道（側面像）

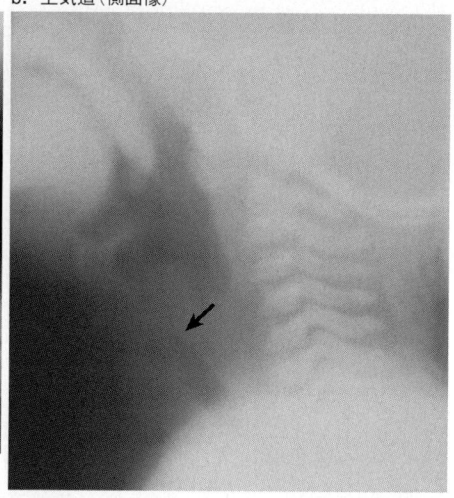

図16. 9カ月、男児、クループ
頸部気道正面像(a)では声門下腔に対称性の狭小化（矢頭）が認められ、このためにsubglottic shoulder が消失している。頸部気道側面像(b)では下咽頭が拡大し、頸部気管の狭小化（矢印）を認める。

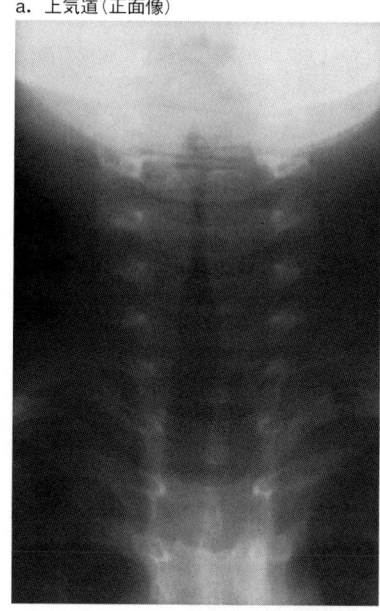

a. 上気道（正面像）　　　b. 上気道（側面像）

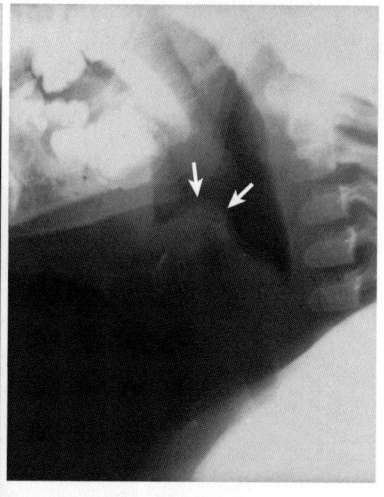

図17. 2歳7カ月、男児、急性喉頭蓋炎
頸部気道側面像(b)では喉頭蓋（矢印）、披裂喉頭蓋襞の顕著な肥厚を認め、典型的な喉頭蓋炎の所見である。炎症が声門下部まで進展した場合には頸部気道正面像で声門下腔の狭小化がみられ、正面像(a)のみではクループと鑑別できないことに注意。

sign あるいは pencil sign を認める[16]（図16）。
　喉頭蓋炎でも炎症が声門下部に及んだ場合、正面像ではクループと同様の所見を呈するため（図17-a）、正面像のみの撮影では診断を誤る可能性があるので、気道は必ず吸気で正面、側面の2方向を撮影することが重要である（図17）。
　先天性気管狭窄、血管輪では気管の限局性狭窄や偏位がみられる（図18）。
　縦隔腫瘍でも腫瘍が大きくなると気管の圧排偏位、狭窄を認めることがある。大きな腫瘤を形成する縦隔腫瘍としてはリンパ腫や白血病、胚細胞性腫瘍、神経芽腫、ランゲルハンス組織球症などがあ

a. 胸部単純X線写真（正面像）　　b. 気管支造影

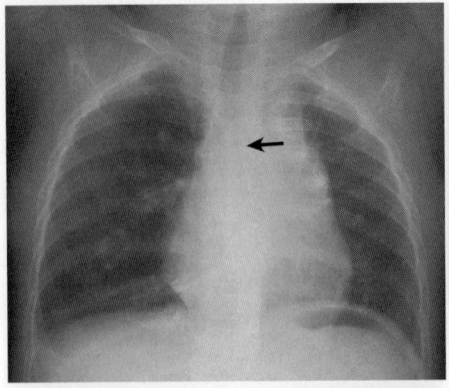

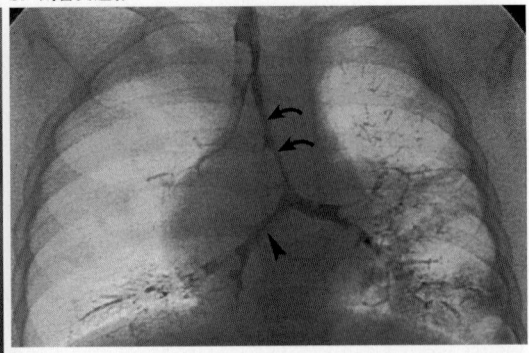

c. 胸部造影CT

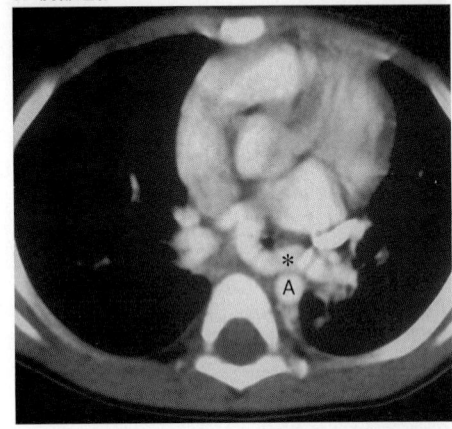

図18. 10カ月、女児、左肺動脈右肺動脈起始症、気管分岐異常、気管狭窄

喘鳴、呼吸困難があり、単純X線写真で異常を指摘された。胸部単純X線写真(a)では、両肺はやや過膨張である。気管は胸郭入口部やや下方までは認められるが(矢印)、これより下方の気管、左主気管支は同定できない。気管支造影(b)では左主気管支(まがり矢印)は非常に細く、左主気管支から右中下葉の気管支(矢頭)が分岐するbridging bronchusと呼ばれる気管支の分岐異常が認められる。造影CT(c)では左肺動脈が右肺動脈から分岐し、左主気管支を取り巻くようにループを描いて気管後方を横送し、左肺門に向かう異常(いわゆるpulmonary sling ＊)を認める。
A：下行大動脈

a. 胸部単純X線写真（正面像）　　b. 胸部単純X線写真（側面像）

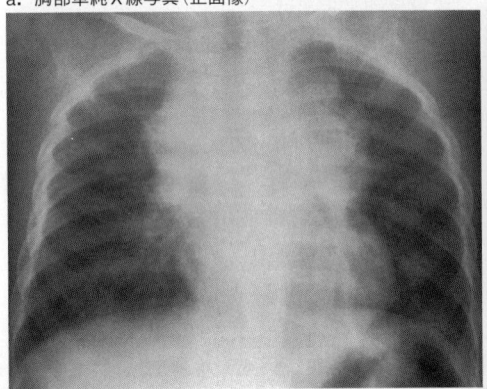

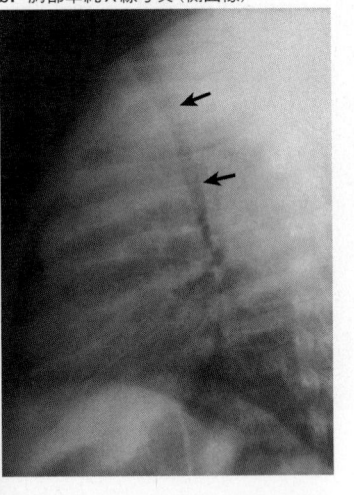

c. 胸中造影CT

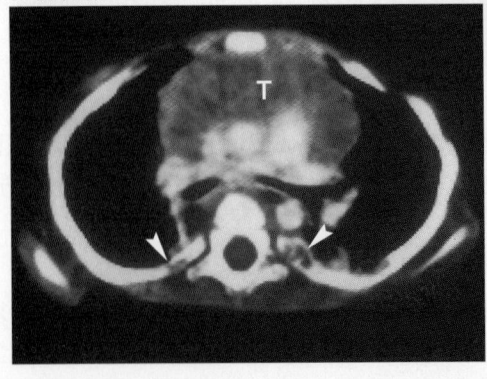

図19. 1歳、男児、Langerhans cell histiocytosis

発熱、頸部リンパ節腫大が主訴。胸部単純X線写真(a)では縦隔が拡大し、辺縁が不整な結節状を示している。側面像(b)で胸郭内気管(矢印)は全体に細く、縦隔は正常の胸腺とは考えにくい。造影CT(c)では腫大した胸腺(T)は不均一に造影され、辺縁は不整である。よくみると肋骨には骨融解性病変(矢頭)が認められる。リンパ節生検でLangerhans cell histiocytosisと診断された。

る(図 19)。呼吸障害を認める場合には迅速な診断と病変の進展範囲の把握が要求される。これらの評価には造影 CT が有用である。

　小児で忘れてはならない疾患に気道あるいは食道異物がある(図 20)。ともに 3 歳以下の幼児に多い。異物誤嚥あるいは誤飲の事実や目撃者がいれば異物の診断は困難ではないが、そうでない場合診断は容易ではない。気道異物では食物、特に豆類、ピーナッツが多く、異物自体は X 線透過性であるため、単純 X 線写真では同定できない。気道異物の単純 X 線写真の所見は種類や存在部位により異なるが、気管支異物の一般的な所見は異物より末梢肺の閉塞性肺気腫、すなわち肺は過膨張だが肺血管陰影が減少するという所見を呈する[17]。肺の過膨張の有無は吸気と呼気を撮影し、比較することにより診断される。しかし吸気、呼気を撮り分けることが困難である場合には、両側側臥位正面像を撮影することにより吸気呼気撮影と同様の効果が得られる。異物が長期放置された場合には肺の同じ部位に反復性肺炎を生じるので注意が必要である。また異物が金属性であっても薄いアルミニウムは単純 X 線写真で存在を指摘することは困難である。

　気管支喘息の発作の診断は臨床的になされる。喘息の単純 X 線写真はウイルス性肺炎や細気管支炎と同様の所見を呈し、肺は過膨張となる。喘息発作時の単純 X 線写真撮影目的は気胸、気縦隔、肺炎、無気肺、粘液栓などの合併症の有無を判断するためである(図 21)。

　咳嗽、発熱の原因も年齢で多岐にわたる(表 4)。小児の肺炎の原因としては細菌性肺炎よりはウイルス性肺炎の頻度が非常に高い。単純 X 線写真の所見は原因が細菌とウイルスではパターンが異なっている[18]。単純 X 線写真から正確な起因菌を確定することはできないが、ウイルス性あるいは細菌性かを推定することは可能である。

　乳幼児期で最も多い肺炎は RS ウイルスによる細気管支炎である(図 22)。ウイルスでは炎症は主として気管支粘膜に生じる。成人の気管支に比べ、乳幼児では末梢気管支径は急に細くなるため、わずかな粘膜肥厚により末梢気管支内腔の狭窄を生じやすく、peribroncheal thickening と呼ばれる気管支壁肥厚を認める。この結果として気管支の check-valve 作用により肺は過膨張となる。

　細菌性肺炎では肺胞に炎症を生じ、浸出液が貯留し、側副路を介して周囲に進展する。このため単純 X 線写真の所見は区域や肺葉に一致した consolidation、air-bronchogram、air-alveologram、胸水貯留などである。クラミジア肺炎はウイルス肺炎類似の所見で、肺過膨張、小粒状影や間質陰影を認める。

　マイコプラズマ肺炎の所見は多彩で、ウイルス性、細菌性いずれのパターンも示す。肺門リンパ節腫大、胸水貯留を認めることもある[19]。

　チアノーゼの原因は循環器疾患と呼吸器疾患が主であり(表 5)、このほかに神経筋疾患などが挙げられる。循環器疾患と呼吸器疾患は心エコー、胸部単純 X 線写真と臨床所見から鑑別診断を進める。

a. 胸部単純X線写真（正面 吸気像）
b. 胸部単純X線写真（正面 呼気像）
c. 正面像
d. 正面像
e. 側面像
f. 食道造影（側面像）

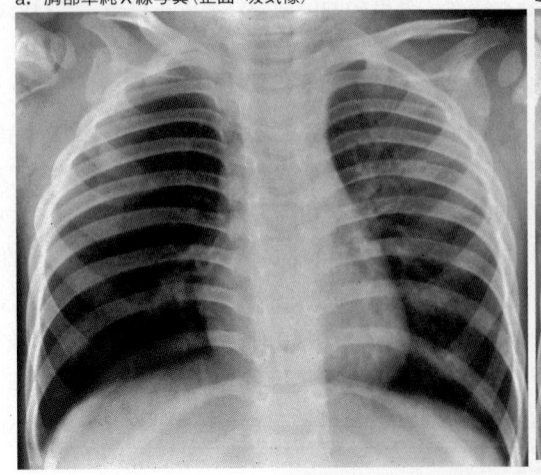

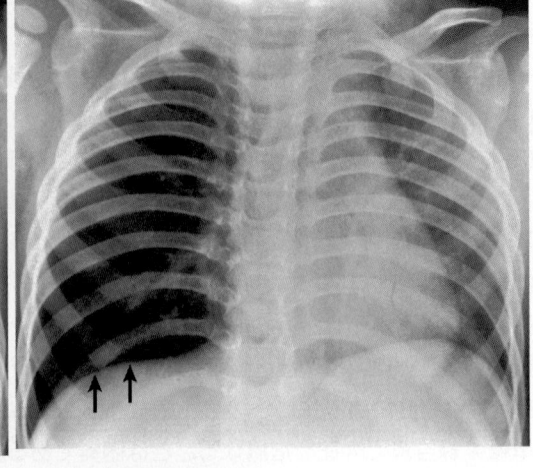

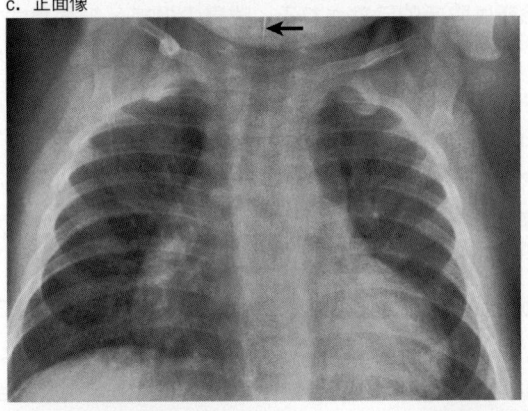

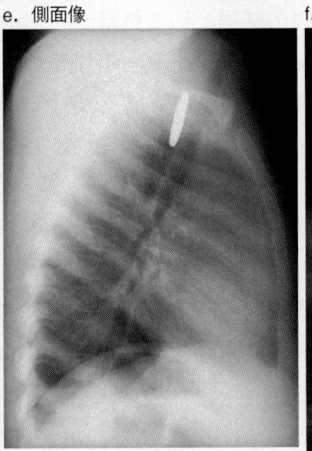

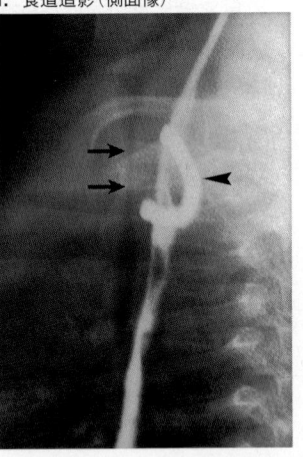

図20．気道異物（a～c）、食道異物（d～f）

a、b：1歳、男児。ピーナッツを食べていて咳込んだ。気管異物が疑われた。吸気(a)と呼気(b)を比べると呼気で右横隔膜（矢印）は挙上しておらず、右肺に air trapping を認める所見である。右肺の血管陰影が左に比べ少なく、右肺が閉塞性肺気腫の状態になっており、右主気管支に異物が疑われ、確認された。

c：喘鳴が主訴、気管をよく観察すると声門下に線状影（矢印）を認め、ペンキのかけらが異物であることが内視鏡で確認された。気管内では細長く薄い異物は、気管軟骨の形から矢状方向に存在する。

d、e：5円玉を飲み込んだ。薄く細長い形の食道異物は気管内と異なり、冠状方向に存在する。また異物は食道の3カ所の生理的狭窄部位に留まりやすい。

f：食道造影で食道内に金属異物（矢頭）を認める。食道内に長く残存する異物があれば、炎症が周囲に波及し、気管狭窄（矢印）を生じうる。

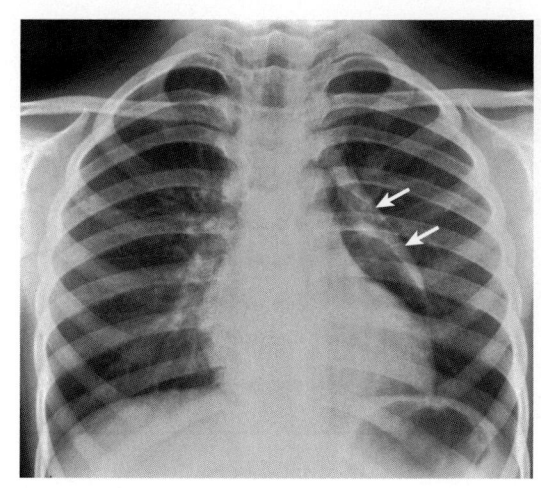

図21. 5歳、男児、喘息発作
発作時に撮影された単純X線写真では左肺門外側に辺縁が明瞭な細長い三角形をした陰影（矢印）が認められる。これは縦隔気腫により外側に偏位した胸腺をみている。喘息発作の診断は通常臨床的に行い、X線写真は肺炎や無気肺、air leakage などの合併症の有無を確認することが目的である。

表4. 咳の原因

1. 急性炎症
    1) 気管支炎、細気管支炎
    2) 肺炎（ウイルス性、マイコプラズマ、細菌性、クラミジアなど）
    3) 誤嚥性肺炎
    4) 鼻炎、咽頭炎

2. 慢性、反復性
    1) 慢性気管支炎
    2) 気管支拡張症
    3) Kartagener 症候群
    4) primary ciliary dyskinesia
    5) Swyer-James 症候群
    6) 囊胞性線維症
    7) 気管支異物
    8) 結核
    9) 先天奇形（気管支分岐異常、気管狭窄、肺囊胞症、大葉性肺気腫、肺分画症、CCAM、BPFM）
    10) 日和見感染

その他
    1) 肺ヘモジデローシス
    2) アレルギー性気管支肺アスペルギルス症
    3) びまん性間質性肺炎
    4) 過敏性肺臓炎
    5) 好酸球性肺炎
    6) 肺梗塞

（川崎一輝：咳，熱．症状から見た小児X線写真の撮り方読み方．藤岡睦久，吉田　豊，松山四郎（編著），pp 33-59，診断と治療社，東京，1994 より引用）

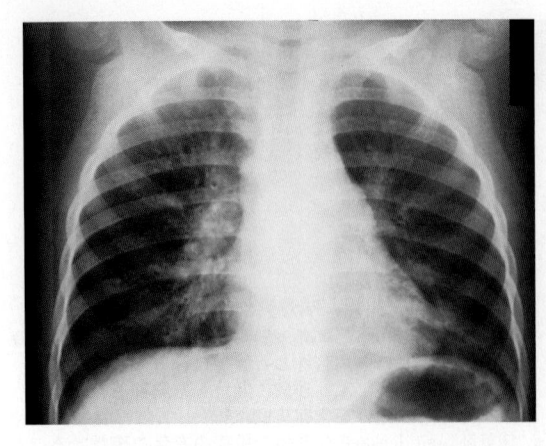

図22. 2歳6カ月、男児、RSウイルス肺炎
4日前から37〜39度の発熱、咳嗽。胸部単純X線写真では両肺はやや過膨張で、両側にperibronchial cuffing、ring sign、tram line、血管像のボケを認め、ウイルス性肺炎像を示している。

表5. チアノーゼの原因疾患

1. 新生児期
　1) 循環器疾患：チアノーゼ性心疾患、胎児循環遺残
　2) 呼吸器疾患：呼吸窮迫症候群、胎便吸引症候群、横隔膜ヘルニア、肺先天奇形
　3) 神経筋疾患：頭蓋内出血、低酸素性脳症、中枢神経系奇形
　4) そ の 他：メトヘモグロビン血症、無呼吸、低体温

2. 乳児期以降
　1) 循環器疾患：チアノーゼ性心疾患、Eisenmenger 症候群
　2) 呼吸器疾患：肺炎、細気管支炎、気道異物、気管支喘息、喉頭蓋炎、喘息、肺先天奇形
　3) 神経筋疾患：頭蓋内出血、低酸素性脳症、中枢神経系奇形
　4) そ の 他：メトヘモグロビン血症、無呼吸、低体温

(田中靖彦：チアノーゼ. 小児救急の手引き, 三河春樹, 松尾宣武, 森川昭廣(監修, 編集), Vol 15 より引用)

III・腹部、骨盤

　腹部で救急外来を受診する症状としては、腹痛、嘔吐、腹部膨満などを生じるいわゆる急性腹症と呼ばれる疾患である。腹痛の原因は多数あるが、年齢、部位により異なる(表6)。
　腹痛の画像診断で、腹部単純X線写真は全体像を把握するためには有用であるが、実質臓器や消化管などを直接観察するには超音波が適しており、第一選択の検査法である。しかし超音波検査で確定診断が困難な場合にはCTを施行する。
　小児の腹痛で代表的なものには虫垂炎、腸重積、腸間膜リンパ節炎、胆道拡張症、卵巣腫瘍などが挙げられる。
　稀ではあるが小児では肺底部肺炎が腹部症状で発見されることがあるので腹部単純X線写真で、肺底部の確認を怠ってはならない。
　虫垂は年少児では壁が薄く、虫垂炎を生じると易穿孔性であり、緊急手術の頻度が高い。虫垂炎は小児では典型的な症状を示さないこともあり、その診断には虫垂や腹水を直接観察できる超音波検査が有用である(図23)。超音波検査では7〜8 MHz高周波数の探触子を使用し、腹壁を圧排することにより(graded compression法)、腸管ガスを排除しながら盲腸周囲を検索する。虫垂炎では虫垂は盲腸から連続し、盲端で終わる、蠕動運動のない管腔構造として描出される。成人の虫垂炎では内

表6. 腹痛の原因

1. 新生児、乳児期
    1) 腸重積* 2) 中腸軸捻* 3) ヘルニア嵌頓* 4) 壊死性腸炎 5) メッケル憩室 6) 消化管穿孔*

2. 幼児、学童期
    1) 胃腸炎 2) 尿路感染症 3) 虫垂炎* 4) 潰瘍 5) 腸重積* 6) メッケル憩室 7) 総胆管拡張症 8) 急性膵炎*
    9) アレルギー性紫斑病* 10) 溶血性尿毒症症候群 11) 卵巣腫瘍茎捻転* 12) 胆石* 13) 便秘

3. 思春期以降
    1) 胃腸炎 2) 尿路感染症 3) 虫垂炎* 4) 潰瘍 5) 胆石* 6) 急性膵炎* 7) 子宮外妊娠* 8) 骨盤内炎症性疾患
    9) 精巣捻転 10) 炎症性腸疾患(クローン病、潰瘍性大腸炎)

(Grier D：Radiology of pediatric gastrointestinal emergrncies. In Carty H (ed), Emergency pediatric radiology. Springer Berlin, p 117-182, 1999・野澤久美子, 相原敏則：小児の画像診断　嘔吐, 腹痛. 画像診断 21：208-219, 2001 より引用)
＊：急性腹症として見逃してはならない疾患

a. 右下腹部超音波像

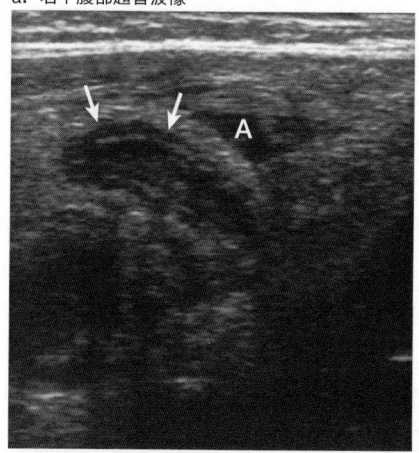

b. 腹部単純X線写真(正面像)

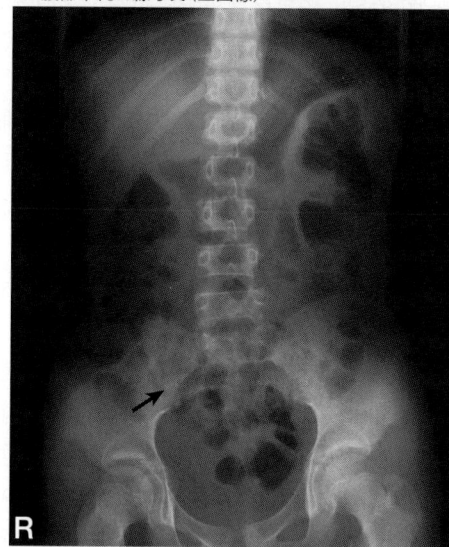

c. 骨盤単純CT

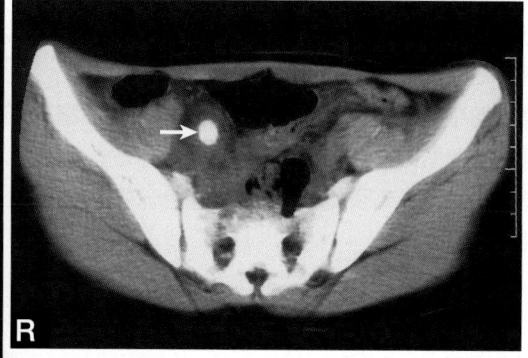

図23. 10歳、男児、虫垂炎
発熱、右下腹部痛で発症。超音波検査(a)では右下腹部に盲端に終わる管状の構造物が認められ(矢印)、腹部からの圧迫でも形は変化しない。内腔は8mmで、粘膜面は保たれている。虫垂に接して少量の腹水(A)が認められ、虫垂炎と診断された。別の症例の腹部単純X線写真(b、c)では右下腹部に小さな石灰化(矢印)を認め、糞石と考えられた。糞石を合併する虫垂炎は、穿孔の可能性が高い。

腔径が6mm以上が異常とされており、小児でもこれが適応されている。診断で大切なことは虫垂短軸の径や形状が圧迫により変化しないことである。また炎症による虫垂壁の血流増加がドップラーで確認できれば診断に有用である。虫垂内腔の粘膜が保たれていれば穿孔の可能性は考えにくい。穿孔した場合には虫垂周囲やダグラス窩に膿瘍を認めたり、虫垂の同定が困難となる。また虫垂が盲腸背側に存在する場合にも超音波では描出困難である。超音波で虫垂炎と診断できないにもかかわらず臨床的に虫垂炎が強く疑われる場合には、診断の遅れを避けるためにCTを施行し、診断確定あるいは除外する。

　腸間膜リンパ節炎は腸間膜リンパ節が腫大し虫垂炎と類似の症状をきたすが、保存的に治療されるので、虫垂炎と鑑別を要する疾患である。腸間膜リンパ節は腫大するものの腫大した虫垂を認めないことが超音波所見である。

　腸重積は3カ月から3歳までに好発する(図24)。症状は粘血便、間欠性腹痛、嘔吐で、回腸結腸型が多い。重積した腸管の先進部が軟部組織腫瘤として腹部単純X線写真で確認されるのは約1/3に過ぎない。超音波では重積腸管を直接描出可能であるが、先進部が直腸まで及ぶ場合もあるので、腹部を隈なく検査することが肝要である。超音波では重積腸管の先進部が高エコー腫瘤として認められ、短軸像では doughnut's sign、長軸像では pseudokidney sign を呈する。先進部内に腸間膜に相当するより高エコーの病変が認められる場合(crescent-in doughnut's sign)腸重積に診断的である。治療は透視下あるいは最近では超音波下に造影剤や空気を使用した注腸法による整復が施行される。整復時には"3"の法則(3フィートの高さ、1回3分間、3分間休憩し3回まで)を守る。整復時には先進部が腫瘤状に結腸内にカニ爪様陰影欠損として描出される(図24-b)。超音波で先進部周囲に液体貯留が認められれば、整復は困難とされる。覚えておくべきは整復術の絶対的禁忌は穿孔とショック、腹膜炎症状であり、発症からの時間は絶対的禁忌には含まれない。また整復後24時間以内の再発率は5〜10%である。

　3歳以上の腸重積では先進部に腫瘤性病変を伴うことが多く、メッケル憩室、リンパ腫やポリープ、アレルギー性紫斑病などによる壁内血腫が先進部病変として知られている。

　胃十二指腸潰瘍は小児では少ないものの頻度は増加傾向にある。超音波検査施行時に十二指腸壁の肥厚を認めた場合には潰瘍やアレルギー性紫斑病を疑い、上部消化管造影や内視鏡あるいは皮疹、紫斑の有無を確認する。

　胆道拡張症は典型的には黄疸、腹痛、腹部腫瘤で発症する(図25)。胆道拡張症には総胆管や胆嚢のみ拡張するものから肝内胆管まで拡張するものまでいくつかの型があり、女児に多い。胆道拡張症では基礎疾患としてほぼ全例に膵胆管合流異常を合併し、膵液が胆管内に逆流するために胆管炎、腹痛を生じる。

　超音波では拡張した胆管が描出され、胆管内部に protein plaque や胆嚢に debris が認められることがある。膵には異常を認めないことが多い。

　胆石や胆嚢炎は小児では稀であり、基礎疾患として胆道拡張症や溶血性貧血、VAHS などを考える。

　女児の生殖器の異常は下腹部痛で発症する。急性腹症としては卵巣や卵巣腫瘍の茎捻転や腟閉鎖による留血腫(図26)、子宮外妊娠などがある。卵巣奇形腫では石灰化や歯、脂肪成分が単純X線写真で認められることがある。まずは骨盤内を超音波で検索するが、診断に不十分であればMRIやCTを行う(図27)。生殖器の異常があれば腎の異常を伴う頻度が高いので、骨盤の超音波検査でも腎臓を、逆に腎の検査でも骨盤腔を必ず観察する習慣をつけることが大切である。また骨盤嚢胞性病変は膀胱と誤認しやすいので、排尿後であっても必ず膀胱を確認することが大切である。

a. 腹部単純X線写真（正面像）　　b. 注腸造影

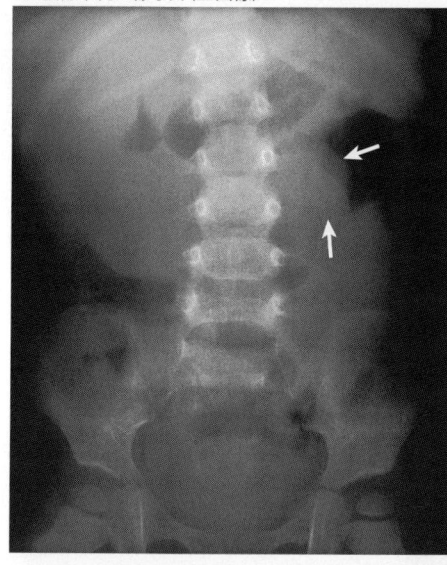

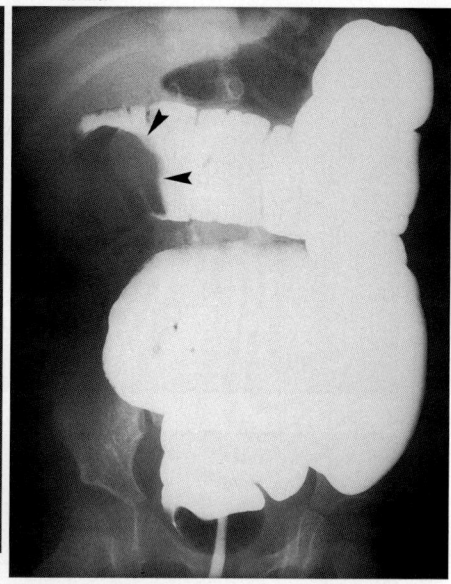

c. 超音波横断像（長軸） 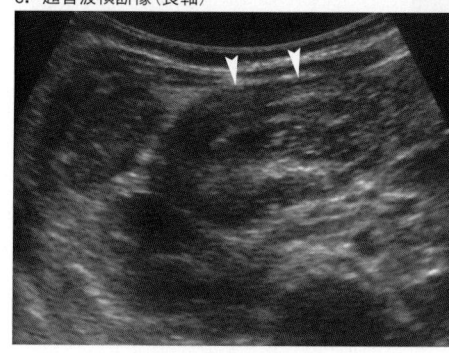　　d. 超音波矢状断像（短軸）

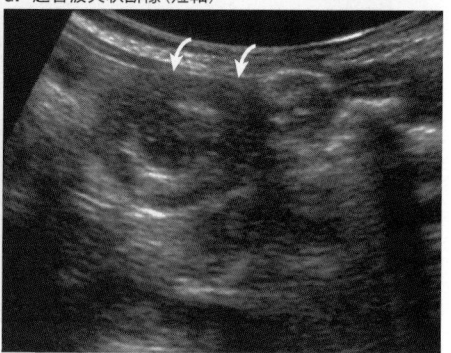

e

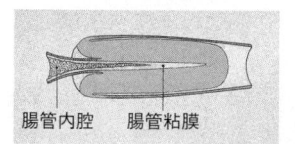

腸管内腔　腸管粘膜

超音波像

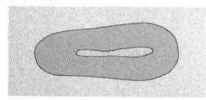

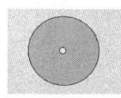

pseudokidney sign　　doughnut's sign

(Swischuk：Intussusception. Pediatr Radiol 15：388-391, 1985より引用)

図24．2歳1カ月、男児、腸重積、粘血便
腹部単純X線写真（a）では上腹部正中、横行結腸ガス像に接して軟部組織腫瘤（矢印）を認め、腸重積が疑われた。注腸整復時（b）には横行結腸から肝弯曲部にカニ爪様の陰影欠損（矢頭）がみられ、腸重積と確認された。現在腸重積の診断は超音波で行われており別症例の超音波画像（c、d）で示す。重複腸管の先進部に対し長軸方向でみると pseudokidney sign（白矢頭）、短軸方向では doughnut's sign（まがり矢印）を認める。

Ⅴ 救急画像診断

203

a. 超音波肝門部横断像　　b. 超音波総胆管矢状断像

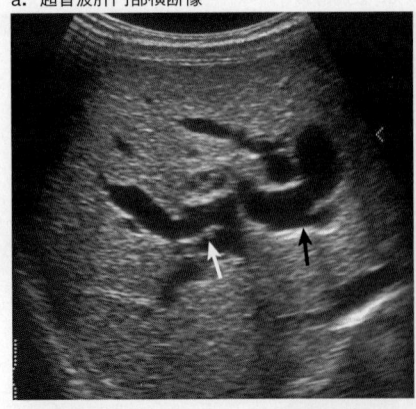

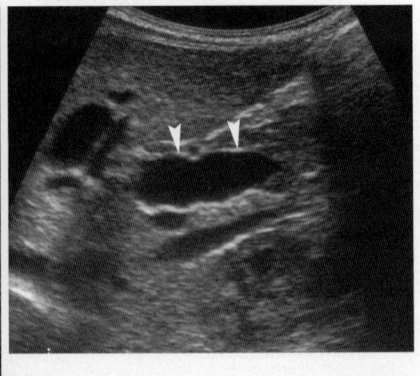

c. ERCP

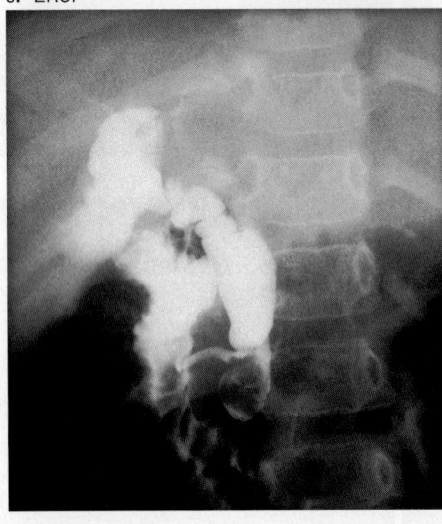

図25. 4歳11カ月、女児、胆道拡張症
発熱、黄疸で発症。超音波検査で拡張した総胆管(b矢頭)と肝内胆管(a矢印)が認められる。ERCP(c)では膵管胆管合流異常が描出されている。先天性胆道拡張症では基礎疾患として膵管胆管合流異常を認めることが多い。

a. 超音波骨盤矢状断像　　b. 骨盤造影CT

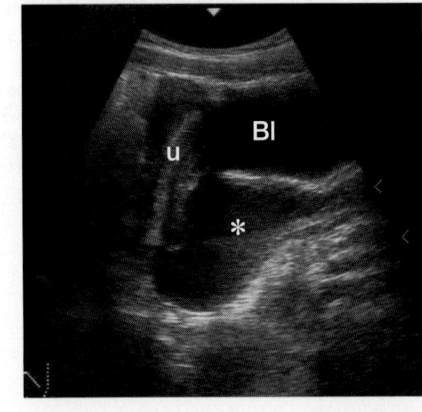

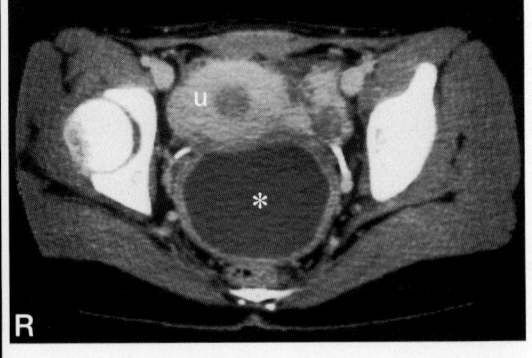

図26. 11歳、女児、子宮腟留血腫
下腹部痛、尿閉で超音波検査施行(a)。骨盤正中部、膀胱後方には大きな囊胞性病変(*)が認められ、細かな内部エコーを伴っている。この囊胞性病変の頭側には子宮と思われる軟部組織(u)が認められた。CT(b)でも同様で、子宮頸部から連続し、膀胱の後方に壁の厚い囊胞性病変(*)が認められ、内部は水より高い濃度を示した。腟閉鎖に伴う子宮留血腫で、穿刺で450 mlの血液が引けた。
Bl：膀胱

a. 超音波失状断像

b. 腹部造影CT

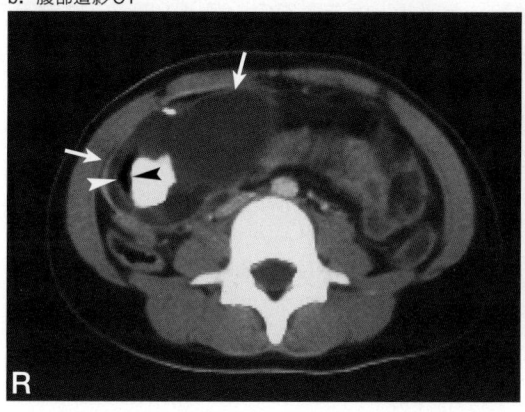

c. 骨盤造影CT

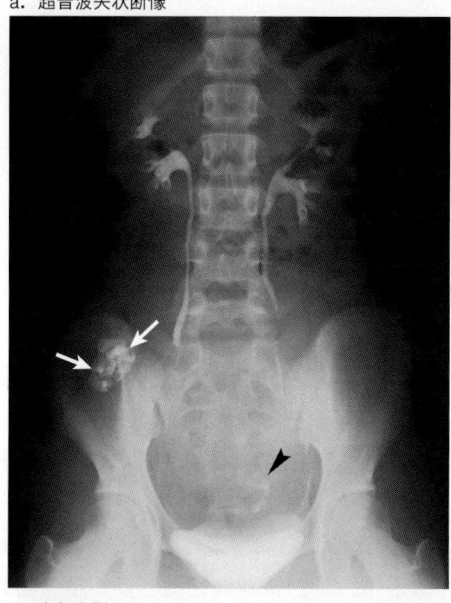

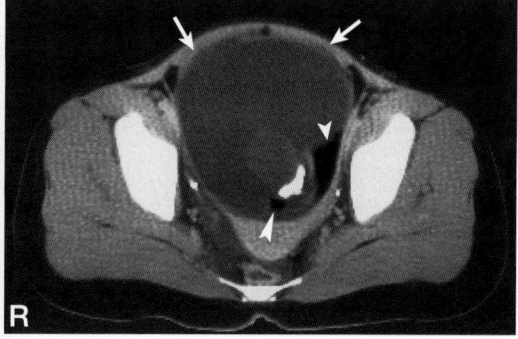

図27. 14歳、女児、両側卵巣成熟奇形腫
鼠径ヘルニア再発のための入院時に骨盤腫瘤が発見された。経静脈性尿路造影(a)では右下腹部に歯が多数集簇した病変(矢印)が、さらに膀胱頭側にも石灰化病変(矢頭)が認められる。CT(b、c)では脂肪と石灰化を含む囊胞性病変(矢印、矢頭：脂肪)、奇形腫であることがわかる。手術で、両側卵巣由来の成熟奇形腫であることが確認された。

5 嘔吐、腹部膨満

小児で嘔吐（表7）、腹部膨満（表8）をきたす疾患も多彩である。

肥厚性幽門狭窄症、十二指腸狭窄、中腸軸捻転、腸管の狭窄をきたすような重複嚢胞、Hirschsprung病、腹部腫瘤などである。

肥厚性幽門狭窄症では単純X線写真で上腹部に拡張した胃が認められる（図28）。現在では肥厚した幽門筋自体を描出できる超音波検査での診断が主流である。診断基準は幽門筋の厚さ4 mm、幽門管の長さ17 mm以上である。

十二指腸閉鎖（図29）および狭窄には内因性では索状狭窄や膜様狭窄があり、外因性では中腸回転異常症や輪状膵がある。単純X線写真では狭窄部位より口側の胃、十二指腸の拡張がみられ、下部消化管にも少量のガスを認める。これらの鑑別には超音波検査や上部消化管造影、さらには注腸造影を行う。

中腸回転異常症で、中腸軸捻転を合併すると小腸壊死の恐れがあり、救急手術が必要である。単純X線写真では胃、十二指腸の拡張から正常までさまざまである（図30）。腸間膜を軸とする腸の回転が異常なため、上腸間膜動脈と静脈の位置関係の逆転、上部消化管造影でのトライツ靱帯、注腸での盲腸の位置異常を認めることが診断には重要である。さらに軸捻転が加わると、腸管のcorkscrew

表7．嘔吐の原因
1．新生児期
　1）中腸回転異常、軸捻転
　2）食道胃逆流現象
　3）敗血症
　4）胃腸炎
　5）腸管閉鎖
　6）食道ヘルニア
2．乳幼児期
　1）食道胃逆流現象
　2）食道ヘルニア
　3）中腸回転異常症
　4）腸重積
　5）胃腸炎
　6）腸管狭窄
　7）肥厚性幽門狭窄症
　8）鼠径ヘルニア嵌頓
　9）腸管外（肺炎、尿路感染、脳炎、髄膜炎）
3．学童期
　1）食道胃逆流現象
　2）食道ヘルニア
　3）消化管潰瘍
　4）膵炎
　5）胃腸炎
　6）腸間膜リンパ節炎
　7）虫垂炎
　8）Bezoar
　9）腸管外（肺炎、尿路感染、脳炎、髄膜炎）

(Grier D: Radiology of pediatric gastrointestinal emergencies. Carty H (ed), Emergency pediatric radiology, Springer Berlin, pp 117-182, 1999 より引用)

表8．腹部膨満の原因
1．新生児期
　1）腸管閉鎖、膜様閉鎖、狭窄
　2）Hirschsprung病
　3）胎便関連疾患（胎便性腸閉塞症、胎便栓症候群）
　4）左側結腸未熟症
　5）直腸肛門奇形
　6）鼠径ヘルニア嵌頓
　7）腸重積
　8）消化管重複嚢腫
　9）中腸回転異常、軸捻転
　10）敗血症、
　11）腹水
　12）壊死性腸炎
　13）消化管穿孔、腹腔内遊離ガス
　14）胎便性腹膜炎
　15）代謝異常
　16）薬物投与
　17）腹部腫瘤

(Grier D: Radiology of pediatric gastrointestinal emergencies. Carty H (ed), Emergency pediatric radiology, Springer Berlin, pp 117-182, 1999 より引用)

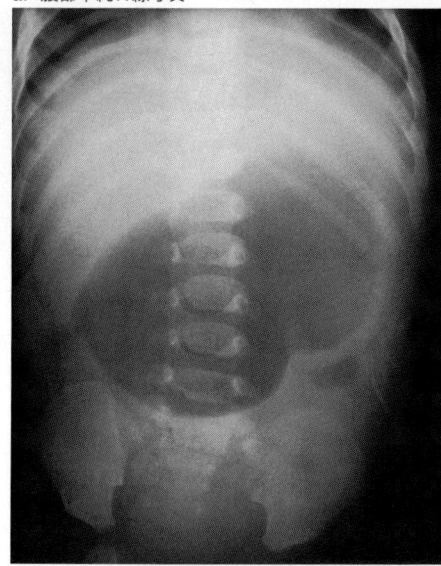

a. 腹部単純X線写真
b. 上部消化管造影
c. 上部消化管造影（側面像）
d. 超音波（長軸像）
e. 超音波（短軸像）

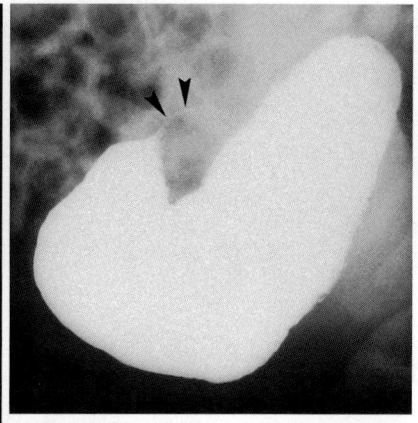

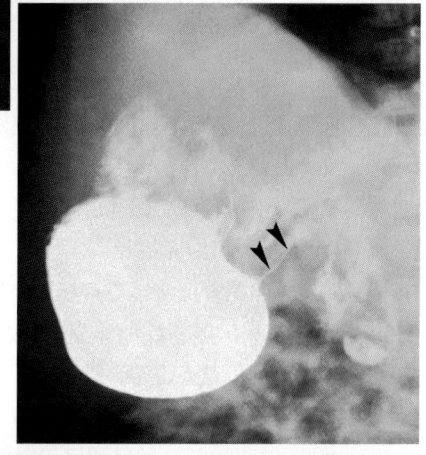

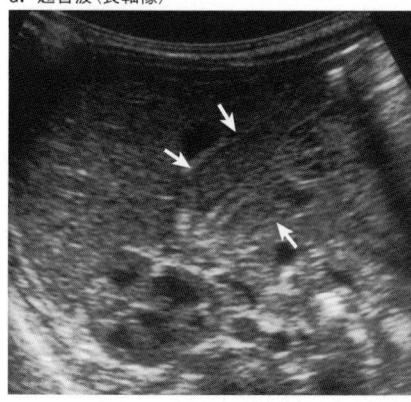

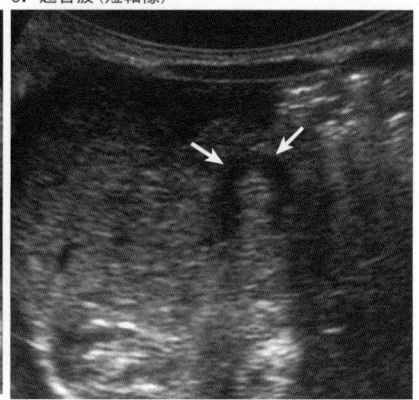

図28．1カ月、男児、肥厚性幽門狭窄症、嘔吐

腹部単純X線写真(a)では胃が非常に拡張し、くびれを認める。上部消化管造影(b、c)では幽門管（矢頭）が細く造影されており、string sign を認める。最近は上部消化管造影を行わず、肥厚した幽門筋自体を観察できる超音波検査(d、e)で診断される。長軸方向の観察では肥厚した幽門筋があたかも子宮頸部(d、矢印)のようにみえる。幽門筋の厚さが4 mm以上、幽門管の長さが17 mm以上で肥厚性幽門管狭窄と診断される。

a. 腹部単純X線写真（仰臥位）　　　　b. 腹部単純X線写真（立位）

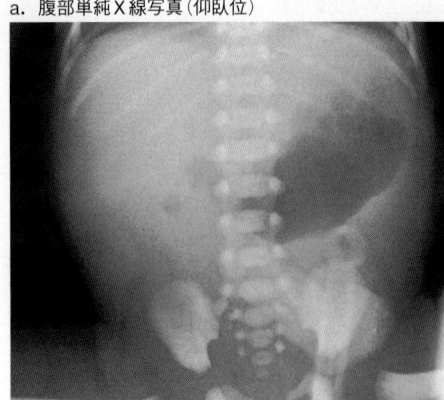

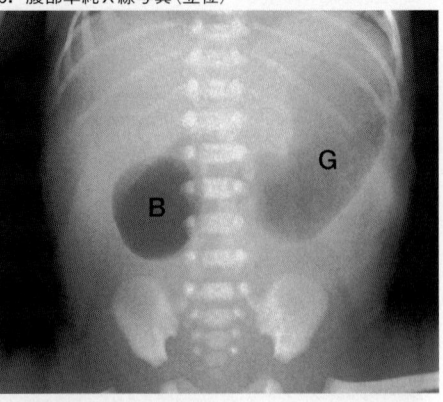

図29. 生後1日、十二指腸閉鎖、腹部膨満
腹部単純写真では、胃(G)、十二指腸球部(B)に空気を認めるが、これより遠位の腸管にガスは認められず、典型的な double bubble sign を示し、十二指腸閉鎖と診断できる。

sign や上腸間膜動脈周囲を回転する腸管の血管が時計方向に回転してみえる clockwise whirlpool sign を認める[20]。

　小腸閉鎖では閉鎖部位より口側の腸管の拡張を認め、閉鎖部位が口側であるほど腸管ガスの数が少なく、結腸は miclocolon となる。

　消化管重複嚢胞は本来の腸管に接して存在する球形あるいは管状の嚢胞性病変で、好発部位は小腸である（図31）。内腔は本来の腸管腔と非交通性が多いが、結腸では交通性の場合もある。嚢胞壁には消化管上皮と平滑筋が存在するので、超音波で2層構造を示す嚢胞性病変が特徴的所見である。

　Hirschsprung 病は腸管壁内の神経節細胞の欠損により蠕動運動が伝わらず排便障害をきたす疾患である（図32）。80%は直腸やS状結腸に欠損部位を認め、生後6週間以内に消化管狭窄症状を示すことが多い。腹部単純X線写真では腸管の拡張を認めるが直腸ガスを認めない。注腸造影では欠損部と口側の拡張した腸管との間に caliber change を証明することが大切である。新生児期には caliber change が不明瞭であったり口側の腸管に spicuration など腸炎の所見を認めることもある。欠損が全結腸型では microcolon を呈する。

　腹部腫瘤の鑑別を示す（表9）。

　新生児期でも乳児期でも腹部腫瘤は腎由来が多い。新生児期の腹部腫瘤は、腫瘍以外に水腎症や腎奇形、胆道拡張症、卵巣嚢腫などでも大きいものでは腹部腫瘤で発見される。通常良性疾患が多い。

　水腎症は新生児の腹部腫瘤では最も頻度が高い。超音波で腎盂の拡張を認め、診断は容易である（図33）。最近では胎児期に診断されることが多くなった。超音波では水腎症が一側性か両側性か、尿管の拡張の有無、骨盤腫瘤の有無などを同時に観察することが重要である。水腎症と鑑別が必要な病変としては多嚢胞腎がある（図34）。これは腎は肉眼的にブドウの房状になっている。超音波では腎実質が認められず、大小さまざまで、互いに交通のない嚢胞で腎は占められている。25%は自然に退縮する。

　乳幼児期でも腹部腫瘤の原因には腎由来のものが多いが、乳幼児期からは悪性腫瘍の頻度が増加する。

a. 腹部単純X線写真（仰臥位正面像） 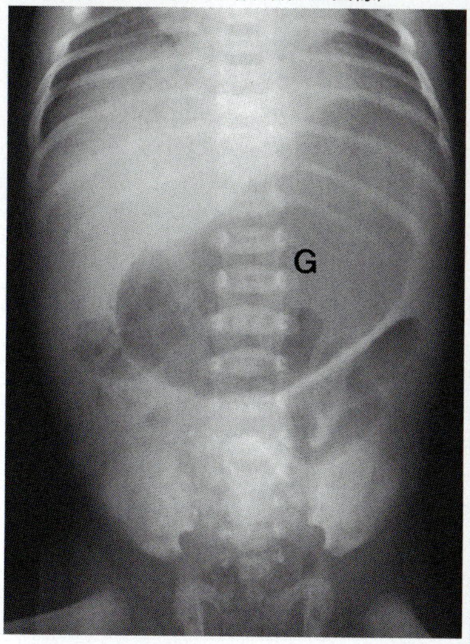
b. 注腸造影 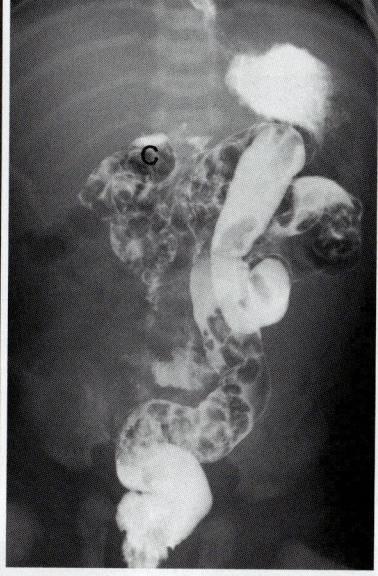
c. 上部消化管造影 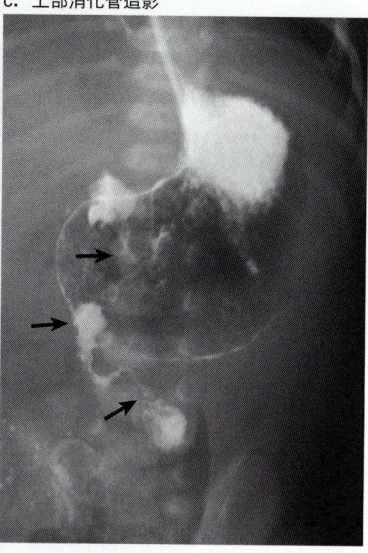
d. 上部消化管造影 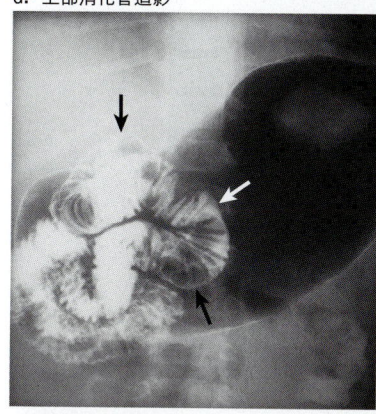
e. 造影CT 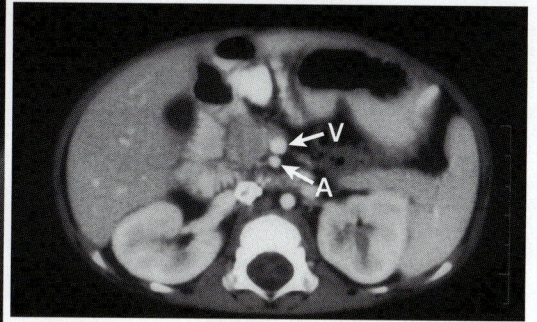
f. 上部消化管造影 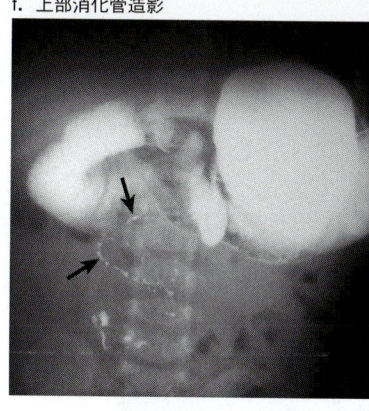
g. 超音波カラードップラー像

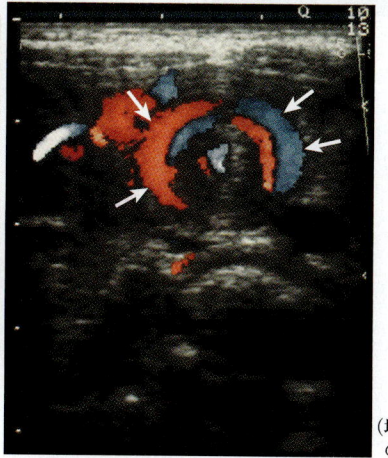

(埼玉県立小児医療センター相原先生の御厚意による)

図30. 中腸回転異常症および軸捻転

a〜c：生後1週間，女児。主訴は嘔吐，腹部膨満。腹部単純X線写真(a)では胃(G)が拡張しているが，小腸ガスは少ない。上部消化管造影(c)で十二指腸の走行は異常（矢印）である。通常はCループを形成するが，上行してトライツ靱帯を形成することなく，十二指腸は下行するのみである。注腸(b)では盲腸(C)は右上腹部に存在しており，中腸回転異常症と診断できる。

d〜e：8カ月，男児。主訴は嘔吐。上部消化管造影(d)で十二指腸の走行は異常（矢印）で，トライツ靱帯の形成がみられない。CT(e)では上腸間膜動脈(A)の左前方に上腸間膜静脈(V)が認められ，通常とは逆の位置関係を示す。超音波でも同様の所見が認められた。この所見を認める症例の2/3が中腸回転異常症であるとされる。

さらに軸捻転が加わると上部消化管造影では軸捻転に相当する腸管にcorkscrew sign(f, 矢印)を認める。また超音波カラードップラー検査(g)では軸捻転した腸管周囲の血管が特徴的なclockwise whirlpool sign（矢印）を示す。

a. 注腸造影（正面）

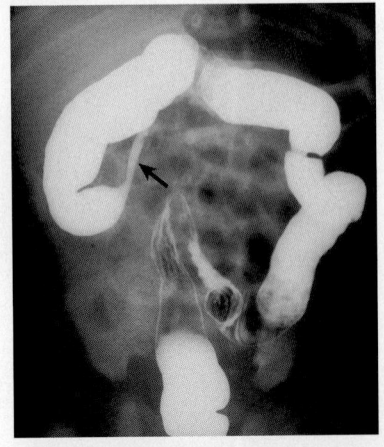

図31. 生後1日、男児、腸管重複囊胞
臍右側に腫瘤性病変を触れる。腹部単純X線写真では異常はない。注腸(a)では盲腸、虫垂(矢印)の位置が内側上方に偏位している。超音波検査(b,c)では肝下方、右腎前方に囊胞性病変(D)を認め、壁は高エコーを示す内膜とこれを取り巻く低エコー層の2層構造を示している。典型的な重複囊胞の所見である。手術で回腸末端の腸管重複囊胞であることが確認された。
L：肝、K：腎

b. 超音波右腹部縦断像

c. 超音波右腹部横断像

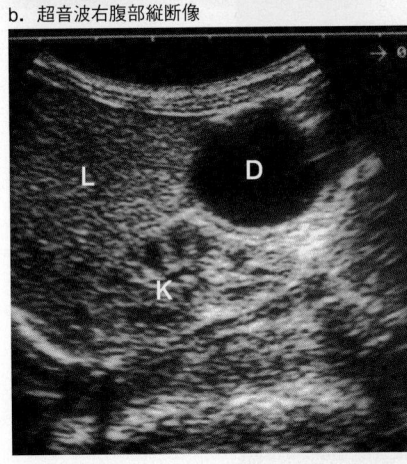

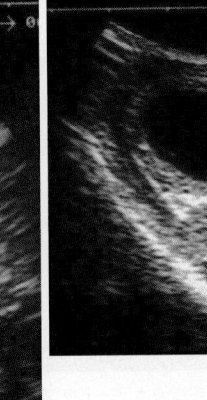

a. 腹部単純X線写真（仰臥位正面像）

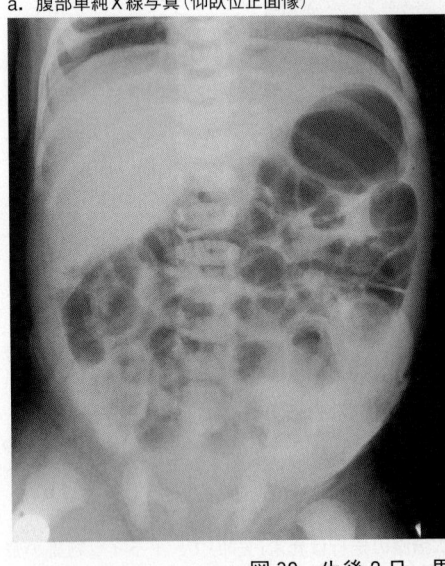

b. 注腸側面

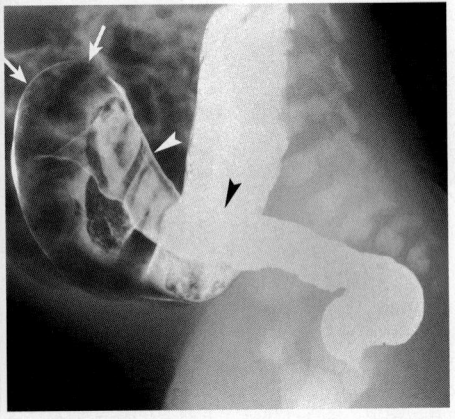

図32. 生後2日、男児、Hirschsprung病
腹部膨満。腹部単純X線写真(a)では腸管ガス像は認められるが、直腸ガス像は明らかではない。直腸ガス像は正面より側面像の方が観察しやすい。注腸(b)では近位S状結腸(矢印)に比べ、遠位S状結腸から直腸(矢頭)の内腔が細く、S状結腸にいわゆる caliber change を認め、Hirschsprung病の所見である。

表9. 腹部腫瘤

1. 新生児期
    1) 腎　　　(55%)：水腎症、MCDK、異所性腎、多囊胞性腎疾患、腎静脈血栓症、先天性間葉芽腎腫、腎芽腫、膿瘍
    2) 生殖器(15%)：子宮腔留水腫、卵巣腫瘍
    3) 消化管(15%)：消化管重複囊胞、中腸軸捻転、腸間膜/大網囊腫、消化管閉鎖に伴う近位腸管の拡張、肥厚性幽門狭窄症、胃奇形腫、メコニウムイレウス合併症
    4) 後腹膜(10%)：副腎出血、神経芽腫、奇形腫、横紋筋肉腫、リンパ管腫、血管腫、脂肪腫、髄膜瘤
    5) 肝胆道系(5%)：転移性肝腫瘍、肝血管内皮腫、間葉系過誤腫、肝囊胞、胆道拡張症、胆囊水腫

2. 乳児期以降の腹部腫瘤
    1) 腎　　　(55%)：腎芽腫、水腎症、腎囊胞性疾患、先天奇形、腎周囲膿瘍、腎静脈血栓、血腫、白血病浸潤、腎細胞癌
    2) 後腹膜(23%)：神経芽腫、横紋筋肉腫、奇形腫、リンパ腫、リンパ管腫、血管腫、脂肪腫
    3) 消化管(12%)：虫垂炎膿瘍、腸重積、消化管重複囊胞、機能性便秘、Hirschsprung病、腸間膜/大網囊腫、リンパ腫、奇形腫
    4) 肝胆道系(6%)：肝芽腫、肝細胞癌、肝腺腫、肝過誤腫、腺腫様過形成、先天性胆道拡張症、囊胞、血腫、仮性膵囊胞、膵腫瘍
    5) 生殖器(4%)：卵巣囊腫、卵巣捻転、卵巣奇形腫、子宮腔留水腫、精巣腫瘍、精巣捻転

(Buonomo C, Taylor GA, Share JC, et al：Abdominal masses. Kirks DR (ed), Practical pediatric imaging 3rd ed, pp 835-839, Lippincott-Raven Philadelphia, 1998 より引用)

右腎長軸超音波像

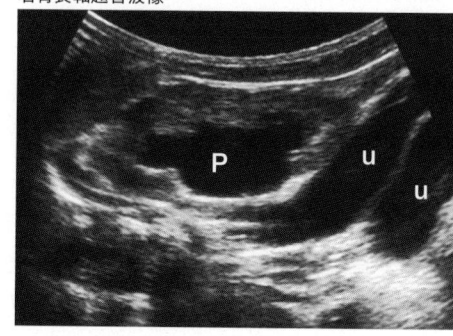

図33. 生後14日、女児、水腎症
右腎盂(P)は顕著に拡大し、腎杯も軽度拡張しており、SFU超音波分類では grade 3 に相当する水腎症である。さらに尿管(u)も拡張し、蛇行しており、膀胱尿管逆流現象が疑われる。図34と同じ症例の右腎所見で、MCDKでは対側腎に水腎症や膀胱尿管逆流現象などの合併症を生じやすいので、対側腎の検索は重要である。

Ⅴ 救急画像診断

211

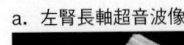

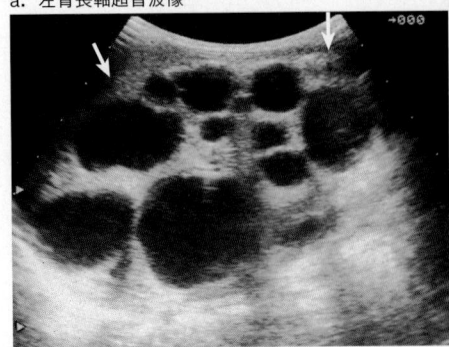

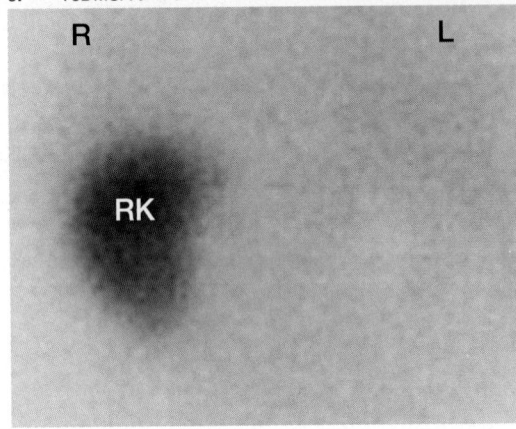

図34. 生後14日、女児、多嚢胞性異形成腎 Multicystic dysplastic kidney (MCDK)
主訴は腹部腫瘤。超音波(a, b)では左腎は大小さまざまで、互いに交通のない多数の嚢胞で占められており(矢印)、腎実質は同定できない。^{99m}Tc DMSA シンチ(c)では左腎は描出されない。典型的なMCDKの所見である。
RK：右腎

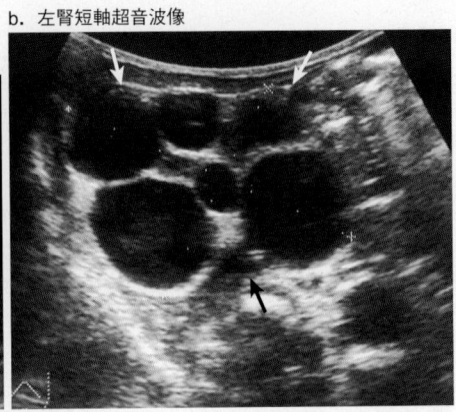

おわりに

　小児の救急疾患では、年齢、臨床症状、経過、身体所見、検査所見に加え、画像所見は鑑別診断を進め、治療方針を決定する際に重要な役割を果たす。画像診断で単純X線写真は全体像を把握するには有用であるが、非特異的であることが多く、超音波検査、造影検査、CT、MRIなどの各検査の利点と特徴を考慮しながら検査計画を立て、臨床所見と合わせながら効率よく鑑別診断を進めていくことが大切である。

（原　裕子）

【文献】

1) 重森　稔, 片山容一, 小林士郎(編)：小児頭部外傷. 医学書院, 東京, 1996.
2) Sweeney LE：Head and neck emergency radiology. Emergency pediatric radiology, Carty H(eds), pp 1-31, Springer-Verlag Berlin, 2002.
3) Richards JR, Knopf NA, Wang L, et al：Blunt abdominal trauma in children；Evaluation with emergency US. Radiology 222：749-754, 2002.
4) 宮崎　治：外傷, child abuse. すぐわかる小児の画像診断, 荒木　力, 原　裕子(編著), pp 374-389, 秀潤社, 東京, 2001.
5) 日本外傷学会肝損傷分類委員会：日本肝損傷分類. 日外傷会誌 11：29, 1997.
6) 日本外傷学会脾損傷分類委員会：日本脾損傷分類. 日外傷会誌 11：30, 1997.
7) Mirvis SE, Whitley NO, Vainwright JR, et al：Blunt hepatic trauma in adult；CT-based classification and correlation with

prognosis and treatment. Radiology 171 : 33-39, 1989.
8) Tailor GA, Fallat ME, Eichelberger MR : Hypovolemic shock in children ; abdominal CT manifestations. Radiology 164 : 479-481, 1987.
9) Bulas DL, Taylor GA, Eichelberger MR : The value of CT in detecting bowel perforation in children after blunt abdominal trauma. AJR 153 : 561-564, 1989.
10) Hara H, Babyn PS, Bourgeois D : Significance of bowel wall enhancement on CT following blunt abdominal trauma in childhood. J of Comput Assis Tomogr 16 : 94-98, 1992.
11) 小熊栄二, 相原敏則：児童虐待の画像診断. 画像診断 22：544-559, 2002.
12) Kleinmann PK(ed) : Diagnostic imaging of child abuse. 2 nd ed, William & Wilkins, St. Louis, 1998.
13) Laor T, Jaramillo Diego, Oestereich AE : Fractures and other injuries in children. Practical pediatric imaging, Kirks DR, Griscom NT(eds), pp 415-446, Lippincott-Ravin, Philadelphia, 1998.
14) Bramson RT, Blickman JG : Pediatric Imaging. Primer of Diagnostic Imaging, Second edition, p 781, Mosby, St., Louis, 1997.
15) Phillips SA, Shanahan RJ : Etiology and mortality of status epilepticus in children ; A recent update. Arch Neurol 46 : 74-76, 1989.
16) John SD : Stridor and upper airway obstruction in infants and children. RadioGraphics 7 : 91-98, 1992.
17) Hudlund GL, Griscom NT, Cleveland RH, et al : Lower airway foreign bodies. Practical pediatric imaging, Kirks DR, Griscom NT(eds), pp 802-807, Lippincott-Ravin, Philadelphia, 1998.
18) Condon VR : Pneumonia in Children. Syllabus ; A categorical course in pediatric radiology, 75 th annual meeting of the RSNA, pp 121-134, 1989.
19) John SD, Ramanathan J, Swischuk LE : Spectrum of clinical and radiolographic findings in pediatric mycoplasma pneumonia. RadioGraphics 21 : 121-131, 2001.
20) Shimanuki Y, Aihara T, Takano H, et al : Clockwise whirlpool sign at color Doppler us ; an objective and definite sign of midgut volvulus. Radiology 199 : 261-264, 1996.

VI 治療法

1 脱水・輸液

はじめに

　小児科医師にとり脱水は基本必須項目である。臨床で出会う 90% の脱水症例はどのような輸液をしても改善するが、残りの特殊例/重症例を治療するときには以下に述べるような脱水の考え方を応用することが必要となる。

I・内容

　本稿では以下の内容を説明する。
1. 脱水の定義、水分の IN と OUT の考え方
2. 脱水における投与量
3. 脱水の程度の判断
4. 脱水の治療の原則

II・脱水の定義、水分の IN と OUT

　脱水を定義すると「相対的、絶対的な体液の喪失」である。体液は水/電解質からなり、この喪失は IN が少ないか、OUT が多いか、あるいはその両方が関与しているか、いずれかが考えられる。IN-OUT のバランスの観点から脱水の病態は理解可能である。例えば、飲水を自分で取れない乳児の下痢、水分が比較的取れているときでも細菌性下痢で喪失が多いときは脱水を生じる。また、乳児期は自分の意志で水にアクセスできないことがあり得る。TBW の量、1 日の Turnover が成人より多いため、脱水によりなりやすい。なお、臨床の場では、脱水の IN-OUT のバランスは、通常、水・ナトリウム(Na)を中心に考える。これは、Na は生体内において量的に重要な陽イオンであることに加え、Na 濃度により治療方針は 2 種類に大別されるためである。

　通常、脱水の病態、治療を考える際には、IN として飲水(食事の 60〜80% は水分)と輸液を考えることになる。厳格には IN として代謝水も含まれるが、量が少ないこと、下痢がない場合には便とほぼ相殺されるため、通常は代謝水まで考えて輸液をプランすることは稀である。実際の脱水の治療中は NPO(nil per os；絶食)の指示が出ることが多く、この場合は輸液のみが IN の要素となる。なお、健康時に IN の調節の主な部分である水分摂取量の調節は渇感に基づき行われる。すなわち、浸透圧と血管内容量の変化により生じる渇感により飲水量が増減する。

　脱水の病態、治療を考える際の OUT としては尿と IWL(不感蒸発)を考える。IWL は汗を含まない概念であり、電解質を含まない水分のみからなる。健康時に OUT の調節は IWL に対しては行われず、浸透圧と血管内容量の変化により生じる AVP(arginine vasopressin)による尿量の増減がされている。

III・脱水治療における投与量

1. 維持投与量

　脱水における投与量の決定には、維持量（kcal あたり）と喪失量（kg あたり）の２つを主に考慮する。特殊な場合には治療後にも生じ得る On-going 喪失量も考慮する必要がある。維持量は尿と IWL からなり、体表面積で規定される代謝率に基づき計算される。これに対し、喪失量は体重あたりで示されることが多い。On-going 喪失量を考えるのはイレウス、尿崩症（DI）、尿細管障害などの特殊な病態である。

　水分維持量は体表面積により決まる代謝率で決まるが、下記に示した体重あたりの入院中の消費カロリーが覚えやすい（ベッドで寝ている子どもを想定したもの）。

　　3〜10 kg： 100 kcal/kg
　　10〜20 kg：＋50 kcal/kg
　　20 kg 以上：＋20 kcal/kg

　この入院中の消費カロリーに基づき、水分維持量は 100 ml/100 kcal と概算できる。この量はおよそ 1,500 ml/m² である。水分維持量は IWL と尿量、各々 40（33〜45）ml、60（55〜67）ml/100 kcal の和である。IWL に関しては 40（33）% は肺、60（67）% は皮膚からといわれている。IWL は蒸発という物理的現象を考えれば、消費カロリー（代謝率）に比例することは自明である。尿量に関しては代謝率により不要排泄物の量が決まり、それに応じて溶質を溶解する尿量が決まるため、やはり消費カロリー（代謝率）に比例する。尿量 60 ml/100 kcal は、200〜800 mOSm/kg の尿浸透圧が得られる場合、この尿量で溶質負荷を排泄可能（溶質負荷の量の大小によらず）である尿量として理解できる。

　Na、カリウム（K）の維持投与量に関しては健康な乳児・幼児のミルク摂取量から概算され、Na、K ともに 2.5 mEq/100 kcal といわれている。実際、MM はだいたい 1〜1.5 mEq/100 kcal、PM ではその 1.2〜1.5 倍、牛乳で 2〜3 倍である（表 1）。

　維持カロリーに関しては短期間の脱水治療中に消費されるカロリーを 100% 入れることはしない［したがって、NPO で１日１% の体重減少が起きる（小佐野元教授私信）］。実際には、内因性脂肪分解・蛋白分解の病的亢進を抑えるのに必要なカロリーを入れ、これは糖分として消費カロリーの 20% を入れることになる（100 kcal あたり 5 g のグルコース）。

表 1．MM、PM、KM での 100 ml あたりのカロリー、Na、K 量

	kcal	Na	K
MM 100 ml	61	0.7 mEq	1.0〜1.3 mEq
PM	70	0.9	1.7
KM	60	1.5	3.5

2. 病的維持量

　病的維持量を考える場合として以下２つを挙げる。

❶ IWL

　人工呼吸器を付けた場合は、肺からの IWL をないものとして輸液をプランする必要がある。

❷ 尿

　乏尿、無尿時には尿量をそれぞれ少なく考える輸液をプランする必要がある。尿量の分として乏尿、無尿時には 400 ml/m²、100 ml/m² から開始し、その後は実際の尿量をみて維持水分量を再度検討することが１つの方法である。

3. 喪失量

- 体重あたりの量を考える(脱水の程度で決まる量)。
- 低張性/等張性脱水では喪失量を考慮した治療を行う。
- 水分・電解質の喪失量のめやすは以下の表2のとおりである。等張性をモデルと考え、中等度から重度の脱水を想定した量(幅)を記載してある。また、表2は乳児を念頭につくられているため、2歳以上は0.6倍する。

表2. 水分・電解質の喪失量のめやす

	水 (ml/kg)	Na (以下はmEq/kg)	K	ClとHCO$_3$
等張	100〜150	7〜11	7〜11	14〜22

4. 病的喪失量(On-going)

❶ 胃液、小腸液、下痢

特殊な状態を除いてはOn-going Lossを考えない。胃液、小腸液はイレウスで内容物を測定しているような状況、下痢は禁食でも止まらないような細菌性の下痢のあるときに問題となる。以下が目安となる。

胃液は　　　Na、K、Cl、HCO$_3$は100、15、115、0 mEq/l
小腸液は　　Na、K、Cl、HCO$_3$は100、15、75、40 mEq/l
下痢のときNa、K、Cl、HCO$_3$は40 mEq/l

IV・脱水の程度

脱水の程度により水分喪失量が異なるため、およその脱水の程度を判断する必要がある。

1. 脱水の程度、種類と水・Na喪失量

大まかな脱水の程度のめやすとしては、循環不全の徴候があれば中等度、preshock(ショック準備状態)は重度と考えられる。軽度の脱水であれば、理学的異常は認めない。

より細かい参考情報としては①問診、②体重の動き(体重計、食事摂取量)、③症状、が重要となる。症状のうち、ICF(細胞内水分量)を主に示す症状として興奮性、易刺激性、発熱が、ISF(間質水分量)を主に示す症状として皮膚緊張度、粘膜乾燥度が、血管内Volを主に示す症状として尿量減少、頻脈、血圧がある。なお、同じ体重減少なら高張性ではICFの症状が目立ち、逆に血管内Vol

表3. 等張性脱水での所見と重症度

	M 軽症	Mo 中等度	S 重症
BW減少(等張性の場合)			
2歳以降	3%	6%	9%(致死的)
2歳未満	5%	10%	15%(致死的)
Turgor	正常か軽度低下	明らかに低下	さらに低下
粘膜乾燥	正常かやや乾燥	明らかに乾燥	さらに乾燥
皮膚	正常か蒼白	明らかに蒼白	Mottling
尿量	低下傾向	低下が明確	無尿
HR、血圧、脈	正常	Vol低下を示す	Preshock

表4. 脱水の程度による水、Naの体内量（喪失の割合）

	水	Na
正常	正常	正常
低張性	低下	より低下
等張性	低下	低下
高張性	より低下	低下
特殊な高張性	低下	正常—DI

＋On-going loss

表5. 乳児の中等度の脱水での水、電解質の喪失量

	水 (m*l*/kg)	Na	K	ClとHCO₃
		(以下はmEq/kg)		
高張	150	3	3	6
等張	100	7	7	14
低張	70	7	7	14

の症状は出にくい（後述、低張性では逆）。表3に等張性脱水の場合の重症度のめやすを示した。

こうした脱水の程度の評価の程度はピットフォールとしていくつかのことが挙げられる。体重は栄養状態の悪さのため短期的ではなく、より長期に減っていることがある。Turgorも栄養状態を反映する。口腔内粘膜の乾燥は発熱、多呼吸によっても起こる。そのほかのポイントとしては高張性では脱水の程度の割に脈がきちんと触れることから疑う。脱水の程度が軽度にもかかわらず意識状態が悪いときは低血糖、副腎不全などを疑う（最も高頻度はケトン性低血糖症）。また、脱水があるにもかかわらず、尿量が減らないときは高血糖、DI、尿細管障害（広い意味でのDI）を示す。

2. 種類

血清Naの値により脱水の程度には3種類ある。低張性（Na 130未満）、等張性、高張性（150以上）の3種類に分けられるが、各々の水、Naの体内量（喪失の割合）は表4のとおりである。

3. 脱水の程度と種類との関係

脱水の程度は主に血管内Volの欠乏の程度から判断すると考えると治療と結びついて理解できる。すなわち、著明な循環不全を認め、preshock状態では循環不全を改善させることを最優先するし、循環不全徴候がまったく認めない場合には循環不全を補正する治療は必要ではない。

表5に乳児、循環不全徴候はあるもののショックとはいいにくい程度の中等度の脱水での水、Na、K、ClとHCO₃の喪失量を記載した。なお、2歳以上は表5の値を0.6倍する必要がある。

V・脱水の治療

1. 脱水の治療の原則

循環不全の回復が最重要であり中等度以上の脱水は循環維持のためのフェーズを含めた脱水治療の適応となる。低張性/等張性では補充と維持、高張性では待ちの輸液と2つに大別できる。すなわち、低張性、等張性では循環不全が存在すれば、治療は血管内Volの確保、維持量および喪失量の補正（1日で半分補正）が基本となる。高張性では循環不全が存在すれば、血管内Volの確保、およびその後は緩徐なNa濃度低下を第一に考えた治療が基本となり、先の低張性、等張性の場合とまったく異なる。

2．低張性/等張性脱水の治療

❶ 循環不全に対する治療

治療の中で最も大切な血管内 Vol を確保する治療である。中等度では生食水あるいはそれに準ずる輸液、10 ml/kg/hr を 1～2 時間、重度ではその倍の量を 1～2 時間がめやすである。

❷ 維持＋喪失の補充

ⅰ) 低張性/等張性脱水の治療：中等度以上の低張性、等張性脱水治療において血管内 Vol を確保する PHASE の次には、24 時間で喪失量を補正（通常は半量補正）する。表 6 に乳児、中等度から重症の脱水での水、Na、K、Cl と HCO_3 の喪失量を記載した。なお、表 6 に示した幅は中等度から重度を意味し、2 歳以上は表 6 の値を 0.6 倍する必要がある。

ⅱ) 高張性脱水の治療：循環不全がみられる場合は、生食水による治療をすることは低張性/等張性脱水の治療と同様である。その後は、いわゆる待ちの輸液、Na を徐々に下げる輸液を行う。1 日の維持量にあたる水分（Na は 25～30 mEq/l）の 55～75％（Na 濃度が高いほど投与量は少なくする）を入れ、ひたすら Na 濃度が下がるのを待つ。

この待ちの輸液では脱水を治すのが目的ではなく、Na をゆっくり下げるのが目標であり、1 日 10 mEq 以下が目標となる。Na を急いで下げれば、けいれん、脳内出血を起こすことは知られている。

表 6．中等度から重度の脱水での喪失量

	水 (ml/kg)	Na	K	Cl と HCO_3
		（以下は mEq/kg）		
等張	100～150	7～11	7～11	14～22
低張	70～100	7～11	7～11	14～22
	Cf. 0.1(100 ml)×140×0.5＝7 mEq			

Ⅵ・症例から学ぶ

❶ どこか変だぞ。その 1

3 歳、数時間に 5 回の嘔吐。体重 13 kg。理学的異常なし。
（研修医師の A 先生）
「念のため、排尿があるまでソリタ T1® の輸液をしましょう。130 ml/時間で始めましょう」
［解説］ 理学的異常がまったくないときには循環不全に対する輸液である生食水、ソリタ T1® 相当の初期輸液は不要である。

❷ どこか変だぞ。その 2

3 歳、下痢。2 週間前に外来受診しているときの体重 13.0 kg から、現在は 11.5 kg にまで減少。理学的には turgor が低下しているが、意識は正常。脈もしっかり触れる。Na は 142、BUN/Cr＝6/0.3。
（研修医師の B 先生）
「体重が 10％ 以上減っているのでしっかり生食水から始め、10％ 脱水と考えて輸液のプランを組もうかな」
［解説］ 栄養状態の悪化に伴い、体重減少があるときには体重の動きだけではなく、理学的所見などをより重視して脱水を評価することが必要である。脈がきちんとふれ、BUN/Cr の上昇が大きくないこの児では脱水としては 3％ 程度であろう。

❸ どこか変だぞ。その 3

3 歳、体重 18 kg。発熱上昇時のけいれんに対してセルシン® を静脈内投与したところ、呼吸停止したため、挿管された。その後も傾眠傾向を認めた。S－Na は 120、BUN/Cr＝4/0.2、Uosm 450 mOsm/kg。

(研修医師のC先生)
「SIADHだわ。18 kgなので、1日体重あたり60 mlくらい、1,080 ccくらいにしぼっておいたらOKね。Naは低めなので少し多めに5～6 mEq/kgね」

[解説] 18 kgの入院児の消費カロリーは1,400 kcalであり、1,080 ccにしぼったのでは傾眠傾向にあるSIADHの水制限としては不十分である。不感蒸発の量(40 ml/100 kcal)以下にしぼることにより、Naの上昇が期待できる。また、SIADHはNa不足ではなく水過剰の状態であり、Naを多めに投与する必要は原則的にない。

(長谷川行洋)

2 輸血

1・輸血療法とは

血液中の各種成分の機能や量が低下したときにその成分を補うことを目的とした補充療法で、移植の一種である。但し、生着は期待せず患者の骨髄機能が回復するまでの一時しのぎに過ぎない。その理由として、赤血球は寿命が尽きて壊れる(HLA抗原をもたない)。白血球はHLA(ヒト組織適合性白血球抗原)の違いを認識され破壊される。血小板は寿命が尽きて壊れるが、HLA class I抗原をもつため、時には抗HLA抗体ができ破壊され、期待する効果が得られないことがある。また、輸血は技術の進歩により検出感度が上がり安全性が高くなったといっても、肝炎ウイルス、HIV、ATLV、ヤコブクロイツフェルトなどのウィルス感染を完全には防ぎ切れない。このため不必要な輸血は絶対に避けるべきである。

❶ 輸血療法の適応
ⅰ) 患児自身が十分な血液成分をつくれない場合。
ⅱ) 手術などで、大量出血があり、生命に危険が生ずる場合。

❷ 血液製剤の種類
ⅰ) 赤血球：赤血球MAP「日赤」(以下MAP)、洗浄赤血球、保存血、ヘパリン血。
ⅱ) 血小板：濃厚血小板
ⅲ) 新鮮凍結血漿(FFP)
ⅳ) 凝固因子製剤
ⅴ) アルブミン製剤
ⅵ) グロブリン製剤

❸ 輸血の副作用(表7)
溶血反応、発熱、アレルギー反応(蕁麻疹、ショック)、循環過重、肺浮腫、敗血症、肝炎(B型、C型、D型)、輸血後GVHD、など。

表 7. 輸血の副作用

	原　因	頻　度	対　策
発熱	過去の輸血による感作でつくられた白血球、血小板、血漿蛋白に対する抗体や白血球によりつくられたサイトカインによる	1/100〜200	白血球除去フィルターを使用する
蕁麻疹	血漿蛋白に対する抗体による	1/100	輸血の30〜60分前に抗ヒスタミン剤を使用する。重症の場合は洗浄赤血球、洗浄血小板を使用する
アナフィラキシーショック	特異抗原に対するIgE抗体が反応してケミカルメディエーターを出すことによる	年間10例前後	輸血ははじめ速度を落とし、10〜15分経過後、速度を速める
遅延型溶血反応	輸血された赤血球の自分にない血液型抗原に対し同種抗体がつくられることによる	1/50,000	交差試験を必ず行う。不規則抗体が出たときは、抗体に対する抗原陰性血を使用する
輸血感染症	輸血血液に含まれるウイルス、細菌などによる	HBV　1/55,000 HCV　1/17,400 HIV　0 細菌感染　1/3,000,000	感染症について検査済みの血液を使用する(waliking donor を使用しない)
輸血後 GVHD	輸血用血液に含まれるTリンパ球による	年間数例	血液照射、白血球除去フィルター
輸血関連急性肺障害	輸血血液中の顆粒球による		白血球除去フィルターを使用する

❹ 副作用の予防方法

ⅰ) 最大の予防は輸血を行わないこと。

ⅱ) 交叉試験、輸血検査を必ず行う。

ⅲ) 人為的ミスが最も多い。
  ・転記ミス
  ・患者の確認(血液型)

ⅳ) 輸血用フィルター
  ・通常のフィルター
  ・白血球除去フィルター：1/1,000 に白血球数を減少させられる。200 ml 中の白血球数は平均 5,000/μl として 10^9 個。よって、輸血により入る白血球数は 10^6 個(GVHD を起こすリンパ球数は 10^6 個以上)。

ⅴ) 放射線照射：5 Gy の照射でリンパ球混合培養試験での残存リンパ球活性は約1%となる。よって、リンパ球の機能停止をさせる線量の3倍を照射することで十分と思われる。但し、リンパ球は生存している。

ⅵ) 赤血球に対する影響：溶血度、ATP、2,3-DPG、pH は 50 Gy 以下の照射であれば1週間以内であれば品質に差がなく使用可能、血清 K 値は照射後徐々に上昇するが、未照射血で 21 日目に 30〜40 mEq/l、照射血で 21 日目に 40〜50 mEq/l と上昇するので、腎機能低下のある患者や心臓外科領域では注意が必要である。

ⅶ）血小板に対する影響：50 Gy の照射では凝集能、変形能、低浸透圧ショック回復率、過酸化脂質量、生体内寿命に影響なく、輸血後の血小板数増加についても十分であった。
　ⅷ）急速に大量輸血を行わない。
　ⅸ）血液採取時の無菌処置。

❺ 輸血検査
　ⅰ）血液の比重
　ⅱ）血圧
　ⅲ）ABO 式、Rh 式血液型。
　ⅳ）肝機能検査（GPT、γGTP）
　ⅴ）総蛋白
　ⅵ）BUN、総コレステロール
　ⅶ）肝炎ウイルス検査（HBs 抗原、HCV 抗体）
　ⅷ）HIV 抗体
　ⅸ）HTLV－1
　ⅹ）クロスマッチ
　最初から検査を行うと 1 時間近い時間を要する。よって、予め抗体スクリーニングを行うことにより時間の短縮が可能（10～15 分）。

❻ 代表的な輸血
　赤血球製剤のうち一般的に用いられるのは MAP である。赤血球製剤は、輸血にあたってまず血液型を合わせる必要があるが、血液型抗原は下記の如く 250 個以上ある。

a. 血液型
・ABO 式（A、B、AB、O）
・Rh 式（D、C、c、E、e）
・MN、Ss、P、Kell、Diego……

b. 赤血球抗体
　ⅰ）ABO 式は　A 型の人は　抗 B 抗体
　　　　　　　　B 型の人は　抗 A 抗体
　　　　　　　　O 型の人は　抗 A、抗 B 抗体
　　　　　　　　AB 型の人は抗体をもたない。
　ⅱ）ABO 式以外の血液型では、抗原（型物質）はあるが、通常、抗体はない。
　　　この血液型に対してできた抗体を不規則抗体という。
　ⅲ）適応　① 出血による貧血（循環血液量の 20% を超える出血がめやす）
　　　　　　⑪ がん治療に伴う貧血（Hb 7 g/dl が目安）
　　　　　　⑯ 再生不良性貧血の輸血依存期（Hb 4～5 g/dl がめやす）
　ⅳ）MAP 血の利点
・赤血球の寿命が長い？…エルシニア感染の問題で 21 日に短縮
・他の血液成分の混入が少ない。
・他の血液成分の有効利用が可能。

表8．骨髄移植

適応　白血病（急性、慢性）
　　　重症再生不良性貧血
　　　先天性代謝疾患
　　　先天性免疫不全症
　　　大量の抗がん剤投与で治癒が期待できる悪性腫瘍

表9．赤血球保存液の組成比較（g/l）

	MAP 液	ACD-A 液	CPD 液
D-マンニトール	14.57		
アデニン	0.14		
結晶リン酸二水素ナトリウム	0.94		2.51
クエン酸ナトリウム	1.50	22.0	26.3
クエン酸	0.20	8.0	3.27
ブドウ糖	7.21	22.0	23.2
塩化ナトリウム	4.97		

ⅴ）MAP 血の注意点
・エルシニア感染に注意。
・粗大凝集塊ができる。
・マンニトールを含むので腎機能の悪い患者には注意を要する。

c．自己血輸血

これらの問題を予防する目的で、待機手術に関しては自己血輸血を行っている。

［自己血輸血の方法］

ⅰ）術前貯血方式：整形外科、泌尿器科、心臓外科で行われ、体重の少ない小児の場合、抗凝固剤の CPD が過量になる恐れがあるため、小児自己血採取バッグを使用している。

ⅱ）術中回収方式：手術中の出血の際、術野の血液を吸引し、血球以外の成分を洗浄、除去して点滴ラインから戻す方法。

ⅲ）術直前希釈方式：外科手術のほとんどが適応となりうるが、心筋障害や弁膜異常のある患者と出血凝固異常をきたす疾患患者には禁忌である。

❼ 血小板輸血

ⅰ）適応
・2万/μl 以下の血小板減少症。
・血小板機能低下による出血。

ⅱ）輸血必要量
・血小板数1万/μl 増加させるためには単位体表面積(m^2)あたり2単位の血小板輸血が必要である。
・予想増加値(/μl)＝［輸血血小板総数／循環血液量(ml)］×2/3×10^3（2/3：脾プールにおける補足を示す補正値）

患者の状態、すなわち出血症状、感染症、発熱、肝脾腫、播種性血管内凝固症候群(DIC)などの要因によりかなり誤差があり、計算値の2～3倍の血小板輸血が必要なときもある。なお正常血小板を正常人に輸注したときの半減期は3～4日で平均寿命は8～10日ぐらいである。

輸血終了後1時間後に採血を行い、血小板数の有意の上昇を認めないか、減少している場合は、抗血小板抗体の存在を疑い検査を行うことが必要である。

❽ 人工血液

現在、治験中。

（金子　隆）

③ 経 腸 栄 養 法

はじめに

　機能的あるいは器質的な原因により、適切な栄養を経口的に摂取できない場合、あるいは消化管からの栄養吸収が不十分な場合の栄養法として経静脈栄養法とともに用いられる栄養法であり、経腸栄養法の選択は原疾患によってではなく、栄養障害という病態に対して行われる。腸管は消化吸収のみでなく消化管ホルモンの産生、腸内細菌の遊出防止、免疫機能の調節などの役割を担っており、栄養の摂取によりこれらの機能が維持されている。このため、栄養管理をする際には消化管機能があればできるだけ経腸栄養を行うことが基本である。実際には胃、十二指腸、空腸などに栄養剤を直接注入することが多く、消化管からミルクや栄養剤を投与するため静脈栄養に比してより生理的であり、管理が容易である、合併症が少ない、経済的であるなどの利点がある。栄養治療を行うにあたってまず栄養状態を評価する必要があるが、アメリカ静脈経腸栄養学会の小児に対する栄養治療のガイドラインに基づいた栄養投与法を図1に示す。

Ⅰ・適 応

　栄養学的なアセスメントを行い栄養障害を認める場合、あるいは経口摂取が長期にわたって障害されると予測される場合には栄養投与が必要である。この際、消化管が使用できるかどうかを判断し腸閉塞、腹膜炎、急性膵炎あるいは短腸症候群の初期など消化管からの栄養投与が不可能な場合を除いて、経腸栄養を行うのが原則である。対象となる疾患は先天性食道閉鎖症、胃食道逆流症、広範囲小腸切除後、炎症性腸疾患、難治性下痢症などの消化管疾患、脳性麻痺、昏睡など神経・筋疾患、代謝性疾患、重症呼吸障害や心疾患、神経性食思不振症や悪性腫瘍治療時の食欲不振などのほかに、吸啜・嚥下反射の発達が不十分な早期産児などである。

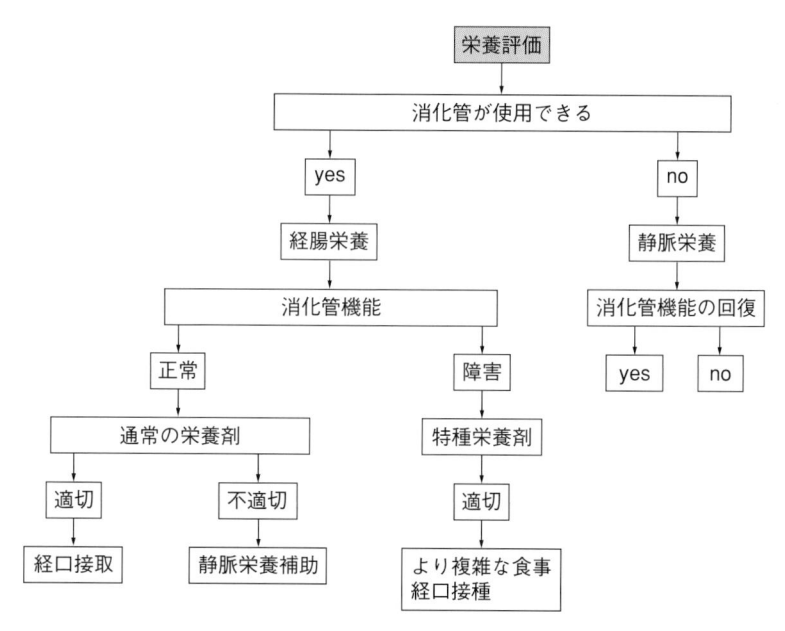

図1．経腸栄養施行時のアルゴリズム
（ASPENのガイドライン JPEN 17：7 SA-11 SA, 1993を改変して引用）

II・禁忌

腸管の機械的な完全閉塞がある場合、新生児壊死性腸炎、消化管瘻で瘻孔からの消化液の排泄が多い場合、重症急性膵炎、消化吸収障害のある重症下痢、ショックなどでは禁忌である。

III・栄養剤

患児の疾患や病態によって投与する栄養剤は異なり、未熟児・新生児や乳児では母乳、調整粉乳が望ましい。6カ月を超えた児では成分栄養剤、消化態栄養剤、半消化態栄養剤（low residue diet；LRD）などの栄養剤がある。母乳や調整粉乳は栄養素のバランスはよいが単位重量あたりの熱量が低い。半消化態栄養剤は三大栄養素が吸収される前段階の状態で含まれており、窒素源として大豆蛋白や乳カゼインを、糖質としてデキストリンを用いている。消化態栄養剤あるいは成分栄養剤（elemental diet；ED）は脂肪の含有量が少なく、糖質としてはデキストリン、窒素源としてアミノ酸やオリゴペプチドを使用しているため吸収時に消化酵素をほとんど必要としない。しかしながら、高濃度では浸透圧が高いため下痢をきたしやすい。静脈栄養に近い栄養形態であり短腸症候群など栄養吸収が強い場合に用いられる。

IV・投与法

患児の年齢、病態、消化吸収能などを考慮し使用する栄養剤を選択すると同時に間欠的に投与するかあるいは持続投与にするかなどを決定する。一般的には経鼻的に胃内あるいは空腸内にチューブを挿入し注入するが、投与が長期に及ぶ場合には胃瘻または腸瘻造設を考慮する。栄養チューブは小児では5 Fr～8 Fr程度の太さがあれば十分であり、材質としてはポリビニル、ポリエチレン、ポリウレタン、シリコン製などがある。ポリビニル、ポリエチレン製チューブは挿入が容易であるものの数日で硬くなり、ポリウレタン、シリコン製チューブは局所の刺激が少なく長期の留置に適しているが挿入が困難であるという欠点がある。近年では小児においても経皮内視鏡的胃瘻造設術が行われるようになり、経鼻胃管などに比して誤嚥性肺炎の防止、患児の肉体的負担の軽減、チューブの自己抜去防止などが期待できる。胃食道逆流のみられる場合にはチューブの先端をトライツ靱帯を越えて空腸内におく。

V・合併症

経腸栄養は栄養剤を強制的に注入していることを忘れてはならない。投与栄養剤の組成、濃度、投与速度などにより下痢、嘔吐、腹部膨満、腹痛などをきたすことがあり、また、チューブの材質、位置、管理上の合併症として鼻部圧迫壊死、嚥下性肺炎、気管内注入、消化管粘膜損傷、感染などがあるが、静脈栄養の合併症に比して重篤なものは少ない。下痢や腹部膨満は投与量が多い、投与濃度が高い、投与速度が速いことなどが原因となり、嘔吐は投与量が多いことやチューブ先端の位置が不良なために生ずるが、胃食道逆流症でもみられる。チューブの先端が空腸上部にあり投与速度が速いとダンピング症候群をきたし低血糖が生ずる。成分栄養剤を使用する場合には、浸透圧が520 mOsm/lと高く下痢をきたしやすいので低濃度（通常の30～50％濃度）から開始すべきである。嚥下性肺炎の多くは誤嚥によるものである。硬いチューブを使用する場合には胃、腸管の粘膜損傷や腸管穿孔の危険性についても留意すべきであり先端の位置を適宜チェックする。栄養剤を室温に長く放置すると細菌の増殖をきたすので使用時ごとに調製するか冷蔵保存する。成分栄養剤の長期投与では腸粘膜の萎

縮をきたすためグルタミンの添加などが試みられており、また、食物繊維が生理機能として注目され食物繊維含有の栄養剤などが用いられるようになったが、母乳や調乳、他の LRD などを併用することが望ましい。また、投与している栄養剤の組成が患児の栄養必要量を満たしている場合でも、下痢、吸収障害などの病態によりビタミンや微量元素の欠乏をきたすことがあるので注意を要する。微量元素については経腸栄養剤の長期使用による欠乏は避けられず、使用している利用剤の組成を十分に把握して不足する微量元素を薬剤の形で投与することが必要である。

（鎌形正一郎）

4 静脈栄養法

はじめに

静脈栄養は経口摂取または経腸栄養が施行できないか、できても不十分な患児に対して行う。輸液療法と静脈栄養との区別は明確ではないが、外来診療においては高カロリー輸液を行うことは少ないと思われる。ここでは急性期の輸液療法が終了した後の静脈栄養方法について説明する。

I・静脈栄養法の適応

一般的には病態の急性期を過ぎた 5～7 病日で経口摂取または経腸栄養が不十分な場合に行う。わずかでも腸管に栄養が送れるときには腸粘膜の萎縮防止、胆汁をはじめとする消化液の循環の点から経腸栄養も併用することが望ましい。

1．投与経路

❶ 末梢静脈

血管確保は比較的容易であるが、末梢静脈は高浸透圧に耐えられないため低濃度の輸液剤を用いることが望ましい。

❷ 中心静脈

経口または経腸での栄養投与が不可能な、すなわち完全静脈栄養になるとブドウ糖濃度で 12～15％ くらいの輸液を使用するため中心静脈より投与することになる。

2．投与量

基本的には小児の各年齢に応じた 1 日に必要な輸液量を持続点滴するが、必要時には間欠的投与も行われる。肝機能障害や高血糖を防ぐために身体に馴染ませながら徐々に投与カロリーを上げるべきであり full dose にする期間は 3～7 日くらいかけた方がよい。

3．輸液内容

末梢静脈の場合静脈そのものが輸液の高浸透圧に耐えられない。したがって、輸液の電解質濃度のおおよそのめやすは投与速度にもよるが Na、Cl 150 mq/l、K 40 mq/l、グルコース 8～10％、アミノ酸濃度 1％ 前後くらいを上限として定める。なお、脂肪乳剤は 10～20％ のものを脂肪量として 2～3 g/kg/日投与することが可能である。例えばこの上限の濃度で 120 ml/kg/日（うち 10％ の脂肪乳剤は 20 ml/kg/日）の輸液を行うと 65 kcal/kg/日程度は投与することができる。

中心静脈から投与する場合には理論上はその患児が1日に必要とするカロリーと同等のカロリー投与が可能である。その際、輸液内容は糖、アミノ酸、脂肪の三大栄養素をバランスよく配合する。リハビックスK1®およびK2®は亜鉛(Zn)やマグネシウム(Mg)を含み調節も容易なため小児用の高カロリー基本液として優れている。われわれはこの基本液にモリプロン(F®)などのアミノ酸製剤を混ぜkcal/水比は0.6～0.8 kcal/m*l*、kcal/N比は200～300、アミノ酸は1日2～3 g/kg、総エネルギーに対する脂肪は20～30%となるように調整する。また、電解質はNa、Clが5 mEq/kg/日、カリウム(K)が3 mEq/kg/日、カルシウム(Ca)(0.5～1 mEq/kg/日)程度が必要である。

　また、高カロリー輸液が長期にわたる場合にはビタミンやZn、Mgといったいわゆる微量元素も必要であり、総合ビタミン剤MVI®やソービタ®、微量元素製剤エレメンミック®を混合している。

❶ カテーテルの管理

　カテーテル進入部の消毒は週2回行い輸液バッグにヘパリンを1,000 ccあたり1 ccほど混ぜカテーテルの閉塞を防止している。

❷ 合併症

ⅰ)カテーテル敗血症：中心静脈栄養管理中にスパイク熱がみられた場合カテーテル敗血症を考慮する。血液培養は起縁菌を知るうえで有用であるが、感染源はカテーテル進入部のほか、他腸内細菌からのbacterial translocationも考えられるため、血液培養の結果が出るまでは第二世代セファム系とアミノグリコシド経口製剤を併用することが多い。なお、カテーテル留置期間が長い場合や患児の状態が悪く免疫不全状態にある場合には緑膿菌や真菌、MRSA感染なども考慮する。

ⅱ)肝機能障害：糖やアミノ酸の投与量が過剰な場合に起こりやすい。特に未熟児は肝機能が未熟なため体重に応じて投与カロリーを60～80 kcal/kg/日に抑えた方がよい。高カロリー輸液による肝機能異常が発見されれば投与カロリーを下げるのが大切だが、予防のためには経腸栄養の併用、間欠的投与法などが推奨されている。

〔下野隆一〕

5 吸入療法

はじめに

　吸入療法は気道加湿と薬剤の気道、呼吸器への直接投与を目的とする。蒸留水を加湿に用いると気道粘膜の浸透圧の変化を生じる。気道過敏性を有する喘息患児では蒸留水吸入が気管支収縮を生じるので、生食水(0.9%)、あるいは生食水を半分に希釈して用いることが望ましい。小児科領域における薬剤吸入療法は主としてウイルス性クループ、気管支喘息の治療に用いられる。薬剤全身投与に比べて、吸入療法は副作用が少ないことが利点である。投与法として、①電動式ネブライザー、②加圧定量式吸入器、③ドライパウダー吸入法、が挙げられる。それぞれの方式は一長一短あり、欠点を補う工夫もなされている(表10)。

I・吸入できる薬剤

❶ 交感神経刺激剤(エピネフリン)

　呼吸困難を呈するクループ乳幼児において、加湿酸素とエピネフリン吸入を反復する。0.1%エピネフリン1 m*l*を生食水で5倍に希釈し、2 m*l*を2時間ごとに吸入させる。

表10. それぞれの吸入法の長所と短所

	長　所	短　所	投与薬剤
電動式ネブライザー	・乳幼児でも可	・小型化された機器もあるが携帯に不便	交感神経刺激剤 クロモグリク酸 塩酸ブロムヘキシン ペンタミジン
加圧式定量吸入器	・小型であり、形態に便利	・プロペラントのフロンは気管支収縮作用を有し、しかも近い将来製造停止となる ・吸入にコツを要するが、スペーサー、リザーバーなどと併用する	交感神経刺激剤 クロモグリク酸 ベクロメタゾン
ドライパウダー法	・小型であり、形態に便利 ・フロンを使用しない	・患児自身が吸入時に強く陰圧をかけて吸入しなければならない	フルチカゾン クロモグリク酸

❷ 交感神経 β_2 受容体刺激剤

発作時の喘息患児において、即時性気管支拡張効果を有する短時間作動性サルブタモール、イソプロテレノール、オルシプレナリンなどを吸入させる(「気管支喘息」348頁参照)。

長時間作動性サルメテロールは発作時の呼吸困難を軽減するものではなく、主として喘息患児気道の長時間管理に用いられる。

❸ 副交感神経遮断剤(イプラトロピウム)

アセチルコリンに対する気道反応性を改善する。成人の慢性閉塞性肺疾患における気管支拡張剤として有効であると報告されているが、喘息患児における発作時の気管支拡張剤としては効果が明らかでない。

❹ 抗気道炎症剤

喘息の組織学的特徴は慢性気道炎症である。全身性ステロイド剤は難治性喘息の管理(コントローラー)、気管支拡張剤と併用して重篤発作の治療(リリーバー)に有効である。しかしながら、しばしば量依存性に全身性副作用を生じる危険性を有するため、この副作用を軽減させるため吸入ステロイド剤が考案された。吸入ステロイド剤は気道閉塞の強い発作時のリリーバーとして不適であるが、コントローラーとして他の抗炎症剤よりはるかに優れた効果を有する。喘息では深夜から早朝にかけて気道閉塞、気道炎症が悪化するので作用がこの時間帯に発現する15時前後の投薬が理にかなっている(クロノテラピー)。ベクロメタゾンは加圧定量式吸入器によって吸入されるが、スペイサーの併用が吸入量をより高める。日本小児アレルギー学会から出されたガイドラインにおいて、中等症持続型では200～400 μg/日、分4、重症持続型では400～800 μg/日、分4の投与量が推奨されている。フルチカゾンはドライパウダー吸入によって投与される。小児では通常100 μg/日、分2投与が行われる。症状により200 μg/日まで増量できる。

クロモグリク酸は肥満細胞などの膜を安定させて、細胞からの化学伝達物質の遊離を抑制するとされている。軽度であるが気管支拡張作用を有する。いずれの方法でも吸入が可能である。

❺ 喀痰溶解剤

塩酸ブロムヘキシン(ビソルボン®)は気管支分泌腺に直接作用して、分泌液の粘度を低くする。通常、気管支拡張剤と併用して用いられる。

❻ 抗生剤

　細菌、真菌感染に対し考慮されるが、有効性に対する疑問と耐性菌を生じる可能性があるために賛否両論がある。その中で、副作用などでST合剤を服用できない免疫不全患児において、ペンタミジン静注、吸入はカリニ肺炎治療に用いられる。4週ごとのペンタミジン吸入はカリニ肺炎の発病、再発を予防する。

（近藤信哉）

6 ストーマ管理

はじめに

　小児ストーマは先天的原因で排泄に問題があり新生児期に造設されることが多い。多くは一時的なストーマであるが、適切な管理ができていないと合併症が生じ患児に苦痛と行動制限を与える。また、局所のケアのみでなく病気やストーマの受容など精神的ケアを家族に対して心がけることが必要で、医師、看護師を中心としたチーム医療が大切である。

Ⅰ・消化管ストーマを必要とする疾患

　消化管ストーマを造る代表的疾患として直腸肛門奇形とヒルシュスプルング病があり、90％を占める。よって、ストーマ造設時期は新生児期が多く、また一時的ストーマの場合がほとんどである。

❶ 一時的ストーマ
・下部腸管の通過障害：直腸肛門奇形、ヒルシュスプルング病
・下部腸管の炎症に対する安静：壊死性腸炎
・炎症性腸疾患（潰瘍性大腸炎、クローン病）

❷ 永久ストーマ
・先天的な肛門括約筋の形成不全：直腸肛門奇形、特に膀胱腸裂。
・後天的な肛門括約筋の機能不全：骨盤内悪性腫瘍（横紋筋肉腫、悪性奇形腫）

Ⅱ・ストーマサイトマーキング

　新生児期に緊急で造設されることが多いが、術後に安定したストーマ管理をするためには術前のストーマの位置決めが大切である。また家族が疾患とストーマを受容するプロセスとしても大切である。そのためにも医師、看護師が協力してストーマケアに携わることが必要である。

　マーキングの原則は直径6cmの円板（マーキングディスク）を用いて、肋骨弓、上前腸骨棘、下腹部のしわ、臍帯などが円板内に入らない位置で、腹直筋を貫く平坦な位置とする（図2）。

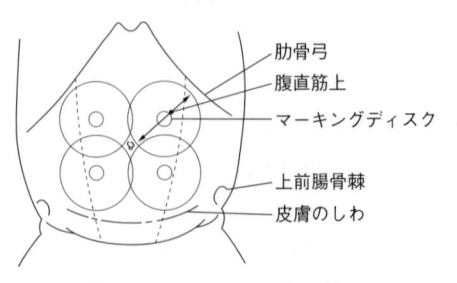

図2．ストーママーキング
（肋骨弓、腹直筋上、マーキングディスク、上前腸骨棘、皮膚のしわ）

Ⅲ・ストーマ造設術と合併症

　一時的ストーマが多いが、合併症が生じると治療が困難で、患児に苦痛と行動制限を与える。よってストーマ造設にあたり起こり得る合併症の原因を理解し予防を心がけた手術が大切である。ループ式のストーマ

造設が標準的（図3）である。術後は以下の合併症に注意する。

❶ ストーマ脱出

腸管が外反しながらストーマから脱出する。原因は①切開創が大きい、②腹直筋の腹壁との固定が不十分、③泣いて腹圧が高くなりやすいこと、が挙げられる。対策は用手還納を試み、繰り返す場合は再造設する。

❷ ストーマ陥没

皮膚面よりストーマが低くなる。便汁が漏れて皮膚炎が起こりやすくなる。原因として、①腸管の循環障害、②固定糸の縫合不全、③腸管の挙上性の不良、などが挙げられ、対策として、装具を工夫し皮膚炎を改善させるが、皮膚炎が難治性なら再造設を考慮する。

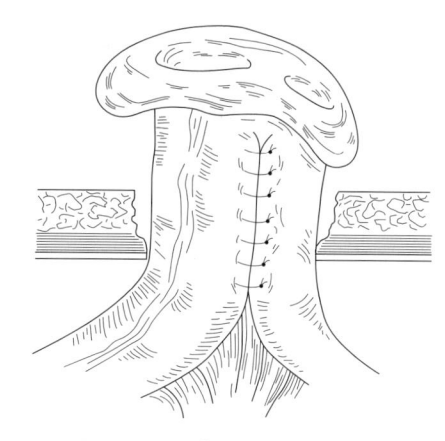

図3．ループ式ストーマの造設法

❸ 瘻孔

ストーマ側面に穴があく。瘻孔が皮膚に近いと皮膚炎が起こりやすい。手術時の固定糸が腸管全層にかかった場合に瘻孔を形成しやすい。対策は、皮膚炎が難治性なら再造設を考慮する。

❹ ストーマ狭窄

ストーマが皮膚や筋膜レベルで狭窄となり排便困難となる。狭窄部の皮膚や筋膜を部分切開する。

Ⅳ・小児のストーマ管理の特徴と注意点

1. ストーマの造設は緊急の手術で行われることが多く、ストーマの位置や形は一定しておらず、ケアは個別性が高い。
2. 腹部は小さく、皮膚保護剤や装具の貼付面積が限定される。発育の程度やストーマの位置、大きさに合わせて使用する用品が選定される。
3. 皮膚は軟らかく、新陳代謝が盛んである。発汗が多く、運動も激しいため装具の耐久性が悪く、皮膚障害の発生率も高い。
4. 消化吸収機能が未熟である。ミルクの飲み方や食事量と合わせて排ガスおよび排便・排尿状態をみていく必要がある。身体が小さい割に、ガスや便の量が多いので適当な容量のあるバッグを選択する。
5. 術後間もない時期は看護師がストーマのケアをするが、退院間近になると母親もしくは保護者がストーマ管理をするようになる。赤ちゃんは苦痛を訴えることができないので、きめ細かく予防的にケアしていかなければならない。
6. 成長・発達に応じ排泄処理に配慮していく。成長・発達に伴って運動量も増えるため身体の動きをよくみて、運動制限をしないような装具を選択をする。
7. バッグを引っ張ったり、オモチャにすることがある。バッグ交換のときは手際よく始末する。また、つなぎやワンピースなどの服を着せ、バッグが引っ張られない工夫をする。
8. 発達段階に応じて患児に自立の教育訓練をしていく。就学を控えた子どもは、自分で排泄の処理ができるように指導し、集団生活に慣れていくように援助する。順序よく指導すれば、子どもはかなりのことが自立できるようになる。

V・皮膚保護剤とストーマ装具の理解

　ストーマ装具を的確に選択するために最も重要なことは、皮膚保護剤についての基本理念を理解し、その組成別分類や特徴を把握することである。また、ストーマ袋についても構造の特徴やそれぞれの長所、短所を理解したうえで患者にとって扱いやすく、安心して使用できる装具を選ぶことが重要である。

1．皮膚保護剤の理解
❶ 皮膚保護剤の役割
　皮膚保護剤はストーマ管理上、極めて重要な位置を占めている。適切な使用方法を理解することがストーマ管理の良否を決定するといってもよい。

　ⅰ）緩衝作用：多くの皮膚保護剤はpH 4.5前後（皮膚pH 5）の弱酸性に調整されており、強酸性およびアルカリ性の物質に対して、これを弱酸性に近づける働きがある。このため皮膚保護剤貼付部の皮膚は閉塞状態にあっても弱酸性が維持される。

　ⅱ）静菌作用：皮膚保護剤に含まれる粘着成分の種類や添加率によって差があり、カラヤガム、ペクチンは優れた静菌作用がある。この作用は皮膚保護剤の種類によって異なっている。

　ⅲ）粘着・吸水作用：皮膚保護剤を構成する成分のうち親水性ポリマー［カルボキシメチルセルロースナトリウム（CMCNa）、ペクチン、カラヤガム］は吸水作用が高く、疎水性ポリマー［ポリイソブチレン（PIB）、スチレンイソプレンスチレン（SIS）］は粘着力が高い。

　ⅳ）保温作用：皮膚障害を治すためには創面を冷やさないことが大切であり、皮膚保護剤の補完的効果として大きな意味をもっている。

❷ 皮膚保護剤の種類
　ⅰ）カラヤ系皮膚保護剤：インド産の天然カラヤガムを主体とし水分吸収能が高く、良好な保水性を有している。温度が上がるとさらに軟らかくなり、変形しやすい。pH約4.5～4.7で緩衝作用がある。また、静菌作用も優れていることや連日交換可能な粘着特性があることから、消化器ストーマの術直後用として第一に選択されている。粘着力が弱めであるため皮膚が軟らかく、敏感な新生児期、乳児期に多く用いられる。

　ⅱ）CMC系皮膚保護剤：親水性ポリマーであるCMCNa（カルボキシメチルセルロースナトリウム）、ペクチン（ペクチニン酸）、ゼラチンと疎水性ポリマーであるPIB（ポリイソブチレン）とを配合したものである。ペクチンにはグレープフルーツなどの柑橘類が主に使われている。PIBは接着剤などに用いられ、分子量によってその特性を調節することができる。CMC系の皮膚保護剤は粘着力の増強、温度への安定性、耐水性の強化により使用期間の延長を可能にすることができる。消化器ストーマには社会復帰用として使われ、尿路ストーマには術直後から社会復帰用まで広く使われている。

　ⅲ）合系皮膚保護剤：CMC系にカラヤガムを配合したものである。CMC系に比べて中耐久性という特性をもち、短期間での交換でもはがしやすく、皮膚への機械的刺激が少ないという特徴がある。

　ⅳ）合成ゴム系皮膚保護剤：吸水性を低くするためPIBやSISなどの疎水性ポリマーを主体とし、CMCなどの親水性ポリマーを少量含ませたものである。粘着性が強く、はがすときに皮膚への損傷を起こすことがあるので、ストーマの条件がよく、はり替えの頻度が少なくて済むときに限って使われる。

❸ 皮膚保護剤の剤型別分類
　ⅰ）板状皮膚保護剤：平板状の皮膚保護剤で方形状（シート）、円盤状（ディスク）、リング状（リング）、ロール状（ロール）のものがある。ストーマ周囲の接皮面積に合わせてそれぞれの形状のものを使い分ける。
　ⅱ）練状皮膚保護剤：軟膏状の皮膚保護剤でストーマ周囲のしわや瘢痕などの凹凸面の充塡のために使用される。カラヤ系、CMC系、混合系の各成分のものがあり、溶剤としてアルコールや油分を含むものと含まないものがある。前者をペースト、後者をパテと呼んでいる。皮膚に傷やびらんがある場合はアルコールを含むペーストを使用するとしみるので、パテを使うかアルコール分を蒸発させてから使用する。
　ⅲ）粉状皮膚保護剤：粉末状の皮膚保護剤でストーマと板状皮膚保護剤のすき間の充塡に用いたり、軽度のびらんで少量の浸出液の吸収に使用する。カラヤ系、CMC系、混合系の成分のものがある。

2．ストーマ袋選択のポイント

　各メーカーで主要皮膚保護剤をベースに単品系と2品系の装具を販売している。また、その規格に凸面構造を備えたもの、既成孔を備えたものなどがある。患者のストーマの状況や個別性を考慮して皮膚保護剤を選択したあとは、どのような規格の袋が最も適当であるかをアセスメントしつつ、患児（家族）とともに決定することが大切である。一見同じように見える袋であっても全体の大きさや形状、袋の素材や色、排出口の形や大きさなど多少ずつ違っており、患児の年齢、体格、運動量、好みなどを考えながら決めていく。
　また、装具を固定するためのベルトの併用や排出口閉鎖具についても、患児の状況を配慮した決定が必要である。
　スキンケア用品として低刺激性の洗浄剤や装具交換時に使用するための粘着剥離剤なども紹介しておくとよい。

Ⅵ・スキンケアとスキントラブルの対応

1．ストーマ周囲のスキンケア（表11）

　現在では小児においても、ストーマ周囲の皮膚には皮膚保護剤を使用し、皮膚障害を防止するという管理方法が標準的である。しかし、ストーマ周囲の皮膚は皮膚保護剤を使用したとしても、常時ストーマ装具を貼付されているという環境におかれ、皮膚本来の生理機能を侵されている。そこで、長期的視野に立って皮膚障害や皮膚の慢性変化を防止するためには、予防的観点からスキンケアを行う必要がある。

2．皮膚障害の対応

　皮膚障害の対応は、その発生原因を見極めることから始まる。原因を正確に把握して、その原因を除去する手立てが対応策になる。
　❶ 皮膚障害の対応（表12）
　❷ 皮膚障害の病態別対応（表13）

表11．ストーマ周囲のスキンケアの原則

1．皮膚障害の原因
　皮膚保護剤を使用していてもその選択に誤りがあったり、使用方法や交換間隔を誤ると皮膚障害が発生する。皮膚障害の発生原因として以下のことが考えられる。
　　＊排泄物の付着
　　＊粘着剤・皮膚保護剤の刺激
　　＊機械的刺激　　　　　　　　これらの因子が単独あるいは重なった状況でみられることがほとんどである。したがって、スキンケアの原則とは、あくまでも皮膚障害の発生を予防する内容と同じである。
　　＊感染
　　＊その他（デルマドローム）

2．スキンケアの原則
　　＊皮膚の清潔…洗浄によって排泄物や皮膚の汚れを除去する
　　＊刺激物の除去…皮膚障害の原因となるものを除去する
　　＊機械的刺激の軽減…頻回の交換や乱暴な剥離を避ける
　　＊感染予防

表12．皮膚障害の対応

原因	対応
排泄物の付着 ①皮膚保護剤の不適格なカット ②皮膚保護剤の溶解 ③陥没・ストーマの位置不良	ストーマのサイズに合った皮膚保護剤のカット 溶解状況に合わせた早めの交換、溶解しづらい皮膚保護剤の選択 凸面装具やストーマ周囲に平面を確保する工夫（皮膚保護剤の切片やペーストの利用など）

原因	対応
粘着剤の刺激 ①粘着性テープ ②皮膚保護剤	除去あるいはスキンプロテクターの使用 皮膚保護剤の変更
機械的刺激 ①乱暴な剥離 ②皮膚保護剤の粘着の強さ ③頻回の交換	愛護的に。剥離剤の使用など 粘着性の弱い皮膚保護剤への変更 ストーマに合った装具の選択 処置などで頻回の交換を要するときは、粘着性の弱いカラヤ系皮膚保護剤を使用する。
感染 ①原疾患やデルマドローム ②細菌感染 ③真菌感染	医師の治療が必要 皮膚科医師の治療を要することあり 医師の処方により抗真菌剤の治療（希釈注射液を患部にパッティングし、乾燥させれば装具装着可能）
その他 ①デルマドローム	原疾患の治療

表13. 皮膚障害の病態別対応

病　態	対　応
びらん（主に消化液の付着による） ①浸出液が少量	びらん部に皮膚保護パウダーを散布し、余分なパウダーを取り除き、表面をドライにして通常の皮膚保護剤をする。
②浸出液が多い	びらん部よりやや大きめにカットした創傷被覆剤を貼付した上から通常の皮膚保護剤を貼付する。
潰瘍（真皮以下まで到達した潰瘍） ①感染併発 ②感染なし	2品型の装具を使用し、1日に数回洗浄して皮膚保護パウダーを散布する。 創傷被覆剤を貼付するか、ペーストやパテで潰瘍を被い皮膚保護剤を貼付する。
色素沈着・色素脱出	慢性変化であるのでなかなか改善しないが、粘着力の強過ぎない皮膚保護剤を使用して、愛護的スキンケアで対応すれば、小児の場合は皮膚の新生が活発であるため改善することもある。

VII・日常生活の留意点（食事・学校・災害時）

1. 食事管理

ストーマがあっても基本的には食事制限の必要はないが、下痢や便秘を予防することは大切である。

❶ 消化不良・下痢

このときは一度に食べ過ぎず、様子をみながら少しずつ食べるようにする。下痢が続くと脱水症状を起こしやすいので、番茶やうす味のスープを少しずつ取るようにする。

ⅰ）下痢のとき食べるとよいもの：重湯、おかゆ、トースト、よく煮たうどん、くず湯、ニンジン、よく煮て裏ごししたホウレン草、大根、すりおろしたリンゴ、ささみ、プリン、ヨーグルト。

ⅱ）下痢のとき避けた方がよいもの（便が軟らかくなりやすいもの）：そば、ラーメン、タケノコ、海藻類、ベーコン、ソーセージ、ピーナッツ、スイカ、モモ、イチゴ、マグロ、イカ、タコ、サンマ、ウナギ、牛乳、コーヒー、ビール、お酒。

❷ 便秘

便秘の予防には規則正しい生活と適度な運動が大切である。食事は3食きちんと取り、水分を十分に補給するように心がけること。

ⅰ）便秘のとき食べるとよいもの（繊維を多く含む、または整腸作用のあるもの）：麦、サツマ芋、レンコン、きのこ類、バター、ブドウ、リンゴ、ヨーグルト。

ⅱ）便秘のとき避けた方がよいもの：固いご飯、もち、白身魚、うどん、パン。

❸ ガス・臭い

ⅰ）ガスを発生させやすいもの：キャベツ、カリフラワー、山芋、炭酸飲料、貝、ネギ、ラーメン、サツマ芋、魚介類、ビール。

ⅱ）臭いの原因になりやすいもの：カニ、エビ、ニラ、玉ネギ、ニンニク、チーズ、卵。

ⅲ）ガスや臭いを抑えるもの：乳酸飲料、パセリ、ヨーグルト、レモン。

❹ 尿臭
ⅰ）尿臭を強くするもの：アスパラガス、ニンニク、ネギ、玉ネギ。
ⅱ）尿臭を抑えるもの：オレンジ、グレープフルーツ、アセロラジュース、クランベリージュース、緑茶。

2．学校

オストメイトであっても今までどおりの学校生活を送ることができることを十分に説明する。特に学童期の場合は、担任の先生や保健の先生に理解を求め、問題が生じたときの協力体制をつくっておくことが必要である。

ⅰ）登校時の持ち物：装具や下着などの必要物品はポーチにまとめて入れておくと運びやすく便利である。
（装具1～2セット・ティッシュやガーゼ・ゴミ袋・下着）

3．災害時の備え

災害時は環境や食生活の変化により、便の性状も変化することが考えられるため、災害時も普段と変わらず不自由のない生活が送れるように非常用持ち出し袋などの準備が必要である。

a．非常用持ち出し袋の中身
・10日分くらいの装具（1枚はすぐ使えるように面板を切っておく）
・ティッシュ（水に流せるもの）
・ゴミ袋
・手拭き用ウェットティッシュ

Ⅷ・社会福祉制度

オストメイトの日常生活にはストーマ装具が不可欠であり、これは経済的に大きな負担になる。この負担を軽減する目的でさまざまな福祉サービスがある。相談の窓口は最寄りの福祉事務所・市区役所・町村役場の障害福祉課になっている。

a．障害認定の時期

腸管のストーマ・尿路系ストーマのいずれにおいても、ストーマ造設直後から身体障害の認定を受けることができる（4級）。

3級以上の認定については、術後6カ月を経過した日以降に再申請により再認定を受けることができる。

・障害認定の申請ができないもの：一時的ストーマ（小児はこの場合が多い）
・障害年金の支給
・医療費の控除
・ストーマ装具の助成

IX・日本オストミー協会について

オストメイトの会として各都道府県に支部をもつ社団法人で、オストメイトの情報交換や勉強会などさまざまな活動を行っている。

社団法人　オストミー協会　〒124-0023　東京都葛飾区東新小岩 1-1-1-901
電話　03-5670-7681（平日の午前 10 時～午後 4 時）

（広部誠一、飯塚玲子、末吉康子）

VII 薬物療法

1 院外処方せん記載上の留意点

はじめに

　処方せんには院内処方せんと院外処方せんがある。前者が"内部的な指示書"であるのに対し、後者は"公的な文書"である。院外処方せんは各種医療保険法規の適用を受け、様式、記載事項が各法規で厳格に定められているため、記載もれや不備がないよう記載する必要がある。

　また、特定の保険薬局への患者誘導は禁止されている。院外処方せんは不特定多数の保険薬局に向けられたものであり、処方内容の意図がどの薬剤師にも正確に伝わることが必要である。

　以下、院外処方せんの記載上の注意点について述べる。

❶ 患者氏名、生年月日、性別、処方せん交付年月日、処方せんの使用期間

　処方せんの使用期間は特に記載がなければ、交付の日を含めて4日以内に保険薬局に提出することとなっている。これを過ぎると処方せんが無効となるため、再発行が必要となる。また、使用期間を記載したにもかかわらず、その期間を過ぎてしまい使用期間の変更が必要となった場合は、下記の記載事項の訂正が必要となる。

❷ 医師の署名

　フルネームで署名する。ゴム印またはワープロを使用した場合は押印が必要となる。自筆の場合、押印は不要である。

❸ 保険者番号、被保険者証・被保険者手帳の記号・番号、公費負担者番号など

　これらの記載がない場合には各医療保険への診療報酬請求ができず、薬剤師が調剤を拒む正当な理由（薬剤師法第21条）にあたるため必ず記載する。

❹ 記載事項の訂正

　記載事項を訂正する場合は、第三者による加筆や削除を防止するため、訂正箇所を二本線で抹消し、訂正印を押して正しく書き直す。

❺ 麻薬を処方する場合

　院内で用いられているような専用の麻薬処方せんは必要なく、同一の院外処方せんを用い、備考欄に麻薬施用者免許番号、患者住所を記載する。

❻ 院外処方せんを発行できない事例

　院内製剤、治験薬などの薬価未収載医薬品、入院中の患者には院外処方せんを発行できない。

❼ 医薬品名

　医薬品名は通常、薬価基準に収載されている商品名で正確に記載する。一般名で記載してもよいが、保険薬局によってブランドの異なる製剤が使用され、外観や味などが異なったり、体内動態に差が生じる可能性がある。約束処方、略号、記号などによる記載は禁止されている。

❽ 剤型と規格単位

　同一商品名の医薬品であっても数種の剤型や数種の規格単位をもつものがあるため、剤型と規格単

位は必ず記載する。

```
ペリアクチン®      12 mg
1日3回  毎食後  7日分
```

　ペリアクチン® には1％散、4 mg錠、シロップ（0.4 mg/m*l*）の剤型があるが、上記の処方からはどれか特定できず、ペリアクチン® 1％散1.2 g（あるいはペリアクチン® 散12 mg）、ペリアクチン®（4 mg）3錠、ペリアクチン® シロップ30 m*l* の3種類が考えられる。

❾ 投与量

　内服薬は1日量、頓服薬は1回量を記載し、剤型に対応した単位（mg、m*l*、錠、カプセル）を表記する。軟膏剤や吸入剤などは1日量あるいは1回量の記載が難しいので、包装単位または本数で記載する。投与量が通常量より著しく多いか少ない場合はその理由を略記する。

　散剤や顆粒剤は、1日量を原末量（mg、g）で記載する。製剤（倍散）量で記載する場合は製剤の規格（％）も記載する必要がある（上記ペリアクチン® の例参照）。配合剤や漢方エキス製剤は製剤量（g）で記載する。

❿ 用法・用量、処方のまとめ方

　内服薬は服用回数と投与日数を必ず記載する。新生児や乳児はミルクや乳児食による薬物の吸収への影響を避けるため、通常、食前投与とし、1歳以降は食後投与とする。頓服薬は投与回数を必ず記載し、投与時期（頭痛時など）もできるだけ記載する。処方は用法ごと（あるいは使用目的ごと）にまとめて通し番号を付ける。用法が同じでも錠剤とシロップのように剤型が異なる場合は別処方とする。

⓫ 注射薬、注射器の処方

　インスリンなどの自己注射、CAPD、在宅IVHなどの注射薬、注射器、注射針、輸液セットなどの特定保健医療材料も院外処方せんに記載でき、最小包装単位または本数で記載する。但し、特定保健医療材料のみでは処方できず、その場合は指示書を使用する。

⓬ その他

　処方欄に空白がある場合、「以下余白」と記載するか斜線を引いて、第三者による追加記載を防ぐことが重要である。

2　薬物投与上の留意点

はじめに

　現在、小児に対する適応をもつ医薬品の数は限られている。そのため、現場の臨床においては既承認医薬品が添付文書に基づかない使用、いわゆるoff-label使用が常態となっており、小児汎用薬の実に65％（新生児医療で80％）に達している。このような現状にもかかわらず、医師には自己責任のもと適切な薬物治療が要求されている。

　患者に害を与えないことを前提に、限られた情報で適切な薬物治療を行うには、以下の点を厳守する必要がある。

❶ 的確な診断
　ジゴキシン（ジゴキシン®）を頻脈のない心房細動に使用、ビタミン B_{12} を単なる鉄欠乏性貧血に使用、タミフル®をインフルエンザの確定診断なしに使用するなど、適切な診断がなされずに薬剤が使用される例は意外と多い。このような不適切な診断による薬物治療は時に重大な副作用を引き起こす場合がある。アスピリン（バファリン®）以外の $NSAID_s$ で悪化したことのある喘息をアスピリン喘息と診断できず、アスピリン製剤を投与したためにアスピリン $NSAID_s$ 喘息を起こして死亡した例があり、医師が敗訴している。薬剤を処方する前に、診断が適切であるかを見直すことが重要である。

❷ 適切な薬剤選択（有効性、安全性、薬価、禁忌に注意して）
　インドメタシン坐薬は解熱の適応が削除されているにもかかわらず発熱に使用されることが多く、その使用によってアスピリン喘息を起こして死亡した例、$NSAID_s$ は腹水が合併した非代償性の肝硬変の解熱鎮痛に禁忌となっているのに、しばしば使用されて無尿となった例など、不適切な薬剤選択によるアクシデントは多い。
　また、$NSAID_s$ やステロイド剤の使用時に胃潰瘍の予防目的に処方される H_2 ブロッカー、風邪に引き続いて起こる合併症の予防目的に処方される抗生剤など、予防投与の価値が否定あるいは疑問視されている薬剤の処方も多く、不必要な薬剤は選択すべきではない。

❸ 最適な用量（量、濃度）、用法（投与経路、速度、回数）、投与期間の設定
　テオフィリン（テオドール®）は最適な用量で投与しないと頻脈や心室性期外収縮などの不整脈、全身けいれんなどを起こす場合があり、血中濃度を測定して使用すべきである。筋注の薬物吸収は静注と経口薬の中間と思われているが、フェニトイン（アレビアチン®）、ジアゼパム（セルシン®）など生理的 pH で水に不溶な薬剤は経口薬より吸収が悪く、特に小児では避けた方がよい投与経路である。また、ビタミン K 製剤は急速静注でショックを生じやすいなど、投与速度に注意を要する薬剤もある。抗生剤などは投与回数や期間を適切に設定しないと耐性菌が出現しやすい。投与量など曖昧な場合は、薬局に問い合わせるなどその場で確認した方がよい。

❹ 併用薬に対する注意
　それぞれ常用量を用いた併用でも、作用が重なり合うと全体として過量となる場合がある。抗ヒスタミン剤、抗うつ剤、抗不整脈剤、フェノチアジン系薬剤などの併用は抗コリン作用や催不整脈作用が増強する。フェンブフェン（ナパノール®）とノルフロキサシン（バクシダール®）、シンバスタチン（リポバス®）とイトラコナゾール（イトリゾール®）やフィブラート系薬剤などのような併用禁忌薬、併用注意薬にも注意が必要である。

❺ 適切な情報提供
　高松高裁逆転判決では、稀でも致死的な副作用に関する情報は患者に提供すべきことが明示された。特に off-label 使用の多い処方では、ベネフィットだけでなくリスクに関しても十分な説明と使用に対する同意がない限り、法律上の責任は免れない。

❻ 有害事象の早期発見と回避
　有害事象が薬剤性である可能性がある場合は被疑薬を一度中止するのが原則である。被疑薬ないし原因薬を中止せずに治療を継続した場合、もとの病態を悪化させたり、さらに別の副作用を生じるなど有害事象のカスケードに陥ることがあるので注意が必要である。また、患者の訴えを軽視し、根拠なく否定してはならない。不明なときには文献を調べるか、薬局に問い合わせを行うことが肝要である。

3 小児における薬物動態と投与設計

はじめに

小児の薬物治療を安全かつ効果的に行うには、個々の患者の発達生理学や薬物動態および薬力学的特性、既往歴、治療のアウトカム、社会心理学的問題全般を考慮する必要がある。

本稿では、特に小児の薬物動態および薬力学に関する概論を示し、加えて、薬物の処方時に問題となる多剤併用による薬物相互作用、腎機能、肝機能が低下した患者の薬物投与法、および病態の変化に対応して至適投与量を決定する際の血中薬物濃度測定（TDM）について解説する。

Ⅰ・小児の吸収・分布・代謝・排泄

小児における薬物の吸収、分布、代謝、排泄に影響を与える因子は、年齢、臓器機能の成熟度、体組成、基礎疾患、薬物の剤型や物性、併用薬、食事などがある。

❶ 薬物の吸収

新生児や乳幼児は胃のpHや胆汁の産生量、胃内容排出時間および他の因子が経口薬の吸収に影響を与え、特に生後数カ月にその影響が強い。胃のpHは新生児でほぼ中性であるが、徐々に酸性になり、3歳で成人レベルに達する。酸に不安定なペニシリン剤の吸収は成人より乳児で増加し、フェノバルビタール（フェノバール®）やフェニトイン（アレビアチン®）のような酸性薬物の吸収は乳児で低下する。ミルクや乳児食は胃のpHを高めて酸性薬物の吸収が遅れ、さらに、脂肪含量が高いことから胆汁分泌が不十分な新生児期は脂溶性薬物の吸収が低下する。そのため、新生児や乳幼児は空腹時に経口薬を与える必要がある。また、胃内容排出時間は成人より新生児で長いことから、ジゴキシンなどの吸収が低下するといわれており、テオフィリン（テオドール®）のような徐放製剤の吸収にも影響を与えるため注意が必要である。

新生児期の筋肉注射による薬物投与は、血管運動の不安定性や筋肉組織の未発達、酸素化の減少によって吸収が不安定である。また、ジゴキシンやフェニトイン、ジアゼパム（セルシン®）などは生理的pHで水に不溶であるため、筋肉内で沈澱を生じ、その結果吸収が遅れ、個々人の吸収速度のバラツキが大きい。このようなことから、小児の筋肉注射はできるだけ避けた方がよい。

小児の外用薬による経皮投与は真皮層が薄く、水分含量が多いため、成人より吸収がよい。また、体重あたりの体表面積が大きく、それが薬物吸収を増大させる。したがって、外用薬であっても全身作用による中毒を起こす可能性があり、多用には注意しなければならない。

坐薬は直腸粘膜で溶解して吸収されるが、溶解には体温による場合と腸液への溶解がある。アセトアミノフェン坐薬（アンヒバ®、アルピニー®）やジクロフェナク坐薬（ボルタレン®）の基剤は油脂性で、体温により溶解する。ドンペリドン坐薬（ナウゼリン®）やジアゼパム坐薬（ダイアップ®）の基剤は水溶性で、腸液に溶解する。坐薬を併用する場合は水溶性基剤の坐薬を先に投与し、しばらく後に油脂性基剤の坐薬を投与すると吸収が確実である。しかし、特に水溶性基剤の坐薬は排便を促す働きがあり、小児では吸収までの時間、直腸内に保持できない場合も多い。また、坐薬内の成分は分布が不均一な場合があり、ハーフカットして使用すると効果にバラツキが生じる。したがって、坐薬は経口投与の難しい小児に使用するのがよい。

❷ 薬物の分布

吸収された薬は直接、あるいは肝臓の代謝を受けて全身血流にのり、全身の臓器・組織へと分布す

る。薬の分布は血液・細胞内液・細胞外液の割合、脂肪組織、薬の脂溶性・水溶性の程度、蛋白結合率などの因子に影響を受ける。

　新生児の体重あたりの総水分量は70％（細胞外液40％、細胞内液30％）で成人は60％（細胞外液20％、細胞内液40％）である。ゲンタマイシンのような水溶性の薬は主に細胞外液に分布するため、その分布容積（血漿と同じ薬物濃度で体内に分布すると仮定した場合の薬の総量を表す概念）は細胞外液と同様に変動する。ゲンタマイシンの体重あたりの分布容積は新生児で約0.45 l/kg、乳児で0.4 l/kg、1〜12歳で0.35 l/kg、13〜17歳で0.3 l/kg、成人で0.2〜0.3 l/kgとなる。つまり、新生児が成人の同じ血中濃度を得るにはmg/kgベースで約2倍の投与量が必要になる。一方、脂肪組織は脂溶性薬物の分布に影響するが、水溶性薬物ほど大きく影響しない。

　蛋白結合率は薬の分布に大きく影響している。蛋白結合率の高薬は分布容積が小さく、主に循環血液中に存在する。逆に、蛋白結合率の低い薬は分布容積が大きく、主に組織中に高濃度に存在する。血清アルブミンとの蛋白結合率が高いフェニトインは、腎不全や高ビリルビン血症などの病態でわずかに蛋白結合率が低下すると、組織における遊離型のフェニトイン濃度が大幅に上昇して薬理作用が強く現れる。例えば、フェニトインの蛋白結合率が90％から80％に低下すると、遊離型のフェニトインは10％から20％に2倍増加する。また、血清アルブミン濃度が減少している病態では、フェニトイン濃度に対する遊離型分率が増加するため、血中濃度が低くても薬理効果が得られる。新生児は血清アルブミン（酸性薬物と主に結合する）とα1酸性蛋白（塩基性薬物と主に結合する）が成人より減少しており、また、薬に対する結合親和性も低い。薬の中には内因性物質と蛋白結合を競合し、内因性物質の分布に影響するものもある。ST合剤（バクタ®）はアルブミンと結合しているビリルビンを置換するため、新生児では遊離したビリルビンによる核黄疸の可能性がある。

❸ 薬物の代謝

　薬物は主に肝臓で代謝される。新生児は体重あたりの肝臓の重量が5％で、成人の約2％より大きく、薬物代謝に対する大きな表面積を提供している。肝代謝酵素やグルクロン酸抱合などはまだ未成熟である。そのため、新生児は成人に比べて薬の効果が強く現れやすく、副作用が起こったりすることがある。新生児が1カ月齢になるまで小児のfunn doseで薬を投与できない理由がここにある。例えば、クロラムフェニコールによる新生児のグレイ症候群は代謝能力がなく血中濃度が毒性レベルに達することが原因である。また、アスピリン（バファリン®）やフェニトインはグルクロン酸抱合が未熟な新生児において中毒を起こしやすい。一方、乳幼児は通常の薬物代謝に酸化を必要とするが、テオフィリンやカフェイン、フェノバルビタール、フェニトインなどの薬は成人よりも急速に代謝される。例えば、テオフィリンの半減期は出生時25時間と長いが、1〜4歳で3.4時間に短縮し、成人で8.2時間となる。したがって、小児に対するテオフィリンのmg/kgベースの投与量は成人より多くする必要がある。

　肝代謝酵素：肝代謝は酸化、還元、加水分解による第一相反応と抱合による第二相反応に大別されている。第一相反応は特にcytochrome P 450（CYP）による代謝が重要である。CYPは複数の分子種より構成され薬によりその代謝に関与する分子種がある程度決まっている（表1）。CYPは後述する薬物相互作用を理解するうえで重要である。第二相反応は第一相反応により生成した極生基にグルクロン酸、硫酸、グルタチオンなどを結合させ、より水溶性を増し体外に排泄されやすくなる機能をもつ。硫酸抱合は出生時から活性が高いが、グルクロン酸抱合は出生時にはほとんど活性がなく、その後急激に上昇し、ビリルビンを基質にした場合は生後約100日で成人の値に達し以後プラトーとなる。

表1. 各種CYP分子種と代謝される主な薬および主なCYP阻害薬と誘導薬

分子名	薬物名（基質）	阻害薬（基質濃度↑）	誘導薬（転質濃度↓）
CYP1A2	テオフィリン、カフェイン	クラリスロマイシン、エリスロマイシン、シメチジン、ニューキノロン系抗菌剤	抗てんかん薬（カルバマゼピン、フェニトイン、フェノバルビタール）、リファンピシン、煙草
CYP2C9	フェニトイン、ワーファリン、ジクロフェナク、メフェナム酸	シメチジン、フルボキサミン	抗てんかん薬、リファンピシン
CYP2C19	ジアゼパム、ランソプラゾール、オメプラゾール	シメチジン、オメプラゾール	抗てんかん薬、リファンピシン
CYP2D6	コデイン、メトプロロール、イミプラミン、コロルフェニラミン	シメチジン、プロパフェノン	
CYP2E1	エタノール、ハロタン、テオフィリン		
CYP3A4	エリスロマイシン、クラリスロマイシン、シクロスポリン、イトラコナゾール、ミコナゾール、カルバマゼピン、ニフェジピン、コルチゾール、アルプラゾラム、トリアゾラム、ミダゾラム、ピモジド	シメチジン、フルボキサミン、イトラコナゾール、クラリスロマイシン、エリスロマイシン、リトナビル、グレープフルーツジュース	抗てんかん薬、リファンピシン、セント・ジョーンズ・ワート

❹ 薬物の排泄

　薬物の大部分は肝臓や腎臓で排泄されるが、肺や外分泌腺（汗腺、唾液腺、乳腺）からも一部排泄される。

　肝臓から胆汁中へ排泄される薬物の多くはグルクロン酸抱合されたものである。その一部は腸管のβグルクロニダーゼにより加水分解された後再吸収を受け、門脈経由で再び肝臓に戻る（腸肝循環）。新生児期のグルクロン酸抱合は未熟であるが、βグルコロニダーゼ活性は高いため、グルクロン酸抱合が主な代謝経路である薬物やジゴキシン、モルヒネなど腸肝循環を受ける薬物の半減期は長くなる。

　腎臓からの薬物の排泄には糸球体濾過、尿細管分泌、再吸収が関係する。糸球体濾過率（GRF）は満期産児の出生時に2〜4 ml/minだが、生後2〜3日で8〜20 ml/minに増加し、5〜12カ月までに成人値に達する。糸球体から濾過される薬物は遊離型の薬物のみで、蛋白結合した薬物は濾過されない。アミノグリコシドは蛋白結合率が低く、大部分が未変化体として糸球体から濾過されるため、GFRの未成熟な新生児期は投与量あるいは投与間隔の調節が必要になる。有機アニオン性薬物に対する尿細管分泌能は生後7日で出生時の2倍に増加し、1年で10倍に達する。ペニシリンやセフェム系抗生物質、スルファミン類、フロセミドなどの弱酸性薬物に対する分泌能は新生児で顕著に減少する。

❺ 薬力学的特徴

　薬物は小児、成人ともに同じ活性機序をもつが、小児では標的臓器の未熟性や受容体の低感受性が薬物の反応性に影響を与える。例えば、新生児における組織単位あたりのジゴキシン受容体は成人の2倍数あるが、親和性は成人より小さい。そのため、新生児はジゴキシンの予想される薬理効果を得

表2. 配合禁忌の例

薬物の組み合わせ	配合禁忌の理由
グルコン酸カルシウム（カルチコール®）と炭酸水素ナトリウム（メイロン®）	Caイオンと重炭酸イオンによりCa塩を析出する。高カロリー輸液製剤とメイロン®でも起こる場合がある。
アミノフィリン（ネオフィリン®）とドパミン（イノバン®）	ネオフィリン®はpH8〜10の塩基性溶液なので、ドパミン、ドブタミン（ドブトレックス®）のような酸性製剤との混合でpHが低下し白濁が生じる。
フロセミド（ラシックス®）とドパミン	ネオフィリン®と同じ理由による（ラシックス®のpH 8.6〜9.6）。
ジアゼパム（セルシン®）と他の注射液	ジアゼパムは水に難溶性のため有機溶媒に溶解させた製剤で、他の注射剤により希釈されると沈殿を生じる。
カルシウム(Ca)を含む輸液と血液製剤	血液製剤中のクエン酸（抗凝固薬）はCaが加わると、Caのキレート作用がなくなるため、フィブリンが析出し、輸液ライン内で凝固が進行する。
メシル酸ガベキサート（FOY®）と他の注射液	メシル酸ガベキサートは他剤との混合により沈殿を生じやすく、単独投与が望ましい。側管から使用する場合でも注意を要する。

表3. 吸収相での相互作用

問題となる薬物の組み合わせ	機序・注意点
炭酸カルシウム（カルタン®）、スクラルファート（アルサルミン®）など金属カチオン含有製剤は、ニューキノロン系抗菌剤（バクシダール®、シプロキサン®）、ジゴキシン、セフジニル（セフゾン®）、ミノサイクリン（ミノマイシン®）、チロキシン（チラージンS®）、D-ペニシラミン（メタルカプターゼ®）などの吸収を阻害し血中濃度を低下させる。	難溶性のキレートを形成し、吸収を阻害する。セフジニルは特に鉄剤との併用で吸収が1/10まで著しく低下する。D-ペニシラミンは食事の影響を受けるため空腹時服用する。2〜3時間あけて服用すると相互作用を回避できる。
タンニン酸アルブミン（タンナルビン®）は経口鉄剤、ロペラミド（ロペミン®）の吸収を阻害し効果を減弱させる。	鉄剤はタンニン酸となり、ロペラミドは吸着により吸収が阻害されるので、同時使用を避ける。

表4. 分布相での相互作用

問題となる薬物の組み合わせ	機序・注意点
インドメタシン、イブプロフェン（ブルフェン®）、ベザフィブラート（ベサトールSR®）はワルファリン（ワーファリン®）の作用を増強する。	アルブミン結合部位での置換によりワルファリンの遊離型濃度が増加する。一般的に蛋白結合率の高い薬物はわずかの置換でも影響が大きい。ワルファリンの蛋白結合は98%で、遊離型は2%であるが、置換によって遊離型が4%になれば薬理作用は約2倍になる。

るのにmg/kg単位で成人より高用量が必要となる。脳のドパミン2受容体も小児期に多く、その受容体に拮抗作用をもつフェノチアジン系制吐剤やハロペリドール（セレネース®）は錐体外路症状を生じやすい。

II・薬物相互作用

薬物相互作用は配合変化、薬物動態による相互作用、薬力学による相互作用に分類される。

表5. 代謝相での相互作用

問題となる薬物の組み合わせ	機序・注意点
イトラコナゾール（イトリゾール®）、ミコナゾール（フロリード®）はシサプリド（アセナリン®）、ピモジド（オーラップ®）、キニジン、トリアゾラム（ハルシオン®）、シンバスタチン（リポバス®）（併用禁忌）。	CYP3A4の阻害作用により、基質薬物の代謝が阻害され血中濃度が上昇する。シサプリドなどによるQT延長やシンバスタチンによる横紋筋融解症が発現しやすくなる。
シメチジン（タガメット®）はテオフィリン（テオドール®）、ワルファリンの作用を増強し、副作用を発現する可能性がある。	シメチジンによるCYP3A4の阻害作用により、通常量では予想以上に血中濃度が上昇する。
フロボキサミン（ルボックス®）、三環系抗うつ薬、プロプラノロール（インデラル®）はチオリダジン（メレリル®）の作用を増強し、副作用を発現する可能性がある（併用禁忌）。	CYP2D6での競合あるいは阻害によりチオリダジンの血中濃度が上昇し、QT延長、心室性不整脈などが発現しやすくなる。
パニペネム（カルベニン®）、イミペネム（チエナム®）はバルプロ酸（デパケン®）の作用を減弱し、てんかん発作を誘発する可能性がある（併用禁忌）。	バルプロ酸はカルバペネム系抗生物質との併用によりグルクロン酸抱合が亢進し血中濃度が著しく低下する。
アロプリノール（ザイロリック®）は6-メルカプロプリン（ロイケリン®）、アザチオプリン（アザニン®）、テオフィリンの作用を増強する。	アロプリノールのキサンチンオキシダーゼ阻害作用により、6-MPなどの代謝が阻害される。
リファンピシン（リマクタン®）は抗HIV薬のプロテアーゼ阻害薬（併用禁忌）、プレドニゾロン、シクロスポリン（サンデュミュン®）、フェニトインなどの作用を低下させる。	CYP3A4などを誘導し、その基質薬物の代謝が亢進する。

表6. 排泄相での相互作用

問題となる薬物の組み合わせ	機序・注意点
NSAIDsはジゴキシン、炭酸リチウム（リーマス®）、メトトレキサート（メソトレキセート®）の腎排泄を抑制し血中濃度を上昇させる。	NSAIDsはプロスタグランジンの合成阻害により腎血流量を低下させ、主に糸球体濾過される薬物の排泄を低下させる。
プロベネシド（ベネシッド®）はペニシリン、ワルファリン、メトトレキサート（メソトレキセート®）、アシクロビル（ゾビラックス®）などの尿細管分泌を抑制し血中濃度を上昇させる。	尿細管分泌の競合による。ペニシリンの血中濃度維持に利用される場合がある。
メトトレキサートはフロセミド、エタクリン酸（エデクリル®）、チアジド系利尿剤など尿を酸性にする利尿剤と併用してはならない。	メトトレキサートは酸性尿で結晶化し尿細管に沈着して急性腎不全を起こす。

ⅰ）配合変化：薬物には混合によって変色や沈殿、力価の低下を起こす組み合わせがある。沈殿物によって輸液ラインを閉塞する場合が特に重要である（表2）。

ⅱ）薬物動態による相互作用：吸収、分布、代謝、排泄の各相における相互作用が知られているが、特に代謝相における相互作用が最も多く重要である（表3、4）。

（代謝相での相互作用）

　cytocrome P450（CYP）が関与する相互作用はCYPの阻害作用に基づくもの（基質が代謝されにくくなり血中濃度が増加する）と、CYPの誘導作用に基づくもの（基質が代謝されやすくなり血中濃度が低下する）がある（表5）。

表7. 薬力学による相互作用の例

問題となる薬物の組み合わせ	機序・注意点
ノルフロキサシン（バクシダール®）はフェンブフェン（ナパノール®）、ケトプロフェン（オルヂス®）との併用でけいれんを誘発する（併用禁忌）。	NSAIDsはニューキノロン系抗菌薬のγアミノ酪酸（GABA）受容体への阻害作用を増強するため、併用によりけいれん誘発の危険性が高まる。
Ca製剤はジゴキシンの作用を増強し突発性頻脈や心停止をきたすことがある（原則禁忌）。	ジゴキシンの催不整脈作用は心筋細胞内のCa濃度に依存するため、血中Ca濃度の急激な上昇により本剤の毒性が増す。
麻酔薬や筋弛緩薬とアミノグリコシドとの併用は呼吸抑制を起こすことがある。	アミノグリコシドには神経筋遮断作用があるため、麻酔薬などとの併用で筋弛緩作用が増強し、呼吸抑制の増強・延長が起こる。
モルヒネとペンタゾシン（ソセゴン®）、ブプレノルフィン（レペタン®）は作用が拮抗する。	ペンタゾシンなどの拮抗性鎮痛薬はモルヒネと受容体を競合するため、モルヒネの効果減弱や退薬症状を発現することがある。

表8. TDMに関する指標

薬物	有効血中濃度($\mu g/ml$)	定常状態到達時間（hr）	採血時間、その他の留意点
アミカシン	ピーク：10～25 トラフ：<5	新生児：12～48、小児2.5～12、成人：2.5～15	採血時間：①投与直前（トラフ）、②投与1～2時間後、①②よりピーク値を算出
ゲンタマイシン トブラマイシン	ピーク：6～8 トラフ：<2	新生児：12～48、小児2.5～12、成人：2.5～15	
バンコマイシン	ピーク：25～40 トラフ：<10	新生児：28～35、乳児16～20、小児12～15、成人：20～25	採血時間：①投与直前（トラフ）、②投与終了1～2時間後
テオフィリン	5～20、新生児無呼吸発作5～10	末熟児：120～150、新生児：80～100、小児1～2日、成人：1～2日、喫煙者約1日	採血時間：（経口）朝服用直前、（注射）静注0.5時間後、点滴開始4～8時間後
ジゴキシン	0.8～2.0 ng/ml	約8日、無尿時：約22日	採血時間：朝服薬直前（トラフ）
フェニトイン	生後3カ月未満：5～15、生後3カ月以上～成人：10～20	7～28日（低用量で短く高用量になるほど長くなる）	採血時間：朝服用直前（トラフ）、投与量補正の例：バルプロ酸の投与量が300 mg/日でトラフ値が30 mg/mlであった場合、60 mg/mlを目標にして投与間隔を変えずに投与量を補正するには300×60/30＝600 mg/日となる（但し、肝障害などでクリアランスが大きく変化した場合は適用できない）
フェノバルビタール	15～40	新生児、成人：21～28日、小児：14～21日	
カルバマゼピン	4～12	7～14日	
エトスクシミド	40～100	小児：7日、成人：14日	
バルプロ酸	50～100	小児：1～4日（単剤）、1～2日（多剤）、成人：2～5日（単剤）、1～3日（多剤）	
シクロスポリン	100～400 ng/ml（全血モノクローナル抗体）、移植の種類や経過時間で異なる	2～3日以降（小児は成人より半減期が短い）	採血：定常状態に関係なく頻回な測定が望まれる。採血時間：静注、経口とも最低血中濃度を示す時間帯（朝服薬直前）
タクロリムス	5～15 ng/ml、移植の種類や経過時間で異なる	50時間前後	

CYPを阻害する機序には、同じCYPが薬物同士が競合する機序、代謝物がCYPと解離しにくい複合体を形成してCYP活性を低下させる機序（エリスロマイシン、クラリスロマイシン、グレープフルーツジュース）、CYPのヘム部分に配位してCYP活性を低下させる機序（シメチジン、アゾール系抗真菌剤、エチニルエストラジオール、イソニアジド）の3つがある。特に複合体を形成する薬物とヘム部分に配位する薬物は多くの分子種を強く阻害し持続時間も長いので臨床上重要である。
　CYPを誘導する薬物にはフェノバルビタール、カルバマゼピン、フェニトイン、リファンピシンがあり、主にCYP3A4を誘導する。代謝相での代表的な相互作用を以下に示す（表5、6）。
　iii）薬力学による相互作用：相加・相乗あるいは拮抗作用による薬理学的相互作用である（表7）。

III・薬物血中濃度測定（TDM）の注意点

　TDMは対象となる薬物の血中濃度を有効血中濃度域に導くために利用される。大多数の患者は有効血中濃度域で中毒症状を認めることなく効果を発現するが、一部の患者では例外もある。そのため、TDMの実施にあたっては患者の臨床症状を十分加味することが重要である。
　現在、TDMの保険適応が可能な対象薬剤群は13あり、「特定薬剤治療管理料」として薬剤群ごとに所定点数を月1回のみ算定できる。測定の際には測定時期（定常状態に達したか）や採血時間を明確にし、測定のやり直しとならないように注意する。表8に小児科領域で汎用される薬物のTDMに関する指標を示す。

4 薬物投与上の禁忌事項（表9、10）

表9．添付文書に記載のある小児の禁忌薬剤

分類	一般名	商品名	禁忌	原禁	留意事項
全身麻酔剤	ドロペリドール	ドロレプタン	○		2歳以下の筋注。
催眠鎮静剤	ジアゼパム	ダイアップ	○		未熟児、新生児は↑血中濃度、↑半減期。
非ステロイド性抗炎症剤（NSAIDs）	アセメタシン	ランツジール		○	大量で感染症の不顕性化、肝炎の報告。
	インドメタシン	インテバン		○	
	プログルメタシン	ミリダシン		○	
中枢神経刺激剤	メチルフェニデート	リタリン		○	6歳未満。長期投与で成長遅延などの報告。
	マジンドール	サノレックス	○		アンフェタミン類似。依存性、薬剤耐性がある。
局所麻酔剤	アミノ安息香酸エチル	アネステジン	○		乳幼児、メトヘモグロビン血症の報告。
耳鼻科用剤	トラマゾリン	トーク点鼻	○		2歳未満、発汗・徐脈などの全身症状発現。
	テトリゾリン・プレドニゾロン	コールタイジンスプレー	○		
	テトラヒドロゾリン	ナーベル			
	ナファゾリン	プリビナ点鼻	○		2歳未満、ショックの報告。

表9. 続き

分類	一般名	商品名	禁忌	原禁	留意事項
呼吸促進剤	ドキサプラム	ドプラム	○		未熟児、新生児、消化管穿孔・出血の報告。
気管支拡張剤	イソプレナリン・フェニレフリン	メジヘラーD	○		小児の安全性が確立していない。
止瀉剤	ロペラミド	ロペミン	○		未熟児、新生児、6カ月未満、呼吸抑制などの報告。
				○	6カ月以上2歳未満、麻痺性イレウスなどの報告。
ホルモン剤	胎盤性性腺刺激ホルモン	HCG	○		性早熟症の患者、アンドロゲンの産生を亢進し、骨端の早期閉鎖、性的早熟の恐れ。
	テストステロン・エストラジオール	ボセルモンデポー	○		思春期前の患者、骨端の早期閉鎖、性的早熟の恐れ。
痔疾用剤	アミノ安息香酸エチル含有剤	ヘルミチンS坐剤	○		乳幼児、メトヘモグロビン血症の報告。
外皮用剤	マーキュロクロム	マーキュロクロム	○		臍帯ヘルニアの小児。
	スルファジアジン銀	ゲーベンクリーム	○		未熟児、新生児で高ビリルビン血症。添加剤のプロピレングリコールで血清浸透圧上昇。
	タクロリムス水和物	プロトピック軟膏	警告		小児での経皮吸収は不明。びらん、潰瘍面への使用は血中濃度が上昇し腎障害などの可能性あり。
歯科用剤	三酸化ヒ素・ジブカイン他	ネオアルゼンブラック	○		乳歯・根未完成歯は歯根膜、永久歯胚などへの障害が発現しやすい。
栄養剤	特殊ミルク	フェニルアラニン除去ミルク	○		適応患者以外は禁忌。
	経腸栄養剤	エレンタールP	○		アミノ酸代謝異常のある患者。
抗リウマチ剤	Dペニシラミン	メタルカプターゼ		○	結合組織の代謝障害がある患児は結合組織異常を起こす。警告：無顆粒球症などの血液障害。
	オーラノフィン	リドーラ	○		小児に対する安全性は確立していない。
痛風用剤	プロベネシド	ベネシッド	○		2歳未満の乳児に対する安全性は確立していない。
ビスホスホネート	エチドロン酸二ナトリウム	ダイドロネル	○		骨成長に影響。10～20 mg/kg/日の長期投与で、くる病様症状の報告。
抗ヒスタミン剤、抗アレルギー剤	クロルフェニラミン	ポララミン	○		未熟児、新生児、中枢神経興奮など抗コリン作用の感受性が高く、けいれんなどを起こしやすい。
	シプロヘプタジン	ペリアクチン	○		
	オザグレル	ベガ	○		小児に対する安全性は確立していない。

表9．続き

分類	一般名	商品名	禁忌	原禁	留意事項
抗生物質	スルベニシリン	リラシリン	○		未熟児、新生児、乳幼児の筋注。パンスポリン筋注など、他の抗生剤の筋注も同様。
	セフトリアキソン	ロセフィン	○		高ビリルビン血症の未熟児、新生児は核黄疸の可能性がある。
	クロラムフェニコール	クロロマイセチン	○		未熟児、新生児でGray syndrome（腹部膨張に始まる嘔吐、下痢、皮膚蒼白、虚脱、呼吸停止など）の報告。
	アンピシリン・ジクロキサシリン	コンビペニックスP錠	○		未熟児、新生児、乳児に対する安全性は確立していない。
化学療法剤	スルファメトキサゾール	シノミン末	○		高ビリルビン血症の未熟児、新生児は核黄疸の可能性がある。他のスルファミン類も同様。
抗結核剤	エタンブトール	エブトール		○	乳幼児では視力障害の発見が極めて困難。
抗菌剤	エノキサシン	フルマーク	○		小児で関節異常。他のニューキノロン系も同様。小児用バクシダール錠は乳児などを除き投与可。
	ナリジクス酸	ウイントマイロン	○		3カ月未満は血中濃度上昇。頭蓋内圧上昇（頭痛、嘔吐、うっ血乳頭）。
人免疫グロブリン	乾燥抗D人免疫グロブリン	抗Dグロブリン	○		新生児、D(Rho)陽性の児で溶血の可能性。
抗原中剤	スルファドキシン・ピリメタミン	ファンシダール	○		高ビリルビン血症の未熟児、新生児は核黄疸の可能性がある。
検査用剤	スルホブロモフタレインナトリウム	ヘパトサルファレイン	○		未熟児、新生児には本剤を抱合する酵素がない。
麻薬	フェンタニール	フェンタネスト	○		2歳以下の乳児、小児に対する安全性は確立していない。

表10．医療禁忌・原則禁忌（投与しないことを原則とするが、必要な場合は慎重に投与すること）

禁忌	解説
喘息発作時、アミノフィリン製剤（ネオフィリン注）を急速に静注してはならない。	中毒症状（悪心、嘔吐、頻脈や心室性期外収縮などの不整脈、全身けいれんなど）が起きる。テオフィリンを内服していない患者には loading dose として 5.6 mg/kg を 20 分以上かけて静注し、必要なら維持量として 12 カ月未満は 0.9 mg/kg/時、1～9 歳は 1.2 mg/kg/時、9～16 歳 0.8 mg/kg/時で点滴静注する。テオフィリンを内服している患者は loading dose を 1/2 にする。なお、エリスロマイシンやシメチジンとの同時使用は中毒が起きやすい。
けいれん患者にジアゼパム注（セルシン）を急速に静注してはならない。	急速静注で呼吸抑制をきたす場合がある。特に呼吸不全、循環不全などのある患者は注意する。0.1 mg/kg につき 1 分かけて静注する（0.3～0.5 mg/kg/回、最大 10 mg）。なお、けいれん重積にフェノバルビタールを併用すると呼吸抑制が強く出るため、フェニトイン（18 mg/kg、1 mg/kg/分以下のスピード）を併用する。フェニトイン注はpHが約 11 以下になると結晶が析出するので、生食水などで 4 倍以上希釈してはならない。

表10. 続き

禁忌	解説
第1回目の抗生剤の静注は全量を急速に静注してはならない。	アナフィラキシーショックは投与後短時間に発症するほど重症である。まずほんの少量入れて止め、1〜2分観察し、問題なければ半分まで入れて再度観察する。問題がなければ残りは速めに静注してもよい。第2回目からは通常の投与でよい。皮内テストは可能な限り実施する。
検査の際、鎮静薬を投与した場合は患児から目を離してはならない。	軽度の鎮静薬投与でも呼吸抑制をきたす恐れがある。発見が遅れることのないように注意しなければならない。
出血傾向のある小児が発熱や疼痛を訴えた場合、アセトアミノフェン製剤（アンヒバ®）以外の解熱鎮痛薬を与えてはならない。	NSAIDsはPG系を阻害し血小板機能を抑制するので、出血傾向を憎悪させる。また、アスピリンは水痘やインフルエンザ感染の小児に投与すると、ライ症候群の発生が増加するとの報告があり、投与は控えた方がよい。
糖質コルチコイドは急激に減量・中止してはならない。	比較的大量（10 mg/日以上）の糖質コルチコイドを投与している場合、副腎皮質は抑制されており、急激に減量・中止すると副腎不全を起こす場合がある。成人の1日の糖質コルチコイド分泌量はプレドニゾロン換算で約5 mg。

（須藤要一）

各論・1

I 循環器疾患

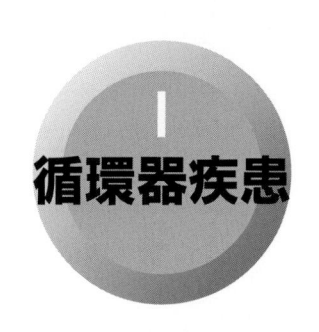

1 心疾患を疑わせる徴候

はじめに

　心臓大血管疾患の主な徴候はチアノーゼ、多呼吸・呼吸困難、心雑音、哺乳不良、蒼白、四肢末梢の冷感、浮腫などであるが、これらの徴候があれば心疾患に焦点をあてて親から他の徴候の有無を確認し、理学的検査と各種検査をして他臓器の疾患を鑑別しながら診断を進める。「心疾患を疑わせる主な徴候」を表1に、「理学的検査で確認する所見」を表2に示す。また、救急外来で心疾患を疑う場合には表3の検査を行う。

表1．心疾患を疑わせる主な徴候

1. 呼吸器状態：呼吸困難、多呼吸、陥没呼吸、喘鳴、息切れ、起座呼吸、夜間の呼吸困難
2. チアノーゼ（154頁参照）
3. 哺乳不良・困難、食欲不振・体重増加不良
4. 元気がない、泣き声が弱い・嗄声
5. 蒼白、発汗過多
6. 浮腫、尿量減少・無尿、新生児黄疸の重症化、ショック症状
7. 運動能低下（階段・坂道歩行で顕在化）、疲れやすい、元気がない
8. 失神・けいれん・意識喪失
9. 頻拍・除脈、不整脈（註1）
10. 胸痛、心窩部痛
11. 不明熱：感染性心内膜炎のとき（280頁参照）

（註1）心拍数・不整脈について

　頻脈は年齢と児の状態による変動幅が大きい。また、発熱、興奮、甲状腺機能亢進など心疾患以外で心拍数の上昇を呈する疾患がないことを確認する。新生児で200/分以上、乳児で150/分以上、学童で120/分以上が持続するなら病的なので迅速な診断が必要（「心電図」、156頁参照）。除脈・不整脈は心電図を記録し精査を要す。

　脈圧：脈圧が大きく、充実していないときは（"bounding pulse"、Corrigan pulse）は動脈管開存、大動脈弁閉鎖不全、動静脈瘻などを、反対に脈圧が小さいときには心不全、心タンポナーデ（276頁参照）、大動脈弁狭窄を疑う。

表2. 理学的検査で確認する所見

1. 視診：心尖拍動の位置と強さ
   胸郭の形態と変形の有無（前胸部突出、漏斗胸、Straight back、側彎）
   チアノーゼの有無：口唇、爪床、粘膜にみられる。軽度のものは見逃されることあり、爪の変形（ばち状爪）は乳児期後半から出現（154頁参照）
   静脈怒張の有無（註1）
2. 聴診：心音・心雑音の聴診（150・257・260頁参照）
   肺の聴診（呼吸音の強弱、左右差、湿性ラ音、気管支音）
   心臓・肺以外（頭部では脳動静脈瘻、頸部では甲状腺機能亢進を疑う）
3. 触診：心尖拍動の位置と強さ
   肝臓の位置・形態、腫脾の有無・大きさ
   腹水の有無
4. 脈診：脈の数、リズム、脈圧、左右上下肢間の差
5. 血圧：（左右上下肢差を含む）（註2）
6. 打診：現在心拡大の有無を打診でみることはなく、疑いがあればX線写真で確認

（註1）静脈圧：児を座位にしても外頸動脈の怒張がみられれば異常である。臥位で肘静脈に静脈留置針を入れ静脈圧を測ることができる（この場合には cmH$_2$O で表示される）。これは中心静脈圧（平均圧）にほぼ等しいので心臓の機能状態を知る重要な指標となり、高値では静脈怒張を伴う。三尖弁閉鎖不全・狭窄、フォンタン型手術後、上大静脈症候群、心膜炎、心タンポナーデで高値を示し、脱水では低値となる。

（註2）血圧測定について
左右上下肢の動脈拍動の触診と血圧測定：大動脈狭窄や離断を診断するには上腕のみならず下肢の動脈拍動の触診と血圧測定が必要である。病型によっては左右上肢の血圧測定も必要である。新生児期には上下肢血圧はほぼ同じで、2歳を過ぎると通常下肢の方が上腕より 10 mmHg（成人では 20 mmHg）高い。血圧のゼロ点は三尖弁の位置であり、血圧を正しく測定するにはマンシェットの幅は上腕長、あるいは大（下）腿長の約 2/3 の幅が必要である。血圧測定は従来のマンシェット法のほかに、弱い拍動も検出できるドップラー法があるが収縮期のみの測定に限られる。近年は最高・最低・平均血圧が自動測定できる器械（ダイナマップ®など）も広く使われている。小児科医は日常的に新生児・乳児の脈の触診に慣れ、対象年齢層の「動脈拍動の強さ」を指先で体得しておくとよい。筆者は新生児では上肢は橈骨動脈か上腕動脈で、下肢は股動脈の拍動を示指端で触診している。なお、上下肢の脈が全部弱いときには重症心不全を考えるが、特殊な型の大動脈弓離断（症）の場合、四肢では弱くても頸動脈の拍動は逆に強く触診される（動脈留置針による観血的血圧測定法は略）。

表3. 検査

1. 胸部X線写真
   ・心胸郭比
   ・心陰影から推定される心疾患を考える
   ・心尖と胃泡の位置関係、肺血管陰影（増強/減少、左右差）
   ・肺実質疾患の有無
   ・気管支の状態（位置、狭窄の有無、分枝状態）
   ・大動脈弓の位置
   ・肝腫大の有無
   ・胸郭変形
   などをチェック
2. 心電図検査（156頁参照）または呼吸心拍モニター
   心拍数、頻脈・徐脈・不整脈、P波の向き、ST低下/上昇の有無、T波の向き・大きさ・形、QRS波の電位差、PQ・QT時間・QTc時間など
3. 経皮酸素飽和度計
4. 心臓超音波検査（心エコー検査）（253頁参照）
5. 血液検査：末梢血/生化学一般、血液ガス、心筋逸脱酵素群、BNPなど

（佐藤正昭）

② 心臓超音波検査(心エコー検査)

はじめに

　心エコー検査は小児科領域において初期治療のスクリーニング検査としての役割から、先天性心疾患の手術適応、術式を決定する最終診断手段としての役割まで幅広く利用されており、その技術を習得することは重要である。客観的診断には標準的断面の描出、区分診断法の理解、定量的評価が重要である。

Ⅰ・標準断面

　心臓に対するエコーウィンドーは4カ所ある。①胸骨左縁、②心尖部、③剣状突起下、④胸骨上窩。被検者に不快感を与えにくいため、この順番に検査を行うことが多い。

❶ 胸骨左縁

ⅰ)左心室長軸断面：探触子を右肩－左腰方向に向ける。左房、僧帽弁、左心室、大動脈弁、大動脈、心室中隔、右心室を観察する(図1)。

ⅱ)左心室短軸断面：探触子を上記断面から時計方向に90°回転させる(左肩－右腰方向)。左心室、乳頭筋、心室中隔、右心室を観察する(図2)。

ⅲ)大動脈短軸断面：探触子を左腋窩－右腰方向に向ける。大動脈弁、右房、右心室、肺動脈弁、肺動脈を観察する(図3)。

❷ 心尖部

ⅰ)四腔断面：探触子を心尖部へ置き鎖骨と平行に向ける。左心室、僧帽弁、左房、肺静脈、右心室、三尖弁、右房を観察する(図4)。

❸ 剣状突起下

ⅰ)水平断面：剣状突起下で体軸と垂直となるように探触子を置く。下大静脈、脊椎、下行大動脈を観察する(図5)。

ⅱ)四腔断面：探触子を剣状突起下で胸骨とほぼ平行になるように置き、少し前方に傾ける。心房中隔の観察に適している(図6)。

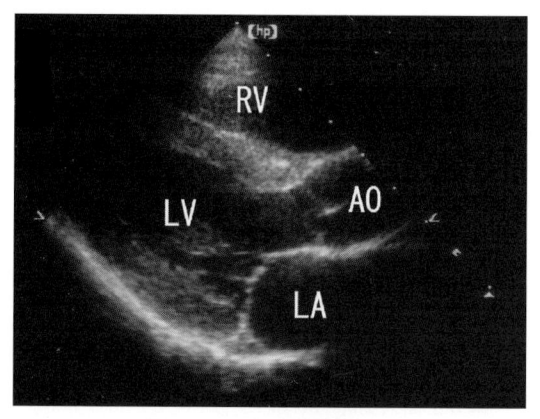

図1．左心室長軸断面
LA：左心房、AO：大動脈、LV：左心室、RV：右心室

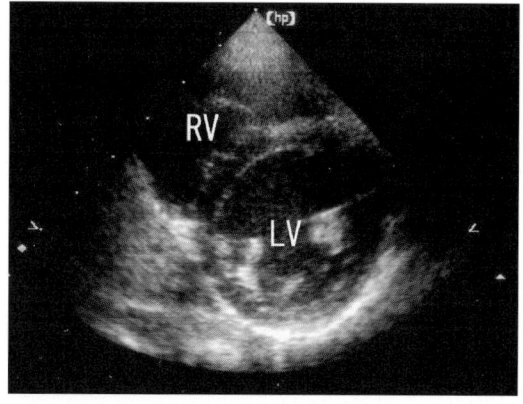

図2．左心室短軸断面
LV：左心室、RV：右心室

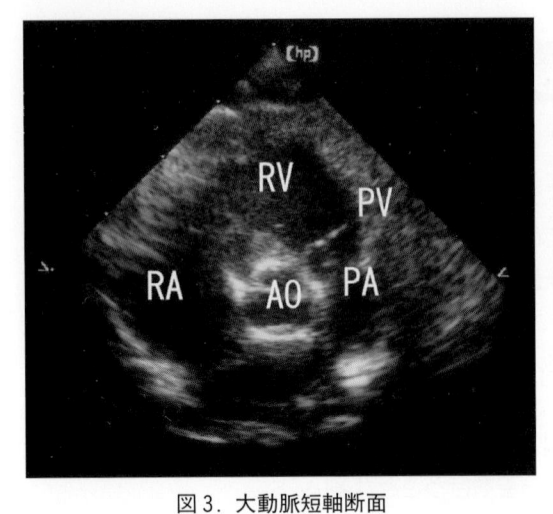

図3．大動脈短軸断面
RA：右心房、RV：右心室、AO：大動脈、PA：肺動脈、PV：肺動脈弁

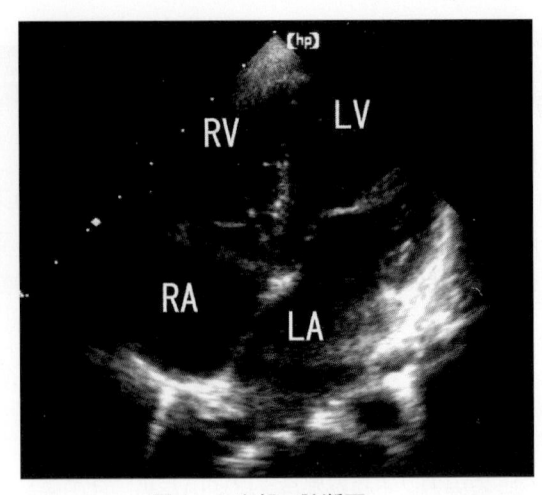

図4．心尖部四腔断面
LA：左心房、RA：右心房、LV：左心室、RV：右心室

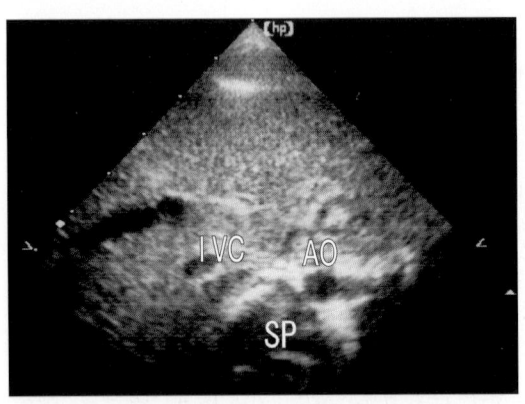

図5．剣状突起下水平断面
AO：大動脈、IVC：下大静脈、SP：脊椎

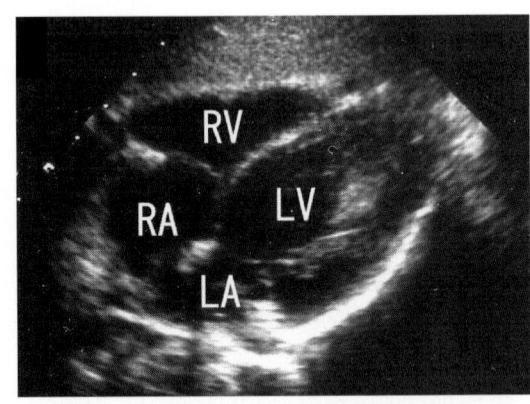

図6．剣状突起下四腔断面
LA：左心房、RA：右心房、LV：左心室、RV：右心室

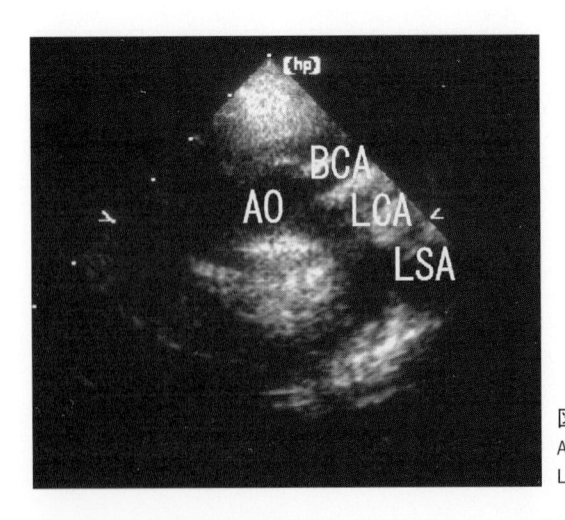

図7．胸骨上窩大動脈弓断面
AO：大動脈、BCA：右腕頭動脈、LCA：左総頸動脈、LSA：左鎖骨下動脈

❹ 胸骨上窩
 ⅰ）大動脈弓断面：探触子を胸骨上窩で右乳頭と左肩甲骨を結ぶ面と平行になるように向ける。大動脈弓を観察し、大動脈縮窄、大動脈離断の診断を行う（図7）。

Ⅱ・区分診断法

区分診断法は、心臓を心房、心室、大血管に分け、その形態、関係を診断する方法である。
❶ 内臓心房位
 ⅰ）正位：脊柱の右に下大静脈（左後方に下行大動脈）があり右房に接続。
 ⅱ）逆位：脊柱の左に下大静脈（右後方に下行大動脈）があり右房に接続。
 ⅲ）不定位：下大静脈と下行大動脈が脊柱に対し同側を走行するか、下大静脈が欠損し下行大動脈の後方に静脈が存在し、右房の位置を確定できない。
❷ 右心房、左心房の診断
 ⅰ）右心房：下大静脈が流入。ユースタキー弁が存在する。短く、幅広い右心耳が存在する（スヌーピーの鼻）。
 ⅱ）左心房：肺静脈が流入する（3本以上の肺静脈が別々に流入すれば、左心房の確率が高い。肺静脈の還流異常を診断するのは難しいときがある）。卵円孔弁が存在する（右心房圧が高くないと見えない）。長く、細い左心耳が存在する（スヌーピーの耳）。
❸ 心室位
 ⅰ）d-loop：右心室が右前、左心室が左後。
 ⅱ）l-loop：右心室が左前、左心室が右後。
❹ 右心室、左心室の診断
 ⅰ）右心室：粗く、大きな肉柱が心室中隔から自由壁に存在する。三尖弁が存在する。三尖弁は心室中隔の付着部位が僧帽弁の付着部位より低く（心尖部側）、腱索が心室中隔側にも付着する。調節帯（moderator band：右心室心尖部側1/3で自由壁から心室中隔に走る大きな肉柱）が存在する。
 ⅱ）左心室：なめらかで粗い肉柱構造を認めない。僧帽弁が存在する。僧帽弁は心室中隔の付着部位が三尖弁の付着部位より高く（心基部側）、腱索が心室中隔へはつながらず、自由壁につながる（大きな2本の乳頭筋）。
❺ 心房心室関係
 ⅰ）房室一致：左心房と左心室、右心房と右心室が結合。
 ⅱ）房室不一致：左心房と右心室、右心房と左心室が結合。
❻ 心室大血管関係と大血管位
 ⅰ）正常：左心室から大動脈、右心室から肺動脈が起始する。
 ⅱ）大血管転位：左心室から肺動脈、右心室から大動脈が起始する。
  ・d：大動脈が肺動脈の右前
  ・l：大動脈が肺動脈の左前
  ・A：大動脈が肺動脈の前
 ⅲ）両大血管右心室起始（両大血管左心室起始）：両大血管が右心室（左心室）から起始する。
  ・malposition：大血管転位関係にあるとき
❼ 大動脈、肺動脈の診断
 ⅰ）大動脈：心室から起始後、頭側へ向かい大動脈弓を形成する。冠動脈が起始する。

表4. Mモード心エコーによる計測値

	50パーセンタイル
拡張末期心室中隔厚	$5.8055 \times (BSA)^{0.3688}$
収縮末期心室中隔厚	$7.9158 \times (BSA)^{0.3603}$
拡張末期左室内径	$38.537 \times (BSA)^{0.4509}$
収縮末期左室内径	$24.231 \times (BSA)^{0.4469}$
拡張末期左室後壁厚	$6.0963 \times (BSA)^{0.3988}$
収縮末期左室後壁厚	$9.9845 \times (BSA)^{0.4238}$

BSA：体表面積
(Kampmann C et al：Heart 83：667-672, 2000 より引用)

表5. Bモード心エコーによる計測値

	平均
三尖弁輪径	$29.56 \times (BSA)^{0.4945}$
肺動脈弁輪径	$18.90 \times (BSA)^{0.5028}$
主肺動脈径	$18.34 \times (BSA)^{0.4941}$
右肺動脈径	$11.50 \times (BSA)^{0.5495}$
左肺動脈径	$12.24 \times (BSA)^{0.6039}$
僧帽弁輪径（胸骨左縁左室長軸像）	$25.72 \times (BSA)^{0.5022}$
僧帽弁輪径（心尖部四腔像）	$26.25 \times (BSA)^{0.4658}$
大動脈弁輪径	$16.79 \times (BSA)^{0.5347}$
左冠動脈主幹部	$1.688 + 0.995 \times BSA$
左前下降枝	$1.186 + 0.82 \times BSA$
右冠動脈	$1.503 + 0.499 \times BSA$

BSA：体表面積
(Daubeney PEF：Cardiol Young 9：402-410, 1999 より引用)
(Zorzi AD：J Pediatr 1998；133：254-258, 1999 より引用)

ⅱ）肺動脈：心室から起始後、背側へ向かい2本に分岐する。

Ⅲ・定量的評価

❶ Mモード心エコー

左心室径、心室中隔厚、左心室後壁厚、左心房径、大動脈径の計測を行う。左心室径の計測は胸骨左縁からの左心室長軸断面、または短軸断面を用いて行う。心室中隔、左心室後壁と垂直になること、左心室の中央を通過することを確認できるため左心室短軸断面からの方が有利である。

種々の正常値の予測式があるが、表4に1例を示す。

Mモードから左心室機能を評価することには限界があるが、左心室内径短縮率は左心室の収縮能を評価しうる（正常値：0.28〜0.40）。

❷ Bモード心エコー

弁輪径、血管径の計測を行う。表5に予測式の1例を示す。

❸ ドップラー心エコー

カラードップラーを表示しサンプルボリュームを設定し、血流速度を測定する。狭窄病変の圧較差、三尖弁逆流血からの右心室圧の推定、短絡血流からの短絡部位の圧較差などを評価する。狭窄部の圧較差を連続波ドップラーで測定した値は、瞬間の圧較差である。一方心臓カテーテル検査での圧較差は最高圧の差であるため、両者には違いを生じる場合があり、連続波ドップラーでは過大評価する可能性がある。

（菅谷明則）

3 左右短絡心疾患

Ⅰ・疾患の概要

左心系の血流が右心系に短絡する疾患で、先天性心疾患の大半を占める。肺血流量が増大するため、心房中隔欠損では右室、心室中隔欠損と動脈管開存では左室、心内膜床欠損では両心室の容量負荷を生じ、心不全を呈する。心不全を呈するかどうかは、左右短絡量で決定される。心不全症状が出

表6. 左右短絡心疾患の聴診と検査の所見

	聴診	胸部X線	心電図	心エコー
心室中隔欠損	・胸骨左縁中〜下部の強い全収縮期雑音 ＊心尖部の弱い拡張中期雑音(大動脈弁閉鎖不全を合併すると、胸骨左縁中部の拡張早期雑音)	＊左2〜4弓の膨隆 ＊心拡大 ＊肺血管陰影増強	＊左房拡大 ＊左室肥大〜両室肥大	・心室中隔の欠損孔と同部におけるカラードップラーによる短絡の検出 ＊左房、左室、肺動脈の拡大（漏斗部中隔欠損に伴う右冠尖逸脱と大動脈弁閉鎖不全に注意）
動脈管開存	・胸骨左縁上部の強い連続性雑音 ＊心尖部の弱い拡張中期雑音	＊左1〜4弓の膨隆 ＊心拡大 ＊肺血管陰影増強	＊左房拡大 ＊左室肥大〜両室肥大	・動脈管の描出、カラードップラーによる大動脈〜肺動脈間の短絡血流の検出 ＊左房、左室、肺動脈の拡大
心房中隔欠損	・Ⅱ音の幅広い固定性分裂 ・胸骨左縁上部の弱い収縮期雑音 ＊胸骨左縁下部の弱い拡張中期雑音	＊右2弓、左2、4弓の膨隆 ＊心拡大 ＊肺血管陰影増強	・右軸偏位 ＊右室肥大 ・不完全右脚ブロック	・心房中隔の欠損孔と同部におけるカラードップラーによる短絡の検出 ＊右房、右室、肺動脈の拡大
不完全型心内膜床欠損	・Ⅱ音の幅広い固定性分裂 ・胸骨左縁上部の弱い収縮期雑音 ・心尖部の全収縮期雑音 ・胸骨左縁下部〜心尖部の弱い拡張中期雑音	・右2弓、左2〜4弓の膨隆 ・心拡大 ・肺血管陰影増強	・左軸偏位、両房拡大 ・右室肥大〜両室肥大 ・不完全右脚ブロック ・Ⅰ度房室ブロック	・心室中隔欠損はない ・心房中隔一次孔欠損 ・僧帽弁の裂隙、逆流、下方偏位
完全型心内膜床欠損	・胸骨左縁下部〜心尖部の全収縮期雑音 ・胸骨左縁上部の弱い収縮期雑音 ・胸骨左縁下部〜心尖部の弱い拡張中期雑音	・同上(心拡大、肺血管陰影増強はより著明)	・同上(心房、心室の負荷はより著明)	・心室中隔欠損(流入部後方) ・心房中隔一次孔欠損 ・共通房室弁(しばしば逆流を伴う)

＊：短絡量が多いときの所見(完全型心内膜床欠損は一般に短絡量が多い)。

現する時期は、心房中隔欠損では20〜30歳代、心室中隔欠損、動脈管開存、心内膜床欠損では生後1カ月後であることが多い。

Ⅱ・診断のポイント(表6)

❶ 理学所見

心雑音が発見の契機になることが多く、心音の聴診により、ある程度の鑑別が可能である。心尖拍動の位置も重要で、左心室が拡大する場合は左腋窩方向に偏位し、右心室が拡大する場合は胸骨側に偏位する。心不全、肺うっ血をきたすと、頻拍、奔馬調律、多呼吸、陥没呼吸、肺野のラ音、肝臓の腫大などが生じる。

❷ 胸部X線写真
短絡量が多ければ、心拡大と肺血流増加を認める。
❸ 心電図
短絡量が多ければ、容量負荷のかかる心房の拡大、心室の肥大をきたす。
❹ 心エコー
確定診断に最も有用である。隔壁の欠損と短絡の確認、容量負荷の程度、弁膜疾患の合併症の有無などさまざまな情報が得られる。

III・治療のポイント

適切な管理のため専門医による診療が必要である。新生児期〜乳児期早期に心不全を呈する例は、直ちに専門施設に転送する。

無症状であれば治療は不要である。心不全症状を認める際は、以下の内科的治療を行う。内科的治療に抵抗性の心不全例、肺高血圧合併例、短絡量が多く自然閉鎖が期待できない例などは手術（またはカテーテルによる閉鎖術）の対象である。

❶ 心不全の急性期治療
安静にし（時に鎮静が必要）、Semi-Fowler体位とする。呼吸困難には酸素を適宜投与するが、高濃度酸素は心不全を悪化させることがあるので注意する。輸液量は通常の60〜70%に制限する。薬剤は、利尿剤、カテコラミン、ホスホジエステラーゼIII阻害薬などの静注薬を用いる（「ショックに対する治療」、51頁参照）。

❷ 心不全の慢性期治療
心不全が改善してくれば、活動度の制限は緩めていく。乳児では、哺乳量の制限は不要で、飲めるだけ哺乳させてよい。幼児、学童でも、適度の塩分制限さえ行えば、一般に水分制限は不要である。気道感染になりやすく重症化しやすいので、その防止と治療に配慮する。以下の薬剤を適宜使用する。

ⅰ）利尿剤：フロセミド（1〜2 mg/kg/日、分1〜2）、スピロノラクトン（1〜3 mg/kg/日、分1〜3）など。前者の副作用である低カリウム血症の防止も兼ね、両者を併用するとよい。

ⅱ）ジギタリス製剤：ジゴキシン（0.005〜0.01 mg/kg/日、エリキシル製剤で換算すると0.1〜0.2 m*l*/kg/日、分2）を用いる。近年、注射による急速飽和は行わず、経口投与で開始することが多くなった。

ⅲ）血管拡張剤：アンギオテンシン変換酵素阻害薬であるカプトプリル（0.3〜2.0 mg/kg/日、分2〜3）、エナラプリル（0.1〜0.4 mg/kg/日、分3〜4）、リシノプリル（0.08 mg/kg/日、分1）などを用いる。アンギオテンシン受容体拮抗剤（バルサルタン、ロサルタンなど）の小児の報告例は少なく、投与量も確立していないが、今後普及すると思われる。

■ 肺高血圧の合併

いずれの左右短絡疾患も、短絡量が多い状態を放置すると肺高血圧を合併し、進展するとEisenmenger化しうる。肺高血圧をきたすと左右短絡量が抑制され、心不全症状、心雑音、心拡大などは一見軽快することがあるが、Eisenmenger化の防止のために早急に手術を行わなければならない。特に、ダウン症候群では肺高血圧の進行が早い。II音の亢進、心電図上の右室肥大、心エコー所見など肺高血圧の指標に注意を要する。

■ 高心拍出量性心不全

　心不全では、一般に心拍出量は低下するが、稀に増加する場合がある。これを高心拍出量性心不全と呼び、貧血、甲状腺機能亢進症、脚気などが原因となる。心疾患が否定的であれば考慮しなければならない。

■ 新生児期早期に心不全を生じる重症の心疾患

　出生直後～新生児期早期に心不全症状が出現した場合、上記の単純な左右短絡疾患は否定的で（低出生体重児の動脈管開存は例外）、大動脈縮窄複合、大動脈離断、完全大血管転位、総肺静脈還流異常などの心疾患を考える。いずれも心エコーで診断でき、直ちに手術可能な施設に搬送を要する。内科的治療としては、利尿剤、カテコラミン製剤のほか、プロスタグランジンE_1の投与を行う（但し、総肺静脈還流異常では使用しない）。原則として、高濃度の酸素投与は禁忌である。

【参考文献】
1) 日本小児循環器学会学術委員会：小児心不全薬物療法ガイドライン. 日小循誌 17：501-512, 2001.

4　右左短絡心疾患

I・疾患の概要

　右心系の血流が左心系に短絡するため、チアノーゼを主症状とする重症の心疾患である。合併奇形の種類によりさまざまな病態を呈するが、大別して、肺血流量減少型（右左短絡のみ）と肺血流量増加型（両方向性短絡）に分かれる。肺血流減少型はうっ血性心不全はないか軽度で、チアノーゼが著しく、肺血流量増加型はチアノーゼが軽度で心不全を伴うことが多い。

II・診断のポイント（表7）

❶ 問診、理学所見

　チアノーゼの出現時期は重要な診断の手がかりである。出生時からのチアノーゼは、三尖弁閉鎖、肺動脈閉鎖、完全大血管転位、総動脈幹症など重症の先天性心疾患を考える。新生児の呼吸器疾患との鑑別を要するが、高濃度酸素でも改善しないチアノーゼ（心疾患を疑った時点で高濃度酸素は中止する）と心雑音の存在（特に連続性雑音は動脈管依存性の心疾患を疑う、但し心雑音が存在しなくても心疾患は否定できない）などは先天性心疾患を示唆する所見である。新生児早期にチアノーゼが存在し、その後軽減する場合は、エプスタイン奇形を、生後数カ月でチアノーゼが出現する場合は、ファロー四徴症を考える。

❷ 胸部単純X線写真

　肺血流減少型は肺血管陰影が減少し心拡大は少ない。肺血流量増加型は肺血管陰影が増強し心拡大も伴う。

❸ 心電図

　一般に、肺血流減少型は右室肥大、肺血流量増加型は両室肥大を呈する。三尖弁閉鎖や純型肺動脈

表7. 主な右左短絡心疾患の聴診と検査所見

	聴　診	胸部X線	心電図	心エコー
三尖弁閉鎖	・Ⅰ音単一、亢進、Ⅱ音も単一のことが多い ＊胸骨左縁の収縮期雑音 （肺動脈閉鎖に伴う連続性雑音）	＊心拡大と肺血管陰影はさまざま	・左軸偏位 ・右房拡大 ・左室肥大	・三尖弁の閉鎖 ＊大血管転換、心室中隔欠損、肺動脈狭窄の有無
純型肺動脈閉鎖	・Ⅰ音単一、Ⅱ音単一 ・胸骨左縁上部の連続性雑音 ＊胸骨左縁下部の収縮期雑音	・左2弓陥凹 ＊心拡大なし ・肺血管陰影減弱	・正常軸～右軸偏位 ・右房拡大 ・左室肥大	・肺動脈弁の閉鎖 　右房拡大、右室狭小 ＊三尖弁逆流 ・心室中隔欠損はない、動脈管開存 ＊右室～冠動脈の類洞交通
ファロー四徴症	・Ⅱ音単一、亢進 ・胸骨左縁上～中部の収縮期雑音 （心室中隔欠損の雑音は生じない）	・左2弓陥凹＋心尖部挙上→木靴型、心拡大なし ・肺血管陰影減弱 ・右大動脈弓（25％）	・右軸偏位 ・右室肥大	・大動脈騎乗 ・大きい心室中隔欠損（malalignment） ・右室流出路～肺動脈の狭窄
肺動脈閉鎖兼心室中隔欠損	・Ⅱ音単一、亢進 ＊胸骨左縁上部～背部の連続性雑音	・同上	・同上	・大動脈騎乗 ・大きい心室中隔欠損（malalignment） ・肺動脈の閉鎖 ＊動脈管開存～側副血管の描出
完全大血管転位	・Ⅱ音単一、亢進 ＊胸骨左縁の収縮期雑音	・心基部狭小 ＊心拡大→卵型 ＊肺血管陰影増強	・右軸偏位 ・右室肥大～両室肥大	・右室から起始した大動脈（→弓形成）が、左室から起始した肺動脈（→左右に分岐）の右前方を平行に走行 ＊心室中隔欠損と肺動脈狭窄の有無
総肺静脈還流異常	・Ⅰ音亢進、Ⅱ音の幅広い固定性分裂 ＊胸骨左縁上部の弱い収縮期雑音 ＊胸骨左縁下部の弱い拡張中期雑音 （＊上心臓型では心基部の連続性雑音）	・肺血管陰影増強 ＊心拡大（上心臓型は雪ダルマ型、肺静脈閉塞が強いと心拡大なく肺野はスリガラス状）	・右軸偏位 ・右房拡大 ・右室肥大 ・不完全右脚ブロック	・右房、右室の著明な拡大 ＊左房後方の異常肺静脈腔と体静脈～右房への還流

＊：合併心奇形により所見が異なる

閉鎖では例外的に左室肥大となる。

❹ 心エコー

　最も有用な検査である。病名の確定だけでなく、合併心奇形の有無、病態の把握、緊急手術の必要性なども診断することができる。

III・治療のポイント

　Eisenmenger症候群などの例外はあるが、ほとんどは手術の対象である。手術に至るまで、適切な内科的管理、時に緊急処置が必要になるので、心臓外科手術の可能な施設にすぐ紹介するべきである。

❶ プロスタグランジンE₁製剤

　肺動脈閉鎖か高度の肺動脈狭窄があり、肺血流が動脈管に依存する病態では、動脈管を拡張するため、直ちにリポプロスタグランジンE₁（アルプロスタジル：パルクス®、リプル®）を投与する（5 ng/kg/minで開始、適宜調節）。効果が乏しい際は、プロスタグランジンE₁-CD（アルプロスタジル：アルファディクス、プロスタンデイン®0.05〜0.15 μg/kg/min）に変更する場合がある。原則として、高濃度酸素は禁忌である。完全大血管転位でも、肺血流増加による心房間の左右短絡増加を目的として、プロスタグランジンE₁を投与する。

❷ 無酸素発作の治療

　主に、ファロー四徴症に代表される肺動脈弁下部狭窄をきたす疾患に合併する。致命的になることもあり、早急な処置を要する。軽度であれば②まで、中等度であれば③まで、重度であれば④以上を行う。

①胸膝位とする
②酸素投与
③鎮静のため、下記のいずれかを皮下注（または希釈して緩徐に静注）。
　　モルヒネ 0.1〜0.2 mg/kg
　　ペチジン（オピスタン®）1〜2 mg/kg
④炭酸水素ナトリウム（メイロン®）：1〜2 ml/kgを静注
⑤プロプラノロール：0.02〜0.1 mg/kgを5分間で静注（血圧低下に注意）
⑥気管挿管、全身麻酔

　発作予防としては、プロプラノロール内服（1〜2 mg/kg/日、分4、起床直後から12時間の間に飲ませる）のほか、鎮静目的でフェノバルビタール（4〜6 mg/kg/日、分2〜3）、相対的貧血治療で鉄剤（ヘモグロビン値を16〜20 g/dlに保つ）などを投与する。

❸ その他

　心不全を合併する場合は適宜管理を行う（「左右短絡疾患」259頁参照）。

（三浦　大）

5　弁膜疾患

I・肺動脈弁狭窄

❶ 概念
左右心室間の交通を伴わない肺動脈弁の狭窄。

❷ 臨床所見
右室収縮期圧で軽症（50 mmHg以下）、中等症（50 mmHgから体血圧程度）重症（体血圧以上）に分

類。軽症、中等症例では無症状のことが多い。重症例では哺乳不良、多呼吸、肝腫大などの右心室不全症状を認める。聴診所見上駆出性クリック、駆出性収縮期雑音が聴取される。

❸ 胸部単純X線写真

肺動脈主幹部の狭窄後拡張のため左第二弓が突出する。心不全、三尖弁閉鎖不全を合併する例では心拡大を認めることがある。

(心電図)

軽症例では正常、中等症以上では右軸偏位、右室肥大、右房拡張の所見がある。

❹ 心エコー

収縮期に可動性の低下したドーム状を呈する肺動脈弁、肺動脈主幹部の狭窄後拡張を認める。狭窄部の最大流速により右室肺動脈圧較差を推定することができる。

❺ 治療方針

軽症例では治療、運動制限不要。中等症以上に治療適応があり、現在ではカテーテル治療が第一選択である。しかし、異形成弁(可動性がなく肥厚した弁で、弁輪と肺動脈の低形成を伴う)はカテーテル治療は無効である。

II・大動脈弁狭窄

❶ 概念

左右心室間の交通を伴わない先天性の大動脈弁の狭窄。大動脈弁は通常3弁尖であるが2弁尖であることが多い。

❷ 臨床所見

発症時期により2つに分類する。

a. 新生児、乳児期重症大動脈弁狭窄

多呼吸、呼吸困難、哺乳低下、皮膚色蒼白などの心不全症状を認める。胸骨上部に駆出性収縮期雑音を聴取するが低心拍出のため雑音が弱いこともある。胸部単純X線写真では心拡大を認めることが多い。心電図では左室ストレインパターン(ST低下、T波陰転化)を示すことが多い。左室肥大ははっきりしないこともある。心エコーでは大動脈弁は厚く、可動性が悪い。左室壁は厚いが左室腔は拡大し、収縮力が低下している。心内膜の輝度が亢進していることもある。弁での血流速度は高度であるにもかかわらず低心拍出のためエコー上は速度が低く計測されることが多い。

b. 小児期

ほとんどが無症状である。時に易疲労性、運動時の胸痛、失神、呼吸困難を認めることがある。聴診上I音の後にクリック、胸骨上部に駆出性収縮期雑音を聴取する。胸骨上縁から頸動脈にかけてスリルを触れる。胸部単純X線写真では正常のことが多い。心電図では狭窄が高度であれば左室肥大、T波、ST変化をきたす。運動負荷でSTの低下をきたすものもある。心エコーでは弁のドーム形成を認める。血流速度から左室ー大動脈圧較差を推定できる。

❸ 治療方針

a. 乳児期発症例

人工呼吸管理、抗心不全療法、プロスタグランジンの投与を行うが、時期を逸せず外科的に人工心肺下で交連切開術を行うか、経皮的バルーン拡大術を行う。

b. 年長児例

左室に肥大、虚血に伴う可不逆的な変化がくる前に治療を行う。

心エコーで圧較差 25 mmHg 以下の圧較差で運動負荷を含めたほかの検査で異常がない場合は運動制限不要。

圧較差 25〜50 mmHg：運動部などの激しい運動は控えさせ運動負荷心電図、心エコーで経過観察を行う。

圧較差 50〜75 mmHg：軽度の運動以外は禁止し手術またはバルーン拡大術を考慮する。

圧較差 75 mmHg 以上：治療の絶対適応。

III・大動脈弁閉鎖不全

❶ 原因
大動脈2尖弁のことが多くさまざまな程度の大動脈弁狭窄を合併することが多い。ほかの疾患に続発するものとしてはリウマチ性弁膜症、細菌性心内膜炎による穿孔、Marfan 症候群による弁輪拡大、川崎病の弁膜症がある。心室中隔欠損 I 型など先天性心疾患に合併するものも多い。

❷ 病態
左室駆出量は増大し収縮期圧は上昇、拡張期圧は低下し脈圧は増大する。左室拡張末期容量は増大し、容量負荷による左室肥大が起こる。ある程度までの閉鎖不全では左室機能は低下しないが限度を超えると左心機能不全に陥る。

❸ 症状
慢性の場合は症状はないことがほとんどで、急性の場合または慢性でも逆流が高度のときは心不全症状が出現する。聴診で大動脈弁領域から心尖部にかけて拡張期雑音を聴取する。また大動脈弁の逆流のための僧帽弁の振動による拡張期雑音（Austin Flint 雑音）を聴取することがある。心エコー、心臓カテーテル検査から逆流の定量的診断を行う。

❹ 治療
内科的治療では強心剤、利尿剤、血管拡張剤の投与を行う。逆流の程度が高度で、症状のあるものや、心拡大や左室拡張末期容量の増大がある場合は手術適応となる。手術は弁置換か弁の修復を行う。弁置換には人工弁、自己肺動脈弁（Ross 手術）を使用する方法がある。

IV・僧帽弁閉鎖不全

僧帽弁の弁尖や弁下組織の形態異常のために左室収縮期に左室より左房に逆流を生じるもの。さまざまな先天性心疾患に合併する。また二次的に大動脈狭窄、冠動脈起始異常、膠原病、先天代謝異常、心筋症などに伴うことも多い。先天性孤立性僧帽弁閉鎖不全は比較的稀である。

❶ 臨床症状
軽症例では無症状であるが中等症以上では乳児期に哺乳不良、体重増加不良、多呼吸を認める。心不全だけでなく拡張した左房で気道狭窄を合併し呼吸器感染や喘鳴を認めることもある。心尖部から左腋窩に背部に放散する高調の汎収縮期雑音を聴取する。拡張期ランブルを聴取する場合もある。肺高血圧を合併するときは II 音の亢進を認める。

❷ 胸部単純 X 線写真
左房、左室の拡大を伴う心拡大を認める。中等症以上では肺うっ血像を認める。

❸ 心エコー
僧帽弁閉鎖不全の程度、僧帽弁の形態異常を評価するうえで極めて重要な検査である。

❹ 心臓カテーテル検査

中等以上では左室拡張末期圧、肺動脈圧、肺動脈楔入圧の上昇を認める。左室造影で僧帽弁閉鎖不全の程度を評価する。

❺ 治療

肺うっ血、心不全に対し利尿剤、血管拡張剤、強心剤を使用するが、進行性であることが多く外科的修復を考えながらフォローアップする。手術方法は弁形成、人工弁置換術を行う。人工弁置換術を行ったあとは小児でも厳重な抗凝固療法を行う。

Ⅴ・三尖弁閉鎖不全・エブスタイン奇形

他の心疾患を伴わない先天性三尖弁閉鎖不全はエブスタイン奇形を除くと稀である。新生児期の三尖弁閉鎖不全は胎生期からの肺高血圧が原因である場合が多い。三尖弁閉鎖不全は程度により臨床症状はさまざまであり、成人期に右心不全症状を呈するもの、心房性不整脈が出現するものは弁輪形成術や人工弁置換術を行うことがある。

1．エブスタイン奇形

三尖弁と右室流入路の奇形で、三尖弁が変形し右室内にずれて起始し、その部分の右室心筋の形成不全（右房化右室）を伴う先天性心疾患。このため右室機能不全と三尖弁機能不全がある。新生児期肺血管抵抗が高い時期は右房圧が上昇し、チアノーゼ、右心不全を認める。この時期を生存し得た例（発作性頻脈、合併奇形を伴う例）を除外すると小児期の予後は比較的良好である。合併奇形のあるものは著しく予後が悪い。

❶ 治療

本症の自然歴は三尖弁変形の程度、肺動脈狭窄・閉鎖の有無、右室機能、不整脈の有無などにより著しく異なる。

新生児・乳児期早期に重度の症状を示す例は一般に予後不良で、これらに対する手術はいまだchallengingであり、方法も確立したものがない。一方、学童期まで重い症状がなく生存し得た例の予後は一般によいといわれており、弁形成術などの適応となるものがある。

手術適応の判断には、時間経過とともに肺血管抵抗の低下により症状が改善する可能性があることを考慮する必要がある。

Ⅵ・僧帽弁逸脱症候群

収縮期に僧帽弁が弁輪を越えて左房側へ膨隆、突出する状態をいう。頻度は2～5%といわれている。基礎疾患のない特発性のもの、先天性心疾患、マルファン症候群、胸郭異常（漏斗胸、straight back症候群）、神経性食欲不振症、痩せ型など基礎疾患のあるものとに分けられる。僧帽弁閉鎖不全を合併する例もある。聴診上心尖部で収縮中期の非駆出性クリック、収縮後期雑音を聴取する。

僧帽弁閉鎖不全を合併している例に対し感染性心内膜炎の予防を行う。心室性不整脈の出現に注意を要する。治療方針は僧帽弁閉鎖不全に準ずる。

（葭葉茂樹）

6 不整脈 (付録：Ⅸ「代表的な不整脈」25 頁参照)

Ⅰ・疾患の概要

　正常洞調律以外の異常な調律を不整脈と呼ぶ。日常診療や救急外来で不整脈患者を診た場合、① 頻拍あるいは極端な徐脈があり、生命の危険が迫り、**心拍数を調整**(rate control)するために緊急治療を要する場合 (例：心室細動、心室頻拍、心房細動を合併した WPW 症候群、極端な徐脈など) と、② 緊急性を要せず、不整脈の発見が心臓あるいは心臓以外の基礎疾患の検索の契機になるもの、③ 基礎疾患がない上室性期外収縮や心室性期外収縮のように治療を要せず経過観察すればよいもの、の 3 タイプがあるので症例に応じて的確に対応しなければならない。小児の不整脈の特徴は、① 器質的な基礎心疾患が少ない、② 一般に予後が良好、③ 運動時の突然死が多い、④ 年齢による変化が大きい、⑤ 学校検診を契機に発見される場合が多い、などである。

Ⅱ・診断のポイント

1. 症状・理学所見

　不整脈の発見のきっかけは、受診時や学校での心電図検査で初めて指摘される場合と、患児の方から「胸がドキドキする、胸の中が変だ」などと訴えて来院する場合がある。成人では心拍が安静時より 5〜10/min 多いと異常を感じ「動悸がする」と訴えるが、年少児では自発的な訴えは稀である。年長児で頻脈を訴え、心電図で洞性頻拍ならば甲状腺機能亢進症や不安神経症・過換気症候群などの神経症を考える。不整脈が発見されたらまず、基礎心疾患、症状 (哺乳力・食欲の低下、呼吸困難、動悸、失神など) の有無を確認する。これらを認めなければ、軽症の不整脈と考えてよい。軽症でない不整脈のうち、最もよく遭遇するものは発作性上室性頻拍である。発作性上室性頻拍が長時間 (乳児では 12〜24 時間) 持続すると心不全に陥る。稀であるが突然死がありうる重症不整脈 (QT 延長症候群など) では、失神、めまい、けいれんなどを起こし、家族歴を有することが多い。理学所見では、意識レベル、顔色、血圧など血行動態の把握が重要である。聴診では、心拍数、調律の整・不整、心雑音の有無を確認する。心不全があれば、肺野のラ音、肝腫大などを認める。

❶ 発作性上室性頻拍

　急に心拍が早くなり (230〜240/min 以上)、顔面蒼白、冷や汗などの症状があれば発作性上室性頻拍を疑う。基礎心疾患がなければ急激に循環虚脱に陥ることはない。発作時心電図の QRS 波形は一部を除いて正常 (narrow QRS tachycardia) で、発生メカニズムとして自動能亢進とリエントリー (房室回帰性頻拍、房室結節回帰性頻拍など) がある。

❷ WPW 症候群 (Wolf-Parkinson-White 症候群)

　WPW 症候群は Wolf、Parkinson、White の 3 人により発見された「特有な心電図所見を呈し発作性頻拍症を発症する症候群」であり、小児の発生頻度は 0.15〜0.3% である。心房心室間の副伝導路 (Kent 束) が関与して発生し、発作性上室性頻拍の代表的なものである。現在ではその他の副伝導路が関与する発作性頻拍症が発見され、まとめて早期興奮症候群と呼ばれる (preexcitation syndrome)。心電図上の特徴は QRS 波の立ちあがりに ⊿状の波があり、その結果 PR 間隔が狭く、QRS 幅が広いことである。副伝導路を順行伝導する房室回帰性頻拍では QRS 幅が長くなり、wide QRS tachycardia になるが、発作性心室性頻拍、変行伝導または脚ブロックを伴う発作性上室性頻

拍との鑑別は極めて困難である。

　学校検診に心電図検査が導入されて以来、本症候群と同じ心電図所見であるが発作性頻拍を発症しないものも数多く発見されるようになっている。この場合にはわれわれはWPW型心電図と呼んで区別しているが、外来では、①未発症といえども将来の発症を否定し得るものではない、②心筋症や他の先天性心疾患（例：エプシュタイン奇形など）の合併がなく、運動に関連して発症するものでなければ運動制限は要しない、③頻拍発作時に心房細動を合併すると急激に心不全に陥り突然死の危険が大である、ことを十分に説明しておく。

　WPW型心電図ではST低下がみられ運動負荷で増強し虚血性心疾患が疑われていることがあり、筆者は家族に"将来に備えて心電図のコピーを保存する"ように勧めている。また、症例によってはWPW型心電図が常に出現するとは限らず、日により、時間により出現したり、時には1枚の心電図の中で混在したり、あるいは1心拍だけが典型的WPW型心電図を示すことさえある。

❸ 心室頻拍

　心室頻拍をきたす疾患として虚血性心疾患、拡張型心筋症、肥大型心筋症、僧帽弁逸脱症が挙げられるが、器質的異常を伴わない心室頻拍が知られるようになってきた。

1）先天性QT延長症候群
2）催不整脈性右室異形成（arrhythmogenic right ventricular dysplasia；ARVD）
3）特発性心室頻拍
　①ベラパミル感受性特発性心室頻拍（持続性左室起源で右脚ブロック＋左軸偏位型QRS、ベラパミルが著効する。若年日本男性に多いといわれている）
　②交感神経（カテコールアミン）誘発性心室頻拍
　③Burgada症候群
　④頻発型心室頻拍（incessant VT）

　1）の先天性QT延長症候群や②の交感神経（カテコールアミン）誘発性心室頻拍では幼児期後半〜小学校低学年の運動量が増える年齢層で運動時の突然死やニアミスが報告されている。③のBurgada症候群は最近発見されたもので、V_1・V_2誘導での右脚ブロック型QRSとST上昇が特徴で、10歳頃より徐々に顕性化し、日本人に多く、思春期以後（中年）男性の突然死の原因の1つではないかと推測されている。

❹ 先天性QT延長症候群[3]

　家族性の失神発作と突然死、心電図上QT間隔延長を特徴とする一群の疾患群で、Keatingらの報告以後（1991）遺伝子解析が進み最近は5種類に分類され、タイプにより心電図QT間隔の延長の内容も異なる。この疾患群は、遺伝子異常の結果心室再分極相に作動する（心筋細胞膜にあるカリウム・ナトリウムの）イオンチャンネルの機能異常の結果発生すると理解されている。

　QT間隔とQTcの測定：心拍数の影響を除くためにBazettの補正式で「QTc＝QT間隔/√先行RR間隔」を算出し、QTc≧0.45をQT延長」としているが、Bazettの補正式は心拍数63〜83の範囲でのみ正確に適応できる。日本小児循環器学会の学校検診ガイドラインでは心拍数≧75ではQTc≧0.50を要精査（A判定）とし、失神歴、家族歴がある場合には0.50＞QTc≧0.45を要精査としている（B判定）（156頁参照）。

❺ 後天性QT延長症候群（表8）

　薬物や他の疾患によってもQT延長をきたし先天性QT延長症候群と同じ心電図異常と臨床像を呈することが明らかになってきた。

表 8. 後天性 QT 延長症候群

薬剤
 抗不整脈——活動電位持続時間延長作用
  IA 群薬：キニジン、プロカインアミド、ジソピラミド、ヘプリジル
  III 群薬：アミオダロン、ソタロール、ブレチリウム
 向精神薬：フェノチアジン系(チオリダジン®)、ハロペリドール、三環系抗うつ薬
 抗アレルギー薬：テルフェナジン
 抗菌薬：マクロライド系（エリスロマイシン、クラリスロマイシン）、スパルフロキサシン、フルコナゾール（ジフルカン®）
 消化管作用薬：シサプリド
 抗がん剤：アドリアマイシン
 脂質代謝改善薬：プロブコール
電解質異常：低カリウム血症、低マグネシウム血症、低カルシウム血症
虚血性心疾患・心不全
中枢神経疾患：くも膜下出血、頭部外傷
甲状腺機能低下症

(文献 2) 3) より一部改変して引用)

2. 心電図（表 9）

最重要の検査である。循環動態が不良でない限り、治療前に 12 誘導心電図を記録して正確な診断に努める。P 波の検出は上室性・心室性を問わず頻脈の型診断に重要である。通常の記録では診断が難しい場合は、速いスピードの記録(50 mm/sec など)、高振幅での記録(通常は電位を 1 mV/cm で記録するものを 0.5 mV/cm で記録する)、あるいは食道誘導心電図が有用なことがある。食道誘導心電図の記録法は食道誘導電極を食道に挿入し、ワニぐちクリップを介して通常の心電計の胸部誘導（例えば V_1 誘導）につなぎ、心電図記録を見ながら胃から食道へ電極を引き抜きながら P 波が最もよく見えるところに固定して記録する。この際鼻口または口唇から電極までの長さを記録しておく。入眠時や運動誘発性が疑われる場合はホルター心電図や運動負荷心電図も併用する。

3. 胸部単純 X 線写真

正常のことが多い。基礎心疾患や不整脈に伴う心不全があれば、心拡大、肺うっ血などの異常を呈する。

4. 心エコー

基礎心疾患の診断、不整脈に伴う心不全の有無を判定する。

5. 血液検査

不整脈の原因検索として、末梢血(貧血など)、生化学(電解質、CRP、血糖、CK、トロポニン T など)、内分泌学的検査(甲状腺ホルモン、カテコールアミンなど)、薬物血中濃度(テオフィリン、抗不整脈薬など)の測定を適宜行う。

表9. 主な不整脈の心電図の特徴と急性期治療

	P波	QRS波	急性期治療
上室性期外収縮	変形P波が先行	幅狭い、変行伝導を伴うと幅広い	一般に不要
心室性期外収縮	P波が先行しない	幅広い	一般に不要、器質的心疾患に多発する場合リドカイン
発作性上室性頻拍	見えないか、QRS波の後方にあることが多い	規則的な幅狭いQRS波の連続、変行伝導を伴うと幅広い	迷走神経刺激、無効ならATP 新生児・乳児でショック状態なら直流通電
異所性心房性頻拍	変形P波が先行、房室ブロックを伴うことが多い	不規則な幅狭いQRS波の連続、変行伝導を伴うと幅広い	β遮断薬、(Ia群かIc群の)Naチャネル遮断薬、Caチャネル遮断薬、ジゴキシンなど
心室性頻拍	時に房室解離のP波	幅広いQRS波の連続	器質的心疾患あればリドカイン、なければ型により異なる。ショックには直流通電(49頁参照)
心房粗動	鋸歯状の基線の揺れ	RR間隔規則的、幅狭いことが多い	β遮断薬やジゴキシンの投与後(Ia群かIc群の)Naチャネル遮断薬投与、直流通電は速効性あり(下記)
心房細動	小さく細かい基線の揺れ	RR間隔規則的、幅狭いことが多い	β遮断薬やジゴキシンの投与後(Ia群かIc群の)Naチャネル遮断薬投与、直流通電は速効性あり(下記)
心室細動	見えない	大きく不規則な基線の揺れ	直ちに直流通電(49頁参照)
房室ブロック	正常	I度：PQ間隔延長し出現 2度：時々脱落 3度：P波と無関係に出現	2度以上で症状あればペースメーカー
洞不全症候群	一時的にP波が出現しない、補充調律や上室性不整脈を伴うことが多い	一時的にQRS波が出現しない	症状あればペースメーカー

III・治療のポイント

基礎心疾患がなく、学校心臓検診などで偶然発見される無症状の不整脈は、ほとんど治療の必要はなく、運動制限も不要である。基礎心疾患があったり、症状を呈したりして、治療を要する不整脈は、専門医のいる病院に搬送した方がよい。ショック症状を認める場合は、直ちに直流通電を行う。

1. 迷走神経刺激

発作性上室性頻拍に対し第一に行う治療である。小児では顔面冷却が有用で、乳幼児では氷をつめたビニール袋を顔面に押し当て、年長児では冷水を入れた洗面器に顔をつけさせるとよい。

表10. 主な抗不整脈薬の用量・用法

分類	薬品名 (主な商品名)	用量・用法
Ia	プロカインアミド (アミサリン®)	静注：5〜15 mg/kg/回(成人 200〜1,000 mg/回)を 10 分以上で → 20〜50 μg/kg/min 持続
		経口：20〜40 mg/kg/日(成人 1,000〜3,000 mg/日)、分 3〜4
	ジソピラミド (リスモダン®)	静注：1〜2 mg/kg/回(成人 50〜100 mg/回)を 5 分以上で → 0.4 mg/kg/hr 持続
		経口：5〜15 mg/kg/日(成人 200〜300 mg/日)、分 3〜4
Ib	リドカイン (キシロカイン®)	静注：1 mg/kg/回(成人 50 mg/回)を 1 分で →無効なら、5 分間隔で計 3 回まで追加(最大 3 mg/kg) → 20〜50 μg/kg/min 持続
	メキシレチン (メキシチール®)	静注：2〜3 mg/kg/回(成人 100〜200 mg/回)を 5〜10 分で → 0.4〜0.6 mg/kg/hr 持続
		経口：5〜15 mg/kg/日(成人 300〜450 mg/日)、分 3
Ic	フレカイニド (タンボコール®)	静注：1〜2 mg/kg/回(成人同量、最大 150 mg)を 10 分で
		経口：2〜5 mg/kg/日(成人 100〜200 mg)、分 2〜3
	プロパフェン (プロノン®)	静注：日本では未販売
		経口：5〜10 mg/kg/日(成人 300〜450 mg)、分 3
II	プロプラノロール (インデラール®)	静注：0.05〜0.2 mg/kg/回(成人 2〜10 mg)を 5 分で
		経口：1〜2 mg/kg/日(成人 30〜60 mg)、分 3〜4
III	アミオダロン (アンカロン®)	経口：導入 10 mg/kg/日、分 1〜2。1〜2 週間 → 維持 2〜5 mg/kg/日、分 1〜2 (成人 400 mg/日 → 200 mg/日)、静注：日本では未販売
	ニフェカラント (シンビット®)	静注：0.3 mg/kg(成人同量)を 5 分で → 0.4 mg/kg/hr 持続
IV	ベラパミル (ワソラン®)	静注：0.1〜0.2 mg/kg/回(成人 5〜10 mg)を 5 分以上で
		経口：4〜8 mg/kg/日(成人 120〜240 mg)、分 3〜4
その他	ATP	静注：0.1〜0.15 mg/kg(成人 6〜10 mg)を急速に → 無効なら、2 倍量を 1 回追加 (希釈せずに急速静注し、生食水などで後押しする)
	硫酸マグネシウム	静注：25〜50 mg/kg(成人 1〜2 g)を 10〜20 分で

I群 Na チャネル遮断薬、II群 β 受容体遮断薬、III群 K チャネル遮断薬、IV群 Ca チャネル遮断薬、に相当する。
I群は Ia、Ib、Ic(各々活動電位持続時間が延長、短縮、不変；Na チャネルとの解離速度が中間、速い、遅い)に細分される。
抗不整脈薬の分類は、詳細な Sicilian Gambit が最近利用されているが、本稿では簡便な Vaughan Williams 分類を採用した。
(三浦 大：心室性頻拍性不整脈. 小児科診療 65：293-296, 2002 より引用)

2. 薬物療法(表10、図8)

　迷走神経刺激の無効な発作性上室性頻拍には、ATP の急速静注を行う。異所性心房性頻拍には、β遮断薬などを用いる。心室性頻拍では、基礎心疾患があればリドカイン、なければベラパミル(右脚ブロック、左軸偏位)、ATP(左脚ブロック、右軸偏位)などで治療する。徐拍性不整脈では、ペーシング開始までイソプロテレノールを投与することがある。頻拍停止を目的とする急性期の治療を表 9 に、主な抗不整脈薬の使用量を表 10 に示す。急性期の頻拍停止と再発予防目的とでは薬用量および投与ルートが異なるので注意。

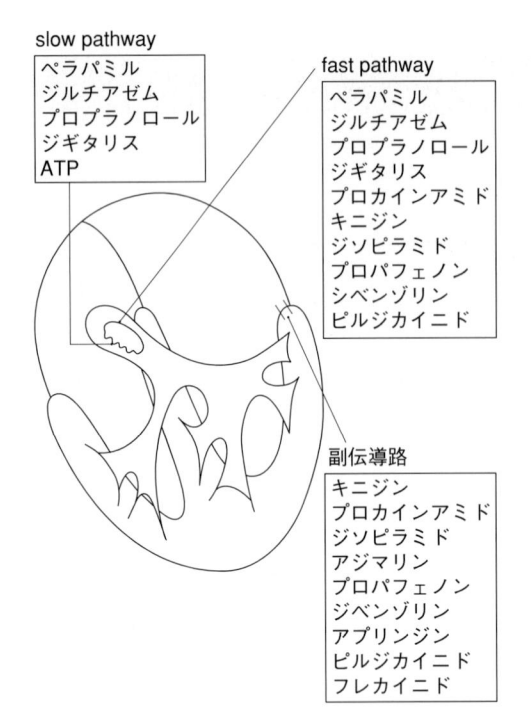

図8．発作性上室性頻拍に対する頻拍停止薬剤の作用部位
(五十嵐正男, 山科　章：不整脈の診かたと治療, 第5版, p 197, 医学書院, 東京, 1997より引用)

表11. 対象不整脈別の使用エネルギー量（J/kg）

①発作性上室性頻拍：ほとんどはアデノシンで発作停止が可能だが、新生児期でショック状態に陥った例で0.25～0.5（～1.0）J/kgを用いる。

②心房粗動：0.5～4.0 J/kg

③心房細動：2日以上続く場合には左心房内に血栓形成の危険があるので、血栓の有無を経食道エコーで検査してから行う。血栓が認められれば、緊急性がない限り心拍数をジルチアゼム®かジギタリス剤でコントロールしながらワーファリン®を3週間内服してから通電する。急ぐ場合にはヘパリン静注後に通電する。1.0 J/kgから始め～2.0 J/kg

④心室頻拍：リドカイン静注が無効のとき 0.5～1.0 J/kgを使用。

⑤心室細動：2.0 J/kgで心電図同期は不要。

(文献5)より引用)

3．非薬物療法（表11）

　頻拍性不整脈で、血行動態が不良の場合や薬物療法に抵抗性の場合は、直流通電（0.5～1 J/kg、無効なら2～4 J/kg）の適応である。表11に対象不整脈別の使用エネルギー量（J/kg）を示す[5]。直流通電はまずセルシン®静注で鎮静し、表11⑤の心室細動以外は心電図同期下に行う。頻脈性不整脈の停止に、頻回ペーシング、カテーテルアブレーションを行うことがある。徐拍性不整脈では、一時的ペーシングの後、永久的ペースメーカーを植え込む。

■ 専門医へのコンサルトの時期

　基礎心疾患があったり、症状を呈したりして、治療を要する不整脈は、専門医のいる病院に搬送した方がよい。

(三浦　大、佐藤正昭)

【参考文献】

1) 五十嵐正男, 山科　章：不整脈の診かたと治療. 第5版, 医学書院, 東京, 1997.
2) Singer I, Kupersmith J：臨床電気生理学マニュアル. 小川　聡(監訳), 医学書院, 東京, 1994.
3) 有田　真, ほか(編)：QT間隔の基礎と臨床. 医学書院, 東京, 1999.
4) Sumitomo N, Miura M, et al：Catecholaminergic polymorphic ventricular tachycardia ; electrocardiographic characteristics and optimal therapeutic strategies to prevent sudden death. Heart 89(1)：66-70, 2003.
5) Gillet PC, Garson A Jr：Clinical Pediatric Arrhythmias. 2nd ed, Saunders. 1999.

⑦ RSウイルス感染症と心疾患

Ⅰ・RSウイルス感染症

　Respiratory Syncytial virus（RSV）は通年性であるが12月にピークを示す代表的な冬期の風邪の主要病原体である。2〜5日間の潜伏期ののち水様性鼻汁が出現し2〜3日で咳を伴うようになる。このような上気道炎症状ののちしばしば咽頭炎、下気道炎を合併する。特に細気管支炎を合併した乳児例では細気管支の炎症による air trap で肺が過膨張になり強い喘鳴、呼吸困難を伴うことがある。3カ月未満の乳児例では突然無呼吸をきたす例もある。

Ⅱ・先天性心疾患とRSウイルス感染

　左右短絡を伴う心疾患（特に肺高血圧合併例）を有する乳児や、長期にわたり呼吸管理を必要とした気管支肺異形成を合併した未熟児はRSVによる細気管支炎に罹患すると容易に呼吸困難に陥り致命的となることがある。治療は基礎疾患のない児と同様に対症療法が中心である。呼吸状態の悪化のスピードが速いので人工呼吸管理を早期に必要とする。

Ⅲ・予防

　根本的な治療法はないので予防が大切である。感染経路は人の手、衣服を介した直接感染であるため医療従事者および面会者の手洗い、隔離が必要である。抗RSウイルスモノクローナル抗体（シナジス®）の投与がICU入院期間を短縮させるとの報告があるが、早期産児、気管支肺異形成を合併した児に対してのみ保険適応である。

⑧ Down症児と心疾患

Ⅰ・疫学

　Down症に先天性心疾患が合併する頻度は40%前後といわれている。心臓の形態学的特徴として心内膜床欠損の合併が有名だが、実際には心室中隔欠損の合併が約40%と最も多い。心内膜床欠損は完全型が多い。ほかにファロー四徴症、動脈管開存、心房中隔欠損などを合併する。左右短絡疾患には高率に動脈管開存を伴っている。完全大血管転位の合併は極めて稀であり、心房内臓錯位症候群の合併例の報告はない。
　後天性心疾患では加齢に伴い大動脈弁、僧帽弁の閉鎖不全が出現することがある。

Ⅱ・組織学的特徴

　肺動脈の中膜が薄く、血流量増加により障害を受けて肺小動脈内腔の繊維性肥厚による閉塞性病変ができやすく、肺高血圧をきたしやすい。

III・臨床上の特徴

早期に肺血管抵抗が高くなり肺高血圧の進行する例が多い。また実際の聴診所見が乏しく（心雑音が聴取しにくい例がある）心疾患を見逃されることがある。

慢性の気道狭窄（特に上気道狭窄）を合併する例では、肺胞低換気による低酸素血症、高二酸化炭素血症をきたし肺血管抵抗の上昇がみられることがある。

IV・治 療

Down症では消化管奇形、白血病、免疫不全に伴う重度の感染症により死亡する例も多く、心臓手術による延命が疑問視されたこともあった。しかし心臓合併症を取り除くことで患児およびその家族の生活の質を向上させることができると考え、当院では積極的に治療を行っている。

Down症に合併する先天性心疾患に対する手術適応は通常と同様である。しかし左右短絡疾患においては肺高血圧の進行が早く乳児期に肺高血圧の評価を行い心内修復術を行う。肺高血圧の評価は心臓カテーテル検査を行い、肺血管抵抗が高度な例に対しては酸素負荷、薬物負荷を行い肺血管抵抗値の変化を評価する。負荷により反応が乏しい閉塞性肺血管病変の高度な例には肺生検により手術適応を決定する。

人工心肺を使用する心内修復術後、肺高血圧クリーゼが問題になることがある。術後、遠隔期に肺高血圧が残存することがある。

（葭葉茂樹）

9 川崎病と心合併症

I・疾患の概要

発熱と発疹を生じる乳幼児（主に4歳以下）の代表的な疾患である。原因は明らかでないが、一種の免疫異常による血管炎症候群と考えられる。主な合併症は冠動脈病変で、重症化すると巨大冠動脈瘤から突然死をきたすことがある。

II・診断のポイント

❶ 急性期の診断

持続する高熱をみた場合、必ず川崎病を鑑別しなければならない。以下の主要症状のうち、5つ以上を伴うもの、または4つでも冠動脈病変が確認されたものを本疾患と診断する。
①5日以上続く発熱（但し、治療により5日未満で解熱した場合も含む）
②両側眼球結膜の充血
③口唇、口腔所見：口唇の紅潮、苺舌、口腔咽頭粘膜のびらん性発赤
④不定形発疹
⑤四肢末端の変化：（急性期）手足の硬性浮腫、掌蹠ないし四肢先端の紅斑
　　　　　　　　　（回復期）指先からの膜様落屑
⑥急性期における非化膿性頸部リンパ節腫脹

特異的な検査はないが、血液検査上の白血球の増加および左方移動、CRP の上昇はほぼ必発である。貧血、肝機能の悪化などもよく認められる。発熱と発疹を生じる他の疾患との鑑別のために、ウイルス抗体価、咽頭培養、血液培養、便培養などの検査も適宜行う。

❷ 冠動脈病変、虚血性心疾患の診断

急性期には、冠動脈の拡大、瘤のほか、僧帽弁閉鎖不全、心嚢液貯留、心筋炎などの心合併症を起こすことがある。その検出には心エコーが最も有用である。

冠動脈瘤、特に巨大冠動脈瘤を残した場合、冠動脈の狭窄、閉塞により、狭心症、心筋梗塞などの虚血性心疾患をきたすことがある。その際の症状は、年長児であれば胸痛、時に腹痛を訴えるが、年少時では顔色不良、不機嫌、嘔吐など非特異的であるので注意を要する。その診断には、心電図（異常 Q 波、ST-T 変化）のほか、心エコー検査、胸部単純 X 線検査、心筋シンチ、血液検査（CK-MB、GOT、LDH、トロポニン T、心筋ミオシン軽鎖 I、心臓脂肪酸結合蛋白）などの検査が有用である。

III・治療のポイント

川崎病を疑ったら、原則として入院させる。入院先は一般病院でよいが、全身状態不良の場合は小児循環器科医のいる施設が望ましい。

❶ 急性期の治療

以下の i ）と ii ）の組み合わせが基本である。γグロブリン療法の適応は、全例に行う施設と原田のスコア（白血球≧12,000/mm³、血小板＜35×10⁴/mm³、CRP≧4.0 mg/d𝑙、ヘマトクリット＜35％、アルブミン＜3.5 g/d𝑙、男、1 歳未満、の 7 項目のうち 4 項目以上が適応）などで選択して行う施設がある。

a. γグロブリン療法

 i ）一括投与：1～2 g/kg を 12～24 時間で点滴静注
 ii ）分割投与：200～400 mg/kg/日、2 時間点滴静注を 5 日間で

両者のいずれかを用いる。冠動脈病変を予防するために遅くとも 7 病日以内に開始するべきである。一括投与は、冠動脈病変の抑制効果の点でも、γグロブリン療法不応例に早く対処できる点でも、分割投与に比し優れている。

b. アスピリン

30～50 mg/kg/日、分 3 で内服する。解熱すれば、3～5 mg/kg/日、分 1 に変更する。

c. γグロブリン不応例に対する追加治療

γグロブリン療法終了 36～48 時間後も発熱が持続する場合、γグロブリン療法の追加がよく行われている。ステロイド、ステロイドパルス、ウリナスチン、血漿交換などの治療法も使用される。確立した方法はないが、いずれにせよ早期に（できれば 10 病日頃までに）追加治療を行うことが望ましい。

❷ 冠動脈病変、虚血性心疾患の予防と治療

心筋梗塞が疑われたら、直ちに専門施設に転送する。

a. 予防

冠動脈病変を残した例では、アスピリン（3～5 mg/kg/日、分 1）を服用させる。中等度の瘤では抗血小板薬（チクロピジン 2～5 mg/kg/日、分 2 またはジピリダモール 5 mg/kg/日、分 3）を加える。さらに、巨大瘤に対しワーファリン® を加えることもある。冠動脈狭窄に対しカテーテル治療、バイパス手術を行う場合がある。

b. 狭心症発作の治療
ⅰ）安静、酸素投与。
ⅱ）硝酸薬投与

年長児は硝酸イソソルビド（ニトロール®）などの錠剤を（成人量の1錠を参考に、体重・年齢により）、1/2〜1錠を舌下頓用する。スプレー製剤を使用してもよい。経口投与が困難な際は、ニトログリセリン（ミリスロール® 0.1〜2μg/kg/min）などの点滴静注を行う。硝酸薬は血圧低下作用があるので、血圧が低い場合はカテコラミンなどの昇圧剤の治療を優先させる。

c. 心筋梗塞の治療
ⅰ）安静、酸素投与。
ⅱ）鎮痛、鎮静：下記のいずれかを皮下注（または希釈して緩徐に静注）。
　　モルヒネ 0.1〜0.2 mg/kg
　　ペチジン（オピスタン®）1〜2 mg/kg
ⅲ）血栓溶解薬：下記のいずれかを投与（小児の投与量は確立していない）。

組織プラスミノーゲンアクチベーター（t-PA）：総量30〜40万単位/kgのうち1/10量1〜2分で、残りを1時間で点滴静注（あるいは3〜5万単位/kgを10分間で冠動脈内注入。最大4回まで繰り返す）。

ウロキナーゼ：総量1.5〜3万単位/kgを30分で点滴静注（あるいは総量1.5〜3万単位/kgを20〜40分で冠動脈内注入）。

ⅳ）再閉塞防止：血栓溶解療法後、ヘパリンを15〜20単位/kg/時間で持続点滴。
ⅴ）その他：心不全に対しドブタミンなどのカテコラミン、胸痛に対し硝酸薬、不整脈に対しリドカイン、硫酸アトロピンなどを使用する。循環補助装置を使用する場合もある。

⑩ 心筋疾患

Ⅰ・疾患の概要

大別して、心筋炎と心筋症がある。心筋炎は、主にウイルス感染が原因で心筋が炎症過程にある状態である。経過により、急性心筋炎と慢性心筋炎に分類される。急性の中で、数日で心原性ショックに陥り、高率に死亡するものを劇症型心筋炎と呼ぶ。心筋症は、心機能障害を伴う心筋疾患と定義され、拡張型心筋症、肥大型心筋症、拘束型心筋症、催不整脈性右室心筋症、特定心筋症（特別の原因に伴うもの）に分類される。小児の特定心筋症では、肥大型心筋症に類似した病態を示すNoonan症候群の頻度が高い。心筋炎と心筋症はまったく別個の疾患ではなく、類似した疾患と考えられている（例えば、ウイルス感染は心筋症の一因である）。

Ⅱ・診断のポイント

❶ 症状・理学所見

循環不全による呼吸困難、易疲労感、胸痛、不整脈、ショック、失神などが主症状である。急性心筋炎では、上気道感染症状や消化器症状の後に発症することが多いため、一般的な感冒と診断する際

に必ず本疾患を念頭におかなければならない。うわ言など精神症状を呈することもある。

聴診上は不整脈、奔馬調律、心雑音（房室弁閉鎖不全による収縮期雑音、肥大型心筋症における左室流出路狭窄の収縮期雑音など）を認めることがある。急性心筋炎では、しばしば心音が減弱する。その他、心不全が強くなれば、肺野のラ音、肝腫大、浮腫などが出現する。

❷ 胸部単純 X 線写真

一般に心拡大、肺うっ血を示す。但し、肥大型心筋症や拘束型心筋症では、心拡大がみられないこともある。

❸ 心電図

ST-T 変化が、診断の手がかりとして有用である。その他、左室肥大、異常 Q 波、不整脈など種々の異常を呈する。

❹ 心エコー

確定診断として最重要の検査である。心筋炎、拡張型心筋症では、左室腔の拡大と壁運動の低下を認める。肥大型心筋症では、心室中隔などの壁の肥厚、左室腔の狭小化を認める。拘束型心筋症では拡張能が低下する。その他、左室流出路狭窄、弁膜症、心嚢液の有無などを判定し得る。

❺ 血液検査

ANP、BNP が高値を示すことが多い。急性心筋炎では、心筋障害を反映して、CK（CK-MB）、GOT、LDH（I、II 分画）、トロポニン T、心筋ミオシン軽鎖 I、心臓脂肪酸結合蛋白（H-FABP）などの上昇を認める。

III・治療のポイント

心筋疾患は特殊な管理を必要とするので、専門医のいる施設に紹介した方がよい。特に、急性心筋炎などで循環不全が強い場合は直ちに搬送しなければならない。

❶ 抗心不全療法

急性期には、利尿剤（フロセミドなど）、カテコラミン（ドブタミン、ドパミン）、ホスホジエステラーゼ III 阻害薬（ミルリノンなど）などの静注を行う。慢性期には、利尿剤、アンギオテンシン系の阻害薬（エナラプリル、ロサルタンなど）、強心剤（ジゴキシン）などのほか、βブロッカー（カルベジロールなど）などを経口投与する。

❷ 抗不整脈療法

高度房室ブロックなどの徐脈性不整脈には、ペースメーカーが必要である。心房細動・粗動、心室頻拍などの頻脈性不整脈には、血行動態不良であれば直ちに電気的除細動を行う。急性期には抗不整脈薬を投与してもよいが、慢性期の長期使用は慎む。

❸ その他

急性心筋炎では、γグロブリン療法が一般化してきた。劇症型心筋炎では、膜型人工肺（ECMO）、経皮的心肺補助（PCPS）、大動脈内バルーンパンピング（IABP）などの補助循環で救命し得る場合がある。肥大型心筋症では、β遮断薬かカルシウム拮抗薬の経口投与を行う。

専門医へのコンサルトの時期

心筋疾患は特殊な管理を必要とするので、専門医のいる施設に紹介した方がよい。特に、急性心筋炎などで循環不全が強い場合は直ちに搬送しなければならない。

（三浦　大）

11 心膜疾患

はじめに

心臓を包む心膜の疾患で心膜腔に液体が貯留し、あるいは心筋外側に癒着し、その結果心臓の動き（特に拡張）を障害し心機能の悪化を招く。原因としては炎症性のものが多い。主な心膜疾患を表12に示す。

本書では炎症性心膜炎と先天性心膜欠損について簡略に記す。

I・心膜炎

心膜炎は心膜疾患の中で最も多い。

1．診断

診断は症状と理学的診断による。

症状は重篤なものからはっきりしないものまで幅がある。急性心膜炎では心嚢腋の貯留が心膜腔の伸展よりも早いことが多く症状も強くなる。心電図でST-T変化を合併することが多く心膜炎単独だけでなく心膜心筋炎も考えられる。病期と病理所見により、浸出性・亜急性浸出性収縮性[1)3)]・収縮性に分けられ、収縮性心膜炎は各種心膜炎の終末像と考えられる。結核性のように進行の遅いものは症状もはっきりしなく、病期が進行し収縮性心膜炎になってから症状が出現する。

ⅰ）一般症状：軽微なものから重篤なものまで症状には幅がある。前胸部不快感、易疲労感、胸痛、動悸、運動能低下、呼吸困難（早くて浅い呼吸）、起座呼吸、咳（痰を伴わない）、頸部静脈怒張、

表12．心膜疾患の原因別分類

1) 炎症性心膜炎
　　急性ウイルス性心膜炎───実際は心筋心膜炎として捉えるべきである
　　急性細菌性（化膿性）心膜炎
　　結核性心膜炎
　　尿毒症性心膜炎（uremic pericarditis）：透析導入後は減少している
　　膠原病（RA、SLE、RF、Scleroderma）
　　川崎病
2) 先天性心膜欠損：a) 部分欠損、b) 完全欠損
3) 心膜嚢胞（pericardial cyst）
4) 術後：心膜切開症候群
5) その他の心膜疾患・心嚢液貯留
　　甲状腺機能低下症に伴う心嚢液貯留
　　悪性腫瘍の心膜転移
　　乳び液貯留（chyropericardium）

■ 診断のポイント

症状と理学所見から心膜炎が疑われたら、胸部X線写真と心エコー検査で確定する。

蒼白、肝腫大、腹水、全身浮腫、吃逆（しゃっくり）、嚥下障害、全身倦怠、うっ血性心不全がみられる。
  ⅱ）脈所見：頻脈、脈拍・脈圧微弱、呼吸性変動（奇異脈）
  ⅲ）聴診所見：心音減弱、心膜摩擦音
  ⅳ）心タンポナーデ：心嚢内に液体が貯留し心嚢内圧が上昇し心室の拡張期の充満が障害されると、身体および肺静脈のうっ血、1回拍出量減少・脈圧狭小、血圧低下を呈す。心室内の拡張期圧は急激に上昇し、房室弁は早期に閉鎖し、冠動脈は心嚢内圧上昇により外側から圧迫を受け、冠動脈の流量は減少する。両心機能が障害される。

2．検査

❶ X線写真

心陰影が拡大する（図9）。亜急性浸出性収縮性[1]・収縮性心膜炎では症状があっても胸部X線写真では心拡大を示さないので、「心拡大がない」という所見だけで安易に否定診断をしてはならない。

❷ 心エコー検査

心膜炎に限らず心エコー検査は心膜疾患の診断に簡便で非常に重要な検査法である。また、一般の小児科医は小児心臓病の専門家でなくても自分自身で概略の検査ができることが求められている（「心臓超音波検査」、253頁参照）。浸出性心膜炎で臨床症状があるほどの心嚢液貯留があれば心エコー検査で確認できる。拡大した心膜腔は左室後面の心筋と心膜の間の空間（echo free space）として認められる。胸壁直下で右室前面の空隙にも心嚢液貯留を示す（図10）。上大静脈・下大静脈の拡張もみられる。亜急性浸出性収縮性[1)3)]では症状の割に心嚢腋貯留は少なく、収縮性心膜炎では心嚢腋貯留は認められなくなっており、心膜肥厚と心膜のエコー輝度上昇がみられる。

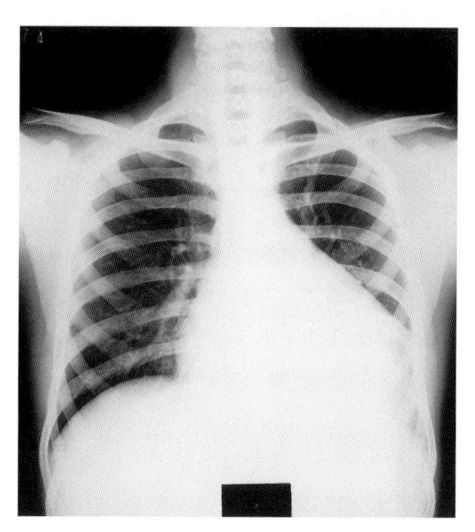

図9．急性心膜炎で心嚢液貯留を認める症例
立位では心陰影は嚢状に拡大している。

PERICARDIAL DISEASES

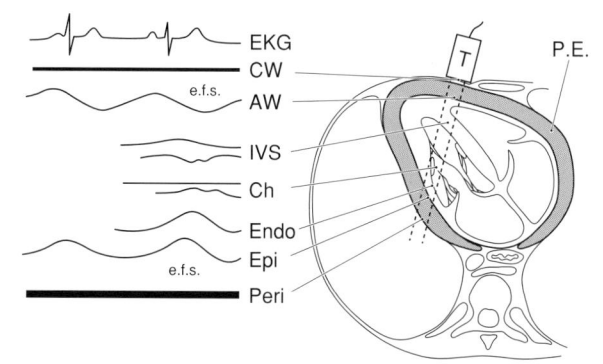

EKG：心電図、CW：胸壁、e.f.s：心嚢液スペース、AW：右室前壁、IVS：心室中隔、Ch：腱索、Endo：心内膜、Epi：臓側心膜、Peri：壁側心膜、T：探触子、P.E.：心嚢液

図10．心嚢液貯留と心エコー図の関係

（Spodick DH：Pericardial Diseases. Davis（ed），FA Company, Philadelphia, 1976 より一部改変して引用）

❸ 心電図検査

急性心膜炎Ⅰ相：ST上昇、Ⅱ相：ST上昇が消失し、T波平低、逆転、Ⅲ相：T波逆転、Ⅳ相：もとに戻る。これらの変化はⅠ・Ⅱ・V_5・V_6誘導に出現することが多い。

electrical alternans：2～3拍ごとにP波、QRSの波高(形)が変化する現症。記録するleadにより出現したりしなかったりする。

❹ 心囊穿刺

穿刺の目的は心囊液の廃液により重篤な症状の軽減を図ることと、得られた液から原因を検索することであるが、誤って心筋穿刺や心臓表面の冠動脈を損傷して心囊内出血をきたしたり心腔内穿刺の危険があるので、心臓外科医のいる施設で行うことが望ましい。緊急の場合には60°ぐらいの半座位で心窩部から左肩方向に穿刺針を進め穿刺排液をする。エコーガイド下で、穿刺針を確認しながら行うと安全性が高い。

心囊液の性状：原因となる疾患により、漿液性、漿液線維性、細菌性(膿性)、血性(心筋梗塞、破裂、悪性腫瘍、心カテ時の穿孔、外傷、尿毒症の場合)、リンパ性に分けられ、採取した検体は性状分析、鏡検、細菌・ウイルスなどの病原体検査をして診断確定に供する。

❺ 心臓カテーテル検査

成書を参照。

3．治療

1. 症状が重篤であれば心囊穿刺で心囊液除去。
2. 細菌感染によるものは抗生剤投与。
3. 術後や、ウイルス性であればアスピリン内服。
4. 外科的処置(繰り返すものは心膜開窓術、収縮性心膜炎では心膜除去術)

心タンポナーデでは上記の「心囊穿刺」が救命救急処置である。二次性、症候性の心膜炎や心囊液貯留では原病の治療が優先する。炎症性の場合にはアスピリンの内服に加え、外科的処置として穿刺排液・心膜開窓術・心膜ドレナージ、心膜切除術などがある。乳び液貯留ではミルクをMCTミルクに変えると液貯留が減少し治癒することが期待できる。

収縮性心膜炎では心膜除去術が必須であり、亜急性浸出性収縮性心膜炎ではステロイドホルモンの効果がなければ心膜除去術が必要になる。拘束型心筋症との鑑別は極めて困難であるが治療法が異なる(収縮性心膜炎では心膜切除術で症状の改善が望めるし、拘束型心筋症では究極的には心臓移植が必要になる)ので心筋生検による鑑別も必要となることがある。

尿毒性心膜炎の症例では栄養管理と透析管理の強化で改善するといわれるが、これらでは改善なく低血圧など循環不全が増悪したため1例は血性の心囊液を穿刺排液により改善治癒し、もう1例では心囊内の炎症が強く、穿刺排液中も心囊内への出血が続き排液量が減らず輸血を要し、その後心囊内にプレドニゾロンを注入して治癒した例を経験している。

Ⅱ・先天性心膜欠損

「部分欠損」は心臓手術の際に偶然発見されることが多い。ほとんどは無症状で、心臓手術の際に発見されることが多いが、ごく稀に心臓の一部(多くは左心耳)が心囊から脱出し冠動脈が絞扼され心筋虚血が生じ胸痛・呼吸困難・めまい・失神を示したり、心筋梗塞で死亡した例もある。胸部X線

写真は完全欠損では心陰影の左方移動を示し、部分欠損では左心耳の拡張により「左第2弓」が突出する。人工的に気胸を作成し（心嚢内に空気が入ることにより）診断する方法や、心エコーで左心耳の拡張やCT・MRIによる画像診断が有用である。

■ **専門医へのコンサルトの時期**

呼吸困難・頻脈・脈圧狭小があり、胸部X線上心陰影拡大が強く・心エコーで心嚢液貯留があれば緊急に専門施設に搬送する。

（佐藤正昭）

【参考文献】
1) Davis FA：Pericardial Disease. Spodick DH, Philadelphia, 1976.
2) Reddy PS, et al (eds)：Pericardial Disease. Raven Press, New York, 1982.
3) Sagristà-Sauleda J, et al：Effusive-constrictive pericarditis. N Engl J Med 350：469-475, 2004.

⑫ 起立性調節障害

はじめに

自律神経調節障害は器質的障害による自律神経障害によるものと機能的障害による自律神経失調によるものとに分類される。起立性調節障害（orthostatic dysregulation；OD）は循環器系を支配する自律神経系の機能異常に基づくものであり、心理面、社会面、身体コンディションによる影響が大きい。思春期前後の児に発症し、女児に多い傾向がみられる。立ちくらみ、動悸、息切れ、めまいなどの循環器症状に加え頭痛、腹痛、嘔気、倦怠感などの不定愁訴も多い。

Ⅰ・診断基準

小児起立性調節障害研究班の診断基準は以下のとおり。

❶ 大症状
・立ちくらみ、あるいはめまいを起こしやすい。
・立っていると気持ちが悪くなる。ひどくなると倒れる。
・入浴時、あるいはいやなことを見聞きすると気持ちが悪くなる。
・少し動くと動悸あるいは息切れがする。
・朝なかなか起きられず、午前中調子が悪い。

❷ 小症状
・顔色が青白い。
・食欲不振
・臍疝痛（強い腹痛）を時々訴える。
・倦怠、あるいは疲れやすい。
・頭痛をしばしば訴える。
・乗り物に酔いやすい。

- 起立試験で脈圧狭小化 16 mmHg 以上。
- 起立試験で収縮期血圧低下 21 mmHg 以上。
- 起立試験で脈拍数増加 1 分 21 以上。
- 起立試験で立体心電図 TII の 0.2 mV 以上の減高、その他の変化。

大症状 3 以上、大症状 2 と小症状 1 以上、大症状 1 と小症状 3 以上あり、ほかの器質性疾患を除外すれば OD と診断。

II・検査

1. 起立試験
2. Schellong 法
3. Head up Tilt test
4. Heart Rate Variavility
5. 心理テスト

III・治療

1. 日常生活の指導
2. 心理療法
3. 薬物療法（カルニゲン®、メトリジン® などの昇圧剤など）

（葭葉茂樹）

13 感染性心内膜炎

I・疾患の概要

感染性心内膜炎(infective endocarditis；IE)とは心臓の内膜面の微生物感染症である。小児 IE の少なくとも 70％ は先天性心疾患を有する。起炎菌として α 溶血性連鎖球菌が最も多く黄色ブドウ球菌がこれに続く。約 5％ は血液培養陰性である。**高度危険因子**として人工弁、IE 既往、複雑チアノーゼ性心疾患(単心室、大血管転位、ファロー四徴症など)、体肺動脈短絡手術、静注薬物乱用、中心静脈カテーテル留置、**中等度危険因子**として根治前の動脈管開存、根治前の心室中隔欠損、根治前の二次孔欠損以外の心房中隔欠損、二尖大動脈弁、逆流を伴った僧帽弁逸脱、リウマチ性僧帽弁・大動脈弁疾患、その他の後天性弁疾患、肥大型心筋症が挙げられる。

II・診断のポイント

症状として発熱、非特異的徴候(筋肉痛、関節痛、頭痛、全身倦怠感、食欲低下など)が多く、心雑音の変化、心不全、出血斑、塞栓症状、脾腫、神経学的異常所見が続き、Osler 結節、Janeway 病変、Roth 斑、線状出血は稀である。検査では血液培養が最も診断的価値が高く、状態が許せば 24 時間以上間隔をあけて 2～3 回採取するのが好ましい。血沈亢進、貧血、血尿、リウマチ因子陽性、白血球増加などは非特異的所見であるが管理上有用である。心エコーの感度は 80％ 程度にまで向上

表 13. 感染性心内膜炎の Duke 診断基準

確実：
  1．病理学的基準
    A．病原体：疣贅、塞栓子、心内膿瘍の培養または組織で同定
    B．病理学的所見：疣贅、心内膿瘍の組織で活動性心内膜炎
  2．臨床的基準
    大基準 2 つ、または大基準 1 つと小基準 3 つ、または小基準 5 つ
疑い：確実、除外の基準を満たさないもの
除外：
  除外診断のついたもの、4 日以内の化学療法で症状が消失したもの、
  4 日以内の化学療法後の手術・剖検で病理学的証明ができなかったもの

大基準
  1．血液培養陽性
    A．典型的な起炎菌が 2 回同定
      1）緑溶菌、*Streptococcus bovis*、HACEK グループ、または、
      2）原発感染巣がない市中感染での *Staphylococus aureus*、enterococcus
    B．血液培養陽性が下記条件を満たす
      1）12 時間以上の間隔で行った血液培養が 2 回以上陽性
      2）3 回の血液培養すべてが陽性、または
        4 回以上の培養のうち過半数が陽性（最初と最後の間隔が 1 時間以上）
  2．心内膜病変
    A．心エコーによる陽性所見
      1）逆流ジェット内にある弁またはその支持組織や心内移植物に付着する、解剖学的に説明できない振動性腫瘤（疣贅）
      2）膿瘍
      3）新しくできた人工弁の部分的裂開
    B．新しい弁逆流の出現（心雑音のみでは不十分）
小基準
  1．IE のリスクとなる心奇形、異常がある
  2．38℃以上の発熱
  3．動脈塞栓症、肺梗塞、細菌性動脈瘤、頭蓋内出血、結膜出血、Janeway 病変などの血管症状
  4．糸球体腎炎、Osler 結節、Roth 斑、リウマチ因子などの免疫学的症状
  5．細菌学的所見：大基準を満たさない血液培養陽性所見、または IE を起こす病原体による活動性感染を示す血清学的所見
  6．IE を示唆するが大基準を満たさない心エコー所見

したが感度、特異度ともに 100% ではなく陰性だからといって IE を除外することはできない。Duke 診断基準を表 13 に示す。

III・治療のポイント

　起炎菌別化学療法を表 14 に示す。治療開始後早期に化学療法の有効性を測るため血液培養陰性を確認する。腎毒性、聴毒性のあるアミノグルコシド系抗菌剤の血中濃度の頂値と底値を測定する。治療終了後 8 週間は再発が多いので必要に応じて血液培養を採取する。外科的治療は有意な塞栓症、感染の遷延、心不全の進行（特に大動脈弁、僧帽弁病変のとき）があるとき適応となる。IE 予防が必要な医療処置として歯科処置（抜歯、歯周処置、インプラント・抜去歯再植、根尖孔を超える歯内治療、

表14. 起炎菌別化学療法

起炎菌		治療法
緑連菌	ペニシリン感受性 MIC＜0.1 μg/ml	①ペニシリンG 15〜20万単位/kg(≦2,000万単位)/日 　　4時間ごと静注　4週 ②ペニシリンG 15〜20万単位/kg(≦2,000万単位)/日 　　4時間ごと静注　2〜4週 　＋ゲンタマイシン 6.0〜7.5 mg/kg(≦80 mg)/日 　　8時間ごと点滴静注　2週 ③ペニシリンアレルギー 　1.セファゾリン 100 mg/kg(≦6 g)/日 　　3回に分けて静注　4週 　2.バンコマイシン 30 mg/kg(≦2 g)/日 　　2〜4回に分けて点滴静注　4週
	ペニシリン抵抗性 MIC 0.1〜0.5 μg/ml	④ペニシリンG 15〜20万単位/kg(≦2,000万単位)/日 　　4時間ごと静注　4週 　＋ゲンタマイシン 6.0〜7.5 mg/kg(≦80 mg)/日 　　8時間ごと点滴静注　2週 ⑤ペニシリンアレルギー 　1.セファゾリン 100 mg/kg(≦6 g)/日 　　3回に分けて静注　4週 　2.バンコマイシン 40 mg/kg(≦2 g)/日 　　2〜4回に分けて点滴静注　4週
腸球菌もしくはペニシリン耐性緑連菌 MIC＞0.5 μg/ml		⑥ペニシリンG 15〜20万単位/kg(≦2,000万単位)/日 　　4時間ごと静注　4〜6週 　＋ゲンタマイシン 6.0〜7.5 mg/kg(≦80 mg)/日 　　8時間ごと点滴静注　4〜6週 ⑦ペニシリンアレルギー 　バンコマイシン 40 mg/kg(≦2 g)/日 　　2〜4回に分けて点滴静注　4〜6週 　＋ゲンタマイシン 6.0〜7.5 mg/kg(≦80 mg)/日 　　8時間ごと点滴静注　4〜6週
ブドウ球菌（人工物なし）	メチシリン感受性	⑧セファゾリン 100 mg/kg(≦6 g)/日 　　3回に分けて静注　4〜6週 　＋ゲンタマイシン 6.0〜7.5 mg/kg(≦80 mg)/日 　　8時間ごと点滴静注　3〜5日
	メチシリン耐性	⑨バンコマイシン 40 mg/kg(≦2 g)/日 　　2〜4回に分けて点滴静注　4〜6週
ブドウ球菌（人工物あり）	メチシリン感受性	⑩セファゾリン 100 mg/kg(≦6 g)/日 　　3回に分けて静注　6週以上 　＋ゲンタマイシン 6.0〜7.5 mg/kg(≦80 mg)/日 　　8時間ごと点滴静注　2週
	メチシリン耐性	⑪バンコマイシン 40 mg/kg(≦2 g)/日 　　2〜4回に分けて点滴静注　6週以上 　＋ゲンタマイシン 6.0〜7.5 mg/kg(≦80 mg)/日 　　8時間ごと点滴静注　2週

表 14．続き

起炎菌	治療法
グラム陰性桿菌（HACEK グループ）	⑫アンピシリン 300 mg/kg(≦12 g)/日 　　4 時間ごと静注　4 週 　＋ゲンタマイシン 6.0～7.5 mg/kg(≦80 mg)/日 　　8 時間ごと点滴静注　4 週 ⑬セフォタキシム、セフトリアキソンなど第三世代セフェム系　4 週
培養陰性	⑭ペニシリン G 15～20 万単位/kg(≦2,000 万単位)/日 　　4 時間ごと静注　4～6 週 　またはアンピシリン 300 mg/kg(≦12 g)/日 　　4 時間ごと静注　4～6 週 　＋ゲンタマイシン 6.0～7.5 mg/kg(≦80 mg)/日 　　8 時間ごと点滴静注　4 週 ⑮抗緑膿菌作用のある広域ペニシリン ⑯急性心内膜炎の場合はブドウ球菌(MRSA)も考慮
真菌	⑰アンフォテリシン B 0.3～1.0 mg/kg/日 　　持続静注 　＋フルシトシン 100～200 mg/kg/日 　　4 回に分けて 6～8 週

表 15．感染性心内膜炎予防方法

歯科、口腔内、気道、食道への処置	
一般的予防法	アモキシシリン 50 mg/kg(≦2.0 g)1 時間前に内服
内服不能	アンピシリン 50 mg/kg(≦2.0 g)30 分前に静注・筋注
ペニシリンアレルギー	クリンダマイシン 20 mg/kg(≦600 mg)1 時間前に内服 セファレキシン・セファドロキシル 50 mg/kg(≦2.0 g)1 時間前に内服 クラリスロマイシン 15 mg/kg(≦500 mg)1 時間前に内服
ペニシリンアレルギーで内服不能	セファゾリン 25 mg/kg(≦1.0 g)30 分前に静注・筋注 クリンダマイシン 20 mg/kg(≦600 mg)30 分前に静注
泌尿生殖器、消化器（食道を除く）への処置	
高度危険因子	アンピシリン 50 mg/kg(≦2.0 g)静注・筋注 ＋ゲンタマイシン 1.5 mg/kg(≦120 mg)点滴静注 　処置前 30 分以内に終了 　6 時間後 アンピシリン 25 mg/kg(≦1.0 g)静注・筋注　または アモキシシリン 25 mg/kg(≦1.0 g)内服
ペニシリンアレルギーで高度危険因子	バンコマイシン 20 mg/kg(≦1.0 g)点滴静注 ＋ゲンタマイシン 1.5 mg/kg(≦120 mg)点滴静注 　処置前 30 分以内に終了
中等度危険因子	アモキシシリン 50 mg/kg(≦2.0 g)1 時間前に内服　または アンピシリン 50 mg/kg(≦2.0 g)静注・筋注 　処置前 30 分以内に終了
ペニシリンアレルギーで中等度危険因子	バンコマイシン 20 mg/kg(≦1.0 g)点滴静注 　処置前 30 分以内に終了

抗菌性繊維・バンドの歯肉縁下挿入、歯列矯正用バンドの最初の装着、歯根膜内局所麻酔、出血が予想される部位の歯・インプラントの予防的洗浄)、扁桃・アデノイド摘出術、呼吸器手術、硬性気管支鏡、食道静脈硬化療法、食道狭窄拡張術、逆行性胆管造影、胆道系手術、消化管手術、前立腺手術、膀胱鏡、尿管拡張術が挙げられる。予防方法を表15に示す。

【参考文献】
1) Dajani AS, Taubert KA：Infective endocarditis. Moss and Adams Heart disease in infants, children, and adolescents；including fetus and young adult, 6th ed, Allen HD, Gutgesell HP, Clark EB, et al (eds), pp 1297-1308, Philadelphia, Lippincott Williams & Willkins, 2001.
2) 間 峡介：感染性心内膜炎. 高尾篤良, 門間和夫, 中澤 誠, ほか(編), 臨床発達心臓病学, 第3版, pp 793-800, 中外医学社, 東京, 2001.

14 原発性肺高血圧

I・疾患の概要

原発性肺高血圧(primary pulmonary hypertension；PPH)は肺小血管の原因不明のびまん性閉塞性内腔狭窄による肺高血圧で安静時平均肺動脈圧25 mmHg以上と定義される。病理学的には筋性肺動脈の中膜肥厚、細い肺動脈の内膜肥厚と線維化、閉塞した動脈の近位側の動脈の叢状病変・血管腫状病変・壊死性血管炎を認めるが、これは肺高血圧の結果であり、病初期には血管内皮細胞障害による機能的肺血管収縮が関与していると考えられている。成人では20〜40歳の女性に多いが小児では男女差はない。予後は不良で症状出現から死亡まで1〜5年が多く平均1〜2年である。

II・診断のポイント

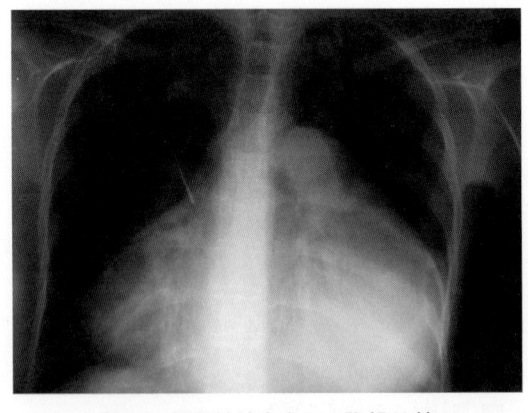

図11. 原発性肺高血圧の胸部X線
16歳、女児。発症から3年目の胸部X線。左第2弓は突出し、肺門部の肺血管は著明に拡張しているが、末梢肺血管は乏しく肺野は明るい。右房・右室中心に著明な心拡大を認める。

主な症状は運動時息切れ、疲労感、胸痛、動悸、失神、幻暈などである。末期には喀血、嗄声、腹痛、チアノーゼなどを生じる。身体所見では病初期は脈拍微弱、四肢冷感、心不全が進行すると肝腫大、浮腫を認めるようになる。聴診ではわずかな収縮期雑音、時に駆出性クリックを聴取し、肺動脈弁性II音の亢進を認める。拡張期にGraham-Steell雑音(肺動脈弁閉鎖不全の雑音)を聴取することがある。三尖弁閉鎖不全を生じると呼気時に増強する汎収縮期雑音を胸骨左縁下部に聴取するようになる。胸部X線では右室拡大、主肺動脈と肺門部肺動脈の拡大を認め、肺動脈末梢は乏しい(図11)。末期になると三尖弁閉鎖不全により右房が拡大する。心電図では右室肥大、右軸偏位、右房拡大

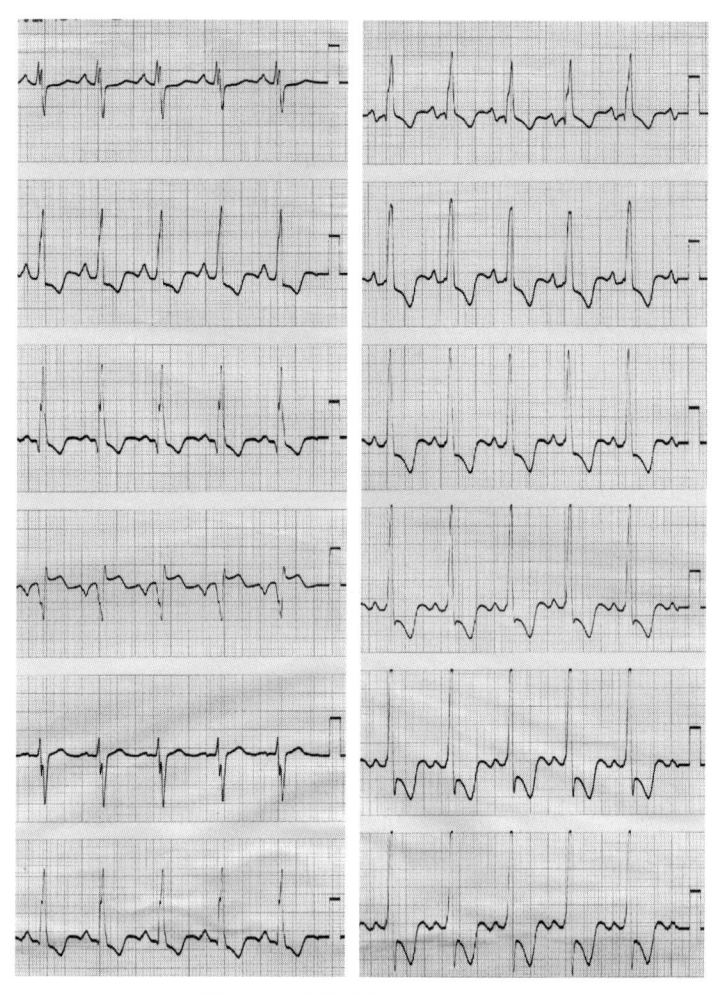

図 12. 原発性肺高血圧の心電図

図 10 と同一患者、同一時期の心電図。左上から左下まで順に I、II、III、aVR、aVL、aVF、右上から右下まで順に V_1〜V_6 誘導を示す。洞調律で QRS 軸は 100 度、II で高く幅広く V_1 で 2 相性の P 波は両心房拡大、V_1 の q 波、V_6 の深い s 波は右室肥大を示唆する。QRS 幅は 0.12 sec で完全右脚ブロックパターンである。V_1〜V_6 で陰性 T 波、V_2〜V_6 で ST 低下を認める。

を認める(図 12)。心エコーでは右室、右房、肺動脈拡大、心室中隔の圧排を認める。三尖弁逆流から右室圧を推定できる。心臓カテーテル検査、特に造影検査で病状が悪化することが多いのでなるべく非侵襲的検査で診断する。PPH では肺動脈圧上昇、肺動脈楔入圧は正常、心拍出量は低下、右心系酸素飽和度は低下している。酸素負荷、薬剤負荷は治療するうえで重要な情報となる。鑑別診断として Eisenmenger 症候群、末梢肺動脈狭窄、肺静脈狭窄、三心房心、僧帽弁狭窄、扁桃腺・アデノイド肥大による上気道狭窄や睡眠時無呼吸、新生児肺高血圧持続症などが挙げられる。

III・治療のポイント

治療は酸素投与、運動制限、薬物療法からなる。薬物療法は血管拡張剤、抗凝固剤、必要に応じて利尿剤、強心剤を用いる。血管拡張剤としてプロスタサイクリン経口薬(ドルナー® 1〜2 μg/kg/日

分3)、カルシウムブロッカー(アダラート® 0.5〜2 mg/kg/日 分3など)、アンギオテンシン変換酵素阻害剤(レニベース® 0.1〜0.3 mg/kg/日 分3など)など、抗凝固剤としてワーファリン® 0.05〜0.1 mg/kg/日 分1、ペルサンチン® 2〜4 mg/kg/日 分3などを用いる。急性増悪時にはプロスタグランジン E_1 持続静注(パルクス® 2〜5 ng/kg/min)、プロスタサイクリン持続静注(フローラン® 2〜16 ng/kg/min)、ホスホジエステラーゼIII阻害剤持続静注(ミルリーラ® 0.25〜0.75 μg/kg/min)、NO吸入療法(20 ppmから開始し5〜10 ppmで維持)などを行うが根本的治療ではない。欧米で肺移植、心肺同時移植が行われているが3年生存率は70%程度である。カテーテルによる心房中隔欠損形成術が成功すると運動能が増加するが危険性も高い。

(大木寛生)

【参考文献】
1) Rubin LJ, Rich S：Primary pulmonary hypertention. pp 1-325, Dekker, New York, 1997.

15 学校心臓検診

I・疾患の概要

　学校心臓検診で発見される心疾患の種類は、各自治体の検診システムにより多少左右されるが、大別して、①突然死をきたしうる疾患、②治療を要する疾患、③経過観察のみでよい軽症の疾患、に分けることができる。ほとんどは、③に相当すると考えてよい。①は稀であるが、見逃してはならない。
　①に属する疾患には、心房粗細動、心室頻拍、QT延長症候群、Brugada症候群、完全房室ブロックなどの不整脈、心筋症、原発性肺高血圧、大動弁狭窄、川崎病、冠動脈低形成などの冠動脈異常などがある。②に属する疾患には、心房中隔欠損、肺動脈弁狭窄などが挙げられる。③に属する疾患には、期外収縮、右脚ブロック、1〜2度の房室ブロックなどが挙げられる。WPW症候群は、頻拍発作がなければ③、あれば②、稀に①のことがある。

II・診断のポイント

❶ 問診・理学所見

　①を見逃さない最大のポイントは問診である。失神、めまい、けいれんの既往歴(特に運動で誘発される場合)と家族歴(突然死についても)の有無を確認する。そのほか、易疲労性の有無、乳幼児検診の結果、川崎病などの入院歴などについてたずねる。理学所見では、心音異常、心雑音、不整脈、肺のラ音、肝腫大などについて診察する。

❷ 検査

　通常の心電図以外に、運動負荷心電図やホルター心電図も適宜併用する。①に属する疾患では、著明な不整脈以外に、ST-T変化、QT延長(QTc間隔＝QT間隔／先行するRR間隔$^{1/2}$≧0.46秒)、$V_{1,2}$のST上昇を伴う右脚ブロックなどに注意する。胸部X線写真も必須の検査で、心胸比、肺血管陰影について調べる。①、②を疑う場合は、心エコーも実施する。洞性頻脈の場合、甲状腺ホルモンも検査した方がよい。

III・治療のポイント

①、②を疑ったら専門医に紹介する。①に対しては適切な管理を早急に行い、一般に運動制限も要する。②に属する代表的疾患である心房中隔欠損は、肺体血流比が大きければ、手術(またはカテーテル治療)を要する。③に属する疾患のほとんどは、予後良好で運動制限も不要である。

> **専門医へのコンサルトの時期**
> ①突然死をきたしうる疾患、②治療を要する疾患、を疑ったら専門医にコンサルトする。

(三浦　大)

16 術後患者の主なトラブル

I・不整脈、雑音の残存、残存短絡、運動量、肝炎

1. 不整脈

種々の先天性心疾患の術後に不整脈が出現するので、定期的な心電図、時にホルター心電図や運動負荷心電図の検査が必要となる。多くは経過観察していてよいが、症状(頻拍発作、めまい、失神など)を呈するものは積極的に治療を行う。頻拍性不整脈に対しては抗不整脈薬投与、カテーテル焼灼術、直流通電、徐脈性不整脈に対してはペースメーカー植込みなどを行う。代表的な組み合わせを以下に示す。

1. 洞不全症候群：Mustard手術、Senning手術、Fontan手術、心房中隔欠損
2. 房室ブロック：弁置換術、心室中隔欠損(特に修正大血管転位)、心内膜床欠損、ファロー四徴症
3. 上室性頻拍：Ebstein奇形、修正大血管転位
4. 心室性頻拍：ファロー四徴症、Rastelli手術、心室中隔欠損、大動脈弁狭窄、Jatene手術

2. 雑音の残存、残存短絡

心雑音の存在自体が手術の問題を示すわけではない。パッチ部の漏れによる短絡(特に心室中隔欠損)、弁の逆流、狭窄の残存などによる心雑音は問題になる場合があり、聴診所見の変化と症状の推移に注意する。診断には心エコー検査が有用である。程度が強ければ再手術を要する場合もある。

3. 運動量

主に心臓病管理指導表に基づき運動を管理する。管理区分は、病名により一律化できず、運動負荷検査などを参考に症例に応じて決定される。一般に、心室中隔欠損、心房中隔欠損、肺動脈弁狭窄、動脈管開存の手術後で経過順調であれば運動制限はない(E可)。そのほかの手術では、心不全、肺高血圧、手術部位の狭窄などが、なければE(体育の制限なし、運動部は可禁を区別する)、軽度であればD(中等度の運動のみ可)、中等度であればC(軽い運動のみ可)、高度であればB(体育禁止)かA(教室内学習も禁止)におおむね相当する。

4．肝炎

　手術時に輸血をした際は、肝炎ウイルスを含む病原体の感染に注意を要する。特に1991年以前に輸血を行った例では、スクリーニングが不十分であるため、C型肝炎の感染の危険性は約15%と高値である（但し、キャリア化しない例が多いとされている）。現在でも、スクリーニング不可能な肝炎に罹患する恐れはあるので、輸血後の定期的な肝機能検査が必要である。

（三浦　大）

【参考文献】
1) Gillete PC, Garson A：Clinical Pediatric Arrhythmia. 2 nd ed, W. B. Saunders, Philadelphia, 1999.
2) Vogt M, et al：New Eng J Med 341：866-870, 1999.

II・ペースメーカー

1．永久ペースメーカーの適応および種類

　ペースメーカーが適応になる病態を表16に示した。一般に心疾患のない小児で問題となる徐脈は、乳児で平均覚醒時心拍数55以下、幼小児で45～50以下、そして思春期で40以下である。このような徐脈では心不全や突然死が生じやすくなるとされている。

　ペーシングモードの種類は通常3文字のアルファベットで表される。

　　1番目の文字　ペーシングする心臓の場所（A：心房（atrium）、V：心室（ventricle）、D：両方（dual）、O：刺激なし（none））
　　2番目の文字　センシングする心臓の場所（A：心房（atrium）、V：心室（ventricle）、D：両方（dual）、O：刺激なし（none））
　　3番目の文字　心房あるいは心室の収縮を感知したときのペースメーカーの反応（T：刺激する（trigger）、I：休止する（inhibit）、D：両方（dual）、O：刺激なし（none））

　最近では心拍数調整機能（Rate modulation）、すなわち、体動の強さにより設定心拍数を変える機能のついたペースメーカーが普及してきており、この機能を示すため4番目の文字としてRを付加することがある。また、一般的ではないが抗頻脈機能（徐細動）のついたペースメーカーは5番目の文字として、S（DC shock）あるいはD（PacingおよびDC shock）を付けることがある。

　一般によく使われるペーシングはVVI(R)、AAI(R)、VDD(R)、DDD(R)である。

2．ペースメーカーの装着部位

　永久ペースメーカーは本体（電池部分を含む；pulse generator、以後generator）とリードから構成されている。リードは開胸手術で右室前面の心筋内に差し込むような形で装着する心筋電極および心外膜に載せるような形で装着する心外膜電極と、経静脈的に挿入し右室心尖部内膜に装着する心内膜電極がある。乳幼児は静脈が細く経静脈的に挿入するのは困難なだけでなく静脈の閉塞をきたす恐れがあるので（リードの総断面積/体表面積が$6.66\ mm^2/m^2$以上の場合閉塞が起こりやすいという報告がある）、通常心筋電極あるいは心外膜電極を使用する。Generatorは、成人では通常鎖骨下部皮下（大胸筋膜上）に装着するが、小児ではスペースがないため、腹部皮下、腹部腹直筋直下、胸腔内、あるいは胸壁皮下に装着する。

表16. 小児における永久ペースメーカー移植の適応

Class I：ほとんどの専門医がペースメーカー移植が必要と考える病態
 a. 進行性のII度もしくはIII度の房室ブロックで、心不全などの症状を伴うもの。
 b. なんらかの症状を伴う、年齢に不適切な徐脈となる洞不全症候群。
 c. 心臓手術後の進行性II度もしくはIII度の房室ブロックでなんらかの症状を伴い、7～14日以上遷延するもの。
 d. wide QRS、心室機能不全あるいは幼児で心拍数50～55以下の徐脈を伴う先天性III度のブロック。先天性心疾患を伴う場合は心拍数70以下でも考慮。
 e. QT延長を伴うあるいは伴わないVTに由来する持続性ポーズがあり、ペーシングが効果的であることが明らかな場合

Class II：ペースメーカーを頻回に使用する状態ではあるが、永久ペースメーカー移植に対しては意見の一致をみない病態
 a. ジゴキシン以外の長期作用型抗不整脈剤を必要とする、徐脈―頻脈症候群。
 b. 1歳を超え、平均心拍数50以下あるいはポーズが1日2～3回ある先天性III度の房室ブロック。
 c. II度もしくはIII度の房室ブロックを伴うQT延長症候群。
 d. 安静時心拍数35以下あるいは3秒以上のポーズを伴う、小児あるいは思春期の無症状な洞性徐脈。
 e. 心臓手術後の一過性のIII度房室ブロック。
 f. 許容範囲内の心拍数、narrow QRSおよび正常心室機能の先天性III度房室ブロック。
 g. 薬剤難治性で症状を伴い、左室流出路狭窄のあるHCM。
 h. 先天性QT延長症候群を伴うハイリスクの患者。

Class III：ペースメーカーが必要ないと考えられる病態
 a. 7日以内で回復する心臓手術後の一過性の房室ブロック
 b. I度の房室ブロックを伴う、あるいは伴わない症状のない心臓手術後の2束ブロック
 c. 症状のないMobitz I型III度房室ブロック
 d. 最長RR間隔3秒以下で最低心拍数40以上の症状のない思春期の洞性徐脈
 e. 症状のない薬剤感受性のHCM
 f. 症状はあるが左室流出路狭窄のないHCM
 g. 可逆的原因によるQT延長症候群

3．永久ペースメーカーの寿命

電池の寿命は成人で5～7年もつように設計されている。小児では心筋（心外膜）電極の抵抗値が低く閾値も高いので1拍あたりの消費電力が多いうえに、設定心拍数が成人より多いため、通常5年以内にgeneratorを交換することが多い。リードについては、小児での5年使用可能率は、心内膜電極で76～82％、心外膜電極で65～84％と報告されている。

4．ペースメーカートラブル

❶ ペースメーカーの設定に関するトラブル

a．VVI(R)

最も単純なペーシングで設定心拍数より自脈が遅ければペーシングされ、自脈が速ければペーシングは抑制される。以下のトラブルがある。なお、Rate modulationの場合は、体動により設定心拍数が変化する。

 i）ペーシング不全：ペーシングするべきときにペーシングされない場合である。出力が閾値よりも低いときに起こる。出力を上げる（電圧を上げるか刺激時間を長くする）必要がある。出力を上げて

も正しくペーシングされなければリードを替える必要がある。

　ⅱ）センシング不全：抑制されるべきときにペーシングされる場合である。あるいは、ペーシング不全はないがペーシングされるべきときに抑制される場合である（オーバーセンシング）。設定感度電圧が高いあるいは低い場合に起こる。適度な感度電圧が設定できずに、ペーシングに支障をきたす場合は、リードを替える必要がある。

b. AAI(R)
　VVI(R)と同じことを心房で行うモードである。

c. VDD(R)
　房室ブロックのみ適応になるモードで、心房の収縮を感知して一定の時間差で心室をペーシングする。心室の電極に対しては、VVI(R)時と同じようにペーシング不全、センシング不全が存在する。心房電極はセンシングのみであるが感度電圧の調整が必要である。VDDの心房電極は調整不能なセンシング不全になることが多く、このような場合どうしてもVDDペーシングが必要である場合を除き、VVIとして使用することができる。

d. DDD(R)
　心房と心室に独立したリードが挿入されており、それぞれにペーシング不全とセンシング不全がある。もともとの不整脈の状態と設定により、正しいペーシングパターンが違うため、ある程度経験が必要である。

❷ リードの機能不全
　電極の閾値の上昇、断線（単純X線写真で診断可能な場合が多い）などにより、上記のペーシングあるいはセンシング不全が生じる。設定の調節で対応できなければ、リードを替える必要がある。

❸ Generatorの機能不全
　現在のgeneratorが故障することは滅多にないが、電池消耗や電磁波の影響で作動不全を起こすことがある。電池消耗は患者が定期的にペースメーカー外来を受診していれば未然に防げる。ペースメーカー手帳で、前回の外来受診日やgenerator移植日をチェックする必要がある。

［電磁波の影響について］
　ペースメーカーは、電極で微弱な電気信号を検出して機能の制御を行っており、また、プログラミングやテレメトリーのためのコイルを内蔵している。電極やコイルに電磁波的要因による妨害信号が誘発されるとその機能が阻害され、これを電磁障害という。これらの影響は一般には一時的なものであり、その影響が取り除かれれば（器械から離れる、スイッチを切る、電源を抜くなど）機能は復旧するが、信号の性質によりプログラムが書き換えられたり、また、強い電圧が加えられた場合は、プログラムの蒸発や回路の破壊が生じることがある。磁界においては、20ガウスでマグネットモード（固定レート）に切り換わり、3,000ガウス以上で帯磁して復旧困難になる。電界においては5kV/m以上で影響を受けるとされている。なお、磁界も電界も変動速度が数十kHzを超えると電磁波となり、リードがアンテナの役目をして影響を受けるが、影響を与える可能性があると考えられる具体的な電子機器については表17にまとめた。なお、これらの影響の程度は人によって大きく異なり、症状としてはめまいや動悸を感じる程度であるが、影響が長く続くと失神することもある。

❹ ペースメーカーの感染について
　ペースメーカーには一時型と永久型がある。一時型には経静脈的にリードを穿刺して挿入するタイプと心臓手術後に心筋に装着するタイプがある。いずれも皮膚よりリードが出ているので感染の可能性が高い。刺入部の感染の場合は敗血症あるいは縦隔炎になる可能性があるので、早期に抜去する必

表 17．ペースメーカーに影響を与えると考えられている身近な電子機器と対策

	対　策
1．身体に電流が流れる器具	
①低周波治療器	ペースメーカー使用者は使用しない。
②体脂肪率計	ペースメーカー使用者は使用しない。
③家庭電化製品からの漏電（冷蔵庫、電子レンジ、洗濯機など）	アースを正しくつけて使用する。
2．身体に磁力線があたる器具	
①全自動麻雀卓	ペースメーカー使用者は使用しない。
②電磁調理器	通電中の電磁調理器から 50 cm 以上離れる。
③IH 炊飯ジャー	炊飯中にジャーから 50 cm 以内に立ち続けない。電源が入ったまま抱きかかえない。
④電子カーペット	電子カーペットの上でうつ伏せにならない。
⑤電気毛布	寝る前に暖めておき、寝るときはできるだけ切る。
⑥盗難防止器、金属探知機	素早く通り過ぎ、ゲートの近くに長時間立ち止まらない。
⑦電気髭剃り器	動作中にペースメーカーに押し当てない。
⑧ヘアドライヤー	動作中にペースメーカーに押し当てない。
⑨電話の受話器	常にペースメーカーに押し当てない。
⑩電磁ベルト、ブレスレット、ネックレスなど	常にペースメーカーに押し当てない。
⑪21 インチ以上のテレビのブラウン管	操作はリモコンで行う。
⑫強力な電動工具	ペースメーカーに近づけない。
⑬自動車のエンジン	エンジンをかけながらエンジンルーム内の操作をしない。
⑭携帯電話	ペースメーカーから 22 cm 以上離して使用する。
⑮アマチュア無線	アンテナの一番長い棒の 2～3 倍の距離をアンテナから離れる。
⑯工業用機器	種類にもよるが、3 m 以上離れるのが無難。
3．身体に高圧電界があたるもの	
①送電線直下	送電線直下の電界は法律で 3 kV/m 以下に規制されているので、鉄塔に登らなければ通常問題ない。
4．医療機器	
①電気メス、放射線治療器、除細動器、超音波破石器	注意して使用し、使用後はペースメーカーチェックを行う。
②超音波治療器、高周波ハイパーサーミア治療器、低周波鍼通電治療器、MRI	通常は使用しないことになっている（なお、診断用の超音波、放射線は通常問題ない）。

要がある。永久型は感染の可能性を減少させるため、リードも generator も体内にある。感染の可能性は少ない（0.5～5％程度）が、感染すると厄介である。感染が起きた場合（局所の発赤、熱感、腫脹、疼痛および滲出液の培養にて菌陽性の場合）感受性のある抗生物質を投与するとともに generator およびリードを完全に抜去するのが原則である。感染が初期で限局した炎症の場合 generator の抜去とリードの切断のみで十分であることもあるが、不完全な処置は抗生剤の長期使用につながり、新たな合併症を引き起こすこととなる。心内膜電極感染の場合、心エコーによるリードの菌塊（vegetation）付着および血液培養による敗血症の有無の確認は重要である。なお、永久ペースメーカーリードの完全抜去は困難が伴う。心筋（心外膜）電極では開胸手術、心内膜電極ではカテーテル法も工夫されてはいるが、やはり開心術を必要とする場合が多い。

5. 永久ペースメーカーを装着した患者が死亡したとき

治療とは関係がないが、火葬する前にgeneratorを除去する必要がある［高温(600～800℃)で爆発する可能性があるため］。

(加島一郎)

【参考文献】
1) Sliz NB Jr, Johns JA：Cardiac pacing in infants and children. Cardilogy In Review 8：223-239, 2000.
2) Figa FH, McCrindle BW, Bigras JL, et al：Risk factors for venous obstruction in children with transvenous pacing leads. PACE 20：1902-1909, 1997.
3) Lau YR, Gillette PC, Buckles DS, et al：Actual survival of transvenous pacing leads in a pediatric population. PACE 16：1363-1367, 1993.
4) Sewer GA, Uzark K, Dick M II：Endocardial pacing electrode longevity in children. (Abstract) J Am Coll Cardiol 15：212A, 1990.
5) Serwer GA：Permanent pacing in children；Acute lead implantation and long-term follow-up. Prog Pediatr Cardiol 4：31-41, 1995.
6) Myers MR, Parsonnet V, Bernstein AD：Extraction of implanted transvenous pacing leads；A review of a persistent clinical problem. Am Heart J 121：881-888, 1991.
7) Chua JD, Wilkoff BL, Lee I, et al：Diagnosis and management of infections involving implantable electrophysiologic cardiac devices. Ann Int Med 133：604-608, 2000.
8) 豊島　健：心臓ペースメーカーの電磁障害. 心臓ペーシング 4：276-287, 1988.
9) Whilhelm MJ, Schmid C, Hammel D, et al：Cardiac pacemaker infection；surgical management with and without extracorporeal circulation. Ann Thorac Surg 64：1707-1712, 1997.

III・人工弁患者のトラブル

はじめに

弁膜疾患に対し小児領域でも人工弁置換術を行う場合がある。人工弁患者に対する注意点を挙げる。

1. 抗凝固療法

・ワーファリン®(0.1 mg/kg/日 分1)を使用するが、トロンボテスト、PTによる厳重な凝固系のチェックを行う。AHAのガイドラインではPT INR 2.0～3.5を目標としている。本邦ではそれより低く、当院ではPT INR 2.0～2.5、TT 10～15%をめやすにワーファリン®投与量を増減するようにしている。
・出血に注意する。

2. 感染症心内膜炎

感染症心内膜炎のハイリスクグループであり、抗生剤の予防投与を必ず行う（「感染性心内膜炎」280・283頁表15参照）。

3. 成長の問題

成人と異なり成長に伴い、人工弁のサイズが相対的に小さくなるので、人工弁の入れ替えの時期を逸しないようにする。

(葭葉茂樹)

II 消化管疾患

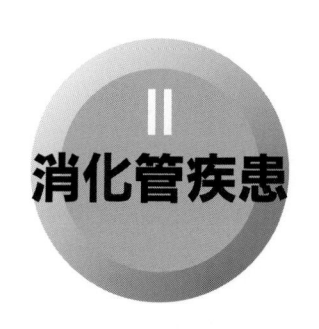

1 急性胃腸炎

はじめに

急性胃腸炎はなんらかの病原体や化学物質により引き起こされた胃腸管の急性炎症性疾患である。原因となる病原体として小児では圧倒的にウイルスによるものが多いが、ほかには細菌、寄生虫、原虫が挙げられる。主なものは「感染性腸炎」(576頁参照)で述べられているので、ここでは急性胃腸炎の一般的対応について述べる。「乳幼児の急性胃腸炎」は「急性下痢」とほぼ同義語として扱われており、病因的にも治療面でも「乳幼児の慢性下痢・難治性下痢」と対比して考えられている。

I・症状の把握

下記の4項に重点をおく。
1. 胃腸管特有の症状の把握
2. 全身状態の把握
3. 合併症の有無を確認
4. 重篤な疾患との鑑別診断

1.「胃腸管特有の症状」として下記の徴候を確認する

・下痢の状況、シクシクする腹痛(abdominal cramps)、嘔吐の有無。悪心と嘔吐は非特異的な徴候であるが嘔吐は上部消化管疾患を示す症状でもある。経口摂取の可・不可を確認する。
・強い腹痛がみられることがある。
・便性(排便回数、便の軟・泥状・水様、色、量、粘液・血液の有無など)を把握する。

「便しぶり(裏急後重・tenesmus)」は下部腸管から直腸にかけて急性炎症があることを示す症状である。感染性腸炎ではしばしばみられる。

2.「全身状態」はどうか

・脱水の有無と程度、体重の変化、排尿の回数と量を確認する(「脱水・輸液」214頁参照)。下痢の程度については(単に回数だけ・1回量だけでなく)単位時間あたりの総量、性状(医師は直接便性を確認する)、持続時間、経口摂取状況を含めて判断する。
・感染性下痢症では発熱は経過中に通常みられる。
・気分不快感の有無。
・中枢神経症状の有無:けいれん、意識状態の低下・混濁の有無。

■ **体重測定の重要性**

来院時の体重を測定し記録しておく。乳幼児では裸で、あるいは乾いたオムツや下着1枚で誤差を最小限にして測定する。乳児検診や保育園・幼稚園で直近に正確に測った体重との比較は脱水の程度を評価するのに非常に有効であるので親に聞いて確認する。

3.「合併症」はないか
- 近隣臓器の感染：尿路感染症、外陰部皮膚炎、膣炎、角結膜炎。
- 遠隔臓器の感染：心内膜炎、髄膜炎、肺炎、腹膜炎、羊膜絨毛膜炎、骨髄炎。
- 免疫介在型の合併症の有無を確認：反応性関節炎、ギラン・バレー症候群、糸球体腎炎、IgA腎症、結節性紅斑、溶血性貧血など。胃腸管症状に遅れて発症するので注意。

4.「ほかの重篤な疾患との鑑別診断」をする

腹痛、悪心、嘔吐、発熱、下痢、血便・粘液便、けいれん・意識障害は急性胃腸炎に限定した症状ではなく、ほかのさまざまな疾患でも出現するので慎重に診断する必要がある。乳幼児が冬季に白色便性下痢を呈すればかなりの確率でロタウイルス性の感染性胃腸炎といえるが、これらの症状だけで原因病原体を特定することは困難である。感染性胃腸炎以外にも下痢単独あるいは複数の症状が出現し、迅速に特別の治療をしないと生命予後にかかわるものもあるので鑑別診断が重要となる。外科的には腸重積症、急性虫垂炎、胃十二指腸潰瘍、憩室炎が、内科的にはSchönlein-Henoch紫斑病（腹症）、肺炎、腎盂腎炎などの急性腹症（110頁参照）と呼ばれる疾患群が挙げられる。

下痢が長期に持続した場合には非感染性下痢も考えられ、原因としてアレルギー性胃腸炎、ヒルシュスプルング病などの解剖学的疾患、代謝疾患、内分泌疾患、食物中の毒素、腫瘍性疾患などがある。

II・治療方針

1. 脱水の程度を評価し、水・電解質の補給と酸塩基平衡に留意する（「脱水・輸液」214頁参照）。
2. 病原体の拡散を防いで、家族内・近隣社会の二次感染を予防する。
3. 病原体を同定しその病原体に効く特定の治療をする。
4. 腸管の消化吸収能力に応じた食事を与える。

1. 解説

❶ 1.について

乳幼児の急性胃腸炎では脱水をいかに治療するかが最重要である。現在の脱水の程度と現在なお進行中の水分電解質の喪失、それに1日の必要量を考慮して補液量を決めなければならない。

❷ 2.3.について

下痢を主症状とするロタウイルス性の感染性胃腸炎では、乳幼児が集団生活する乳児院・保育園・幼稚園では1人の患児から容易に感染し蔓延しやすい。感染性胃腸炎の患児を診たら保育園や学校など地域における流行性疾患の有無、最近の旅行先の確認、抗生剤使用歴、感染源になりうる食物摂取の有無（例：魚貝類・洗浄していない野菜類・殺菌していない牛乳・汚染水・調理していない無加熱の肉類）などの情報を収集することが重要である。医師・看護師・保母の医療者や保育者は患者を診察・処置したら、手洗い励行・ゴム手袋の装着・ガウンの着用などで防護し、病棟内・診療所内で自

らが疾患の伝播者にならないように努めなければならない。

❸ 経口摂取の再開について

急性胃腸炎・急性下痢では発熱・嘔吐・下痢が三主徴であり、後2者の治療を中心に述べる。最近は旧来の「お腹を休める」という考えから、早期に経口摂取開始する傾向にあり[1)2)]、ウイルス性腸炎で点滴補液を要するような脱水症がなければ経口摂取の時期・内容・量について指導する。乳幼児の感染性腸炎では嘔吐が初発症状で、病初期の4～6時間には何を与えても嘔吐することが多い。ほかに嘔吐をきたす有意な疾患がなければ、この時期でも自由に飲ませて「飲水量の方が嘔吐量より多く、結果として経口補液になる」という考え方もあるが、現実問題として嘔吐を続ける子を見守る親には支持されない。また、ほかに合併する基礎疾患がない児では、「病初期から下痢が同時に発生しなければ嘔吐だけで脱水症にはまずならない」と考えて、経口摂取を避けておいた方が賢明である。中等症以上の脱水症に陥っていれば点滴補液をする。

ⅰ）経口補液剤（oral rehydration solution；ORS）：上記のような理由で、嘔吐が収束した頃からORSをはじめは少量ずつから（当初は、例えば「15～30～60分間にお猪口一杯ないし30～50 cc与えるように」・「胃袋にポタポタと点滴することをイメージして」と、年齢・症状に応じて具体的に指示して）与える。また、市販のスポーツ飲料はナトリウムイオンが低く、単独投与では下痢の程度によっては低ナトリウム血症に陥ることがあるので避け、下痢時の経口補液用につくられたもの［ソリタ顆粒2号®または3号®、OS-1®、アクアライト®など（表1）］を与えるようにする。中等症以上の下痢の場合には経口補液では水分のみならずナトリウムやカリウムイオンが不足するので入院管理が必要となる。なお、ダイエット用に市販されているスポーツ飲料は糖分を含まず経口補液には不適である。主治医はこれらに留意して、親に対して精通した製品名を指定して、下痢の状態に応じた与え方を指導する。

ⅱ）固形食：嘔吐がおさまり食欲が回復し経口摂取が可能になれば普通の食事を与えてよいとされている（表2、3）。量については食欲は当初は低下しており腸管機能の回復とともに徐々に回復するのが一般的であるので、食欲と便性をみながら進めるとよい。

しかしながら外来で「上記方針で経口摂取を再開したが、下痢が遷延悪化して受診する患児」に遭遇することがある。この場合には下痢の経過や与えていた食事内容を確認し、ほかに原因がないか調

表1. ORSおよびスポーツドリンクの組成

	ORSおよびスポーツドリンクの組成	Na (mEq/l)	K (mEq/l)	Cl (mEq/l)	炭水化物 (g/dl)
ガイドライン等	WHO-ORS	90	20	80	2.0
	AAP推奨処方（維持液）	40～60	20		2.0～2.5
	ESPGHAN推奨処方	60	20		1.3～2.0
医薬品	内服用電解質剤(2号)	60	20	50	3.2
	内服用電解質剤(3号)	35	20	30	3.3
食品	市販ORS	50	20	50	2.5
	乳児用イオン飲料	25～32	20	20～30	4～6
	スポーツドリンク	9～23	3～5	5～18	6～10

（文献3）より引用）

表2. 急性胃腸炎のよい治療の9つの柱

1. 脱水の水分補正には経口補液剤(ORS)を用いる。
2. 使用ORSは低張液とする(Na 60 mEq/l、ブドウ糖 74〜111 mmol/l)。
3. ORSによる脱水補正は急速に(3〜4時間)行う。
4. 食事の再開は早く行い、固形食を含む正常食とする。
5. 治療乳は不要。
6. 希釈乳は不要。
7. 母乳栄養児では母乳を続ける。
8. 治療中の水分喪失はORSで補正する。
9. 不必要な薬物は使用しない。

(文献4)より引用)

表3. 幼若小児の急性胃腸炎の管理に関するAAP勧告(1996年)

1. 脱水がない場合
    - 年齢相応の食事を続ける。
    - その後に下痢から失われる水分の補正は、便量の多い場合に水様便ごとにORS 10 ml/kgを与える。
2. 軽度脱水症(体重減少3〜5%)
    - 水分補正は、4時間以内にORS 50 ml/kgで行う。
    - その後の下痢からの喪失は排便ごとにORS 10 ml/kgで、嘔吐からの喪失は量を計量して補正する(4時間単位)。
    - 脱水補正後に年齢相当の食事を再開する。
3. 中等度脱水症(体重減少6〜9%)
    - 水分補正は、4時間以内にORS 100 ml/kgで行う。
    - その後の喪失は、2.に同じ。
    - 脱水補正後、年齢相当の食事を再開する。
4. 高度脱水症(体重減少≧10%)
    - 水分補正は、静脈輸液(20 ml/kg)で行う。
    - 血清電解質をチェックする。
    - 状態が安定したらORSに切り替える。
    - 脱水補正後、年齢相当の食事を再開する。
5. ORSに関して
    - Na濃度は、50〜90 mEq/lとする。
    - 健康児で軽度ないし中等度脱水症の場合には、Na濃度 45〜50 mEq/lでもよい。
    - 便量の減少、下痢期間の短縮のため糖質にブドウ糖ポリマー(ライスシリアル)を用いるとよい。
6. 食事に関して
    - 母乳栄養児では、母乳を続ける。
    - 希釈乳、乳糖除去乳は不要。
    - BRAT食は不要。
    - 食品として、複合糖質(ライス、小麦粉、イモ、パン、シリアル)、脂なし肉、ヨーグルト、野菜が適切。

(文献4)より引用)

べ、必要であれば(旧来の方法に戻るようではあるが)経口摂取を制限あるいは禁止して腸管の消化吸収能の回復を待ってから再開するのを躊躇しない。下痢の遷延は腸管粘膜の再構築と機能の回復を遅らせるので避けるべきである。下痢が激しい場合には加水分解乳やアミノ酸乳から開始することもあるが、大豆ミルクが奏効することもよく経験する。次に固形食は炭水化物(お粥、米飯、トーストパン、ジャガイモ)、ヨーグルトを与える。蛋白質と脂肪分の多い食物や、糖分の多いジュースは避ける。食材と調理法については「食欲と便性をみながら離乳食に準じて段階を追うように、量・質とも

増やしていくように」と説明すれば母親の理解が得られやすい。

　iii）薬物療法：抗生剤・抗菌剤は細菌性病原体に対して効果がある。ただ、サルモネラ菌に対して抗生剤を使うと健康保菌者を発生させることになるので、使用対象を限定する。止痢剤は処方しない。また、乳酸菌製剤やヨーグルトが（最近では特に生菌製剤が）、腸内細菌叢の再構築に有効といわれている（proviotics という考え方）。

2．便の検査

1．便の性状観察
- 色…黒、のりの佃煮状（黒緑色）、赤（血液の混入）、白色の豆腐粕状
- 粘液、膿の混入
- 臭い…酸臭、腐敗臭
- 水分の多寡

2．便細菌培養（臨床情報を検査科に伝えることの重要性）
　ある種の菌については検査（科）員に患児の臨床情報を伝えると対象の菌を絞りやすく菌の同定検索が容易になる。例：エルシニア菌、コレラ菌、カンピロバクター菌、アエロモナス菌、病原性大腸菌（例：O 157）、クロストリジウム菌（嫌気性培養）など。

3．便のウイルス検査
　現在、ロタウイルス性下痢症、アデノウイルス下痢症では便のウイルス検査ができる。検査で陽性と判明しても特定の治療法があるわけではないが、下痢症の原因が判明することにより予後判断できることと、家族内、集団生活者間の二次感染の予防対策と感染経路の究明に役立つ。

4．便 pH（＜5.6 では炭水化物の吸収障害の疑い）

【文献】
1) Szajewska H, Hoekstra JH, Sandhu B on behalf of the Working Group on Acute Diarrhea of ESPGHAN：Management of acute gastroenteritis in Europe and the impact of the new recommendations；A multicenter study. J Pediatr Gastroenterol Nutr 30：522-527, 2000.
2) Provisional Committee on Quality Improvement, Subcommittee on Acute Gastroenteritis：Practice parameter；The management of acute gastroenteritis in young children. Pediatrics 97：424-435, 1996.
3) 津留　徳：小児科領域における経口補水療法の有用性. Medical Tribune：37, 2003 年 8 月 14 日号.
4) 小林昭夫：乳幼児の急性下痢症の新しい治療法；低張性経口補液療法と早期食事開始を中心に. 小児科 43(6)：735-747, 2002.
5) Nelson Textbook of Pediatrics. 17th ed, Saunders, 2002.

② 乳児慢性下痢症

はじめに

　乳児で 2 週間以上下痢が持続する場合には乳児慢性下痢症あるいは難治性下痢症であり、急性下痢症とは別の疾患群と認識して治療に当たらねばならない（急性期の下痢については「急性胃腸炎」293 頁や「感染性腸炎」576 頁参照）。下痢症の定義として単に回数だけでなく量を含めて考慮しなければならない。健康腸管では飲食物と腸管自体から分泌される腸液とを併せて概算 285 ml/kg/日を処

理して健康時の排便量 5～10 g/kg/日に濃縮している。したがって 10 g/kg/日を超える場合に下痢症と捉える。発生病理的には下記の 5 病因に大別できる[1]。

1. 浸透圧性
2. 分泌性
3. イオン輸送体の先天異常
4. 解剖学的な腸粘膜の減少
5. 腸管運動低下

　主な乳児慢性下痢症を表 4 に示す。特に多いものは腸炎後症候群とアレルギー性胃腸炎（牛乳・卵白、大豆が主因）である。2 週間も下痢が続けば体重減少と栄養状態低下に陥っており、低栄養が下痢の回復を妨げ免疫状態も低下しさらに悪化を招くという悪循環を形成しており、これ以上の悪化を防ぐためにも入院させて迅速に検査・診断・治療をするのを原則とする。

Ⅰ・診断

　診断を進めるにはまず問診が重要である。下痢が 5～7 日でも持続すれば親は安易に受診医を変えてしまうので、下痢の発生から現在までの状況をよく聞くことが重要となる。まず、体重測定記録・発育の経過を母子手帳で確認し、現在の発育状況・栄養状態と比較する。下痢はいつからか、生直後からか、あるいは何か病気をした後から始まっていないか、母乳栄養か人工栄養か、現在何をどのくらい摂取しているか、離乳食の開始前からか開始後からか、下痢は何か特定の食物の摂取と関係あるか、発熱はあるか、抗生剤の使用後から始まったか、先天性のものが疑われるなら両親が血族結婚であるかないか、直前に他院を受診していれば前医から診療情報を得るなど病歴を詳しく聞くことが重要である。

　視診として、栄養状態はどうか、皮膚の異常が出現していないかをみる。アトピー性皮膚炎はあるか、口囲・眼囲など皮膚粘膜移行部に病変があるか［腸性肢端皮膚炎（Acrodermatitis enteropathica）］などを診る。

❶ 便の観察と検査

　小児科医は下痢の患者を診察する際には便の観察を疎かにしてはいけない。水様便でオムツに滲みてしまってよく観察できないときには、採尿パックを肛門周囲に貼って水様便を採取するとよい。

　ⅰ）外見

　　粘液・血液を含むか？
　　・色調：赤色・黒色は血便を意味し潜血反応をする。深緑色水様便は抗生剤使用後の菌交代症の可能性がある。
　　・臭い：Hirschsprung 病の結腸炎併発時には腐敗臭の強い泥状水様便。

　ⅱ）便細菌培養（嫌気性培養を含む）

　直腸から直接に、あるいは採取した便を検査する。菌交代症でみられる腸管細菌叢（フローラ）の乱れは、各菌の菌数の相対的割合で判断する。乳児の急性下痢にみられるロタウイルス、アデノウイルスは慢性期には検出されない。

　ⅲ）鏡検：白血球、原虫・寄生虫とその卵の有無。
　ⅳ）脂肪染色と便中脂肪定量：Sudan Ⅲ 染色で中性脂肪の有無をみる。便中の脂肪量が多い場合

表4. 乳児慢性下痢症

1. 腸炎後症候群
2. アレルギー性胃腸炎あるいは食物過敏性腸症(牛乳・卵白、大豆が3大原因)
3. 解剖学的異常
    短腸症
    腸回転異常・部分的小腸通過障害がある……小腸内細菌増殖を伴うことがあり抗菌薬が必要になることもある。外科的治療を要す。
    Hirshsprung 病
    Blind loop 症候群
    多発性ポリープ症
4. 先天性酵素欠損・吸収不全症
    二糖類分解酵素欠損症：乳糖不耐症(先天性、但し後天性が主である)
    腸性肢端皮膚炎(Acrodermatitis enteropathica、先天性・後天性)
    先天性クロール下痢症
    無または低βリポ蛋白血症
    先天性グルコース・ガラクトース吸収不全症
    セリアック病
5. 炎症性腸疾患
    潰瘍性大腸炎
    クローン病
6. 肝胆道疾患
    胆道閉鎖症
    乳児肝炎
7. 膵外分泌疾患
    Schwachmann－Diamond 症候群
    膵嚢胞性線維症(Cystic fibrosis of the pancreas；CFP)
8. 内分泌疾患
    神経芽腫
    甲状腺機能亢進症
    副腎皮質不全
9. 腸粘膜異常
    自己免疫腸症
    先天性絨毛萎縮症
10. 慢性便秘症
    Encopresis(遺糞症)
11. 感染症
    肺血症
    細菌性腸炎(574頁参照)
    抗生剤の使用後の偽膜性腸炎
    菌交代症
    アメーバ赤痢
    ランブル鞭毛虫症
    クリプトスポリディウム
12. 免疫不全症候群
13. 慢性非特異的下痢症(糖質の過剰摂取によるもので、摂取量を減らすと改善する)

には膵外分泌機能異常(消化酵素分泌不全)や、胆汁分泌異常を疑う。便中脂肪の定量のための集便法は、哺乳・摂食の開始時と終了時に活性炭を内服させて便を黒色化させて目印とし、この間の24～72時間の全排便量を集計する。攪拌した一部を用いて脂肪定量をし、1日量を求め、摂取脂肪量との比を算出する。

❷ 浸透圧性下痢と分泌性下痢の鑑別(表5)

便の電解質・浸透圧・還元糖の有無(クリニテスト)と便pH(表5参照)を調べると両者の鑑別ができる。

表5. 浸透圧性下痢と分泌性下痢の鑑別方法

	浸透圧性下痢	分泌性下痢
便の量	<200 ml/日	>200 ml/日
絶食に対する反応	下痢停止	下痢持続
便中ナトリウムイオン	<70 mEq/l	>70 mEq/l
便中還元糖(クリニテスト)	陽性	陰性
便のpH	<5.6	>5.6
代表的疾患	乳糖分解酵素欠損症 塩類下剤 ソルビトールの摂取 ラクチュロース摂取	コレラ 先天性クロール下痢症 ホルモン産生腫瘍

(文献1)より改変して引用)

❸ 血液検査

末梢血・血液生化学検査で、貧血、低蛋白血症、肝機能、ビタミン欠乏症、(亜鉛・セレンなどの)微量元素欠乏症の有無を調べ、内分泌関連検査をする。

❹ 特殊検査

これらの検査で診断がつかなければ下記の特殊検査が必要になる。

・上部消化管と下部消化管の造影検査
・汗の電解質を定量：群膵消化酵素分泌異常が疑われるときに(日本では稀ではあるが)嚢胞性線維症(CFP)とSchwachmann-Diamond症候群の鑑別をする。
・内視鏡検査と粘膜生検：大腸と小腸
・呼気中の水素ガス測定

II・治療

乳児慢性下痢症の中では、表4の1に示す腸炎後症候群と考えられるものが最も多い。本来なら3、4日で回復するはずの下痢が遷延する理由として消化吸収能を超えた食事の摂取、二次的乳糖不耐症や牛乳蛋白に代表される食物アレルギー(食物過敏性腸症)の関与が考えられる。本稿ではこの項に限局して述べる(表4の2～12の各疾患については特有の治療を要するので各項と成書を参照)。

❶ 脱水症の管理

12～24時間は絶食にし、脱水症があれば補液して脱水を治療する。

❷ 成分栄養剤の経口・経腸投与

成分栄養剤(アミノ酸系のエレンタール®やペプチドミルク)の経口・経腸投与を開始する。味覚上の問題があれば経鼻チューブで投与。栄養状態が低下していれば、経静脈栄養を併用しながら徐々に経口・経腸投与の成分栄養剤の量と濃度を増していく。なお、半消化態栄養剤のクリニミール®、エンシュア・リキッド®は牛乳蛋白アレルギーがある場合にはアナフィラキシーショックを起こすので禁忌である。

❸ 消化吸収能の回復を確認できたら離乳食に準じて固形食を少量から再開する

なお、状態によっては最初からTPN[Total Pareteral Nutriton：完全静脈栄養]（静脈栄養法、225頁参照)を開始しなければならないこともある。この際には静脈注入する液体の組成を低濃度から開始して漸増してカロリーを上げ、小腸粘膜絨毛上皮組織の再構築と機能回復を図ってから経口栄養を再開する。

二次的乳糖不耐症の場合には乳糖除去ミルクを使用する。乳糖分解酵素の服用も有用である。

特定食物に対するアレルギーが疑われる場合にはIgE（RIST試験・RAST試験）を測定するとともにその食材を除去した食事を与えて便性が改善するかをみる。

また、栄養障害から二次的に免疫能が低下して易感染性となり敗血症など重症細菌感染症を合併することがあり、この時期の発熱には厳重な警戒をして早期の検査・診断と治療が必要である。

(佐藤正昭)

【参考文献】
1) Nelson Textbook of Pediatrics. 第17版, Saunders：1272-1281, 2004.
2) 位田　忍：難治性下痢症. 小児内科 33(増刊号)：374, 2001.
3) 小口　学：乳幼児の下痢症. 小児内科 34(増刊号)：456, 2002.

3　抗菌薬起因性下痢

　抗菌薬は細菌感染症治療には重要であるが、投与中に下痢を認めたために、中止もしくはほかの抗菌薬に変更することはたびたび経験する。これは腸内細菌叢の変動が誘因となって起きる腸炎を伴わない下痢がほとんどである。

　小児科領域でよく使用される抗菌薬の下痢・軟便の発現頻度は臨床試験時には1.7〜8.8％と報告されているが、β-lactamase阻害薬との合剤や新経口セフェム剤は、より頻度が高いことが知られている。

　抗菌薬投与時の下痢は腸内細菌叢の変動や攪乱が誘導されることにより、胆汁酸代謝などの腸管内容物の代謝に影響を及ぼして誘発される非特異的な下痢と考えられている。実際の臨床例でも抗菌薬投与に伴い、総嫌気性菌数の著明な減少時に中等症から重症の下痢が多いことが知られている。

　対策としては、抗菌薬の1回の投与量を少なくする、投与期間を短縮する、整腸剤（生菌製剤）を併用するなどが挙げられる。3歳未満の小児は下痢・軟便の発生するリスクが高く、Lac-BやEnteronon-Rを併用することで、下痢の頻度が減少することは知られている。また、メイアクト®（CDTR-PI）、ユナシン®（SBTPC）は下痢・軟便の発生頻度が高いが、ビフィズス菌との併用効果が知られている。

　いずれにせよ、安易な抗菌薬の投与は謹むべきであり、抗菌薬投与の適応を考え、投与期間も漫然と長期にならないように注意すべきである。

(磯畑栄一)

4　肝炎

はじめに

　肝臓を疾病の第一の場とし、肝細胞で増殖して肝臓に炎症を起こすウイルスを肝炎ウイルスと呼び、現在A、B、C、D、E、G型の6つのウイルスが知られている。F型肝炎ウイルスはフランス人の研究者により報告されたが、その後証明されず消滅している。これらの肝炎ウイルスのほかに、EB、ヘルペス、サイトメガロウイルスなど全身症状の1つとして肝炎を起こすウイルスも数多く存

在する。小児では急性肝炎を疑わせる症状で発病する場合もあるが、非特異的症状で発症し、血液検査の結果肝逸脱酵素の上昇に気づかれる場合も多い。この場合には、原因究明のための腹部エコーによる検索と血液検査が必要になる。腹部エコーでは胆管の嚢腫、膵・胆管合流異常など解剖学的な異常によって生じるもの、脂肪肝、肝癌などが判明する。血液検査では、A、B、C 型などの肝炎ウイルスの検索、EB ウイルスなどの検索とともに、CK、AMY、セルロプラスミンなどの検査も必要である。筋ジストロフィーなど遺伝的筋疾患では、発症前に既に CK は高値で GOT、GPT の値も高くなる。AMY が上昇している場合は肝・膵管合流異常の可能性がある。セルロプラスミンの検索はウイルソン病による肝機能異常の鑑別診断に必要である。

Ⅰ・A 型肝炎

❶ 疾患の概要

　A 型肝炎ウイルス（HAV）は直径 27 nm のエンベロープのない RNA ウイルスで、100℃１分の加熱で失活し、クロールにも弱いが酸には強い。糞便経口感染によりヒトからヒトに感染し、感染後約 30 日（15～50 日）の潜伏期を経て発症する。ウイルスは便に発症前約 2 週間、発症後約 1 週間排出される。

❷ 診断のポイント

　発熱、全身倦怠感、食欲不振、嘔気、嘔吐などの症状後に黄疸が出現する。黄疸は 1～2 週間続くが、黄疸が出現すると、症状は急速に改善し、GPT の下降が始まる。小児特に 5 歳以下の乳幼児では症状が軽く、無症状のこともあるが、GPT は上昇する。年齢が上昇するに従い、黄疸を伴う顕性感染の比率が高まる。成人では、5% 以下の確率で劇症肝炎や肝炎後再生不良性貧血になるが小児では極めて稀である。稀ではあるが胆汁うっ帯性肝炎として数カ月黄疸が遷延することがあるが、慢性化することはない。

　診断は HAV IgM 抗体を測定することによる。発症時陽性で約 40 日間持続する。

❸ 治療のポイント

　自然治癒する。

　予防には HAV 抗体が 1 IU/kg 以上必要とされ、筋注用 γ グロブリン製剤 0.05 m*l*/kg（max 3 m*l*）を筋注する。静注用は抗体含有量が低い。わが国では 45 歳以下の抗体保有者はほとんどいない。

Ⅱ・B 型肝炎

❶ 疾患の概要

　B 型肝炎ウイルス（HBV）は直径 42 nm のエンベロープをもつ 2 本鎖の環状 DNA である。血液を介して感染し、主な感染経路は輸血、母子感染（垂直感染）、性行為感染などであるが、輸血は供血者の HBs 抗原、その後 HBc 抗体でのスクリーニングにより、母子感染は予防法の確立により、HBV 感染者は著明に減少している。B 型肝炎は急性肝炎または不顕性感染の一過性感染と、無症候性キャリア（保因者）の持続感染がある。小児の急性 B 型肝炎は、乳幼児は家族内の保因者からの水平感染、それ以上の年齢では社会の不特定者からの感染により発症する場合が多いが、保因者が減少した現在では稀である。母子感染では、母親が HBs 抗原陽性かつ HBe 抗原陽性の場合に母子感染を起こして新生児はキャリアになり、e 抗原陽性の場合は新生児に母子感染に対する予防処置が必要である。HBs 抗原が陽性で HBe 抗原陰性、HBe 抗体陽性の母親からの新生児はキャリアとはならないが、生後 1 カ月など早期に劇症肝炎になることがある。約 5% は胎内感染する。

❷ 診断のポイント

急性肝炎の症状は A 型肝炎と同様で、乳幼児は発熱などの感冒様症状、年長者は黄疸も出現する。小児特に乳幼児の急性の B 型肝炎出現時に Gianotti 病と呼ばれる四肢、顔面、臀部などにみられる丘疹性末端皮膚炎が出現し、診断の糸口になることがある。また HB 腎症と呼ばれる HBe 抗原および抗体の複合体が糸球体基底膜などに沈着して、蛋白尿や血尿を伴う場合があるが、予後は良好である。一過性感染の 1～2％ ではあるが、劇症肝炎になることがある。黄疸が遷延してビリルビンは上昇し、病状が進んでいるにもかかわらず最初上昇した GPT は減少し、凝固能は低下して出血傾向を示し、意識レベルの低下がみられるようになる。

HBs 抗原陽性は HBV が肝細胞に感染していることを示し、HBs 抗体は中和抗体で HBV の既感染であることを示している。HBs 抗原が 6 カ月以上陽性の場合はキャリアとされる。HBV の感染がありながら、遺伝子変異、劇症肝炎あるいは抗原陽性から抗体陽性の過渡期など HBs 抗原が陰性であるときがあり、B 型肝炎の有無を検索するときには HBs 抗原よりも HBc 抗体で検索する。HBs 抗原と HBs 抗体がともに陽性の場合は、異なったサブタイプの重感染、変異株の感染が疑われる。HBe 抗原陽性は HBV の増殖力および感染性が強いことを示し、HBe 抗体陽性は増殖力が弱く、感染性も低いことを示している。Bonino 型と呼ばれる HBe 抗体陽性にもかかわらず、増殖力が強い変異株がある。この場合は HBe 抗体陽性にもかかわらず、HBV の増殖力を示す HBV-DNA 量や DNA ポリメラーゼの値が高い。HBc 抗体は最も早く出現する HBc 抗原に対する抗体であるが、HBc 抗原は HBs 抗原に覆われて特殊処理を必要とされるため、HBc 抗原は一般には測定されない。IgM－HBc 抗体は B 型の急性肝炎か、慢性 B 型肝炎の急性増悪かの鑑別に有用で、前者の急性肝炎で陽性となり、後者では陰性か、陽性であっても低値である。一過性感染では HBs 抗原、HBe 抗原、HBc 抗体、IgM－HBc 抗体が初期に陽性であり、HBe 抗原が陰性化して HBe 抗体が出現し、次いで HBs 抗原が陰性化して HBs 抗体が出現するが、発症時に既に HBe 抗体が出現している場合もある。持続感染では全体の 10％ 程度が、毎年 HBe 抗原陽性から HBe 抗体陽性へ血清転換（seroconversion；SC）する。

❸ 治療のポイント

一過性感染は自然治癒する。

持続感染に対してのインターフェロン（IFN）療法は、IFN-α 10 万 u/kg 週 3 回 24 週が標準的な方法である。GPT の高値、DNA ポリメラーゼの低値などが有効性が高くなる因子である。IFN 療法の有効率は 25％ 程度で副作用もある（「C 型肝炎」、304 頁参照）。ステロイド離脱療法はステロイドの免疫抑制効果により HBV の一過性の増殖後、急な投与終了による免疫誘導で感染肝細胞を宿主の細胞障害性 T リンパ球により破壊する方法である。この方法は肝予備能が低下していると肝不全をきたす可能性がある。プレドニゾロンを 3 週間 1 mg/kg/日 連続投与あるいは 1 週間投与後 2 週間漸減投与する。肝機能が正常の無症候性のキャリアではこれらの治療を行っても SC となることはほとんどない。また SC となって e 抗体が陽性になっても HBs 抗原陽性は持続し、肝癌のリスクは消失しない。成人では 2000 年 11 月に経口の B 型慢性肝炎治療薬としてラミブジン（成人 100 mg/日 1 日 1 回）が認可され、ウイルス量の低下、GPT の正常化、肝組織の改善など効果がみられるが、投与中にラミブジン耐性ウイルスの出現やラミブジン投与中止後再燃することが多く、投与期間などは定まっていない。

1986 年から HBe 抗原陽性の妊婦から生まれた児の予防事業が開始され、1995 年から HBs 抗原陽性の妊婦から生まれたすべての児の予防に保険の適応となった。生後 48 時間以内に HBIG を 200 単

位筋注し、生後2カ月にHBIGおよびHBワクチン、生後3カ月および5カ月にHBワクチンを接種する。HBe抗原陰性、e抗体陽性の妊婦から生まれた児には生後48時間以内に劇症肝炎の予防としてHBIGだけが投与されていたが、この保険適応によりHBe抗原陽性と同様な処置が可能となった。

III・C型肝炎

❶ 疾患の概要

エンベロープをもつ1本鎖のRNAウイルスで、エンベロープ領域には超可変領域が存在し、この変異が持続感染を可能にしていると考えられている。C型肝炎ウイルス(HCV)の感染により、急性肝炎の発症の有無にかかわらずキャリアとして感染が持続する。ある年齢に達すると肝硬変、肝癌に進展することが多い。一部(約2%)に寛解する場合もあり、小児では成人に比較して寛解率が高いとされる。単独感染では小児期に肝硬変や肝癌になることは稀である。血液を介して感染し、母子感染は5%以下である。

❷ 診断のポイント

多くが無症状であるが、全身倦怠感や食欲不振あるいは黄疸などの急性肝炎の症状を現わすことがある。診断はHCV抗体とHCV-RNAの測定により行われる。HCV抗体は非構造蛋白部分のc100-3抗体による第1世代抗体、コア領域とNS3、4領域を加えた第2世代抗体、第2世代にNS5領域を加えた第3世代抗体があり、EIA、RIA法などで測定される。この抗体はHCVに感染しているあるいは感染していたことを示し、中和抗体ではない。HCV-RNAはPCR法により検出し、診断、あるいは定量により治療の成否の予測、効果の判定などに用いられる。

❸ 治療のポイント

a. 治療

IFN-α 10万u/kg 14日間連日投与後週3回計6カ月間投与が一般的投与法である。成人での治療効果に及ぼす因子として年齢(40歳以下の方が治療効果が高い)、性差(男性より女性)、ウイルス量(血清RNA量が少ないほど、有効率が高い)、ウイルスの遺伝子型(IFNの有効率は最も1b型が低い)、肝繊維化の程度などが挙げられている。日本では70%の患者がGenotype 1bで、成人での著効率は低ウイルス量(プローブ法で1 Meq/ml または競合的PCR法で10^6コピー/ml以下)では50%前後、高ウイルス量では7〜8%、高用量のIFNで15%前後、Genotype 2a、2bでは低ウイルス量では60%以上、高ウイルス量では40〜50%程度である。C型慢性肝炎では肝硬変、肝発癌の予防、抑制の目的でIFN療法が行われるが、GPTが正常の無症候性キャリアに対して治療すべきかの一定の見解はない。ウイルス消失によって発癌率は低下するが、線維化が進行した段階でのウイルス消失は数年後に肝癌が発症することがある。成人では2001年12月にIFN(IFNα-2b、600〜1,000万IU 1日1回、週3〜6回筋注)とリバビリン(体重60kg以上800mg、60kg以下600mg/日、分2)の併用療法が導入され、この療法はGenotype 1bで高ウイルス量でも25%のウイルス排除が示されている。副作用として貧血が生じる。2002年の2月にはIFNの6カ月という投与期間が撤廃されたが、リバビリンとの併用療法は血中ウイルス量が高値(1 Meq/ml以上)、IFN単独療法で無効または再燃した患者でその期間は6カ月との制約があり、現在可能な方法は6カ月間のリバビリン併用およびその後6カ月間のIFN単独療法である。新しい型のIFNとしてポリエチレングリコールを共有結合させることにより吸収およびクリアランスが遅延し、週1回の投与で済むPEG-IFNがあり、2003年10月に輸入が許可された。IFNの副作用として発熱、悪寒、頭痛、食欲不振、悪

心、全身倦怠感、脱毛、精神症状などがみられる。小児では IFN の適応に関して一定の見解がなく、一部の施設で IFN 療法が行われている。

　b．予防

　母子感染は HCV 陽性の妊婦から生まれた 1〜10% の児に持続陽性になるとされているが、その予防手段はない。

IV・D 型肝炎

❶ 疾患の概要

　D 型肝炎ウイルス（HDV）は直径 36 nm の球状粒子の 1 本鎖環状 RNA である。ウイルスは HBs 抗原を被膜にし、HDV 抗原と HDV-RNA が中に存在する形態をとっている。わが国では HDV の陽性者は HBV の約 1% で、広島や長崎で報告がある。

❷ 診断のポイント

　HDV は HBV のキャリアに重複感染するか、急性 B 型肝炎と同時感染することで発症する。重複感染すると肝炎の重症化を招きやすい。同時感染では HBV と HDV の感染による 2 峰性の GPT の上昇がみられ、重複感染と同様に劇症化しやすい。D 型慢性肝炎では肝硬変や肝癌の頻度が高い。診断は血清中に HDV の抗体を測定することにより、診断する。HDV-RNA を PCR により測定することも行われている。

❸ 治療のポイント

　IFN が現在可能性のある薬剤であるが、わが国での報告はなく他の国での治療成績はよくない。HDV での劇症肝炎あるいは肝硬変は肝移植の適応となる。HDV に対する予防法はない。HBV に対する予防法が間接的な予防法となる。

V・E 型肝炎

❶ 疾患の概要

　E 型肝炎ウイルス（HEV）は直径 27〜32 nm のエンベロープのない 1 本鎖 RNA ウイルスである。糞便経口感染症で潜伏期は平均 40 日（15〜60 日）、アジア、アフリカ、南米など発展途上国に多く、わが国では帰国後発症した成人の数例の報告と最近輸血による感染の報告があるが、海外旅行を伴わない発症例もみられている。

❷ 診断のポイント

　急性肝炎としての症状は A 型肝炎と差がない。小児特に乳幼児は無症状で成人になるに従い、黄疸などの症状の発現が多くなるのも同様である。異なる点は A 型肝炎に比べ感染力が弱く、途上国での抗体保有率は乳幼児ではほとんどなく、成人でも低い。インドでは妊婦に劇症肝炎がみられ、死亡率が高いという報告がある。慢性化することはない。急性期の血清で PCR により診断可能であるが、血中 HEV は症状出現後に速やかに陰性化する。

❸ 治療のポイント

　特異的な治療法はない。米国では市販の γ グロブリンは無効とされている。

VI・G 型肝炎

❶ 疾患の概要

　G 型肝炎ウイルス（HGV）はエンベロープをもつ 1 本鎖 RNA ウイルスで、HCV がもつ超可変領域

はないが、長期の持続感染の報告がある。全世界に分布し、わが国の献血者の1～2％がHGV陽性と報告されている。血液を介して感染すると考えられ、輸血、薬物、血液透析などが危険因子として知られている。HCVとの重複感染も多い。母子感染は30～60％と報告されているが持続感染の成立頻度は明らかでない。

❷ 診断のポイント

劇症肝炎における陽性率は0～50％とさまざまである。急性肝炎におけるHGVの関与は少ないとされ、あっても軽症と報告されている。慢性肝疾患におけるHGVの関与はC型肝炎、B型肝炎との重複感染も多いことからはっきりしない。診断はPCRにより証明する。エンベロープ蛋白（E2）に対する抗体検査は、キャリアの診断には有用と思われていない。

❸ 治療のポイント

自然寛解の頻度が高い。

Ⅶ・ウイルス感染に伴う一過性の肝機能障害

❶ 疾患の概要

多くのウイルスで全身症状の一部としての肝機能障害を伴うことがある。EBウイルスによる伝染性単核症ではGOT、GPTが1,000 IU/l 以上になることもある。ウイルスはEBウイルス、サイトメガロウイルス、ヘルペスウイルスなど多岐にわたる。麻疹などでもLDHが上昇するが、これはリンパ球由来である。

❷ 診断のポイント

それぞれのウイルス感染の証明を行う。

❸ 治療のポイント

多くが自然治癒する。

Ⅷ・劇症肝炎

❶ 疾患の概要

劇症肝炎は肝障害に引き続き脳症、凝固障害を主徴とする重篤な疾患である。劇症肝炎の病因は90％がウイルス性、残りが薬剤性とされる。A型劇症肝炎は稀であり、B型は母子感染予防と献血スクリーニングの改善により激減し、C型肝炎の割合は少ないとされ、大部分が原因不明である。小児の287例（1979～1994）の生存率は30.7％、昏睡Ⅱ度で83％、Ⅴ度で9％、合併症あり30％、なし74％、と報告されている。発症10日以降に脳症が発現する亜急性型は成人では予後不良（生存率10～20％）とされている。

❷ 診断のポイント

劇症肝炎は症状発現後8週以内に高度の肝機能障害に基づいて肝性昏睡Ⅱ度以上の脳症をきたし、プロトロンビン時間40％以下を示す肝炎をいう。プロトロンビン時間はベッドサイドでも可能なヘパプラスチンテスト30％以下でも代用できる。発症10日以内に脳症が発現する場合を急性型、11日以降を亜急性型としている。

発熱、全身倦怠感、食欲不振、悪心、嘔吐、腹痛などで発症し、黄疸、尿の黄染、あるいは意識障害などで気づかれることが多い。神経症状としては羽ばたき振戦、構音障害、運動失調、バビンスキー反射など病的反射が出現する。カビ臭いあるいは卵の腐敗臭の肝性口臭はメチオニンの代謝異常により含硫アミノ酸の総称であるメルカプタンが呼気中に出現するためとされている。

a. 検査所見
① GOT、GPT、ビリルビンの上昇
②プロトロンビン時間の延長、ヘパプラスチンテストの延長
③アンモニアの上昇、総コレステロールの低下、コリンエステラーゼの低下
④血小板減少、FDP の増加など DIC の所見
⑤肝細胞増殖因子(HGF)の上昇、α フェトプロテインの低下
⑥尿素窒素の低下
⑦アミノ酸分析でフィッシャー比（分子鎖アミノ酸 Val+Leu+Ile／芳香族アミノ酸 Phe+Tyr のモル比）の低下。メチオニンは増加する。

b. 脳波検査
　徐波

c. 腹部エコー
①不規則な斑状エコー像などの肝壊死の所見
②肝萎縮
③腹水、脾腫など門脈圧亢進の所見

　GOT、GPT は劇症肝炎の早期には高値になるが肝細胞の壊死の進行に伴って低下し、黄疸が増強する場合がある。このような場合、ビリルビンは抱合能の低下により間接ビリルビンが増加する。
　血液凝固因子の半減期は第Ⅶ因子では約 2 時間と短く、プロトロンビン時間の測定あるいは第Ⅶ因子の定量は肝細胞の蛋白合成能を反映し劇症肝炎などに特異性が高く、肝性昏睡に先立って延長する

表6．小児の肝性昏睡度（第5回小児肝臓ワークショップ）

昏睡度（犬山）	乳児（坂本）	年長児（太田）
Ⅰ	Ⅰ．刺激しなくても覚醒している状態（1桁で表現する） 　1　あやすと笑う。但し不十分で、声を出して笑わない。 　2　あやしても笑わないが視線は合う。	Ⅰ．刺激しなくても覚醒している状態（1桁で表現する） 　1　意識清明とはいえない。
Ⅱ	3　母親と視線が合わない。 Ⅱ．刺激をすると覚醒する状態（2桁で表現） 　10　飲み物を見せると飲もうとする。乳首を見せるとほしがって吸う。 　20　呼びかけると開眼して目を向ける。	2　見当識障害がある。 　3　自分の名前、生年月日がいえない。 Ⅱ．刺激をすると覚醒する状態（刺激を止めると眠り込む）（2桁で表現） 　10　合目的な運動（右手を握れ、離せ）をする。言葉も出るが間違いが多い
Ⅲ	30　呼びかけを繰り返すと辛うじて開眼する。	20　簡単な命令に応ずる。例えば握手 　30　同左
Ⅳ	Ⅲ．刺激をしても覚醒しない状態（3桁で表現） 　100　痛み刺激に対して払い退けるような動作をする。 　200　痛み刺激に少し手足を動かしたり顔をしかめる。	Ⅲ．刺激をしても覚醒しない状態（3桁で表現） 　100　同左 　200　同左
Ⅴ	300　痛み刺激に対して反応しない。	300　同左

（表6）。

❸ 治療のポイント

ウイルスあるいは薬剤による急激かつ広範なアポトーシスによる肝細胞壊死を防ぐ手段はなく、支持療法で肝再生を待つか、肝移植をする。

a. 脳圧亢進
 ⅰ）腎機能正常時、マンニトール（0.5 g～1.0 g/kg/回を1日4～6回）
 ⅱ）腎機能異常時、グリセオール（0.5 g～1.0 g/kg/回を1日4～6回）＋透析（単独投与は乳酸アシドーシスになる）
 ⅲ）低体温
 ⅳ）フェニトインの予防投与
 ⅴ）過換気（PCO_2 を20～25 mmHg に維持）

b. 血漿交換療法

新鮮凍結血漿1回100～150 ml/kg を4～6時間かけて交換する。新鮮凍結血漿に含まれるクエン酸によるアシドーシス、低カルシウム血症に注意が必要である。

c. 持続血液濾過透析

脳浮腫や肝性脳症に関連するとされる中分子物質の除去やその他の有害物質の除去目的で血漿交換と併用される。置換液は乳酸、酢酸緩衝液はアシドーシスになる危険があるので重炭酸緩衝液（サブラッド-B）を用いる。濾過交換量は50～80 ml/kg/hr とする。

d. 全身管理
 ⅰ）水、電解質管理：尿量、体重の測定による水分管理を行い、ドライサイドにおくようにする。血漿交換後にアシドーシス、低カルシウム血症、高ナトリウム血症などを起こしやすい。
 ⅱ）高アンモニア血症：腸管のアンモニア吸収の抑制や緩下作用の目的でラクツロース（1 ml/kg）を経管で投与する。腸管内ウレアーゼ産生菌抑制の目的で非吸収性の抗生剤ポリミキシン B、バンコマイシンあるいはカナマイシン（100 mg/kg/日）の投与を行う。
 ⅲ）DIC の治療：FOY 1～2 mg/kg/hr またはヘパリン 50～200 u/kg/hr を持続投与。新鮮凍結血漿、濃厚血小板を輸注、アンチトロンビンⅢ製剤の投与などを行う。白血球減少を認める場合は骨髄穿刺を行い、G-CSF を投与する。
 ⅳ）出血傾向：消化管出血の予防としてガスター 0.5 mg/kg/回を1日2回行う。ビタミン K_2（0.5 mg/kg/日）を静注する。凝固因子に対しては新鮮凍結血漿を投与する。
 ⅴ）腎不全：腎不全を伴う場合、尿素窒素、尿酸、クレアチニンは低下傾向にあるので注意が必要になる。尿量が少ないときは利尿剤、カテコールアミンを投与する。腎不全となった場合には透析療法を行う。
 ⅵ）呼吸不全：酸素投与、人工呼吸器装着により人工呼吸を行う。
 ⅶ）感染の予防：細網内皮系の機能低下により、感染症にかかりやすいため必要に応じ抗生剤を投与する。

e. その他

肝細胞破壊阻止あるいは肝細胞再生のためのステロイド療法、インターフェロン療法、インスリン・グルカゴン療法、プロスタグランジン E_1 の投与、HGF の投与などでは control study で評価されたものはない。

f. 肝移植

劇症肝炎の肝移植の適応基準（日本肝移植適応研究会 1991）として
1. 初発症状から肝性昏睡（II 度以上）の出現までの期間が 11 日以上の劇症肝炎亜急性型あるいは LOHF（ウイルス性、非 A 非 B 型）であること。
2. 肝性昏睡出現後 5 日間の経過観察によってもプロトロンビン時間が 50% 以上に改善しないか、もしくは覚醒が得られないもの。

の項目を満たすことが挙げられている。

　血漿交換療法と持続血液濾過透析にもかかわらず意識レベルが改善せず、検査所見で凝固障害が改善しない、GOT、GPT が低下したにもかかわらず高ビリルビン血症が持続する、尿素窒素、クレアチニンの低値の持続、汎血球減少の傾向、α フェトプロテインが上昇しないなど、画像診断で肝の縮小化、肝実質の粗造化、エコー輝度の上昇がみられるような状態では肝移植を考慮する。

　現在わが国では生体部分肝移植の選択肢しかない。但し移植後の合併症として脳症が進行した後の中枢神経系の後遺症、再生不良性貧血の合併症（骨髄移植が必要となる場合があり）、肝炎の再発の危険性がある。

IX・薬剤性肝炎

❶ 疾患の概要

　薬剤あるいはその代謝産物が原因で胆汁分泌機能を含めた肝細胞の機能障害を薬剤性肝炎という。薬剤が蛋白と結合してハプテンとなり、肝細胞で即時型あるいは遅延型のアレルギー反応を少量でも起こす過敏性肝障害と、投与量に依存し大量を投与した場合に肝細胞の障害を起こす中毒性肝障害に大きく分類される。アセチルサリチル酸（アスピリン）、アセトアミノフェン、イソニアジド、リファンピン、フェニトイン、ハロセンなどで遭遇することが多い。

❷ 診断のポイント

　症状として全身倦怠感、食欲不振、発熱、発疹、黄疸などがある。あるいは症状がなく、チェックしたときに肝機能障害としてみられることもある。診断は薬物の服用後に肝機能障害があり（出現時期は限定されない）、末梢血で白血球の増多や好酸球の増多（6% 以上）を認める場合もある。疑わしい薬剤でのリンパ球刺激試験（DLST）が最も多く行われる検査法である。

❸ 治療のポイント

　薬剤を中止する。

（浅村信二）

5　胆嚢炎、胆石症

I・疾患の概要

　胆嚢炎は急性、慢性があり小児胆嚢炎の大部分は慢性でありかつ胆石症を伴っている。胆嚢炎の原因としては不明な点が多いが、胆嚢の機械的な伸展、虚血、胆汁内の細菌増殖などが考えられている。これらの生ずる機序は胆石症のそれと同様であり、胆嚢管が結石あるいはそれによる浮腫のために胆汁がうっ滞することが機転となるが、他の原因としては、周囲のリンパ節の腫脹、胆嚢捻転、胆

囊管の先天異常や外傷などがある。また、成人と異なって小児では基礎的疾患をもっていることが多い。結石がなくても胆嚢炎をきたすことは小児では稀でない。これは熱傷、外傷後、脱水、長期の静脈栄養などにより胆汁のうっ滞が生ずるためと考えられている。

II・診断のポイント

典型的な症状は右上腹部痛と嘔吐であり、触診で同部に圧痛を認める。25～30％の症例で黄疸と発熱を認めるが、乳幼児では頻度がやや多い。検査所見では白血球数上昇、血清ビリルビン上昇、肝トランスアミナーゼ値の上昇であり、ビリルビンの高値とAl-P、γ-GTPの著明な上昇がある場合には、胆管内の結石を疑う。

III・小児科医として最初にすべきこと

末梢血検査および肝機能、アミラーゼなどの生化学検査を行う。超音波検査では胆嚢の拡張、壁肥厚、スラッジを認め、胆道系の異常がみつかることもある。分離したエコーデンシティを認め、アコースティックシャドウを伴う場合には胆石症といえる。入院として経口摂取を禁じ、静脈を確保して輸液を行うとともに胃管を挿入して減圧を図る。抗菌薬の投与はすべての症例に行う必要はないが、発熱を伴う場合、状態の増悪する症例では使用すべきである。胆石症では基礎疾患を見逃さないようにする。

■ 注意点

胆石症を伴う場合には、胆嚢摘出術の適応である。

6 膵炎

I・疾患の概要

小児の急性膵炎は稀であるが、その原因は多彩で、薬剤、ウイルス感染、膵胆道疾患、腹部外傷、全身性疾患などがある。
慢性膵炎はほとんどが遺伝性・家族性で常染色体優性遺伝であるが、胆道拡張症、膵管異常、膵管癒合不全などによるものもあるので注意を要する。

II・診断のポイント

腹痛、嘔気・嘔吐、発熱が主症状である。痛みは急激に発症し背部または右上腹部に放散して嘔吐を伴う。腹部は膨満し、上腹部に圧痛と筋性防禦がみられ、腸雑音は減弱しイレウス症状を呈する。重症例では、痛みが持続しショック症状、腹水・胸水の貯留を認めることがある。臍部あるいは側腹部の変色は膵壊死のサインである。膵炎の診断には血中膵酵素の測定が必須であり、血清アミラーゼ、尿中アミラーゼおよび血清リパーゼの高値を認め血清エラスターゼ、トリプシンも高値を示す。血糖値の上昇あるいは重症例では血清カルシウム値の低下がみられ、白血球数は10,000～25,000程度に上昇する。腹部単純X線写真では麻痺性イレウス像を認め、超音波・CT検査では膵の限局性あ

るいはびまん性腫大をきたし炎症が膵外に及ぶと膵周囲に浸出液の貯留を認める。

慢性膵炎では繰り返す腹痛が最も多い症状であり、悪心、嘔吐、食思不振、腹部膨満、下痢などのほかに体重減少、口渇、黄疸がみられることがある。これらの症状が6カ月以上持続し高アミラーゼ血症、膵外分泌機能の低下があるときには慢性膵炎を考える。腹部単純X線写真で膵に一致する石灰化像を認めることがあり、ERCP（内視鏡的逆行性胆管膵管造影）あるいはMRCP（MR胆管膵管造影）で主膵管の蛇行や数珠状変化を認める。

III・小児科医として最初にすべきこと

急性膵炎では軽度の腹痛のみで軽快する軽症から、発症初期からショック症状を呈し多臓器不全をきたす重症症例までがある。このため発症の早期に重症度を判定することが、その後の治療や予後判定に重要な影響を及ぼす。わが国では厚生省特定疾患難治性膵疾患調査研究班による診断基準と重症度判定基準が参考になる。治療の原則は、禁飲食と膵外分泌の抑制、膵酵素阻害剤の投与、栄養管理である（図1）。

■注意点

重症の膵炎では腹膜灌流や血液浄化法が必要になることがある。また、感染性膵壊死をきたした場合や膿瘍形成、保存的治療で改善しない膵仮性嚢胞では外科的治療が必要となる。胆道拡張症や膵・胆管合流異常症などの膵胆道疾患がある場合にも外科的治療の対象となる。

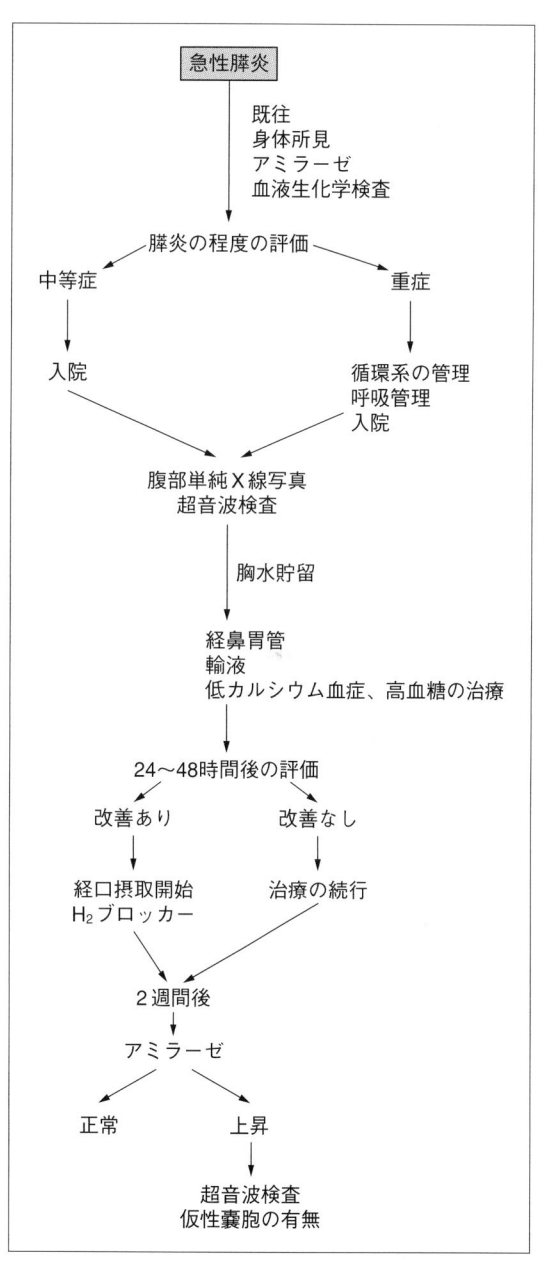

図1．急性膵炎の治療

7 食道狭窄症

I・疾患の概要

先天性・内因性の原因によって生ずる食道の異常であり、狭窄の原因により膜様、筋線維性肥厚型、気管原器迷入型の3型に分類される。症状は狭窄の程度によるがミルク摂取時には問題がなく離乳食など固形食の開始によって症状が出現することがある。

II・診断のポイント

狭窄の位置や程度によって発症時期、症状が異なり、必ずしも出生直後に発症するわけではない。嘔吐や離乳食の嚥下障害などでみつかることがほとんどであるが、食道内異物や発育不良で発見されることがある。上部消化管造影検査と内視鏡検査が有用である。

III・小児科医として最初にすべきこと

鑑別診断として食道アカラシアおよび逆流性食道炎がある。誤嚥性肺炎をきたしている場合には、まず肺炎の治療を行うと同時にその原因を探ることが大切である。

■ 専門医へのコンサルトの時期

バルーン拡張、または手術の適応がある場合は専門医に任せる。安易なバルーン拡張は食道穿孔の危険がある。

---

8 胃食道逆流症、食道裂孔ヘルニア

I・疾患の概要

胃内容が不随意的に食道に逆流することを胃食道逆流現象(gastroesophageal reflux；GER)というが、これによって食道炎、体重増加不良、嚥下性肺炎などを伴う場合に胃食道逆流症(gastroesophageal reflux disease；GERD)といわれる。乳児期ではGERのみでは異常とはいえず、嘔吐が頻回であっても嘔吐以外に症状がなく元気で体重増加が良好であれば病的意義は少ない。GERDは食道裂孔ヘルニア、重症心身障害児、食道閉鎖症・先天性横隔膜ヘルニアの術後などにみられることが多く、食道炎や食道潰瘍、食道狭窄、Barrett食道などの消化器病変だけでなく反復性肺炎などの呼吸器症状や体重増加不良を引き起こす。

GERの原因は、下部食道括約部(LES)の一過性の弛緩が主原因であり、このほかに食道裂孔ヘルニアなどの逆流防止機構の障害、食道クリアランスの障害、胃内圧上昇などが考えられている。

II・診断のポイント

　GERDの診断、治療におけるアルゴリズムを図2に示した。注意深い問診により多くの症例でGERDの疑いをもつことができる。症状は消化器、呼吸器に関するものが最も多く、このほかに栄養障害、非特異的症状などがある（表7）。消化器症状では嘔吐が主であり、逆流による食道炎が高度の場合にはコーヒー残渣様嘔吐、吐血をきたす。呼吸器症状は繰り返す肺炎、喘鳴、咳嗽発作などである。経口摂取の低下による蛋白栄養障害、体重増加不良があり、鉄欠乏性貧血がみられることがある。年長児では胸骨下あるいは心窩部の痛みを訴えることがあるが、食物アレルギー、周期性嘔吐症、脳腫瘍、頭蓋内圧亢進症、消化管閉塞、水腎症、尿毒症などでもGERDを疑わせる症状がみられることがあるので注意を要する。検査は上部消化管造影、食道pHモニタリング、消化管内圧検査、上部消化管内視鏡検査、シンチグラフィーなどがある。食道pHモニタリングは信頼性の高い検査法で、日本小児消化管機能研究会のガイドラインで下部食道のpHが4.0未満の時間率が4.0％以上であれば異常と考える。上部消化管内視鏡検査も全身麻酔を必要とする欠点はあるが、食道炎の有無をみるのに有用で粘膜生検と併せて診断する。

III・小児科医として最初にすべきこと

　嘔吐はあるが他の症状を伴わない単純性GERの場合には、保存的治療が原則であり必要に応じて消化管運動促進剤を使用する。特に新生児や乳児では逆流防止機構が不十分であるため、食道炎があっても食道狭窄がなければ保存的治療をまず行って経過をみる必要がある。ただ、以前推奨された腹臥位を基本とした体位療法は、SIDS（乳幼児突然死症候群）の危険性を高めるため2001年の北米小児栄養消化器病学会の診断治療ガイドラインでは初期治療からはずされている。嘔吐や吐血のある症例や栄養障害をきたしている場合には検査を行いGERDの程度を評価し、治療方針を決定すべきである。この際にも直ちに逆流防止手術や胃瘻造設術を行うのではなく、経鼻十二指腸（小腸）チューブの挿入や、制酸剤（H_2ブロッカー、PPIなど）の投与をまず行いこれらに反応しない症例に対して外科的治療を選択しなければならない。呼吸器症状がある場合には、この原因がGERDによるものかどうかを評価する必要がある。

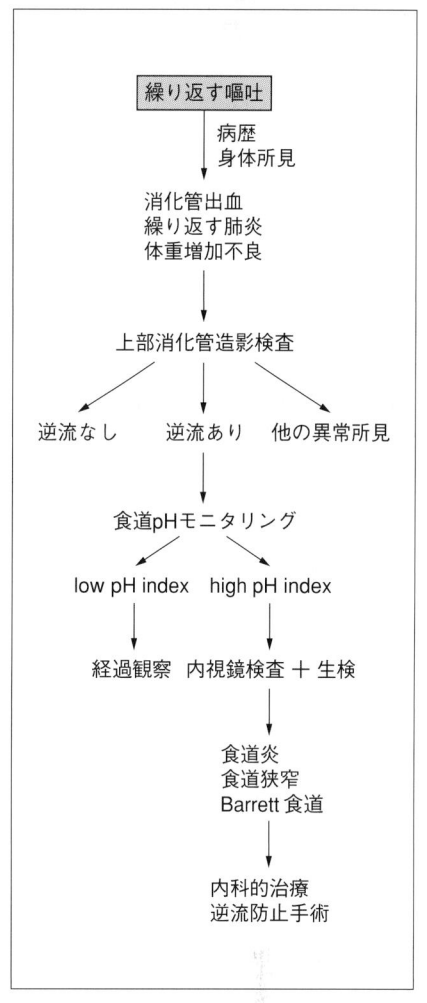

図2．胃食道逆流症 GERD の診断と治療

表7．GERD にみられる症状

反復する嘔吐
体重減少あるいは体重増加不良
乳児のイライラ
溢乳
胸やけ、摂食障害
無呼吸、apparent life-threatening events（ALTE）
喘鳴
嗄声
咳嗽
Sandifer 症候群

> ### 専門医へのコンサルトの時期
>
> H₂ブロッカー、PPIの出現によりGERDの治療は従来より格段に進歩した。しかしながら、いたずらに保存的治療を行い高度の食道炎による食道の器質的狭窄や繰り返す肺炎のために肺膿瘍を形成するようでは問題である。保存的治療がうまくいっている場合でもGERDの程度や病態を評価しながら経時的に経過観察すべきであり、小児外科医との連携が必要である。手術の適応は保存的治療に反応しない症例、年長児の滑脱型ヘルニア、食道狭窄を合併した症例などであるが、ALTE(apparent life-threatning events)に対する適応については議論がある。

9 肥厚性幽門狭窄症

I・疾患の概要

肥厚性幽門狭窄症では幽門の筋層が肥厚し結果として内腔すなわち胃の出口の閉塞をきたす。男児に多く、典型的な症例では生後2～4週で嘔吐が始まり徐々に強くなって哺乳ごとに噴水状に吐くようになる。吐物はカードミルクと胃液であるが経過の長い症例では二次的な胃炎や食道炎のためにコーヒー残渣様のものを吐くことがある。嘔吐により脱水、電解質異常、低栄養をきたし胃液喪失に伴う低クロール性アルカローシスを呈することが特徴的である。

II・診断のポイント

新生児、乳児早期は比較的嘔吐が多くみられ、これが胆汁性でなければ胃軸捻転症か胃食道逆流が最も多い原因である。肥厚性幽門狭窄症では、幽門特に輪状筋の肥厚に起因し幽門管が延長、狭小化して胃内容の通過が傷害される。嘔吐の進行とともに体重増加不良または体重減少がみられる。身体所見の特徴的なものは、胃の収縮による蠕動をみることと肥厚した幽門を触れる(幽門がオリーブのように触れる)ことである。幽門は上腹部正中から腹直筋の右縁で触れる(図3)。腹部単純X線写真(立位、臥位)では胃泡の著明な

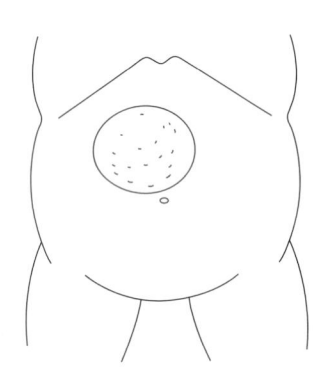

図3．肥厚性幽門狭窄症の触診
腹部の触診は右手の第2、3指または第3、4指で行う。
範囲は上腹部正中～腹直筋右縁でオリーブを触れる。

> ### 専門医へのコンサルトの時期
>
> 硫酸アトロピン療法の成績は18～26％の症例で外科的治療に移行するといわれる。したがって保存的治療を選択した場合には、1週間程度の治療を行い改善がない場合に速やかに小児外科医に依頼すべきである。

拡張と小腸、結腸ガスの減少が特徴的であり、時に胃の蠕動像がみられる。超音波検査は熟練した術者が施行すれば正診率がほぼ100%であり、幽門筋の厚さが3.0〜4.0mm以上、幽門管の長さが15〜17mm以上を本症とする。上部消化管造影検査は必須ではない。症例によっては筋層の厚さが2〜3mmで噴水様とまではいかないものの嘔吐を繰り返す場合があり、このような症例では経過をみていると筋層が厚くなり診断が可能となる場合があるので注意を要する。超音波検査は非常に有用な検査法であるが、術者の技量に左右されるため十分な情報が得られなかった場合には繰り返して行うことが重要である。

■注意すべきこと

1. 児が泣いているときに腫瘤を触れることは困難であり、乳首をふくませるなどしてリラックスさせてから静かに触診する。
2. 胃が充満しているときには幽門は触れにくい。胃内容を吸引してから触診するのもよい方法である。
3. 腫瘤を触れなくても、経過から肥厚性幽門狭窄が疑わしい場合には放置してはならない。必ず腹部超音波検査を施行する。

⑩ 腸回転異常症

Ⅰ・疾患の概要

　腸回転異常症は、胎生期に十二指腸から横行結腸中部までの中腸が上腸間膜動脈を軸として回転しながら腹腔内に還納される過程で生ずる異常である。腸回転異常だけでは症状はないが、中腸軸捻転をきたすと胆汁性嘔吐をきたし、血行障害により十二指腸の2nd portionから横行結腸中部までが壊死となる。この壊死によりshort bowel syndrome(短小腸症候群)をきたす恐れがある。生後1週以内に生ずることが多いが、乳幼児や年長児でみられることもある。

Ⅱ・診断のポイント

　新生児で突然の胆汁性嘔吐をきたした場合には、他の原因が明らかになるまではこの疾患の可能性を捨ててはならない。はじめは胆汁性嘔吐のみであるが、中腸の軸捻転により腸管の虚血が進行すると腹部膨満、下血が生じショックとなる。年長児では間欠的な腹痛で発症することがある。腹部単純X線写真で胃・十二指腸が軽度に拡張しこれより下部の腸管ガスが消失する。上部消化管造影検査がgolden standardといわれ、不完全閉塞の場合にはトライツ靱帯の形成を認めずcorkscrew signの所見を認める。注腸検査では盲腸が上腹部正中に認められ、一般的にはmicrocolonではない。超音波検査、CT検査は補助的診断に用いられ、上腸間膜静脈が上腸間膜動脈の左側にくるSMV rotation signやwhirlpool signがみられる。

> **専門医へのコンサルトの時期**
>
> 胆汁性嘔吐を認める場合には、まず外科的疾患を考え、できるだけ早期に小児外科医に依頼する。中腸軸捻転により血行障害が生ずるとこの部分の壊死をきたし short bowel syndrome（短小腸症候群）となる危険性が高い。

■ **してはいけないこと**

腸回転異常症は、中腸の軸捻転が高度でなければ緊急手術の必要性はないが、腸管壊死の危険性があるため全例で手術適応といえる。中腸軸捻転による腸管虚血が疑われる場合には緊急手術が必要であり、診断のための検査にいたずらに時間を費やすことは避けるべきである。この場合には急速輸液を行い手術に備えるとともに胃管を挿入して減圧を図る。

11 ヒルシュスプルング病

I・疾患の概要

新生児の下部腸管閉塞をきたす代表的な疾患である。病因は肛門側腸管の壁内神経細胞の先天的欠如により、この無神経節腸管が正常な蠕動運動を欠き機能的な腸閉塞をきたすものである。無神経節腸管の範囲は直腸から回腸、空腸に及ぶものがあるが、約80％は直腸・S状結腸以下である。最近では Ret 遺伝子、Endothelin 3、Endothelin receptor 遺伝子欠如などの異常が指摘されておりこれらの先天的要因の関与が考えられている。

II・診断のポイント

症状は神経節腸管の長さにより異なるが、胎便排泄遅延、腹部膨満、胆汁性嘔吐、排便障害（便秘）が代表的なものである。下部消化管の閉塞をきたすと胆汁性嘔吐、腹部膨満、胎便排泄の障害がみられる。腹部の膨満は非特異的な症状であり、腸管の閉塞がなくてもみられる。通常正常な新生児では生後24時間以内に胎便の排泄があるが、排泄遅延はなんらかの消化管の閉塞を示唆している。ただ、ヒルシュスプルング病でも正常な胎便排泄が認められることがあるし、未熟児では胎便排泄の遅延がしばしばみられる。

診断は、注腸検査、直腸肛門内圧検査、直腸粘膜生検が主である。腹部単純X線写真で多数の腸管ガス像を認め、注腸検査で narrow segment および transition zone を認めるが、新生児期の注腸では narrow segment が明らかでない場合がある。直腸肛門内圧検査で直腸肛門内圧反射が認められず、直腸粘膜生検でアセチルコリンエステラーゼ活性の増加と粘膜下神経叢の欠如を認める。全結腸型および広範囲無神経節症では診断が困難なことがあり、診断の確定には直腸粘膜生検が必要である。

III・小児科医として最初にすべきこと

無神経節腸管が直腸に限局している場合には洗腸や浣腸で管理し一期的手術を行うことが可能であるが、S状結腸以上の無神経節腸管症例や状態の不良な症例ではストーマの造設を行うべきである。

■ 専門医へのコンサルトの時期

新生児で腸管の閉塞がある場合には外科的な疾患の可能性があり、小児外科医との連携を密にする必要がある。先天性腸閉鎖・狭窄症などとの鑑別やヒルシュスプルング病の診断は、小児外科医および病理医の関与が不可欠であり、状態の悪い患児では腸炎、敗血症の可能性があるので、ストーマを造設するかどうかの判断は専門家に任せる方がよい。浣腸を行って排便の有無をみる、あるいは腹部単純X線写真で直腸近くまで腸管ガス像を認める場合には軟らかいチューブでブジーを行い排便の有無をみる。専門医に送る場合には、静脈ラインを確保し輸液を行うとともに経鼻胃管を挿入し必要に応じて抗菌薬の投与を行う。

■ 注意すべき点

- 注腸・検査の際にはバルーンカテーテルを使用しない。
- 造影剤を注入する際にはゆっくり圧をかけずに行う。
- S状結腸までの病変であれば一時的な減圧や洗腸のためのネラトンカテーテルの挿入が可能であるが、腸穿孔をきたさないように側孔をあけた腰の軟らかいカテーテルを使用し、透視下に行うのが安全である。
- 重症の腸炎では腹部膨満、下痢（汚く臭い便汁）、発熱がありショック症状を呈することがある。
- 緊急時以外では、安易にストーマを造設しない。神経節細胞の有無を迅速標本で判断するのは容易でない。

⑫ 胃十二指腸潰瘍

Ⅰ・疾患の概要

胃潰瘍は新生児から思春期までみられ、Helicobacterium（*H. pylori*）陰性の急性潰瘍が主である。この急性潰瘍では多発性で不整形の浅い胃前庭部潰瘍が多いが、浅い潰瘍とともにびらん、出血を伴う急性胃粘膜病変（acute gastric mucosal lesion；AGML）がみられることもある。急性の胃潰瘍はストレス、重症感染症、ステロイドや非ステロイド系抗炎症薬（NSAIDs）などが誘因となり突然に発症することがあるが、症状は激烈であっても再発を認めることは少ない。学童期よりみられる慢性潰瘍では、胃潰瘍より十二指腸潰瘍の方が多く、特に十二指腸潰瘍は再発性潰瘍が主であり成人の胃・十二指腸潰瘍とほぼ同様の成因と考えられている。*H. pylori* 感染は慢性の十二指腸潰瘍で70〜90％、慢性胃潰瘍では40〜50％に認められる。

Ⅱ・診断のポイント

新生児、乳児では嘔吐・吐血などで発症するが、年長児では腹痛を伴うことが多い。十二指腸潰瘍では反復性の心窩部痛を訴え、悪心、嘔吐、タール便などを認めるが貧血で初めて気づかれることも少なくない。成人と同様に穿孔による急性腹症で発症することや、慢性の経過によって十二指腸の狭

窄をきたすことがある。問診にあたってはステロイドまたは NSAIDs の使用の有無をチェックする。胃十二指腸潰瘍の診断には内視鏡検査が最もよい。上部消化管造影検査は慢性の十二指腸潰瘍を除いて小児では診断的価値が低い。 H. pylori 感染を疑う場合には胃粘膜（前庭部および体部大彎）の生検を行う。現時点での検査では迅速ウレアーゼ試験、病理検査または培養法とともに ^{13}C 尿素呼気テストが最もよい診断法と考えられている。

III・小児科医として最初にすべきこと、してはいけないこと

出血がある場合には末梢血の検査を行い貧血の程度をチェックするとともに、まず胃管を挿入して出血が活動性かどうかを判断することが重要である（図4）。潰瘍出血のほとんどは保存的治療により止血可能であるが、活動性出血を認めるときには緊急の内視鏡検査および内視鏡的止血や経皮的動脈塞栓術が必要なことがある。 H. pylori 陽性の潰瘍に対して、成人ではプロトンポンプ阻害剤(PPI)、アモキシシリン、クラリスロマイシンを併用した除菌療法が行われているが、小児でも有効なことが知られており初発または再発性十二指腸潰瘍や再発性、活動性出血合併の胃潰瘍でよい適応と考えられている。

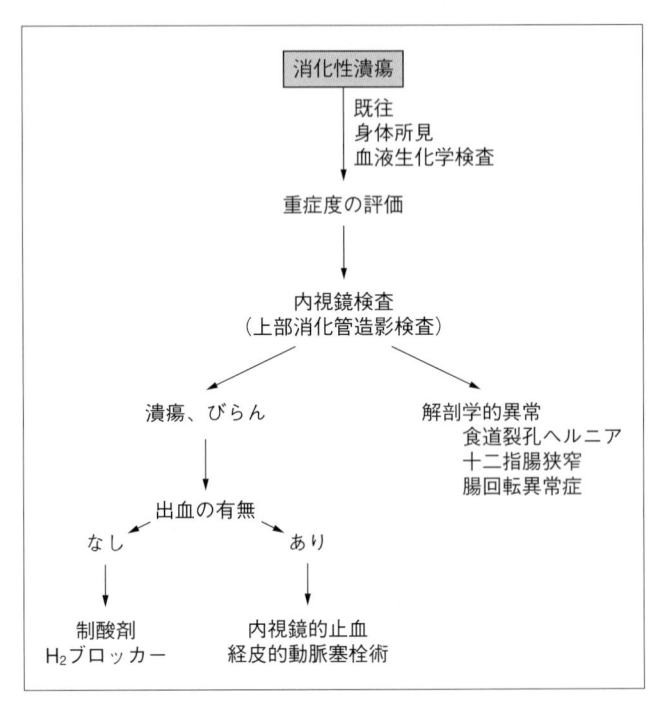

図4．消化性潰瘍の治療

専門医へのコンサルトの時期

出血が多量で輸血などの保存的治療でコントロールが不可能な活動性の出血に対して内視鏡的止血が必要となる。また、内視鏡的止血で出血がコントロールできない場合や潰瘍の穿孔の場合には外科的治療が必要であるため、手術が可能な施設に搬送する。

■ してはいけないこと

H_2 受容体阻害薬（H_2 ブロッカー）の使用に関しては診断を確定してから投与すべきで安易に用いるべきではない。除菌療法についても感染の診断、治療の適応・内容とともに除菌判定を厳密に行う必要がある。

13 炎症性腸疾患

I・疾患の概要

炎症性腸疾患には潰瘍性大腸炎とクローン病とがあり、わが国においては稀と考えられていたが、近年になり急激に増加しており、小児においても同様の傾向がある。両者は臨床的、画像診断および病理診断によって鑑別できることが多いが、小児では初発例が多く診断確定に数年を要することがある（表8、9）。

表8. 潰瘍性大腸炎の診断基準
次の1）のほか、2）のうちの1項目、および3）を満たし、下記の疾患が除外できれば確診とする。

1）臨床症状
　　持続性または反復性の粘血・血便、あるいはその既往がある。
2）①内視鏡検査
　ⅰ）粘膜はびまん性に浸され、血管透見像は消失し、粗ぞうまたは細顆粒状を呈する。さらに、もろくて易出血性（接触出血）を伴い、粘血の膿性の分泌物が付着しているか、
　ⅱ）多発性のびらん、潰瘍あるいは偽ポリポーシスを認める。
　②注腸X線検査
　ⅰ）粗ぞうまたは細顆粒状の粘膜表面のびまん性変化、
　ⅱ）多発性のびらん、潰瘍、
　ⅲ）偽ポリポーシスを認める。その他、ハウストラの消失（鉛管像）や腸管の狭小・短縮が認められる。
3）生検組織学的検査
　　活動期では粘膜全層にびまん性炎症細胞浸潤、陰窩膿瘍、高度な杯細胞減少が認められる。緩解期では腺の配列異常（蛇行・分岐）、萎縮が残存する。
　　上記変化は通常直腸から連続性に口側にみられる。

　2)3)の検査が不十分、あるいは施行できなくとも、切除手術または剖検により、肉眼的および組織学的に本症に特徴的な所見を認める場合は、下記の疾患が除外できれば確診とする。
　除外すべき疾患は、細菌性赤痢、アメーバ赤痢、サルモネラ荘園、カンピロバクター腸炎、大腸結核などの感染性腸炎が主体で、そのほかにクローン病、放射線照射性大腸炎、薬剤性大腸炎、リンパ濾胞増殖症、虚血性大腸炎、腸型ベーチェットなどがある。

表9. クローン病診断基準（案）

1. 主要所見
　A. 縦走潰瘍
　B. 敷石像
　C. 非乾酪性類上皮細胞肉芽腫

2. 副所見
　a. 縦列する不整形潰瘍またはアフタ
　b. 上部消化管と下部消化管の両者に認められる不整形潰瘍アフタ

確診例：1. 主要所見のAまたはBを有するもの。
　　　　2. 主要所見のCと副所見のいずれか1つを有するもの。
疑診例：1. 副所見のいずれかを有するもの。
　　　　2. 主要所見のCを有するもの。
　　　　3. 主要所見AまたはBを有するが虚血性大腸炎、潰瘍性大腸炎の鑑別ができないもの。

1. 潰瘍性大腸炎

主として粘膜と粘膜下層を侵す大腸の特発性、非特異性の炎症性疾患である。原因は不明で、免疫病理学的機序や心理学的要因の関与が考えられている。血性下痢と種々の程度の全身症状を示し、長期にわたりかつ大腸全体を侵す場合には悪性化の傾向がある。

表10. 潰瘍性大腸炎、臨床的重症度による分類

	重症	中等症	軽症
排便回数	6回以上		4回以下
顕血便	＋＋＋		―
発熱	37.5℃ 以上	重症と中等症との中間	―
頻脈	90/分以上		―
貧血	Hb 10 g.dl 以下		―
赤沈	30 mm/h 以上		正常

❶ 診断

症状は大腸病変の範囲、重症度(表10)によって異なるが、血便、粘血便であり、大部分の患児では持続する下痢がありその後に血便を認めるようになって、下腹部痛と頻回の排便、体重減少をきたす。3％程度の患児では急性激症型として発症し、重症基準を満たすと同時に1日に15回以上の血性下痢、強い腹痛、38℃以上の持続する発熱、10,000/mm³以上の白血球増多を認め迅速な治療を必要とする。小児では重症型、全大腸炎型が多く、発症後に重症化したり病変部位が拡大しやすい傾向にある。

❷ 治療

治療は全身管理と薬物療法が中心となる(図5)。一般には厚生省特定疾患難治性炎症性腸管障害調査研究班の治療指針が用いられているが、小児では長期ステロイド投与による成長障害などの問題点があり、小児用の指針が求められている。

2. クローン病

原因が不明で主として成人にみられ、浮腫、線維(筋)症や潰瘍を伴う肉芽腫性炎症性病変が、口腔から肛門までの消化管のどの部分にも起こりうる。病因としては、消化管局所の免疫反応と単球機能異常や細菌、ウイルス、食餌抗原などの因子が関与すると考えられている。

❶ 診断

初発症状は消化管病変あるいは消化管以外の病変によるものと多彩であり、腹痛、下痢、発熱、体重減少などが多い。このほかに貧血、口内炎、関節痛など非特異的な腸管外症状が数カ月～数年先行することもあり、確定診断までに時間を要することが少なくない。このため診断に際してはX線検査、内視鏡検査、病理組織検査が不可欠である。クローン病では小腸造影により病変の範囲と瘻孔の存在などが明らかとなり、90％の症例で小腸病変を認める。組織学的な特徴は非乾酪性の肉芽腫を呈する点であるが、この所見は30％程度の症例にしかみられない。初期病変としてアフタ様のびらんを認めることがある。

❷ 治療

クローン病を完治させる治療法はなく、目的は病勢をコントロールし患児のQOLを高めることにある。栄養療法、薬物療法、外科療法を組み合わせてよい栄養状態を維持し症状を抑えて炎症の再燃・再発を予防する。栄養低下の強い症例、頻回の下痢、広範囲な小腸病変のある場合や、高度な合併症(腸管の狭窄、瘻孔・膿瘍形成、高度の肛門部病変)を有する場合には絶食とし静脈栄養を行う。

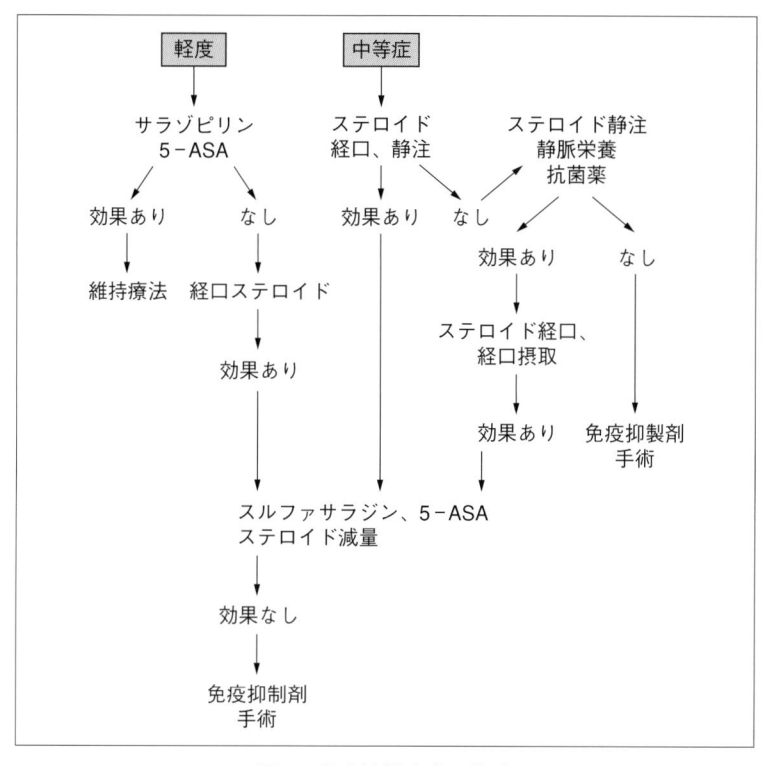

図5. 炎症性腸疾患の治療

II・小児科医として最初にすべきこと

　炎症性腸疾患は単独で確実な診断根拠となる症状や検査所見が存在せず、診断に際しては臨床症状、X線検査、内視鏡所見、病理所見などとともに細菌性腸炎など他の腸炎の除外診断を行って決定しなければならない。消化管症状があり、他の疾患が考えにくい場合には炎症性腸疾患を疑う必要がある。特に家族歴に炎症性腸疾患があって体重増加不良あるいは体重減少があり、検査所見で慢性の炎症あるいは貧血がある場合にはこの疾患が考えやすい。治療は、薬剤や種々の治療法の組み合わせcombination therapyが原則であり、専門医と相談しながら選択する必要がある。また、潰瘍性大腸炎で劇症型・重症型の場合には、中毒性巨大結腸症や腸管穿孔をきたすことがあるので外科的処置の可能性を常に考慮する。

14　消化管ポリープ

I・疾患の概要

　小児の消化管ポリープは学童以下の年齢では約1%の頻度でみられ、ほとんどが良性であるが、過誤腫性、過形成性あるいは炎症性ポリープなどの非腫瘍性腫瘤が多く、成人でみられる上皮性腫瘍すなわち腺腫性ポリープは少ない。頻度としては若年性ポリープが最も多く、80%程度を占めるが、このほかにPeutz-Jeghers症候群、家族性ポリポーシスなどがある。若年性ポリープは2〜5歳が

最も多く、1歳未満にみられることは非常に稀である。90%は単発性で直腸・S状結腸に好発するが、2つ以上のポリープが存在することがあり、横行結腸より口側にあることも稀にみられる。

若年性ポリポーシスは ① 若年性ポリープが結腸、直腸に5個以上ある、② 若年性ポリープが胃腸管にびまん性にある、③ 若年性ポリポーシスの家族歴がある、のいずれかを満たすものをいい、稀ではあるが前癌状態と考えられている。Peutz-Jeghers症候群は全消化管に発生するhamartomatous polyp（約10%は腺腫性）で小腸に多い。腸重積をきたすことが多くこれによる痛みを認める。皮膚、口腔粘膜、掌趾の色素沈着が特徴的で、乳児期より始まり思春期よりピークとなる。家族性消化管ポリポーシス（familial adenomatous polyposis；FAP）は結腸に多発する前癌性腺腫性ポリポーシスであり、常染色体優性遺伝を示す。

II・診断のポイント

臨床症状は無痛性の血便または下血をきたすことが多く、通常は少量である。大量に出血する場合も稀にあり、粘液膿性の便や腹痛、肛門からの腫瘤脱出などで気づかれることもある。鑑別診断としては、裂肛、直腸脱、メッケル憩室症、腸重積症、細菌性腸炎などであるが、Henoch-Schoenline紫斑病、炎症性腸疾患なども忘れてはならない。下痢、強い腹痛、嘔吐がなく出血が多量でない、発熱がない、腹部に腫瘤を認めず裂肛がない場合には若年性ポリープの可能性が高いといえる。診断のための検査は直腸指診、注腸、内視鏡検査であるが、内視鏡検査は治療にもなるためその価値が高い。

FAPでは10歳に近づく頃に初発することが多く、下痢、頻回の排便、下血、腹痛などの症状を認める。

III・小児科医として最初にすべきこと

若年性ポリープで直腸より高位にあるものでは、内視鏡的ポリープ切除が一般的である。この際、年長児では局所麻酔下での治療も可能であるが、見落としや安全のため全身麻酔で行うのが望ましい。

専門医へのコンサルトの時期

ポリープが診断できたら小児外科医にコンサルトする。

---

15 メッケル憩室症、腸管重複症

I・疾患の概要

卵黄嚢管は胎児期に卵黄嚢と中腸を連絡しているが、胎生5〜9週に閉鎖消失する。メッケル憩室症とは先天性の卵黄嚢管遺残の1病型であり回腸の腸間膜反対側にみられる。全剖検例の1〜3%にみられるが、症状を呈するのはこのうち25%程度とされる。異所性組織は約半数の症例にみられ、80%が胃粘膜、5%が膵組織である。症状をきたす場合は、潰瘍形成・出血、憩室炎、索状物によ

る腸閉塞、憩室が原因となる腸重積、憩室穿孔などである。
　消化管重複症は、胎生期に神経管（脊索）と消化管の分離過程が障害され生ずると考えられており、消化管に隣接して嚢胞状、管状の組織を認める。重複腸管は平滑筋を有し正常腸管と筋層を共有し内面には消化管粘膜を認めるが、異所性胃粘膜、膵組織の迷入が25％の症例にみられる。病変部位は咽頭から直腸までのすべてであるが、回腸、回盲部に多い。

II・診断のポイント

　メッケル憩室症は腹痛、下血が主症状で2歳以前に発症することが多い。腹痛は腸管の閉塞または炎症により生じ、腸重積や臍腸管索による閉塞、憩室炎、穿孔をきたした場合にもみられるがこれらでは術前に診断ができることは少ない。下部消化管の出血は中等量から大量のことが多く、典型的な症例では赤みがかった黒色であり腹痛を伴わない。下痢などの腸炎の症状を伴わないことも特徴である。^{99m}Tc-pertechnetate シンチグラフィーが最も信頼できる診断法であるが、診断可能な症例は50％程度である。異所性胃粘膜がない場合あるいはあっても少ない場合には陰性となるので、シンチグラフィーが陰性だからといってメッケル憩室症を否定することはできない。このような症例で臨床的にメッケル憩室が考えやすい場合には腹腔鏡検査も有用である。十二指腸潰瘍からの出血と鑑別を要する。消化管造影検査による診断は非常に困難である。
　消化管重複症は2歳以前に診断されることが多く、症状は嘔吐、腹部膨満などの消化管閉塞（イレウス）、隣接臓器の圧迫症状、腫瘤触知および下血などである。消化管に隣接して腫瘤が触れる場合にはこの疾患を常に念頭におくべきである。超音波検査およびCT、MRI検査で嚢胞が診断可能である。

III・小児科医として最初にすべきこと

　手術の適応は、① ^{99m}Tc-pertechnetate シンチグラフィーが陽性のとき、② 大量出血を繰り返し腸炎や他の疾患が考えにくいとき、③ イレウス、④ 炎症のサインがあるとき、などである。^{99m}Tc-pertechnetate シンチグラフィーが陰性であっても、メッケル憩室症の疑いが高い場合にはシンチグラフィーを再検査すべきである。この際、大量出血時あるいは異所性胃粘膜の面積が小さいと陰性になる可能性があり、反対にH$_2$阻害剤、ガストリンの使用で検出率が高くなる。手術既往のないイレウス症例ではメッケル憩室症の可能性も考える。臍腸管索によるイレウスでは死亡率が高いことが知られており、これは診断の困難性と遅れとによる。

専門医へのコンサルトの時期

　イレウス、腹膜炎が疑われる場合には、小児外科医に紹介する。

16 腸重積症

I・疾患の概要

　小児の腹部救急疾患の中でも最も重要な疾患の1つである。腸管が腸管の中に嵌入することにより生じ、一般的には腸管の蠕動亢進のために近位腸管が遠位腸管に入り込むと考えられている。生後3カ月～2歳頃までに好発し男児に多い。術後の腸重積症を除くと特発性の回腸結腸型腸重積症がほとんどであり、小児では器質的疾患（メッケル憩室症、小腸ポリープなど）が原因となることは5%以下と稀であるが年齢が高い症例ではこれらを念頭におく必要がある。嵌入腸管の部位により、小腸小腸型、回腸結腸型、結腸結腸型があるが回腸結腸型が最も多い。この疾患が問題となるのは、腸管の閉塞と重積腸管の虚血、壊死をきたすことにある。

II・診断のポイント（図6）

　好発年齢は乳児で2歳未満の症例が80%を占めるが、年長児でもみられることを念頭におくべきである。突然の不機嫌、啼泣で始まり、間欠的な腹痛を訴え嘔吐がみられる。時間が経過すると腸管の閉塞により腹部膨満、血便が出現する。これらの症状が揃っており典型的なイチゴゼリー状の血便がある場合には診断が比較的容易であるが、実際には発症から受診までの時間がまちまちであり好発年齢以外の症例も多くかつ症状の揃わない非典型例が多いことも事実で、診断に苦慮することが少なくない。発症の初期には呼吸器感染症、胃腸炎などとの鑑別が困難なことがある。このためまず腸重積症の可能性を常に考える必要性があるが、乳児では嘔吐が多く年長児では腹痛を訴えることが多いものの血便は少ないという傾向がある。痛みの合間で患児がおとなしいときに注意深く触診すると腹部腫瘤とそれに一致した圧痛を認める。腹部腫瘤は右上腹部に触れることが多いが、激しく泣いている場合には所見が取りにくく腫瘤を触れないことがある。ダンス徴候（右下腹部の空虚感）も有用とされるが、必ずしもそうではない。時には虚血がなく不完全な閉塞をきたす腸重積症があり、この場合には診断が困難である。血便がない場合でも直腸診により血液が付着したり、浣腸を行うことにより血便を認めることがあるので、これらはよい補助診断法である。腹部単純X線写真では結腸ガスの消失、回腸末端部のガス像、腫瘤陰影などがみられることがあるが、この所見は非特異的である。時間の経過したも

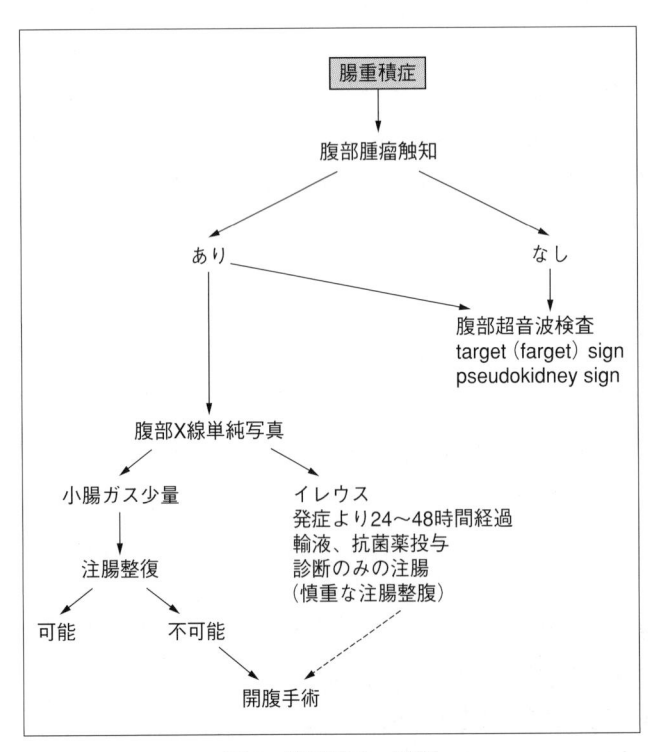

図6．腸重積症の診断

の、絞扼の強い症例ではニボーが認められイレウス状態を呈する。このイレウスの程度は全身状態とともに手術の適応を決定するうえで重要である。超音波検査は迅速かつ簡便で横断面で target sign や縦断面で pseudokidney sign を証明できれば確定診断が可能である。このため腹部単純 X 線写真や診断的な意味での注腸は価値が少なくなったといえる。鑑別診断としては便秘、急性虫垂炎、急性胃腸炎などがある。

III・小児科医として最初にすべきこと

　来院時に脱水、電解質異常が著明な場合や腹部膨満が強い場合には、輸液を行って全身状態の改善をはかり経鼻胃管を挿入してから検査を行うべきである。

　発症からの時間のみでは注腸整復の可否を決めることができず、個々の症例の身体的所見により決定する必要がある。90% 以上の症例で整復が可能であるが、最も重要なことは診断後に整復が可能かどうか、整復してもよいかどうかを判断することである。注腸整復時の穿孔は 1% 以下（0.4〜2.8%）であるが、年齢が 6 カ月未満で時間の経過した症例で穿孔が多いことを知っておくとよい。注腸整復時の腸管穿孔は圧の急激な上昇または既に重積した腸管が虚血により壊死に陥っていることが原因である。鎮静薬の使用は整復率に差がなく不必要である。発症後 24 時間以内でありかつ腹部単純 X 線写真でイレウスの所見がなければ整復を行うことにほぼ問題はない。しかしながら、虚血性変化の強い腸管を整復すると穿孔、腹膜炎をきたす可能性があるので、腹膜刺激症状があり腸管の壊死や穿孔を疑う場合、脱水、発熱、ショックなど全身状態が極めて不良な場合には整復は禁忌であり、発症後 48 時間を超え腸管ガス像の著明な増加がある場合にも注意が必要である。これらの場合には高圧浣腸で整復を試みる場合であっても高さを 150 cm 以上にあげないようにすべきであり、小児外科医がいる施設で行った方が安全である。注腸整復は、造影剤（バリウム、ガストログラフィン）を用い透視下に行う方法、空気整復、超音波ガイド下に生食水を用いて行う方法などがある。注腸整復を行う場合に何をどの方法を用いるかについては、各施設の設備やスタッフなどの事情により異なっても仕方がないと考える。注腸整復の際に注意すべき点は、① 血管を確保、② 太いバルーンカテーテルを使用する、③ 下肢の固定、④ 整復の判定は造影剤が回盲弁を越えて 50〜60 cm 以上スムーズに逆流するのを確認する、⑤ 整復が不可能であれば一度休んで再度施行する、⑥ 回腸内の重積（ileo-ileo-colic type）を見逃さないようにする、⑦ 整復後は 12〜24 時間経過観察し、経口摂

専門医へのコンサルトの時期

　特に high risk 症例を治療するにあたっては安全性を最優先すべきであり、専門施設への紹介をためらってはならない。小児外科医または専門施設に転送する必要があるのは以下の場合である。

1. 注腸整復が不可能であった場合。
2. 来院時に腹膜刺激症状があり、脱水のため全身状態が不良の症例では、まず輸液ラインを確保し輸液を行いながら超音波検査などで腸重積症の確認のみ行う。腸重積症の診断ができたら経鼻胃管を挿入して紹介する。注腸検査を行う必要はない。
3. 発症より 24〜48 時間以上経過している場合や、拡張した腸管ガス像を認める場合には、慎重に注腸を行う必要があるが、できれば小児外科医とともに施行した方がよい。
4. 整復中に腸管穿孔をきたした場合には、急速輸液を行うとともに抗菌薬を投与し小児外科施設に救急で搬送する。

取が問題ないことを確認してから退院とすること、などである。腸管が壊死に陥っている症例、開腹手術によっても整復が困難な症例、器質的疾患がある症例のみを手術適応とするのが理想的であるが、治療前の検査でこれらを判定するのは必ずしも容易ではない。また、再発が10%弱にみられることを話しておくとよい。

17 腸閉塞症

I・疾患の概要

イレウスはなんらかの原因で腸内容の通過障害をきたす状態をいい、臨床的には腹痛、嘔吐、排ガス・排便の停止、腹部膨満などとともに進行すれば重篤な全身症状を伴うため早期に治療を行う必要がある。小児ではその原因が多彩であるが、成人と同様に開腹手術後の癒着性イレウスが最も多い。新生児期の腸管閉鎖症、狭窄症や鎖肛、ヒルシュスプルング病などは特殊であり、これらはそれぞれの項で述べる。イレウスは閉塞の機転により機械的イレウスと機能的イレウスに分類される。前者は腸管および腹腔内の器質的病変により腸管の狭窄・閉塞をきたすもので、後者は腸管を支配する血管神経の障害によって腸管の運動障害を生じ腸管内容が停滞する状態である。

II・診断のポイント

問診では過去に腹痛があったかどうか、開腹手術を受けたことがあるかどうか、基礎疾患の有無などとともに、腹痛の部位、性状、発熱、嘔吐、下痢の有無などに注意する。全身の所見では脱水の程度、発熱の有無などをチェックし、腹部所見では腹部膨満の程度、腹膜刺激症状の有無とともに腸雑音が亢進しているか麻痺性であるかをみる。診察にあたっては腹部だけでなく鼠径部を含めてみることが重要である。腹痛が非常に高度のときには絞扼性のイレウスでかつ腸管の血行障害をきたしていることが多い。腹部単純X線写真では腸管ガス像の異常、閉塞部位の予測を行い腹腔内のfree airがないかどうかをチェックする。できれば立位、臥位で撮影することが望ましいが立位が不可能であれば側臥位で撮影する。画像診断の中でも超音波・CT検査は、イレウスの原因や閉塞の部位診断のみでなく絞扼を生じているかどうかの質的診断にも有用であり、手術の適応やタイミングを決定するうえで重要な検査である。腹部超音波検査は簡便であり非侵襲性であるという利点があり、経時的変化をみるのにも適している。また、腸管壁の性状、腸管内の液体貯留の有無、腹水の有無とその性状をみるのに有用であり、CT検査で描出できない腸管の蠕動や腸管内容の動態をリアルタイムでみることができるが腸管ガスが多い症例では検査が不十分なことがある。血液生化学検査でCK 500 IU/ml以上、LDH 1,500 IU/ml以上の高値は血行障害が進行していることを示していると考えるべきである。

III・小児科医として最初にすべきこと、してはいけないこと

イレウスと診断した場合にはすべて入院として治療すべきである。嘔吐や、腸管内に液が貯留することにより脱水となっているため、まず輸液を行い脱水の治療を開始する。次いで減圧のために透視下でイレウスチューブを小腸内まで挿入するが、これは小児外科医の役目と考えてよい。嘔吐が非胆汁性の場合や緊急の場合、あるいは結腸ガスが明らかに認められる場合には胃管のみでもかまわない

が、機械的イレウスで胆汁性嘔吐を認める場合にはこれでは不十分である。閉塞した腸管の口側では液が貯留し細菌の増殖が生じ腸管壁の透過性が亢進しているので、抗菌薬を投与する。

小児のイレウスは原因となる疾患が多彩で、開腹手術の既往がある場合を除いて術前に器質的疾患を診断することはなかなか難しいことがある。しかしながら、消化管の血行障害や穿孔が生ずると致命的になることがあり、小児外科医あるいは外科医への consultation をためらってはならない。

> **専門医へのコンサルトの時期**
>
> 全身の感染症による麻痺性イレウスを除いて、特に機械的イレウスの場合には小児外科医と連携しながら治療するか、小児外科医に任せた方がよい。絞扼性イレウスでは緊急の手術適応となるためできるだけ早期に専門施設に転送する。

18 急性虫垂炎

I・疾患の概要

急性虫垂炎は乳児期以降の腹痛の中で手術が必要となる頻度の最も高い疾患であり、一般的には3つの段階がある。はじめに糞石、リンパ濾胞の腫大などにより虫垂内腔が閉塞をきたし、内圧の上昇、機械的圧迫によりうっ血と粘膜の虚血、壊死、潰瘍形成を生ずる。次いで細菌が侵入し壁全体の炎症を増悪させ、最後には壁が壊死をきたし穿孔、腹膜炎を生ずる。虫垂突起は Th 9-11 の神経支配を受けているため、虫垂の閉塞、腫脹、虚血が起こるとまず臍周囲の痛みが生じ、数時間後には痛みは腹膜の炎症部(通常は右下腹部)に認められるようになる。この右下腹部痛は炎症性の腹水によるものであり、嘔吐は虫垂の stretch receptor が刺激されるためと考えられている。穿孔をきたすと腹痛は増強し発熱、頻脈などの全身症状が生ずる。虫垂炎の原因となる細菌は好気性菌の中では *E. coli* が最も多く次いで *Proteus*、*Klebsiella*、*Streptococcus* などがある。嫌気性菌では *Bacteroides* が最も多い。

II・診断のポイント

通常は痛みが初発症状である。初めに上腹部の痛みがあり、その後局所の腹膜刺激症状により右下腹部痛を認めるようになる。嘔吐は小児ではよくみられ腹痛の後にみられることが多い。年長児では軽度の発熱を認めるが、乳幼児では明らかな腹膜炎、膿瘍の形成がなくても高い熱を認めることがある。虫垂炎の 30〜45% は臨床所見が非定型的であるといわれ、上気道感染や下痢の既往がみられることがあるので注意を要する。鑑別診断としては、①胃腸炎(ウイルス性、細菌性)、②便秘症、③腸間膜リンパ節炎、④上気道炎、⑤卵巣嚢腫、⑥メッケル憩室症、⑦尿路感染症、⑧HS purpura、などがある。急性胃腸炎の場合には腹痛より先に嘔吐がみられることが多い。下痢は胃腸炎では量が多いのに対して虫垂炎では炎症による直腸の刺激症状のため回数が多いもの

表 11. 急性虫垂炎の鑑別診断

乳幼児	胃腸炎
	腸重積症
	尿路感染症
年長児	腸間膜リンパ節炎
	胃腸炎
	便秘症
	卵巣の疾患

の少量のことが多い。便秘は年長児に多く腹痛や嘔吐のみられることがあり、卵巣囊腫の軸捻または精巣の捻転の場合には痛みが突然生ずる。

身体所見では局所の圧痛があるかどうかをみる。虫垂が腹壁の近くにある場合には炎症による腹膜刺激症状が速やかに出現し、虫垂が結腸の背側または骨盤に位置すると腹膜刺激症状がはっきりとせず診断が困難なことが多い。炎症が腹膜に波及すれば局所の筋緊張（defense）を認めるようになり、対側の所見と比較するとわかりやすい。

検査所見では、白血球数の増加は 80～85% 程度にみられるが、11,000～14,000 程度の中等度の増加が多く穿孔がなければ 18,000 を超えることはあまりない。白血球の左方移動があり白血球が増加していれば、ウイルス性の炎症よりは細菌によるものと考えられる。

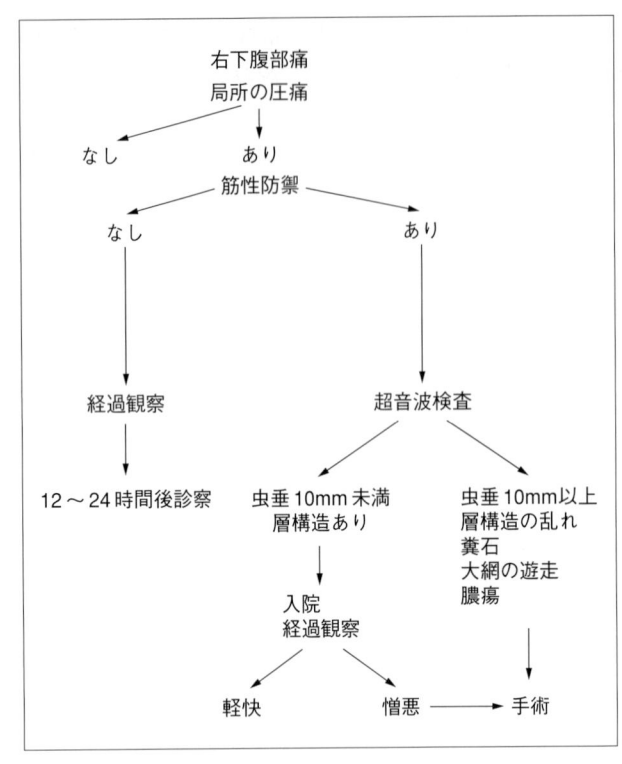

図7. 虫垂炎を疑う場合の診断のアルゴリズム

CRP は炎症が生じてから 12 時間で上昇し始め、虫垂炎では発症後 12 時間を過ぎたものでは 85% に上昇を認めるが必ずしも特異的ではない。尿管、膀胱に接した急性虫垂炎では一般検尿検査で 1 視野に 10～15 の白血球を認めることがある。腹部単純 X 線写真で特異的な所見は層状の楕円形または円形を呈する糞石の存在であり、10% 程度の症例で認められる。他の非特異的な所見としては、右下腹部の拡張した小腸ループ（sentinel loop）、腸管壁の浮腫、scoliosis、psoas shadow の消失などがある。3 歳未満では小腸の閉塞がある場合に虫垂炎の可能性を考慮する。急性虫垂炎を疑った場合に画像診断の中心となるものは超音波検査であり、感度、特異性、正診率ともに 80～90% 以上である。超音波検査の所見としては、① 虫垂の外径が 10 mm 以上、② 中心部低エコー域の拡大、③ 虫垂壁の肥厚、④ 粘膜エコーの断裂、不整、⑤ 虫垂内の音響陰影を伴うまたは伴わない高エコー（虫垂結石エコー）の存在、⑥ 虫垂を圧迫しても圧縮せず圧痛を認める、⑦ 境界の不鮮明なあるいは不均一な内部エコーの腫瘤状陰影、⑧ 膀胱周囲、結腸周囲の液体貯留、⑨ 拡張した麻痺性腸管像、⑩ 細かい内部エコーを伴う膿瘍の存在、などがある。CT ははじめに行う検査ではなく、合併症などの評価、特に膿瘍の大きさ、範囲などをみるのに適している。

III・小児科医として最初にすべきこと

できるだけ患児に不安を与えないようにして診察することが重要である。腹部の触診の際には痛みのない部分からそっと行う。臨床所見で早期虫垂炎に特異的な所見はないが、右下腹部の限局した圧痛を見逃さないようにする。rebound tenderness（反跳圧痛）は小児では信頼性に乏しく患児に不快感を与えるため、打診による痛みをみた方がよい。同様に直腸診も児にとって苦痛であるので、defense がはっきりせず、年長児で骨盤内の虫垂炎が疑われる場合にのみ行うべきである。

急性虫垂炎が疑わしいものの断定ができない場合には入院として経口摂取を禁じ輸液を行って経過をみるのが望ましい。特に虫垂炎の診断が困難な乳幼児ではこの処置は是非必要であり、やむを得ず家に帰す場合でも12～24時間後に再度チェックすべきである。急性虫垂炎では発症後24～36時間に穿孔することが多いため、家族にも腹痛が強くなる場合には再度外来を受診するように説明する必要がある。安易に抗菌薬を投与しないことも重要なことで、抗菌薬の投与により症状や所見が修飾され診断の遅れにつながる。

> **専門医へのコンサルトの時期**
>
> 診察により急性虫垂炎を疑う場合には、早めに小児外科医にコンサルトした方がよい。これは複数の目でみるという点でも重要で、臨床的な診断で十分であり末梢血や腹部超音波検査、腹部単純X線写真の結果を待つ必要はない。診断を誤る場合あるいは診断が遅れる場合は非定型的な症状や経過の症例が多く、上気道感染、中耳炎、胃腸炎などの合併による臨床像の修飾によることが多い。虫垂炎が疑われるが紛らわしい場合には、入院のうえ経口摂取を禁じて輸液のみで経過観察をする。

19 鼠径ヘルニア

I・疾患の概要

鼠径部の腫脹を主訴に来院する乳幼児の代表的疾患であり、成熟児で1～5％、未熟児で6～30％にみられる。成人と異なるのは筋肉の脆弱化ではなく腹膜鞘状突起（女児の場合にはナック管）の遺残が原因である。脱出した臓器が容易に腹腔内に戻る場合には還納性ヘルニアといい、内鼠径輪でしめつけられ戻らない状態を非還納性ヘルニアというが、時間が経過すると脱出臓器のうっ血、浮腫とともに血行障害を伴うようになり陰嚢や陰唇の浮腫、発赤をきたす。非還納性ヘルニアのうち血行障害を伴う場合を嵌頓という。

II・診断のポイント

入浴時やオムツの交換時、あるいは児が泣いたりいきんだりしたときに鼠径部、陰嚢、陰唇が腫れることで両親が気がつくことが多い。この腫脹はいつの間にか消失したり手で押すと腸管の場合にはグジュグジュといった音をたてて消失する。脱出内容が卵巣や卵管の場合にはやや硬い腫瘤を触れる。鑑別診断は詳しい病歴の聴取でほぼ可能である。鼠径ヘルニアでは腫脹の出現と消失が比較的明らかなのに対して、陰嚢水腫あるいは精索水腫では痛みを伴わず腫脹が常にみられることが多い。ただ水腫の場合には、朝は小さく夕方になると大きくなる、あるいは陰嚢の中に精巣が2つあるなどと表現される場合がある。鼠径部の診察で腫脹がある場合には、内鼠径輪から連続性に腫れているか、ペンライトで透光性があるかどうか、整復により内容が還納するかどうかをみる。来院時に腫脹を認めない場合には、鼠径部に示指を当て精索の肥厚やsilk globe sign（ヘルニア嚢の内面がすれ合う感触）をみる。また立位で下腹部を圧迫したりいきませたときに鼠径部の腫脹がみられれば診断は間違いがない。緊張と圧痛のある非還納性のヘルニアは嵌頓していると考える必要がある。ヘルニアの嵌頓は6～18％にみられ、乳児期に多い。ヘルニア嵌頓の鑑別診断は、陰嚢水腫（精索水腫）、精巣捻

転、精巣上体炎、化膿性リンパ節炎などである。腹部単純X線写真で同部に小腸ガスがあればヘルニア嵌頓と考えてよいが、これらの鑑別診断には超音波検査が有効であり、迷った場合には行うべき検査である（鼠径部に腫瘤をきたす疾患の鑑別診断は「鼠径部から陰嚢にかけての腫瘤」図31、32、179頁参照）。

III・小児科医として最初にすべきこと

鼠径ヘルニアと陰嚢水腫（精索水腫）の鑑別のための穿刺は、腸管の損傷をきたす危険性があるのでしてはならない。絞扼のない嵌頓ヘルニアは70〜90％の確率で用手整復が可能であるが、鼠径部の腫脹とともに発赤、浮腫を認める場合には原則として整復を行わない。女児の滑脱ヘルニアで卵巣が脱出している場合には卵巣を無理に腹腔内に戻す必要はない。一般的には卵巣の滑脱ヘルニアでは血行障害が起こることは少ないとされているが、早期に待機手術を行うことが望ましい。ヘルニアバンドは治療効果がなく皮膚炎、精巣萎縮などをきたす可能性があるので使わないように指導する。

> **専門医へのコンサルトの時期**
>
> 乳児期の鼠径ヘルニアは嵌頓しやすいため、根治手術の待機中に患児の鼠径部に膨隆を認め痛みや発赤を伴っている場合には、直ちに小児外科医に診察を受けるよう説明しておく。整復が不可能な場合あるいは血行障害のために整復してはいけない場合にも、直ちに小児外科医に依頼する必要がある。治療時期が遅れると腸管壊死や精巣萎縮をきたす可能性がある。非還納性ヘルニアを整復したらできるだけ早期に専門医（小児外科医）に紹介することが望ましい。

20 臍ヘルニア

I・疾患の概要

生後7〜10日で臍帯が脱落するが、この際臍動脈、臍静脈、尿膜管は瘢痕化し臍部は筋膜、皮膚で覆われる。臍ヘルニアは臍帯が脱落するまでに臍輪が閉鎖しない場合に生じ、筋膜の閉鎖が不十分なために腸管が脱出し臍ヘルニアとなる。日本人では4％程度に認めるが1歳までに80％、2歳までには90％が治癒するといわれる。合併症はほとんどみられず嵌頓や絞扼、破裂の危険性は非常に少ないがゼロではないことに注意する。

II・診断のポイント

臍部の膨瘤があり内容を腹腔内に戻しヘルニア門の辺縁を触れれば間違いがない。上腹部正中にみられる白線ヘルニアが臍の直上部に発生した場合には鑑別が難しいことがある。臍帯ヘルニアは、新生児期よりみられ膨瘤部は羊膜で覆われ腸管が透見できるので鑑別が容易である。

III・小児科医として最初にすべきこと

臍に硬貨をあて圧迫する方法は行う必要がない。鼠径ヘルニアと異なりほとんど嵌頓をきたすこと

はない。しかしながら稀に嵌頓が起こりうること、ネフローゼ症候群などでは臍の破裂があるので注意する必要がある。

> ■ 専門医へのコンサルトの時期
>
> 臍ヘルニアでは1〜2歳まで経過をみて治癒しない症例は専門医に紹介する。一般的には、3歳を過ぎて自然治癒を認めない場合に手術を行う。皮膚のたるみが強い大きなヘルニアでは両親の不安が強いことがあるので専門医で経過をみるのが望ましい。余剰皮膚の多い、いわゆる proboscoid hernia では、早期の手術が望ましい。

㉑ 肛門周囲膿瘍、乳児痔瘻、脱肛

Ⅰ・疾患の概要

肛門周囲膿瘍は肛門腺への細菌感染が原因で膿瘍を形成する疾患で、感染経路は肛門陰窩よりとする説と皮膚付属器(汗腺、皮脂腺など)とする説や、局所免疫の異常との関連を指摘する考えなどがある。乳児痔瘻は、肛門周囲膿瘍が排膿したあとも治癒せず瘻孔を形成し排膿が持続する状態であるため、肛門周囲膿瘍と病期の異なった同一の病態と考えてよい。乳児痔瘻は成人と異なり、単純性で浅く短い、直線的で肛門括約筋を貫かない、皮下あるいは粘膜下の病変であるといった特徴をもつ。生後6カ月以内に発症することが多く、ほとんどの症例が男児である。女児は非常に稀であるが腟前庭部や会陰部に開口することが多い。

Ⅱ・診断のポイント

診断は容易で視診のみで十分である。肛門周囲が発赤、腫脹し膿瘍が形成される。しばしば軟便、下痢を伴い患児は痛みのために不機嫌となる。

女児では男児と異なり12時の方向が多く、腟前庭部や陰唇に開口するため腟より排便があったという訴えで来院する。

脱肛は両親によって気づかれることが多く既往のみで診断が可能である。

Ⅲ・小児科医として最初にすべきこと

肛門部を清潔に保つように指導する。具体的には、排便、排尿後はなるべく早くオムツを交換し、坐浴を行って乾かすようにする。長期の抗菌薬使用は控えるべきである。抗菌薬は下痢を起こしやすく肛門周囲膿瘍の治癒を遷延化する可能性がある。

> ■ 専門医へのコンサルトの時期
>
> 膿瘍の切開排膿に自信がなければ専門医に紹介する方がよい。また2歳を過ぎても再発を繰り返す場合や瘻孔が形成された場合には手術を勧める。女児の痔瘻は稀ではあるが管理が困難であるのではじめから専門医に任せた方がよい。

■ 注意すべきこと

　男児では膿瘍がなかなか治癒しない，治ったと思ったら再発したといった訴えで外来を受診することが多い。膿瘍を形成した症例ではまず切開を加え排膿するが，両親には肛門周囲膿瘍はすぐに治るものではないこと，および繰り返すことがあっても1歳頃までにはほとんどの症例が治癒することを教え，安心させることが重要である。

22　胆道閉鎖症

I・疾患の概要

　肝外胆管が閉塞して肝硬変をきたす疾患であり，現在では一度形成された胆管が炎症などなんらかの原因により閉塞をきたすと考えられている。肝は年齢が上がるとともに腫大し硬くなって辺縁は鈍くなる。一般状態は生後2～3カ月頃までは比較的良好であるが，生後4カ月を過ぎると胆汁うっ滞性肝硬変のために栄養障害，腹水，出血傾向をきたすようになり全身状態は急速に悪化する。

II・診断のポイント

　黄疸，灰白色便，肝腫大が主症状である。黄疸は生直後からみられる場合と新生児黄疸が消退してから再度出現する場合がある。便の色も生後より白色のことが多いが生後は黄色であり，その後灰白色となる場合もある。薄いクリーム色の便を誤って正常と考えている場合があることに注意する。鑑別すべき主な疾患は乳児肝炎であるが，検査所見では，十二指腸液検査により胆汁を証明しない，超音波検査で萎縮した胆嚢を認め，胆道シンチグラフィーで肝からの排泄を認めないなどである。しかしながら，これらの臨床症状や検査によっても本疾患を100％診断するのは不可能であり，胆道閉鎖症が疑わしい場合には早期に診断のための開腹手術および肝生検，胆道造影検査を施行すべきである。

III・小児科医として最初にすべきこと

　乳児肝炎との鑑別診断が重要であるが，生後60日以内に手術を行うことが治療成績の向上に欠かせない。便の色調については特に注意を要する。直接ビリルビン高値の場合には常にこの疾患を念頭におき検査を進める必要がある。腹部超音波検査で胆嚢が描出されない場合には，胆道閉鎖症の可能性が高い。胆嚢が拡張する空腹時と収縮する哺乳後の検査を行い確認するとよい。

23　胆道拡張症

I・疾患の概要

　胆道が先天性に拡張する疾患で女児に多い。現在では膵・胆管合流異常により膵液が胆道内に逆流し胆汁と混合して膵酵素が活性化され胆道壁の傷害が生じ拡張をきたすと考えられている。しかしな

がら膵・胆管合流異常があっても胆道の拡張がみられない症例もあり、これがすべてを説明できるわけではない。総胆管は囊腫状あるいは紡錘状に拡張しているが、囊腫状が 80% を占める。

II・診断のポイント

　腹痛、黄疸、腹部腫瘤が主な症状であるがこれらすべてがあるのは 30% 程度に過ぎない。腹痛は発熱、悪心、嘔吐を伴うことが多く、血液生化学検査で血清アミラーゼ、ビリルビンの高値と肝機能の異常を認める。腹部超音波検査は非侵襲的で CT 検査とともに最も有用な検査である。肝胆道シンチグラフィーは肝からの胆汁の排泄状況、肝内胆管へのうっ滞などが観察可能であり術後のフォローとしても重要である。膵・胆管合流異常の形態学的診断には ERCP が有用であるが、全身麻酔が必要であることや手技の困難性などによりルーチンに行うべき検査ではなくなった。MRCP は特に年長児の紡錘型拡張症例に対して、合流異常の診断に有効なことが知られている。

■ 注意すべきこと

　胆道拡張症の治療は手術であり、放置すると肝硬変、慢性膵炎、胆道癌の発生などが問題になる。膵・胆管合流異常があり胆管の拡張を認めない症例では、胆囊癌の発生がみられる。

（鎌形正一郎）

III 呼吸器疾患

1 扁桃炎、咽後膿瘍、急性喉頭蓋炎

I・扁桃炎 acute tonsilitis

❶ 疾患の概要

急性扁桃炎は急性咽頭炎の一部として、口蓋扁桃における感染によって生じる。大多数は気道親和性ウイルス感染によって生じるが、一部細菌性である。患児は咽頭の炎症に伴う感冒症状、咽頭痛、嚥下痛、顎下リンパ節痛などを訴える。視診では、咽頭発赤と扁桃に腫脹、扁桃窩滲出物、偽膜などを認める。時に扁桃周囲膿瘍を伴う。

❷ 診断のポイント

インフルエンザ、パラインフルエンザ、アデノ、コクサッキーなどの気道親和性ウイルス、肺炎マイコプラズマが主起炎病原体である。アデノウイルスによる扁桃炎は結膜炎を伴い、比較的長い経過をとる。EBウイルスによる扁桃炎は伝染性単核球症の一部として生じ、眼周囲浮腫、頸部リンパ節腫脹、肝腫脹、肝機能悪化を伴う。

A群β溶血性連鎖球菌扁桃炎は2歳以上の児に生じる。2〜3日間の急性期に密集した紅斑様発疹が全身に拡がるなど猩紅熱症状を伴うことがある。他の細菌性病原体としてブドウ球菌、インフルエンザ菌、肺炎球菌が挙げられる。A群溶血性連鎖球菌は常在細菌である可能性もあるが、迅速診断にEIAキットが利用できる。

❸ 治療のポイント

多くはウイルス性であり、対症療法を行う。細菌性扁桃炎が疑われた患児では、抗生剤投与を行う。A群β溶血性連鎖球菌感染であった例では感染1〜3週後に腎炎(poststreptococcal glomerulonephritis；PSGN)、リウマチ熱の発病がないかをチェックする。

II・咽後膿瘍 retropharingeal abscess

❶ 疾患の概要

4歳ぐらいまでの乳幼児の咽頭後壁には小リンパ節が分布している。後鼻腔、咽頭、扁桃に生じたA群β溶血性連鎖球菌、嫌気性菌、黄色ブドウ球菌、インフルエンザ菌感染時に感染が波及し、時に咽頭後壁に偏側性膿瘍を形成する。

患児は高熱を有してショック様であり、速やかな膿瘍の前方腔への突出によって呼吸困難、吸気性喘鳴、流涎などを認め、筋肉痛、呼吸困難を軽減するために頭部を後屈させて動かさない。

❷ 診断のポイント

発熱、嚥下障害、呼吸困難、言語障害を認める。頸部側面X線は咽頭腔の閉塞を示す。診断のために咽頭を展開することは望ましいが、患児は疼痛と呼吸障害のために不穏となる危険が高いので避けるべきである。鑑別疾患としてクループ症候群、髄膜炎などがある。診断が疑われたら、時間をお

かずに総合病院小児科に転送する。

❸ 治療のポイント

血管確保をし、抗生剤（広域スペクトルム・セフェム系、カルバペネム系）静脈内投与と補液を行う。膿瘍に波動が認められたり、気道閉塞が進行すれば麻酔科医に全身麻酔を依頼し、できれば耳鼻科医の協力を得て口内より切開排膿を行う。膿、血液の下気道への吸引を避けるために仰臥位で頭部を下げ、切開時に吸引を十分に行える準備をしておく。

III・急性喉頭蓋炎 acute epiglottitis(supraglottitis)

❶ 疾患の概要

急性細菌性喉頭蓋炎の起炎病原体は b 型インフルエンザ菌である。クループ症候群に含まれる稀な疾患であるが、急速に進行する喉頭蓋腫脹のために窒息死する危険が高い。患児の多くは 2〜6 歳の幼児である。

❷ 診断のポイント

ウイルス性クループと異なり、なんら先行する感冒症状を有さない。高熱、吸気性喘鳴が突然始まり、時間単位で呼気性喘鳴も加わり、呼吸困難が進行していく。希釈エピネフリン吸入は呼吸困難を改善しない。診断のために喉頭蓋を直視下にみることは望ましいが、呼吸困難の悪化、喉頭けいれんをもたらす。喉頭側面X線は大きく腫脹した喉頭蓋を示唆する。疾患を疑った時点で、速やかに総合病院小児科に転送する。

❸ 治療のポイント

診断がついたら、速やかに血管確保と気道確保のため気管内挿管を行う（抗生剤が有効であれば 3〜4 日間）。気管内挿管が難しい患児では、気管切開を行う。血液培養後に抗生剤静脈内投与を速やかに開始する。β-ラクタマーゼ産生株が増加傾向にあることから、広域スペクトルム・セフェム系、カルバペネム系抗生剤を開始時に用いる。

② クループ

はじめに

クループは乳幼児気道感染時に種々の程度の呼吸困難、咳、吸気性喘鳴などを生じてくる急性気道閉塞性疾患であり、炎症部位から急性喉頭気管支炎とも称される。大多数がウイルス感染によって生じるが、稀に急速に喉頭蓋腫脹が進行して窒息死する b 型インフルエンザ菌感染による急性喉頭蓋炎も含まれる。

I・疾患の概要

クループの多くは月齢 6 カ月以降に始まり、頻度は 2 歳に最も高くなったのち低下し、学童になる頃消失していく。反復してクループを生じることも稀ではない。理由は不明であるが、ほとんどが男児に生じる。クループを生じる児は喘息、アトピー性皮膚炎を伴うことが多く、アトピーの家族歴を有することが多い。

感染病原体の約 90％ はパラインフルエンザウイルス I 型、次いでインフルエンザウイルス、RS ウイルス（RSV）であり、秋から早春がクループの季節である。細気管支炎を併発すると、呼吸困難

は増悪する。急性喉頭蓋炎を生じるb型インフルエンザ菌、ジフテリア菌による細菌性クループは極めて稀であるが、速やかな病巣の拡大に伴う窒息の危険がある。

II・診断のポイント

ウイルス性クループは発熱、咳などの風邪症候群症状から始まり、呼吸器症状として嗄声、無声、咳（犬吠様）、喉頭声門下閉塞による吸気性喘鳴と呼吸困難などが診断に役立つ。急性喉頭蓋炎は感冒症状を欠き、症状は急激に悪化する。低酸素血症に至ると、心拍、呼吸数は増加し、患児は不穏となる。

ウイルス性クループの正面X線写真は特に声門下狭窄が特徴的である(steeple sign)（図1）。鼻咽頭吸引液を用いた免疫蛍光抗体法、ELISA法によってパラインフルエンザウイルスI型、RSVの病原体迅速診断が可能である。

鑑別すべき疾患として咽後膿瘍、喉頭異物、急性血管性喉頭浮腫、反復性喉頭パピローマ、器質的声門下狭窄などが挙げられる。

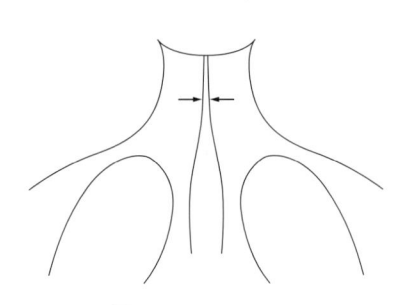

図1．steeple sign
画像上、声門下狭窄が尖塔状に認められる（矢印の間）。

III・治療のポイント

ウイルス性クループにおける呼吸器症状は感染後2～3日間著明であり、その後徐々に消失する。特に夜間気道閉塞症状が悪化するクループ例では、加湿酸素を用いてエピネフリン吸入を反復する。1：1,000エピネフリン1m*l*を生食水で5倍希釈し、2m*l*を2時間ごとに吸入させる。吸入をマスクで行うときは多めの量を用いる。エピネフリンの効果は一時的であり、クループの経過を変えるわけではない。ステロイド剤の全身性、局所性投与はいずれも速やかに症状を改善するわけではない。しかし、症例によっては気道浮腫の軽減を期待してプレドニゾロン（1 mg/kg/日、分2）を2日間投与する。低酸素血症をきたす児では加湿酸素を投与する。稀に気管内挿管を要するが、air leakが生じてきたら抜管する。水分摂取が困難であれば、非経口的に補液を行う。

大多数がウイルス性クループであるが、細菌性である可能性と二次性細菌感染防止のために経口抗生剤投与を行う。最近はインフルエンザ桿菌β-ラクタマーゼ産生株の増加があり、広域スペクトルム・セフェム系、カルバペネム抗生剤を選択する。エピネフリン吸入はb型インフルエンザ菌によって生じる急性喉頭蓋炎に対しては無効であり、吸入によって改善が認められないときには速やかに抗生剤静脈内投与を開始する。

3 急性細気管支炎

はじめに

多彩な気道親和性ウイルス、マイコプラズマ、クラミジアなどが乳幼児、学童に種々の重症度の上気道感染（咽頭炎）、下気道感染（クループ、気管・気管支炎、細気管支炎）、肺炎を生じる。したがって、細気管支のみに感染が生じることは稀である。呼吸器、循環器、免疫能に基礎疾患を有する乳幼児が細気管支炎を生じた際には呼吸不全、合併症を生じて死亡することもあるので入院を要する。

I・疾患の概要

代表的な感染病原体は RS、パラインフルエンザ、インフルエンザ、アデノ、ライノなどのウイルスと、肺炎マイコプラズマ、クラミジアである。これらの病原体と宿主（年齢、免疫能、気道過敏性）と季節との組み合わせによって臨床像が形成される。中でも RSV 感染は冬から春にかけて、特に 2 歳以下の乳児に反復して重篤な細気管支炎を生じうる（重症例の少なくとも 60％）。単純 X 線写真では細気管支炎乳幼児の約 20％ に肺炎像が認められる。RSV は heterogeneity が著明であること、RSV 自身が宿主の免疫能を抑制することが感染の反復を生じる 1 つの機序である。アデノウイルスは通常 3、5、7 型が細気管支炎、肺炎を生じる。時に、急性期に非常に重篤で数週間持続するばかりでなく、肺線維症、閉塞性細気管支炎、気管支拡張症などの呼吸器後遺症を残す危険性がある。

感染児の一部が重症化するだけであること、感染誘発喘息発作と共通点を有すること、細気管支炎罹患乳児が将来喘息発作を生じるようになることから、細気管支炎の重症化に気道過敏性が関与している可能性が考えられる。

II・診断のポイント

乳幼児風邪症候群の一般的症状に加えて、呼吸器症状として呼吸数増多、呼気性喘鳴、吸気性クラックル、胸郭 retraction が認められる。胸部単純 X 線写真では両肺野のびまん性浸潤像と肺過膨張が認められる。RS、インフルエンザウイルスは鼻汁中のウイルス抗原を検出することにより、間接的に診断することが可能である。

鑑別すべき疾患として先天性心疾患、先天性呼吸器奇形、免疫不全症候群、反復性誤嚥などがあり、先天性心疾患、未熟児性慢性肺疾患、免疫抑制剤療法中の悪性腫瘍、染色体異常などの基礎疾患を有する児は早めに入院させる。月齢 6 カ月以下、60/分を超える頻呼吸、チアノーゼ、水分の経口摂取困難、脱水などが認められる普通児も入院の対象となる。

III・治療のポイント

一般的な乳幼児気道ウイルス感染症として、全経過は 7〜10 日間である。治療にもかかわらず呼吸器症状は病初期に悪化を続け、特に夜間に著しく呼吸停止を生じることもある。有効性について結論はついていないが、気管支拡張剤、ステロイド剤はこの日内変動に合わせて夜間に最大の効果がもたらされるよう投与する（クロノテラピー）。

全身倦怠、呼吸困難などから水分経口摂取が減少するので、非経口補液を要する。肺過膨張のある時期に、大量補液は肺浮腫をきたすので避けるべきである。原則として抗生剤は不要であるが、基礎疾患を有する患児には細菌重感染を防ぐために投与する。低酸素血症があれば生食水を用いた加湿酸素を投与する。無呼吸、呼吸不全を生じた例では気管内挿管をし、人工換気を行う。

重篤 RSV 細気管支炎に効果が期待されるリバビリン吸入は効果に限りがある。インフルエンザ細気管支炎、肺炎に対して発症後 48 時間以内に塩酸アマンタジン（シンメトレル®、5 mg/kg/日、分 2、5 日間、A 型に適応）、オセルタミビル（タミフル®、4 mg/kg/日、分 2、5 日間、A、B 型に適応）を投与する。特に RSV は伝播力が強いので、院内感染を防止する方策がとられなければならない。

4 肺炎

I・疾患の概要

肺炎には異なった観点からの分類があり、分類に応じて異なった治療法がとられる。

1. 組織学的分類

❶ 肺炎 pneumonia

感染病原体が肺胞に侵入、増殖して肺胞壁、肺胞腔内の可逆性浸出性病変を特徴とする。肺間質の変化は軽微である。

❷ 肺炎 pneumonitis

なんらかの慢性炎症を生じる免疫学的異常が肺間質である肺胞壁基底膜、結合織、肺胞嚢、肺胞道などに線維化、細胞浸潤などの炎症性変化を生じたものである。肺胞腔内浸出物をほとんど欠如する。

❸ 器質化肺炎 organizing pneumonia

肺胞性肺炎像を有するほかに、吸収が不十分であった肺炎浸出物などによって線維化や肉芽腫様変化が加わる。さらには、肺胞壁には硝子膜様変化、間質の線維化を生じて慢性の肺炎像を形成する。その程度はさまざまであり、治療に反応しない例もある。器質化肺炎の中で閉塞性細気管支炎（bronchiolitis obliterans）を伴っている例は BOOP（bronchiolitis obliterans organizing pneumonia）と称される。引き金としてウイルス肺炎、嚥下性肺炎などが考えられている。

II・感染病原体による分類

① 細菌性、② ウイルス性、③ 肺炎マイコプラズマ、④ 真菌性、⑤ クラミジア、⑥ 原虫。

III・感染場所による分類

① 市中肺炎、② 院内肺炎

IV・免疫不全の有無の差による分類（表1）

❶ 治療のポイント

一般的に乳児、基礎疾患の有無、身体所見（全身倦怠と脱水の合併、呼吸音の減弱）、検査所見（動脈血酸素分圧、CRP、白血球数と分画）、家庭背景などから入院治療か否か判断される。肺炎の診断後、原因病原体が判明するまで経験的治療 empiric therapy がなされる。以前は、0歳児における黄色ブドウ球菌肺炎の治療過程で 90% の患児に膿胸、膿気胸を合併し、急性期から回復期にかけて約 50% に pneumatocele（気瘤）を生じた。膿胸はほかの細菌性肺炎でもしばしば合併することに配慮が必要である。

表1. 免疫不全の有無による肺炎病原体の違い

1. 免疫不全のない小児における肺炎の起炎病原体

	新生児・乳児・幼児	幼児・学童
細菌性	B群溶血連鎖球菌 百日咳菌 黄色ブドウ球菌 グラム陰性桿菌 レジオネラ菌	インフルエンザ菌 肺炎球菌 A群溶血連鎖球菌
ウイルス性	RSV インフルエンザA、B パラインフルエンザ アデノウイルス エンテロウイルス 麻疹ウイルス ライノウイルス CMV 単純ヘルペス	インフルエンザA、B パラインフルエンザ アデノ EB
マイコプラズマ		マイコプラズマ・ニューモニエ
クラミジア	C. トラコマテイス C. シツタシー	C. ニューモニエ

2. 免疫不全児における日和見肺炎の起炎病原体。免疫不全を有する児では、1. の感染病原体に加えて日和見感染を生じる。

細菌性
　　グラム陽性菌：リステリア、コリネバクテリア
　　グラム陰性菌：緑膿菌
　　結核菌、非結核性抗酸菌

非細菌性
　　ウイルス：ヘルペスウイルス(CMV、VZV、HSV、HHV-6)
　　　　　　　アデノウイルス
　　真菌　　：アスペルギルス、カンジダ、ムコール
　　原虫　　：ニューモシスティス・カリニ

（近藤信哉）

5 胸膜炎、膿胸

はじめに

　胸膜炎(pleurisy)は胸膜の炎症により胸膜腔に滲出液が貯留した状態であり、感染症、悪性疾患、膠原病が主要な起因疾患である(表2)。胸膜炎の中で細菌感染のため膿が胸膜腔に貯留した状態を膿胸(empyema)という。実際の臨床の場ではまず悪性疾患とその他を鑑別することが一番重要である。

表2. 胸膜炎の成因

感染症	細菌（黄色ブドウ球菌、インフルエンザ桿菌、肺炎球菌、嫌気性菌…）
	マイコプラズマ
	結核、非結核性抗酸菌
	ウイルス
	寄生虫
	真菌
悪性疾患	悪性リンパ腫
	白血病
	神経芽細胞腫
	ユーイング肉腫
	横紋筋肉腫
	…
膠原病	関節リウマチ
	全身性エリテマトーデス（SLE）
	…
隣接臓器から胸膜への炎症波及	腹膜炎、膵炎 …

I・診断

「外来診療で胸部X線検査を行ったら胸水貯留を認めた」と想定して以後の診療手順を述べる。

まず胸水貯留を示唆する胸部単純X線所見は少量胸水貯留ではまず肋骨横隔膜角（cost-phrenic angle）が鈍化し、次第に量が増加すると下外側に凸の曲線を描くようになる。

外来ではまず呼吸状態の評価をし呼吸困難が多少なりとも存在する症例では精査、治療を目的に入院させるべきである。胸水貯留の程度が少なく、血液検査で炎症反応が軽度でマイコプラズマかウイルス感染が疑われる症例では外来経過観察も可能であるが、それ以降は慎重な観察が必要である。

胸水の病因診断には胸腔穿刺（「検査手技」62頁参照）が不可欠である。発熱を伴い、血液検査上炎症反応が高度で膿胸が疑わしい症例では持続胸腔ドレナージが必要となるため、あらかじめこの一式を準備してからまず胸腔穿刺を実施する。

胸腔穿刺液の検査項目（表3）は、① 性状の観察、② 胸水・血清蛋白、LDH定量、③ 胸水細胞診、④ 塗抹鏡検も含めた培養検査（嫌気培養も）、この場合結核菌培養も必ず提出する、⑤ 胸水 adenosine deaminase（ADA）、である。

膿胸であってもあらかじめ抗生剤が投与されている症例では細菌培養が陰性となることが多い。また多くの結核性胸膜炎では胸水培養が陰性であることが多い。そのため胸水の病因診断は他検査の結果、臨床経過も加味して総合的に診断する。

II・治療

胸腔穿刺液が膿性の場合は膿胸である可能性が高く、胸水のドレナージ、呼吸困難軽減を目的に持続胸腔ドレナージを行う。膿胸の症例ではできるだけ短期間に多くの胸水を吸引できるか否かが治療の成否に大きく影響する。この際液が粘稠でフィブリン成分が豊富であるため胸腔ドレーンが詰まりやすいので、液が管にとどまるのをできるだけ防ぐため、ドレーン鉗子で定期的に管をしごくなどの

表 3. 胸水診断のための検査

1. 胸水の性状	膿性	膿胸、一部の結核性
	漿液性	ウイルス感染、マイコプラズマ感染、一部の結核性、膠原病
	血性	悪性疾患、外傷性(検査手技に伴う)

2. 胸水/血清 LDH＞0.6、胸水/血清蛋白＞0.5
   胸水 LDH＞2/3 血清 LDH 正常上限
   　以上のうち少なくとも1つを満たす→滲出液(感染性、悪性、膠原病)
   　上記のいずれにも当てはまらない→漏出液(左心不全、血清蛋白減少…)

3. 細胞診	好中球優位	膿胸
	リンパ球優位	ウイルス感染、マイコプラズマ感染、悪性疾患、結核性、寄生虫感染、膠原病
	悪性細胞	悪性疾患

4. 培養検査	塗抹鏡検	一般細菌、結核菌、非結核性抗酸菌
	一般細菌培養	膿胸(嫌気性培養も必要)
	小川培地	結核菌、非結核性抗酸菌

5. ADA(adenosine deaminase)＞50 IU/l	結核性、膿胸
ADA 低値	悪性

配慮が必要である。陰圧で吸引すると却って炎症の局在化を助長するため、持続陰圧吸引は原則的には実施しない。

　膿胸など細菌性感染が考えられる症例では抗生剤療法が不可欠である。年齢により想定菌種は異なるが、まずはブドウ球菌、肺炎球菌、連鎖球菌、インフルエンザ桿菌をねらいセフメタゾール、ゲンタマイシン静注併用で治療開始する。血液検査の炎症反応、熱型を指標として効果の有無判定まで3～5日間経過観察し、効果不十分のときは変更する。抗生剤は解熱し、血液検査の炎症反応がほぼ陰性化するまで静脈注射する。

6 嚥下性肺炎

はじめに

　救急外来で嚥下性肺炎の症例を経験するのは、① 大量誤嚥、② 潜在的な誤嚥、の2つの場合に分かれる。①は気管・食道瘻などの先天奇形、意識障害を基礎に有する児あるいは経管栄養、気管切開などを行っている児で、なんらかの物理的刺激が加わり嘔吐することで起こる。②は嚥下機能が未発達あるいは不良な児が潜在的に誤嚥することにより起こる。いずれも異物を気道内に誤嚥することにより、気道の物理的閉塞、化学反応による炎症を起こす。

1・診断

　児がなんらかの物理的刺激をきっかけに大量に嘔吐しその後急速に呼吸状態が悪化するときは大量

誤嚥を疑う。気管切開をしている児では気管切開孔からミルク、食物が吸引される。まず行うべき検査はモニタリングなどによる呼吸状態の評価と胸部単純X線写真である。しかし胸部単純X線写真では初期には無所見で数時間後から肺炎像を呈することもある。大量誤嚥の症例では早期治療開始が必要であるため、胸部単純X線写真所見が正常でも、病歴から疑われる場合は嚥下性肺炎としての治療を開始してもよい。

乳児が普段から喘鳴を認め肺炎を反復する症例では嚥下機能不全が基礎にあり潜在的な誤嚥を普段から繰り返している可能性がある。このような症例ではまず誤嚥に基づく症状がないか詳細な問診が必要である。具体的には、①ミルクを飲むたびにむせることはないか、特に哺乳後半でむせが目立たないか、②ミルクを飲んだあと嘔吐する傾向がないか、特に鼻からミルクを嘔吐することは今までなかったか、を聴く。この傾向が強い児では誤嚥を起こしている可能性がある。まったく基礎疾患がなくても嚥下機能が未発達で乳児期早期のみ誤嚥を起こしそれ以降は軽快する比較的軽症のタイプもよく経験する。このような症例ではミルクを慌てて飲む傾向があり、しかも哺乳後半でむせることが多いためこれらの事項を問診で聴く。

嚥下性肺炎の典型的な胸部X線像は背部肺を中心に無気肺、気管支周囲影を認める。肺炎を反復する傾向の強い児では、上部消化管造影を実施し嚥下機能の評価を行う。

II・治療

呼吸困難を有し大量誤嚥が疑われる症例ではまず気道確保、酸素投与を行いさらに悪化する症例では気管内挿管、人工換気へ速やかに移行する。気管内挿管後まず気管内吸引、気管内洗浄、胸部理学療法を徹底的に行う。二次感染予防のための抗生剤の投与は経静脈的に行う。吐物、胃液による化学反応を抑制するため水溶性プレドニン®1mg/kgを1日2回経静脈的に投与する。この治療はできるだけ早期に実施する方が効果的で、確定的な診断がなされる前の症例でもまずは1回投与するのはほとんど実害はないと考えられる。重症化し発熱、呼吸困難が高度に続く症例では厳密な呼吸管理、抗生剤の選択、ステロイド使用が必要である。

前述の乳児期早期のみ誤嚥傾向を示す比較的良性のタイプであることが疑われる症例では、被曝を避ける観点から誤嚥評価のための上部消化管造影はいきなりは行わず、まずは哺乳指導を行う。①少量頻回授乳（1回むせたらその回の哺乳はやめ次の回にまわす）、②胃・食道逆流を防止するため哺乳後は20～30分間立て抱きにする、③腹臥位の体位での胸部理学療法（背部肺のドレナージ目的）を徹底する、④風邪をひいたときは一時的に嚥下機能が悪化するので要注意、⑤離乳食（固形物）は誤嚥する可能性が低いため積極的に進める、などを指導している。その後大きな異常がない限り1カ月に1回の割合で外来で経過観察する。良性のこのタイプではこれらの指導により、早ければ数週、遅くとも離乳食開始時期くらいまでに改善する症例が多い。

以上の指導でも改善しない、あるいは中等度以上の慢性誤嚥が疑われる症例では上部消化管造影を実施し気道内誤嚥を認める場合は経管栄養開始を考慮する。

7 先天性喘鳴（喉頭軟化症ほか）

はじめに

先天性喘鳴という用語自体厳密なものではないが、昔から小児科医が慣れ親しんできたと思われるため敢えて使用する。これには表4に挙げる疾患群が含まれる。この中で一番頻度が多いのが喉頭軟化症で、アデノイド肥大のため鼻閉を伴う喘鳴を生じている症例も比較的多く経験する。他の疾患群はさほど頻度は高くないものの早期診断治療が必要なものも含まれる。

表4．先天性喘鳴をきたす疾患

先天性狭鼻症
アデノイド肥大
舌根嚢腫
喉頭軟化症
二分喉頭蓋
声帯麻痺
喉頭腫瘍
喉頭横隔膜症（laryngeal web）
先天性声門下狭窄

1．診断手順

これらの疾患に共通する症状は吸気性の呼吸困難である。吸気の喘鳴が目立ち嗄声を呈することもある。

外来ではまず早期診断治療が必要な状態か否かを判断する。特に上気道炎を合併している症例では基礎疾患によっては気道閉塞症状が悪化する可能性がある。酸素飽和度モニタリングとともに本人の努力呼吸の度合いにより判断する。あえぐような呼吸は要注意である。

呼吸困難の程度が強くなくある程度余裕のある症例では小児呼吸器科医、あるいは小児に造詣の深い耳鼻科医へ後日紹介する手順でよい。ある程度以上の呼吸困難を呈する症例では診断、治療の実績のある医療機関への紹介転送を考慮する。しかしその体制がすぐにとれない状況では、まずは入院させ酸素投与・ステロイド吸入・全身投与など必要な処置をしながら医療機関を探す。

診断のためまず必要な検査は上気道Ｘ線写真で、胸部正・側Ｘ線写真とともにオーダーする。上気道Ｘ線写真側面撮影は顎をできるだけ挙上した体位で吸気時の撮影をする方が診療情報が多く得られる。特に注目すべきは鼻道が閉塞していないか、舌根に嚢腫様のものがないかなどである。嚥下機能が未発達な児で鼻・咽頭逆流を繰り返すうちにアデノイドが腫大し、鼻閉症状とともに喘鳴を常に認める症例は比較的多く経験する。上気道側面撮影でアデノイド腫大の有無も確認が必要である。

先天性狭鼻症ではカテーテルが挿入困難である。特に鼻閉の強い症例では胃チューブなどの挿入が可能かどうかを確かめる。

喉頭ファイバースコピーは手順を踏んだ管理下で実施すれば比較的安全な検査手技で、診断にも有力な手段となり得る。この検査が実施できる施設では積極的に行われることが望まれる。喉頭軟化症は喉頭を形成する軟骨のうち喉頭蓋、披裂軟骨が脆弱で吸気とともに虚脱する疾患であるが、喉頭蓋が背側に倒れ込むのと喉頭蓋がΩ型に虚脱する2タイプある。舌根嚢腫、喉頭腫瘍などは喉頭ファイバースコピーで比較的容易に診断が可能である。声帯麻痺は喉頭ファーバースコピーで診断可能な疾患であるが症例によっては喉頭蓋、披裂軟骨などが視野を遮り声帯がみえにくく診断に苦慮することもある。声門下狭窄は覚醒下の喉頭ファイバースコピー検査で確定診断へ至るのは難しいことが多い。この検査の経験のある麻酔科医のもとで鎮静下あるいは軽い麻酔下で十分な呼吸管理のもとで検査可能となる。

II・治療

前述のように児が喉頭に基礎疾患を有しさらに上気道感染が合併し呼吸困難になっている状態ではまずモニタリングし、低酸素状態であれば酸素投与を行う。喉頭浮腫が疑われる症例ではエピネフリン、ステロイドの吸入を試みてよい。

喉頭軟化症は基本的には年齢が進み喉頭を構成する軟骨の脆弱性がなくなるとともに改善するものである。生後3カ月前後が最も症状が強く1歳以前に症状が消失する症例がほとんどで、気管内挿管を必要とするほど高度の呼吸困難を呈することは稀である。但し症状の強い場合、ミルクの哺乳が困難で体重減少をみる症例がある。このような症例では症状改善まで一定期間の経管栄養が必要となる。

狭鼻症は両側の鼻道の狭窄程度によっては高度の呼吸困難を呈することもあり得る。治療としては最初は細いカテーテルを挿入し次第にサイズを上げ鼻道を次第に広げるブジー治療を行う。

舌根嚢腫は開窓術、喉頭腫瘍はレーザーによる焼灼術が主流である。

8 気管支拡張症、副鼻腔気管支症候群

はじめに

気管支拡張症の原因として表5に挙げる病態疾患がある。細菌、ウイルス感染を長期間にわたり繰り返すことによる気管支壁の障害により形成されることが一番多い。ほかに先天的に免疫機能低下があり感染を繰り返す、嚥下性肺炎を慢性的に起こす、線毛機能異常、気管支軟骨の先天的異常などが挙げられる。

感染を繰り返す原因疾患がもともとないものの、下気道感染を繰り返す症例で副鼻腔炎を合併している症例をよく経験する。一通り検査して既存疾患がないことが証明され、副鼻腔炎の合併がある症例を総称して副鼻腔気管支症候群という。

いずれの病態でも下気道感染を繰り返す傾向があるため、いかにして反復感染を防止し気道に対する障害を低下させるかが重要である。軽度の気管支拡張症は管理によって軽快するが、ある程度以上進行すると非可逆的気道病変を生じそれ以降は改善しなくなる。

I・診断

以前は気管支造影を実施し気管支拡張症の部位、程度を診断することが多かったが、近年は気管支造影用の造影剤が入手困難となり実施できない。CTでかなり精密に気管支拡張症の診断が可能となり近年ではこの検査で代用してい

表5．気管支拡張症の原因

- 感染の繰り返し
    - 細菌性肺炎
    - アデノウイルス肺炎
    - 麻疹ウイルス肺炎
    - インフルエンザウイルス肺炎
    - 結核性気管支炎
    - 真菌性肺炎
- 慢性嚥下性肺炎
- 免疫不全
    - 低γグロブリン血症
    - 好中球機能低下
    - 補体欠損
- 線毛不動症候群（カルタゲナー症候群含）
- 膵嚢胞性線維症
- アレルギー性気管支肺アスペルギルス症（ABPA）
- 異物誤嚥
- ウイリアム・キャンベル症候群

る。
　副鼻腔気管支症候群の診断にあたっては、まず免疫不全、慢性誤嚥、膵嚢胞性線維症、線毛不動症候群などの既存疾患を否定する。さらに副鼻腔X線写真（ウオーターズ撮影法）により副鼻腔炎の合併を認める症例で診断される。

II・治療

　副鼻腔気管支症候群でも治療管理がずさんだと気管支拡張症が進行し非可逆的気道変化を生じることもある。気管支拡張症の症例ではそれ以上の気道病変進行を防止することが治療の主眼となる。一番大切な治療は胸部理学療法でこれを徹底して行わせ、胸部単純X線写真を定期的に検査し経過観察する。反復感染を防止する目的で抗生剤の少量投与も試みてよい。一般的にはエリスロマイシン10 mg/kg/日、分2あるいはバクタ® 0.05/kg/日、分2が用いられる。
　下気道感染を合併し急性増悪すると、経口抗生剤を投与し胸部理学療法を徹底しても外来治療では改善しないこともある。このような症例では入院させ抗生剤を経静脈的に用いる。

9 気胸、縦隔気腫

はじめに

　小児で胸痛、呼吸困難を訴えて受診する症例で最も頻度が高い疾患は気胸である。緊張性気胸では急速に呼吸不全が進行するため注意が必要である。気管支喘息発作時に縦隔気腫、皮下気腫を合併する症例が時々経験される。

I・診断

　胸痛呼吸困難を訴え受診する症例ではまずチアノーゼの有無、努力呼吸の程度を観察しSpO_2モニタリングをし呼吸困難の程度を評価する。胸部聴診で呼吸音の低下があり、胸部打診で打診音の亢進を認める症例では気胸が疑われる。このような症例では胸部単純X線写真撮影を実施し気胸の有無、部位、程度を評価する必要がある。
　喘息発作を起こしている症例で胸部単純X線写真撮影を行うと縦隔気腫を合併していることがたまに経験される。縦隔気腫はさらに進行すると空気が皮下にも及び皮下気腫も起こす。皮下気腫は頸部、上胸部の皮膚を触診することで触知できる。

II・治療

　呼吸困難がなく胸部X線上もエアーリークが少ない症例でも進行する可能性があるため入院させるのが原則である。
　低酸素血症を是正するためとリークエアー吸収促進を図るため初期治療としてまず$FIO_2$100％酸素を投与する。
　進行性の気胸、あるいは気胸の容積がある程度以上認める症例では胸腔ドレーンを挿入し水封下で持続ドレナージをする（「胸腔穿刺/ドレナージ」62頁参照）。胸腔ドレーン挿入の一連の処置をする時間的余裕がないほど緊急性を要する場合は、三方活栓・注射器付きの18 Gの注射針を用い、まずは脱気をする。胸腔ドレナージは胸膜腔のリークエアーが認められなくなるまで継続するのが原則で

ある。それまでにドレーン閉塞のためドレナージ機能が不能となることもよく経験されるが、このような場合は胸腔ドレーンの再挿入をする。

縦隔気腫のリークエアーを吸引する方法はないため、気管支喘息症例ではその管理を徹底し FIO_2 100%酸素投与で経過観察する。

単純X線写真、CTでブラ、ブレブを認める症例ではそれ以降気胸を繰り返す可能性があるため開胸あるいは胸腔鏡下でのブラ、ブレブ縫縮術が必要となる。

10 睡眠時無呼吸症候群

はじめに

睡眠時無呼吸は大きく分けて中枢性、閉塞性の2つに分類される。中枢性無呼吸は呼吸中枢の機能不全によって起こり、精神発達が遅れた児にみられることが多い。閉塞性無呼吸は鼻道から喉頭までの上気道に閉塞性病変があるときに生じる。中枢性、閉塞性双方の要因があり無呼吸を起こす症例もあり混合性無呼吸と称せられる。睡眠時無呼吸を起こす疾患を表6にまとめる。

I・診 断

先天性中枢性肺胞低換気症候群(オンディーヌの呪い)をはじめとした中枢性無呼吸の診断は正式には、高炭酸ガス血症下でも呼吸促進(呼吸数増加、換気量増加)が起こらないことを証明する CO_2 応答試験を行う。但しこの検査はかなり煩雑である。実際の臨床の場では閉塞性無呼吸を否定し、睡眠時に実際は SpO_2 が低下しているにもかかわらず努力呼吸がみられないなどの患児の様子観察で診断されることが多い。

閉塞性無呼吸の診断には気道閉塞部位を確認するため、気道X線、CT、喉頭ファイバースコピーなどの検査を行う。嚥下機能が未発達で鼻・咽頭逆流(naso-pharyngeal reflux)を有する症例はアデノイド腫大を合併することが多く、このための閉塞性無呼吸を生じることがある。ミルクにむせる、鼻からミルクを嘔吐するなど嚥下機能不全と思われる症状がある症例では、上部消化管造影で誤嚥の有無、鼻・咽頭逆流の有無を確認する必要がある。

II・治 療

中枢性無呼吸に対しての呼吸中枢促進剤としてドキサプラムなどがあるが、小児に対しての効果は不十分であるため当院では使用していない。先天性中枢性肺胞低換気症候群(オンディーヌの呪い)など陽圧換気が必要な症例では、気管切開して人工換気あるいは口・鼻マスクによる非侵襲的陽圧換気(NIPPV)を行う。

有意な閉塞性無呼吸を呈し腹臥位にするなど、体位変換でも改善しない症例で

表6. 睡眠時無呼吸症候群

- 中枢性無呼吸
  - 呼吸中枢の発育不全
  - 中毒
  - 頭部外傷
  - 中枢神経系の奇形(アーノルド・キアリ奇形…)
  - 先天性中枢性肺胞低換気症候群(オンディーヌの呪い)
  - 呼吸器感染(百日咳…)

- 閉塞性無呼吸
  - 狭鼻症
  - アデノイド・扁桃腫大
  - 喉頭腫瘍
  - 舌根沈下
  - 咽・喉頭形成不全

はまずはネーザル・エアウェイ挿入して改善の有無をみる。改善する症例ではそれ以降症状が改善するまで終日あるいは夜間のみエアウェイ挿入で様子みる。有意な扁桃・アデノイド肥大があり夜間睡眠が障害され、昼間の活動が低下する症例では扁桃・アデノイド摘出術の適応を考慮する。

（伊藤真樹）

11 過換気症候群

はじめに

過換気症候群（hyperventilation syndrome）は突然始まる著明な呼吸困難と多彩な全身症状を呈する症候群である。患児は過呼吸の自覚がないことが多く、しばしば息苦しさを改善するために一生懸命呼吸をして逆に症状の悪化を招いている（表7）。

I・疾患の概要

過換気症候群は精神的、心理的ストレスが誘因となって過換気を生じ、その結果種々の症状が生じてくる機能的症候群である。中枢神経系、呼吸器、循環器、内分泌系などに器質的異常は認められない。過換気は組織における代謝の要求以上に換気することで、動脈血ガス分析は炭酸ガス分圧低下と呼吸性アルカローシスを示す。患児は発作性の呼吸困難、空気飢餓感、胸痛などの呼吸器症状、呼吸性アルカローシスに基づく口周囲や四肢のしびれ、テタニー発作、低炭酸ガス血症に基づく意識レベル低下や喪失、動悸などの循環器症状、腹痛、悪心などの消化器症状を中心とした多彩な、かつ激烈な症状を呈する。発症年齢は思春期以降が大部分で、女児に多く男女比は約1:2である。

II・診断のポイント

過換気発作中であれば診断は比較的容易である。呼吸困難などの訴えが極めて強いにもかかわらず、理学的所見は乏しい。視診上チアノーゼ、貧血、浮腫などを認めず、聴診上換気障害、循環器障害を示唆する所見を認めず、胸部単純X線写真、心電図も器質的な異常を示唆しない。動脈血ガス分析は診断の重要な根拠の1つとなる。炭酸ガス分圧低下とpH上昇を認めるが、酸素分圧とbase excessは正常範囲にあることが特徴である。呼吸困難に対する酸素投与は症状を改善せず、炭酸ガスを負荷する小さな紙袋、ビニール袋を用いた再呼吸法によって諸症状が改善することが治療的診断法として挙げられている。

非発作時に診断するには、正常呼吸の2倍の速さで、できるだけ深く呼吸させて3分以内に発作時と同様の症状、もしくは類似の状態になったときに過換気症候群と診断する。

表7．過換気症候群の診断のきっかけ

1. 発作性過呼吸がある。
2. 多彩な呼吸器、循環器、消化器症状などを呈する。
3. 動脈血ガス分析で低酸素分圧は認められず、呼吸性アルカローシス、低炭酸ガス分圧を認める。
4. ペーパーバッグ法で発作時の諸症状が軽減、消失する。
5. 人為的な過換気で発作を誘発できる。
6. 精神的不安を示唆する背景があり得る。
7. 諸臓器の器質的疾患を否定し得る。

表8．急性に過換気をきたす疾患

1. 気管支喘息発作（軽度）
2. 中枢神経系疾患
   脳炎、脳ヘルニア、頭蓋内出血、一部の癲癇
3. 胸部疾患
   肺梗塞、気胸、肺出血、虚血性心疾患
4. 代謝性疾患
   糖尿病性昏睡、肝性昏睡、エンドトキシン・ショック、サルチル酸中毒、麻薬中毒
5. 心因性
   過換気症候群、ヒステリー

また、低血圧性失神、過換気をきたす急性呼吸器、循環器、代謝性疾患などを鑑別する（表8）。

III・治療のポイント

治療については、発作時と発作間欠期に分けられる。発作時の対応としては、①ゆっくり深呼吸させるか、息止めをさせる、②紙袋またはビニール内呼吸をさせる、③鎮静薬あるいは抗不安薬を投与する。発作間欠時の対応としては、①検査を行い、除外診断を行う、②過換気テストを行い、発作を誘発させ、自分で治す体験を行う、③発作への不安が強いときは、鎮静薬や抗不安薬を投与する、④発症に関する心理的要因に対して、適切な精神療法を行う。一般的に、これらの症状を示す子どもは、依存的・自己中心的な傾向があるため、特別扱いはしないで、精神的成長を目指して援助する必要がある。

小さな紙袋、ビニール袋を用いた再呼吸法による治療的診断法によって諸症状が改善すれば、その時点で発作の治療を終了する。次に起こるであろう過換気に対して、絶えず小袋を携帯させるようにする。そして、過換気の基盤となる精神的、心理的ストレスの解消を試みる。

12 気管支喘息

はじめに

喘息は最も高い頻度で小児の呼吸困難をきたす症候群である。喘鳴は吸気、呼気両相に聴取されるが、呼気により強い。

I・疾患の概要

各国から出されたガイドラインによると、喘息は組織学的に慢性気道炎症、機能的に気道反応性亢進、臨床的に気道閉塞として定義づけられている。3者は直線関係はないが、密接に結びついている。気道反応性は遺伝子によって支配される先天性と獲得性とに分かれるが、両者の区別は困難である。喘息は素因としての気道過敏性と環境因子との相互作用で気道閉塞が生じる症候群と考えられる。間接的気道刺激による気道反応性亢進は気道径日内変動振幅の増大をもたらし、遅発性喘息反応が基盤となる反復性夜間発作を生じる。ほかの喘息発作の型は気道親和性ウイルス、肺炎マイコプラズマによる感染誘発発作であり、重症発作の80〜90％を占める。感染誘発発作は第1病日より2、3日間の治療にもかかわらず悪化していわゆる発作重積となり、7〜10日で回復していく。この経日変化に加えて気道反応性亢進による気道径日内変動増幅も生じる。

乳幼児、小学生における喘息罹患率は約5％であり、気道過敏性は思春期前後に急激に改善して臨床的に発作が消失していく。言葉を換えれば、思春期前後まで喘息発作が生じる。そして、寛解した患児の30〜80％は30歳を過ぎて再発する。

II・診断のポイント

　小児で流量・気量曲線で末梢気道閉塞を示す疾患は喘息以外稀である。気道過敏性の定量的検査としてヒスタミン、メタコリンなどの吸入誘発試験がある。これらが難しければ、走行負荷による定性的検査が診断に有用である。"All that wheeze is not asthma"といわれるように他疾患を鑑別すれば、診断は臨床症状から比較的容易になされる。鑑別すべき疾患、症候群のうちに allergic bronchopulmonary aspelgilosis、Churg-Strauss 症候群のように一部に喘息を含むこともある。気道感染時、主として夜間に喘鳴が出現することに加え（気道閉塞）、長時間走行後に咳、喘鳴をきたす（気道過敏性）ことは喘息の診断のきっかけとなる。血清 IgE 高値、末梢血好酸球高値は喘息患児に限られるわけではない。

III・治療のポイント

　治療の基盤となるのは気道性状の客観的評価である。今日の喘息治療は、特に非発作時に気道炎症を改善して気道安定をもたらすコントローラーと、特に発作時の気道閉塞を速やかに改善するリリーバーからなる。

❶ コントローラー

　喘息は思春期前後に自然寛解、あるいは改善をするが、逆に思春期前後まで発作が続くことを意味する。そして、寛解例が成人期に再発する例は 30〜80% であるとされる。思春期前まで気道性状を安定させることは発作頻度、程度を軽減させると考えられる。図2に日本小児アレルギー学会の「小児気管支喘息治療・管理ガイドライン 2002」を示した。米国国立衛生研究所のガイドラインをもとに作成されたもので、軽度持続型より重症例では吸入ステロイド薬の使用が奨められている。しかしながら、乳幼児期から思春期まで吸入ステロイド剤を良性疾患に、結果として大量に投与するには少数とはいえ若年呼吸不全喘息患者の発現との関連も懸念されるため、ためらいがある。吸入ステロイド剤は思春期に至っても気道炎症が気道過敏性改善を著しく妨げていると思われる患児に短期間投与する。これに代わるものとして、夜間に増悪する潜在性気道閉塞に対して気管支拡張剤クロノテラピーが試みられるべきである。1秒量を目安として気道径を評価すると、予測正常値の約 50% で呼吸困難、喘鳴は消失する（潜在性気道閉塞の存続）。発作時ばかりでなく、この夜間に悪化しやすい潜在性気道閉塞を改善することが獲得性の気道炎症、気道過敏性をより軽減する（open airway approach）。吸入ステロイド剤投与も 15 時を中心にして行うと、最大の効果が深夜から早朝に生じる。

❷ リリーバー

　重篤発作時には複数の気管支拡張剤を組み合わせた治療が必要となる。静注ネオフィリン（4 mg/kg/回）の気管支拡張効果は緩徐で最大には約 30 分を要し、少なくとも 2 時間は最大効果を維持する。皮下注エピネフリン（ボスミン®）（0.005 ml/kg/回）の効果は速やかであるが、エピネフリンは 15 分前後で代謝されて作用時間は短い。吸入サルブタモール（0.04 mg/kg/回を生食水 1 ml で希釈）、吸入オルシプレナリン（0.1 mg/kg/回を生食水 1 ml で希釈）は効果発現が速やかであり、約 2 時間最大効果が持続する。したがって、ネオフィリン静注 15 分後にボスミン®皮下注、あるいはサルブタモール吸入を行う（図3）。また、ボスミン®作用時間が 15 分と短いことから、その投与後 15 分にサルブタモール吸入を行うことも可能であり、気管支拡張効果を高める。われわれはボスミン®皮下注射を行っているが、必ずしも一般的ではない。イソプロテレノールは作用時間が短く、重積発

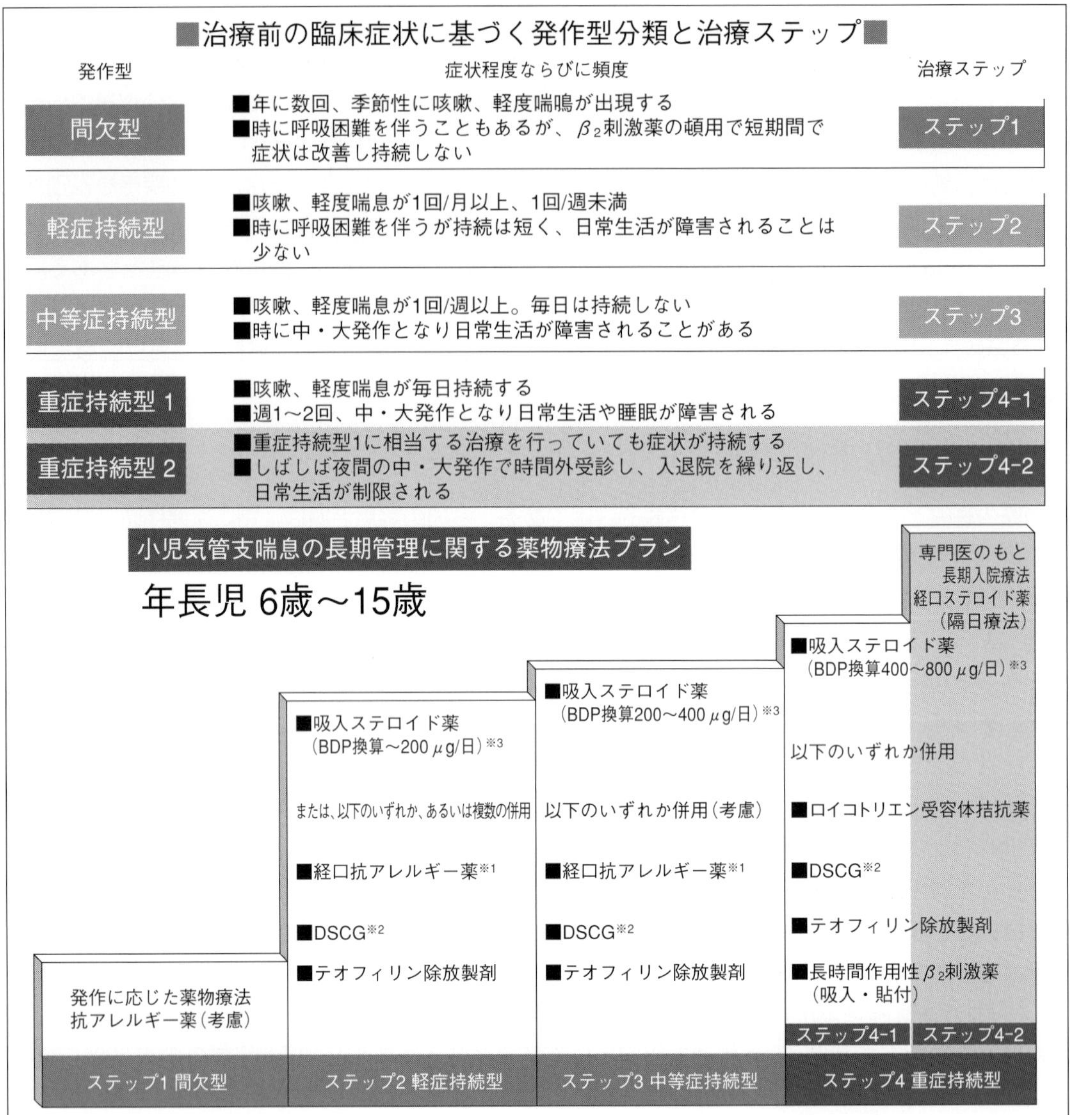

■治療前の臨床症状に基づく発作型分類と治療ステップ■

発作型	症状程度ならびに頻度	治療ステップ
間欠型	■年に数回、季節性に咳嗽、軽度喘鳴が出現する ■時に呼吸困難を伴うこともあるが、β_2刺激薬の頓用で短期間で症状は改善し持続しない	ステップ1
軽症持続型	■咳嗽、軽度喘息が1回/月以上、1回/週未満 ■時に呼吸困難を伴うが持続は短く、日常生活が障害されることは少ない	ステップ2
中等症持続型	■咳嗽、軽度喘息が1回/週以上。毎日は持続しない ■時に中・大発作となり日常生活が障害されることがある	ステップ3
重症持続型1	■咳嗽、軽度喘息が毎日持続する ■週1〜2回、中・大発作となり日常生活や睡眠が障害される	ステップ4-1
重症持続型2	■重症持続型1に相当する治療を行っていても症状が持続する ■しばしば夜間の中・大発作で時間外受診し、入退院を繰り返し、日常生活が制限される	ステップ4-2

小児気管支喘息の長期管理に関する薬物療法プラン

年長児 6歳〜15歳

ステップ1 間欠型
発作に応じた薬物療法
抗アレルギー薬（考慮）

ステップ2 軽症持続型
■吸入ステロイド薬
（BDP換算〜200μg/日）※3

または、以下のいずれか、あるいは複数の併用

■経口抗アレルギー薬※1
■DSCG※2
■テオフィリン除放製剤

ステップ3 中等症持続型
■吸入ステロイド薬
（BDP換算200〜400μg/日）※3

以下のいずれか併用（考慮）

■経口抗アレルギー薬※1
■DSCG※2
■テオフィリン除放製剤

ステップ4 重症持続型
専門医のもと
長期入院療法
経口ステロイド薬
（隔日療法）

■吸入ステロイド薬
（BDP換算400〜800μg/日）※3

以下のいずれか併用

■ロイコトリエン受容体拮抗薬
■DSCG※2
■テオフィリン除放製剤
■長時間作用性β_2刺激薬
（吸入・貼付）

ステップ4-1　ステップ4-2

※1 経口抗アレルギー薬：化学伝達物質遊離抑制薬、ヒスタミンH₁拮抗薬、ロイコトリエン受容体拮抗薬、Th2サイトカイン阻害薬を含む
※2 DSCG吸入液と少量のβ_2刺激薬吸入液の混合療法を行う場合には、β_2刺激薬吸入薬は咳嗽、喘鳴などの症状が改善したら中止する
※3 吸入ステロイド薬の力価はCFC-BOP換算とする

CFC-BDPの小児に対する承認最大用量は1日400μgです。
また、低出生体重児、新生児、乳児、または5歳以下の幼児に対する安全性は確立していないので、慎重に投与して下さい。

図2. 小児気管支喘息治療・管理ガイドライン2002（日本小児アレルギー学会作成）
日本小児アレルギー学会は小児気管支喘息治療・管理ガイドライン2002を米国国立衛生研究所のガイドラインを基にして作成した。

作において持続吸入に用いられる。生食水500mlにアスプール液0.5%、10ml（保険適応あり）、あるいはプロタノール-L注射液25ml（保険適応なし）を加え、酸素流量を患児ごとに設定できるインスピロン・ネブライザー、フェイスマスクを用いて吸入させる。生物学的活性の高い*l*体-イソプロテレノールの比率はプロタノール-Lにおいて高い。投与中は必ず心電図モニターを装着する。重

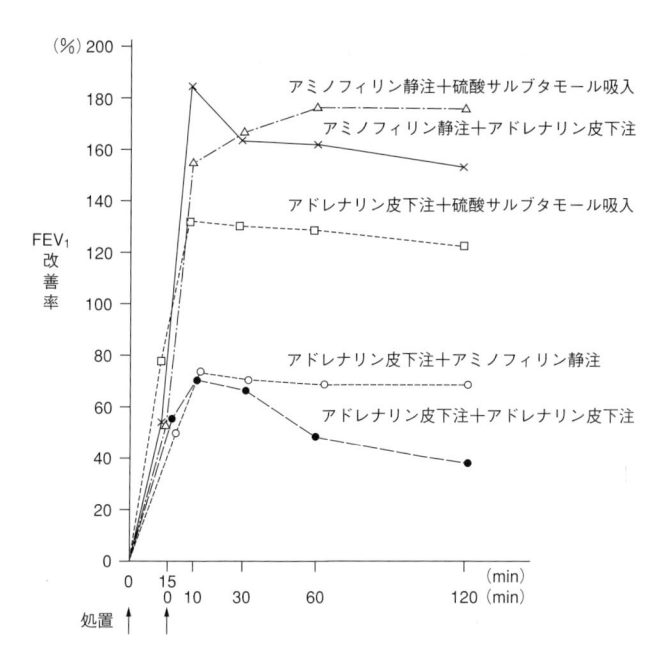

図3. アミノフィリン静注、硫酸サルブタモール吸入、アドレナリン（エピネフリン®）皮下注を用いた併用療法後の1秒量（FEV₁）改善率平均値の比較

症発作例にはステロイド剤（ヒドロコルチゾン 10～15 mg/kg/日、分2で15時と21時に静注）投与が行われる。1日の治療は日内変動で気道閉塞が最大となる深夜から早朝に最大の薬剤効果が及ぶように行われるべきである。

過膨張肺の生じている発作時に大量補液を行うと肺浮腫を生じる。発作時の補液量は最大で維持量に留めるべきである。酸素解離曲線から、動脈血酸素分圧を 70 Torr 以上に維持するよう酸素投与を行う。咳は発作時さらに反応性が亢進している気道に対する刺激となって気道閉塞を招くことがあり、痰喀出を指す理学療法は気管支拡張剤投与後早い時間帯に行う。

13 肺結核（含：先天性）

はじめに

　結核の蔓延期を過ごして再燃を生じる老齢者が減少すれば、現在でも稀な疾患（年間新規登録数は小児人口10万対2弱）である小児結核はさらに減少していくと予測されている。今後は不明熱患児における鑑別診断に結核が忘れられ、診断の遅れは神経学的予後不良な結核性髄膜炎患児を生じることが懸念される。結核は診断法、治療法が確立した疾患であるが日本におけるグローバル化が進む中、HIV感染者における結核、蔓延国からの感染者の入国、多剤耐性菌の増加が問題となるであろう。

I・疾患の概要

　小児において結核発病が感染に引き続いて生じる一次結核症である。結核感染は排菌している活動性患者から飛沫核の空気感染によって生じる。吸引したすべての児が感染するわけではなく、感染児

すべてが発病するわけではない。発病するのは健常成人では一生にわたり約10%である。しかしながら、0歳児において結核菌に対する細胞性免疫の主役を演じるマクロファージ、Th1リンパ球の数は揃ってはいるものの、機能が未熟なためにIFN-γ、TNF-α、IL-12などの産生が低い。そのために感染0歳児の発病頻度は高く、ハイリスク・グループとみなされる。発病は臨床症状が出現するか、画像上結核を示唆する異常所見が認められたときになされる。結核病巣は初期に化膿性病変の形をとるが、3、4週後から主として菌体成分に対する生体の遅延型過敏性反応によって形成される。菌の侵入門戸は呼吸器であることから、初期変化群肺結核（肺初感原発巣と初感リンパ節巣の組み合わせ）が代表的病型であり、全身播種による粟粒結核、結核性髄膜炎、そして少量の菌が胸膜腔に至って結核性胸膜炎を生じる。症状は感染時、発病時にほとんど気づかれず、進行とともに熱、倦怠、食欲低下、咳などの全身性、呼吸器の非特異的症状が発現する。乳幼児において結核菌全身播種は静脈角リンパ節からばかりでなく、初期肺病巣からも生じると考えられる。優れた抗結核剤投与によっても、診断が遅れた結核性髄膜炎は重篤な神経学的後遺症をもたらす。

付）：先天性（垂直感染）結核

妊娠第3期に妊婦が発病したとき、妊娠は継続されて血行性、感染羊水吸引、そして両者の混合の経路によって胎児に感染を生じる。感染児の一部はsmall for dateで出生するが、発熱、体重増加不良などの症状は出生後2〜3週してから発現してくる。

II・診断のポイント

感染の有無は感染源の感染性の程度、接触の程度と期間、児の感受性程度などの因子に左右される。特に0歳児を細胞性免疫能が未熟な危険なグループとみなすことが肝要である。感染性患者との濃厚接触歴があれば、一連の接触者検診において結核菌検査（痰、胃液、髄液、便など）、ツベルクリン反応検査、胸部画像検査などから発病の有無が判断される（表9）。

❶ 接触歴、臨床症状

日本では発病乳幼児の約20%において接触歴が不明である。症状を有する結核患児は進行例と考えられる。一般的な抗生剤に反応しない反復する発熱、胸部異常所見を有する児において結核を鑑別診断に加えることが診断につながる。

❷ ツベルクリン反応（ツ反）

結核菌蛋白を皮内注射し、48〜72時間後に注射部位の硬結を測定して結核菌蛋白に対する遅延型過敏性の有無を評価し、過去に結核菌感染が生じたかを検査するのがツ反検査である。遅延型過敏性は菌感染後2〜8週間で確立するが、乳児では遅く、周産期における感染では月齢6まで陽転しないことがある。陽性者におけるツ反硬結の大きさは細胞性免疫能を意味しない。さらに、ツ反は生物学的検査法のため、偽陰性と偽陽性が生じる。遅延型過敏性反応は硬結で表されるが、日本は世界で唯一副反応である発赤を主たる判定基準としている。今後は表10のような硬結を判定基準として用いることが必要と考えられる。

❸ 胸部画像検査

初期変化群肺結核の肺病巣は小さく、発病早期の単純X線写真では見逃されやすい。主体を成すのは縦隔・肺門リンパ節病巣であるが、やはり縦隔影の中で見逃されやすい。疑わしい例では造影CT検

表9．小児結核の診断方法

1. 問診（感染源との接触歴、その他）
2. 理学的所見
3. ツベルクリン反応検査
4. 胸部単純X線検査（単純、CT）
5. 結核菌検査（痰、胃液、髄液、尿、便）
6. 生検
7. 他の疾患との鑑別

表 10. American Academy of Pediatrics の声明に基づくツベルクリン反応陽性基準

BCG 接種とは無関係に、
　硬結反応≧5 mm
　　1) 感染性患者との濃厚接触例
　　2) 臨床症状 and/or X 線写真から結核発病と考えられる例
　　3) 重篤な結核に進展させる極めて危険な宿主因子を基盤に有する児（免疫抑制状態、HIV 感染を含む）

　硬結反応≧10 mm
　　1) 全身播種を生じる危険のある 4 歳未満の児や、他の医学的危険因子（ホジキン病、リンフォーマ、糖尿病、慢性腎不全、低栄養）を有する児
　　2) 頻回の結核菌環境曝露を有する児

　硬結反応≧15 mm
　　なんら危険因子を有さない児を含む 4 歳以上のすべての児

(American Academy of Pediatrics, Committee on Infectious Diseases. Pediatrics 93：131-134, 1994 より引用)

表 11. 乳幼児結核の治療

乳幼児結核病型	抗結核剤	投薬期間
初期変化群肺結核 結核性胸膜炎 縦隔リンパ節結核	INH（15 mg/kg 日） RFP（15 mg/kg 日） の併用	原則として 12 カ月
結核性髄炎 粟粒結核 骨結核	上記の NH、RFP の併用に加え SM（20 mg/kg 日）筋注 PZA（15 mg/kg 日） の両者、いずれかを適時投与	原則として 18 カ月
EB（エタンブトール）は視力障害を訴えられない乳幼児には投与しない		

査が診断に極めて有用である。

❹ 結核菌検査

　胃液、痰、気道分泌物、髄液などから菌が検出されれば、結核の診断は確定する。しかしながら、菌検出の多くは日数のかかる培養によるものであり、発病例においても 0 歳児で約 80%、他年齢児において約 40% に過ぎない。迅速例でなければ、薬剤感受性を知るために 3 回の菌検査を投薬前に必ず行う。

III・治療のポイント(表 11)

　初期変化群肺結核、結核性胸膜炎、頸部リンパ腺結核に対してイソニアジド(INH、15 mg/kg/日)、リファンピシン(RFP、15 mg/kg/日)の併用を基盤として、必要に応じて硫酸ストレプトマイシン(SM、20 mg/kg/日)、ピラジナミド(PZA、15 mg/kg/日)、エタンブトール(EB、20 mg/kg/日)を選択して加え、9〜12 カ月間投与する。視力障害を訴えることのできない児に対してエタンブトールを投与しない。結核性髄膜炎、粟粒結核、先天性結核に対して SM、あるいは PZA を適切期間加えて INH、RFP を 18 カ月間投与する。結核性髄膜炎では脳底部髄膜炎症を軽減するためにプレドニゾロン(1〜2 mg/kg/日)を加え、水頭症を生じた患児では脳室腹腔シャントを施す。

(近藤信哉)

14 気管狭窄症、気管軟化症

I・疾患の概要

❶ 先天性気管狭窄症

狭窄部の気管には膜様部がなく、気管全周が肥厚した軟骨で形成された輪状軟骨を形成している。気管全長の50%以上と広範囲に狭窄を認めることが多い。

新生児期には呼吸器症状を示さないことがあるが、活動が盛んになり酸素消費量が増加する生後1カ月過ぎより喘鳴、多呼吸、陥没呼吸が出現する。感染を契機に気道の浮腫が加わり急激に症状が悪化する。

❷ 後天性気管狭窄症

新生児期の慢性肺疾患などで気管内挿管した既往がある低出生体重児に発生しやすい。気管内チューブ先端の肉芽、黄色ブドウ球菌の感染などで気管軟骨が変成、軟化する。

❸ 声門下狭窄症

先天的または気管内挿管による炎症、肉芽形成により声門下腔が狭窄し、そのため吸気時に胸骨上窩、肋骨弓下が陥没する呼吸障害を示す。声門下腔は小児の気道で最も狭く、またそこにある輪状軟骨は全周を軟骨で囲まれているため進展性に乏しく、外力による障害を受けやすい。人工呼吸管理で抜去困難時には本症を考慮する。

❹ 気管軟化症

気管軟化症は血管などの外因性の圧迫により発生する場合と、気管軟骨自体の脆弱性が原因となる内因性の場合がある。

呼気で気管内腔が前後に扁平化するため呼気時の喘鳴を認め、時に啼泣時や哺乳時に呼吸困難となる。気道感染時の急性増悪に注意する。

II・診断のポイント

喘鳴、多呼吸、陥没呼吸を認めたら気道狭窄を疑い、まず胸部単純X線写真、正面、側面像を撮る。気管透亮像の狭窄、不明瞭化を認めたら、CT、MRIにより気管狭窄の範囲と程度を確認する。先天性気管狭窄では肺動脈輪を合併する場合があり、肺動脈の走行異常に注意する。確定診断には気管支鏡、気管支造影が必要で、自発呼吸の状態でも観察して軟化症の有無も観察する。

III・治療方針

❶ 気管狭窄

狭窄の程度が軽く上気道炎などの感染時のみ喘鳴などの症状を認める症例は、去痰剤や理学療法などで保存的に経過を観察する。成長により狭窄部も相対的に太くなり症状が改善する場合がある。上気道炎に罹患したら早めに来院するよう指示し、早期から気管支拡張剤、抗生剤を投与する。喘鳴、多呼吸があれば入院加療とする。急速に換気不全となり人工呼吸器管理が必要となる症例もあり、専門施設と連携して経過観察していく必要がある。

狭窄の程度が高度で、安静時でも喘鳴、多呼吸があれば手術を考慮する。

❷ 声門下狭窄

　人工呼吸管理で抜去困難の原因が声門下狭窄の場合は、挿管チューブが太過ぎないか留意する。3カ月以上抜去困難の状態が続けば外科的治療を考慮する。外科的治療では輪状軟骨を中心とした声門下腔前面を縦切開するので、術前に気管切開されていない方が望ましい。

❸ 気管軟化症

　基本的には理学療法、去痰剤など保存的に観察する。新生児の気管軟骨は脆弱だが、成長とともに発達し1歳頃には軟骨の支持力は格段に進歩する。軟化症の症状も1歳を過ぎると徐々に改善する場合が多い。強い呼吸器症状があれば人工呼吸器管理を行う。内科的治療で改善しない場合は、大動脈吊り上げ術やステント術などを考慮する。

■ 小児科医として最初にすべきこと

　気道の狭窄を認める疾患では、上気道炎などの感染を契機に急激に症状が悪化する場合がある。よって喘鳴など気道狭窄症状を示す症例では、早く正確な診断と重症度の把握をすべきである。そのためには気管支内視鏡が可能な専門施設との連携が大切である。

15 舌根部嚢胞

Ⅰ・疾患の概要

　本症は頸部正中線に沿って発生する甲状舌管嚢胞（正中頸嚢胞）の一番口側に嚢胞ができた病態である。胎生期に甲状腺は舌根部（舌盲孔）より頸部正中線に沿って下降する。下降の際に甲状舌管が延びるが、甲状舌管が生後も吸収されずに遺残して舌盲孔からの瘻管と瘻孔部先端に嚢胞を形成する。

　舌根部に透光性のある半球状の嚢胞を形成し、嚢胞が咽頭蓋を後方に圧排するため気道閉塞症状をきたす。

Ⅱ・診断のポイント

　新生児期から喘鳴、呼吸障害を呈し、特に臥位で症状が強くなる場合に本症を疑う。

　側面の単純Ｘ線写真上、舌根部に後方に突出する半球状の陰影を認め、超音波検査で舌根部に嚢胞を認める。内視鏡や喉頭鏡観察で確定診断される。指を深く挿入すると舌根部に嚢胞を触知できる。

Ⅲ・治療

　睡眠時、臥位で気道閉塞が増強されるので、診断がつき次第手術（開窓術）を行う。

■ 小児科医として最初にすべきこと

　まず新生児で喘鳴を認めたときに本症を疑うことが大切である。
　睡眠時、臥位で気道閉塞が急に増強するので、迅速に専門施設へ紹介する。

16 囊胞性肺疾患

I・疾患の概要(表12)

　囊胞とは拡張した異常空間で、単純X線写真で透亮像を示す。囊胞性肺疾患の分類、疾患概念はまだ統一されていない。臨床的には、胸部単純X線写真で囊胞陰影として発見される気管支性囊胞（広義）、気胸として発症する肺胞性囊胞（ブラ）、無症状で縦隔腫瘤として発見される肺葉外肺分画症、気管支原性囊胞に区別できる。本稿では代表的な気管支性囊胞（広義）を扱う。

　気管支性囊胞は囊胞壁が病理的に気管支上皮に被われている肺内囊胞の総称で、その中で発生病理的に概念が確立した疾患として肺分画症、気管支閉鎖、先天性囊胞性腺腫奇形（congenital cystic adenomatoid malformation；CCAM）がある。そして、残った発生病理が不明な関節を狭義の気管支性囊胞と分類して概説する。

❶ 肺葉内肺分画症

　正常の気管支肺組織とは別に隔絶された肺構造をもった囊胞性病変で、正常の肺動脈の支配を受けず大動脈から直接分岐した異常血管で栄養されている。分画肺が正常肺葉と共通の胸膜で包まれているか否かにより肺葉内、または肺葉外分画症とに分類している。発生原因として正常の肺芽とは別の副肺芽が生じ異所性の肺組織が発生したと考えられている。

　下葉内の縦隔側背側に好発し、分画肺の気管支は異常動脈の流入部に向かって集まっている。異常動脈は1本で太く、直接大動脈から分岐している。

　症状は発熱、咳嗽、肺炎といった呼吸器症状を示す。

❷ 気管支閉鎖症

　区域気管支が中枢気管支より分岐する部位で限局的な閉鎖を認める疾患である。閉鎖部気管支は限局的に離断した形態を示すことが多く、一度形成された気管支が血流障害などで二次的に閉塞、離断されたと考えられる。

　臨床像は、閉鎖部より末梢気管支が囊胞状に拡張したり、気腫状、肺炎などの肺病変を示す。側副換気の程度により呼吸器症状が軽度な場合と気腫、肺炎が高度になる場合があり、胸部単純X線写真で囊胞、気腫、肺炎様陰影を認める。

　炎症を反復する症例では肺内の炎症が胸膜、横隔膜面に及び、大動脈からの異常動脈の流入を認めるが、肺分画症と異なり比較的細い動脈で複数認める。

❸ 先天性囊胞性腺腫様奇形（CCAM）

　新生児期に発症することが多く、多発性の肺囊胞が正常肺を圧排して急性の呼吸障害を起こす。病理的には終末細気管支の上皮が腺腫様に増殖するもので、囊胞性あるいは充実

表12．囊胞性肺疾患の分類と診断の要点

　I　気管支性囊胞（広義）
　　a）肺葉内肺分画症
　　　・下葉内の縦隔側に病変がある。
　　　・1本の太い異常動脈がある。
　　　・正常肺の気管支に欠損がない。
　　b）気管支閉鎖症
　　　・病変部の気管支入口部が欠損している。
　　　・異常動脈は比較的細く複数認める。
　　c）CCAM
　　　・新生児期の多発性の囊胞様陰影。
　　d）気管支性肺囊胞（狭義）
　　　・a、b、cの除外診断である。

　II　気胸型（肺胞性囊胞）

　III　縦隔腫瘤型（気管支原性囊胞、肺葉外肺分画症）

性、または両者の混合した形態を示し、主に一葉内に限局している。発生要因は末梢気管支の形成異常と考えられている。

症状は、出生後呼吸を開始すると囊胞が拡大し縦隔や健常肺を圧排して、生後1週間以内に呼吸困難、多呼吸、チアノーゼなどの症状を呈する場合が多い。不用意な陽圧換気は病態を急速に悪化させるので注意が必要である。

❹ 気管支性囊胞（狭義）

単純X線写真で肺囊胞を認め、肺分画症、気管支閉鎖、CCAMが除外された関節群である。病理的に詳細に検討すると、末梢気管支に閉鎖を認める症例があり、気管支病変の詳細な検討により疾患概念が変遷する可能性がある。

囊胞が小さいときは無症状だが、囊胞が大きくなると周囲を圧迫して呼吸障害（多呼吸、努力呼吸、チアノーゼ）を示す。囊胞内に感染を伴った場合は、発熱、咳など肺炎症状を呈する。

II・診断のポイント

胸部単純X線写真で囊胞陰影を認めたら、次に造影CTを施行する。肺葉内肺分画症は下葉内の縦隔側背側に好発し、そこへ1本の太い異常動脈が直接大動脈から分岐している。さらに正常肺の気管支に欠損がないことを気管支鏡、気管支造影などで確認する。

特に気管支閉鎖症との鑑別に注意が必要で、気管支閉鎖症では病変部の気管支入口部が欠損しており、炎症を反復する症例では大動脈からの異常動脈の流入を認めるが、肺分画症と異なり比較的細い動脈で複数認める。異常血管の詳細な情報を得るために血管造影を行う。

大小不同の多発性の囊胞様陰影を認めた場合はCCAMが疑われ、切除標本で最終診断される。

III・治療方針

肺胞の数の増殖、発育は生後も続き10歳頃に完成する。囊胞がある肺葉は機能が低下しているのみならず、隣接する正常肺を圧迫したり、炎症を波及させ正常肺の発育過程に悪影響を及ぼす。よって症状が軽微でも、健常肺の発育を促すため肺胞の増殖能力のある幼児期に手術をすべきである。

高度の呼吸障害を示す場合は稀であるが、新生児例では不用意な陽圧換気などを契機に緊張性肺囊胞となり緊急手術が必要となる場合がある。しかし気管支壁が脆弱な新生児期や炎症が強い時期での手術は望ましくなく、まず抗生剤投与や去痰に留意して保存的治療を試み、安定した時期に手術を計画する。

■ 小児科医として最初にすべきこと

肺に囊胞を認めたら、まず抗生剤投与や去痰に留意して保存的治療しながら鑑別診断を進めることが基本である。病態の正確な診断のためには気管支鏡が必要で、専門施設と連携して精査を進める。

呼吸障害を認めても、特に新生児例では不用意な陽圧換気は慎む。囊胞の拡大と呼吸障害の急性増悪を誘発するので、まず酸素、抗生剤、鎮静剤を投与して呼吸状態を観察する。

17 漏斗胸、鳩胸

I・漏斗胸

肋軟骨の過剰発育が原因で胸郭前面が陥没した変形を示す関節である。外観から診断できるが、問題はどの程度の変形に対していつ手術を行うか決定する基準である。

❶ 変形度の指標（図4、5）

a. 胸部X線写真での指標（Vertebral Index；VI）

胸部単純X線写真の側面像で、胸骨最陥没部の胸骨後面から椎体前面までの距離A、椎体の前後径BとしてVI＝B/A×100

  VI＜30   軽症
  VI 30～36 中等
  VI＞36   高度

b. CTでの指標（Funnel Index；FI）

胸郭の横径Aと胸骨後面から椎体前面までの距離BとしてFI＝B/A

  FI＞0.25   軽症
  FI 0.2～0.25 中等
  FI＜0.2   高度

❷ 変形の経過

胸壁の陥没が始まる時期は新生児、乳児期が多いが、その後、幼児期に変形が進行する場合と不変または改善する場合があり、必ずしも進行性の病変ではない。乳児期での変形が中等度以上の場合は半数は進行性で手術適応となることが多く、乳児期での変形が軽度の場合では20％が進行性であると報告されている。10歳を過ぎると変形が非対称性となったり側彎となる割合が高くなる。

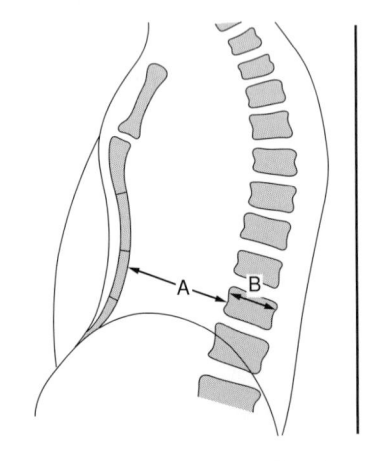

図4．変形度の指標：胸部X線写真での指標（Vertebral Index；VI）
胸部X線写真の側面像で、胸骨最陥没部の胸骨後面から椎体前面までの距離A、椎体の前後径BとしてVI＝B/A×100

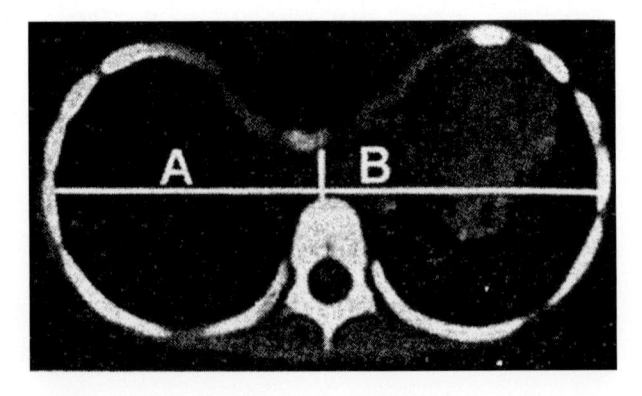

図5．変形度の指標：CTでの指標（Funnel Index；FI）
胸郭の横径Aと胸骨後面から椎体前面までの距離BとしてFI＝B/A

乳児期の気道狭窄による陥没呼吸に伴う偽性漏斗胸は成長とともに気道病変が改善し胸壁の陥没も軽快する。基礎疾患として Marfan 症候群の合併している場合は、変形が高度で進行性の場合が多い。

❸ 症状と機能障害

乳幼児期は変形が高度でも風邪をひきやすい訴えがある程度で呼吸器、循環器系の機能障害を認める症例はほとんどない。学童期以降には労作時息切れ、易疲労感、胸痛、胸部圧迫感を訴える場合があり、肺機能検査でも中等度、高度変形の場合には %VC が 80% 未満の拘束性の肺機能障害を示すことが報告されている。心機能では、小児では異常を認める症例はないが、成人では左心機能異常が出現する場合があると報告されている。

❹ 治療方針

来院時の患児家族の訴えは、変形に対する美容的、精神的影響の面と陥没による身体への影響である。乳幼児は陥没が高度でも身体への影響は稀であること、病変が必ずしも進行性でないことを説明し、陥没の程度の変化を観察していく。そして 6 歳前後を目途に手術適応を決定する。手術的に矯正するにはまだ肋骨、肋軟骨の柔軟である 6 歳前後が侵襲が少なく成績も安定している。

高度変形例は変形が進行し機能障害を起こす確率が高く絶体適応としている。中等度変形例での手術は、機能障害に対してより美容的な目的が強く、家族の希望と変形の進行の程度を考慮して相対的適応としている。

II・鳩 胸

❶ 障害の概念

肋軟骨の過形成で胸郭が突出したもので、漏斗胸に比較して頻度ははるかに少ない。基本的には症状や機能障害はなく治療対象となるものは少ない。変形が高度な場合は美容目的で手術的に矯正する。

■ 小児科医が最初にするべきこと

> 胸郭前面が陥没した変形を認めたら、病歴、胸部単純 X 線写真により、気道狭窄、喘息、肺嚢胞など呼吸障害に伴う偽性漏斗胸であるか否かを鑑別する。
> 家族への説明は、陥没による身体への影響は稀であり、まず経過観察して、変形の程度により 6 歳前後を目途に手術適応を決める基本方針を理解してもらう。

（広部誠一）

IV 腎・泌尿器疾患

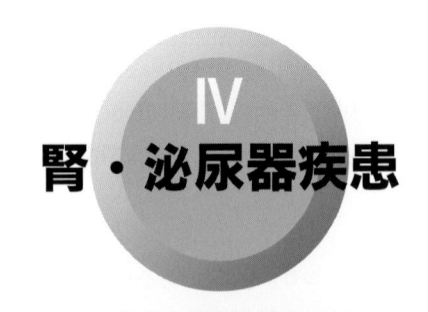

1 無症候性血尿・蛋白尿

はじめに

無症候性血尿、蛋白尿とは尿所見以外腎尿路系疾患に伴う浮腫、乏尿、腹痛その他の臨床症状や、低蛋白血症、腎機能低下などの検査所見の異常が認められないものを呼ぶ臨床診断名である。日常診療では、これらの異常所見に気づかれずに、学校検尿などで偶然に尿所見異常を発見されて来院するものが少なくない。

I・血尿（＋蛋白尿）の場合（表1参照）

患者が血尿を主訴に来院した場合まず行わなければならないのは、蛋白尿の有無の確認（種々の腎疾患が考えられる、後述）および悪性腫瘍の否定である（図1）。血尿に加え、蛋白や、赤血球円柱、顆粒円柱などの円柱がみられれば糸球体疾患を考える。腎炎の可能性が高い。但し、肉眼的血尿患児では軽度の蛋白尿も存在することに注意する。急速進行性糸球体腎炎では高血圧、浮腫、腎機能低下など他の症状が存在することが多いが、無症状もあり得るため血液での血清アルブミン、クレアチニンは必ずチェックする。小児期慢性糸球体腎炎はIgA腎症、アルポート症候群、膜性増殖性腎炎、膜性腎症、巣状分節性糸球体硬化症でほとんどを占める。腎生検の適応は表2参照。

血尿のみではほとんど早期診断が必要なことはなく、治療も必要がない。糸球体性か非糸球体性かの鑑別が大切である（表1および「肉眼的血尿」163頁参照）。

病歴では、肉眼的血尿の有無を聞く。先行する呼吸器感染が肉眼的血尿の1週間以上前であれば急性糸球体腎炎（「急性腎炎症候群」362頁参照）が、血尿と同時期であればIgA腎症、アルポート症候群、基底膜菲薄化症候群が考えられる。

血尿のみの家族歴では、家族性良性血尿を考える。尿路結石の家族歴があれば結石や高カルシウム尿症を考えた検査を行っていく（「尿路結石」380頁参照）。高血圧の有無についても聞く。

理学的所見では、バイタルサイン、高血圧の有無をチェックし、浮腫、紫斑がないか診

表1．血尿（＋蛋白尿）をきたす疾患

糸球体由来
- 急性糸球体腎炎
- メサンギウム増殖性腎炎
- 巣状分節性糸球体硬化症
- 膜性腎症
- アルポート症候群、その他の遺伝性腎炎
- 全身性疾患による腎疾患（IgA腎症、紫斑病性腎炎、SLEなど）
- 家族性血尿
- 特発性良性血尿

非糸球体由来
- 尿路感染症
- 尿路結石、高カルシウム尿症
- 尿管、膀胱異物
- 水腎症
- 逆流性腎症
- ナットクラッカー現象
- Wilms腫瘍
- 腎結核
- 腎血管腫
- 腎囊胞性疾患
- 膀胱腫瘍
- 鎌状赤血球症

```
                        血尿で受診
                            ↓
                       蛋白尿の有無
                      ↙           ↘
                    あり           なし
                                    ↓
                              沈渣赤血球数 / HPF
                        ↙      ↓      ↓       ↘
                     【5>】  【5～20】 【20～50】  【50<】
                    正常範囲  微小血尿  無症候性血尿
```

| 早朝尿を3回チェックする。いずれも5以下なら病的意義は考えにくい。 | 良性血尿が多い。家族歴を検討する | 糸球体性か非糸球体性かを考える（肉眼的血尿の項参照）。腹部エコーで泌尿器科的疾患を除外する。50以上で非糸球体性なら特に注意。 |

```
高血圧、浮腫、腎機能低下などの症状
        ↙              ↘
       あり             なし
        ↓                ↓
急性腎炎、急速進行性糸球体腎炎   早朝尿中蛋白 / クレアチニン比
を考慮                      ↙           ↘
（「急性腎炎」の項参照）     0.2以上        0.2未満
                            ↓              ↓
                      慢性腎炎の可能性あり。  正常（濃縮尿）、起立性蛋白尿
                      腎生検の適応（表2）を参照
```

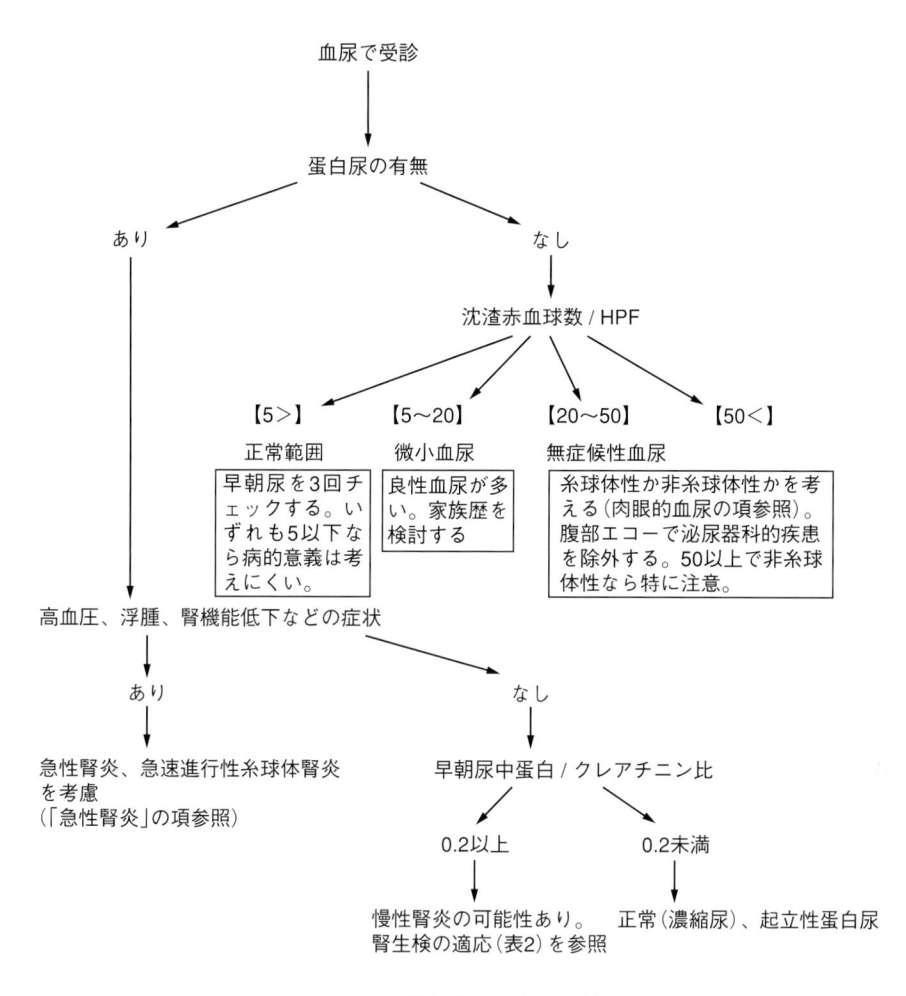

図1．血尿（＋蛋白尿）の診断

　悪性腫瘍を否定すれば血尿だけで診断を急ぐものはない。血尿に加え、蛋白尿がみられる場合には腎炎の可能性が高い。見逃してはならないのは、急速進行性糸球体腎炎である。バイタルサイン、高血圧の有無をチェックし、浮腫、紫斑がないか診察するとともに、至急の血液検査から腎機能障害の程度などチェックする。

表2．腎生検の適応

- 腎機能障害を伴うネフローゼ状態が2週～1カ月持続する場合
- 腎機能障害を伴わないネフローゼ状態が1～3カ月持続する場合
- 高度蛋白尿（尿蛋白/Cr比＞1.0）が3～6カ月持続する場合
- 軽度蛋白尿（蛋白/Cr比0.5以上）が6カ月～1年持続する場合
- 血尿のみでC3低下が持続する場合
- 原因不明の腎機能障害の場合

　但し、ネフローゼ状態とは、2歳以上では血清アルブミン＜3.0 g/dl、2歳未満では血清アルブミン＜2.5 g/dl の場合とする

察する。血尿単独の場合は、特に悪性腫瘍に注意する。RBC＞20/HPFの場合には積極的にエコーを行う。血圧は年齢により正常値が異なり、必ず知っておくべきである（「腎性高血圧」369頁参照）。
　一般血液検査により貧血、炎症反応、腎機能、肝機能、血清蛋白、電解質、出血傾向の有無などを

調べる。血清学的検査では、免疫グロブリン、補体を調べる。低補体血症がみられれば、肉眼的血尿、浮腫、高血圧、尿量減少などの症状がなくても急性腎炎を考える。また超音波検査は侵襲がなく、腎の大きさ、位置確認や腫瘍、水腎症、嚢胞の有無をみることができる。また、尿管、膀胱の情報を得ることも可能である。

II・蛋白尿のみの場合

蛋白尿は濃縮、希釈の影響を強く受け、年長児では濃縮尿のため定性で陽性でも正常なことが多い。一方、先天性腎尿路奇形では希釈尿のため定性では陰性なこともあり、必ず蛋白/クレアチニン比あるいは蓄尿で異常の有無を考える。

最も見逃してはならないのは先天性腎尿路奇形で腎機能、超音波検査は必ずチェックする。新生児期の呼吸障害の有無、体重増加不良、低身長の有無、多尿の有無は問診で必ずチェックする必要がある。血清クレアチニンは必ず検査する。血清クレアチニンの正常値は年齢により異なり覚えておく必要がある(「慢性腎不全」374頁参照)。

1日蛋白が1 g/m^2 あるいは蛋白/クレアチニン比1.0以上を高度蛋白尿、0.5〜1 g/m^2 はあるいは蛋白/クレアチニン比 0.5〜1.0 を軽度蛋白尿と判断する(蓄尿0.2 g/日以上、蛋白/クレアチニン比 0.2以上は異常)。

蛋白尿の出現の仕方から、一過性、起立性、持続性に分けて考える。前二者の予後は良好と考えられる。持続性蛋白尿はさまざまな疾患でみられ、血尿を伴わない糸球体疾患では膜性腎症、巣状分節性糸球体硬化症に注意する。血清アルブミン値が低い場合は早期治療が必要なことがあり、ネフローゼ症候群であれば入院を考慮する。適応基準(表2)に従って腎生検を行い診断確定する。

(若木　均、本田雅敬)

② 急性腎炎症候群

はじめに

急性腎炎症候群は、急性の発症で肉眼的血尿、蛋白尿、浮腫、高血圧、腎機能低下を主徴とする症候群である。本症候群を呈する主な疾患は、原発性のものとして、溶連菌感染後急性糸球体腎炎(PSAGN)、IgA腎症、膜性増殖性糸球体腎炎(MPGN)、特発性半月体形成性腎炎などが挙げられ、続発性のものとしてループス腎炎、溶血性尿毒症症候群(HUS)、紫斑病性腎炎(HSPN)、Goodpasture症候群などが挙げられる。この中で頻度的には80〜90%がPSAGNであり、本稿はPSAGNを中心に記す。

PSAGNは、A群β溶血性連鎖球菌(*streptococcus pyogenes*)の腎炎惹起株による急性咽頭炎あるいは皮膚化膿症罹患後、10〜20日間の潜伏期をおいて発症する。好発年齢は、学童期に好発し2歳以下は稀で、やや男児に多いとされる。

I・診断のポイント

PSAGNの診断は、先行感染の既往(溶連菌の関与が示唆される急性咽頭炎あるいは皮膚化膿症)、急性腎炎症候群の諸症状(血尿、浮腫、高血圧など)、および血液データ特に一過性の低補体血症(C_3の低下)から、比較的容易に行われる。図2に診断プロセスのフローチャートを示す。

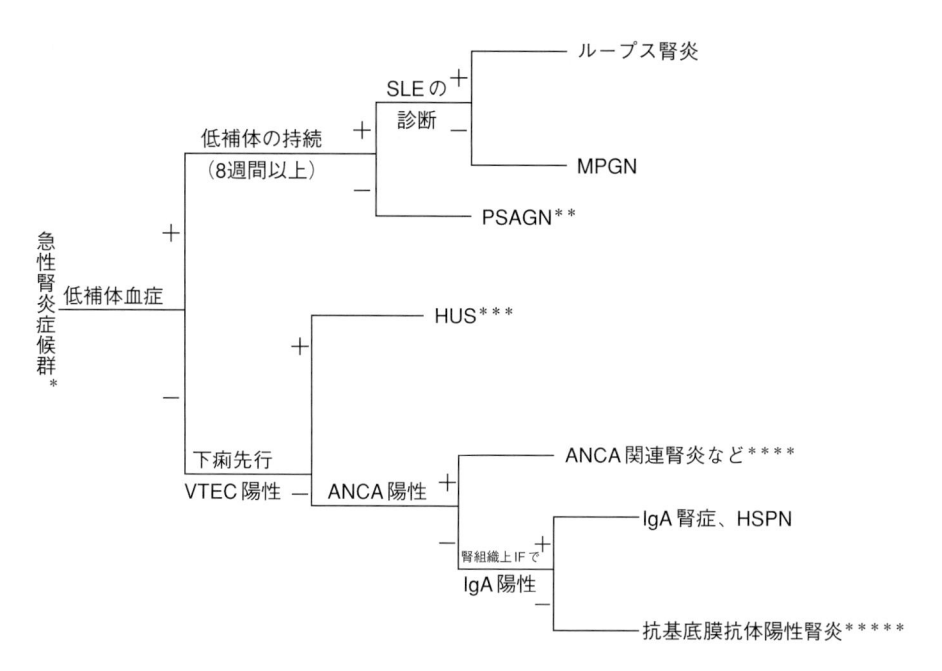

図2．診断プロセスのフローチャート

*　　腎機能、血圧正常で肉眼的血尿(＋軽度蛋白尿)のみの場合、IgA腎症、アルポート症候群、良性家族性血尿の一過性の憎悪などが考えられるが、腎生検を行わないと確定診断はできない。
**　　急性腎炎症候群を呈する疾患中最も頻度が多い。80〜90％を占める。
***　 下痢が先行しない、D(-)HUSもある。
****　臨床的には、RPGN. ANCA(＝antineutrophil cytoplasmic antigen 抗好中球細胞質抗体)
*****　組織上糸球体基底膜にIgGが線状に沈着。臨床的には、RPGN。肺出血を伴えば、Goodpasture症候群。

　鑑別疾患としては、先に記した急性腎炎症候群を呈する疾患が挙げられる。鑑別疾患を考えるときは、一過性の低補体血症の有無が非常に重要である。低補体血症を呈さない場合、基本的にはPSAGNを否定できる(PSAGNでも病初期には低補体血症を呈さない場合もあるため、繰り返し検査を行う必要はある)。逆に低補体を呈する場合、考えるべき疾患はPSAGNのほかにはMPGNとループス腎炎のみである。したがって、低補体血症の持続期間(PSAGNの場合ほとんどが6週間以内に改善傾向を示す)、自己抗体の検索などを行いそれらの疾患の可能性を否定する必要はあるが、診断は比較的容易である。なお、急性腎炎症候群では急速進行性糸球体腎炎(RPGN)を見逃してはいけない。したがって、「腎機能障害が強く透析を必要とするとき」、あるいは「2週間みても腎機能の改善傾向がないときや高度蛋白尿で低アルブミン血症が4週間以上持続するとき」、には早期に腎生検を行い、現疾患の診断に努める必要がある。

■ 初診時に注意すべきこと

尿所見、血液所見のみならず、CTRや血圧など体液量の評価を忘れてはいけない。

II・治療のポイント

❶ 初診時に行うべきこと

PSAGN は基本的には self-limiting な疾患である。初診時に行うべきことは、体液量の評価、管理に集約できる。高血圧、腎機能低下があれば入院治療が必要である。血圧（成人とは異なる小児の血圧の正常値に注意を要する。「腎性高血圧」369頁参照）、心胸郭比（CTR）、下大静脈径などの測定を行い、体液量が過剰であれば（高血圧、CTR の増大、下大静脈径の拡大）、フロセミド（ラシックス® 1回1〜2 mg/kg iv を繰り返し使用可）、ニフェジピン（アダラート® 0.25 mg/kg 頓用）などで、体液量、血圧の補正を行う。同時に塩分制限を行う。治療により急速に改善することが多く、治療が過剰にならないように慎重なモニタリングが必要である。なお、原則として PSAGN そのものに対する治療は必要がない。

❷ 重篤な合併症

稀に急性期に intensive な管理を要する合併症を呈することがあるので、以下に記す。

ⅰ）高血圧性脳症：高血圧により脳症を併発し、頭痛、けいれん、意識障害や視力障害を呈することがある。上述の体液量の管理に加え、けいれんのコントロールや人工呼吸管理を必要とする。頭部 CT や MRI 上、後頭葉白質、小脳、脳幹などに特徴的な所見を呈することがあり、この状態は reversible posterior leukoencephalopathy syndrome（RPLS）といわれる。急性期の症状の強さに反し、管理が適切であれば予後は比較的良好である。

ⅱ）急性腎不全：乏尿、高血圧を認め BUN やクレアチニンの上昇があれば急性腎不全の合併が考えられる。慎重な水分管理に加え、高カリウム血症と代謝性アシドーシスの補正を行う。前者はその程度に応じ、カリウム交換樹脂（カリメート® 1 g/kg を同量のソルビトールとともに）の投与やグルコース―インスリン療法などを行う。後者に対しては、炭酸水素ナトリウム（メイロン® 1〜2 m*l*/kg）で補正を行う。メイロン®は、高カリウム血症に対しても、一時的に有効である。低ナトリウム（Na）血症もしばしば経験するが、ほとんどは希釈性低 Na 血症であり、上述の水分管理で改善することが多い。高尿素窒素血症が短期間続くのみでは透析療法の適応はないが、体液量の過剰、高カリウム血症、アシドーシスがコントロールできなければ透析療法が絶対的に必要である。

専門医へのコンサルトの時期

高血圧性脳症を発症して、けいれんのコントロールが困難、あるいは呼吸管理が必要な例。急性腎不全となり、緊急透析が必要な例（溢水、高カリウム血症、アシドーシスを補正できない）。ネフローゼ症候群の病態を取る例、尿蛋白が1カ月しても改善しない例。

（石倉健司、本田雅敬）

③ ネフローゼ症候群

はじめに

ネフローゼ症候群は、多量の蛋白尿による低蛋白血症のため、浮腫や高脂血症を生じる疾患である。発症年齢は2〜7歳をピークとする。

小児ネフローゼ症候群の多くはステロイド感受性ネフローゼ症候群でその予後は良好であるが、ス

テロイド抵抗性ネフローゼ症候群および感受性でも頻回に再発するネフローゼ症候群はその管理が難しく専門家の治療が必要である。

I・疾患の概要

尿中赤血球20/HPF以上、高血圧、腎実質性腎機能障害、低補体があれば腎炎性ネフローゼ症候群を考え、腎生検をまず行う。腎炎性は10〜20%程度である。上記状態がなければ微少変化型ネフローゼ症候群と考え、ステロイド治療から開始する。

ステロイドの反応性により、感受性と抵抗性に分類する。ステロイド抵抗性は上記除外診断をすれば約1割である。ステロイド感受性のうち30〜40%は再発がなく、25〜35%は頻回再発である。頻回再発型ではステロイドの副作用が問題となる。

II・診断のポイント

尿蛋白、浮腫から血液検査をして診断する。
- 小児国際腎臓病研究班（ISKDC）診断基準
  ①尿蛋白40 mg/m²/hr以上　②血清アルブミン2.5 g/dl以下
- 厚生省研究班診断基準
  ①尿蛋白3.5 g/日以上あるいは100 mg/kg/日以上、あるいは早朝尿で300 mg/dl以上
  ②血清総蛋白　乳児5.5 g/dl以下、幼児・学童6.0 g/dl以下
  　血清アルブミン　乳児2.5 g/dl以下、幼児・学童3.0 g/dl以下

微少変化型かを診断するには通常ISKDCの診断基準を用いる。

III・治療のポイント

❶ 浮腫

一般に食欲が保たれていて状態がよければ、特に治療する必要はない。塩分制限が有効であるが、過度の制限は患児の食欲不振を悪化させることがある。コントロールがつかないときは利尿剤を使用する。漫然としたアルブミン投与は避けるべきである。

❷ 消化器症状

下痢・嘔吐・腹痛といった消化器症状は、多くは消化管の浮腫に起因するが、腹膜炎、血栓症、脱水・ショック、ステロイド離脱症状などを鑑別する必要がある。消化管の浮腫が原因であれば、1〜2 g/kgのアルブミンを2〜3時間かけて投与し、終了後フロセミド1〜2 mg/kgを静注する。但し、腎機能障害や高血圧を伴ったネフローゼでは溢水状態にあることがあり、アルブミンの点滴静注は危険である。

❸ 脱水・ショック

低蛋白血症に伴い循環血漿量が低下しているときに、下痢や嘔吐を合併しているような場合に生じやすい。低蛋白血症の割に浮腫が軽度であることが多い。通常は、水分が摂取できている限りショックになることは少ない。治療は、生食水15〜20 ml/kg/hrを2〜3時間点滴静注する。アルブミンの単独投与は、浸透圧利尿により強い脱水を引き起こす危険性がある。

❹ 感染症

腹膜炎はネフローゼにしばしば合併する感染症である。発熱とともに下痢・腹痛といった消化器症状がみられ、WBCやCRPの上昇などを認めたら、腹水穿刺を行う必要がある。起炎菌は肺炎球菌

が最も多い。培養が判明するまでは肺炎球菌に効果のある抗生剤を投与する。

❺ 血栓

ネフローゼでは凝固亢進状態にあり動静脈血栓を合併しやすい。静脈系は下肢深部静脈、腎静脈などに、動脈系は肺動脈や脳血管などに多くみられる。血小板減少やFDPの高値などを認める場合は念頭においておく必要がある。極端な水制限や極度の安静は危険因子となるので注意が必要である。治療は、ウロキナーゼを使用する。

❻ 急性腎不全

ネフローゼによる急性腎不全の原因は、循環血漿量の減少に伴うもの、急性尿細管壊死、腎間質の浮腫、腎静脈血栓症、薬剤性特発性などが考えられている。循環血漿量の減少に伴う腎前性腎不全の場合は、輸液やアルブミンの投与により速やかに改善する。循環血漿量が増加し血圧上昇を認めるタイプでは、まず利尿剤投与（フロセミド1〜2 mg/kg）を試みるが、効果がない場合はアルブミンを投与する。この場合は肺水腫を起こす危険性が高く、透析の準備をしたうえでアルブミン投与を行う覚悟が必要である。

[当科でのステロイド治療のプロトコール]
・初発：PSL 2 mg/kg（max 80 mg）　分3　連日4週間→1.3 mg/kg　分1　隔日4週間
・再発：PSL 2 mg/kg（max 80 mg）　分3　連日4週間→2 mg/kg　分1　隔日2週間
　　　　→1 mg/kg　分1　隔日2週間→0.5 mg/kg　分1　隔日2週間

Ⅳ・注意事項

ステロイドの使用法が難しく、特に再発する症例では連日投与を長く使用することは避けるべきである。通常再発よりステロイドの副作用の方が恐いと考えるべきである。

高血圧、腎機能障害があればアルブミンは使用しないと考えるべきである。

専門医へのコンサルトの時期

❹〜❻の合併症は、疑われたら速やかに専門施設に転院させるのが望ましい。

（本田雅敬）

4 溶血性尿毒症症候群

Ⅰ・概要

溶血性尿毒症症候群（hemolytic uremic syndrome；HUS）は血管の内皮障害に基づく、溶血性貧血、血小板減少、急性腎不全を3徴とする症候群である。その原因として、腸管出血性大腸菌（EHEC）や肺炎球菌などの感染性、遺伝性、薬剤誘発性、膠原病に伴うものなどが報告されている。中でも下痢・血便のあるものをD＋HUS、ないものをD－HUSと分けており、それぞれ治療や予後が異なる。D－HUSはその予後が不良であるので必ず専門医に相談すべきである。しかし、稀なためここではEHECによるD＋HUSについて述べる。

表3. HUS の診断基準

HUS は、主に志賀毒素(Stx)によって惹起される血栓性微少血管障害で、臨床的には以下の3主徴をもって診断する。
A. 3主徴
　1. 溶血性貧血(破砕状赤血球を伴う貧血でHb 10 g/dl 以下)
　2. 血小板減少(血小板数 10万/μl 以下)
　3. 急性腎機能障害(血清クレアチニン濃度が、年齢別基準値の97.5%値以上で、各個人の健常時の1.5倍以上)

B. 随伴する症状
　1. 中枢神経症状：意識障害、けいれん、頭痛など。HUS 発症直後に急性脳症を合併することがある。
　2. その他：肝機能障害(トランスアミラーゼの上昇)、肝内胆管・胆嚢結石、膵炎、DIC を合併することがある。

表4. HUS の重篤化因子

- EHEC 感染時：白血球数の増加
- HUS 発症時：白血球数の増加(20,000/μl 以上)、低 Na 血症(130 mEq/l 未満)、低蛋白血症(5.0 g/dl 未満)、ALT (GPT)の上昇(100 IU/l 以上)
- HUS 発症時から、クレアチニン濃度が 2.0 mg/dl
　以上の症例は、早期に血液浄化療法(血液透析あるいは腹膜透析)が必要になる可能性が高い。

＜注意事項＞
- 血小板数の急激な変動と血小板数の算定方法による違いに注意(自動血球算定器では実際の値よりも多く算定される可能性がある)。
- 大腸炎の重症化(腸穿孔、腸狭窄、直腸脱、腸重積)にも注意する。

II・診断のポイント

　D+HUS については日本小児腎臓病学会から「腸管出血性大腸菌感染に伴う溶血性尿毒症症候群(HUS)の診断・治療のガイドライン」[1]が出されている(平成12年6月改定)。表3に診断基準、表4に重篤化因子を示した。

❶ 検査データ

　診断基準にあるヘモグロビン・血小板・クレアチニンのほかに赤血球形態(burr cell など)・BUN・LDH・ハプトグロブリンは診断の目安になる。また便培養で EHEC が証明できない場合、血清抗 VT 抗体の上昇が診断に有用である。

専門医へのコンサルトの時期

　EHEC から HUS が発症する可能性は5%未満と考えられ、乳幼児で血便例以外は重篤になることは少なく、それらの例は発症からの経過が急であり、状態から重篤さで判断できる。尿量の減少や中枢神経症状があればすぐに専門医に送った方がよい。しかし特に年長児で血便があっても元気なら慌てる必要はない。たとえ HUS でも重篤にならない方が多い。

III・治療のポイント

体液管理を中心に高血圧、脳症、貧血、血小板減少に対する支持療法を行う[1]。間違ってはいけないのが循環血液量の評価である（血圧・心胸比・体重から正しく評価せよ！）。下痢・血便や嘔吐などから脱水であるように思われるが、腎機能低下（血清クレアチニン値は「慢性腎不全」374頁参照）から溢水の場合が少なくない。特に無尿の場合は容易に溢水となるので注意が必要である。

❶ 体液管理

循環血液量を正しく評価し、尿量や不感蒸泄および下痢による水喪失を考慮し水分を補正する。過剰な輸液やナトリウム（Na）の不適切な輸液により生じる溢水は肺水腫や低ナトリウム（Na）血症の悪化をきたし、緊急透析が必要になることがある。

❷ 高血圧

降圧剤や利尿剤でコントロールできない場合は透析が必要となる。利尿剤はフロセミド（1～2 mg/kg/回）を基本的には静脈投与する。また血圧の上昇が激しいときや、高血圧性の症状（頭痛など）が出る場合は、カルシウム拮抗剤を投与する（「腎性高血圧」369頁参照）。

❸ 脳症・けいれん

意識障害をはじめとしてさまざまな中枢神経障害が報告されている。HUSにおけるほとんどの死亡例はけいれん重積時の無酸素状態の継続によるものと考えられている。このためけいれんの危険因子[1]（年齢：4歳未満、WBC：2万以上、血清アルブミン：3.0 g/dl 未満、クレアチニン：3.0 g/dl 以上、LDH：4,000 IU/l 以上）を要するものはけいれんを想定し、速やかに処置できるよう配慮すべきである。けいれんに対してはジアゼパム（0.3～0.5 mg/kg）やフェニトイン（15～20 mg/kg、初期量）を静注するが、無効の場合、早期に呼吸器管理とし、チオペンタールなどを使用する。

❹ 輸血

貧血の急激な進行に注意するため、1日2回の血球算定を施行し、Hb 6 g/dl 以上を保つように輸血をする。急速または過剰な輸血は溢水を引き起こし、危険であるので十分注意する。血小板は $1 \times 10^4/\mu l$ 以下でも出血することは稀であるので、血小板輸血を必要とすることはほとんどない。

❺ 血漿交換

D＋HUS例は原則として適応にならない。急性で重症かつ持続性の中枢神経症状を示す例以外は通常施行しない。

❻ 透析

無尿例以外では透析が必要なことは稀で BUN 値が 100 mg/dl を超えても尿がある症例は数日で改善する（透析適応、透析法は「急性腎不全」371頁参照）。

■ 初診時に気をつけること

> 下痢・血便のある患者にむやみに輸液をすべきではない。血液データや尿量を確認し、それに見合った輸液をすべきである。医原性の溢水や電解質異常が多いことを肝に命じるべし。

（森　一越、本田雅敬）

【文　献】

1) 日本小児腎臓病学会：日本小児腎臓病学会雑誌　13：92, 2000.

5 腎性高血圧

はじめに

腎性高血圧は腎実質性と腎血管性高血圧に分かれ、入院患者の高血圧の成因の最も多くを占める。この点から高血圧をみたらまず腎疾患を除外すべきである。外来レベルでは肥満や本態性高血圧によるものが多くなるが、緊急の治療を要さないことが多い。低年齢や治療を要する高血圧、特に緊急治療を要する高血圧はほとんどが腎性高血圧である。血圧は小児では年齢により異なり、それを熟知しておかないと治療が遅れることがある。外来での血圧測定は高年齢の白衣高血圧、低年齢の啼泣時などにより修飾されることを知っておく必要がある。

I・疾患の概要

溢水に伴う高血圧と腎からのレニンによるアンギオテンシンIIのための高血圧がある。腎実質性高血圧の90%は溢水によると考えられる。レニン性高血圧は必ずしも血漿レニン値は役立たない。またレニン性高血圧でも溢水は存在することがある。レニン性高血圧はアンギオテンシン変換阻害剤（ACEI）で2〜3日以内に降圧すれば疑える。腎血管性高血圧は種々の検査でもはっきりしないことが多く、選択的血管造影が必要なことが多い。さまざまな検査で診断を引き延ばす必要はない。

II・診断のポイント

❶ 高血圧の定義

年齢によってその基準値が異なるため、必ず覚えておく必要がある（表5）。

❷ 腎実質性高血圧

尿所見、腎エコー、血清クレアチニン、電解質を至急検査する。

〈鑑別すべき疾患〉
・急性糸球体腎炎症候群、慢性糸球体腎炎などの糸球体疾患。
・水腎症、慢性腎盂腎炎、先天性低・異形成腎などの腎尿路奇形。
・新生児仮死、ショックに伴う末梢血管性の高血圧。

①尿蛋白、血尿が陽性なら糸球体腎炎、尿蛋白軽度あるいは陰性なら腎エコーで先天性腎尿路奇形を否定する。

②脈圧があり、収縮期血圧の上昇は溢水状態を疑い、拡張期血圧が収縮期に比し高い場合→末梢血管抵抗の増強。レニン性高血圧を疑う。

❸ 腎血管性高血圧

尿所見あるいは腎超音波で上記疾患が疑えないときに考える。小児では末梢性が多い。
腎エコーの左右差、血漿レニン値、立位、利尿剤、カプトプリル負荷による血漿レニン値の上昇、カプトプリル前後のレノグラム、

表5．年齢による高血圧の定義

年齢	Severe (mmHg) 収縮期	拡張期	Significant (mmHg) 収縮期	拡張期
7日	≧106		≧96	
8〜30日	≧110		≧104	
2歳未満	≧118	≧82	≧112	≧74
3〜6歳	≧124	≧84	≧116	≧76
6〜10歳	≧130	≧86	≧122	≧78
10〜13歳	≧134	≧90	≧126	≧82
13〜16歳	≧144	≧92	≧136	≧86
16〜18歳	≧150	≧98	≧142	≧92

significantから高血圧があり、severeでは薬剤治療が必要な高血圧と考える。
(Second Task Force on Blood Pressure. アメリカ，1987 より引用)

DMSAは参考になる。
　しかし、鑑別困難あるいは治療法の選択のため選択的血管造影が必要なことが多い。
　❹　その他の高血圧
　以上が否定的、あるいは他の症状により大動脈縮窄症、大動脈炎症候群、褐色細胞腫、原発性高アルドステロン症、Cushing症候群、レニン産生腫瘍、甲状腺機能亢進症、薬剤性などを否定する必要がある。

Ⅳ・治療のポイント

❶　緊急の治療を要する高血圧か？
　表5のsevereより、収縮期で30、拡張期で20 mmHg以上高いとき、緊急性のある高血圧と考える。
・心電図、心エコー、眼底所見をみて臓器障害の有無を調べる。
・循環血液量増加があればまず利尿剤を使用する。
・フロセミド（ラシックス®）1～2 mg/kgの投与
・降圧剤の使用
　①　ニフェジピン 0.25～0.5 mg/kg/回（セパミット®細粒経口、あるいはアダラート®舌下）。
　②　ペルジピン® 2～10 μg/kg/min　持続点滴
　③　レニン性が疑われるときカプトプリル 1～2 mg/kg/日　分3の使用
　降圧は最初の6時間で目標の1/3、次の12～36時間でさらに1/3、次の48～96時間で目標にもってくる。

❷　腎実質性高血圧
　緊急を要さない場合はまず循環血液量の増加を考え、塩分制限をする（極端な塩分制限は食欲低下、家庭で持続できないなどで無意味）。年長児で5～8 g/日
　a．利尿剤
・ヒドロクロルサイアザイド（ダイクロトライド®）　1～3 mgkg/日　分2（腎機能障害時は効果が弱い）
・フロセミド（ラシックス®）　1～3 mg/kg/日
・降圧剤は長時間作用型が使いやすく、効果もある。
　b．降圧剤
・カプトプリル（カプトリル®）　1～2 mg/kg/日　分3（max.75 mg/日）
・リシノプリル（ロンゲス®）　0.2～0.4 mg/kg/日　分1（max.20 mg/日）
・アムロジピン（アムロジン®、ノルバスク®）　0.1～0.2 mg/kg/日　分1（max.10 mg/日）

Ⅳ・治療上の注意点

　アンジオテンシン変換酵素阻害剤（ACEI）を使用した場合、特に腎機能の低下があるときはさらに腎機能の低下、高カリウム血症の合併症に注意する。循環血液量が少ない状態で使用すると上記の問題に加え、急激な降圧やショックに注意する。この場合循環血液量を増加させれば問題ないことが多い（利尿剤の中止など）。逆に溢水状態ならまずそれを治さなければ効果がない。

（本田雅敬）

6 急性腎不全（含：血液浄化法）

はじめに

小児透析は高度の専門的知識を要するため、進行性の急性腎不全であれば早期に経験豊富な施設にコンサルトし、移送のタイミングを逸しないように注意する。

I・疾患の概要

急激な腎機能の低下により、溢水および毒性物質の蓄積が出現する。溢水の症状として高血圧、肺水腫、心不全を生じ、老廃物の蓄積のため尿毒症、アシドーシス、高カリウム血症を生じる。急性腎不全は腎前性、腎性、腎後性に分類される。各々の原因疾患を表6に示す。

II・診断のポイント

❶ 尿 index

腎前性腎不全、腎性腎不全の鑑別に最も有用なのが、FENaや尿中Naなどの尿indexである（表7）。糸球体腎炎（RPGNなど）に伴う急性腎不全では、腎性でもFENaは低値をとるので注意する。また利尿剤投与時は腎前性でもFENaが高値となる場合もある。

❷ 病歴

詳細な病歴聴取は極めて重要である。抗生剤、鎮痛剤などの服薬の有無、感染症の有無、肉眼的血尿や乏尿・浮腫の出現時期、体重の変化、過去の検尿異常の有無、下痢血便の有無、発熱、発疹の有無などに注意する。また腎性低尿酸血症では運動後の急性腎不全が特徴的である。

表6．急性腎不全の原因による分類

A．腎前性腎不全
　1）乳幼児の下痢・嘔吐による脱水
　2）出血
　3）心不全
　4）敗血症

B．腎性腎不全
　1）急性尿細管壊死、皮質壊死
　　ⓐ 虚血性（手術後、胎盤早期剥離）、ⓑ 腎毒性物質（アミノグリコシド、アンフォテリシンB、シスプラチンなど）、ⓒ その他（溶血、横紋筋融解、熱傷など）
　2）糸球体疾患（急速進行性腎炎、溶連菌感染後急性腎炎、ネフローゼ症候群、溶血性尿毒症症候群など）
　3）急性間質性腎炎

C．腎後性腎不全
　1）水腎症（腎盂尿管移行部狭窄など）
　2）腎結石
　3）膀胱・後腹膜腫瘍
　4）前立腺肥大

表7．尿 index

	腎前性	腎性
FENa（％）*	<1	>1
尿中 Na（mEq/l）	<20	>40
尿浸透圧（mOSM/l）	>500	<350
尿/血漿 BUN 比	>8	<3
尿/血漿 Cr 比	>40	<20
RF index**	<1	>1

*FENa＝（尿中Na×血清Cr/血清Na×尿中Cr）×100
**RF index＝尿中Na×血清Cr/尿中Cr

❸ 発症年齢による鑑別

　新生児・乳児ではショックや感染症に伴う急性尿細管壊死や先天性腎奇形に伴う閉塞性腎障害が、乳幼児では溶血性尿毒症症候群、学童期では急速進行性腎炎や間質性腎炎の頻度が高い。

❹ 尿所見による鑑別

　尿所見で蛋白尿が高度の場合は糸球体性が、軽度の蛋白尿・血尿では間質性腎炎や先天性腎奇形による腎不全などが考えやすい。白血球尿は尿路感染以外に間質性腎炎や急性腎炎、急速進行性腎炎、ループス腎炎などにもみられる。尿沈渣で赤血球円柱の存在は糸球体腎炎を示唆する。

❺ 慢性腎不全の急性増悪

　慢性腎不全が、感染・脱水や腎障害性薬剤の使用などで急性増悪した可能性も念頭におかなければならない。先天性腎奇形（異低形性腎など）や若年性ネフロン癆が基礎疾患の場合、尿所見は軽微な蛋白尿程度のことが多く学校検尿で見逃されているケースも多い。鑑別にはエコー所見（萎縮腎や嚢胞の存在）、成長障害の有無、貧血の有無などが重要である。

III・治療のポイント

1. 腎前性腎不全の治療

　腎血流の低下により惹起される腎不全であり、脱水やショックなど循環血液量の減少に伴う場合と、心不全や心原性ショックなどによる腎還流の減少による場合がある。前者では脱水の治療が基本であり、急速輸液を行う。初期輸液として生食水ないしは細胞外液型輸液剤（ソリタＴ１®など）を20〜30 ml/kg を30〜60分で静注し排尿の有無を確認、排尿がみられない場合はフロセミド（ラシックス®）1 mg/kg 静注を行う。それでも排尿がみられず、まだ循環血漿量の不足が考えられれば再度同じ治療を繰り返す。臨床的に腎性、腎前性の鑑別が困難なケースもしばしば遭遇するが、このような場合は上記の治療をまず試みて腎前性か否かを判断する。

　心不全に伴う腎前性腎不全の場合は急速輸液により心不全をさらに悪化させるため注意が必要で、利尿剤や強心剤の投与による心機能の改善が優先される。

2. 腎性腎不全の治療

　溢水、高カリウム（K）血症など emergency に対する迅速かつ適切な処置と、原疾患に対する治療を行う。

❶ 溢水に対する治療

ⅰ）高血圧：「腎性高血圧」（369頁参照）。

ⅱ）肺水腫：肺水腫をきたしている場合は速やかに透析治療を行う必要がある。緊急の場合はベッドサイドで動脈ライン、静脈ラインを確保し動静脈圧差だけで血液を回路内に循環させる CAVH（continuous arteriovenous hemofiltration）を行えば、血液ポンプなしで比較的容易に除水が可能である。

❷ 高K血症

　血清K 7.0〜7.5 mEq/l 以上で、心電図変化（テント状T波、QRS幅拡大）がある場合は緊急治療が必要である。8.5％グルコン酸カルシウム（カルチコール®）0.6 ml/kg を5〜10分かけて静注、重炭酸ナトリウム（メイロン®）3 mEq/kg（3.6 ml/kg）を5分以上かけて静注、GI療法（glucose 0.5 g/kg＋regular insulin 0.15 U/kg を20％グルコース液として2時間で静注）およびイオン交換樹脂投与（カリメート®あるいはケイキサレート® 0.5〜1 g/kg を、4〜6時間ごと、100〜200 ml の微温

湯に溶解しネラトンカテーテルで注腸。経口でも可)を行う。高カリウム血症が進行性の場合は、速やかに透析の準備を進める。

❸ アシドーシス

血清重炭酸イオン濃度 15 mEq/l 以下または pH 7.2 以下では重炭酸ナトリウム(メイロン®)1〜2 ml/kg を投与する。メイロン®はナトリウム(Na)含有量が高く、溢水、高血圧を増悪させるので注意する。重炭酸イオン濃度 10 mEq/l 以下または pH 7.1 以下では通常透析療法が必要となる。

❹ 低カルシウム(Ca)血症

急性腎不全ではリン(P)の貯留は必発で高 P 血症により二次的に低 Ca 血症を起こしている場合が多い。この場合は高リン血症の治療を優先させる。小児腎不全では低 Ca 血症からテタニーを起こすことは稀で、けいれんの原因としては高血圧性脳症や尿毒症性神経症状のことが多い。けいれんの原因として低 Ca 血症が考えられる場合にはカルチコール® 1〜2 ml/kg/回を 5〜10 分かけてゆっくり静注し、効果あれば以後 7 ml/kg/日で持続投与する。このとき、高 P 血症下で Ca 剤を投与すると、Ca×P 積を急激に高め異所性石灰化を引き起こすので注意する。

3. 急性腎不全の輸液

急性腎不全時の輸液を考える際、まず循環血液量の評価が重要となる。溢水であれば点滴ライン確保のための最低限の輸液でよいし、脱水であれば、細胞外液型輸液剤(生食水、ソリタT1®など)を用いて脱水分を補正する。循環血液量が正常の場合は、尿と同じ Na、K 組成の輸液を作成し前日尿量＋不感蒸泄量(300〜400 ml/m²)分投与すれば安全である。

4. 透析療法

表 8 に急性腎不全時の透析適応を挙げる。

❶ 腹膜透析

体重 30 kg 以下であれば通常腹膜透析が第一選択となる。自動腹膜透析機(サイクラーなど)を用い、1 回 20 ml/kg 程度の透析液を 1 時間サイクルで 10〜20 回連続的に液交換を行う。

❷ 血液透析

頸静脈、鎖骨下静脈または大腿静脈に透析用ダブルルーメンカテーテルを挿入しブラッド・アクセスとする。十分な血流の確保できるブラッド・アクセスをつくることが小児透析の成否を決める。

❸ 持続的血液浄化療法(CHF：持続的血液濾過、CHDF：持続的血液濾過透析)

ショックや心不全などにより循環動態が不安定な場合や、乳幼児で腹膜透析が行えない場合、多臓器不全合併時などにしばしば用いられ、近年急性腎不全の治療として第一選択とされることも多い。除水能に優れており輸液スペースの確保には極めて有用である。

表 8. 急性腎不全の透析導入基準

1. 利尿剤に反応しない溢水状態(心不全、肺水腫、重症高血圧)
2. 尿毒症症状の出現
3. 保存的治療で是正されない高 K 血症(K＞7.5 mEq/l、心電図変化)
4. BUN＞150 mg/dl、または BUN＞100 mg/dl でさらに進行性のとき
5. 治療抵抗性の重症アシドーシス(HCO₃＜10 mEq/l)
6. 溢水のため十分な輸液、輸血ができない場合

■ 注意点

- 血清クレアチニン値は年齢、体格により異なるので、腎不全の評価のために小児の正常値を熟知する必要がある(「慢性腎不全」374頁参照)。
- 溢水状態で肺水腫、心不全の可能性がある場合は、過剰輸液には十分注意する。
- Na濃度の低い輸液剤の過量投与で希釈性低Na血症を増悪させることがしばしばみられるので、溢水か脱水かの判断が困難な場合は、ある程度Na濃度の高い輸液(ソリタT1®など)を用いた方が無難である。

(池田昌弘、本田雅敬)

7 慢性腎不全

はじめに

慢性腎不全の原因は先天性のものが半数以上を占めるが、発見が遅れている症例が多い。その原因としてクレアチニンの正常値が熟知されていない、尿蛋白定性は希釈尿のため異常が出にくいことがある。また新生児期の呼吸障害、体重増加不良、髄膜瘤、鎖肛などの奇形、その後の成長障害、多尿、尿路感染症、貧血の有無を注意すればもっと早期に発見でき、骨変形、成長障害、栄養障害などの問題を回避できる。

I・疾患の概要

小児末期腎不全の原疾患では先天性のものが多く、先天性低異形成腎やその他の腎奇形が1/2を占める。後天性腎疾患では巣状分節性糸球体硬化症が最も多く18%を占めている、IgA腎症、膜性増殖性腎炎など慢性糸球体腎炎をすべて合わせても全体の10%程度である(表9)。

表9. 小児PD研究会集計(1991-2000)

原疾患	症例数	(%)
慢性糸球体腎炎	44	(7.5)
巣状分節性糸球体硬化症	106	(18.0)
急速進行性糸球体腎炎	16	(2.7)
アルポート症候群	20	(3.4)
先天性ネフローゼ症候群	42	(7.1)
溶血性尿毒症症候群	12	(2.0)
低・異形成	204	(34.7)
逆流性腎症	21	(3.6)
多発性嚢胞腎	11	(1.9)
若年性ネフロン癆	25	(4.2)
その他	79	
計	580	

表10. クレアチニンの正常値(EIA法)(mg/dl)

	パーセンタイル		
	2.5	50	97.5
1〜2歳	0.1	0.2	0.4
3〜6歳	0.1	0.3	0.5
7〜8歳	0.2	0.4	0.5
9〜11歳	0.2	0.4	0.6
12〜13歳	0.3	0.5	0.7
14〜15歳(男)	0.4	0.6	0.8
14〜16歳(女)	0.3	0.5	0.8
16〜18歳(男)	0.5	0.7	0.9
17〜18歳(女)	0.3	0.6	0.9
1〜12カ月	0.1〜0.3		
5〜30日	0.1〜0.3		

(小島洋子:クレアチニン. 日本人小児の臨床検査基準値, 日本公衆衛生協会, p 137-140, 1997 より改変して引用)

II・診断のポイント

表9に原疾患を示した。表10に年齢別の血清クレアチニン値、クレアチニンクリアランスの計算法を示した。血清クレアチニンの正常値はEIA法の導入により、低値になり1歳で0.4 mg/dlでも正常中央値の2倍である。

III・治療のポイント

1. 末期腎不全の透析導入適応

① GFR<10 ml/min/1.73 m^2（表11）
② 適切な食事療法でBUN≧100 mg/dl
③ 乳幼児では、以下の場合腎不全が軽度でも、透析導入を考慮する。

ⅰ）十分な栄養を与えても成長障害が認められる場合。

ⅱ）先天性ネフローゼ症候群、巣状糸球体硬化症などで腎機能回復が望めず、浮腫の治療が困難で、栄養障害や成長障害を認める場合（腎摘出術も考慮する）、患児が元気で食欲があればBUNが高いだけでは慌てる必要はないが早めに専門医へ送る。透析方法は専門的になり別著を参考[1)-3)]。

表11. 推定GFRの求め方（Schwalzの式）
推定GFR(ml/min/1.73 m^2)＝k×身長(cm)÷血清Cr (mg/dl)
血清Cr値はJaffe法の数値を用いる。Jaffe法のCr値＝EIA法のCr値＋0.2

	k値
低出生体重児（1歳以下）	0.33
正常出生体重児（1歳以下）	0.45
2～13歳	0.55
13～21歳（女）	0.55
13～21歳（男）	0.70

2. 保存期腎不全の救急処置

小児腎臓専門医に相談のうえで処置を行うか、または処置が可能な病院に転院するのが望ましい。

❶ 脱水症

先天性腎尿路奇形、低異形成腎では、感冒時や、塩分摂取量の低下により、脱水になりやすい。循環血液量の減少による残腎機能低下を防ぐため、早期に輸液を行う。特にミルク栄養児はナトリウム量が少なく、注意が必要である。入院させると常食でも却って食塩制限となり、腎機能が低下するので注意が必要である。

❷ 高カリウム（K）血症

ⅰ）K≧6.0 mEq/l の場合：カリメート®またはケイキサレート®の投与を開始する。どちらも便秘になるため膨張性下剤であるソルビトールを同量併用する。

ⅱ）K≧7.0～7.5 mEq/l またはwideQRSが出現した場合：緊急治療が必要である。カルチコール®またはメイロン®静注に反応しなければグルコース-インスリン療法を行い、同時にカリメート®やケイキサレート®の注腸を行う。その間に緊急透析の準備をする（「急性腎不全」371頁参照）。

❸ 高血圧

溢水状態に注意する。収縮期血圧の上昇がみられ、肺水腫、心不全を起こす。管理できないときは透析に導入する（「腎性高血圧」369頁参照）。

❹ 貧血

ヘモグロビンが6.0 g/dl未満なら輸血を考えるが、高血圧、高K血症に注意。

❺ アシドーシス

HCO$_3^-$が12 meq/l未満なら重曹を投与する。溢水があるときは透析を考慮する。

❻ テタニー
低カルシウム(Ca)血症でテタニーを起こしているときは Ca の静注をするが、リン(P)が高いときは石灰化に注意する。テタニーがないときにはまず P を正常化してから治療する。

3．救急処置以外の問題
成長、骨障害など、さまざまな問題がある。

（本田雅敬）

【参考文献】
1) 本田雅敬：小児透析患者の特徴と管理. 透析療法実践マニュアル, 多川　斉(編), pp 254-266, 文光堂, 東京, 1999.
2) 本田雅敬：小児の透析. 透析療法従事職員研修, 腎研究会(編), pp 65-80, 2001.
3) 本田雅敬：小児腎不全に対する透析血液浄化療法ハンドブック. 協同医書出版, 東京, 2003.

8　出血性膀胱炎

はじめに
出血性膀胱炎 Hemorrhagic cystitis とは、肉眼的血尿と膀胱刺激症状を主たる徴候とする疾患であり、さまざまの原因に基づく病態の総称である。主たる原因として、① ウイルス感染、② 抗がん剤、③ 放射線照射、によるものが挙げられる。

I・疾患の概要

❶ ウイルス性
adenovirus type 11, 21, 35, papova virus や influenza A virus により引き起こされる。移植患者などの免疫抑制状態では cytomegalo virus が原因になることも報告されている。2〜3週間の自己収束性の経過をとる。

❷ cyclophosphamide などのアルキル化剤による出血性膀胱炎
cyclophosphamide や isophosphamide の投与により、代謝産物である acrolein の尿中排泄が直接的な原因となる。

❸ 放射線性
小骨盤腔への放射線治療に際して急性発症する場合や、放射線治療終了後数年以上経過してからの慢性発症の場合がある。血管内皮炎による血流遮断と膀胱壁の阻血による線維化が起こる。線量の一定の制限以外、予防的処置はない。

II・診断のポイント

1. ウイルス性膀胱炎の確定診断には急性期における尿中ウイルスの同定が必要であるが一般的でなく、診断は臨床的になされることが多い。血中抗体値上昇が有用であるが迅速な診断はできない。超音波検査では膀胱壁の肥厚が著しいのが特徴であり参考になる。
2. 診断というより、アルキル化剤を投与する際の発生リスクを十分考慮した予防的対処が重要である。投与量依存性に発生し、経静脈的投与でのリスクが高い。脱水傾向、膀胱内の尿貯留を回避

し、予防薬（後述）の投与を積極的に行う。
3. 急性症状は、照射開始後3～6週で発症する。頻尿、排尿痛などの膀胱刺激症状であり、細菌感染が合併することも稀ではない。照射終了後1年ないし1年半程度で症状は鎮静化する。

III・小児科医としての対応

1. ウイルス性膀胱炎では、発症後3週間前後で鎮静化する。対症療法を行うか、免疫抑制状態の患児では適切な抗ウイルス剤を投与する。免疫抑制剤の減量は必ずしも必要ない。感染経路は血行性なので細菌性膀胱炎の場合のような治癒後の尿路基礎疾患の精査は不要である。
2. clophosphamideなどのアルキル化剤を静脈投与する際は、点滴より十分な利尿をはかり、頻回排尿あるいは可能な限りバルーンカテーテルを留置し、acroleinと膀胱粘膜との接触時間を減少させる。Acroleinの中和剤としての2-mercaptoethanesulfonate（Mesna）を使用する。もし、血尿や膀胱刺激症状が出現したら、可能な限りアルキル化剤を中断し、膀胱刺激症状に対する対症療法として、抗コリン剤（塩酸オキシブチニンなど）を投与する。
3. アルキル化剤によるもののみならず、放射線性膀胱炎が高度の場合、制御不能の出血により致死的経過をたどることがあることを知っておくべきである。発症した場合の治療としては、凝血塊（clot）の排出（膀胱洗浄、カテーテル留置による持続膀胱洗浄、膀胱鏡による排出）が重要である。それでも出血の制御が不可能な場合、膀胱鏡施行時に出血点を可及的に電気焼灼することの効果が期待できる。プロスタグランジンなどの局所、全身投与や、高圧酸素療法（阻血膀胱壁への酸素供給を増加させる）などの効果も注目されている。最終的に、両側上部尿路変更（経皮的腎瘻カテーテル留置）、interventional radiologyの動脈塞栓療法、さらには膀胱摘出などの治療選択もあり得る。

⑨ 水腎症

はじめに

尿路の「閉塞」とは、放置すると腎機能障害を惹起する尿の通過障害を意味する。上部尿路の「拡張」は必ずしも「閉塞」を意味しない。水腎症は、そのほとんどが腎機能の観点からは平衡状態であるが、その中から、閉塞をきたしている水腎症あるいは将来閉塞するリスクの高い水腎症を鑑別することが診断の要点である。

I・疾患の概要

超音波診断の発達によって、無症候性水腎症の診断頻度が増加したが、中程度以下の多くの水腎症は、拡張の自然改善を示すものが多く、緊急の手術を要するものは稀である。高度の水腎症の場合は、数カ月以上の経過観察の後、拡張に変化を認めない場合、将来的な腎機能障害の可能性を考慮して、予防的な手術（閉塞の解除手術、すなわち腎盂形成術）を行うべきかどうか判断する。

一方、腹痛・血尿・腹部腫瘤・周囲臓器の圧迫症状を契機とする症候性水腎症の多くは、診断後、早期の手術治療の適応となる。

尿路感染を契機に水腎症が発見される頻度は少なくないが、尿路感染症は水腎症特有の症候ではなく、無症候性先天性水腎症の経過観察では、数％以下に合併するに過ぎない。したがって、単回のエピソードであれば、尿路感染そのものが、手術適応の理由にはなりにくい。

II・診断のポイント

1. 拡張程度の評価（図3）
2. 巨大尿管症やVUR（膀胱尿管逆流）との鑑別
3. 分腎機能の評価
4. 通過障害の評価（表12）

　まず、超音波診断による拡張程度を日本小児泌尿器科学会の分類（米国SFU分類：society for fetal urology）によって評価する。

　　grade 1：腎盂拡張のみが観察され、腎杯の拡張はみられない。
　　grade 2：腎盂拡張に加え、拡張した腎杯が数個観察される。
　　grade 3：すべての腎杯が拡張。
　　grade 4：すべての腎杯の拡張に加え腎杯が凸型に実質内に張り出し、実質の菲薄化を認める。

　尿管拡張の有無を鑑別するためには、腸骨稜内側や排尿膀胱の後面を超音波検査でチェックする。尿管拡張を認めた場合、両側性水腎症の場合は、VCUGを行ってVURの有無を確認する。

　レノグラフィー（MAG 3あるいはDTPA renography）を行って、水腎症の分腎機能を評価する。Grade 2以下では、分腎機能の低下は稀であるので、grade 3以上がレノグラフィーの適応となる。ほとんどの先天性水腎症で分腎機能の低下は認められない。稀に認められる異形成性水腎症 dysplastic hydronephrosis（水腎症型の異形成腎）では、RIの集積がないか、あっても極めて薄く、腎摘出を考慮する。

　通過障害の評価には、利尿レノグラフィーを用いる。適正な方法を用いなければ、誤診の原因となるので注意する。

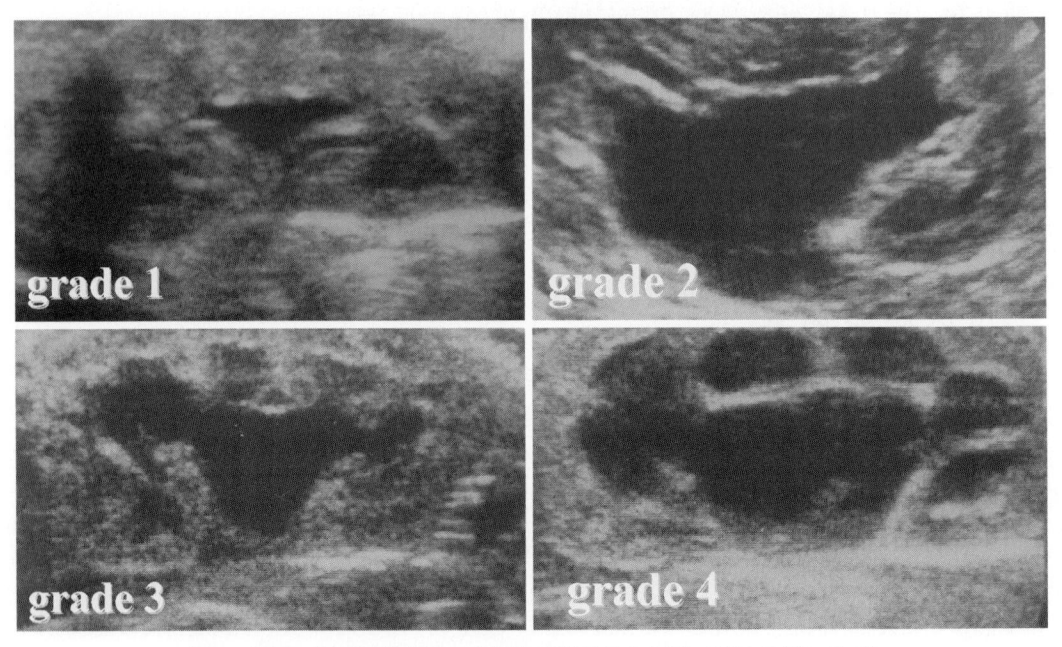

図3．腎盂・腎盂尿管拡張の小児泌尿器科学会分類（SFU分類に準ず）

III・超音波検査所見と手術適応

1. SFU分類あるいは日本小児泌尿器科学会水腎症分類(図3)におけるgrade 2以下に腎盂形成術の適応はない。腎外腎盂の拡張程度は腎盂尿管移行部の通過障害の程度とは必ずしも相関せず、腎盂形成術の適応に直接の関連性をもたない。一方、広汎な腎杯の拡張や腎実質の菲薄化は、腎盂尿管移行部の通過障害の程度と相関し、腎盂形成術の適応が考慮される。
2. 単純な巨大腎杯症(正常より数の多い腎杯の拡張所見は著明だが、腎外腎盂の拡張が軽度)には腎盂形成術の適応はない。
3. 乳児期の3〜4カ月ごとの経過観察にて水腎症gradeの増強を認めた場合は、通過障害が増強した証拠であり腎盂形成術の適応である。
4. 自然改善例は乳児期に多く認められるが、幼児期以降では次第に減少する。

IV・利尿レノグラムによる通過障害の重症度分類と手術適応

1. 利尿レノグラムは、日本小児泌尿器科学会標準プロトコールを用いなければ正確な評価の対象とはならない。
2. 正確な方法に基づいて行われた利尿レノグラムでは、排泄相のカーブの勾配から通過障害の程度を評価できる。しかし、どの程度の通過障害が分腎機能の低下のリスクを有するかは不明であり、したがって、どの程度の通過障害を腎盂形成術の適応とするかは意見が分かれる。一般的に、排泄カーブが閉塞型を示した場合は、手術適応となることが多い。腎盂形成術後3〜4カ月で利尿レノグラムを再検し、排泄カーブが改善したことを必ず確認すること。
3. 腎盂拡張が正中を超える巨大水腎症や分腎機能の低下した水腎症では、利尿レノグラムによる腎盂尿管移行部通過障害の評価は困難である。

V・RI分腎機能評価と片側性水腎症の手術適応

1. 無症候性乳児水腎症より、有症候性幼児・学童水腎症の方が、分腎機能低下例を高頻度に認める。

表12. 利尿レノグラム実施のための標準プロトコール(日本小児泌尿器科学会 1999年)

施行年齢は生後1カ月以降とする。早産児では出生週数を換算する。
施行方法
① 十分な水分補給:参考として、RI投与の15分前から15 ml/kg/hrの生食水を30分間で経静脈的に補給し、その後は維持量として8 ml/kg/hrを続ける。あるいは、RI投与の1時間前から、20 ml/kg/hrを補給し、RI投与後も同量で続けるなどの方法がある。
② 膀胱ドレナージ:原則として尿道カテーテルを留置する。
③ 使用する放射線医薬品:^{99m}Tc-MAG 3あるいは^{99m}Tc-DTPAの使用が望ましい。
④ 関心領域(ROI):腎機能評価用と尿流動態評価用(レノグラムカーブ)とを区別して設定する。前者では腎実質を含み、拡張腎盂は含まないが、後者では、拡張腎盂全体を含む必要がある。
⑤ 利尿剤の量と投与のタイミング:frosemide 1.0 mg/kgを経静脈的にショットで投与することを原則とする。1歳以降は、0.5 mg/kgでもよい。利尿剤投与のタイミングは腎盂腎杯がRIで充満したときが望ましい。RI静脈注射後一定時刻に利尿剤を投与する方法では、false positiveの可能性があることを銘記すべきである。利尿剤投与後少なくとも20分間の観察が行える設定とする。

本プロトコールでは、T1/2計測方法などのデータ解析方法には言及しない。

後者が先天性水腎症であるとすれば、無症候性乳児水腎症の分腎機能の継時的評価を行うことで、理論的には手術適応のタイミングをみつけることが可能である。
2. しかしながら、無症候性乳児水腎症の分腎機能を継時的に2〜3年以上追跡しても、機能の低下する症例は数％以下とかなり少ない。
3. 分腎機能の継時的低下症例では、速やかに手術すべきである。しかし1〜2カ月以上対処が遅れると分腎機能が前値に回復しない可能性が高い。
4. 以上より、現実的には、長期頻回のRI分腎機能経過観察による手術適応決定は不可能である。

VI・小児科医としての対応

　超音波による重症度評価を行い、前述の基準によって、VCUGの適応を決める。Grade 3以上には、レノグラフィーあるいは利尿レノグラフィー（必ず上述の適正な方法で）を行って、分腎機能あるいは通過障害を評価する。
　手術非適応の症例では、乳児期は2〜4カ月ごとに超音波検査、3〜6カ月ごとのレノグラフィーを行って、拡張増強、分腎機能低下の有無をチェックする。もし不変であれば、再度利尿レノグラフィーを行って、通過障害が強ければ（排泄カーブが閉塞型であれば）、予防的な腎盂形成術を検討する。
　予防的に行う手術である以上、術後合併症（閉塞残存を含めて）を起こしてはならないので、実績のある手術チームに依頼する。
　経過観察中の予防的抗菌療法の要否に定説はないが、高度の水腎症に対しては乳児期前半までに行った方が無難である。

10 尿路結石

はじめに

　小児における尿路結石症は、比較的稀な疾患であるが、成人症例とは異なる特徴的な成因を有していることが多い。治療面では、成人例に施行される体外衝撃波の適応や内視鏡的砕石術などが積極的に適応され、もし成功すれば侵襲度の低い治療として大きな恩恵を与えることができる。しかし乳幼児ではミニチュアサイズが故の治療の制約があるのも事実で、症例に応じた配慮が必要である。

I・疾患の概要

❶ 疫学

　男児は女児の2〜3倍の発生頻度であり、小児病院での年齢分布は、学童期より乳幼児期に多い。下部尿路結石より上部尿路結石の頻度が高い。小児尿路結石症では、成人例と異なり、結石形成の原因がはっきりしていることが多く、①尿路系先天異常や器質的異常、②それに伴う慢性尿路感染症、③先天性代謝異常、などの基礎疾患を有する率が高い。

II・診断のポイント

❶ 臨床徴候

　乳児期、早期幼児期では、尿路結石の発見契機は、膿尿、膿血尿、腎盂腎炎の再発性の発熱が多く、幼児期、学童期以上になると、成人例と同様に腹痛、側腹部痛、血尿が主症状となる。下部尿路

表 13. 血液・尿検査

画像検査		US、VCUG、IVP
血液検査		Ca、P、UA、Cr、PTH、血液ガス
尿	24 時間蓄尿	Ca、P、UA、Cr、Mg シスチン（尿アミノ酸分析） シュウ酸、クエン酸
尿	スポット尿	尿沈査（結晶の確認）、ニトロプルシド反応（シスチン尿症） Ca、P、UA、Cr、Mg シスチン（尿アミノ酸分析）

結石では、頻尿、排尿時痛、尿閉などの症状が随伴する。

❷ ルーチン検査

血液・尿検査は表 13 参照。

画像検査としては、超音波検査、KUB 撮影、IVP、VCG を行う。

排石された場合はその結石分析。

❸ 画像のポイント

超音波検査では、結石が尿路閉塞を起こしているときは水腎症が描出され、その存在部位によっては結石陰影を描出することができる。単純 X 線写真検査上、尿酸結石、キサンチン結石は X 線透過性であり、シスチン結石は半透過性で淡く写る。透過性結石は IVP 上の陰影欠損の確認が重要である。

III・小児科医としての対応

疼痛発作時の対応、尿路感染合併時の対応については「腹痛（急性腹症）」（110 頁）を参照されたい。根治的な治療には、成因診断が重要で、以下の 6 項目が重要である。① 尿細管障害（腎尿細管性アシドーシス I 型 renal tubular acidosis type 1、シスチン尿症 cystinuria）、② 酵素欠損症（原発性過シュウ酸尿症 primary hyperoxaluria など）、③ 高カルシウム尿症（原発性副甲状腺機能亢進症、ビタミン D 過剰投与、過剰のミルクやアルカリ剤摂取、ステロイド投与副作用、入院長期臥床、特発性高カルシウム尿症）、④ 高尿酸血症（抗癌剤治療による細胞破壊の副作用、レッシュナイハン症候群 Lesch-Nyhan Syndrome）、⑤ 広範囲の腸管切除後（過シュウ酸尿症）、⑥ 先天性尿路奇形、器質的異常（憩室、先天性水腎症、尿停滞をきたす疾患、尿停滞箇所への尿素分解菌慢性感染）。

成因診断が明らかとなってからは、それに応じた長期的視野にたった治療が重要である。現在認められる結石に対しての治療は、直径数ミリ未満の上部尿路結石は自然排出が期待できる。疼痛発作のエピソードを有する結石の場合、鎮痙剤や結石溶解剤を処方し、3 カ月以上、尿管結石の位置が移動しない場合は、体外衝撃波治療の適応を検討する。

泌尿器科的な専門治療として、腎結石に対して percutaneous nephrolithotomy(PNL)、尿管結石に対して transureteral lithotomy(TUL)、膀胱結石に対して、内視鏡的砕石術（砕石鉗子利用）などの内視鏡的方法がある。幼児期以下の年齢では、器具のサイズ上の制約があり熟練者以外には困難であるため、本来の低侵襲手術が、意図に反する高侵襲な結果をきたすことがあり注意が必要である。

11 排尿障害

はじめに

いわゆる「おもらし」を主訴に受診する患児が、①正常か、②発達過程の遅延による遺尿症か、③発達過程からの逸脱という機能的障害あるいは尿路奇形を伴う器質的障害のため治療を必要とする状態か、の鑑別診断が重要である。

小児ではたとえ排尿障害を有していても、もし生来のものであれば、その異常を自覚することはできない。また後天的なものであっても、幼少であればその障害を訴えることができない。とかく成人の排尿習慣との比較において小児の排尿障害を分析しがちになるので、排尿機能発達過程に特有の背景を忘れずに診断することが重要である。

Ⅰ・疾患の概要

排尿障害には、蓄尿機能（尿保持能力）の障害に由来するものと、排尿機能（尿排出能力）の障害に由来するものがある。同一患児、同一疾患において、両者の障害をともに有していることもある。主たる原因がどちらなのか評価する姿勢が必要である。

Ⅱ・診断のポイント

❶ 排尿機能発達過程の認識

1歳前後から乳児は尿意を自覚しているといわれている。しかし1歳ないし2歳までの時期の排尿は反射排尿であり、尿意の閾値を超えればS2〜4仙髄の下位排尿中枢からの運動神経の働きにより自動的に排尿筋の収縮が起こる。成長に従って、やがて排尿が起こったことを保護者に知らせることができるようになる（排尿の告知）。2歳前後から3歳までの時期に、尿意の自覚の表明を促す働きかけを保護者が行うと、次第に申告が可能になり（排尿の予告）トイレに誘導する（トイレット・トレーニング）ことで、そこでの排尿が習慣化し、オムツがはずせるようになる。昼間覚醒時の排尿習慣の確立後、しばらくして夜間睡眠中の尿保持が可能になり、夜間のオムツもはずせるようになる。このような排尿機能発達過程の小児で認められ、社会的観点から好ましくない状況で生じる正常排尿を遺尿と定義する。トイレット・トレーニングに伴いwetな状況を脱してdryな状況になるのには、個人差があり、1歳半くらいではほとんどが遺尿を呈するのに対し4歳では40%までに減少し、60%で昼夜のオムツが不要となる。10歳での遺尿の有病率は5%とされている。

昼間活動時の遺尿消失が早いか遅いかを規定する生理学的背景は、乳児期からの排尿パターンである反射排尿に対する対応の仕方である。尿意の自覚に連動して起こる排尿筋の収縮に対して、最初は随意筋であるところの外尿道括約筋を意識的に収縮させて尿を保持しようとする。しかしこの状態では、1日に何度も膀胱内圧が過剰上昇するわけで、病態生理的にも自覚的にも不安定で不快な状況である（成人でいえば、膀胱最大充満のもとで、波のように引いては押し寄せる切迫尿意に対し括約筋を閉めて我慢し続ける状況）。したがって、このような時期は長く続くことはなく、別の方法をもって反射排尿への対応が始まるようになる。これが高位中枢による排尿筋反射抑制である。この抑制経路の発達、成熟により、膀胱充満に対する反射排尿が次第に起こりにくくなる。この経路は、基本的に継続して下位排尿中枢を抑制しており、自排尿を意図したときだけ中断する。このような随意自排尿が確立するまでの過渡期には、反射排尿をこらえるために、陰茎や外陰部を手で押さえたりしゃが

み込んだりする尿意切迫症状、反射排尿をこらえきれずに少量の尿で下着を湿らせる症状などがしばしば認められる。排尿のためにトイレに走り込む姿も過渡期の特徴的な症状である。学齢期を前にこのような症状が明らかならば、主として社会的側面への配慮から排尿機能発達が遅延していると診断される。

夜間睡眠時の遺尿消失が早いか遅いかを規定する生理学的背景は、昼間遺尿のように十分な解明がなされていない。夜間遺尿を呈する小児の中には、昼間遺尿を呈する小児と昼間の排尿習慣が既に完成した小児の両者が含まれる。後者の monosymptomatic な夜尿を呈する小児では、昼間遺尿とはまったく別の背景を有していると思われ、小児の睡眠深度、夜間の抗利尿ホルモン分泌不全などが考えられている。思春期突入直前になってもなお連日の夜間遺尿がみられる場合は、排尿機能発達の遅延状況は病的である。

表14. 小児の排尿症状

尿排出の異常	・日常の排尿習慣の聴取 　排尿の不随意性（排尿習慣確立の有無） 　排尿の回数や量の異常 　排尿の切迫性 ・排尿の直接的観察 　尿線狭小・怒責排尿・断続的な尿線 　排尿開始の遅延・排尿終了の遅延 ・自覚症状 　排尿痛・尿閉・頻尿 ・他覚的身体所見 　下腹部膨隆・尿閉
尿保持の異常 （尿失禁）	・尿失禁の起こり方の聴取 　随意排尿の有無（排尿習慣確立の有無） 　尿失禁がなかった時期の有無 　時間帯（起床活動時・夜間睡眠時・両方） 　ドライタイムの長短 　切迫尿意の有無 ・尿失禁の直接的観察 　腹圧との関連性 　ドライタイムの有無 ・自覚症状 　尿失禁の自覚の有無 ・他覚的身体所見 　オムツかぶれ・外陰部皮膚炎

❷ 小児の排尿症状

排尿症状は、大きく尿排出の異常、尿保持の異常（尿失禁）に二分される。同一患児、同一疾患で、両者が合併している場合もある。それぞれの具体的症状の項目を表14に示す。実際の診療で、下部尿路障害を疑った場合、これらの症状がないかを順に検討する。

❸ 小児の排尿障害の原因

排尿障害をきたす小児疾患は多岐にわたり、明白な下部尿路先天奇形の一症状である場合から単なる遺尿症の場合までさまざまである。多様性を示す原疾患について、尿排出障害、尿保持障害に分けて、図4に分類した。

❹ 遺尿

排尿機能発達過程の小児にみられる、社会的に望ましくない状況下での正常排尿を指す。尿失禁とは、尿保持の障害の具体的症状である。尿失禁をきたす原因には、大きく機能的障害と器質的病変があり、主として前者には保存的治療（薬物療法・間欠的自己導尿）、後者には手術的治療を必要とするため、鑑別診断が重要である。尿保持の障害と尿排出の障害は表裏一体の関係なので、これらの原因となる機能的障害は多くが重複する。その他の項に含めた小児昼間頻尿症候群 diurnal frequency syndrome in childhood は、幼児期、学童期に後天的に発症し昼間のみの著しい頻尿をきたす疾患で、3週ないし3カ月で自然治癒する特徴をもつ（抗コリン剤が有効）。Giggle incontinence は、軽い笑いに同調して排尿筋の不随意収縮と尿失禁が起こる疾患であり極めて稀ながら小児にもみられ

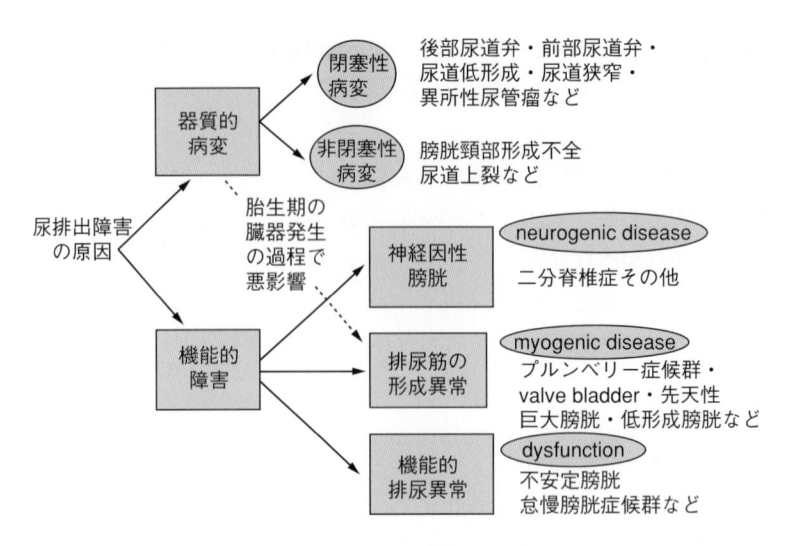

図 4-a．小児の排尿障害の原因

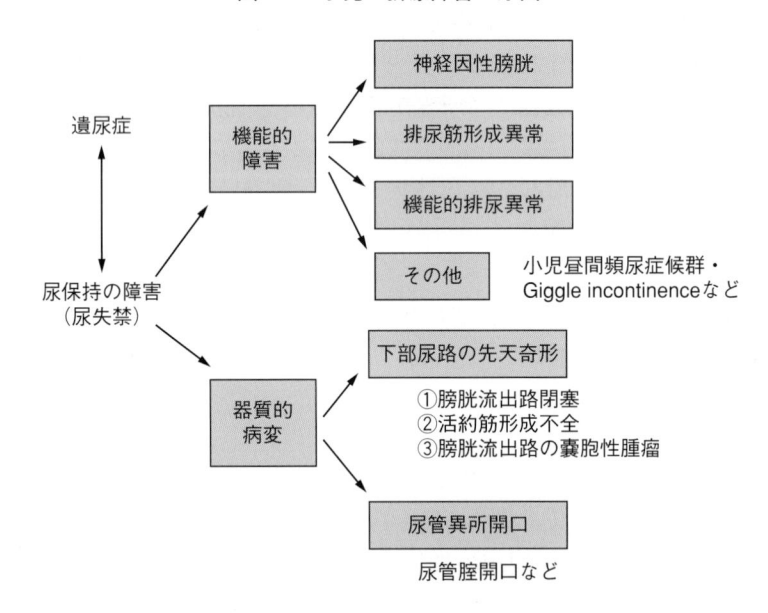

図 4-b．小児の排尿障害の原因

ることがある。

III・小児科医としての対応

❶ 昼間遺尿

　排尿機能発達過程を鑑みれば、就学前の幼児に昼間遺尿を認める頻度は、器質的病変や機能障害による尿失禁を認める頻度よりはるかに高い。したがって、前述した排尿症状の見地から明らかな病的所見がみられなければ、器質的病変や機能障害の存在を否定するために膀胱造影やウロダイナミクス検査を行うことは、多くの遺尿小児に無益な検査侵襲を加えることになる。したがって、除外診断から最終的に昼間遺尿症が疑われる場合は、まず、診断的治療として抗コリン剤の処方（塩酸オキシブチニン 0.2〜0.4 mg/kg　分 3）と定時排尿の指導を行う。但し、対象が 5 歳未満の場合は、単に自

然経過をみた方が望ましいと思われる。社会的な不都合は就学により増大するが、幼稚園、保育園時代には不都合はないと考えられるからである。筆者らは、3〜6カ月を限度に継続し、その後は自然経過を観察するようにしている。

昼間遺尿に併せて夜尿症がみられる場合は、5歳以上10歳前後までは昼間遺尿に対処するに留め、夜尿症は経過観察とする。抗コリン剤は数日以内に効果が発現するが、無効な小児に対しては膀胱造影やウロダイナミクス検査を行う。

❷ 夜尿症

昼間遺尿を併せ持つ場合、積極的に抗コリン剤を開始する。但し、昼間遺尿はごく軽度に下着が濡れる程度のものから、下着を交換しなければならない重症例まで多様なため、問診では軽度のものを見逃さないように注意が必要である。

昼間遺尿のない一次性夜尿症（monosymptomaticな夜尿症）では、筆者らは、対象が小学校3〜4年生以上で、遺尿の自覚と治療意欲をもっている場合に限り、三環系抗うつ剤（イミプラミン1mg/kg）の処方と生活指導を用いて治療している。夕方の排尿我慢訓練も有効といわれている。

イミプラミンは、不眠、活力低下、消化器症状、不整脈（多量のとき）などの副作用に留意しつつ、有効であれば2〜3カ月続けてみる。逆に2週間投与して無効であれば中止する。生活指導は、対象小児の治療意欲や自己認識能力を試しつつ強化することが目的である。これらを受容できない程度の精神発達状況であれば、イミプラミンの処方も含めて積極的な治療は時期尚早とみなし中断するようにしている。その後は、要望があれば半年後以降に再び試行してみる。

> **専門医へのコンサルトの時期**
>
> 超音波検査、膀胱造影を行って、神経因性膀胱や器質的尿道閉塞の疑いがある場合（水腎症、VUR、膀胱肉柱形成）は、専門家（小児を専門とする泌尿器科医）にコンサルトすべきである。

12 停留精巣

はじめに

満期産新生児の3%に認められ、生後6カ月までの時期は自然下降する。1歳児では1%に認められる。未熟児では頻度が上昇する。まず、精巣が触知可能かどうかを慎重に触診する。触知可能の場合はその部位診断が重要である。1回の診察による診断で自信がもてない場合、1カ月後の再診での評価、自宅での両親による評価も重要である。もし停留精巣であれば、生後10カ月以後のなるべく早期に手術（精巣固定術）が推奨される。固定術の時期が遅れるほど、①不妊症発生率、②悪性腫瘍発生率、③精巣捻転発生率、が上昇することが明らかとなっている。しかし、どの程度の年齢まで遅れると、これらの発生率に有意の上昇がみられるのかは必ずしも明確になってはいない。

1・疾患の概要

a. 罹患側

1/3が両側性、2/3が片側性である。

片側性では 70% が右側、30% が左側が患側である。
  b. 精巣触知部位
    腹腔内 8%、鼠径部 72%、外鼠径輪以下 20%。
  c. 触知の可否
    触知可能 80%、非触知 20%。
  d. 長期的合併症
   ⅰ）悪性化：正常精巣男子 10 万人に 1〜2 人の発生がみられるが、停留精巣では 50 倍前後の発生率といわれる。
・停留期間が長期であるほど、発生率上昇。
・停留部位が高位であるほど、発生率上昇（腹腔内停留精巣は、鼠径部停留精巣の 4 倍のリスク）。
   ⅱ）不妊症発生：片側停留精巣で最大 30% 前後、両側停留精巣で 60% 前後、と報告されているが、両側腹腔内精巣の場合は、さらに高い。

Ⅱ・診断のポイント

　幼児では、仰臥位にして、十分暖めた検者の 2、3、4 指を用いて、鼠径部から陰嚢に向かって撫でるように触診する。鼠径管内の精巣はこの方法で発見できる。外鼠径輪以下の精巣は、対側の手の 1、2、3 指をそっと陰嚢に当てがって、両手の指手で挟みうちにするようにして触れることができる。乳児では、cross-legged position をさせると停留精巣の位置がわかりやすいことがある。
  ❶ 精巣の位置診断
  a. 停留精巣の位置診断
・腹腔内 abdominal
・鼠径管内 inguinal
・外鼠径輪より低位で陰嚢上縁より高位 superficial inguinal pouch
・陰嚢内上部（陰嚢内上部にある精巣を suprascrotal testis と呼ぶが、この位置の精巣で動かない精巣は稀であり、用手的に陰嚢内上部に触知できるが、手を離すと簡単に外鼠径輪ないし鼠径管内に上昇してしまうものを gliding testis と呼んでいる）
  b. 遊走精巣（あるいは移動性精巣）retractile testis
　用手的に陰嚢底部に下降でき、手を離しても、しばらくはそこに留まっているもの。年長児では、鼠径部の大腿動脈を圧迫すると、精巣は下降していき、しばらくそこに留まるなら retractile testis としてよい。Retractile testis には、fertility や malignancy の問題はなく、学齢期以降には移動しなくなるが、稀に成長に従って真の停留精巣に変化する場合がみられるので毎年の経過観察が必要である。
  ❷ 精巣のサイズ診断
　陰嚢内になく腹壁皮膚および皮下組織に被われた停留精巣の正確なサイズは触診ではわかりにくいが、正常側の陰嚢内精巣の触診は容易であるので評価しておくべきである。Orchidmeter を用いる。
　正常の精巣サイズは、生直後 1 ml であるが、生後 2 カ月頃まで、テストステロンサージを反映して（母体からのゴナドトロピンの抑制がとれて、LH、FSH が上昇するため）大きくなり最大 2 ml くらいにまでになることがある。その後、1〜2 ml で思春期発来まで推移する。

❸ 非触知精巣の鑑別診断

　一側の精巣を触知できない場合、腹腔内精巣より消滅精巣 vanishing testis である可能性の方が高い。しかし、内鼠径輪近傍に存在し、腹腔内外を出入する peeping testis は、一度の触診チャンスでは触れない可能性があることを留意する。片側例では、対側陰嚢内精巣のサイズの評価が、vanishing testis と abdominal testis の鑑別診断の参考になる。前者では後者と異なり、対側精巣が代償性肥大を示すことが多い。

■ 小児科医としての対応（最初にすべきこと、してはならないこと）

1. 遊走精巣に対する経過観察：遊走精巣と停留精巣（特に gliding testis との）鑑別診断をきちんと行う。
2. 家族に対する疾患概要の説明：停留精巣の診断が明らかな場合、治療を要する理由をわかりやすく説明する。
3. 手術適応の判断：生後6カ月以降の停留精巣は固定術の適応である。
4. 手術が必要な場合の「速やかなる」泌尿器科医・小児外科医への紹介：生後6〜10カ月以降の早期の固定術が勧められる。乳児期を過ぎた年齢では、自然下降して治癒することはあり得ないので、「そのうちに手術になるかも知れない」という説明は不適当である。
5. 両側停留精巣で一側が触知できない場合、内分泌学的負荷試験を行う。

13　包茎

はじめに

　わが国における小児の包茎の臨床的意義は、乳児上部尿路感染、包皮炎、美容心理的問題との関連にある。長期にわたり不衛生に放置された場合は陰茎癌発生との関連があるが、これは成人症例に限定した問題である。保存的治療の要否、手術適応（包皮環状切除）に関して、専門家の間でも多少の意見の食い違いがみられるが、当院での診療方針に基づいて記述する。

Ⅰ・疾患の概要

　乳児期から幼児期にかけて、亀頭表面と包皮内板の間に表皮の落屑が生じることにより、次第に両者の癒着が剥がされていく。この時期には、部分的に落屑表皮が堆積して白色の小塊を形成し、包皮下に透見できることがある（恥垢：放置可能）。3〜4歳頃までには、亀頭表面の大部分の癒着が消失する。しかしながら、小児期の包皮先端狭小部の口径には個人差があり、これに伸展性がある場合は用手的に亀頭を露出することができるが、硬く狭い場合は（狭小輪）、用手的にも亀頭露出は困難である。いずれにせよ、思春期前半頃までは自然な状態で亀頭はその全体が包皮に覆われている。露出した亀頭を男性の生殖活動に必要な身体機能的特徴と理解すれば、同様の合目的的見地から、包茎は生殖活動が不要な時期における亀頭保護の意義をもつ。第二次性徴の時期に突入し、亀頭や陰茎の急速な増大が起こると、包皮の狭小輪は受動的に開大され、亀頭先端が次第に露出されるようになる。思春期後期以降は、最終的に、非勃起時においてさえ亀頭が露出した状態が通常になる。

II・診断のポイント

1. 病歴聴取：再発性包皮炎、上部尿路感染、嵌頓包茎の有無を聴取。
2. 現症の把握：尿線の狭小、バルーニング現象の有無。
3. 診察：包皮輪の狭小程度、伸展性の有無を愛護的に包皮輪を伸展させることにより評価する。

III・手術適応に対する考え方

　用手的に、包皮輪の伸展により亀頭が露出できない場合、以下の条項に相当すれば、手術適応と考えている。当院での基準は一般より手術適応範囲が狭いものと思われる。

1. 再発性包皮炎
2. 著明なバルーニング現象
3. 慢性炎症による包皮輪の瘢痕化
4. 乳児原発性 VUR の抗菌剤不応性尿路感染症例にみられる高度の包茎（外尿道口を露出できない程度）

IV・小児科医としての対応

　生理的包茎の範囲を逸脱する上述の場合のみが治療対象であり、それ以外は、局所の衛生状態を維持する指導を行う。診察にて包皮輪の伸展性を調べるに際しては、決して過剰の外力を加えてはいけない。包皮に亀裂を起こし滲むような出血が生じると、本来の生理的包茎を医原性の病的包茎（将来翻転し難くなる）にしてしまうからである。したがって、自宅での翻転指導は、十分な指導と理解に基づく医師・患者関係でない限り、気軽に導入するべきではない。

14 包皮炎

I・疾患の概要

　主として、包皮の衛生状態が悪化することによって、包皮外板および内板亀頭間に細菌が繁殖し発生する炎症である。不衛生な手指、オムツ内の糞便などが感染源であるが、これだけで炎症が成立するわけではなく、おそらくは、包皮局所の防禦反応の低下が関連しているものと思われる。包皮外板のみの炎症は包皮炎、包皮内板から亀頭表面に炎症が及ぶ場合は亀頭包皮炎である。

　小児科領域で、このような炎症を成立させる明らかな原因には、大きく2つあり、第一は多量の抗がん剤治療による免疫力低下、第二には、包皮局所の問題、すなわち亀頭包皮間癒着の不完全な剥離状況である。

　前者では、嫌気性菌による蜂窩織炎の病態をとり、早期の診断治療を開始しなければ重症化する。後者では幼児期の亀頭包皮間に、乳児期にはみられなかった間隙が生じ、ポケット状のその間隙が細菌繁殖の温床となるものである。

II・診断と治療のポイント

　自覚症状は排尿痛、他覚所見は膿の排出、包皮発赤・腫脹である。治療は基本的には1週間程度の

抗生剤内服による保存的治療であり、外科的処置は不要である。局所の炎症所見が十分消退するのを待ってから、改めて不完全な亀頭包皮間の癒着剝離や包皮環状切除などを行うことがあるが、小児医療の経験を有する泌尿器科医、泌尿器科医療に経験を有する小児外科医に相談する。

III・手術適応に対する考え方

2～3回以上、炎症を繰り返す場合で、外来診療レベルでの亀頭包皮間癒着剝離が困難な場合、全身麻酔下に包茎の手術を行う。

IV・小児科医としての対応

全身状態の良好な小児における亀頭包皮炎は、局所の炎症に対する保存的抗生剤内服にてまず様子をみることができるが、抗がん剤治療中に発生した蜂窩織炎の病態をとる包皮炎に対しては、早期診断と、早期の至適抗生剤（嫌気性菌）の点滴投与が重要である。前者に対する根本的な対処は、小児泌尿器科医に相談すべきである。

15 精巣上体炎と精巣捻転

I・疾患の概要

急性陰囊症は、局所の疼痛を主訴とする救急疾患である。精巣上体炎、精巣捻転、精巣垂・精巣上体垂捻転、精巣炎が含まれる。精巣上体炎は主として幼児期以上の小児に発生し、精巣捻転は主として新生児、早期乳児期と思春期の二峰性に好発する。いずれの疾患も急性陰囊症の鑑別診断として重要である。

精巣上体炎は、上行性あるいは血行性の細菌感染がその原因として考えられる。抗生剤投与による保存的治療が選択されるため、手術治療が選択される精巣捻転との鑑別が非常に重要である。不十分な治療は、精巣上体の線維化、瘢痕化をきたすため、将来の不妊症の危険因子となることを知るべきである。

精巣捻転は、精巣壁側鞘膜と陰囊皮下組織の結合が疎な新生時期、早期乳児期に起こる鞘膜外捻転と、精巣の鞘膜内での可動性、回転性の高い特徴的解剖（bell clapper phenomenon）を有する個人に起こる鞘膜内捻転との2種類がある。鞘膜内捻転は、精巣の急激に増大し始める思春期前期に発生しやすい。血流遮断により、精巣が確実に生存できる時間は6時間以内であり、12時間以上経過すればほぼ全例で壊死に陥る。

II・診断のポイント

表15に精巣捻転との鑑別診断の要点を挙げた。

注意すべきは、稀ならず、精巣捻転の自然解除が起こることであり、救急外来受診時あるいは入院時には、回転が軽度であった捻転はもとに戻って、疼痛はまったく消失し患者はケロリとしていることがある。その際は、予防的精巣固定を行うか、再発時の確定診断をもくろみ、厳重な指導と経過観察を行う。

検体検査所見で特異的なものはない。画像検査では、かつては精巣血流シンチグラフィーが特異的

表15. 精巣捻転との鑑別診断の要点

	精巣捻転症	精巣上体炎
好発年齢	新生児、早期乳児、思春期	特になし
発症機転	突然の疼痛出現、睡眠中、起床時など	徐々に疼痛出現
自覚症状	陰嚢から鼠径部にかけての耐え難い疼痛。乳児は啼泣	疼痛は耐え難いほどでもないことが多い。乳児では不機嫌、発熱など
触診所見	精巣は腫脹とともに挙上。触診に耐え難い痛み。鼠径輪遠位に精索を触知できない	精巣上体と一塊に精巣も主張するが、精巣上体部に強い圧痛があり。鼠径輪遠位に軟らかな精索と容易に触知可能

に診断可能であったが、最近は、より簡便な超音波ドプラー検査がこれに代わって有効である。

III・小児科医としての対応

　腹痛を疑わせる不機嫌な乳児の診察の場合、急性陰嚢症の可能性を見落とさないことである。必ずオムツの中の陰嚢内容をチェックする。精巣捻転であれ、精巣上体炎であれ、触診にて疼痛が著しく増強するので、オムツをはずし触診すれば診断を見落とすことはない。

　精巣捻転の可能性が否定できないと感じたら、早期に泌尿器科医、小児外科医に相談する。発症より6時間以上経過すると、血流の遮断された精巣は救命できない可能性が生じるので、早期手術が重要である。また、一過性の捻転・自然解除が反復する経過の症例もあり、精巣捻転の病像は多様である。疑わしい場合は、確定診断のための手術を躊躇すべきではない。

（中井秀郎）

V 内分泌・代謝疾患

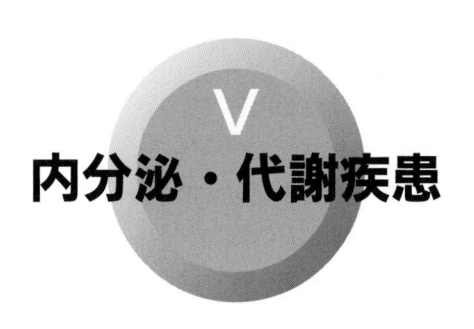

1 外性器異常 「性分化異常」(161頁) 参照

2 低身長児の診かた―GH欠損症を中心として

はじめに

　低身長を主訴として外来を訪れる患児の原因は多岐にわたる。身長の評価には絶対値よりもむしろ身長増加率の変化が重要である。また、身長以外の臨床情報に加え、検査結果も考慮し、これらを総合的に検討することが大切である。低身長児の診断に必要な低身長の定義、評価の方法、原因、問診・診察のポイントについて概説した。

Ⅰ・低身長の定義

　低身長の明確な定義はない。多くの場合、当該年齢健常小児の平均身長の−2 standard deviation(SD)以下、または3rd percentile以下を低身長としているが、人為的に定めたものである。臨床的に意味のある、言葉を替えれば一般的に検査が必要な低身長は、身長SD値が−2.5 SD以下または身長増加率SD値が−1.5 SD以下とわれわれは考えている。

Ⅱ・低身長の評価

　病的な低身長であるのかを判断するうえで、身長と身長増加率を年齢ごとのSD値を用いて評価するが、身長増加率のSD値が最も重要である。成長曲線上、身長増加率の低下を認める場合には、身長の絶対値が正常範囲内であってもなんらかの異常の存在を疑うべきである。前述のとおり身長増加率のSD値が−1.5 SD以下を基準としているが、実際には成長曲線上での見た目で判断している。身長を日常臨床で正確に評価することは必ずしもやさしくないので、少なくとも半年以上の間隔から計算された時期の違う2回の身長増加率を評価に用いるようにわれわれはしている。原則的に、低身長をきたす疾患の合併する病的状態では身長増加率が低下するが、例外として例えば成長ホルモン欠損症の発症初期、ターナー症候群の乳児期、幼児早期は身長増加率の低下を認めず、後年経過とともに身長増加率は低下する。逆に、思春期遅発症ではスパートの時期が遅れるため、平均的なスパート時期が示された成長曲線上から離れ一見身長増加率の低下があるようにみえる(図1)。

Ⅲ・低身長の分類

　低身長はいくつかの観点から分類可能であるが、ここでは臨床的に有用であると思われる成長曲線のパターンによる分類を述べる。

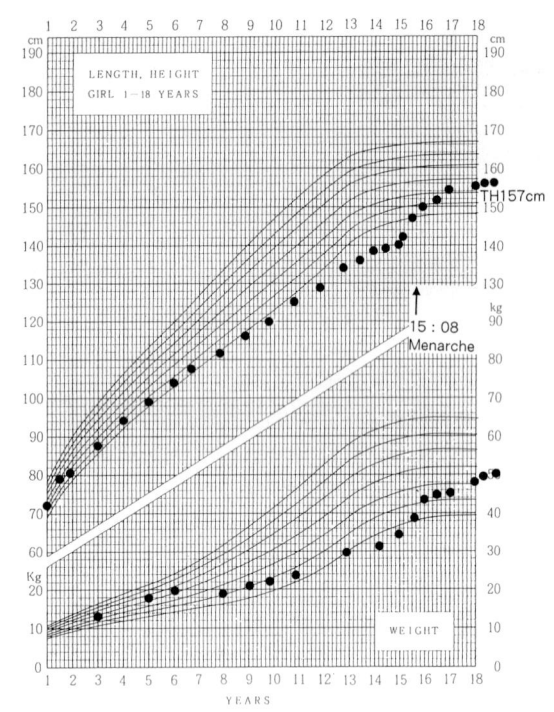

図1. 思春期遅発症

表1. 成長曲線

1. 思春期遅発症
2. 家族性低身長
3. 脳腫瘍（Germinoma）
4. 愛情遮断症候群
5. MRIにおいてinvisible stalk
6. GH-I gene異常症
7. 甲状腺機能低下症（橋本病）
8. ターナー症候群

❶ 成長曲線による分類（表1）

　成長曲線を作成することにより、ある程度原因疾患を鑑別することが可能である。以下に典型的な成長曲線のパターンと疾患の関係について述べる。一般的には乳児期・思春期以外の時期において（前述）、成長曲線がパーセンタイル曲線上、2本以上、下方にはずれたときに病的意義ありと考える。成長曲線の下方へのシフトを伴わず、−2 SD ライン上を沿う病的な低身長もあるが稀である。例えば、前述の成長ホルモン欠損症、ターナー症候群の例に加え、X 染色体上の SHOX 遺伝子を含む領域の欠失の場合、前思春期では−2 SD 上を沿う低身長を示すことが知られている。

　外来で診る低身長児の成長曲線は、大きく4つのパターン（a、b、c、d）に分けることができる。a、b は病的な意味のない低身長、c、d は病的な低身長である。外来に低身長を主訴として来院する児において最も頻度が高い、a）家族性低身長と、b）思春期遅発症（constitutional delay of growth and adolescence；CDGA）は通常は治療を要しない。a、b は都立清瀬小児病院の内分泌外来を受診する低身長児の 70〜80％ 以上を占める。いずれも骨年齢あたりの身長増加率が保たれている。一方、骨年齢相当の身長増加率が低下する、c）初期には成長は保たれるが、ある時期以降身長増加率の低下が始まり、進行するもの、d）出生時より低身長で、さらに徐々に身長増加率が低下するもの、は病的であり、診断のためにさらに精査が必要である。以下に各々の成長曲線と臨床的特徴について述べる。

a. 家族性低身長

　身長 SD 値は低いが、target height のラインに沿って成長する。身長増加率が保たれること、骨年齢* が大きく遅れないこと、予測最終身長が target range 内におさまることより診断可能である。

*：実地臨床での簡単な読み方（清瀬方式）　第3・5指節骨骨端核（C）と橈骨骨端核（R）のみ注目し、GP アトラスのどの年齢に最も近いかを判断し「C；10〜11歳、R；10歳」のように記載する。

b. 思春期遅発症（CDGA）（図1）

乳児期には成長の異常を認めないが幼児期の終わり頃までに身長、体重が低下する。その後学童期中盤まで、低身長ではあるが正常の身長増加率を保つ。13〜14歳以降からスパートが起こり、最終的には target height に近い身長に到達する。思春期前では骨年齢は暦年齢*に比して遅延する。スパートの時期が遅れるため、思春期に暦年齢あたりの身長増加率は低下するが、骨年齢あたりの身長増加率は保たれている。両親および兄弟の思春期も遅いことが多く、家族歴の聴取が診断に有用である。なお、実地臨床では a,b の組み合わされたもの、すなわち両親の身長が低く、骨年齢*も遅れている症例も多い。

c. 脳腫瘍、低栄養、愛情遮断症候群

ステロイドを長期に投与されたもの、後天性甲状腺機能低下症（成長曲線7）など 後天的な原因による低身長では、発症後から身長増加率が低下する。そのほか、分娩異常を伴い MRI 異常を認める下垂体機能低下症（Invisible stalk syndrome —長谷川の造語[1]）では障害発生後1〜3年後から（成長曲線5）、遺伝子異常（PIT-1 gene 異常症、GH-1 gene 異常症など）に基づく成長ホルモン欠損症（成長曲線6）では生後3〜6カ月頃から各々身長増加率の低下が始まる。Invisible stalk syndrome、遺伝子異常に基づく成長ホルモン欠損症において、発症早期には身長増加率が保たれるのは、前者は GH 分泌が徐々に障害されるため、後者は生後3〜6カ月までの期間の成長が GH 非依存性であるためと考えられる。

原因のはっきりしない特発性成長ホルモン欠損症でも一般に生下時体重、身長は正常であり、乳幼児以降に身長増加率が低下する。また性腺機能低下症では、思春期に性ホルモンによるスパートがおきない。

d. 染色体異常、先天代謝異常、胎内感染、母体の薬物使用、骨系統疾患

低出生体重児などの先天異常があるものは、出生時から小さく、徐々に正常な成長曲線から離れていくパターンをとる。

IV・低身長をきたす疾患の問診・診察のポイント

成長歴、家族歴、既往歴といった病歴の中では、成長曲線をできる限り詳細に作成することが最も重要である。

❶ 成長歴

ⅰ）出生時身長、体重、在胎週数：IUGR では通常2歳までに身長が catch up するが、10%程度は catch up できず、低身長となることがある。

ⅱ）成長曲線：身長増加率の低下が最も重要であるため、母子手帳、幼稚園や学校の身長、体重の記録をできる限り多数、集めてもらうことが重要である。

❷ 家族歴

家族歴では家族の身長、家族の思春期発来時期が重要である。両親の身長は target height を求めるうえで重要である。また、家族性の低身長では、兄弟の身長を知ることも重要である。また、子どもの思春期発来時期は、両親の思春期発来時期と同様の傾向があることは、CDGA と診断する際に重要となる。実際の外来ではわれわれは、母には初潮の時期、父には身長が最も伸びた時期を聞いている。

❸ 既往歴

分娩異常（骨盤位、仮死など）、新生児期低血糖、遷延性黄疸、micropenis の存在は、周産期に異常を伴う Invisible stalk syndrome を疑わせる。

❹ 現症

プロポーション（四肢の長さ、arm span、頭囲など）、小奇形、思春期タンナーステージ（乳房、睾丸、恥毛、腋毛）などの診察が必要である。ターナー症候群では内反肘や low hair line、webbed neck などを認める。Achondoroplasia では四肢の短縮を認める。思春期遅発症、性腺機能低下症の診断には思春期タンナーステージが重要である。

V・診断のプロセスからみた低身長児の分類（図2）

低身長児の診断の過程を図2にフローチャートとした。以下、専門医師への紹介のポイントを含め

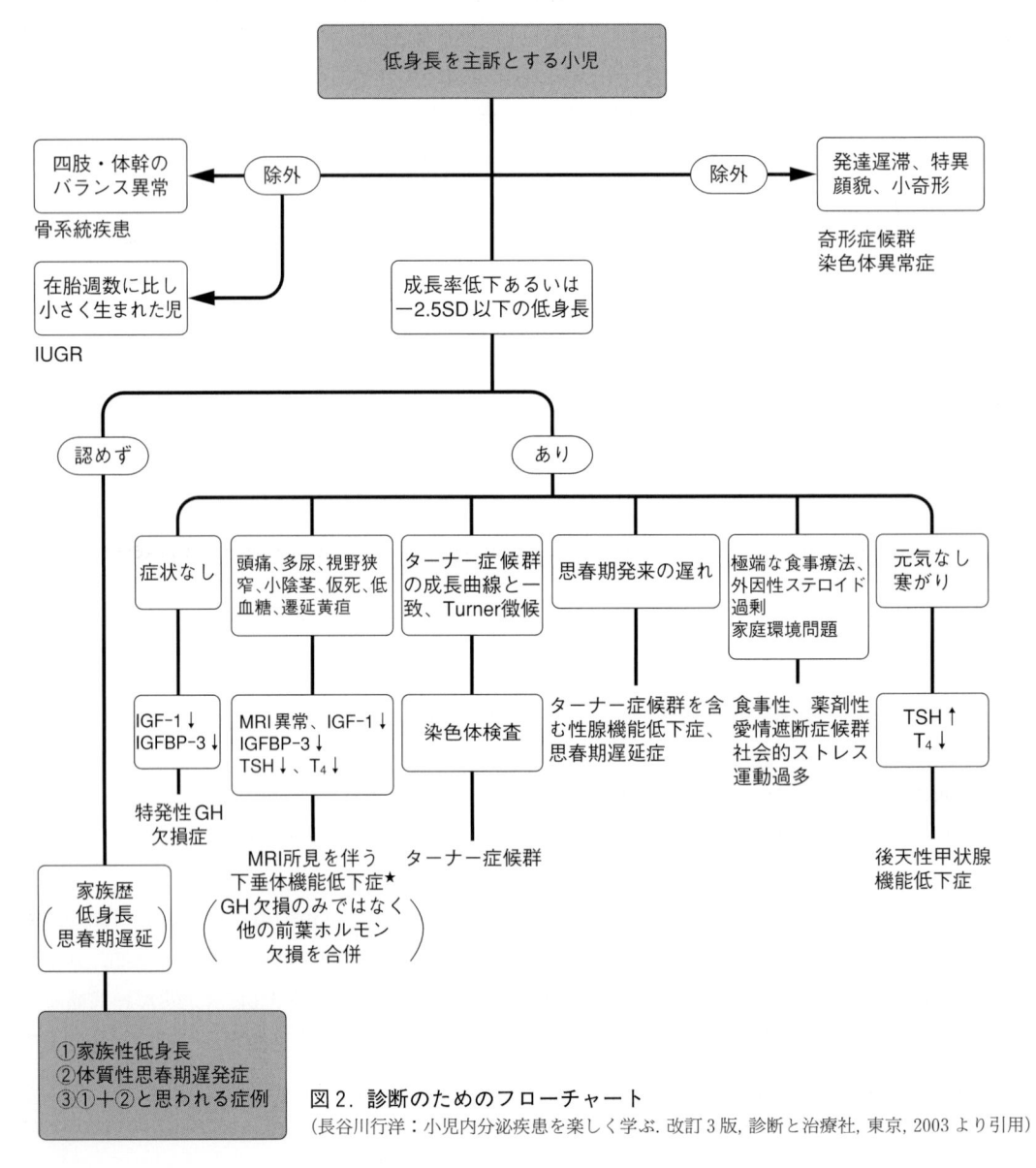

図2. 診断のためのフローチャート
（長谷川行洋：小児内分泌疾患を楽しく学ぶ. 改訂3版, 診断と治療社, 東京, 2003 より引用）

て概説した。

　在胎週数に比し小さく出生した児、奇形症候群、染色体異常、骨系統疾患については疑うことは難しくない。より詳細は奇形症候群、染色体異常、骨系統疾患の診断では、参考にすべき日本語の良書があるが［骨系統疾患X線アトラス（医学書院）、新先天奇形症候群アトラス（南光堂）が代表］、より症例を経験している先生の助けを借りることもできる。開業医の先生方はこうした疾患の診断の際には、専門病院への紹介が必要となる。先天性心疾患に代表される慢性疾患の合併がある場合は、低身長（および多くの場合に合併する体重増加不良）は合併疾患の影響である可能性が高い。

　低身長児の中で身長増加率が低下していない症例のほとんど、おそらく外来で低身長を主訴に来院する患者の80〜90％以上は家族性低身長、思春期遅発症、およびその2つの合併した状態と思われる。家族歴（低身長、思春期発達遅滞）があり、血中IGF-I、IGFBP-3値（両者とも保険適応あり）が正常値を示す場合は、先の2つ、あるいはその合併した状態をまず考えてよい。原則的にこうした患児は治療対象とはならないが、こうした診断名としてみている患児の中には、あとになり下垂体機能低下症（GH欠損症を含む）、GH（単独）欠損症、後天性甲状腺機能低下症、ターナー症候群、性腺機能低下症などと診断できる症例が稀に混在する。経過とともに身長増加率が低下してくる場合は、こうした診断名を考え、専門医師に紹介することが必要となる。

　GH欠損症、後天性甲状腺機能低下症、ターナー症候群の典型例では、身長増加率の低下に伴い、各々に特徴的な症状、検査所見があり、診断は困難ではないが、検査の特殊性、治療の特殊性を考えると専門医師での最終的診断、治療が望ましい。さらに、診断・治療が容易でない症例も少なくない。

　最近、比較的みる頻度が増えているものとして、アレルギーのための食事制限に関連した低身長、愛情遮断症候群（肉体的虐待、不適切な養育態度など）、社会的ストレスと関連した低身長（過度の中学受験勉強、過度のスポーツトレーニング）などがある。こうしたものでは複数科での治療がされたり、本人の生活あるいは両親の養育の方針変更が必要になり心理、福祉などとも協力した治療が必要になることもあるため、小児内分泌専門医師を含む多くの医療従事者が勤務している病院での治療が望ましい。

　治療が必要となる内分泌疾患の中では、下垂体機能低下症、GH欠損症、ターナー症候群の頻度が高い。下垂体機能低下症、GH欠損症を合わせて5,000人に1人以下、ターナー症候群が女性2,000人に1人と推定されている。

（長谷川行洋）

Ｖ　内分泌・代謝疾患

【参考文献】

1) 長谷川行洋：小児内分泌疾患を楽しく学ぶ. 第3版, 診断と治療社, 東京, 2003.
2) Robert DN：Growth and development；Nelson Textbook of Pediatrics 15th ed, Saunders, Philadelphia, pp 30-72, 1996.
3) 緒方　勤, 松尾宣武, 玉井伸哉, ほか：日本人のtarget heightおよびtarget rangeについて. 第1編, target heightおよびtarget rangeの設定, 日児誌 94：1535-1540, 1990.
4) Kaplan SA：Growth and growth hormone. Clinical pediatric endocrinology. Kaplan SA, Saunders WB（eds）, 1990.
5) Blizzrd RM：Pediatric Endocrinology 87, 1985.
6) Hasegawa Y, Hasegawa T, Tsuchiya Y：Clinical utility of total Insulin-like growth factor-I and Insulin-like growth factor binding protein-3 measurements in the evaluation of short children. Clin Pediatr Endocrinol 4(2)：103-113, 1995.
7) Rosenfeld RG, Albertsson-Wikland K, Cassorla F, et al：Diagnostic controversy；the diagnoses of childhood growth hormone deficiency revisited. J Clin Endocrinol Metab 80：1532-1540, 1995.
8) Williams RH, Wilson JD, Foster DW, et al：Williams textbook of endocrinology. 9 th ed, Saunders, Philadelphia, 1998.

3 下垂体機能低下症

I・疾患の概要

　下垂体機能低下症では下垂体ホルモンの欠乏によってさまざまな症状が出現する(各ホルモンの欠乏については他項を参照)。小児期において重要な下垂体ホルモンおよびその欠乏で生じる疾患を表2に示す。

　小児期に汎下垂体機能低下症を呈する代表的な原因は①MRI上、Invisible stalkを認める疾患(Invisible stalk syndrome)、②脳腫瘍である。

　Invisible stalk syndromeは下垂体茎を認めず典型的には偽後葉を認めるMRI所見を呈する下垂体機能低下症である。胎生期または周産期の障害により生じるため新生児期に低血糖、遷延性黄疸を伴うことが多い。障害発生から1〜3年後より成長障害を認める。それ以外の前葉ホルモン(TSH、ACTH、LH、FSH)も低下することが多い。

　一方、脳腫瘍は小児期では主に小・中学生に発症し、徐々に症状が出現するため初期には気づかれにくいため注意が必要である。脳腫瘍に対する治療後(特に放射線治療後)ではほとんどすべての症例で最終的にGHに加え複数のホルモン欠損が生じる。前葉ホルモンの中では、GHがはじめに欠損し、その他のホルモンが遅れて欠損してくることが多い。

表2．下垂体ホルモンおよびその欠乏で生じる疾患

ホルモンの種類		欠乏で生じる疾患
下垂体前葉	GH	成長ホルモン分泌不全症
	TSH	甲状腺機能低下症
	ACTH	副腎皮質機能低下症
	LH、FSH	性腺機能低下症
下垂体後葉	AVP	中枢性尿崩症

II・診断のポイント

❶ Invisible stalk syndrome

a. 主訴

　生後1〜3歳以降の低身長(重症例では改善しにくい低血糖、小陰茎、体重増加不良などで新生児期に気づかれることもある)。

b. 問診、診察のポイント

　ⅰ)新生児期のエピソード：骨盤位分娩、仮死、低血糖、黄疸の遷延(あるいは乳児肝炎様閉塞性黄疸)、小陰茎

　ⅱ)成長曲線(図3)

　ⅲ)完全型GH分泌不全の場合には前額部の突出と鼻根部の平坦化など特徴的な顔貌を呈する。

c. 検査

　ⅰ)血液検査：IGF-I、IGFBP$_3$、FT$_4$、TSHなど。IGF-I、IGFBP$_3$低値の場合にはGH分泌不全を強く疑う。FT$_4$が低値の場合、または周産期歴より本症が疑わしいときは下垂体前葉ホルモン全般に関する負荷試験も行う。

　ⅱ)画像：骨年齢の確認。

　　頭部MRI→下垂体茎の異常(みえない・または細い)、下垂体の異常(前葉がない・または小さい、後葉の位置が異常である)。

成長曲線-1　　　　　　　　　　　　　　　成長曲線-2

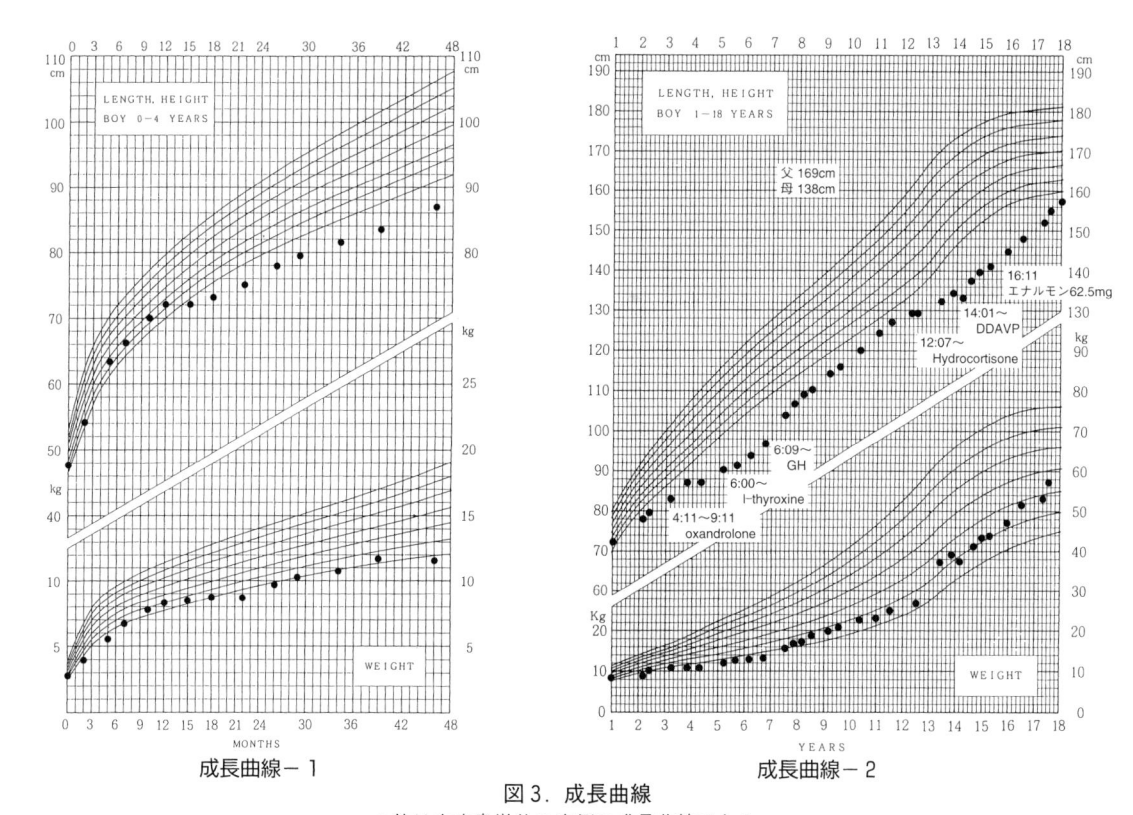

図3．成長曲線
2枚は本疾患単位の症例の成長曲線である．
(長谷川行洋：小児内分泌疾患を楽しく学ぶ．第3版，診断と治療社，東京，2003より引用)

❷ 脳腫瘍

a. 主訴

成長率の低下、多飲多尿、視野狭窄のいずれか1つでも認める場合、必ず脳腫瘍を鑑別診断する。絶対的な低身長ではないため、成長率の低下は成長曲線をつけないと確認できない。

b. 問診

上記主訴のほかに頭痛、嘔吐、易疲労感などの有無を確認する。明らかな症状を呈していない場合もある。

c. 検査

ⅰ) 血液検査：invisible stalk syndrome の場合と同様。

ⅱ) 画像検査：頭部CTまたはMRI。多飲多尿のみが臨床症状である場合には1回目のMRIで異常がみつからず、1～3カ月後のMRIで脳腫瘍が遅れてみつかる場合がある。

Ⅲ・治療のポイント

下垂体機能低下によって体内で不足しているホルモン(GH、甲状腺ホルモン、副腎皮質ホルモン、性腺ホルモン、ADHなど)の補充を行う。内分泌専門医のもとで治療することが望ましい。

❶ GH 注射

Invisible stalk syndrome の児に対してはGH分泌不全症が確定した時点で成長率の低下が認められない乳児早期から成長ホルモン治療を開始する(0.175 mg/kg/週)。脳腫瘍の患児では、治療が終了し児の状態が安定していることを確認して Invisible stalk syndrome と同様の治療を行う。

脳腫瘍の治療後しばらくは検査上GH分泌不全を認めても成長率が保たれることがある。

❷ 甲状腺ホルモン（l-サイロキシン）

汎下垂体機能低下症では甲状腺ホルモンが低い場合には副腎不全の合併がマスクされていることがある。治療開始する際には副腎皮質ホルモンをあらかじめ補充するか、または入院で慎重に治療を開始することが望ましい。いずれにしてもl-サイロキシン服薬後1～2週以内に副腎機能の再評価を要する。l-サイロキシンの投与量はT$_4$（FT$_4$）の正常化を目標にする。

❸ 副腎皮質ホルモン（ハイドロコーチゾン）

副腎皮質機能低下症の程度はコルチゾールの頂値を用いて診断を行うことがより望ましい。各種負荷試験で20μg/dlを下回る場合には副腎皮質機能低下を考える。治療量は通常5～10 mg/m^2/日と少ないが個人差があり、肥満や成長率に注意を払いながら用いる必要がある。さらにストレス時には3倍量内服では十分量とはなり得ないため別処方で60～100 mg/m^2/日準備する必要がある。

またInvisible stalk syndrome、脳腫瘍の症例では副腎皮質機能低下が10年以上かけて徐々に進行する場合もあるため、注意を要する。

❹ 性腺ホルモン（テストステロン、エストロゲン）

LHRH分泌不全を合併している場合、思春期年齢になっても二次性徴が発来しないため、性ホルモンの補充も必要となる。一般的には男児ではエナルモン注射、女児ではエストロゲン、プロゲステロン製剤内服を行う（詳細は別書を参考にされたい）。妊孕性を考慮した場合、成人年齢以降はhCG、FSH皮下注射を考慮する。

❺ AVP分泌不全[デスモプレシン（l-desamino, 8-D-arginine-vasopressin）]

Invisible stalk syndromeの一部に部分的な尿崩症の合併が知られている。脳腫瘍で合併する尿崩症の多くは完全型である。副腎皮質機能低下を伴っているときには副腎皮質ホルモン補充後に症状がより顕性化する場合がある。

〔高橋郁子、長谷川行洋〕

4 尿崩症

I・尿濃縮のメカニズム

正常な尿濃縮が起きるためにはバソプレシン-バソプレシン-2受容体-アクアポリン-2系が正常に働くことと腎髄質が高浸透圧（成人では最大で1,000～1,200 mosm/kg）に維持されることが必要である。下垂体後葉から分泌されるバソプレシン（以下＝AVP）は腎集合管に存在するバソプレシン-2受容体に作用し水チャネルであるアクアポリン-2を開口させる。この管腔側の水チャネルの開口により、管腔と髄質との濃度勾配に応じて水が受動的に管腔側から血管側に移動し、尿濃縮が生じる。

II・尿崩症とは

尿崩症（diabetes insipidus；DI）とは上記の尿濃縮メカニズムの障害により腎から自由水を喪失し、多尿をきたす疾患である。ここでは特にバソプレシン-バソプレシン-2受容体-アクアポリン-2系の障害による疾患について言及する。

III・分類

バソプレシン-バソプレシン-2受容体-アクアポリン-2系の障害は以下の2つに分類され治療法が異なる。
　①下垂体後葉からのAVP分泌障害：中枢性尿崩症（CDI）と呼ばれる。
　②腎でのAVP作用不全：腎性尿崩症（NDI）と呼ばれる。バソプレシン-2受容体異常症、アクアポリン-2異常症が知られている。

IV・症状

渇感が正常である場合には多尿によって生ずる多飲、特に夜間の排尿飲水が特徴的である。渇感が正常ではない場合、新生児、意識障害などのため自発的な飲水ができない場合は高ナトリウム血症、高張性脱水が重症化し、それに伴う症状がでる。先天性尿崩症、特に先天性腎性尿崩症では新生児期に症状を呈することが多い。高ナトリウム血症が持続する場合は発達遅滞を生ずる。

V・維持治療

急性期の治療は「多尿」（167頁）を参照のこと。ここでは慢性期の治療のみ記述する。

❶ CDI

AVP補充により多尿は改善し、尿量は正常域まで減量できる。AVPの補充はデスモプレシン（DDAVP）点鼻が一般的である。

DDAVP点鼻（1 mℓ＝100μg）の量は乳児：0.005～0.025 mℓ（0.5～2.5μg）、幼児・学童：0.01～0.05 mℓ（1～5μg）である。点鼻後1時間から尿量減少が起こり、効果消失とともに尿量が増加し、渇感が出現する。投与量を増量すると、最大の尿濃縮効果は変わらず作用時間が延長する。

チューブに薬液を充填し鼻腔に吹き込む。強く吹き込むと薬液が咽頭にたれ込み効果が減弱する。チューブの目盛は0.05 mℓずつ最大0.2 mℓである。投与量が0.025 mℓ以下の場合は生食水で希釈し使用する。希釈した液は4℃で1カ月安定といわれている。

初めは少なめの量で1日1回から開始し、必要であれば1日2回にしていく。1回目の点鼻の効果が切れる時間は尿量の増加、渇感の出現により判断する。2回目の点鼻は前の点鼻の効果が切れたことを確認して使用する。点鼻の過剰投与、点鼻中の過剰水分摂取は水中毒による低ナトリウム血症を招くので注意が必要である。渇感が表現できない乳幼児では、点鼻導入時、量の変更時には飲水量、オムツ計測による尿量測定を行い、in outの評価をすべきである。

❷ NDI

NDIは根本的な治療がないため、CDIの治療よりも困難である。治療によっても尿量は20～30%しか減らすことができない。治療の目標は、①尿量をできるだけ減少させること、②尿中に失われた自由水を補給すること、③二次的な腎尿路系の異常を起こさないこと、である。

　a. 尿量を減少させる治療

　　ⅰ）減塩：ナトリウム1 meq/kg/日。浸透圧負荷を減らすことで尿量を減量する。

　　ⅱ）サイアザイド：2～4 mg/kg/日を分2～3。遠位尿細管のナトリウム輸送を阻害し、体液量を減少させ軽度（2～3%）の脱水状態にする。近位尿細管でのナトリウム、水吸収が亢進し、AVPの作用する集合管に到達する水分を減らすことで尿量が減少する。塩分制限と併用するとさらに効果がある。低カリウム血症が起こった場合KCL製剤の補充を行う。

ⅲ）非ステロイド系抗炎症薬(NSAIDs)：インドメタシン 2 mg/kg/日　分 1～3。
　　ⅳ）カリウム保持性利尿剤：スピロノラクトン 1～3 mg/kg/日　分 2～3。
　b. 尿に喪失する自由水の補給
　　口渇を訴えられる年齢では、食事のほか、我慢させず自由に飲水させることで自由水を補給する。乳児では保育者が 1 日必要量を定期的に飲水させ、必要なら経管投与をさせる必要がある。必要水分量は尿量、体重増加、ナトリウム濃度を評価しながら判断する。乳児では体重あたり必要なカロリーを低ナトリウムミルクで投与し、残りの自由水喪失分を白湯、麦茶などのナトリウムを含まない水分で補う。いかなる年齢でも胃腸炎などで水分摂取が十分にできないときには医療機関に早めに連絡するように指導すべきである。
　c. 腎尿路系の異常を起こさないために
　　尿を我慢せず 2～3 時間ごとの頻回排尿を心がける必要がある。排尿を我慢し膀胱に多量の尿が貯留することで尿路の拡張をきたすことがあり、稀ではあるが、腎不全になる症例も存在する。定期的な超音波検査で尿路の拡張、膀胱肉柱の有無を評価する。尿路の拡張がある場合は泌尿器科と相談し膀胱内圧の評価をすべきである。

〈樋口麻子、長谷川行洋〉

5　中枢性思春期早発症

Ⅰ・疾患の概要

　別名「性腺刺激ホルモン依存性思春期早発症」とも呼ばれる。前思春期に休止状態にあった視床下部－下垂体－性腺系が、一般集団に比し"有意に"早期に再活性化されるために起こる性的早熟状態を指す。どのくらいを"有意"と解釈するかに関する科学的根拠はない。慣習的に、対照集団の平均値－2 SD から－3.5 SD よりも早期に思春期徴候が出現した場合を"有意"と解釈されることが多い。現在日本では、1984 年に改訂された厚生省特定疾患・間脳下垂体機能障害調査研究班による診断基準（男子：精巣容量 3 ml 以上 9 歳、恥毛出現 10 歳、声変わり 11 歳、女子：乳房発達開始 7 歳、恥毛出現 8 歳、初経発来 9 歳）が用いられている[1]。最近の日本人の早熟傾向を考えると、診断基準の改定が必要と思われる。

Ⅱ・診断のポイント

　①単一の思春期徴候がみられるのみか、複数の思春期徴候が既にみられるか、②複数の思春期徴候がみられるときには、それらの出現パターン、③患児の性別および頭痛・複視などの症状の有無に気をつける。単一の思春期徴候のみの場合には、normal variant（早発乳房、早発恥毛など）との鑑別を要するが、複数の思春期徴候がみられる場合には、真の思春期早発症である可能性が高い。思春期徴候が、正常の思春期と同じパターン（すなわち、男子では 1. 精巣容量増大、2. 恥毛出現、3. 声変わり、女子では 1. 乳房発育、2. 恥毛出現、3. 初経出現の順）で進行しない場合には、中枢性思春期早発症以外の思春期早発症が示唆される。1984 年の厚生省調査成績によると、日本における中枢性思春期早発症の男女比は 1：2 で、女子の 96% が特発性および過誤腫などの非腫瘍性病変に起因しており、男子の 57% がなんらかの脳腫瘍に起因していた[2]。中枢性思春期早発症全体からみると、脳腫

瘍が原因である症例の頻度はさほど多くないが、男子の場合や頭痛や複視を伴っている場合には、早急に頭部の画像診断を行う必要がある。

III・治療のポイント

ゴナドトロピンアナログが有効である。多くの小児内分泌専門医は、その投与量、投与期間を必要最小限に限定することを推奨している。

【参考文献】
1) 厚生省特定疾患・間脳下垂体機能障害調査研究班：中枢性性早熟症(思春期早発症)診断の手引き(昭和58年度改訂). 昭和58年度総括研究事業報告書, pp 25-27, 1984.
2) 日比逸郎：性早熟症の診断基準. 小児科診療, 54；447-453, 1991.

6 女性化乳房

I・疾患の概要

男性の乳腺組織が女性のように発達する現象をいう。主として、新生児期、思春期、老年期の正常男性に normal variant として認められるが、男性ホルモン作用低下の1症状として、または薬剤の副作用として出現することもある。ここでは、正常男性の思春期の女性化乳房に限定して話を進める。女性ホルモンに対する男性ホルモンのバランスが低下することに起因すると推測されているが、詳しいメカニズムは不明である。女性化乳房の多くは一過性で、成長とともに徐々に消失する。しかし、稀に女性と見間違うほど発達する症例も存在する。

II・診断のポイント

①脂肪性乳房腫大か真の女性化乳房か、②男性ホルモン作用不足や女性化乳房を起こすことが知られている薬剤を使用していないか、に気をつける。高度の肥満児においては、胸部に皮下脂肪が蓄積し、一見乳房が発達しているかにみえる症例が存在する。このような症例においては、乳輪下部の乳腺組織は、乳房の発達に比し通常未発達である。一方、真の女性化乳房では、乳輪下に発達した乳腺組織が「しこり」として触知される。

Klinefelter症候群などの男性性腺機能低下症患者において、女性化乳房がみられることがある。また、ゴナドトロピン、エストロゲン、抗アンドロゲン剤(ケトコナゾール、シプロテロン、フルタミド)、カルシウムチャネルブロッカー、ACEインヒビター、降圧剤(レセルピン、メチルドパ)、ジギタリス、ドパミン阻害剤(フェノチアジン、メトクロプラミド、ドンペリドン)、三環系抗うつ剤、抗けいれん剤(ジアゼパム、フェニトイン)、抗結核剤(イソニアジド、エチオナミド)、シメチジン、スピロノラクトン、ペニシラミン、テオフィリンのような薬剤を連用している患者に女性化乳房がみられることがある。

III・治療のポイント

normal variant としての女性化乳房には、通常治療の必要はない。但し、乳房が女子のように大きくなったことを精神的に気にするあまり、体育に参加できなくなったり、不登校になったりするような場合には、治療の適応となり得る。現在、最も有効な治療方法は、外科的乳腺切除術である。

（安蔵　慎）

【参考文献】
1) Glass AR：Gynecomastia. Endocrinology and metabolism clinics of north America 23：825-837, 1994.

7　21 水酸化酵素欠損症（CYP 21 A 2 欠損症）

はじめに

本症は新生児マススクリーニングの対象疾患となった後は、ほとんどの症例が早期発見され安全に治療を開始されるようになっている。しかし一部にはマススクリーニング検査結果が判明する前にショックを呈する重症例や、女児では外性器異常（男性化）で紹介される場合もあり迅速な対応が必要となる疾患である。

I・病態

21 水酸化酵素欠損により副腎での糖質コルチコイド、鉱質コルチコイドの合成が行われず副腎不全症状を呈する。責任遺伝子は CYP 21 A 2 であり、残存酵素活性の程度によって臨床症状に差が生じる。臨床像の違いにより古典型は塩類喪失型（残存酵素活性の少ない重症型）と単純男性化型（残存酵素活性の多い軽症型）に分類されているが、現在は早期発見されるようになったため定義が難しくなっている。21 水酸化酵素欠損によってアルドステロン不足による塩類喪失傾向、コルチゾール不足によるショックおよび下垂体からの ACTH 過剰による色素沈着、過剰な男性ホルモン産生による男性化傾向が生じる。

II・診察のポイント

糖質コルチコイド不足による症状は哺乳力低下、体重増加不良、嘔吐、不機嫌などの not doing well である。重症例での脱水、ショックなどの塩類喪失症状は早ければ生後 2～3 週までに生じる。

ACTH 過剰によって皮膚（特に外性器、腋下、乳輪など）や口腔粘膜に色素沈着がみられる。女児では電解質異常がまだ生じていない時期には外性器男性化（陰核肥大・陰唇癒合・共通泌尿生殖洞）がきっかけでみつかる。

III・検査のポイント（図 4）

・17 α-hydroxyprogesterone（17 OHP）高値：21 水酸化酵素の基質であり診断的価値が最も高い。
・21-deoxycortisol（21 DOF）高値：17 OHP が 21 水酸化を受けずに 11 β 水酸化を受けてできる。
・尿中 pregnantriol（PT）高値：17 OHP の尿中代謝産物。
・尿中 pregnanetriolone（PTL）高値：21 DOF の尿中代謝産物。

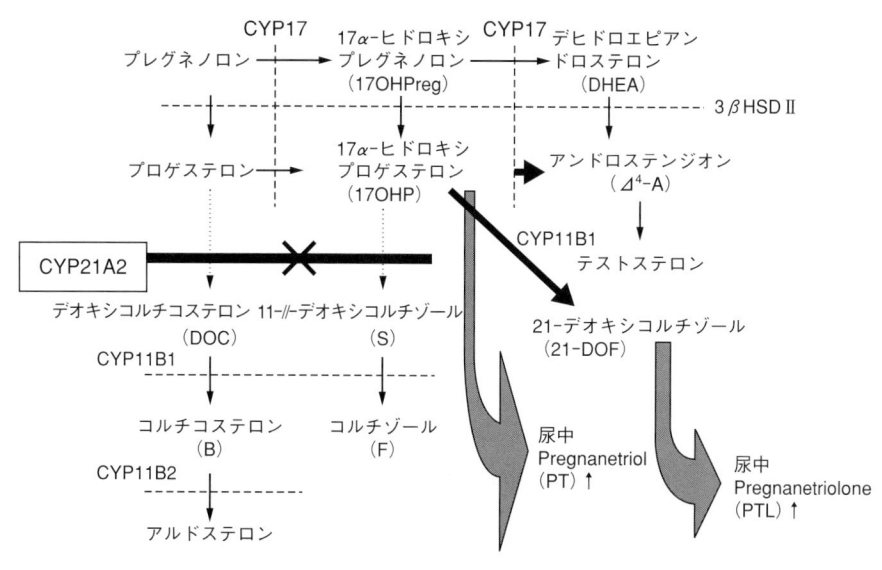

図4. 検査のポイント

- testosterone(T)高値：Δ^4-A が 17-ketoreductase の作用を受けてできるが男児ではもともと高値のため注意。
- ACTH 高値：極めて症例間の差が大きい。コルチゾールの値は絶対値としては低くないが、ACTH との比から考えると低い値をとる。

なお、これらホルモン検査の結果は迅速ではできないため、症状および塩類喪失の検査データ[低ナトリウム(Na)血症、高カリウム(K)血症、高レニン血症]を認める場合にはホルモン検査結果を待たずに本症を疑って治療を開始する。

IV・初期治療のポイント

初診時にショック、末梢循環不全、高度の脱水、頻回嘔吐、低血糖などの重篤な塩類喪失、副腎不全症状を認めた場合には、輸液と糖質コルチコイド投与を併行して行う。

輸液はブドウ糖 5～10%、Na、Cl 各 77～90 mEq/l を主成分とし K を含まない輸液剤で開始し、脱水を 24～48 hr で補正するが、副腎不全では水中毒になりやすいので水分投与量が過剰にならないように注意する。

同時に静注用コルチゾール(コハク酸ヒドロコルチゾンナトリウム：ソル・コーテフ®、サクシゾン®)20～25 mg/m² を静注後、その3倍量(60～75 mg/m²)を24時間で点滴静注し、全身状態改善すれば徐々に漸減し、経口治療へと移行する。著しい高 K 血症で不整脈を認める場合には高 K 血症に対する治療も併せて行うが、通常は上記の治療を開始することで改善する。

経口治療では糖質コルチコイドとしてコルチゾール(ヒドロコルチゾン：コートリル®)80～100 mg/m²/日(分3)で治療を開始し、1週間ごとに漸減し、8～12 週後に維持治療へ移行する。塩類喪失症状を認めない場合は経口にて初期治療を開始する。

コルチゾール単独治療中に低 Na 血症や体重増加不良などの塩類喪失症状が出現した場合には鉱質コルチコイド(酢酸フルドロコルチゾン：フロリネフ®)を追加する。投与量は新生児期で 0.025～0.1

mg/日(分2または分3)。食事からのNa摂取が可能になるまでは食塩(NaCl)0.1〜0.2 g/kg/日の併用が望ましい。

(高橋郁子、長谷川行洋)

【参考文献】
1) 税所純敬, 横田一郎, 楠田 聡, ほか：先天性副腎過形成症(21-水酸化酵素欠損症)新生児マス・スクリーニング陽性者の取り扱い基準；診断の手引き. 日児誌 103：695-697, 1999.
2) 楠田 聡, 立花克彦, 税所純敬, ほか：マス・スクリーニングで発見された先天性副腎過形成症(21-水酸化酵素欠損症)の治療指針(1999改訂). 日児誌 103：698-701, 1999.

8 性腺機能低下症

I・疾患の概要

視床下部ー下垂体系の障害(低ゴナドトロピン性)および性腺自体の障害(高ゴナドトロピン性)により性腺の性ホルモン産生能および生殖子産生能が障害される状態をいう。

男子において胎児期から重篤な障害が存在すると尿道下裂、小陰茎、停留精巣が起きるが、一般的には思春期が発来しないことで気づかれることが多い。

II・診断のポイント

前思春期年齢においては、診断をつけることは難しい。男子では尿道下裂、小陰茎、停留精巣などの症状の有無に、女子ではターナー徴候の有無に注意する。

思春期年齢以降においては、思春期が発来しないことで性腺機能低下症を疑う。この年齢においても、低ゴナドトロピン性性腺機能低下症と思春期遅発症の鑑別は容易ではない。患者の家族の成熟テンポに関する情報は、両者の鑑別に有用である。

III・治療のポイント

患者が思春期年齢に到達していれば、性ホルモン補充を考慮する。低ゴナドトロピン性性腺機能低下症例には、より生理的であり、妊孕性も期待できるという点で、性ホルモン補充療法よりもゴナドトロピン補充の方が優れている。しかし、現在のゴナドトロピン補充は、性ホルモン補充療法に比し煩雑である。そのため、小児期では、低ゴナドトロピン性性腺機能低下症例にも、性ホルモン補充療法が行われることが多い。性ホルモン補充療法開始時期、具体的方法は、患児のおかれている社会的状況、骨密度、予測最終身長により決定される。詳細については、小児内分泌専門医に相談する。

(安蔵 慎)

⑨ 甲状腺機能亢進症

はじめに

　厳格には甲状腺機能亢進症（Graves disease、Basedow disease）＝バセドウ病ではなく、バセドウ病は現在では「甲状腺機能亢進症のうち甲状腺刺激性免疫グロブリンによって引き起こされる自己免疫疾患」と定義される。小児の甲状腺機能亢進症のほとんどはバセドウ病であるので、ここでは特に断らない限りバセドウ病について述べる。

Ⅰ・疫 学

　甲状腺機能亢進症は欧米では約5,000人に1人くらいで、女児の方が5倍の頻度。発症年齢は11〜15歳くらいに一番多い。
　家系内に自己免疫性甲状腺疾患（バセドウ病、橋本病）の合併する率が高い。

Ⅱ・原 因

　TSH（甲状腺刺激ホルモン）受容体に結合する自己抗体［甲状腺受容体抗体（TRAb）、甲状腺刺激抗体（TSAb）などが測定可能］により甲状腺ホルモンの過剰産生が起こることが原因となる。

Ⅲ・臨床症状

　ⅰ）甲状腺腫（びまん性で軟らかい）
　ⅱ）眼症（Graves' ophthalmopathy）：複視、眼痛を認めるときは眼科的緊急であり、すぐに眼科医に相談する。ステロイドが必要なことあり。
　ⅰ）甲状腺中毒症状：食欲亢進にもかかわらず体重減少、身長は軽度加速することが多い。
　① 頻脈、高血圧、動悸、② 発汗過多、③ 手指振戦、④ 易疲労性、⑤ 落ち着きがない、感情不安定、学力低下、幼児では精神発達遅滞、⑥ 思春期遅発症、二次性無月経

Ⅳ・診 断

❶ 血液検査所見

・TSH≦0.03 mIU/l
・TSHレセプター抗体（TRAb）≧15%、甲状腺刺激抗体（TSAb）≧180%。
・FT_4≧2 ng/dl、FT_3、T_4、T_3 高値
・T_3×100/T_4≧20　（T_4に比してT_3が高値になる）
・マイクロゾームテスト　100倍以上のことが多い。
・発症時期が非常に若年である場合、骨年齢の加速を認めることがある。
・^{123}Iシンチ：24時間up takeが40%以上になる。

［鑑別診断］
　甲状腺中毒症状を呈する場合、亜急性甲状腺炎、橋本病（慢性甲状腺炎）などでも病期によっては甲状腺ホルモン高値になることがあることに注意する。バセドウ病とこうした疾患との鑑別にはシンチが有用である。また、FT_4の値が高くてもTSHの値がやや低いか、正常であれば甲状腺ホルモン不応症を考える必要がある。

表3. MMI 投与方法

初期量……5〜9歳 10〜20 mg/日
　　　　　10〜14歳 20〜30 mg/日
　　　　　成人 30 mg/日（max 60 mg）

血中の甲状腺ホルモン値が正常値になるまで初期治療を続ける。
ここまで、およそ1〜3カ月。
（MMI の半減期は 6〜13 時間はあるといわれていて分 2 で飲める。維持期には分 1 でもよい）
↓
そのあとは、投与量を 1/2〜1/3 にして徐々に減量し維持量にしていく。ここまでおよそ半年。
↓
維持量……初期量の 1/2〜1/6。分 1 でよい（成人で 10 mg）。最低 1 年以上は投与する。抗体の陰性化を確認してから中止する。

表4. MMI と PTU の比較

	半減期	1日投与回数	特徴
PTU	1〜5 hr	3 times	胎盤移行・母乳移行しにくい 末梢での $T_4 \to T_3$ を阻害する
MMI	6〜8 hr	1〜2 times	PTU より 10 倍力価が強い

V・治療（表3）

MMI（メルカゾール®1 錠 5 mg）、PTU（プロパジール®1 錠 50 mg）がある。基本的には、副作用の発生頻度、半減期の問題から、小児では MMI を使用する（表 3、4）。

初めから多めの初期量→多めの維持量とし、l-thyroxine を追加する方法もあるが、この方法を積極的に支持するレポートが少ないため清瀬小児病院ではあまりこの治療法は選択していない。

VI・副作用

抗甲状腺薬は比較的副作用が多い。ほとんどの場合は軽度であるが、治療期間のいつでも起こり得るのでその点にも注意が必要である。一過性の蕁麻疹はよくある副作用でこれは一時休薬して、違う種類の抗甲状腺薬に変更するだけでよい。一過性の leukopenia（<4,000/mm³）もよくあるが、これがあるからといって無顆粒球症になるわけではないので治療を中止しなくてもよい。

非常に重篤な合併症として無顆粒球症がある。突然の発熱・咽頭痛で発症することが多く、致死的経過をとることもある。直ちに、休薬して抗生剤、G-CSF などによる治療を開始しなければならない。

治療が副作用によって継続できない、もしくは頻回の再発を繰り返す場合は甲状腺亜全摘や放射性ヨードが適応になる。手術は外科医の経験にかなりの部分が左右される。亜全摘した場合 hypothyroidism になる確率は 50% 以上。放射性ヨードによる治療は比較的安全であるが、被曝の問題などから現在日本ではあまり行われない。しかし、この治療を受けた患者の 40 年間の追跡調査の結果では、少なくとも発がん性の有意な上昇はないことがわかっている。

[維持期のフォローの仕方]

治療の対象になる小児のほとんどが学校に通っている年齢層であるため、維持期に入ったら各学期末の休みに来院させて甲状腺機能を検査する。少なくとも1年以上の治療を行ったうえで抗甲状腺抗体の陰性化を確認したのち、抗甲状腺薬を維持量からさらに減量して、血中甲状腺ホルモンが正常になっていることを確かめたうえで治療を中止する。

Ⅶ・支援療法

・βブロッカー（propranolol：インデラル®）：振戦、高血圧、頻脈、発汗などの症状が強いとき。0.5～2.0 mg/kg/24 hr（分3）普通は少なめの量でよい。喘息の患者には禁忌。

Ⅷ・再発について

・再発の指標は TSH、FT_3、FT_4 をみる。
・再発の時期はほとんどの場合、投薬中止後6カ月以内。
・男児、13歳以上の患者、発症した際に goiter が小さい、もしくは T_3 の値が高いといった児は比較的容易に緩解に移行できる傾向がある。

10 甲状腺機能低下症

甲状腺機能低下症は原発性（一次性）、二次性に大別される。小児科領域においては前者が圧倒的多数を占める。しかし、少ないながらも二次性もみられることがあるので甲状腺機能を評価するときは必ず甲状腺ホルモンだけではなく TSH を一緒に評価する必要がある。本稿では原発性甲状腺機能低下症について、特にその中でも頻度の高い先天性甲状腺機能低下症、慢性甲状腺炎（橋本病）について概説する。

Ⅰ・先天性甲状腺機能低下症

先天性甲状腺機能低下症は出生時より甲状腺ホルモンの不足をきたす疾患であり、この不足状態が新生時期～乳児期早期において継続するとさまざまな症状を呈する。特に、中枢神経系の障害は非可逆的であり、治療の時期を逸しなければ正常な発達・発育が得られるだけに、発見から診断、治療までを速やかに行う必要がある。

現在は特別な家族歴を認める児、重症の児以外は多くはマススクリーニングにより TSH 高値で発見される。ここではこの TSH 高値で精査を要する児についての診断・治療の流れを概説する。

1．診断

❶ 問診

ⅰ）家系内の甲状腺疾患の有無：先天性甲状腺機能低下症のごく一部は遺伝子異常が認められる（PAX-8、TSH-R、TTF-1、TTF-2、Na/I トランスポーター異常症など）。

ⅱ）母体の情報：妊娠中のヨード含有食品（海苔、ワカメなどの海草類）の多量摂取、ヨードを多く含むサプリメントなど。母がバセドウ病、慢性甲状腺炎（橋本病）であると移行抗体や内服薬による一過性甲状腺機能低下が起こることがある。

ⅲ）児のヨードへの曝露の有無：胎児造影をしていないか？　また、臍の消毒に多量のイソジン®を使用した場合一過性にTSHが高くなることがある。

❷ 臨床症状

　典型的には以下のような症状が挙げられるが、現在ではマススクリーニングが行われるので、典型的な症状を認めるものは少ない。重度の甲状腺機能低下を認めるときには以下のような症状を呈することがある。

・哺乳不良・活気の低下・浮腫・皮膚の乾燥・体重増加不良・無呼吸・遷延性黄疸・小泉門の開大・便秘・甲状腺腫・臍ヘルニア。

❸ 検査

TSH↑、FT_4↓、FT_3↓、（T_3、T_4）

　ⅰ）尿中ヨード（保険外検査）：胎児期のヨード過剰曝露が疑われる際に行う。高値になる。

　ⅱ）甲状腺エコー：新生児期の甲状腺エコーは必ずしも容易ではない。筋を甲状腺と間違わないように注意が必要。甲状腺組織の位置、大きさの確認。

　ⅲ）大腿骨遠位末端骨端核X線：骨端核の出現が認められないときは胎児期に甲状腺ホルモン欠乏状態が存在したことが示唆される。

　ⅳ）甲状腺シンチ：異所性・無形成を疑う症例については甲状腺シンチが適応になる。多くは3歳以降でも十分。

　FT_4は新生児期、乳児期早期は成人の正常値よりも高値であり、判断する際に注意を要する。表5に年齢別の甲状腺ホルモン正常値を記載する。

2. 治療

　治療は決して時期を逸することがないように行うべきである。
　治療が必要である可能性があれば、すべての検査結果が返ってくる前に治療を始めることも躊躇しない。

表5．年齢別甲状腺ホルモン正常値（国内のキット間では正常値の差異は少ない）

	T_4	n	fT_4	n	T_3	n	fT_3	n	rT_3	n
臍帯血	9.0±1.9	41	1.13±0.26	41	48±13	42	1.1±0.6	37	192.0±24.0	36
生後5日目	16.3±2.2	20	2.30±2.37	20	127±22	20	2.9±0.8	16	165.6±44.2	20
生後10日目	14.4±3.7	14	2.17±1.82	15	141±31	15	3.6±1.2	15	122.0±38.7	15
1～3カ月	12.1±1.4	12	1.57±0.17	12	178±36	13	4.2±0.7	13	84.3±20.9	13
4～6カ月	11.5±2.1	7	1.33±0.19	7	171±47	7	4.7±1.1	7	51.3±13.5	7
9～11カ月	10.8±2.1	7	1.42±0.21	7	181±48	7	5.5±1.3	7	48.0±10.6	7
1～3歳	10.3±1.6	30	1.39±0.26	28	166±38	30	4.7±1.6	30	37.6±14.8	30
4～6歳	9.8±1.7	32	1.32±0.23	33	157±28	31	4.5±0.6	34	28.7±9.2	33
7～9歳	9.8±1.7	33	1.41±0.17	33	152±23	34	4.6±0.6	34	27.1±8.2	34
10～12歳	9.6±1.7	31	1.38±0.16	29	161±28	31	4.9±0.6	31	24.4±6.0	30
13～15歳	8.7±1.0	25	1.35±0.19	23	143±31	26	4.6±1.0	26	25.0±6.6	26
単位	μg/dl		ng/dl		ng/ml		pg/ml		ng/dl	
使用キット	アマシャム		ダイナボット		アマシャム		アマシャム		ダイナボット	

※キットはすべてRIA法、表記は平均±SD

（志賀祐二：小児期における甲状腺機能の加齢変化に関する研究. 日内分泌会誌62：169-187, 1986より引用）

ⅰ）初期量：基本的には、
l-thyroxine（チラージンS®）　10μg/kg/日　分1
で開始する。
　TSH＜50μU/mlの軽症例では5μg/kg/日から開始する。一般的にはFT$_4$が正常上限近くでTSHが正常範囲内に収まるようにコントロールを行う。
　ⅱ）維持期：外来でのFT$_4$、TSHなどの指標をみながら投与量を調節する。
　体重の増加にもかかわらず投与量が変化しない、もしくは減らさなければならないような症例に関しては2～4歳以降で一度投薬休止する。1カ月くらいの休薬のあと、TRH負荷試験を行いTSHの過剰反応がないことを確認し、投薬中止する。

Ⅱ・慢性甲状腺炎（橋本病）

　小児では成人ほどは頻度が高くないが、それでも後天性の甲状腺機能低下をきたすもののうち最多であり、その頻度も決して少ないものではない。その病態の中心が自己免疫的機序であるためにバセドウ病、Ⅰ型糖尿病、および他の自己免疫疾患と合併することも多い。さらに小児科領域では特にダウン（Down）症候群やターナー症候群などでも合併する頻度が多く、注意を要する。

1．診断
❶　臨床症状
　多くの症例では発見時は明らかな甲状腺機能低下症状を示していない。
　ⅰ）甲状腺腫：無痛性のやや硬度のある甲状腺を触れることが多い。左右非対称であることも多い。発見されたときの自覚症状が甲状腺腫のみであることも稀ではない。
　ⅱ）活気の低下・便秘・四肢冷感・寒がる・学力低下：低身長は甲状腺ホルモンの低値が長期間続いたときに起こり得る。

2．検査
❶　甲状腺機能
　ⅰ）FT$_4$、FT$_3$（T$_4$、T$_3$）：甲状腺ホルモンは機能低下の程度により正常～低値を示す。
　ⅱ）TSH↑：後述する甲状腺機能亢進の状態になっていない限りは上昇する。
❷　自己抗体
　一般的には、多くの症例でサイロイドテスト、マイクロゾームテストが陽性になる。これらが陽性にならない、もしくは病態の理解を進めるためには以下のような検査を進める。
・抗サイログロブリン抗体（TgAb）
・抗マイクロゾーム抗体（MCAb）
・抗甲状腺ペルオキシダーゼ抗体（TPOAb）：MCAbの大部分を占める。
・抗甲状腺レセプター抗体（TBII）
❸　甲状腺エコー
　典型的には内部エコーは不均一でhypoechoic（低エコー）であることが多い。表面も凹凸であることが多い。
❹　生検
　小児では非常に少ないが腫瘍との鑑別を行う必要がある際には必須。

3．治療

甲状腺ホルモンが低下している、もしくは甲状腺予備能が少ないと考えられる症例についてはl-thyroxine（チラージンS®）の補充を行う。年齢ごとの大まかなめやすは表6のとおり。

安定しているときも、1年に3回くらいは血液検査を施行し甲状腺機能、抗体の推移を確認する。

表6．年齢ごとの補充のめやす

乳児	6〜10	µg/kg/日
幼児	5〜7	µg/kg/日
学童	3〜5	µg/kg/日
思春期以降	2〜4	µg/kg/日

■ 注意すべきこと

橋本病の経過の中で甲状腺濾胞の破壊とともに一過性に甲状腺機能亢進症状を呈することがある。このような場合は必要に応じてl-thyroxineの投与中止やβ遮断薬を投与する。

（小林弘典、長谷川行洋）

11 糖尿病

はじめに

高血糖、尿糖を認めた場合、糖尿病、耐糖能異常が疑われる。しかし、高度のストレス時（けいれん後、急性感染症、術後）、輸液過多（特に高カロリー輸液）、インスリン分泌の一時的な抑制状態（ケトン性低血糖の治療後）でも一過性の高血糖、尿糖をきたし得ることは念頭におくべきである。本稿では高血糖、尿糖を主訴に来院時の初期管理およびインスリン治療中の糖尿病患者における低血糖の治療について述べる。

I・糖尿病の病態

インスリンの絶対的または相対的な不足により骨格筋、脂肪組織において糖利用低下、肝臓において糖産生亢進をきたし、血糖値が上昇する。また、脂肪異化亢進のためケトン体上昇を伴うアシドーシスを生じる。血糖値が180 mg/dlを超えると尿糖が出現する。高血糖による浸透圧利尿により脱水、電解質喪失を生じ、飲水量が増加する。脱水により上昇したストレスホルモンはさらに血糖値を上昇させ、悪循環に陥る。

II・診断、治療のポイント

以下の3点を順に考える。
1．高血糖の原因は糖尿病か
・糖尿病症状（多飲、多尿、多食、体重減少など）はあるか？
2．糖尿病の重症度は？〔糖尿病性アシドーシス（DKA）か否か〕
・糖尿病はアシドーシスを伴っているか
・意識状態は？ ケトン臭は？ 呼吸状態は（多呼吸、Kussmaul呼吸）？
3．脱水の程度は？

1. 診断から治療開始まで

　血糖値 140 mg/dl 以上（空腹時の場合は 110 mg/dl 以上）または尿糖を認めた場合、糖尿病か否かの鑑別が必要である。多飲、多尿、多食、体重減少などの症状があれば糖尿病が疑われる。ケトン性低血糖症の治療後にも DKA と同様の検査所見（軽度の高血糖およびケトアシドーシス）を示す可能性があるため、典型的なケトン性低血糖症のエピソード（「ケトン性低血糖症」414 頁参照）のあとに糖の摂取をしたという経過の有無も確認する。血糖値を再検し、血中インスリン値、血液ガスを同一検体で検査する。再検にて随時血糖値 140（空腹時の場合は 110）〜200 mg/dl の場合は空腹時および食後 2 時間（食事を開始していない場合には 4〜6 時間ごと）に血糖値を再検する。

　血糖値 200〜300 mg/dl 以上が持続する場合インスリン治療を開始する。アシドーシスを伴わず、全身状態良好、食事摂取可能な場合インスリンは皮下注射にて開始する。血糖値に応じて速効型インスリンまたは起速効型インスリン（R）0.1〜0.4 U/kg を開始、以後各食前に皮下注射する。R（朝食前）-R（昼食前）-混合型インスリン（30 R：中間型および R が 7：3 で混合されている製剤）（夕食前）を 1：1：2 の割合で使用するのが実際的である。同時にアシドーシスを認める場合は後述の糖尿病性ケトアシドーシスの治療を開始する。血糖値が 300 mg/dl 以下で脱水、ケトーシス、アシドーシスを伴わず、全身状態良好で経口摂取が可能であれば水分摂取を本人に任せ、翌日日中に診断および治療方針決定のため専門医に相談する。

　随時血糖値 200 mg/dl 以上または空腹時血糖値 126 mg/dl 以上で糖尿病症状を認める場合は糖尿病と診断し、食事療法、運動療法、経口血糖降下剤治療などを開始する。詳しくは成書を参照されたい。症状を認めない場合、随時血糖値 200 mg/dl 未満、空腹時血糖値 126 mg/dl 未満の場合は糖尿病の鑑別のため後日 oGTT を施行する。

2. 糖尿病性ケトアシドーシス（DKA）の治療

　DKA では脱水の補正、不足しているインスリンの補充が治療の柱となる。正しく脱水の程度を評価し、過剰な水・ナトリウム（Na）投与による脳浮腫を防ぐことが重要である。治療の目標は脱水・アシドーシスの改善および血糖値を危険でない範囲まで下げること（200〜300 mg/dl）である。脳浮腫を防ぐため、血糖値は急激に低下させてはならない（75〜100 mg/dl/hr を超えて低下させない）。治療のプロトコールを表 7 に示す。

III・低血糖

　インスリン過多により生じる低血糖症はケトン体などの代替エネルギーがないため迅速に血糖値を上げることが重要である。他の低血糖症と異なり、ボスミン®、グルカゴン® が有効である。

　低血糖時の症状と治療を表 8 に示す。血糖値が 60 mg/dl 以下のときには治療が必要である。意識があり経口摂取が可能であれば糖分を摂取させる。経口摂取が不可能な場合は 20% ブドウ糖液 0.5〜1.0 ml/kg を 3〜5 分かけて静注する。ラインの確保が困難でけいれん、意識障害など緊急を要する場合はグルカゴン® 0.03 mg/kg（上限 1 mg）を筋注する。なお遷延した低血糖は血糖回復後も意識回復が遅れるが、このとき必要以上の糖投与は脳浮腫をきたすため、過剰な糖投与は危険である。

表7. DKA の治療

DKA の治療

* DKAとは；BS＞300 mg/dl
  Ketonemia
  PH＜7.3 orHCO$_3^-$＜15 mEq/l

輸液

高度DKA(pH＜7.2、10%脱水)のときは①から開始
軽度〜中等度DKA(pH 7.2〜7.3)のときはメイロン®を使用せず生食水で②から開始

① 0〜1 hr：初期輸液(循環血液量を確保するのが目的)
　生食水 5〜10 ml/kg/hr(max.500 ml/hr)で開始
　(乳幼児で脱水が極めて高度な場合(循環不全)は 10 ml/kg/hr を用いる)
　↓
　pH＜7.0〜7.1　　生食水ライン 5 ml/kg/hr
　　　　　　　　　メイロン®ライン 5 ml/kg/hr(メイロン®は6倍希釈を用いる)

② 1〜4(6)hr：二期輸液(血糖を徐々に下げるのが目的)
　①で用いたラインを用い 1/4〜3/2 の量を投与する
・メイロン®は 40〜80 mEq/m²/2 hr の範囲内で使用
　　　pH＞7.2 となったらメイロン®は中止する
・二期輸液の間に P、K の補充を開始することも可能である
　　　利尿、腎機能、K 高値がないことを確認した時点で
　　　生食水(またはソリタT3®)500 ml＋リン酸ニカリウム液 5〜10 ml(K 10〜20 mEq/ml)の組成へ変更
　　　(K$_2$HPO$_4$；K$^+$1 mEq/ml、HPO$_4^{2-}$1 mEq/ml の液)
・以下のいずれかを認める場合、生食水をソリタT3®ベースに変更(③維持・補充輸液に早目に変更)
　　　BS＜300 mg/dl になった場合
　　　100 mg/dl/hr 以上のスピードでの血糖の低下を認めるとき

③ 4(6)hr〜：維持補充輸液
　ソリタT3® 500 ml＋リン酸ニカリウム液 5 ml(K 30 mEq/ml)の組成へ変更する
　輸液速度は、喪失量の 50〜100% を 36〜48 hr で補正するように計算することにより求める
　この際、水分・Na を K・P よりも正確に補正する
・BS＜200 mg/dl となった段階では、インスリンを減量、あるいはソリタT3®からT3G®の組成に変更を行う
・高Na血症が最初からある場合または初期輸液後に高Na血症となった場合：通常の高張性脱水と同様、維持輸液として用いる組成を用い通常維持量の 60〜70% の輸液をする

インスリン治療

①速効型インスリン、0.1 U/kg/hr(pH＞7.2 の乳児は 0.05 U/kg/hr)を持続投与する(はじめの one shot は行わない)。血糖の急激な低下は脳浮腫の危険因子であり、1時間あたり 100〜150 mg/dl 以下がめやすであるため、重症度に応じてインスリン投与量を増やすことはしない
②pH＞7.3 で BS＜300 となったら、0.05 U/kg/hr に減量する
・BS＜300 でソリタT3®に変更後、BS下降傾向が明らかなときは早めに減量する
・最終的には、0.02〜0.04 U/kg/hr に下がる
・アシドーシスが改善されるまでインスリン持続静注を続ける
③アシドーシス改善後、食事摂取が可能となったら速効型インスリン皮下注射へ。0.2〜0.4 U/kg/dose を 6〜8 時間ごとに
・最初のインスリン皮下注後 30〜60 分にインスリン静注を中止する
・食欲が完全に戻るまでは、グルコースの持続静注は続ける

表7. 続き

治療中の管理

・最初の24時間は1〜4時間ごとにBS、K、Na、血清浸透圧、血液ガスをチェック

高度DKAによる体液喪失量のめやす

高度DKAによる予測体液喪失(/kg)		Daily requirement(ts/m²)	
Water	100 ml	1,500 ml	
Na	6 mEq	45 mEq	
K	5 mEq	35 mEq	
Cl	4 mEq	30 mEq	
P	3 mEq	10 mEq	*あくまでめやすである

・体重減少が脱水のめやすとならないDKAでは体液喪失量を体重から計算することはできない

表8. 低血糖の症状とその対応

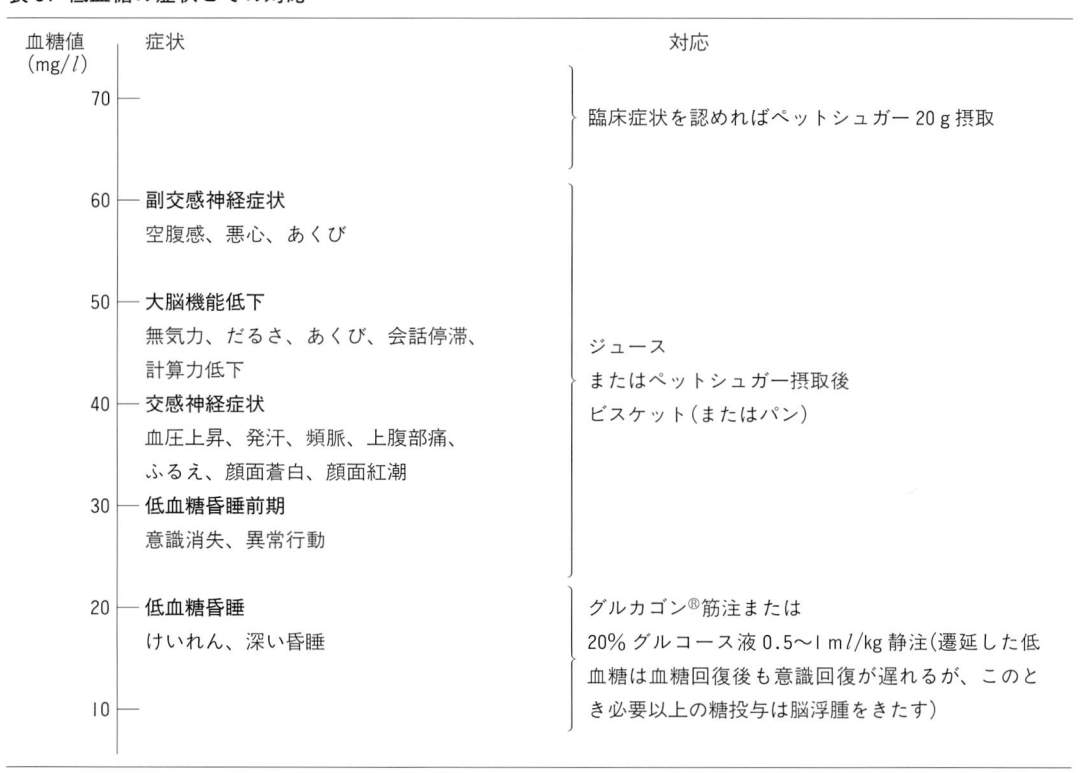

血糖値 (mg/l)	症状	対応
70		臨床症状を認めればペットシュガー20g摂取
60	副交感神経症状 空腹感、悪心、あくび	
50	大脳機能低下 無気力、だるさ、あくび、会話停滞、計算力低下	ジュース またはペットシュガー摂取後 ビスケット(またはパン)
40	交感神経症状 血圧上昇、発汗、頻脈、上腹部痛、ふるえ、顔面蒼白、顔面紅潮	
30	低血糖昏睡前期 意識消失、異常行動	
20	低血糖昏睡 けいれん、深い昏睡	グルカゴン®筋注または 20%グルコース液0.5〜1 ml/kg静注(遷延した低血糖は血糖回復後も意識回復が遅れるが、このとき必要以上の糖投与は脳浮腫をきたす)
10		

(北川照夫：糖尿病児の管理と学校医, 大国真彦(編著)：学校医マニュアル. 第3版, pp 163-187, 文光堂, 東京, 1995 より改変して引用)

(宮本純子、長谷川行洋)

12 ケトン性低血糖症

I・疾患の概要

ケトン性低血糖症（以下：本症）は一般的に、健常児のうち、飢餓に対する血糖維持機構が正常スペクトラム範囲分布の下限にあることを素因とし、外因性の糖供給の絶対的または相対的な不足によりケトン体産生を伴う低血糖症をきたす疾患と定義される。血糖値の低下により意識障害、けいれんを生ずることもある。幼児、学童期の低血糖症としては最も高頻度である。糖原病Ⅰ型、成長ホルモン分泌不全症、糖代謝異常症などの基礎疾患を伴う患児においても本症と同様の病態からケトン体産生を伴う低血糖発作を認めることがある。こうした場合には基礎疾患の治療により低血糖発作の予防が可能であり、本症と鑑別することは重要である。

II・病態

乳児期では一般に肝でのグリコーゲン貯蔵が少なく（糖新生基質不足）飢餓に対する血糖維持機構が不十分である。基質不足がより顕著な児に、糖利用の亢進（感染症、極度の運動）、糖供給不足（炭水化物摂取量の減少、長時間にわたる絶食）の誘因が加わって低血糖を生じる。また、病態の年齢依存性には哺乳回数が減少する時期、および中枢神経系での糖利用が多い時期も関与していると思われる。低血糖の程度および時間により意識障害、けいれんなど中枢神経症状を呈する。

①好発年齢：1歳6カ月〜5歳
②特徴的な病歴
・朝起きてこない・ぼんやりしている・ぐったりしている、またはけいれんしている。
・感染症に罹患している。前日によく遊び非常に疲れている。
・前日の食事摂取量が少なかった。絶食時間が12時間近い。

III・診断のポイント

1. けいれん、意識障害において一度は疑って血糖値を迅速に測定する。
2. 本症では低血糖時、尿中ケトン体は陽性である。
3. ケトン体産生を伴う低血糖症をきたし得るホルモン分泌異常症、代謝異常症の鑑別のために、治療前の血液、尿を保存する。
4. 2〜3回以上の低血糖発作を認める場合には基礎疾患に伴う病態を考える。

IV・診断

好発年齢、典型的な病歴があれば診断は比較的容易である。血糖値は自己血糖測定器により30秒以内に測定できる。低血糖時に必要な診察所見および検査項目を表9に示す。本症では低血糖時、尿中ケトン体陽性が最も特徴的であり、インスリン低値、NEFA高値、乳酸・ピルビン酸正常、血糖上昇作用をもつホルモン（成長ホルモン、コルチゾール）は正常である。鑑別診断に必要な情報はすぐには得られず、低血糖は遷延すると重篤な中枢神経合併症を起こすため、血糖値60 mg/dl以下を認めたら、後日確定診断ができるよう採血・採尿を施行し、直ちに糖補充を開始する。

表9. 診断に必要な診察および検査とその鑑別疾患

低血糖時の診察

- 身体所見：肝腫大の有無（糖原病などでは肝腫大を認める）
  - 発症の時期（1歳未満、5歳以上の児の発作は本症以外の基礎疾患を考える）
  - 男児では小陰茎の有無（小陰茎を認める場合には汎下垂体機能低下症を疑う）
- 問　　診：これまでの成長（成長率の低下がないか）、周産期異常（骨盤位分娩、仮死、遷延性黄疸）[成長ホルモン分泌不全症（汎下垂体機能低下症を含む）の除外に有用]
  - 成長・発達歴の聴取（本症では正常、一部の代謝異常症では遅滞）
  - 新生児期、離乳期の低血糖の既往（本症では認めない）
  - 突然死の家族歴、近親婚の有無
  - 内服歴（サリチル酸、バルプロ酸は低血糖を誘発し得る）

低血糖時採血項目	鑑別疾患・目的
血液ガス分析	
ケトン体、NEFA、TG、乳酸、ピルビン酸、尿酸	
アミノ酸	
インスリン	高インスリン血症
GH、コルチゾール、TSH、(F)T₄、IGF-I、IGFBP-3	汎下垂体機能低下症
アンモニア、尿中有機酸分析	先天性代謝異常症
血清保存（−20℃）	後日追加検査のため
尿中ケトン体	
治療開始前の尿10ml程度凍結保存（−20℃）	代謝異常症の診断

表10. 糖輸液速度（ml/kg）と糖補充量（mg/kg/min）および1日カロリー摂取量（kcal/kg/日）

輸液速度		輸液組成中糖濃度別糖補充量（mg/kg/min） （1日カロリー摂取量（kcal/kg/日））			
ml/kg/日	ml/kg/hr	5%G	7.5%G	10%G	15%G
50	2	1.7 (10)	2.6 (15)	3.5 (20)	5.2 (30)
60	2.5	2.1 (12)	3.1 (18)	4.2 (24)	6.2 (36)
75	3	2.5 (15)	3.7 (22)	5 (30)	7.5 (45)
100	4.2	3.5 (20)	5.2 (30)	7 (40)	10.5 (60)
120	5	4.2 (24)	6.2 (36)	8.3 (48)	12.5 (72)
150	6.3	5.2 (30)	7.8 (45)	10.4 (60)	15.6 (90)

(Pediatric Endocrinology. 3rd ed より改変して引用)

V・治療

低血糖を認めた場合には糖補充を速やかに開始する。なお本症ではグルカゴンは無効である。

血糖値が 40〜60 mg/d*l* で経口摂取が可能な場合は糖質（ジュース、砂糖、ゼリーなど）を与える。嘔吐、腹痛などで経口摂取が困難な場合にはソリタT3G®を維持量で開始する。

血糖値が 40 mg/d*l* 以下の場合には 20% ブドウ糖液 0.5〜1.0 m*l*/kg を 3〜5 分かけて静注する。続いて、無治療では反応性の低血糖を誘発するのでブドウ糖輸液を持続する（表10参照）。実際的には電解質異常、脳浮腫がなければソリタT3G®で輸液するのが平易である。新生児、乳児（1歳未満）では 6〜8 mg/kg/min（ソリタT3G®5〜6 m*l*/kg/hr）、幼児以降（1歳以上）では 3〜5 mg/kg/min（ソリタT3G®2.5〜4 m*l*/kg/hr）のブドウ糖を持続静注する。

治療開始後、血糖値測定、意識状態の回復の観察を行う。本症では低血糖にさらされた時間が短時間であれば治療開始後 15〜30 分以内に症状は改善する。経口摂取ができれば輸液は減量する。

一部の糖新生系の異常症ではグリセオール負荷にて低血糖・アシドーシスが誘発されるため、診断のついていない低血糖によるけいれん、脳浮腫に対してグリセオールを使用すべきではない。

（宮本純子）

13 肥満

はじめに

肥満は小児科医が日常で遭遇する機会が非常に多い症候であり、近年、環境や食生活の変化に伴いその比率は増加の一途である。実際、肥満を主訴に来院する患者の多くは単純性肥満であるが、一部には Cushing 症候群、甲状腺機能低下症や Prader-Willi 症候群に代表される症候性肥満も存在し、これらの疾患は時として鑑別が困難である。また、単純性肥満の中にも小児期から既に強いインスリン抵抗性を認める場合もあり、このような場合は将来の生活習慣病への大きなリスクとなり得る。本稿では各論は他稿に譲り、肥満の鑑別診断を中心に概説する。

I・肥満の定義

体内に脂肪を過剰に蓄積した状態と定義される。脂肪蓄積を表す指標はBMIと肥満度の2種類がある。世界的な趨勢としてはBMIが採用される傾向が強いが、日本の特に小児領域では肥満度が採用されることが多い。

❶ BMI（Body Mass Index）（表11）

BMI＝体重 kg/(身長 m)^2 で計算される指数による肥満度判定の方法。成人では 22 を標準とし、18.5 未満ではやせ、25.0 以上では肥満と定義される。しかし、小児においては各年齢ごとに正常値が異なり評価に注意を要する。また、成長の過程にある小児特有の問題として同年齢であっても身長（体格）の違いによって低身長では BMI は低く、高身長では高く算出される。特に思春期においてはその傾向が強く注意が必要である。

❷ 肥満度

肥満度％＝（実測体重－標準体重）÷標準体重×100

標準体重 kg［＝(身長 m)^2×22］をもとに算出した肥満度±15％ の範囲を正常範囲とし、15％ 以

表11. 日本人小児における BMI の標準偏差正常値

		男 児						女 児			
年齢(歳)	-2 SD	-1 SD	MEAN	+1 SD	+2 SD	年齢(歳)	-2 SD	-1 SD	MEAN	+1 SD	+2 SD
1	14.36	15.43	16.66	18.08	19.74	1	14.00	15.03	16.22	17.57	19.14
2	13.81	14.81	15.93	17.20	18.63	2	13.39	14.46	15.61	16.85	18.17
3	13.49	14.55	15.69	16.93	18.26	3	13.20	14.31	15.48	16.72	18.04
4	13.37	14.42	15.58	16.87	18.31	4	13.12	14.23	15.45	16.79	18.28
5	13.31	14.34	15.55	16.99	18.75	5	13.12	14.20	15.47	16.96	18.75
6	13.24	14.30	15.59	17.24	19.42	6	13.06	14.17	15.53	17.21	19.38
7	13.30	14.41	15.82	17.67	20.27	7	13.14	14.30	15.73	17.58	20.05
8	13.39	14.65	16.25	18.39	21.42	8	13.26	14.53	16.13	18.24	21.16
9	13.58	14.96	16.75	19.16	22.64	9	13.41	14.81	16.60	18.97	22.28
10	13.81	15.32	17.28	19.92	23.73	10	13.66	15.20	17.14	19.70	23.23
11	14.13	15.74	17.82	20.63	24.65	11	14.12	15.78	17.85	20.54	24.13
12	14.59	16.28	18.44	21.32	25.37	12	14.73	16.51	18.72	21.52	25.16
13	15.12	16.82	19.00	21.89	25.93	13	15.48	17.29	19.52	22.29	25.85
14	15.68	17.43	19.66	22.62	26.76	14	16.14	17.97	20.21	22.98	26.49
15	16.17	18.02	20.38	23.50	27.85	15	16.60	18.46	20.73	23.54	27.12
16	16.62	18.45	20.76	23.78	27.90	16	17.00	18.78	20.94	23.59	26.93
17	17.02	18.79	21.01	23.89	27.77	17	17.21	18.89	20.94	23.51	26.82

SD；standard deviation
(伊藤善也, ほか：学童期性別年齢別 Body Mass Index パーセンタイル値. Auxology 6：56-58, 1999 より引用)(安蔵　慎による)

上で肥満とする。

[参考]　臨床の現場では、実際の身長が 50% となる年齢の 50% タイル(平均)の体重を標準体重として肥満度を計算して大きな判断の誤りは生じない。

II・鑑別のポイント(図5)

　最も重要なことは症候性肥満と単純性肥満を鑑別することである。このとき重要なのが身長に関する情報である。症候性肥満の大部分はいずれかの理由により低身長もしくは成長率の低下を認めるため、肥満の鑑別診断には身長に対する情報収集が必須といえる。可能な限り成長曲線上に身長・体重をプロットする。

❶ 診察所見
・身長、体重(できるだけ詳しい情報を得る)。
・症候性肥満を疑わせる少奇形の有無。
・血圧
・思春期徴候の有無
・acanthosis nigricans(インスリン抵抗性を示唆する：腋窩、頸部、鼠径部などの間擦部の皮膚が黒く厚みを増している)
・skin striae(腹部、大腿などの部位の皮膚線条。赤味が強い場合は Cushing 症候群を疑う)

❷ 検査所見
・Glu、IRI(空腹時)

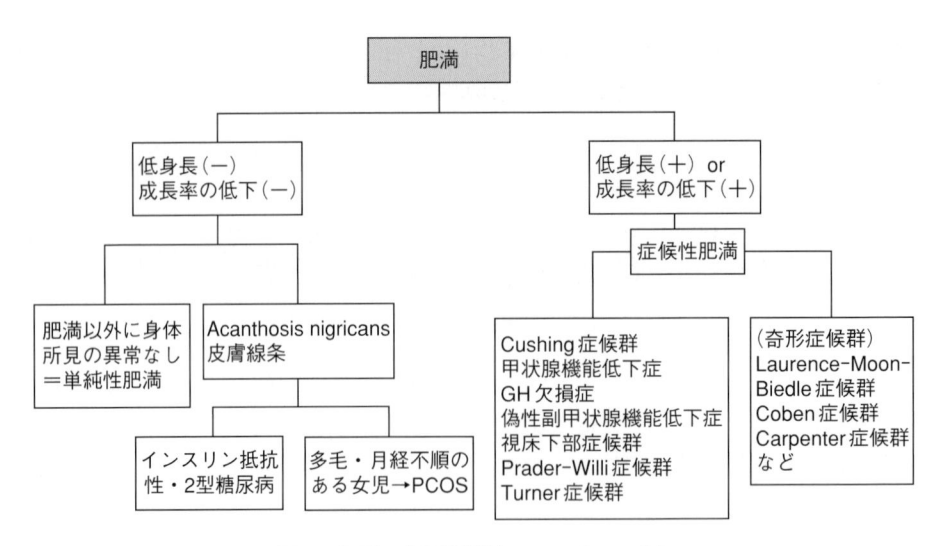

図5. 肥満の鑑別診断（フローチャート）

- HbA$_{1c}$
- T.Chol、LDL-C、HDL-C、TG
- AST、ALT（脂肪肝ではALT有意の上昇）
- 尿酸
- ACTH、コルチゾール（この両者の測定はam 6～8時が望ましい）
- 腹部エコー（脂肪肝の検索）、腹部CT（臍レベルでの撮影で内臓脂肪を評価する）

表12. 年齢別エネルギー所要量（kcal/日）
適切な生活強度が得られている場合のエネルギー消費量。患児の生活スタイルに合わせて適宜増減する。

年齢（歳）	男児	女児
0～6 カ月	110～120/kg	
6～12 カ月	100/kg	
1～2	1,200	1,200
3～5	1,550	1,500
6～8	1,900	1,700
9～11	2,250	2,050
12～14	2,550	2,300
15～17	2,750	2,200

（健康・栄養情報研究会（編）：第六次改定日本人の栄養所要量；食事摂取基準. p 11, 第一出版, 東京, 1999 より改変して引用）

HOMA-R＝血糖（mg/dl）×IRI（μU/ml）÷405）
インスリン抵抗性の指標として用いる。4以上をインスリン抵抗性、2以上4以下を境界領域、2以下を正常と判定する。但し、血糖が170を超える場合には慎重に評価する必要あり。

III・治療

単純性肥満についてのみ概説する。乳児期・幼児期早期の肥満、いわゆる乳児肥満は疫学的検討により、学童期～成人期への肥満との相関は少ないことがわかっている。つまり、この時期の肥満に対しては著しい肥満を呈さない限りは積極的な治療は必要としない。それに対して学童期の肥満ではその後成人期肥満に高率に移行することから医療的な介入を必要とするケースがある。

❶ 食事療法

思春期が終了するまでは成人領域のような厳しい食事制限は行わない。むしろ、適切なカロリーの中でバランスのよい食事をゆっくりととることが望まれる。現代の食生活では脂質の過剰摂取になりやすいのでカロリーの25%程度に留めるようにする。

❷ 運動療法

食事療法に加えて行うべきである。なるべく継続できるような工夫が必要。当院ではまず日常の生

活の中で可能なこと(例：日常生活の中での徒歩(30分/日)、家事の手伝い、エレベーターやエスカレーターを使わないなど)から開始することが多い。

(小林弘典、長谷川行洋)

14 有機酸代謝異常症

はじめに

狭義の有機酸代謝異常症(以下：本症)とは、アミノ酸の中間代謝産物である有機酸の代謝に関する酵素、または補酵素の先天的欠損に起因し、肝ミトコンドリア内で蓄積した有機酸とその異常代謝産物によりミトコンドリア機能障害をきたす疾患である。本稿では頻度の高いメチルマロン酸血症およびプロピオン酸血症を中心に検査、急性期の治療につき述べる。

表13. 診断に必要な検査

1. 診断のために
- アンモニア、血糖、血液ガス分析、乳酸、ピルビン酸、尿酸、ケトン体、アミノ酸分画［補助診断（プロピオン酸血症、メチルマロン酸血症でグリシン上昇）および病型診断（ビタミンB_{12}依存性メチルマロン酸血症でホモシスチン上昇）のため］、肝機能、血液培養、各種培養
- 発作時治療開始前の血清保存（後日カルニチン、ビタミンB_{12}など追加のため）尿中ケトン体
- 発作時治療開始前の尿10 ml以上を－20℃凍結保存（有機酸分析用）

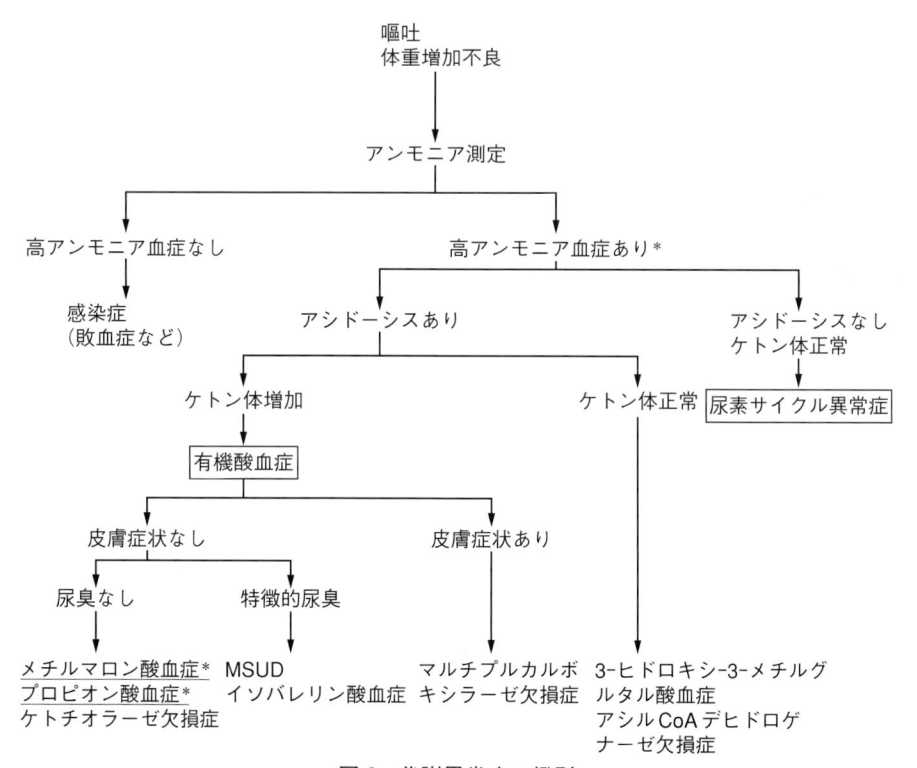

図6. 代謝異常症の鑑別

*新生児・乳児期以降のメチルマロン酸血症、プロピオン酸血症は高アンモニア血症を伴わないこともある。下線の2疾患が有機酸血症の中で最も多い。

(Textbook of pediatrics Nelson および Pediatric endocrinology 3 rd edition より改編して引用)

I・診断のポイント

❶ どんなときに疑うか

重症例では生後数日以内に哺乳力低下、嘔吐、体重減少、不活発で発症する。いずれの年齢でもアシドーシスを伴う嘔吐を認め、メイロン®の補充が必要または補充しても改善しない際には本症を疑うべきである。発作の引き金となり得る蛋白負荷（ミルク開始、高蛋白食）および異化亢進状態（手術、感染症）の病歴聴取が参考になる。

❷ 検査

診断および治療のために必要な検査を表13に示す。確定診断、病型診断には酵素活性および補酵素の測定、遺伝子検索が必要となるが、臨床的には尿中有機酸分析（島根医科大学小児科など研究室に依頼）で診断可能である。このため発作時治療前の尿10 mlを採取し−20℃凍結保存することが最も重要である。上記のような症状を認めた際の鑑別診断を図6に示す。アニオンギャップの上昇

表14. 初期治療およびモニタリング

治療
・禁飲食
・ライン確保（できれば2ライン；中心静脈ラインおよび採血用動脈ライン）
・輸液開始
ソリタT3G®：5〜6 ml/kg/hr（＝36〜45 kcal/kg/日：120〜140 ml/kg/日）
メイロン®：pH＜7.25 または HCO₃＜18 なら初期量 1〜3 mEq/kg で補正開始
pHを再検し、必要に応じて繰り返しまたは持続投与
補正開始後1時間後に再検し、改善傾向がなければ補正量を見直す
ハイコバール®またはメチコバール®　1,000 mg one shot 静注/日
・内服治療
ビオチン®：10 mg/日内服
カルニチン®：50〜100 mg/kg/日 4×内服
以下必要に応じ考慮
・人工呼吸管理
・インスリン：高血糖時インスリン併用 0.025 U/kg/hr で開始
2〜4時間ごとに血糖値を測定し、維持量（0.05〜0.075 U/kg/hr）まで増量
・アルギニン：アンモニア値＞100 μg/dl なら 10％塩酸アルギニン 5 ml/kg を1時間で静注（2回まで追加可）
→5 ml/kg/日持続静注
・抗　生　剤：敗血症が否定できない場合
・抗けいれん剤：けいれん時
・昇　圧　剤：血圧低下時
・血液浄化法：交換輸血→腹膜透析、血液透析、持続濾過透析の順に考慮
12時間以内に状態が改善しない場合
アンモニア値 300〜400 μg/dl 以上が続く場合

急性期モニタリング
2〜4時間ごと：血液ガス分析、電解質、アンモニア、血糖値、BUN, Ca、尿中ケトン体
（アンモニア値は著しく高値の際には低下傾向を認めるまで1時間ごと）

(20～25以上)を伴うアシドーシス(乳酸、ピルビン酸高値)、ケトーシス(血中・尿中ケトン体陽性)、高アンモニア血症、低血糖を認めた際には本症が強く疑われる。

II・治療のポイント

❶ 急性期の治療(表14、図7)

重症型の本症を疑ったら輸液(糖およびメイロン®)を開始し、直ちに透析などICU管理の可能な病院に搬送する。有機酸の産生抑制(外因性・内因性蛋白負荷の減少)、代謝・排泄促進(ビオチン、ビタミンB$_{12}$、カルニチン)、および対症療法(アシドーシス、高アンモニア血症などに対して)の3点が治療の基本であるが、確定診断までは他疾患の可能性(尿素サイクル異常症、敗血症など)も考えて治療すべきである。経口摂取は中止し(外因性蛋白負荷の軽減)、体蛋白異化を防ぐため40 kcal/kg/日以上となるよう輸液を開始する(内因性蛋白負荷の軽減)。中心静脈ラインを早期に考慮し、血糖値が上昇すればインスリンを併用する。診断が確定するまでは補酵素(ビオチン、ビタミンB$_{12}$)を内服する。蓄積したアシルCoAを二次的に欠乏するカルニチン補充により、メチルマロン酸については輸液により排泄促進させる。アシドーシスはメイロン®で補正する。けいれん、意識障害、血圧低下など全身状態不良の場合には異化亢進を抑制するためにも早期に人工呼吸管理とし、抗けいれん剤、昇圧剤などを症状に応じて使用する。アンモニア高値の場合には中枢神経障害を生じる可能性(新生児期＞400 μg/dl、乳児期＞300 μg/dlの場合：千葉大学高柳先生私信)を考慮し、尿素サイクル異常症を否定できなければアルギニン静注を開始する。感染症が否定できなければ、各種培養検査を施

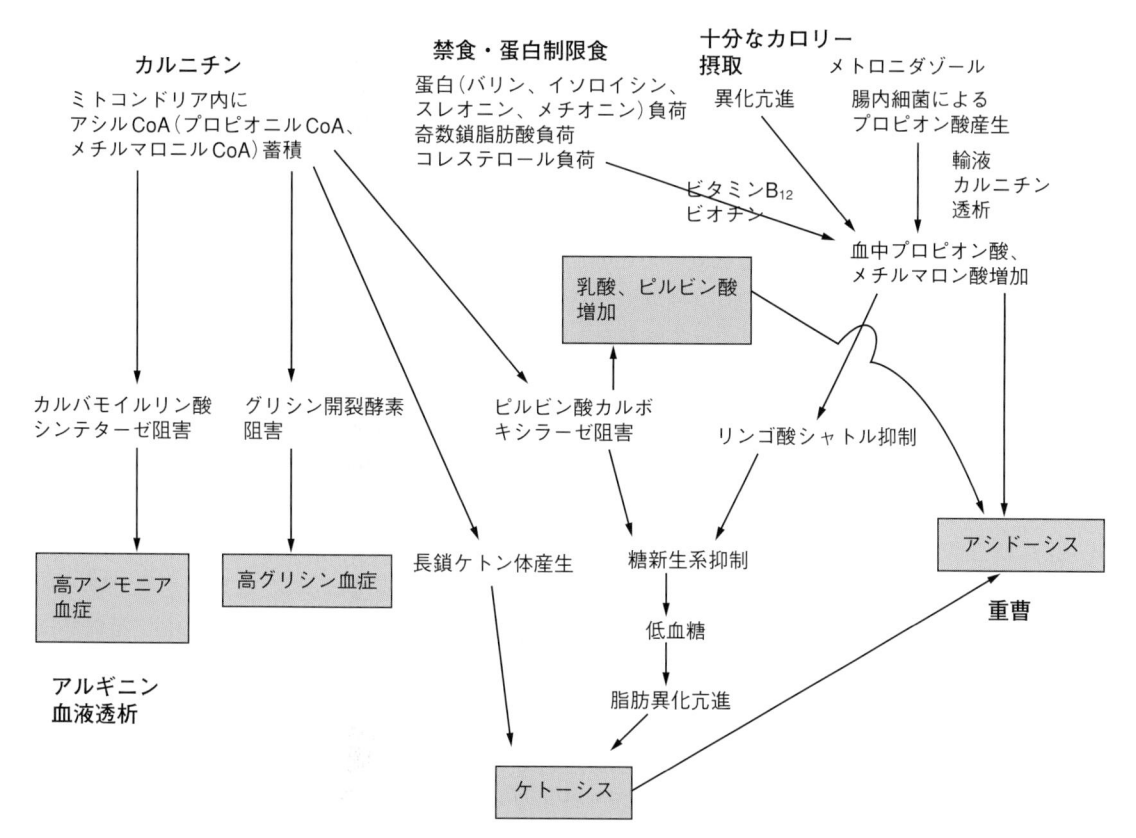

図7. メチルマロン酸血症およびプロピオン酸血症の病態と治療
メチルマロン酸血症およびプロピオン酸血症の病態と各病態に対する治療を示す。太字は治療を示す。

行後、抗生剤を併用する。
　治療開始後は2～4時間ごとに血液ガス、電解質、アンモニア、血糖値、BUN、Ca、尿中ケトン体をモニターする。プロピオン酸は輸液のみでは排泄できないため、以上の治療でアンモニア値が低下しない場合や治療開始後12時間以内に治療への反応が認められない場合には時期を逸さず透析を導入する。

❷ 急性期を過ぎた後の治療

アンモニア値が正常化したら高カロリー栄養を開始する（アミノ酸は0.3g/kg/日より開始）。

（宮本純子）

15 低Ca血性

I・鑑別診断

- 出生体重児、仮死を認める児、母体に糖尿病を認める児。
- 新生児一過性副甲状腺機能低下症
- カルシウム(Ca)感知受容体の活性型変異
- 母体のビタミンD欠乏
- 22q11.2欠失症候群、HDR症候群などにみられる副甲状腺機能低下症
- 偽性副甲状腺機能低下症Ia
- 低Mg血症に伴う低Ca血症
- Ca摂取不足

II・診断のポイント

1. 総Ca濃度はアルブミンの影響を受けるため、低アルブミン血症の存在下では評価が難しい。この場合、イオン化Caを測定することが重要である。
2. 出生体重児、仮死を認める児、母体に糖尿病を認める児では新生児1～2日以内に低Ca血症となるリスクが高い。
3. 22q11.2欠失症候群、偽性副甲状腺機能低下症Iaが新生児一過性副甲状腺機能低下症として診断される経過を示すことがある。この意味で、新生児一過性副甲状腺機能低下症は除外診断である。
4. 22q11.2欠失症候群では特徴的な顔つきをし、CATCHとして知られる徴候を伴いやすい。この場合、PTH分泌不全による低Ca血症を（生後1週以降から思春期年齢）に認めることがある。HDR症候群では、副甲状腺機能低下症(Hypoparathyroidism)に加え、難聴(Deaf)、腎無形成(Renal aplasia/hypoplasia)を伴う。なお、こうした症候群に伴わない副甲状腺機能低下症もごく稀に存在する。この中では22q11.2欠失症候群が最も多く、HDR症候群の頻度の5～10倍以上と思われる。
5. 母体のビタミンD欠乏に関連して、新生児・乳児期に低Ca血症をきたすことがある。
6. 常染色体性優性の遺伝形式をとるCa感知受容体の活性型変異により、低Ca血症をきたすことが稀にある。この場合の発症時期も生後1週前後から、家族検索により成人年齢でみつかるまで幅

が広い。
7. Gs蛋白の不活性型変異が母親より由来している偽性副甲状腺機能低下症Iaでは、Brachydactyly、中手骨（特に第4、第5）の短縮を合併する。この場合の低Ca血症は幼児期3〜7歳くらいにみつかることが多い。
8. 長期下痢・中心静脈管理中の低マグネシウム（Mg）血症に伴い、低Ca血症が生じることがある。

III・検査

1. 低出生体重児、仮死を認める児、母体に糖尿病を認める児においてみられる新生児時期低Ca血症では、通常のCa補充で容易に短期間に改善する場合、特別な基礎疾患を考えた検索は不要である。
2. 一般的に、低Ca血症を認めた場合、その原因検索のため血中IP、Mg、インタクトPTH、25(OH)VitD、尿中Ca/Crの測定が有用。当院では、血中Ca/IPは日常臨床においてペアで測定する習慣をつけるように研修医師に指導している。
3. 22q11.2欠失症候群、HDR症候群では、先の診断の項で述べた徴候に対する検査が必要となる。
4. 新生児・乳児期の低Ca血症では、母親の25(OH)VitDの測定が重要となる。
5. Ca感知受容体の活性型変異では、低Ca血症の存在下で、高Ca尿症（尿Ca/Cr＞0.3）を認める。
6. 偽性副甲状腺機能低下症Iaでは低Ca血症発症以前にTSH高値を伴う甲状腺機能低下症が発症していることも稀ではない。

IV・治療

1. 初期治療

症状を伴う、低Ca血症に関しては、10〜20 mg/kgのローディング（30分）の後、20〜60 mg/kg/日のCa製剤静脈内投与を行う。症状がない場合は、ローディングをとばすこと、あるいは同量の経口Ca製剤を用いることもできる。

2. 長期的治療

PTH分泌不全、作用不足、ビタミンD不足では、アルファロール0.05〜0.1μg/kgに代表される治療によりCa値を安定化させる。Ca感知受容体の活性型変異では、Ca値上昇のための第一次選択薬はハイドロクロルサイアザイドであるとわれわれは考えている（単純なCa製剤投与、ビタミンD投与は高Ca尿症を悪化させる可能性がある）。低Mg血症に伴う低Ca血症ではCa投与のみではなくMg投与により低Ca血症が改善する。

16 くる病

はじめに

　ここではくる病を理解することを目的として、その定義、ビタミンD代謝、カルシウム（Ca）、IP調節因子について概説する。頻度が多いものの、予防的治療が容易である、未熟児に伴うくる病については本稿では触れない。

I・定 義

　くる病とは"CaあるいはリンP)が不足のために類骨および成長軟骨の化骨障害が起こること"と定義することができる。類骨の化骨障害は、リモデリングの際にみられ骨吸収後に骨芽細胞により生じた類骨に主に hydroxyapatite crystals [$Ca_{10}(PO_4)_6(OH)_2$] の形でCa、Pが沈着する過程の障害である。成長軟骨の化骨障害は肥大軟骨の細胞周囲にCa、Pの沈着が生じる過程、すなわち骨形成が始まる際の枠組みのために軟骨細胞周囲に生じるCa、Pの沈着（化骨）の障害である。

II・ビタミンDの代謝

　くる病の病態の理解にビタミンD代謝の理解は必須である。後述するようにくる病を2群に大別した場合、第一の群はビタミンDの作用不足が本態であり、低リン血症をきたす第二の群の中心である家族性低P血症性ビタミンD抵抗性くる病でも、ビタミンD代謝異常が認められる。

　ビタミンDは肝臓で25位水酸化反応を受けて25(OH)VitDになるが、この反応は代謝調節を受けておらず25(OH)VitD産生量はビタミンDの摂取・吸収量を反映しやすい。25(OH)VitDは腎臓の近位尿細管で1α水酸化反応を受けて活性型の1,25(OH)$_2$VitDになる。1,25(OH)$_2$VitDは25(OH)VitDに比べてビタミンD受容体に対する親和性は数百倍強いとされている。1α水酸化反応はPTHや低P血症によって促進され、1,25(OH)$_2$VitDによって抑制される。

III・血清カルシウムの調節

　血清カルシウム（Ca）の調節はPTHと1,25(OH)$_2$VitDが主に役割を果たしている。両者とも血中カルシウムを上昇させる働きをもつホルモンであり、前者は Acute regulator、後者は Chronic regulator として働く。血清カルシウム濃度は狭い範囲に調節されている。

　PTHは遠位尿細管・集合管におけるCa再吸収の促進、骨吸収促進の作用をもつ。こうしたPTH作用は短時間内での血中カルシウム調節に一義的意味をもつ。さらにPTHは腎臓の近位尿細管の1α水酸化酵素活性亢進を引き起こし、1,25(OH)$_2$VitDの産生を調節する因子の1つとして知られている。1,25(OH)$_2$VitDは以下に述べるようにより長期的な血清カルシウム濃度調節に重要である。

　1,25(OH)$_2$VitDは小腸上皮細胞におけるCa吸収に促進的に働き、食事後のCa濃度調節の第一段階となる。また破骨細胞の増殖・分化・活性化に重要な役割を果たし骨吸収を促進し、さらに骨芽細胞に作用して細胞外基質の合成、石灰化を促進する。ビタミンD作用不全の際は低Ca血症を生じ得るため、前述した作用の総和としてビタミンDは血中Caを上昇させる働きをもつといえる。

IV・血清リンの調節

　血清リン(P)は特に食事の影響を受けて日内変動を示し、その変動幅はCaに比べてはるかに大きい。血中Caのような厳格な濃度調節機構は存在しない。年齢による変動も大きく新生児期、乳児期では高値を示し学童期には成人のレベルに近づく。

　血清P濃度は腎糸球体で濾過されて近位尿細管で再吸収されることにより調節される。GFRが正常な場合は近位尿細管再吸収が主な調節因子である。PTHはこのP再吸収を抑制するのでその結果、Pの腎からの排泄は増加する。

　$1,25(OH)_2$ VitDは消化管での吸収促進、PTH分泌抑制などを介して血中P酸値を上昇させる。$1,25(OH)_2$ VitDの合成はPTHおよび低P血症によって促進される。

V・くる病の分類

　くる病を大きく2つに分類するとビタミンDの作用不全による場合と尿細管からの病的P喪失によるPの欠乏を伴う場合に大別される（表15）。血清PTHとビタミンD代謝物濃度はこの分類および後述するビタミンD作用不全の病態の理解に有用である。

　ビタミンDの作用が十分でないものはCaの欠乏状態があり、二次性に副甲状腺機能亢進症を伴っている。ビタミンD作用不全の機序はビタミンD代謝物濃度により推定可能である。ビタミンD欠乏性くる病の場合は$1,25(OH)_2$ VitDは正常範囲に保たれることが多いが、貯蔵体である$25(OH)$VitDが低下する。$25(OH)$VitD-1α水酸化酵素欠損症の場合は$1,25(OH)_2$ VitDは低値を示す。ビタミンD受容体異常症の場合は$1,25(OH)_2$ VitDは高値を示す。

　ビタミンD作用不足によるくる病はCa、P不足を介した病態が主と思われる。ビタミンD直接の作用に基づくくる病発症はビタミンD受容体ノックアウトマウスの成績からは考えにくい(Nature Genet 16；391-397,1997)。同マウスでは生下時には軟骨内骨化の障害がないこと、くる病は生後しばらくして血中Ca、P値の低下と一致して生じてくること、血中Ca、Pを投与するとくる病が治癒することが根拠である。

　なお、文献的にはナイジェリア(Metaboism 40：209、1990)においてビタミン欠乏、代謝異常の存在しな

表15. くる病の分類（栄養状態によるビタミンD欠乏と低P血症性くる病が多い）

Ⅰ．ビタミンD作用不全によるくる病
(1) ビタミンD欠乏
　①栄養障害
　②肝疾患（吸収障害が中心）
(2) ビタミンD活性化障害
　①1α水酸化反応の障害
　②腎性骨異栄養症（より詳細には、本疾患単位ではビタミンD活性化障害のみならず、アシドーシス、腎不全を含む複合的理由によりくる病が発症する）
(3) ビタミンD受容体異常

Ⅱ．P欠乏を伴うくる病（(1)(2)ともにビタミンD活性化障害も認める）
(1) 低リン血症性くる病
　多くはX染色体上のPHEX遺伝子の異常が原因と思われる。
(2) Fanconi症候群に代表される近位尿細管障害

い患者において、低Ca血症が単独でくる病をきたし得るとされているが、現在の日本では稀と思われる。実際、ビタミンD欠乏の存在しない状態においてCa欠乏のみからくる病をきたした患者を著者は経験したことがない。

Pの欠乏を伴うくる病の大部分は家族性に発症し得る低P血症性くる病である。低P血症性くる病の場合は尿P再吸収能が低下し低P血症を認める。低P血症が著しい場合は特にTmP/GFRの低値が最も正確な指標となる。血中Ca濃度は正常である。PTHは正常あるいはやや高値であるが二次性副甲状腺機能亢進症に相当するほどの高値を示すことはない。$1,25(OH)_2$ VitDの上昇が認められないことも特徴的である。

VI・くる病にみられる症状

乳児期に生じたビタミンD作用不全に伴うくる病では、低身長、筋力低下、手首・足首の間接部位の腫脹、肋軟骨と肋骨の移行部位の腫脹、歯の発育遅延、O脚（小学生以降では稀にX脚）、などを一般的に伴う。ごく稀に、新生児、乳児早期でビタミンD作用不足が生じた場合（多くの場合は母親の母乳不足、母乳栄養が関与）、低Ca血症のためのけいれんで発症することがあり、このときにはそのほかのくる病の症状を認めないこともある。

VII・くる病の診断

最も確実な診断方法は生検による診断であるが、特殊な場合を除いて行う必要はない。臨床的には手首の単純X線写真像、血中ALP値により確定診断している。ごく初期の時期では単純X線写真に所見がみられないこともあり、この場合はALP高値に加え、病態に応じた補助検査、ビタミンD作用不全に関してはビタミンD代謝産物濃度[$1,25(OH)_2$ VitD、$25(OH)$VitD]、低リン血症性くる病に関しては尿細管P再吸収率検査（%TRP、PEl、$TmPO_4$）の測定値を併せて診断する。

（長谷川行洋）

VI アレルギー

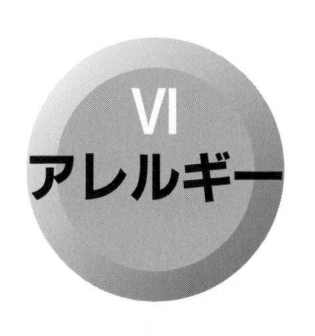

1 食物アレルギー

I・疾患の概要

　食物アレルギーは食物あるいはそれに含まれる成分が生体内で抗原として免疫反応を起こし、生体に不利な結果となる場合をいう。食物には添加物なども含まれる。生体では消化酵素により食物を分解して抗原性を低下させ、腸管上皮による選択的吸収機能や、特異的 IgG や IgE を抑制するサプレサー T 細胞の機能などが働いているが、これらの機能に欠陥がある場合に食物アレルギーが成立すると考えられ、高分子の糖や蛋白の吸収が促進されていることが知られている。

II・診断のポイント

　臨床症状から大きく 2 つに分類される。1 つは摂取された抗原が好塩基球や肥満細胞上の IgE との結合によりこれらの細胞からヒスタミンなどの化学伝達物質が放出され、その結果 30 分〜1 時間以内に症状が出現する即時型アレルギーで、1 つは 3〜24 時間で始まり漠然とした慢性の経過を示すことが多い細胞性免疫が関与する遅延型アレルギーである。
　即時型食物アレルギーでは、口唇、舌、口蓋、咽頭の瘙痒感、ヒリヒリした痛み、血管性浮腫などの口腔アレルギー症候群、嘔気、嘔吐、腹痛、下痢などの胃腸症状、蕁麻疹、発赤、瘙痒感、血管性浮腫などの皮膚症状、喘息や鼻結膜炎、気道の浮腫などの呼吸器症状、稀にショック症状となる。ショック症状（血圧の低下）を伴う全身反応をアナフィラキシーショックと呼び、原因として食物ばかりではなく、薬剤、昆虫による刺傷、甲殻類などの食事摂取後 2 時間以内の運動により誘発されるアナフィラキシー（food-dependent, exercise-induced anaphylaxis）がある。運動中に起こったショック、あるいは蕁麻疹ではこの運動誘発性アナフィラキシーを疑う。
　遅延型食物アレルギーではアトピー性皮膚炎などの皮膚症状や腹痛、下痢などの慢性の消化器症状などの経過をとる。これらの症状の発現と特定の食物との因果関係が診断の第一であるが、即時型では本人や母親が気づく場合が多いが遅延型ではその因果関係の証明が難しい。慢性的な湿疹や蕁麻疹、腹部症状を生じている場合では症状日誌をつけてアレルギーを誘発すると思われる食品を 2 週間食べないようにし、その間に症状が消失しなければその食品は否定される。症状が改善すればそのアレルギーの可能性があるが、主観的要素が入る余地が多い。検査方法としてリスクが存在するが、二重盲検法による経口負荷試験が最も信頼できる検査法である。アトピー性皮膚炎の患者に RAST（radioallergosorbent test）法による食物の特異的 IgE 抗体陽性によりその食物をアレルゲンとみなし、除去食を指示することがみられるが、RAST 法と臨床症状の間には乖離があり、RAST 法は補助診断の 1 つと考えた方がよい。スクラッチテスト、プリックテスト、皮内テストなどの即時型の皮膚反応、あるいはパッチテストも補助診断となる。皮膚テストにはアレルゲンエキスか天然の素材を用いて行うのがよい。

III・治療のポイント

1. アナフィラキシーショックに対する治療

1. 低血圧に対して 0.1％ エピネフリン（ボスミン®注 1 mg/1 mℓ）、0.01 mℓ/kg（max 0.3 mℓ）皮下注、必要ならば 15 分後に再度行う。低血圧に反応がない場合は生食水を急速静注する。持続投与が必要な場合は血圧 80 mmHg を目標として、エピネフリン 0.1 μg/kg/min を投与する。
2. 酸素投与、必要ならば気管内挿管を行って気道を確保する。
3. 抗ヒスタミン剤としてヒドロキシジン（アタラックス P® 25 mg/1 mℓ）1 mg/kg の静注または筋注を行う。
4. ステロイド剤、ヒドロコルチゾン（ソル・コーテフ® 50～200 mg/回）の静注を行う。
5. 下気道の閉塞症状があれば喘息の治療に準じたベネトリンの吸入、アミノフィリンの静注（5 mg/kg div/10～15 min）などを行う。
6. その他、抗けいれん剤：ジアゼパム（セルシン®、ホリゾン® 10 mg/2 mℓ 0.3 mg/kg 静注）、強心剤：ドパミン（5～20 μg/kg/min）、アシドーシスの補正などを行う。

2. 即時型アレルギーに対する治療

上記に準じて行う。紅潮と喘鳴があれば抗ヒスタミン剤とステロイド剤での治療（静注）などを行う。発熱を伴う紅潮などの皮膚症状には、ステロイド剤と抗ヒスタミン剤の合剤であるセレスタミン（1 錠または 5 mℓ 中ベタメタゾン® 0.25 mg、d-マレイン酸クロルフェニラミン 2 mg）の内服でコントロールできる。

3. 食物アレルギーの原因食物が特定できればその食物を除去する

アレルギーを生じてしまうと誤解して数多くの食品摂取をあきらめてしまう人が実際には多い。ミルクアレルギーであれば低アレルギーミルク、大豆ミルクなどが選択肢になる。食物アレルギーは乳幼児では消失確率が高く、約 80％ は 3 歳までに消失する。卵アレルギーでは加熱処理も 1 つの方法であるが、卵白中の主要アレルゲンの 1 つであるオボムコイドは、加熱処理で IgE 抗体との反応性が失われにくいため、加熱加工した卵製品に対しても即時型反応を示す可能性がある。

② 薬剤アレルギー

I・疾患の概要

薬剤の多くは分子量が 1,000 以下の単純な化学物質でハプテンとして作動し、蛋白と結合することにより過敏反応を引き起こす。小児の臨床症状は皮疹が最も多く、薬剤の服用歴と服用の中止により速やかな症状の消退を診断の基礎としている。

II・診断のポイント

薬剤アレルギーの最も多い臨床症状は粘膜皮膚症状であり、一般的な紅斑丘疹から多型紅斑、粘膜症状を伴う Stevens-Johnson 症候群、紅皮症、結節性紅斑、全身性エリテマトーデス（SLE）様な

ど多様である。臓器障害を伴う場合があり、白血球減少などの骨髄の機能抑制、肝機能障害、アスピリンによる喘息、間質性肺炎、間質性腎炎、薬剤性発熱などがみられる。薬剤の服用歴にこれらの症状の出現があれば疑う。薬剤は抗けいれん剤（フェノバルビタール、カルバマゼピン、フェニトイン、ゾニサミド）、アロプリノール、ジフェニールスルフォン、サラゾスルファピリジン、ミノサイクリン、メキシレチンなどの報告が多い。

　薬剤服用を中止して24〜48時間後にこれらの症状が消失すれば診断される。皮疹が消失後、薬剤の貼付試験や薬剤リンパ球刺激試験を行って薬剤を特定する。ペニシリンのスキンテストは確立された信頼性の高いアナフィラキシーに対するテストである。

III・治療のポイント

　薬剤アレルギーでは皮疹が最も多い臨床症状である。皮疹は一般的には薬剤を中止することで消退する。抗ヒスタミン剤は蕁麻疹に対しては最も有用である。重症例ではエピネフリン、ステロイド剤を投与する。

3　昆虫アレルギー（「咬傷、刺傷」37頁参照）

4　蕁麻疹（662頁参照）

1・疾患の概要

　蕁麻疹は一過性の限局性の痒みを伴う紅斑と膨疹と定義される。真皮上皮に存在する肥満細胞が種々の刺激によって脱顆粒を起こし、ヒスタミンなどの血管作動性物質による微少血管の拡張およびそれに伴う血漿成分の漏出により、真皮上層に限局性浮腫と血管拡張をきたす。物理的刺激、寒冷刺激、温熱刺激、運動刺激、日光刺激、あるいはIgEを介する食物、薬物などがその刺激となる。一部の症例で原因となる薬物、食物、物理的刺激が特定できるが、原因不明の場合も多い。個々の膨疹は48時間以内に消退するが、新しいものが出現する。皮疹の出現が1カ月以上持続するものを慢性蕁麻疹という。血管性浮腫（Angioedema, Angioneurotic edema）は粘膜下、皮下あるいは皮膚の深層に起こるもので蕁麻疹との鑑別はその存在する場所によるが、明確でないことも多い。

2．診断のポイント

　蕁麻疹は突然に起こる膨隆する痒みを伴う紅斑で、診断は視診による臨床診断で行う。

3．治療のポイント

　蕁麻疹は多くの場合自然治癒するが、抗ヒスタミン剤を用いることが多い。ペリアクチン2〜6歳2 mg/回 8〜12時間ごと、7歳以上4 mg/回 8〜12時間ごと、ヒドロキシジン（アタラックスP®）0.5 mg/kg/回 4〜6時間ごと、レスタミン5 mg/kg/日 分4、急性の重症な蕁麻疹の治療に0.1%エピネフリン（ボスミン®）0.01 ml/kg（max 0.3 ml）の皮下注も有効である。

（浅村信二）

VII 膠原病および自己免疫疾患など

1 リウマチ熱、リウマチ性心炎

I・疾患の概要

　リウマチ熱は、A群β溶血連鎖球菌（以下＝A群溶連菌）の上気道感染（咽頭炎、扁桃腺炎）に続発する疾患で、先行するA群溶連菌の上気道炎を無治療あるいは不完全な治療により、その0.4〜3％に発症する。リウマチ熱と診断された約1/3は先行するA群溶連菌の明らかな症状がない。A群溶連菌の感染の頻度が高い5〜15歳がリウマチ熱の好発年齢になる。A群溶連菌は細胞膜に存在するM蛋白の相違により80以上の型に分類されるが、リウマチ熱を起こす血清型（1、3、5、6、14、18、19、24）が知られている。リウマチ熱の病因は、M蛋白がもつエピトープと心筋、関節、脳、皮膚などのもつエピトープが同じで、交叉反応による自己免疫反応による炎症の結果との見方が有力であるが、証明はされていない。リウマチ熱を起こしやすい遺伝的背景も存在する。リウマチ熱はA群溶連菌の上気道炎から約20日間の潜伏期で発症するが、急性糸球体腎炎は上気道炎、皮膚感染症後約10日間で発症する。リウマチ熱は皮膚感染症からは発症しない。わが国では他の先進国と同様にリウマチ熱は激減し、ほとんどみられなくなっている。先行するA群溶連菌に対する抗生剤による治療にもよるが、抗生剤導入以前に既にその減少が認められた国があり、社会的環境の改善もリウマチ熱減少の要因と考えられている。正常細菌叢の一部としてA群溶連菌をもつ保菌者が存在するが、保菌者がリウマチ熱になる危険性はない。

II・診断のポイント

　リウマチ熱の主症状は心炎、関節炎、舞踏病、輪状紅斑、皮下結節、副症状は発熱、関節痛である。（表1）

1．主症状

❶ 心炎

　リウマチ熱による心炎は心内膜炎、心筋炎、心外膜炎があるが、ほとんどの例は心内膜炎を合併し、臨床的には心雑音が聴取される。心尖部に収縮期性の僧帽弁逆流の雑音や心基部に大動脈弁の拡張期雑音が新たに聴取された場合は、リウマチ性心炎の可能性が高い。心筋炎を合併すると頻脈、呼吸困難、咳嗽、起坐呼吸、肝肥大、肺浮腫の症状が、心外膜炎を合併すると心音微弱、心摩擦音、胸痛の症状がみられる。心超音波検査で僧帽弁逆流や大動脈弁逆流が証明され、心雑音を聴取されない場合に心内膜炎としてよいかの決定はなされていない。

❷ 多関節炎

　最も頻度が高い症状で、移動性の特徴があり、膝、足、肘、手関節などの大関節が主で、指、趾の小関節に起こることは稀である。抗炎症剤（サリチル酸製剤）によく反応し、適量では48時間以内

表 1. 初発のリウマチ熱の診断基準(Jones Criteria Updated 1992)

主症状	副症状
心炎	臨床症状
多関節炎	関節痛
舞踏病	発熱
輪状紅斑	検査所見
皮下結節	急性期反応の上昇
	赤沈値
	CRP
	PR時間延長

先行するA群溶連菌感染症の証明
　咽頭培養陽性または連鎖球菌迅速診断反応陽性、連鎖球菌抗体の高値または上昇

診断
　先行するA群溶連菌感染の証明があり、主症状2項目または主症状1項目と副症状2項目があれば、リウマチ熱の可能性が高い。

(Circulation 87：302-307, 1993 より引用)

に症状が軽減し、軽減しない場合は他の疾患か治療量に達していないかのいずれかである。関節炎の予後は良好で変形を残すことはない。ほかにリウマチ熱の主症状がなく、サリチル酸製剤に反応するが、関節炎の時期、持続性が非典型的な溶連菌後反応性関節炎と呼ばれる病態が存在する。

❸ 舞踏病

リウマチ性舞踏病は四肢、体幹の無目的な早い不随意運動を特徴とし、筋緊張低下、情緒不安定を伴う。舞踏病はリウマチ熱として単独に出現することがあり、また他の症状より遅く出現し、溶連菌の感染を証明できることが少ない。

❹ 輪状紅斑

淡いピンク色の皮疹で不整な円形を示し、外縁は鮮明で中心部は退色する。躯幹部や躯幹部に近い四肢にみられ、顔面には出現しない。痒みもない。

❺ 皮下結節

硬い無痛性の小結節で肘、膝、手関節の周囲や後頭部などに触知することが多い。皮膚とは癒着せず、炎症を示す所見はない。

2. 副症状

a. 臨床所見

発熱、関節痛がみられる。発熱は 39℃ 以上になることもある。関節炎が認められるときは関節痛を副症状としては数えない。

b. 臨床検査所見

急性反応物質の上昇は非特異的で炎症の存在を示すに過ぎない。心炎、多関節炎を伴えばこれらは上昇するが舞踏病だけの場合は正常のことが多い。急性反応物質の値は活動性の指標となる。心電図でのPR時間の延長は非特異的な所見で、心炎の診断根拠とはならない。

3．A群溶連菌の感染の証明

先行感染の溶連菌感染が証明され、主症状があればリウマチ熱の可能性が非常に高いが、逆に証明されない場合は舞踏病と不顕性発症の心炎を除くと低い。検査所見で証明されない猩紅熱の既往は、A群溶連菌の証明として不十分である。A群溶連菌の咽頭培養陽性は、保菌者の可能性がある。迅速診断キットは特異性が高いが、感度は必ずしも高くない。リウマチ熱の咽頭培養陽性率は約25%で、血清抗体での証明が有用である。一般に測定される血清抗体はASO（antistreptolysinO）、ASK（antistreptokinase）、AND-B（anti-deoxyribonuclease）でこの3つを同時に測定した場合95%は1抗体以上が高値を示す。舞踏病や不顕性発症の心炎では血清抗体が既に正常化している場合がある。抗体価の上昇で証明する場合は急性期と回復期で2～4週間の間隔で測定する。

III・治療のポイント

1．溶連菌感染症の治療（「A群溶連菌感染症」591頁参照）

リウマチ熱の診断時から、溶連菌の培養が陰性でもA群溶連菌に対する治療が必要とされる。A群溶連菌の耐性の報告がないペニシリンが第一選択剤となる。ベンジルペニシリンベンザチン（バイシリン®）250～500 mg（40～80万単位）分2、あるいは分3で10日間の治療が一般的な方法である。アンピシリン（アミノベンジルペニシリン ABPC：ビクシリン®など30～50 mg/kg/日）やアモキシシリン（AMPC：サワシリン®、パセトシン®30～40 mg/kg/日）の広域経口ペニシリン製剤も同様な効果があげられる。アモキシシリンは飲みやすさから実際に使用されることが多い。ペニシリンアレルギーにはエリスロマイシン（EM：エリスロシン®30～50 mg/kg/日）やクラリスロマイシン（クラリス®、クラリシッド®10 mg/kg/日）が用いられる。

2．リウマチ熱の治療

a．サリチル酸製剤

軽度の心炎、関節炎の治療はサリチル酸製剤（アスピリン）が用いられる。血中濃度20～25 mg/dlが治療適量で80～120 mg/kg/日のサリチル酸製剤が必要とされることが多い。肝機能などのモニターや耳鳴りなどの過量による中毒症状に注意が必要である。

b．ステロイド剤

中等度以上の心炎、うっ血性心不全を伴う場合はステロイド剤が必要になる。ステロイド剤は2.0～2.5 mg/kg/日を2～3週間以上投与する。投与期間は臨床症状、検査結果（赤沈、CRP）によって定める。ステロイドはその後漸減する。

舞踏病にはクロルプロマジン、ハロペリドールなどが選択肢である。

輪状紅斑や皮下結節に対する特異的治療法はない。

c．補助療法

うっ血性心不全に対しては利尿剤、ジギタリス製剤を用いる。

3．予防

リウマチ熱を罹患した患児はA群溶連菌の再感染によりリウマチ熱が再発し、増悪することが知られている。再感染は無症状のこともあり、感染のたびに最適の治療法を行っても再発を防げるとは限らないため、常時の予防を行う。舞踏病だけの患児も対象となる。その予防法はA群溶連菌の治

療と同様で、経口のペニシリンⅤ 250 mg（40万単位）あるいはサルファ剤（A 群溶連菌の付着防止に効果があるとされている）、ペニシリンにアレルギーがある患児にはエリスロマイシンが薦められている。この予防投与は最初にリウマチ熱と診断され、10日間の治療後すぐに開始される。リウマチ熱の再発は心炎を伴う患児は、再発により心炎が増悪する可能性が高く、逆に心炎を伴わない患児は再発でも心炎を伴わない可能性が高い。またこのような再発は初発後5年以内に多いこと、A 群溶連菌の感染は5～15歳に多く、年齢が高くなるとA 群溶連菌の感染が少なくなることが知られているため、予防投与期間は弁膜症をもっている患児は10年以上あるいは40歳になるまでの長い方、あるいは再感染の危険が高い環境にあれば一生、心炎の既往はあるが心炎の後遺症がない患児は10年あるいは成人に達するまでの長い方、心炎の既往がない患児は5年あるいは21歳になるまでの長い方と薦められているが、コンセンサスを得るまでには至っていない。

② 若年性関節リウマチ

Ⅰ・疾患の概要

　小児期の関節炎をわが国および米国、カナダではJRA(juvenile rheumatoid arthritis)、若年性関節リウマチと呼んでいたが欧州、アジア、オセアニアではJCA(juvenile chronic arthritis)若年性慢性関節炎と呼んでいた。最近は若年性特発性関節炎(juvenile idiopathic arthritis；JIA)に統一して呼ばれることが多くなった。16歳未満に起こる1関節またはそれ以上の関節で関節炎が少なくとも6週間続くものをいうが、関節炎を起こすほかの原因の除外が必要である。関節炎は関節の腫脹、熱感、疼痛あるいは圧痛を伴う関節の可動領域の制限があるものをいう。疼痛あるいは圧痛だけでは関節炎とはいえない。関節の病態は滑膜炎であり、滑膜に浸潤したT細胞、B細胞、マクロファージなどから産生されたサイトカインが直接あるいは間接の作用により滑膜が増殖してパンヌスを形成し、骨、関節の破壊が起こって関節の機能障害を起こす。関節外では血管炎が主体であり、皮疹、虹彩炎、心炎などを起こす。最初の6カ月の症状により、最近は7型に分類されてもいる(表2)が、大きく全身型、多関節型、少関節型の3つに分類される。

1. 全身型
1. 発症年齢は5歳以下に多い。男女差はない。
2. 2週間以上続く発熱や弛張熱(1日で39℃以上に発熱し、37℃以下に解熱する)がある。悪寒、戦慄を伴うことが多い。1日2回発熱することもある。
3. 色鮮やかな皮疹を生じることがある。発熱時に多く、自然に消退する。痒みはない。
4. 肝脾腫や全身のリンパ節腫大を伴うことがある。
5. 胸膜炎、心膜炎(多くは心外膜炎)を伴うことがある。
6. 診断の根拠となる検査はない。炎症反応は亢進し、白血球は増加する。貧血がみられることも多い。リウマチ因子、抗核抗体は陰性である。
7. 弛張熱だけで関節の症状は後に出現することがある。
8. 急性期にDIC(播種性血管内凝固症候群)を起こすことがある。
9. 年月を経て次第に多関節型などに移行する。

表2. 若年性関節リウマチの病型分類

1. 全身性関節炎（systemic arthritis）
   定義：少なくとも2週間以上持続する毎日の発熱を伴うあるいは発熱が先行する関節炎で、少なくとも弛張熱は3日以上あり、次の1つ以上を伴うもの。
   ①次第に消退する固定しない紅斑様の発疹
   ②全身のリンパ節腫脹
   ③肝腫または脾腫
   ④漿膜炎
   除外：感染性疾患、悪性疾患など

2. 少関節炎（oligoarthritis）
   定義：発症後最初の6カ月に1～4カ所の関節炎を認めるもの。2つの小分類がある。
   ・持続性少関節炎：経過中に5カ所以上の関節炎を認めないもの
   ・進展性少関節炎：発症6カ月以降に関節炎の総数が5カ所以上になるもの
   除外：①1親等、2親等に皮膚科医によって診断された乾癬の家族歴があるもの
   ②1親等、2親等に医学的に確定したHLA-B 27関連疾患の家族歴があるもの
   ③RFテスト陽性
   ④8歳以降発症の関節炎でHLA-B 27陽性の男児
   ⑤上記に定義した全身性関節炎

3. 多関節炎（polyarthritis）RF陰性
   定義：発症後最初の6カ月に5カ所以上の関節炎を認めるもの。
   除外：①RF陽性
   ②上記に定義した全身性関節炎

4. 多関節炎（polyarthritis）RF陽性
   定義：発症後最初の6カ月で5カ所以上の関節炎を認め、3カ月以上の間隔で2回RFテストが陽性のもの。
   除外：①3カ月以上の間隔でRFテストが陰性のもの
   ②上記に定義した全身性関節炎

5. 乾癬性関節炎（psoriatic arthritis）
   定義：①関節炎と乾癬の合併、または
   ②関節炎と下記のうち2つを伴うもの。
   a）指趾炎（dactylitis）
   b）爪の異常（爪の陥没：nail pittingまたは爪甲剥離：onycholysis）
   c）1親等以内に皮膚科医によって診断された乾癬の家族歴
   除外：①RF陽性
   ②上記に定義した全身性関節炎

6. 付着部炎関連関節炎（enthesitis related arthritis）
   定義：①関節炎と付着部炎または
   ②関節炎または付着部炎のいずれかと下記のうち2つを伴うもの。
   a）仙腸関節の圧痛または炎症性脊椎痛
   b）HLA-B 27
   c）1親等、2親等に医学的に確定したHLA-B 27関連疾患の家族歴があるもの
   d）疼痛、充血、羞明を伴う前房性ブドウ膜炎
   e）8歳以降発症の男児の関節炎
   除外：①1親等、2親等に皮膚科医によって診断された乾癬の家族歴があるもの
   ②上記に定義した全身性関節炎

7. その他の関節炎
   定義：少なくとも6カ月以上持続する小児の原因不明の関節炎で
   ①ほかの範疇の基準を満たさないか
   ②ほかの範疇の基準を2つ以上満たしてしまうもの。

表 2. 続き

●用語の解説

関節炎：関節内の腫脹、関節痛または圧痛を伴う関節の可動制限で少なくと 6 週間持続し、機械的関節障害でないもの。
仙腸関節炎：仙腸関節部の直接の圧迫により圧痛が存在するもの。
弛張熱：39℃ 以上に上昇し、37℃ 以下に下降する発熱を毎日繰り返すこと。
漿膜炎：心外膜炎、胸膜炎、または腹膜炎。
付着部炎（Enthesitis）：腱、靱帯、関節包、あるいは骨の筋膜の付着部の圧痛。
HLA-B 27 関連疾患：強直性脊椎炎、炎症性腸疾患を伴う仙腸関節炎、急性前房性ブドウ膜炎。
指趾炎（Dactylitis）：1 つ以上の指趾の腫脹で、大抵は非対称で関節領域を越える。
Nail Pitting：1 つ以上の爪に最低 2 つの陥凹がいつもみられる。
炎症性脊椎痛：脊椎に朝のこわばりを伴う安静時に痛みがあり、動作により改善するもの。
大関節：股、膝、足、手、肘、肩関節（これ以外は小関節）。

(J Rheumatology 25：1991-1994, 1998 より引用)

2．多関節型

1．女性に多い。
2．関節は手の小関節に起こることが多い。
3．リウマチ因子陽性と陰性群に分けられるが、陽性群は急速に進行して骨破壊が起こり、薬剤に対する反応も悪く、関節機能の予後不良の場合が多い。
4．皮下結節を認める場合がある。
5．抗核抗体陽性の場合がある。

3．少関節型

1．女性に多い。
2．膝関節などの大関節に多い。
3．虹彩炎を起こすことがある。
4．リウマチ因子は陰性で抗核抗体が陽性の場合がある。
5．白血球数、炎症反応は正常のことが多い。
6．年月を経て少関節型から多関節型に移行することがある。
7．9 歳以降の男児に多く、下肢の少関節炎で発症し、腱付着部の炎症が特徴的な HLA-B 27 との関連のある疾患がある。リウマチ因子、抗核抗体は陰性である。

II・診断のポイント

若年性関節リウマチの診断は除外診断で、他の疾患の否定が必要である。最も多いのは細菌感染症で、急性で関節に発赤があり疼痛が強い場合は化膿性関節炎を第一に疑って血液培養あるいは関節腔の穿刺培養を行う。最も多い黄色ブドウ球菌を標的とした抗生剤で治療を行い、鑑別することもある。次いで白血病などの悪性腫瘍との鑑別も必要である。弛張熱のある場合も敗血症などの感染症、白血病などの悪性腫瘍、炎症性腸疾患、全身性エリテマトーデス（SLE）などとの鑑別が必要となる。リウマチ熱の関節炎は大関節で移動すること、心外膜炎だけのことはないこと、皮疹があれば環状紅斑で異なること、溶連菌感染症の既往があることが鑑別点となる。SLE との鑑別は関節の変形をきたすことはなく、JRA の全身症状を超えた場合には SLE と診断する。

III・治療のポイント

これまでの治療の流れはピラミッド型と呼ばれる非ステロイド系抗炎症剤(NSAIDs)により治療を開始し、無効であれば疾患修飾性抗リウマチ薬(DMARDs)を加え、さらに症状の進行に伴い免疫抑制剤や細胞障害性薬剤を用いる方式であった。しかしながらこの治療方針は関節破壊が起こる重要な時間が失われ関節機能予後を改善しないことから、早期から効果の強い抗炎症剤やメソトレキセート(MTX)、DMARDsを併用して投与するステップダウン方式へと変わり、早期診断、早期治療の重要性が認識されてきている。病型別の治療方針は、全身型ではNSAIDs、MTX、心外膜炎、胸膜炎、虹彩炎などの合併はステロイド剤、全身型で難治性の場合はステロイド剤や免疫抑制剤(シクロスポリンなど)を用いなければならないこともある。多関節型はNSAIDs、MTX、低用量ステロイド(5〜10 mg/日)などで治療を開始し、あるいはほかのDMARDsを用いる。少関節炎ではNSAIDsだけでコントロールできることが多いが多関節型に準じてもよい。

1．非ステロイド系抗炎症剤(NSAIDs)

❶ イブプロフェン(ブルフェン®顆粒、錠100 mg、200 mg)

欧米での第一選択剤である。30〜50 mg/kg/日 分3を服用する。プロピオン酸系抗炎症剤に属し、強い抗炎症作用、鎮痛解熱作用をもつ。4歳以下では少量から開始し、慎重投与する。

❷ アセチルサリチル酸

アスピリン(末、錠500 mg)医療用医薬品バファリン®330 mg(アセチルサリチル酸330 mg＋アルミニウムグリシネート50 mg＋炭酸マグネシウム100 mg)

即効性で血中濃度の測定が可能でわが国では第一選択剤とすることがあるが、欧米では使用頻度が少ない。20〜30 mg/dlが有効血中濃度である。30 mg/dlを超えると中毒レベルになる。25〜30 kg以下では100 mg/kg/日で、それ以上の体重では2.4〜3.6 g/日で到達するが個人差があり、60 mg/kg/日前後から開始し、10 mg/kgずつ増量する。80〜100 mg/kg/日が一般的な用量となる。食事後と就寝前の4回か、あるいは日に3回の服用でもよい。最も多い副作用は胃腸障害であるが、牛乳などと服用するのがよい。トランスアミナーゼの上昇が500以上になれば、一時中止する。ほかの中止する状況は胃腸症状、耳鳴り、中毒量での多呼吸や中枢神経症状である。ステロイドはアスピリンの腎クリアランスを増大する作用があり、ステロイドの減量によりアスピリンの血中濃度が上昇して中毒量となることがあるので注意を要する。

❸ ナプロキセン(ナイキサン®細粒、錠100 mg、カプセル300 mg)

プロピオン酸系抗炎症剤に属する。10〜20 mg/kg/日を分2で服用する。胃腸障害は少ない。乳児(1歳以下)には投与しない。

❹ スリンダク(クリノリル®錠50、100 mg)

インドメタシンのプロドラッグでインドール酢酸系に属する。胃腸障害は少ない。成人量300〜400 mg/日、分2で服用し、小児量は2〜6 mg/kg/日(max 400 mg/日)である。アスピリンとの併用で胃腸障害の発現率の上昇、シクロスポリンとの併用で腎毒性が増強されることがある。

❺ その他

メフェナム酸(ポンタール®)、ディクロフェナック(ボルタレン®)などがあるが、インフルエンザ脳症との関連が指摘されて使用し難い。

❻ Cox-2 阻害剤

成人では NSAIDs の服用による上部消化管粘膜病変の発生が多い。NSAIDs の標的分子であるアラキドン酸代謝におけるシクロオキシゲナーゼ(Cox)には Cox-1 と Cox-2 の 2 つのアイソザイムがあり、Cox-1 はすべての細胞にあって生理的作用を有しているが、Cox-2 は炎症刺激によってマクロファージ、滑膜細胞、内皮細胞など炎症に関係がある細胞にのみ発現される。NSAIDs の中で Cox-2 の選択制が強く Cox-1 を抑制しないものは消化性潰瘍などの副作用が少ないことが判明し、そのような NSAIDs が開発されている。わが国でもエトドラク(ハイペン®、オステラック® 成人 400 mg/日 分 2)、ナブメトン(レリフェン® 成人 800 mg/日 分 1)、さらに比較的特異性が高いメロキシカム製剤モービック® 5 mg、10 mg(1 日 1 回鎮痛効果)は消化管穿孔、潰瘍形成、出血などの頻度が低いことが報告されている。効果は比較的弱く、米国での celecoxib、refecoxib は変形性関節症、成人関節リウマチの疼痛と炎症の軽減を目的として、米国で承認された Cox-2 阻害薬である。

2. 疾患修飾性薬剤 (disease modifying anti-rheumatic drugs；DMARDs)

DMARDs は成人の関節リウマチの基本薬であるが、単独投与の場合、

① 全症例に有効ではなく、反応者と無反応者が存在する
② 有効であっても 100% 改善するような著効例は少ない
③ 一旦奏功した後に効果が減弱するエスケープ現象がみられる

などから 2 種類以上の併用療法を行うことが多い。成人で DMARDs を同時に 2 剤以上併用するパラレル療法で有意差が認められるのは、メソトレキセートとサラゾスルファピリジン(SASP)、ヒドロキシクロロキン(HCQ)(わが国では使用できない)の組み合わせしかない。DMARDs の効果減弱時期に合わせて次の DMARDs に変更する Sawtooth 方式と呼ばれる方法も提唱されている。

❶ メソトレキセート(MTX) (メソトレキセート錠® 2.5 mg、リウマトレックス® カプセル 2 mg)

JRA に対して MTX の少量パルス療法は有効で副作用も極めて少ない。毎週 1 日 1~2 回、5~7.5 mg/週を経口投与する。小児では 10~15 mg/m^2/週を目安となる。成人に比べ量が多いが小児では腎の MTX のクリアランスが多いことによる。それ以上の用量も試みられている。多関節型で有効例が多い。全身型でも有効とされている。副作用は胃腸障害が最も多く、軽度の肝機能障害もある。葉酸欠乏による骨髄抑制の場合は、MTX 服用 24 時間後に葉酸 5 mg、あるいは連日 1 mg の内服が行われる。

❷ サラゾスルファピリジン(サラゾピリン® 錠 500 mg)

成人量は 1,500~2,000 mg/日が通常の最終的な用量で小児は 30~50 mg/kg/日を投与する。

❸ 金製剤

経口薬オーラノフィン(リドーラ® 錠 3 mg)、注射剤(シオゾール® 10 mg、25 mg)

経口薬は成人量 6 mg/日 分 2 で胃腸障害が多い。注射薬は成人で 10 mg/週から開始し、25~50 mg/週の効果発現最小必要量を維持量とする。小児量は筋注では 0.7 mg/kg/週、経口は 0.1 mg/kg/日を目安にする。

❹ ブシラミン(リマチル® 錠 50、100 mg)

D-ペニシラミンの類似体で毒性はペニシラミンよりもかなり低い。成人量は 100~300 mg/日 (max 300 mg)で小児量は定まったものはない。

❺ ミゾリビン（ブレディニン®錠 25、50 mg）
　糸状菌から発見されたイミダゾールヌクレオシドでプリン代謝拮抗作用をもつ。副作用は高尿酸血症、消化管障害、頻度は少ないが白血球減少、骨髄抑制などである。肝臓で代謝されない。成人量は 100～300 mg/日 分 3 であるが小児量は定まったものはない。

3．ステロイド剤、免疫抑制剤
　全身型の心外膜炎や胸膜炎、DIC（播種性血管内凝固症候群）の合併、局所点眼で効果のない虹彩毛様体炎には適応となる。即効性が必要なときはステロイドのパルス療法が用いられる。また初期の段階から強力な抗炎症剤を使用する治療戦略から、複数の DMARDs にステロイド剤（低用量ステロイド剤 5～10 mg など）を加える治療方法がある。他剤に反応しない全身型にステロイドは効果があるが、長期使用により成長障害、骨粗鬆症、白内障などの副作用を生じる。全身投与の副作用軽減のため炎症部位で選択的に取り込まれるリポ化ステロイド剤の静注（リメタゾン®：1 ml デキサメタゾン 2.5 mg）、あるいは関節内投与などの方法がある。

　a．ステロイドパルス療法
　メチルプレドニゾロン（ソルメドロール®）15～30 mg/kg（max 1 g）を 2 時間かけて点滴静注する。凝固促進予防のためヘパリン 100～200 U/kg/日を併用する。3 日間連続投与を行いこれを 1 クールとする。後療法としてプレドニン 30 mg/日または 1 mg/kg/日の経口投与を行う。パルス療法中は血圧に注意する。

　b．シクロスポリン（サンディムユン®）
　T 細胞から IL-2、単球からの IL-1 の合成、遊離を選択的に阻害するとされている。MTX が無効な全身型、多関節型、あるいは全身型のプレドニンの減量に用いられる。小児用量は 5 mg/kg とされているが、3 mg/kg から開始し、血中濃度を測定し、トラフ値が 100 ng/ml を目標にして 5 mg/kg まで増量する。腎機能低下や高血圧をきたすことがある。

4．近い将来の新しい薬剤
❶ 抗サイトカイン療法
　TNF-α は RA 患者の滑膜細胞から産生され、IL-1、IL-6、GM-CSF、IL-8 などのサイトカインを誘導するが、抗 TNF-α 抗体の投与により IL-1 や IL-6 などのサイトカインの産生が抑制され、RA 疾患動物モデルの関節炎が緩和されることに基づき、抗 TNF-α 療法として可溶性 TNF-α リセプターと TNF-α に対するモノクローナル抗体が開発されて実際の治療でその有用性が確認されている。

　a．可溶性 TNF リセプター
　可溶性 TNF リセプターを体外から投与し、TNF-α の作用を中和する方法で 1999 年 11 月に米国 FDA は可溶性 TNF リセプター：Etanercept（Enbrel®）を難治性 JRA の治療に認可している。MTX 少量パルス療法が無効の 69 例の難治性 JRA に 0.4 mg/kg（max 25 mg）を週 2 回の皮下注射で 74％ が有効と判断されている。

　b．抗 TNF-α 抗体
　米国でマウス由来のモノクローナル抗体をヒト IgG1、X 鎖に置換してキメラ型にし、抗体自身の免疫原性を低下させた Infliximab（Remicade®）3～10 mg/kg を 4～8 週ごとに点滴静注する。わが国での MTX 抵抗性 150 例の治験で、1、3、5、mg/kg の改善率は 33.3%、40.7%、55.2% と用量依存性の改善効果が得られている。Infliximab は米国では 1999 年 11 月に RA に認可され、2000

年6月には欧州でも認可されている。長期間の投与により、抗キメラ抗体が産生されて効果の減弱と過敏反応があるため、完全ヒト抗TNF-αモノクローナル抗体Adalimumab(D2E7)が開発され、24週間の隔週投与により良好な成績を得られている。

c. ヒト化抗IL-6受容体抗体(MRA)、抗IL-1受容体antagonist

MRAはマウス抗IL-6R抗体をヒト化したモノクローナル抗体製剤の治験がわが国で行われている。IL-1受容体antagonist(IL-1 Ra)はIL-1受容器と結合することでIL-1の作用を抑制し、米国で治験が進められている。

〈浅村信二〉

3 全身性エリテマトーデス(SLE)・ループス腎炎

はじめに

小児期SLEは成人と異なり腎合併症が多く、また症状がさまざまであり、重症型も多く予後不良とされている。近年治療の進歩によりその予後は良好になってきた。初期治療は多くの症例で容易であり、一時的に活動性は抑えられる。しかし長期予後は再発とステロイド、免疫抑制剤などの副作用との兼ね合いが問題になる。再発を恐れて治療過剰になることも、臨床的に再発させることも避ける治療が必要である。またノンコンプライアンスの注意も必要である。その点から小児のステロイド治療の使用に慣れた専門医に送ることが適切である。

I・疾患の概要

思春期女児に発症する頻度が高く、諸症状から抗核抗体、抗DNA抗体を測定し、陽性ならかなり疑える。全身性の病気であり、中枢神経、腎、循環器、さまざまな血栓症などすべての臓器病変が起こりうる。

II・診断のポイント

厚生省の研究班における小児SLEの診断の手引きを表3に示す。成人のACRの基準(1982)に、低補体血症が加わっている(渡邊言夫：厚生省心身障害研究報告書.昭和60年度研究業績集 pp 31, 厚生省, 1986)。表3の4項目以上をSLEの確定診断とする。病初期の77%が4項目を満たす。診断特異性は98%である。初発症状としては腎臓病82%、発熱78%、関節痛75%、発疹68%が半数を超えている。その他心血管系の異常、体重減少、神経系の異常、高血圧、脾腫、リンパ節腫脹、胸水貯留、脱毛、貧血、光線過敏、レイノー症状、出血斑などさまざまな症状あるいは徴候が認められる。

III・治療のポイント

1. メチルプレドニゾロン大量療法

通常はメチルプレドニゾロン大量療法(MPT)30 mg/kg/日(Max 1 g)を3日間、1クールとして2クール治療し、後療法としてプレドニゾロン1 mg/kg/日を1カ月使用し、20 mgあるいは0.5 mg/kgまでは速やかに減量する(5 mg/2週間)。それ以前の再発例は少ない。

腎所見(WHO III あるいは IV 型)が悪く、蛋白尿、血尿が減少しなくても、腎機能が悪化しない限り、低補体、抗DNA抗体、二重鎖DNA抗体が改善していれば、ステロイドは減量に入ってよい。

表3．小児 SLE の診断の手引き

1. 頬部紅斑（蝶形紅斑）
2. 円盤状紅斑
3. 光線過敏
4. 口腔内潰瘍
5. 関節炎
6. 漿膜炎（胸膜炎、心膜炎）
7. 腎障害（蛋白尿、細胞円柱）
8. 神経症状（けいれん、精神病）
9. 血液異常（溶血性貧血、白血球減少（＜4,000/mm^3）、リンパ球減少（＜1,500/mm^3）、血小板減少（＜10万/mm^3）
10. 免疫異常（LE 細胞陽性、抗 DNA 抗体陽性、抗 Sm 抗体陽性、梅毒反応疑陽性）（ACR 1997年の改訂では LE 細胞陽性は削除、梅毒反応は抗リン脂質抗体へ）
11. 抗核抗体陽性
12. 低補体血症（CH 50、C 3）

20 mg 以下になってからは再発しやすい症例があるため注意して減量する。

2．サイクロフォスファミド大量療法

MPT に反応しない腎機能悪化例、肺出血例、中枢神経症状などではサイクロフォスファミド大量療法を行う。0.5 g/m^2 から開始し月1回 0.5～1.0 g/m^2 を行う。

❸ 血漿交換
1、2で反応しない重症型に用いる。

❹ 他の免疫抑制剤
アザチオプリン 1～2 mg/kg/日、サイクロフォスファミド 1～2 mg/kg/日、ミゾリビン 4～5 mg/kg/日（Max 250 mg）などがあるがミゾリビンのみ保険適応がある。

❺ 維持療法
これが最も問題であり、再発を恐れるためにステロイドを長期に過剰な量を投与するのは避けるべきである。詳細は急性期の問題からはずれるので成書を参考にして頂きたい。

専門医へのコンサルトの時期

検査結果から SLE が疑えたら、専門医で診療すべきである。
心血管系、中枢神経異常に伴う症状があれば救急処置が必要ですぐ専門医に紹介する。

（本田雅敬）

4 皮膚筋炎、多発性筋炎

I・疾患の概要

自己免疫疾患であるが病因は確立されていない。筋肉、皮膚などでの血管炎を中心とする非化膿性の炎症性疾患である。病型は緩徐な経過をとる Brunsting 型と呼ばれる慢性型と急激な経過で汎発性の Banker 型と呼ばれる劇症型がある。慢性型は治療に反応するが劇症型は筋組織の破壊によって生ずるミオグロミン尿による急性腎不全などの多臓器不全を引き起こす。

II・診断のポイント

1．症状

a．筋症状

筋症状は筋力低下、筋肉痛、筋萎縮として認められる。筋力低下は両側性で体幹近位筋の下肢で始まることが多い。歩行や階段の昇降での異常、椅子などの座位からの起立がしにくい、あるいは腹臥位から肘や膝を使用して立ち上がる Gowers 徴候などがみられる。前頸部筋が障害を受けると枕から頭を持ち上げられなくなり、咽頭喉頭筋が障害されると嚥下障害を生じる。握力の低下は遠位筋の障害として認められる。筋肉痛は自発痛が少なく、圧痛、把握痛である。筋萎縮は関節の拘縮の原因になる。

b．皮膚症状

顔面の紅斑などの皮疹が初発症状になり、筋症状より先行することがある。顔面、頸部、上胸部、背部、上肢などに皮疹を認め、上眼瞼の浮腫状の紫紅色紅斑（ヘリオトロープ疹）、手指関節背面の紫紅色紅斑（ゴットロン徴候）などの特徴的な皮疹も伴う。皮疹は日光過敏性がある。

c．石灰沈着

四肢伸側部の関節周囲の皮下組織に出現する。痛みを伴うことがある。

d．その他

成人では間質性肺炎を伴うことがあるが小児では稀である。Banker 型では消化管の潰瘍、穿孔やミオグロビンによる腎不全、腎実質障害や尿細管壊死などが報告されている。

2．検査所見

a．血液検査

CK(MM 型)、aldolase、GOT、GPT、LDH が上昇する。炎症性反応(CRP、赤沈)は劇症型以外ではほとんど正常範囲である。抗 Jo-1 抗体陽性は小児では少数である。抗核抗体は 15～20％、リウマトイド因子は 0～5％ が陽性であるが抗 DNA 抗体は陰性である。

b．筋電図

障害された筋肉で low amplitude、short duration などの筋原性変化がみられる。

c．筋生検

筋生検では筋束の萎縮、筋繊維の変性壊死を伴う小血管のフィブリンなどによる内腔の閉塞、リンパ球の浸潤などの血管炎の所見がみられる。

d. 画像診断

MRIのT2強調画像で筋炎を示す高信号域がみられる。軟部組織のX線検査は石灰沈着の診断に役立つ（表4）。

III・治療のポイント

1. ステロイド剤

治療の第一選択剤である。2 mg/kg/日で開始し、4～6週間使用する。臨床症状、検査値が改善した場合は徐々に減量し、再燃がみられない量を維持量として最低2年間は服用する。再燃した場合は1～2 mg/kg/日で再開する。劇症型の場合、通常のステロイドで反応しない場合、嚥下困難や間質性肺炎の合併例などは最初の治療の選択としてステロイドパルス療法を行う。通常はメチルプレドニゾロン15～30 mg/kg/日（max 1 g）を3日間行い、翌日から後療法としてプレドニン1～2 mg/kg/日の経口投与を行う。改善の度合いにより2～3回繰り返す。

2. 免疫抑制剤

ステロイドが無効な場合、ステロイドだけでは寛解が得られない場合、ステロイドが離脱できない場合などに用いられる。ほかのリウマチ性疾患にならって病初期から併用する傾向にある。

ⅰ）メソトレキセート®：20 mg/m² 週1回経口投与。1～3 mg/kgを1～2週に1回静注。

ⅱ）シクロホスファミド：2～3 mg/kg/日経口投与ステロイドと併用毎日。劇症型に400～500 mg/m²を大量静注するパルス療法がある。朝服用し、水分摂取し、出血性膀胱炎の予防を行う。

表4．皮膚筋炎・多発性筋炎の診断基準

1　診断基準項目
　（1）皮膚症状
　　　（a）ヘリオトロープ疹：両側または片側の眼瞼部の紫紅色浮腫性紅斑
　　　（b）ゴットロン徴候：手指関節背面の角質増殖や皮膚萎縮を伴う紫紅斑
　　　（c）四肢伸側の紅斑：肘、膝関節などの背面の軽度隆起性の紫紅色紅斑
　（2）上肢、または下肢の近位筋の筋力低下
　（3）筋肉の自発痛または把握痛
　（4）血清中の筋原性酵素（クレアチニンキナーゼまたはアルドラーゼ）の上昇
　（5）筋電図の筋原性変化
　（6）骨破壊を伴わない関節炎または関節痛
　（7）全身性炎症所見（発熱、CRP上昇、または赤沈亢進）
　（8）抗Jo-1抗体陽性
　（9）筋生検で筋炎の病理所見：筋線維の変性および細胞浸潤

2　診断基準
　　皮膚筋炎：(1)皮膚症状の(a)～(c)の1項目以上を満たし、かつ経過中に(2)～(9)の項目中4項目以上を満たすもの
　　多発性筋炎：(2)～(9)の項目中4項目以上を満たすもの

3　鑑別を要する疾患
　　感染による筋炎、薬剤誘発性ミオパチー、内分泌異常に基づくミオパチー、筋ジストロフィーその他先天性筋疾患

（自己免疫疾患調査研究班）

ⅲ）アザチオプリン：2〜3 mg/kg/日、ステロイドと併用、経口投与する。
ⅳ）シクロスポリン：小児用量は5 mg/kg/日（血中濃度でモニター）経口投与とされているが、3 mg/kg から開始し、5 mg/kg まで増量する。腎機能低下や高血圧に注意する。

5 混合性結合組織病（MCTD）

Ⅰ・疾患の概要

レイノー現象、手指手背の腫脹を主要徴候とし、全身性エリテマトーデス（SLE）、全身性強皮症（PSS）、皮膚筋炎、関節リウマチなどにみられる症状や所見が混在し、血清中に抗U1-RNP抗体が

表5．混合性結合組織病の診断基準

1．概念
　全身性エリテマトーデス（SLE）、強皮症、多発性筋炎などにみられる症状所見が混在し、血清中に抗U1-RNP抗体がみられる疾患である。

2．共通所見
　① レイノー現象　② 指ないし手背の腫脹

3．免疫学的所見
　抗U1-RNP抗体陽性

4．混合所見
　（1）全身性エリテマトーデス（SLE）様所見
　　① 多発関節炎　② リンパ節腫脹　③ 顔面紅斑　④ 心膜炎または胸膜炎　⑤ 白血球減少（4,000/μl以下）または血小板減少（100,000/μl以下）
　（2）強皮症様所見
　　① 手指に限局した皮膚硬化　② 肺線維症拘束性換気障害（%VC＝80%以下）または肺拡散能低下（%DLco＝70%以下）　③ 食道蠕動低下または拡張
　（3）多発性筋炎様所見
　　① 筋力低下　② 筋原性酵素（CK）上昇　③ 筋電図における筋原性異常所見

［診断］
　（1）2の1所見以上が陽性
　（2）3の所見が陽性
　（3）4の（1）、（2）、（3）項のうち2項以上につき、それぞれ1所見以上が陽性
　以上の3項を満たす場合を混合性結合組織病と診断する。
付記1．抗U1-RNP抗体の検出は二重拡散法あるいは酵素免疫測定法（ELISA）のいずれでもよい。但し、二重免疫拡散法が陽性でELISAの結果と一致しない場合には、二重拡散法を優先する。
　　2．以下の疾患標識抗体が陽性の場合は混合性結合組織病の診断は慎重に行う。
　　　① 抗Sm抗体
　　　② 高力価の抗二本鎖DNA抗体
　　　③ 抗トポイソメラーゼⅠ抗体（抗Scl-70抗体）
　　　④ 抗Jo-1抗体
　　3．肺高血圧症を伴う抗U1-RNP抗体陽性例は、臨床所見が十分に揃わなくても、混合性結合組織病に分類される可能性が高い。

（厚生省混合性結合組織病調査研究班）

みられる疾患である。成人はレイノー症状で始まり、PSS様の症状が出てくることが多いが、小児ではレイノー症状で始まり、発熱などSLE様の症状が出ることが多い。

II・診断のポイント

レイノー現象が最も頻度が高い症状である。発熱は弛張熱から微熱までさまざまであり、皮疹は顔面の皮膚筋炎様の紅斑、蝶形紅斑、結節性紅斑など多様である。手指、手背の浮腫状の腫脹、関節炎などの症状が出現してくる。筋力低下は少なく、腎炎はSLEに比べ発症頻度が低く、また軽症例が多い。心膜炎、胸膜炎がみられることもある。研究班の診断基準が小児でも適用されている（表5）。

臨床検査では、末梢血は白血球減少、血小板減少、貧血を示すことがあり、炎症反応は活動期の赤沈は亢進し、SLEと異なりCRPも高値となる。筋炎が合併するとCK、アルドラーゼ、GOT、GPTが上昇する。抗核抗体、抗RNP抗体、リウマトイド因子が陽性となり、高γグロブリン血症がみられる。抗DNA抗体と抗Sm抗体は一般的には陰性である。低補体血症は一般的には認めないが腎炎がを伴うと低下する。

III・治療のポイント

MCTDに対する治療の基本はステロイド剤になる。ステロイド剤に反応する例が多く、SLEに比べ治療に難渋することが少ない。ステロイド剤はメチルプレドニゾロンのパルス療法、あるいはプレドニン30〜60 mg/日が用いられる。治療に反応する場合は漸減し、少量のステロイドによる維持療法に移行する。血小板減少もステロイドでコントロールできる。症状により無治療による経過観察、あるいはNSAIDsによる初期治療もある。

6 シェーグレン(Sjögren)症候群

I・疾患の概要

唾液腺、涙腺などの外分泌腺に慢性の炎症がある疾患で、病因として自己免疫が考えられている。唾液腺、涙腺の導管周囲にリンパ球の浸潤が認められる。腺房などの構造が破壊され、その結果外分泌機能が障害されて眼球、口腔の乾燥症を呈する。中年女性に好発する。膠原病の合併の有無により、一次性（他の膠原病の合併なし）と二次性（関節リウマチ、SLEなどと合併）に大別される。わが国の小児の有病率は人口10万人あたり0.04人で女性に多く、発症年齢は3〜15歳にわたっている。

II・診断のポイント

成人では外的あるいは感情刺激に涙が出ない、眼の異物感、灼熱感、痒み、発赤、口腔内の痛み、出血、口渇、摂食時の飲水、咀嚼困難、味の変化などが挙げられる。小児では乾燥症状が少なく、発熱、反復性耳下腺腫脹、倦怠感、関節痛、環状紅斑などの皮疹などで、subclinicalの例も多い。検査所見で特徴とされるのは、検出頻度は高いが疾患特異性が低い抗Ro/SS-A抗体と頻度は高くないが特異性が高いとされる抗Ro/SS-B抗体、高γグロブリン血症、抗核抗体陽性、リウマチ因子陽性などである。血液検査では白血球減少（リンパ球減少）の頻度が高い。1999年の厚生省研究班による成人の診断基準がある（表6）。唾液腺の生検は侵襲の程度が軽い下口唇の小唾液腺で行われる。

表6. シェーグレン症候群の改定診断基準（1999年）

1. 生検病理組織検査で次のいずれかの陽性所見を認めること
    A）口唇腺組織で 4 mm^2 あたり 1 focus（導管周囲に 50 個以上のリンパ球浸潤）以上
    B）涙腺組織で 4 mm^2 あたり 1 focus（導管周囲に 50 個以上のリンパ球浸潤）以上
2. 口腔検査で次のいずれかの陽性所見を認めること
    A）唾液腺造影 StageI（直径 1 mm 以下の小点状陰影）以上の異常所見
    B）唾液分泌量低下（ガムテストで 10 分間 10 m*l* 以下またはサクソンテストで 2 分間 2 g 以下があり、かつ唾液腺シンチグラフィーにて機能低下の所見）
3. 眼科検査で次のいずれかの陽性所見を認めること
    A）Schirmer 試験で 5 分間に 5 mm 以下で、かつローズベンガル試験（van Bijstervelt スコア）で 3 以上
    B）Schirmer 試験で 5 分間に 5 mm 以下で、かつ蛍光色素試験で陽性
4. 血清検査で次のいずれかの陽性所見を認めること
    A）抗 SS-A 抗体陽性
    B）抗 SS-B 抗体陽性

＜確定診断基準＞
上の 4 項目のうち、いずれかの 2 項目以上に該当すればシェーグレン症候群と確定診断する。

（シェーグレン症候群改定診断基準．厚生省特定疾患免疫疾患調査研究班平成 10 年度研究報告書：135-138, 1999 より引用）

生検では細胞浸潤の程度は Greenspan らの基準が用いられ、50 以上の単核球の浸潤部位を 1 フォーカスとし、4 mm^2 に 1 フォーカス以上を grade 3 の陽性としている。耳下腺造影は逆行性に造影剤を注入し、耳下腺内の造影剤の分布をみるもので Rubin-Holt の分類により直径 1 mm 以下の小点状陰影などの異常があれば陽性としている。この検査は痛みを伴う。唾液腺機能の評価のガムテストはガムを 10 分間咀嚼して唾液の分泌量が 10 m*l* 以下を異常とし、サクソンテストはガーゼを 2 分間咀嚼し、吸収された唾液の重量が 2 g 以下を異常としている。唾液腺シンチグラフィーではテクネシウムの口腔内への排泄時間などを測定する。乾燥角結膜炎の検査方法にはシャーマー試験があり、長さ 35 mm、幅 5 mm のワットマン No. 41 濾紙の一端より 5 mm のところで折り、下眼瞼中央やや外側にかけて 5 分間で濾紙が涙液で湿った部分を折り目から測定し、5 mm 以下を分泌低下とする。またローズ・ベンガル試験は 1% ローズベンガル液点眼後、生食水で洗浄して細隙灯顕微鏡で検査し、角結膜層のびらんや潰瘍が染色され、眼裂部のみ（＋）、下方の球結膜（＋＋）、上方の球結膜まで染色（＋＋＋）とする。蛍光色素試験は 2% フルオレスチン点眼後、生食水洗浄して細隙灯顕微鏡で検査する。角膜の断裂の有無をみるものでびまん性角結膜炎、点状角結膜炎、糸状角結膜炎などの変化をみる（＋）。

III・治療のポイント

治療は根本的な治療法はなく、眼および口腔の乾燥症状に対する対症療法となる。眼の乾燥症状に対しては人工涙液の点眼薬を用いる。防腐剤による角結膜障害が起こるので防腐剤のないヒアレイン®ミニ（ヒアルロン酸ナトリウム）などを使用する。口腔乾燥にはサリベートの人工唾液を利用する。唾液腺のムスカリン受容体を刺激し、唾液分泌を促進する作用がある塩酸セビメリン（エボザック®、サリグレン®）や唾液分泌を促進するアセチルコリン受容体刺激剤が開発されている。

7 結節性紅斑

I・疾患の概要

　結節性紅斑は、主として下腿伸側に出現する急性の炎症性の紅色有痛性結節からなる症候群で、過敏反応による皮下の限局性脂肪組織の非特異的炎症と考えられている。20～30歳頃に多く、6歳以下は稀である。女性に多い。主に下腿伸側に左右対称性に指頭大から鶏卵大にやや隆起し、表面鮮紅色から紫紅色を呈し、浮腫状、熱感を伴う皮下結節で、圧痛、時に自発痛がある。2～3週間で色素沈着を残して消退し、色素沈着もやがては消失する。全身症状として発熱、倦怠感、関節痛を伴うことがある。基礎疾患として溶血連鎖球菌、結核、エルシニアなどの感染症、炎症性腸疾患、サルコイドーシス、薬剤（サルファ剤、フェニトン）などが挙げられているが、原因不明のものも多い。

II・診断のポイント

　特徴的な皮疹による。CRP、赤沈などの炎症反応は亢進する。自己抗体は通常陰性である。

III・治療のポイント

　基礎疾患が判明すれば基礎疾患の治療を行う。疑わしい薬剤があれば中止する。原因不明であっても自然治癒する。何回か再燃を繰り返すことがあるが、やがては消退する。

8 血管性紫斑病

I・疾患の概要

　血管性紫斑病はアレルギー性紫斑病、Henoch-Schönlein Purpura(HSP)、アナフラクトイド紫斑病(Anaphylactoid Purpura)とも呼ばれる微小血管の血管炎による疾患である。その原因は不明であるが皮膚や腎の糸球体の微小血管にはIgAやC3の沈着が認められている。2～8歳に多く、上気道炎が先行することもある。主要な標的臓器は皮膚、消化管、腎である。

II・診断のポイント

　特徴的な紫斑により診断する。小児の非血小板減少性紫斑病の多くはこの疾患で、血小板減少性紫斑病とは紫斑の分布が異なるが、血小板の数は確認しておく必要がある。紫斑は両側の下肢に対称的に出現することが最も多い。最初は桃紅色の斑丘疹で始まり、点状出血、紫斑となり、錆茶色となって消退する。3～10日間持続する。1回の場合も、再発する場合もある。診断の根拠となる検査所見は何もない。血小板数は正常で、凝固検査も正常である。出血傾向はない。

　関節炎は活動期に主に膝、足関節に出現し、同時に浮腫もみられることが多い。熱感、発赤はない。関節炎は2～3日で自然寛解し、治療を必要とすることはない。関節の障害を残すこともない。活動期に再燃することがある。

　消化器の血管炎による浮腫と血行障害は、間欠的な腹痛をもたらす。腹痛は疝痛でその痛みの程度

から、入院を必要とすることも少なくない。皮膚の紫斑より腹部症状が先行することがあり、虫垂炎などと誤診されることもある。下血を伴うことがある。入院が必要とされる腹痛で外科的疾患が否定されるときは、この疾患を第一に考えるべきである。

紫斑病性腎炎は1～2週間から数カ月して発症する。微少血尿、軽度の蛋白尿など多くの予後は良好であるが、急性進行性糸球体腎炎様と高度の蛋白尿をとるものは予後が不良である。中枢神経系の合併症を起こすことが稀ながらある。

III・治療のポイント

紫斑、関節炎に対しての治療は必要がない。腹部症状に対しては1～2 mg/kg/日のステロイド剤（経口または静注）の投与が必要である。急性進行性糸球体腎炎様や高度の蛋白尿の紫斑病性腎炎には多剤併用療法などが行われるが、確立された治療法はない。

9 多型滲出性紅斑、Stevens-Johnson 症候群

I・疾患の概要

単純ヘルペスウイルス、マイコプラズマなどの感染症、薬剤などの抗原感作による免疫アレルギー的な機序により、皮膚の血管炎が起こった結果の症候群と考えられている。多型滲出性紅斑の重症型をStevens-Johnson症候群とする考え方と、まったく異なった疾患とする考え方がある。臨床症状は境界明瞭な輪状の紅斑が四肢伸側を中心に出現し、中心部は退色して辺縁部は隆起し、これらの新旧の皮疹が融合、拡大して水疱、びらんを生じて多型性となる。臨床的には口腔以外に粘膜症状がみられるものをStevens-Johnson症候群という。

II・診断のポイント

特徴的な皮疹の臨床診断による。診断のための特異的な臨床検査はない。CRP陽性などの非特異的炎症反応の亢進などがみられる。自己抗体は陰性である。

III・治療のポイント

疑わしい薬剤があれば中止する。ヘルペスウイルスの感染症などが特定できればアシクロビル（ゾビラックス® 15～30 mg/kg/日静注 3回/日、80 mg/kg/日経口 分3）を投与する。軽症型にはステロイド剤の外用、皮膚に細菌の感染があれば抗生剤含有の外用薬および抗生剤の全身投与を行う。全身症状を伴う重症型にはステロイド剤が有効で、0.5～2 mg/kg/日使用する。

（浅村信二）

VIII 血液・リンパ節疾患

1 鉄欠乏性貧血

I・鉄欠乏性貧血の病態生理(表1)

鉄欠乏をきたす原因としては、①鉄の取り込みの不足(摂取量の不足、吸収不全)、②長期にわたる出血の持続、③成長、を考慮しなければならない[1]。

特に成長というのは小児特有のものであり、鉄の需要がかなり大きいものだという認識が必要である。成長の要因はばかにならず、出生から1年後には身長で50%増、体重で3倍になるので身体の構成成分の増大があり、そのために必要な鉄分はかなり多く、乳児の1日の鉄の必要量は成人とほぼ同じである。このため貧血になりやすい。

また、思春期は成長も著しいが、そのほかに進学、友人関係などストレスが多くなり慢性胃炎、消化性潰瘍なども加わり貧血となる児が多いのが特徴である。

生体内の鉄の分布は赤血球内67%、貯蔵鉄27%、その他の組織鉄などで6%となっている。おおよその体内鉄量は体重×50 mgである。

鉄の需要と供給のバランスが負になると体内の鉄は次第に減少してくるが、初めは貯蔵鉄が減少し血色素は低下しない。この状態を潜在性鉄欠乏状態といい、貧血の準備段階にあるといえる。さらに鉄の供給が減少すると血色素が低下し始め、貧血という状態になる[2]。

表1. 鉄代謝に関係する数値

1日鉄(Fe)必要量	
成人	1 mg/日
乳児 200 mg/年≒0.5〜0.6 mg/日→	1 mg/日
低体重出生児 →	2 mg/日

栄現原別鉄分含有量			
母乳	0.1 mg/100 g	生体利用能	20〜80%
人工乳	6 mg/100 g	生体利用能	10%
牛乳	0.05 mg/100 g		

赤血球増加量
 0〜1歳の赤血球増加量 100 ml
 出生時 体重3 kg（全血液量250 ml）→全赤血球量 100〜150 ml
 思春期の赤血球増加量 250〜300 ml
  体重30 kg（全血液量2,500 ml）→全赤血球量 1,000 ml

出血と輸血
 出血 2 ml で Fe 1 mg が失われる
 輸血 200 ml で Fe 100 mg が補給される

II・症状

①全身症状：元気がない、顔色不良、口唇色蒼白、微熱、易疲労感。
②循環器系：立ちくらみ、頻脈、運動時の息切れや呼吸困難。
③消化器系：食欲不振、舌炎、異食症（土、氷、毛髪など）。
④神経系：踵の浮腫、頭痛、めまい、失神、耳鳴り、冷感、集中力の低下
⑤その他：月経不順、など

III・病歴の取り方

病歴では食事の摂取に関することと出血に関することが主となる。
　食事に関するものとしては食事量、好き嫌い、食事内容に関してよく聞く必要がある。特に乳児では母乳栄養と人工栄養のいずれかを聞く。また、離乳が順調にいっているかどうか？　好き嫌いでは本人の好き嫌いばかりでなく、家族全体の好き嫌いを聞くことにより本人は嫌いでなくても食卓に出ない食品があるので注意が必要である。

IV・鑑別診断

小球性低色素性を示す貧血を鑑別する必要がある。
サラセミア、鉄芽球性貧血、慢性炎症

V・診断

1．病歴

病歴を詳しくとり、年齢に応じて必要事項を聴取する。

❶ 乳児であれば
・低出生体重児であるかどうか
・母乳か人工栄養か
・離乳がうまくいっているかどうか

❷ 幼児であれば
・好き嫌いがあるかどうか
・食事量がどうか
・腹痛があるかどうか
・便の色がどうかなど

■ **初診時に行ってはならないこと**

> 心不全徴候がないのに血色素の値だけで十分な検査を行わずに輸血を行うこと。

専門医へのコンサルトの時期
原則的に転院の必要はない。

❸ 学童期であれば
・食事量がどうか
・朝食はとるか
・好き嫌いはないか
・ストレスはどうか
・性格はどうか
・発育はどうか
・女児であれば月経はどうか
などを聴取する必要がある。

2．診断確定および鑑別診断に必要な検査

　血液一般検査（RBC、Hb、Ht、Plt、赤血球形態）、網状赤血球、T.Bil、D.Bil、血清鉄、総鉄結合能（不飽和鉄結合能）、フェリチン、ハプトグロビン、赤血球亜鉛プロトポルフィリン/ヘム比、鉄欠乏指数、便潜血などの検査を行う。

　血液一般検査では赤血球恒数 MCV、MCH、MCHC をみるが、小球性の定義については一般的に MCV は 80 fl>となっているが、乳幼児では鉄剤を投与し血色素が 12.0 g/dl を超え、フェリチンが 30 ng/ml 以上あっても 78 fl 前後を示す例もあり、MCH、MCHC と血清鉄、総鉄結合能やフェリチンの値とを総合的にみる必要がある。また、MCH、MCHC も MCH は 27〜28 pg、MCHC は 31％ を正常下限とする。また、塗沫標本での赤血球形態も簡便ではあるが中等度以上の鉄欠乏性貧血では鑑別可能である。

　血清鉄、総鉄結合能は、血清鉄は 40 μg/dl<、総鉄結合能は 360 μg/dl>を正常とする。鉄欠乏指数（総鉄結合能/血清フェリチン＋50）は 5.3 以上なら鉄欠乏状態、鉄欠乏性貧血の場合 7.5〜9.5 である。そのほかトランスフェリン飽和度、赤血球亜鉛プロトポルフィリン/ヘム比なども診断に有用である[3]。

　網状赤血球、T.Bil、D.Bil、ハプトグロビンは溶血性貧血を鑑別するために必要である。

　鉄欠乏性貧血になった状態では、ほとんどの場合大部分のパラメーターは異常値を示すが、潜在製鉄欠乏状態に場合は血色素は低下していないが、MCV、MCH、MCHC のうち 1 つ、または 2 つが以上を示す。

3．鉄欠乏性貧血の特殊病型

❶ 未熟児貧血

　未熟児は早期にはエリスロポエチンに対する反応の悪さのために貧血が進行する。生後 4 カ月以後は鉄の備蓄が少なく、出生後の急激な体重の増加により鉄の需要が増大するが、摂取する栄養中の鉄分では不足するために起きる。

❷ 牛乳貧血

　牛乳は鉄含有量が少ないために起きるものと、牛乳によると思われる腸管出血、蛋白漏出が原因と考えられている。通常幼少時に多いとされているが、思春期にも起きている。

❸ 思春期貧血

　この時期には種々のストレスがあり、そのために胃のびらん、十二指腸潰瘍が起き、それにより貧血となる。この時期は成長も著しく、成長に伴う鉄需要も多く、鉄が不足がちであることも貧血を助

長する原因となる。女子は生理による出血もあり、男子より貧血になりやすい。

近年、男女とも朝食を抜く児が増えているなど栄養面で問題がある。

また、男性ホルモンには造血促進作用もあり、このために思春期以後は血色素に性差がみられるようになる。

思春期貧血の定義は男児12 g/dl＞、女児11 g/dl＞とするのが妥当とされている。

❹ スポーツ貧血

これは、激しいスポーツに多いが種目、練習頻度、密度によっても異なるので詳しく聞くことが大事である。特に、長距離の陸上選手、バレーボール、バスケットボール選手（特に足底への強い衝撃の加わる競技）に多いとされている[4]。

Ⅵ・治 療(表2)

1. 24時間以内にすべきこと

・貧血の程度に応じ安静

・原則的に輸血は行わない

但し、貧血が高度の場合、発熱がみられ心不全の症状がみられるときには輸血も考慮する。この場合、血色素を1 g/dl 上昇させることで、体内のanoxiaの改善には十分と考えるので10 ml/kg以

表2. 治療に用いられる鉄剤

商品名	成　分	剤形	用　量	1日量	副作用	禁　忌
経口薬						
インクレミン	溶性ピロリン酸第二鉄	シロップ剤	鉄として 6 mg/ml	鉄として2〜6 mg/kg1日2回に分け投与	悪心、嘔吐、下痢、便秘、食欲不振	鉄欠乏状態にない患者
スローフィ	硫酸鉄	錠剤	鉄として 50 mg/錠	同上	同上	同上
フェルム	フマル酸第一鉄	カプセル	鉄として 100 mg/cap	鉄として2〜6 mg/kg1日1回投与	同上	同上
フェロ・グラデュメット	硫酸鉄	錠剤	鉄として 105 mg/錠	鉄として2〜6 mg/kg1日1〜2回に分ける	同上	同上
フェロミア、アイロミア	クエン酸第一鉄ナトリウム	顆粒 錠剤	鉄として 100 mg/1.2 g 50 mg/錠	鉄として2〜6 mg/kg1日1〜2回に分ける	同上	同上
静注薬						
フェジン	含糖酸化鉄	アンプル	鉄として 40 mg/2 ml	1〜2 mg/kg を1〜2日/週で2、3回	頭痛、悪心、発熱、ショック	同上
フェリコン	シデフェロン	アンプル	鉄として 50 mg/2 ml	同上	悪心、嘔気、胸内苦悶不快感	同上
ブルタール、アトフェン	コンドロイチン硫酸鉄・コロイド	アンプル	鉄として 40 mg/10 ml	同上	発熱、発疹、悪心、ショック	同上

内に留める。

　まず、治療にあたっては鉄欠乏をきたす原因を探すことと、それに対し適切な処置を行うことが大事で、これを怠るとせっかく治療しても再発することは必至である。

　治療の原則は、血色素が 10 g/dl までは食事療法を原則とし、10 g/dl 以下の場合鉄剤の内服（2～4 mg/kg）を行う。1 週間後に網状赤血球の反応がみられない場合、ほかの原因を考える。但し、牛乳貧血の場合、牛乳を止めるか減量する。乳児で 600 ml、思春期で 1,000 ml くらいが目安であるが、牛乳の摂取量がアナムネ上多いと思われたら 500 ml 以下に抑えるべきである。

　鉄剤の内服で改善がみられない場合、静脈内投与を行う。静脈投与の場合は予測欠乏量を数回に分割し、1 回投与量を 40～120 mg として週に 1～3 回投与を行う。鉄欠乏量を補うことを目的とし過剰には投与しないよう注意する。フェリチンを目安に投与を行うと過剰投与を行わなくてすむ。

　　鉄欠乏量＝体重×50 mg×［赤血球内の不足分（患児の血色素量/正常血色素量）＋貯蔵鉄分（27％）］

　原則として乳幼児には静脈内投与は行わない。

【文献】

1) Lanzkowsky P：Iron deficiency anemia. Lanzkowsky P；Pediatric Hematology Oncology, pp 42-93, McGraw-Hill, New York, 1980.
2) Cook JD：Clinical Evaluation of Iron Deficiency. Semin Hematol 19：6-18, 1982.
3) 北島晴夫：鉄欠乏性貧血．臨床小児血液学，赤塚順一（編），pp 24-33, 2001.
4) 北島晴夫，安西加奈子，久保政勝，ほか：思春期不定愁訴とスポーツ活動．臨床スポーツ医学 12：809-813, 1995.

2　溶血性貧血

はじめに

　溶血性貧血は赤血球の平均寿命の 120 日より早く赤血球が破壊され、骨髄の造血能が代償しきれずに貧血症状が現れたり、肝臓でのビリルビンの処理を上回るビリルビンが産生されるため、球結膜の黄染、皮膚の黄染がみられる疾患である。溶血に対する代償機能により骨髄の赤血球産生は正常人の 6～8 倍あるとされ、これを超える破壊による損失があった場合貧血となる。

　溶血には血管内溶血と血管外溶血があり、血管内溶血は赤血球が血管内で壊され、血清内の遊離ヘモグロビン値が上昇する。遊離ヘモグロビンはハプトグロビンと結合し肝細胞で排除され、一部は間接ビリルビンとなり肝細胞でグルクロン酸抱合を受け、直接ビリルビンになる。さらに代謝を受け胆汁となり、肝臓より胆管に排泄される。また、遊離ヘモグロビンは腎障害性があるので、血管内溶血のある場合は長期的には腎機能にも注意する必要がある。血管外溶血は赤血球が肝臓、脾臓、骨髄の網内系組織のマクロファージに取り込まれ破壊される。壊された赤血球中のヘモグロビンはプロトポルフィリン、鉄、グロビンに分解され、プロトポルフィリンはビリルビンに代謝される。そして、血清中のアルブミンと結合し間接ビリルビンとなり、肝臓に取り込まれグルクロン酸抱合を受け直接ビリルビンになって、胆汁として胆管に排泄される。黄疸はこの処理速度を超える間接ビリルビンが産生された場合にみられ、尿中や便中にウロビリノーゲンという形で排泄される。

1・症 状

　顔色不良、口唇色蒼白、球結膜黄染、易疲労感、立ちくらみ、頻脈。

II・病歴の取り方

ほとんどの溶血性貧血は遺伝性であり、家族内の貧血、黄疸、胆石の既往、脾摘の有無をよく聴取する。また、新生児期の黄疸が高度で交換輸血や光線療法の有無を尋ねる。
また、伝染性紅斑の原因ウイルスであるパルボウイルスに感染すると無造血発作（aplastic crisis）をきたし、重度の貧血がみられるので伝染性紅斑の直後に貧血がみられたかどうかも聴く必要がある。

III・鑑別診断

鑑別診断としては当然のことながら、黄疸をきたす疾患が鑑別すべき疾患であり、肝炎、体質性黄疸などがある。肝炎の場合は、GOT、GPTが上昇するが、溶血性貧血の場合GOTは上昇してもGPTはほとんど上昇しないので鑑別に有用である。また、肝炎の場合は肝炎ウイルスの抗原、抗体検査により鑑別は可能である。

IV・診断

血液一般検査（RBC、Hb、Ht、Plt、赤血球形態）、網状赤血球、GOT、GPT、LDH、T. Bil、D. Bil、血清鉄、総鉄結合能、（不飽和鉄結合能）、フェリチン、ハプトグロビン、ヘモグロビン分画、赤血球酵素スクリーニング、骨髄像、赤血球寿命、尿中ウロビリノーゲン、尿中ヘモジデリン、便中ウロビリノーゲンを測定する。
これらのうちいくつかについて述べる。

❶ 網状赤血球

正常人では3～15‰であるが、溶血性貧血があると溶血の程度に応じ上昇する。正確には赤血球数との比較で考慮しなければならず、絶対数で評価すべきであるが、通常は比率をみておおよその判断をする。

❷ ハプトグロビン

これは血漿蛋白の1つであり、サブタイプがある。サブタイプは遺伝的に決定され、正常値はそのタイプによって異なる。ハプトグロビン2分子がヘモグロビンと1分子と結合するがHbHやHb Bartsとは結合できない。ヘモグロビンと結合したハプトグロビンは大部分は網内系のmonocyte-macrophage system、主に肝臓、次いで脾臓で処理される。但し、赤血球の崩壊が通常の2倍以上になると産生が間に合わず低値となる。

❸ 末梢血液像

末梢血液像は貧血患者を診るうえで基本中の基本である。赤血球形態をよく観察し球状赤血球、楕円赤血球、破砕赤血球、標的赤血球、好塩基性斑点など診断上有用である。また、赤芽球の出現をみ

■ 初診時に行ってはならないこと

できる限り診断に必要な検査を行うまで輸血は避けるべきである。輸血が大量になると、しばらくの間検査を行っても異常赤血球の比率が下がり検査が困難になる。心不全を呈する場合には、診断より心不全を重視し輸血を行う。この際、必ずMAPを使用する。自己免疫性貧血を強く疑った場合には、保存血輸血は補体を供給し溶血が増強するので行わない。MAPは1回洗浄の洗浄赤血球とほぼ同じ程度血漿成分が除去されており、比較的安全に行える。できれば3回洗浄の洗浄赤血球を使用する。

るときは、赤血球系の造血が盛んであることを示唆し、溶血性貧血を疑ううえで網状赤血球増加とともに大事な所見でもある。

❹ 骨髄像

造血状態をみる最も直接的検査である。溶血が起きている場合、代償的に赤芽球系の増殖が盛んになっているので、骨髄球／赤芽球比は通常 1.5〜2.0 であるが 1.0 以下へと低下する。また、赤芽球の分類でも幼弱な前赤芽球、塩基性赤芽球が増加する。

V・病型

1. 膜の異常

❶ 遺伝性球状赤血球症(hereditary spherocytosis；HS)

本症は Vanlair and Masius によって報告[1]され、本邦の溶血性貧血の中で最も多い疾患(頻度 0.2〜0.3%)であり、常染色体優性遺伝形式をとる。但し、20%前後で家族歴のない例もみられる。本症は赤血球の骨格蛋白の異常によるものである。骨格蛋白の中で β-spectrin の軽度欠損、β-spectrin の機能異常による 4.1 結合蛋白、ankirin 欠乏、プロテイン 3 欠乏、プロテイン 4.2 欠乏などがある[1]。これらの骨格蛋白異常により赤血球の変形能が減少し、脾臓で破壊されやすくなる。

網状赤血球は 30〜150‰ で Hb は 8.0〜11.0 g/dl を示すことが多い。

ⅰ)診断：①末梢血塗沫標本で球状赤血球の証明、②赤血球浸透圧抵抗の減弱、③家族歴の有無、④自己溶血試験、⑤赤血球膜の骨格蛋白の検査、などによって行う。但し、赤血球形態は新生児期や諸種の病状で球状赤血球がみられることがあるので注意を要する。赤血球浸透圧抵抗検査は以前は商業レベルでも行われていたが、現在は研究室レベルで行わなければならない。赤血球膜の骨格蛋白の検査は、全国でも行える施設も限られており、それらの施設に依頼するほかない。自己溶血試験は比較的行いやすい試験であり、溶血は亢進しているがグルコース添加で補正されるのが特徴である。

ⅱ)治療：摘脾が唯一の治療であるが、摘脾後の重症感染症が稀にみられること、免疫的発達を考慮し 5 歳以上になってからの脾摘が推奨されている。さらに、最近では摘脾を中等度から重症例に限定するという考えもある[2]。

❷ 遺伝性楕円赤血球症(hereditary elliptocytosis；HE)

本症は 1904 年に Dresbach により報告[3]され、HS に次いで多い常染色体優性遺伝性疾患(頻度 0.04%)である。しかし、溶血のない HE もあるため、血液検査を行われても血液像の検査を行わない限り気がつかれずにすんでいる例も多い。本症では赤血球の 50〜90% 少なくとも 15% 以上が卵円形を呈する。本症は溶血の型から非溶血型、代償型、非代償型に分類される。

ⅰ)診断：①形態学的検査、②赤血球浸透圧抵抗の減弱、③家族歴の有無、④自己溶血試験、⑤赤血球膜の骨格蛋白の検査、であるが軽症型では浸透圧抵抗試験や自己溶血試験ははっきりしないことがある。

ⅱ)治療：非代償型に対して必要となるが HS 同様摘脾が唯一の治療である。

■ 24 時間以内にすべきこと

> 貧血の程度に応じ安静。
> 貧血が高度の場合、発熱がみられ心不全の症状がみられるときには輸血も考慮する。

2．ヘモグロビン異常症

　これらの疾患はヘモグロビンを構成する蛋白部分のグロビンの異常で、グロビンの遺伝子の変異により起きる。ヘモグロビン分子はグロブリンの4量体であり α 鎖様（α 鎖と ζ 鎖）グロビンと、非 α 鎖様（β 鎖、γ 鎖、δ 鎖、ε 鎖）グロビンが各々対を成している。このうち ζ 鎖と ε 鎖遺伝子は胎生期のごく初期にのみ活性化されており、その後は α 鎖と γ 鎖に代わり HbF(α2γ2)となって出生する。出生後は α 鎖と β 鎖の HbA(α2β2)が主なものとなる。しかし、この時期には δ 鎖も合成されるようになり HbA2(α2δ2)も出現する。これらの遺伝子の塩基の1個または数個の塩基配列の異常や欠如が起きるとサラセミアや不安定ヘモグロビン症が起きてくる。異常のタイプには、ナンセンス異常、フレームシフト変異、欠失、遺伝子発現調節領域の変異、開始コドン異常、コドン停止異常、融合遺伝子などがある。

❶ サラセミア

　本症はグロビン鎖間の合成の不均衡を特徴とする単一遺伝子疾患である。合成障害を受けないグロビン鎖の過剰をきたし、赤芽球の成熟過程および機能に致命的障害をきたす。本症はホモ接合体とヘテロ接合体に分類されるが、ホモ接合体は重症型で thalassemia major、ヘテロ接合体は軽症で thalassemia minor といわれている。

　i）治療：薬物療法として特別なものはなく、胃からの鉄の過剰な吸収を防ぐために Hb を 9.0 g/dl 以上に保つように輸血を行う。頻回輸血例ではキレート剤による除鉄療法が必要である。除鉄療法は血清フェリチンが 2,000 ng/ml を超えるようであれば開始し、症状に合わせて摘脾を行う。ホモ接合体で重症型には造血幹細胞移植を行う。将来的には遺伝子療法が有用と思われる。

❷ 不安定ヘモグロビン症

　本症はヘムとグロビンの接合部近辺でのアミノ酸置換が起きたり、ヘリックス構造の破綻を起こしやすくするようなアミノ酸置換が起きるとヘモグロビンが不安定になり、溶血性貧血を呈するようになる。また、多くの患児では黒色の尿がみられる。これはメソビリフスチン（mesobilifuscin）群のジピロールメタン（dipyrrolmethenes）であると判明している。酸素親和性の高いヘモグロビンでは多血症を呈したり、酸素親和性の低いヘモグロビンではチアノーゼや貧血となる。遺伝形式としては常染色体優性遺伝を呈する。本邦でもさまざまな不安定ヘモグロビン症が報告されている[4]。

　i）診断：超染色体染色を行い、長時間 incubate すると Heinz 小体がみられる。また、そのタイプにより酸素親和性、解離性が変化することが多く、メトヘモグロビン血症を呈することもある。確定診断のためには、①熱安定試験、②イソプロパノール試験を行い、③等電点電気泳動の手法、などで、各々の性質を分け、最終的には、④変異 DNA の直接的検出、を行いタイプを決定する。

　ii）治療：軽症例では観察のみを行うが、感染などによる溶血発作、薬剤によるメトヘモグロビン産生に注意を必要とする。パルボウイルス B19 感染による無造血発作、慢性的な溶血による胆石の併発がみられるので、この点にも注意して観察が必要である。脾摘を行うことにより異常ヘモグロビン赤血球の比率が高くなり Heiz 小体がみつけやすくなる。

3．酵素異常

❶ G6PD(glucose-6-phosphate dehydrogenase)欠損症

　本症は Pentose phosphate 回路の酵素の G6PD が欠損しているために起き、この酵素の欠乏により赤血球は酸化剤に曝露されると細胞内の抗酸化酵素である GSH が枯渇し、ヘモグロビン変性、赤血球膜も酸化のため可塑性が失われ脾臓で破壊されるようになる。遺伝形式は伴性劣性遺伝を

呈する。塩基置換の場所により多くの variant が報告されている。地中海沿岸、アフリカ、中国人に多い[5]。普段は溶血のみられないことも多く、そら豆を食べたり、ナフタリン、酸化作用のある薬剤、アニリン染剤などで溶血を起こす。

　ⅰ）診断：本症を疑う場合には、赤血球酵素スクリーニング、自己溶血試験、Heinz 小体の検出、G-6 PD 活性の測定を行い確定する。

　ⅱ）治療：重症の貧血時には輸血を行う。新生児期の黄疸に対しては光線療法、交換輸血を行う。その他のときには溶血発作を誘発するような薬剤、食物の摂取を行わないように気をつける。

❷ PK（pyruvate kinase）欠損症

　本症は Embden-Meyerhof 回路系酵素異常症の中で最も頻度が高く、常染色体劣性遺伝形式をとる。北欧に多く、わが国では 60 家系 68 例が発見されている。

　ⅰ）診断：本症を疑う場合には、赤血球酵素スクリーニング、自己溶血試験、Heinz 小体の検出、PK 活性の測定を行い確定する。自己溶血試験では著明な溶血を呈し、ブドウ糖では補正されず、ATP で補正される。確定診断は PK 活性の測定を行い、PK より上流の中間代謝産物の測定を行う。

　ⅱ）治療：特異的な治療はなく、赤血球産生の増加による葉酸欠乏を防ぐため葉酸投与を行う。貧血が高度になれば輸血を行う。輸血回数の多い場合には摘脾を行うことにより輸血頻度を減少させることができる。

4．自己免疫性溶血性貧血

　小児では稀な疾患で、急性型が多い。生後数週後から成人まであらゆる年齢層にもみられるが、年少児の場合、先行感染の後、急激に発症し、比較的早く回復する。症状としては急速に顔色が蒼白になり、黄疸、脾腫、暗褐色尿がみられる。時には、腹痛、脱水もみられる。年長児の場合は急性型より慢性型が多くなり発症時期も明らかでないことが多い。

❶ 診断

　クームス試験（直接、間接）が陽性となる。しかし、抗体の少ない場合（RBC 1 個に 250～500 以下の抗体）にはクームス試験は陰性を呈する[6]。抗体のタイプとしては温式抗体（IgG）と冷式抗体（IgM）がある。冷式抗体ではマイコプラズマ肺炎後に比較的多くみられ、抗 I 抗体が関与しており、末梢血の塗抹時にもスライドグラスを温めないと凝集がみられる。また、伝染性単核症の後にも自己免疫性溶血性貧血がみられ、この場合は抗 i 抗体が関与している。

❷ 治療

　ⅰ）輸血

　ⅱ）副腎皮質ホルモン療法：プレドニゾロン 2 mg/kg（40～60 mg/m²）を内服させる。ヘモグロビンが 10 g/dl 以上になればゆっくりと減量する。通常のクームス試験が陰性の場合は比較的早期に減量が可能であるが、強陽性の場合はゆっくりと 2 カ月以上かけて減量する必要がある。それでも減量途中や中止後に再発のみられることもある。プレドニゾロンを 21 日間使用しても改善のないときには無効とする。この場合は、ほかの免疫抑制剤、γグロブリン大量療法、脾摘を考慮する。

　ⅲ）γグロブリン大量療法：プレドニゾロンが無効であった例では考慮されるべき治療である。1 g/kg を 1～2 日間投与する。但し、副作用として頭痛、溶血、発熱、無菌性髄膜炎などがあり、血液製剤であることからウイルスの感染も否定できない。

　ⅳ）摘脾：プレドニゾロン、γグロブリン大量療法に反応せず、重篤な溶血が続く場合や頻回輸血例に適応となる。

ⅴ）免疫抑制剤：アザチオプリン、6 MP、シクロフォスファミド、シクロスポリンなどが使用されるが幼少児に長期使用は問題がある。最近、抗 CD 20 抗体（リツキシマブ）の有効例も報告されている。

ⅵ）血漿交換療法：重症の IgG 型の溶血性貧血にのみ他の治療に反応がない場合行うが、ステロイド、シクロフォスファミド投与と併用して行うことが多い。効果は一過性である。

【文献】

1) Vanlair and Masius：De la microcythemie. Bull Acad R Med Belg 5(3 rd series)：515, 1871.
2) Dresbach M：Elliptical human red corpuscles. Science 19：469, 1904.
3) Eber Sw, Armburst R, Schroter W：Variable clinical severity of hereditary spherocytosis ; Relation to erythrocytic spectrin concentration, osmotic fragility, and autohemolysis. J Pediatr 117：409-416, 1990.
3) 原野昭雄：サラセミア. 血液病学, 第 2 版, 三輪史郎, 青木延雄, 柴田　昭（編）, p 594, 文光堂, 東京, 1995.
4) 大場雄三：ヘモグロビン異常による溶血性貧血. 血液病学, 第 2 版, 三輪史郎, 青木延雄, 柴田　昭（編）, p 701, 文光堂. 東京, 1995.
5) Luzzatto L：Inherited haemolytic states ; glucose-6-phosphate dehydrogenase deficiency. Clin Haematol 4：83-108, 1975.
6) Dupuy ME, Elliot M, Masouredis SP：Relationship between red cell bound antibody and agglutination in the antiglobulin reaction. Vox Sang 9：40, 1964.

専門医へのコンサルトの時期

高度の貧血がある場合は、心不全を起こすことがあり、診断と心不全対策を早急に行う必要があるので、小児の専門施設に送るべきである。

3　再生不良性貧血

Ⅰ・病態生理

再生不良性貧血は汎血球減少を示す疾患であるが単一疾患というよりは種々の原因によって起こされる症候群と考えられる。約 70％ は免疫抑制療法に反応することから、免疫学的機序で造血が抑制されていると考えられるが、免疫抑制療法に対する反応（重症度の強いほど反応がよい）、造血幹細胞移植に対する反応（放射線照射を行った移植でも拒絶がある）などから単一疾患とは考えにくい。原因としては、①免疫学的な造血幹細胞の増殖障害、②骨髄の微小環境の障害、③多能性幹細胞の異常、が考えられている。

このため治療法もいろいろ行われてきたが、この 20 年のうちに骨髄移植の導入、より強力な免疫抑制療法の導入など大きく変わってきた。

ⅰ）症状：各血球系統によりそれぞれさまざまな症状を呈する。

ⅱ）赤血球系統による症状：顔色不良、口唇色蒼白、易疲労感、立ちくらみ、頻脈、月経不順。

ⅲ）白血球系統による症状：易感染傾向（特に細菌感染、リンパ球も減少している場合には真菌感染も）

ⅳ）血小板減少による症状：出血傾向（皮下出血斑、鼻出血、過多月経、血尿、消化管出血）特に頭蓋内出血には注意が必要。症状の中で貧血は徐々に起きる場合は気づかれないことがあるが、出血斑は通常みられないこともありよく気づかれる。

再生不良性貧血には先天性のものと後天性のものがあり（表3）、先天性ではFanconi貧血、Dyskeratosis congenitaなどがあり、後天性は85％が特発性である。肝炎後は約10％を占め、その他のものは稀である。

Ⅱ・病歴の取り方

誘因になることの検索のためには病歴の聴取が大事であり、ウイルス感染の有無、肝炎症状の有無、薬剤服用を行っていたかどうか、行っていたとしたら、どのような薬剤をいつからいつまで服用したか、自宅に有機溶媒があるかどうか、放射線を浴びる機会があったかなどを聴いておく。

Ⅲ・鑑別診断

白血病、骨髄異形成症候群、自己免疫疾患、脾機能亢進症、血球貪食症候群などを鑑別し、除外しなければならない。

Ⅳ・診断

血液一般検査（RBC、Hb、Ht、Plt、赤血球形態）、網状赤血球、T. Bil、D. Bil、血清鉄、総鉄結合能、（不飽和鉄結合能）、フェリチン、ハプトグロビン、便潜血、骨髄検査。

骨髄検査と顆粒球数、血小板数、網状赤血球数で重症度分類がなされ、治療方針を決めることに利用されている。

Ⅴ・病型（表3）

Ⅵ・再生不良性貧血の治療

現在、わが国では小児再生不良性貧血に対し全国統一の治療を行っている。再生不良性貧血は重症度によって予後が異なり、治療する際はまず重症度分類を行い、その重症度によって方針を決めている（表4）。

Ⅶ・治療法

1．免疫抑制療法

❶ シクロスポリン、抗リンパ球グロブリン（ATG）、メチルプレドニゾロン併用療法

1996年より小島らにより免疫抑制剤を併用する治療法が全国的に行われ、重症型で70〜80％、中等症で60〜70％の効果がみられた。実際の投与方法は図1に示すとおりである。シクロスポリン5 mg/kgを連日内服し、抗リンパ球グロブリン15 mg/kgを5日間点滴静注、抗リンパ球グロブリン

■ 24時間以内にすべきこと

> 輸血を行う前に血算と血清鉄、総鉄結合能、（不飽和鉄結合能）、フェリチンの検査を行っておく。その他、除外診断に必要な検査をしておく。出血症状によっては血小板輸血を行う。

表3．再生不良性貧血の分類

先天性
  Fanconi 貧血
  Diskeratosis congenita
  特殊型（一系統の血球減少）
    赤芽球癆（pure red cell aplasia）
      Diamond-Blackfan syndrome
    neutropenias
      Kostmann's syndrome
      Schwachman-Diamond syndrome
      reticular dysgenesis
    thrombocytopenias
      thrombocytopenia with absent radii
      idiopathic amegakaryocytic thrombocytopenia
後天性
  特発性
  二次性
    肝炎後
    薬剤起因性
      anticovulsants
        Carbamazepine、Ethosuximide、Phenitoin
      alkylating agents
      antimetabolites
        Allopurinol、Sulfonamides
      antibiotics
        chloramphenicol、INH、Amphotericin B
      antiprotozoals
        DDT、Parathion
      NSAIDs
        Acethylsalitilate、Indomethacin、Phenacimide
    有機溶剤　など
      Benzen、hair dyes
    procainamide
    azathioprine
  放射線・DNA障害

表4．再生不良性貧血の重症度分類（厚生労働省特発性造血障害特発性造血障害調査研究班）（1998年度）

【重症度分類】

stage 1　軽症　　下記以外の場合
stage 2　中等症　少なくとも下記の2項目を満たすもの
  顆粒球　$<1,000/\mu l$
  血小板　$<50,000/\mu l$
  網赤血球 $<60,000/\mu l$
stage 3　やや重症　少なくとも下記の2項目を満たし、かつ定期的な輸血が必要なもの*
  顆粒球　$<1,000/\mu l$
  血小板　$<50,000/\mu l$
  網赤血球 $<60,000/\mu l$
stage 4　重症　少なくとも下記の2項目を満たすもの
  顆粒球　　$<500/\mu l$
  血小板　$<20,000/\mu l$
  網赤血球 $<20,000/\mu l$
stage 5　最重症　顆粒球$<200/\mu l$に加えて、少なくとも下記の1項目を満たすもの
  血小板　$<20,000/\mu l$
  網赤血球 $<20,000/\mu l$

＊定期的な輸血とは毎月2単位以上の赤血球輸血が必要なものを指す。
注）この基準は1998年度に治療法の選択、経過判定あるいは介護の指針などのために統一基準に従って5段階に区分したものである。

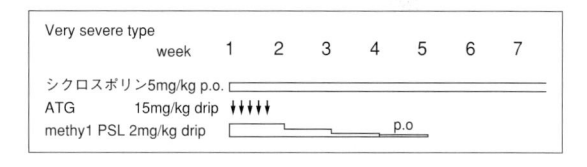

図1．severe type

　の副作用を抑えるためメチルプレドニゾロンを1週間2mg/kg投与し、以後1週ごとに漸減していく。

　抗リンパ球グロブリン投与は1/10量を生食水100～200mlに溶解し1時間かけ点滴静注を行い、副作用の出ないことを確認し残りの量を23時間かけて投与する。副作用としては、発熱、悪寒、戦慄、発疹、ショック、血圧低下、血小板減少、関節痛、腹痛、リンパ節腫脹、蛋白尿などがある。このため投与中は注意深い観察を行うとともに、投与を始める際には血小板数を5万/μl前後にして連日血液検査を行い、血小板数が急速に低下するか否かをみて血小板輸血の予定を立てなければならない。

❷ メチルプレドニゾロン（mPSL）パルス療法

mPSL 20 mg/kg を生食水、またはソリタ®液 200 ml に溶解し1時間で点滴静注する。これを連続3日間投与し、その後漸減する。1週後からは prednisolone を経口投与とし、1カ月までに漸減中止する。無効例には、3クール繰り返すことにより効果をみることもある。副作用としては、糖尿、満月様顔貌、ニキビ、多毛、高血圧、易感染性、骨粗鬆症、大腿骨頭壊死、副腎機能抑制、精神異常などがある。効果は約30〜40％前後にみられるが、最近は副作用の面と効果を考えあまり行われない。

❸ シクロスポリン

最近、免疫抑制療法の1つとして臓器移植において拒絶反応予防、GVHD 予防に用いられてるシクロスポリンの有効性の報告がみられるようになり、本邦でも有効との報告があい次いで報告されている。使用量は 5〜12 mg/kg の経口投与で黄疸、腎機能障害などの副作用が出れば減量する。

2．蛋白同化ステロイド

使用される薬剤としては oxymetholone、fluoxymesterone、methenolone、testosterone, danazol などを 1〜2 mg/kg 使用する。この治療の効果判定は、とりあえず3カ月で行うが実際には6カ月ないし1年近くになって効果の現われることもある。また、貧血の改善は約70％にみられるが、減量したときに再度貧血の増悪をみる場合もあり、その場合再投与に反応しないこともある。一剤で反応がなくても他剤に変更することにより効果のみられることもある。副作用として肝機能障害、ニキビ、骨端線早期閉鎖、糖尿があり、ダナゾール以外では男性化（多毛、嗄声、無月経）などもある。

3．骨髄移植

本邦でも1977年頃より同種骨髄移植が行われるようになり、1980年を境に急激に普及してきた。移植は、HLA 一致の同胞から行われ、$3×10^8$/kg 個以上の骨髄細胞を移植する。

前処置は cyclophosphamide 50 mg/kg を4日間行う。輸血歴の多い患者では、放射線の全身照射（TBI）3 Gy、または全身リンパ節照射（TLI）7.5 Gy を cyclophosphamide 投与に加えて行い、その後に移植する。

移植片対宿主反応（GVHD）の予防には、移植前日よりシクロスポリン 3 mg/kg/日（分2）の投与を行い、short term MTX＋シクロスポリン、またはシクロスポリン単独投与を行う。また、移植1週前からサイトメガロウィルス肺炎を予防するため γ グロブリン 200 mg/kg を週に一度、繰り返し100日まで投与する。

まとめ

再生不良性貧血は、はじめにも述べたように症候群と考えられるが、大半の原因は不明である。しかし、臨床的に、また in vitro コロニー法などの各検査により、免疫学的機序が働いている例がみら

専門医へのコンサルトの時期

本疾患が疑われたら、軽症型以外は大学病院、小児病院などの専門医のいる病院に送るべきである。輸血を必要とするようになったら、専門医のいる病院に送るべきである。

れることから、現在では免疫抑制療法が治療の中心となっている。

10年前までの治療は効果が一時的にはみられるが、その後の再発があり、蛋白同化ステロイドを含め長期成績をみると、治癒30%、死亡40%であり、残りの30%は治療を長期継続している。この30%も長期的には薬剤の副作用、大量の輸血によるヘモジデロージス、ヘモクロマトーシスなどにより予後は決して楽観的なものではない。

一方、ここ10年行われている免疫抑制療法、特にシクロスポリン、抗リンパ球グロブリン、mPSL併用療法の効果は、小児再生不良性貧血治療研究会の結果では重症型70%以上に有効であった[3]。

根本的治療法としては骨髄移植が行われている。従来、重症型は適合ドナーがいれば早期に骨髄移植を行い、他の重症度の例については免疫抑制療法や蛋白同化ステロイド投与を行って効果がなく、貧血の進行が著しいとき、適合ドナーがいれば骨髄移植を行うとされてきた。

4 慢性肉芽腫症

はじめに

慢性肉芽腫症(Chronic Granulomatosis Disease；CGD)は好中球の殺菌能の障害により易感染性を示し、化膿性リンパ節炎、肛門周囲膿瘍、肺炎、肺膿瘍を繰り返す遺伝性免疫不全症の1疾患である。2001年度の食細胞機能異常研究会の報告によると204家系、239人の登録があり、男女比は6.7：1である。出生頻度は22万人出生あたり1人である。疾病の本態は食細胞のNADPHオキシダーゼの異常による活性酸素生成不全である。

I・症状

乳児期は肛門周囲膿瘍、化膿性リンパ節炎、中耳炎、皮下膿瘍などが多く、幼児期は肺炎、肝膿瘍、化膿性リンパ節炎、肺膿瘍などが多くみられる。起炎菌はカタラーゼ陽性菌(ブドウ球菌、大腸菌、緑膿菌、クレブジエラ、セラチア、プロテウス、カンジダ、アスペルギルスなど)で、連鎖球菌などカタラーゼ非産生菌に対しては健常児と同様の抵抗性がある。

カタラーゼ産生菌の感染症は、抗生剤により治癒したようにみえても肉芽腫を形成し、その中に菌が生き残り、時に感染症を繰り返す。

II・病歴の取り方

新生児期から生後数カ月までに肛門周囲膿瘍、化膿性リンパ節炎、皮膚膿化疹のみられることが多く、次第に肺炎、肝膿瘍、肺膿瘍と重度の感染がみられる。よって、新生児期や乳児期早期から繰り返し細菌感染を起こしている児や、幼児期に重症細菌感染症を繰り返している児では本疾患を考慮し、検査を行うべきである。

専門医へのコンサルトの時期

診断が確定したとき。

表5.

欠損遺伝子	遺伝形式	異常因子	遺伝子座	我が国の頻度	細胞の障害部位
gp 91-*phox*	伴性劣性遺伝	チトクローム b 重鎖	Xp 21.1	74.7%	細胞膜
p 22-*phox*	常染色体劣性遺伝	チトクローム b 軽鎖	16 q 24	10.9%	細胞膜
p 47-*phox*	常染色体劣性遺伝	NCF-1	7 q 11.23	7.0%	細胞質
p 67-*phox*	常染色体劣性遺伝	NCF-2	1 q 25	7.8%	細胞質

III・鑑別診断

その他の免疫不全症、特に好中球接着不全症、高 IgE 症候群、G 6 PD 欠損症。

IV・診断

血算、CRP、胸部単純 X 線写真、細菌検査を行い、病歴などから本疾患を疑ったときには細胞内殺菌能、NBT 還元能、化学発光能 H_2O_2 産生能などの検査を行う。細胞内殺菌能、NBT 還元能、化学発光能 H_2O_2 産生能が本疾患の最終的検査である。

V・病型(表5)

❶ 常染色体劣性遺伝

常染色体の遺伝子座としては 1q25、7q11.23、16q24 の3カ所あるが本邦では伴性劣性遺伝形式をとるものが多く、常染色体劣性遺伝形式をとるものは少なく、その中では 16q24 のチトクローム b 軽鎖の異常が最も多い。海外の報告では約 35% が常染色体劣性遺伝であり、7q11.23 の異常が多い。

❷ 伴性劣性遺伝

本邦では約 75% は伴性劣性遺伝であるが、海外では約 65% である。

VI・治療

❶ 抗生剤投与

対症療法としては起炎菌を確実に同定し、感受性のある抗生剤を早期に投与することである。抗生剤に対する反応は健常児より遅く、通常 2〜3 日で効果判定するのではなく 5〜7 日抗生剤を投与して効果判定を行う。また、本疾患は細胞内殺菌能の低下する疾患であり、抗菌剤も細胞内移行濃度の高いものが望まれるが、感受性との関連もありなかなか困難である。

❷ 外科的切除

肝膿瘍、骨髄炎などでは外科的処置を行い、膿の除去を行う必要がある。

❸ インターフェロン-γ：イムノマックス-γ 注

❹ 骨髄移植

現在、臨床上可能な根本的治療であるが、感染のある状態での移植は致死的になり危険が伴うので感染症をコントロールしてから移植をすべきである。肺炎は治癒しても肉芽腫が残り、その中に菌が残存しており、移植時の骨髄抑制期に増悪することがあるので十分な対策と、骨髄抑制期の短い方法を選ぶことである。

❺ 遺伝子治療

将来的には、正常な遺伝子を多能性造血幹細胞に導入し、自家骨髄移植を行うことが危険の少ない治療として行われるだろう。

【文献】

1) 布井博幸, ほか：gp91phox, p22phox 欠損型慢性肉芽腫症患者の遺伝子変異と臨床像解析. 厚生科学研究費補助金特定疾患対策研究事業原発性免疫不全症候群に関する調査研究, 平成13年度総括・分担研究報告書, pp 65-69, 2002.

⑤ 特発性血小板減少性紫斑病

はじめに

特発性血小板減少性紫斑病（idiopathic thrombocytopenic purpura；ITP）は後天性出血性疾患の代表的疾患であり、小児期に比較的多く人口10万人あたり約4人と報告されているが、軽症型や短期間で血小板減少が改善する例が漏れていることが予想され、実際にはこれより多くの発症があると考えられる。本症は血小板の量的減少により一次血栓の形成障害をきたす。骨髄では巨核球の増加を伴うが、血小板産生像がほとんどみられないのが特徴である。本症に対する多くの研究報告で免疫学的機序による血小板消費の亢進が認められ、idiopathic という代わりに immune という呼び方をされることもある。発症のピークは2〜4歳で、性差を認めない。小児期ITPでは約80%が急性型であり、慢性型は約20%で1歳未満や10歳以上に多く、女児が男児の約2倍である。

再起型は5%以下にみられる。

I・症状

原則的には一次血栓形成障害であるため毛細血管での出血症状が主である。点状出血斑、斑状出血斑（下腿部に多い）が多く、約1/4の患児に歯肉出血、鼻出血などがみられる。これらの出血症状が一般的であるが、稀に血尿、下血、頭蓋内出血（1%未満）がみられることがある。一般的には致死的疾患ではないが、病初期に頭蓋内出血により死亡することもあり注意を要する。頭蓋内出血は頭部の打撲など外的要因も多いが、幼少児で頭部の打撲を防ぐことは困難であり入院管理上も神経を使うところである。

II・病歴の取り方

感染症の既往についての詳細な聞き取りを行う。止血に要する時間などもよく聞く必要がある。血小板減少による出血は圧迫止血により比較的容易に止血するが、これは本症は二次血栓形成には異常なく、圧迫している間に二次血栓形成が形成されるためである。

III・鑑別診断

アレルギー性紫斑病、播種性血管内凝固症候群（DIC）、軽症型の再生不良性貧血、急性白血病、血友病、ウィスコット・オルドリッチ症候群、全身性エリテマトーデス（SLE）。

IV・診 断(表6)

　ITP の診断は除外診断であり、白血病、再生不良性貧血などの血液疾患と悪性腫瘍の骨髄転移、SLE を代表とする自己免疫疾患を除外する必要がある。このための検査として血液一般検査(RBC、Hb、Ht、Plt、赤血球形態)、網状赤血球、凝固検査、骨髄像、自己抗体、免疫グロブリン、Coombs test、PAIgG、PBIgG などを行う。

表6．ITP の診断基準（1990 年改訂）

1．出血症状がある
　　出血症状は紫斑（点状出血および斑状出血）が主で、歯肉出血、鼻出血、血尿、月経過多などみられる。関節出血は通常認めない。出血症状は自覚していないが血小板減少を指摘され、受診することもある。

2．下記の検査所見を認める
　1）末梢血液
　　(1) 血小板減少
　　　　10万/μl 以下、自動血球計算機の場合は偽血小板減少に留意する。
　　(2) 赤血球および白血球は数、形態ともに正常。
　　　　時に失血性または鉄欠乏性貧血に伴い、また軽度の白血球増減をきたすことがある。
　2）骨髄
　　(1) 骨髄巨核球数は正常ないし増加。
　　　　巨核球は血小板付着像を欠くものが多い。
　　(2) 赤芽球および顆粒球の両系統は数、形態ともに正常。
　　　　顆粒球/赤芽球比（M/E 比）は正常で、全体として正形成を呈する。
　3）血小板結合性免疫グロブリン G（PAIgG）増量
　　　　時に増量を認めないことがあり、他方、本症以外の血小板減少症においても増量を示しうる。

3．血小板減少をきたし得る各種疾患を否定できる。（注）

4．1および2の特徴を備え、さらに3の条件を満たせば特発性血小板減少性紫斑病の診断を下す。
　　除外診断にあたっては、血小板寿命の短縮が参考になることがある。

5．病型鑑別の基準
　1）急性型：推定発病または診断から6カ月以内に治癒した場合。
　2）慢性型：推定発病または診断から6カ月以上遷延する場合。

＊　小児においては、ウイルス感染症が先行し発症が急激であれば急性型のことが多い。
注）血小板減少をきたす疾患としては、薬剤性または放射線障害、再生不良性貧血、骨髄異形成症候群、発作性夜間血色素尿症、全身性エリテマトーデス(SLE)、白血病、悪性リンパ腫、骨髄癌転移、播種性血管内凝固症候群、血栓性血小板減少性紫斑病、脾機能亢進症、巨赤芽球性貧血、敗血症、結核症、サルコイドーシス、血管腫などがある。感染症については、特に小児のウイルス感染症やウイルス生ワクチン接種後に生じた血小板減少は本症に含める。先天性血小板減少症としては、Bernard-Soulier 症候群、Wiscott-Aldrich 症候群、May-Hegglin 症候群、Kasabach-Merritt 症候群などがある。

■24 時間以内にすべきこと

　出血症状が著しく直ちに治療を開始しなければならない症例では、骨髄検査を行い白血病を除外しなければならない。

Ⅴ・病型

❶ 急性型
約 80％ の ITP 患児は半年以内に自然に改善を認めるが、その多くは 1〜2 カ月以内に改善傾向がみられる。

❷ 慢性型
半年を経過しても血小板数が正常化しない場合、慢性型と診断する。この場合、血小板数（特に 1 万/μl 以下の場合）によっては日常生活に注意を必要とし、学校生活でも運動制限をする必要がある。しかし、一般的には過剰に制限されていることも多く、適切な指導を行う必要がある。

❸ 再起型
血小板数が正常化しても、その後再び血小板数が減少をきたす例があり、長期間の観察により増減を長い周期で繰り返している。

Ⅵ・治療

1．急性 ITP の治療

小児期の急性 ITP の大部分は急性であり、1〜2 カ月で自然治癒する。しかし、わずかではあるが致死的出血を起こすことがある。この予測は困難であり、年齢、出血症状、血小板数を考慮し治療を行う。治療の目的は血小板数の正常化ではなく、出血症状の軽減化、急性期の致死的出血を防ぐこと、また重症出血時、急速に血小板を上昇させるための有効な手段をあらかじめ知っておくためでもある。急性期の治療により、治癒期間が短縮されたとか、慢性化が避けられるという報告はない。

❶ 副腎皮質ステロイド（PSL 経口投与）
年齢が 3 歳以下で血小板数 2 万以下の場合、出血症状が強くなく、急速に血小板数を増加させる必要がない場合は、副腎皮質ステロイド（プレドニゾロン：PSL）の 2 mg/kg の経口投与を行う。血小板増加効果は 5〜7 日でみられる。血小板上昇がみられた場合、出血症状がなければ PSL を速やかに漸減する。PSL を長期続けても血小板数は低下するので、副作用を考慮すると続ける意味はない。副作用は肥満、成長障害、骨粗鬆症、糖尿病、白内障、易感染傾向などがみられる。

❷ 免疫グロブリン大量療法
急速に血小板数を増加させなければならないとき、例えば頭蓋内出血があるか、明らかな粘膜出血がみられ頭蓋内出血の危険が高いとき、副腎皮質ステロイドが無効なときに適応となる。しかし、初診時より免疫グロブリンが使われる傾向にあり、血液製剤であること、一時的ではあるが大量の免疫グロブリンが血中に入ることによる免疫学的攪乱が、将来どのような影響を及ぼすかということを考慮すれば乱用は避けるべきである。投与量は従来より行われている 400 mg/kg/日を 5 日間、最近では 800 mg〜1 g/kg/日を 1〜2 日間投与を行う。副作用は頭痛、発熱、溶血発作、無菌性髄膜炎などがみられることがある。また、IgA 欠損症の児に投与する際はアナフィラキシーショックを起こすため禁忌とされている。さらに、血液製剤であるため、ウイルスやプリオンなどの感染粒子の混入など

専門医へのコンサルトの時期

頭蓋内出血のみられるときには脳外科と小児血液専門の医師のいる病院に転院させるべきである。

も完全に防ぐことはできず、危険があることもあり適応には慎重にされるべきである。血小板増加効果は約1～2日でみられる。

❸ メチルプレドニン中等量投与

メチルプレドニン5mg/kg/日を5日間静脈内投与し、その後14日までプレドニンを2mg/kg/日経口投与し、その後1週間で漸減中止する。この方法は免疫グロブリン大量療法、メチルプレドニンパルス療法に近い効果が得られ、約3日間で血小板増加がみられる。副作用はプレドニンと同様である。

❹ メチルプレドニン大等量投与

メチルプレドニン30mg/kg/日（最大1,000mg/日）を1時間かけ点滴投与し3日間行う。約1～2日で血小板増加が得られる。

生命にかかわるような重大出血時には、血小板数に関係なく免疫グロブリン1g/kg2日間とメチルプレドニンパルス療法3日間を同時に行う。血小板輸血も考慮すべきである。ITPでの血小板輸血の唯一の適応となるが、投与量は5～10単位/m^{2}を1日2～3回行う。

2．慢性ITPの治療

慢性となったITPでは、いつ血小板数が回復するか予測は困難であり、長期にわたることを想定し治療法を考慮する必要がある。このため治療の目的は血小板数増加ではなく、出血のコントロールとなる。

小児の慢性ITPは長期観察により次第に血小板数の増加がみられ数年から十数年の経過で血小板数が正常化、または安全域に上昇する例が多い。特に10歳以下の児の場合、4年以内に回復することが多い。したがって、血小板数が1万/μl以下でも出血症状の軽微な児には、止血剤投与のみでの経過観察を行い、出血症状の強いときや重大出血時にのみ以下に述べる治療を行う。このため普段の生活に対して血小板数や出血症状に応じた日々の生活指導や運動時の注意を行う。

❶ 副腎皮質ステロイド（PSL）経口投与

外来通院時の出血症状の増強時にまず行われる治療である。通常1～2mg/kg/日のプレドニンを分2～3で投与を行う。これにより血小板数が増加し、出血症状の改善をみても、長期にわたる血小板数の維持は困難であり、副腎皮質ステロイドとしての副作用のみが現れてくるので、当初の目的である出血症状のコントロールがついたら早々に漸減中止すべきである。投与期間の目安は1～2週間とする。無効な場合もいたずらに長期使用すると、副腎皮質ステロイドの副作用のみとなりメリットがなくなるので見極めを早くし中止すべきである。出血症状が強く副腎皮質ステロイドなしでの管理が困難な例に限り、出血症状を目安として5～10mg/body/日を隔日の最小使用量で維持量として投与する。出血症状の増悪時にはプレドニン2mg/kg/日に増量し、止血効果が得られたら維持量の隔日投与にできる限り早く戻す。

❷ 摘脾療法

摘脾は出血症状のコントロール困難な場合に行われる治療で、約70％に効果が得られる。血小板数の増加の得られない場合でも出血症状の軽減がみられる。一般的には、小児では大半の患児が長期の観察で血小板数の増加がみられるが、免疫の発達を考慮し摘脾は慎重に決められるべきで、摘脾の絶対適応はそれほど多くないと考える。しかし、血小板数が低値であり、日常生活では出血の恐れはそれほど高くないが、活動が活発で出血の危険が高い児や、運動制限のため精神面での影響が考慮される児、社会的活動が制限される場合には適応となる。摘脾を行う場合には5歳以上であることが望

ましい。手術を行う場合には 2〜3 週間前に肺炎球菌ワクチンを接種し、摘脾の数日前より免疫グロブリン大量療法を行い、血小板数を増加させてから行うか、ハイドロコーチゾンを手術の 12 時間前に 50 mg/m² 静注、手術直前に 100 mg/m² 静注、手術中に 100 mg/m² 持続静注、術後に 100 mg/m² 静注、術後 2 日間は 12 時間ごとに 50 mg/m² 静注、術後 3 日目、4 日目に 20 mg/m² 投与すると安全である。摘脾後は 1〜2 年間敗血症の予防として経口ペニシリン剤投与を行う。

❸ 免疫グロブリン大量療法、メチルプレドニン大等量投与

血小板増加効果はみられるが効果は一過性であり、副作用、コストを考慮すると、重大な出血症状出現時の緊急避難的治療と位置づけられる。また、外科的治療を要し急速な血小板増加が必要な際に行われるに留めるべきである。

❹ 免疫抑制剤

アザチオプリン、シクロホスファミドを 1〜2 mg/kg/日を経口投与する。効果がみられるまでに数週間から数カ月を要する。最近、成人領域でシクロホスファミドの大量間欠投与(1.0〜1.5 g/m² を 4 週ごと、1〜4 回)の報告もみられる。しかし、免疫抑制療法は小児領域では易感染性、発がん性、性腺機能に対する影響を考慮しあまり行われていない。

❺ ダナゾール

子宮内膜症の治療剤である本剤は、低力価男性ホルモン剤であり、肝機能障害、血栓症などの副作用がみられるが、約 50% の慢性 ITP 患者で効果がみられる。使用量は成人で 400〜800 mg/日であり、小児ではこれを参考に年齢を考慮して使用される。

❻ セファランチン

植物アルカロイドであり円形脱毛症、放射線障害による白血球減少症に用いられる薬剤であるが、1〜2 mg/kg の投与で慢性 ITP に対し血小板増加効果が得られるとの報告もみられる。副作用も軽微であることから、他の治療法で効果がみられなかった場合や手術待機時に使用される。

❼ ビンカアルカロイド緩速静注

オンコビン®0.02 mg/kg、ビンブラスチン 0.1 mg/kg を 6〜8 時間かけて点滴静注する。これは脾臓の micro tubules のブロックをすることで血小板破壊を一時的に阻止し血小板増加をもたらす。しかし、本剤は抗がん剤であり、副作用として末梢神経障害、麻痺性イレウス、脱毛を認めるので、ほかの治療で止血管理困難例に限って行われるべき治療である。

VII・予後

小児の ITP は約 80% は急性で 6 カ月以内に治癒するが、10 歳以下の児に限れば 90% が 6 カ月以内に治癒する。そして、約 20% が慢性型に移行する。出血症状が著しく致死的になるのは 0.5% 以下である。

6 血友病

はじめに

先天性凝固因子欠乏症の代表的な疾患である。病型には第 VIII 因子欠乏症(血友病 A)[1,2]、第 IX 因子欠乏症(血友病 B)[3]、第 XI 因子欠乏症(血友病 C)[4]の 3 病型があるが、頻度的には血友病 A、血友病 B がほとんどを占め、一般的に血友病というとこの 2 型をいう。

血友病 A、血友病 B とも伴性劣性遺伝形式をとり患児の約 2/3 に家族歴を有する。遺伝子は血友病 A が Xq 28 に遺伝子座を有し、26 個のエクソンからなり全長 186 kb の大きな遺伝子である。それに対し、血友病 B は Xq 27.1 に遺伝子座を有し、8 個のエクソンからなり全長 34 kb である。この遺伝子の異常により各凝固因子が低下、または欠乏し出血症状を呈する。

血中のこれらの各凝固因子の量により、血友病は軽症（因子が 5～25％）、中等症（因子が 1～5％）、重症（1％未満）となり、血友病患者の約 60％ の人は重症の部類に入る。第 VIII 因子、第 IX 因子は肝臓で産生されるため重度の肝機能障害でも低下するので注意を要する。

I・症状

斑状出血斑（乳児期は前胸部、腹部、乳幼児期以後は下腿に多くみられる）、関節出血、筋肉内出血、血尿、頭蓋内出血、抜歯時の止血困難などである。血小板減少性の出血との大きな違いは、血小板減少性出血の場合は点状出血斑が多く、斑状出血斑の場合でも比較的浅い場所での出血であり青紫色を呈する。一方、血友病による出血斑は点状出血はほとんどみられず斑状出血斑であり、出血部は深部であり腫瘤を形成し、出血斑は淡緑色であることが多い。また、はじめは皮下結節として認識され、後に皮膚が青紫色に変色してくることも多くみられるが、出血斑が吸収され消失するまでの期間が長くかかることも特徴的である。血小板減少性の出血では関節出血、筋肉内出血は滅多にみられないことも大きな鑑別となる。

II・病歴の取り方

ⅰ）家族歴：母親の家系に出血症状を示す男性がいないかどうか、幼少児に頭蓋内出血で死亡した人がいないかどうか、関節障害のある人がいないかどうかを聞く。

ⅱ）出血症状：生後のいつ頃から出血症状があったか、どの部位に出血がみられたか、出血斑は消失するまでどのくらい経かったかなどを聴く。

III・鑑別診断

他の凝固因子欠乏症、播種性血管内凝固症候群（DIC）、重度の肝障害。

IV・診断

血液一般検査（特に血小板数、直接塗沫標本の作成）、凝固検査（PT、APTT）、FDP、D-ダイマー、凝固因子定量、肝機能検査を検査する。

重症型では採血部の止血困難がみられるので、DIC、肝機能障害による凝固因子欠乏も否定しなければならない。PT、APTT の検査で内因系か外因系の凝固異常かを区別し、最終的には因子定量を行い病型を決定する。

■ 24 時間以内にすべきこと

診断が確定している場合、頭痛、意識状態の異常、乳幼児の原因不明の活動性の低下がみられた場合は、頭蓋内出血を疑い頭部 CT 検査を行う。

Ⅴ・病型

- 血友病 A：第 Ⅷ 因子低下または欠乏
- 血友病 B：第 Ⅸ 因子低下または欠乏
- 血友病 C：第 Ⅺ 因子低下または欠乏

Ⅵ・治療（表7）

　血友病の出血の治療は、まず局所の冷却と安静を行う。その後、重症度、出血の部位、出血の程度により因子を補充することが原則である。補助療法として抗線溶剤であるトラネキサム酸を内服させることにより出血症状を軽減できるので、出血症状のあるときには内服させる。しかし、血尿のみられるとき、抗線溶剤であるトラネキサム酸の投与は禁忌である。投与により膀胱内にフィブリン塊ができ尿閉となるので投与を行ってはならない。

　血友病 A の軽症型は desmopressin（DDAVP）を 0.3μg/kg を 10～20 mlの生食水に希釈し、20分以上かけゆっくりと静脈内投与を行う。これにより内因性の第 Ⅷ 因子の放出により第 Ⅷ 因子活性を 2～4 倍に上昇させることができるので止血効果が得られる。しかし、内因性の第 Ⅷ 因子は数日間で枯渇するので因子の上昇がわずかとなり効果が減弱する。

　外科手術のように術後数日にわたって因子レベルを高く維持（小外科手術で 40～80％、大外科手術で 80～100％）しなければならない場合は、軽症型でも因子の補充が必要である。

表7．出血部位と因子の補充

出血の種類	出血の場所、程度・時期	目標止血レベル (%)	輸注量 (u/kg)	輸注回数 (回/日)	輸注期間 (日)	主な処置
皮下出血	眼窩周囲、陰部	20～40	10～20	1～2	1	冷湿布
関節出血	早期で腫脹がないとき 腫脹、疼痛が強度	10～20 20～40	5～10 10～20	1 1～2	1 2～5	冷湿布、局所の安静
筋肉内出血	腫脹、疼痛	20～40	10～20	1～2	2～5	冷湿布、局所の安静
腸腰筋出血	診断時に直ちに	40～80	20～40	1～2	7～14	局所の安静
鼻出血 歯肉出血	止血困難で一日に数回出血するとき	20～40	10～20	1～2	1～3	局所の圧迫 抗線溶剤の投与
血尿	1回の輸注で止血しないとき	20～40	10～20	1～2	3～5	臥床安静、補液
消化管出血	吐血、下血時	40～80	20～40	2～3	3～10	禁食、補液
頭蓋内出血	診断時に直ちに	70～100	35～50	2～3	7～14	安静
小外科手術	術中、術後1日 術後2日以降	40～80 20～40	20～40 10～20	2～3 1～2	3～7	術中、術後早期は止血レベルは高く保つ
大外科手術	術中、術後1日 術後2～7日 術後8日以降	80～100 30～60 10～20	40～50 15～30 5～10	2～3 2～3 1～2	14～28	術中、術後早期は止血レベルは高く保つ後期は低レベルで維持する。

❶ 因子の補充

血友病 A では第 VIII 因子製剤を投与する。第 VIII 因子 1 単位/kg 投与すると 2% 活性が上昇する。血友病 B の第 IX 因子製剤では 1 単位/kg の投与で 1% 活性が上昇する。これは第 VIII 因子は分子量が大きく血管内に留まるのに対し、第 IX 因子は分子量が小さいため血管外にも拡散するため細胞外液で希釈されることによる。

❷ 補充量の計算

・第 VIII 因子：補充量＝期待する因子の％×体重×0.5
・第 IX 因子：補充量＝期待する因子の％×体重

これによって補充した後も第 VIII 因子は半減期が 8〜12 時間であり、第 IX 因子は半減期が 16 時間であることから、これを踏まえたうえで追加投与を行う。

インヒビターのできた場合は、10 Bethesda 単位以下（low responder）であればインヒビターを上回る因子を投与し、10 Bethesda 単位以上（high responder）であればバイパス療法として prothrombin complex concentrate（PCC）、activated prothrombin concentrate（APCC）、または活性化第 VII 因子製剤を投与する。そのほか、血漿交換、免疫抑制療法なども報告されているがあまり一般的ではない。インヒビター対策としては免疫学的寛容導入療法がある。

❸ 第 VIII 因子製剤

ⅰ）献血由来製剤：クロスエイト M®（250 単位、500 単位、1,000 単位、日本赤十字社）

ⅱ）vW 因子を含む製剤：コンコエイト-HT®（第 VIII 因子 500 単位、vWF 1,000 単位、三菱ウェルファーマ）、コンファクト F®（1 ml あたり第 VIII 因子 25 単位、vWF 40 単位を含む第 VIII 因子として 250 単位、500 単位、1,000 単位、化血研、藤沢薬品）

ⅲ）遺伝子組み換え製剤：コージネート FS®（250 単位、500 単位、1,000 単位、バイエル）、リコネイト®（250 単位、500 単位、1,000 単位、バクスター）

❹ 第 IX 因子製剤

ⅰ）献血由来製剤

・第 IX 因子単独製剤：クリスマシン-M®（400 単位、1,000 単位、三菱ウェルファーマ）、ノバクト M®（250 単位、500 単位、1,000 単位、化血研、藤沢薬品）

・第 IX 因子複合体製剤：プロプレックス®（400 単位、バクスター）、PPSB-HT®「ニチヤク」（200 単位、500 単位、武田薬品）

ⅱ）遺伝子組み換え製剤

❺ バイパス療法製剤

ⅰ）プロプレックス®：血液凝固第 VIII 因子阻害物質保有患者に、通常 1 回体重 1 kg あたり、50〜100 単位を静脈注射または点滴静注し、6〜24 時間経過しても治療効果が表れない場合は再投与

■ 初診時に行ってはならないこと

痛みがあるからといって安易に解熱鎮痛剤を使うこと。特に、アスピリン、インドメタシン系薬剤は血小板機能を低下させるため、出血を増強するので行ってはならない。もし、非ステロイド系抗炎症剤（NSAIDs）を使用するのであればアセトアミノフェン、メフェナム酸などを使用する。また、出血があるからといって検査も行わずに血小板輸血や新鮮凍結血漿を投与すると、その後数日間は確定診断ができなくなるので行ってはならない。

する。用量は、症状に応じ適宜増減する。
　ⅱ）オートプレックス
　ⅲ）ファイバ®：血液凝固第 VIII 因子または第 IX 因子インヒビター力価が 10 Bethesda 単位以上の患者に対し、血漿中の血液凝固活性を補いその出血を抑制する。通常体重 1 kg あたり 50～100 単位を 8～12 時間間隔で、緩徐に静注または点滴静注する。
　ⅳ）ノボセブン®：初回投与量は 90 μg/kg（4.5 KIU/kg）とする。その後は 1 回投与量として 60～120 μg/kg（3～6 KIU/kg）を、出血の種類および程度に応じて適宜増減する。初期は、止血が得られ、臨床的改善が観察されるまで、2～3 時間ごとに投与する。その後も治療が必要と判断される期間は、投与間隔を適宜延長する。

【文献】

1) Seligohn K：hemophilia and other clotting disorders. Isr J Med Sci 9：1338, 1973.
2) Otto J C：An account of an hemorrhagic disposition existing in certain families. Med Reposit 6：1, 1803.
3) Biggs R, Douglas AJ, Macfarlane RG, et al：Christmas disease；a condition previously mistaken for hemophilia. Br Med J 2：1378, 1952.
4) Rosenthal RL, Dreskin RL, Rosenthal N：New hemophilia like disease caused by deficiency of a third plasma thromboplastin factor. Proc Soc Exp Biol Med 82：171, 1953.

■ 専門医へのコンサルトの時期

　筋肉内出血、腸腰筋出血、消化管出血、頭蓋内出血のみられたとき。
　頭蓋内出血、腹腔内出血を疑ったときや外科的手術を必要としたときには、血液専門医に脳外科、外科、その他の外科系各科の揃った病院に転院させるべきである。頭蓋内出血の場合でも直ちに手術をするのは脳圧亢進で陥屯ヘルニアの恐れの高いときで、それ以外ではまず因子の補充を行い、24 時間で血腫の縮小をみない場合に手術を行う。

---

7 フォン・ウィルブランド病

はじめに

　フォンウィルブランド病（vWD）は 1926 年フォンウィルブランドによって発見され、皮膚、粘膜出血を主な出血症状とし、常染色体優性遺伝を呈する疾患として知られるようになった。その後の研究により von Willebrand 因子（vWF）の量的、機能的異常によることが判明し、それによりさまざまな病型に分類されるようになった。vWF の遺伝子座は 12 番染色体の短腕上にあり、52 のエクソンからなり 178 kb の大きさである。本邦の vWD の頻度は、人口 10 万人あたり 0.6 人で全国に 700～800 人いる。
　vWF は内皮、巨核球でつくられ内皮細胞内の細胞質内小器官や血小板の α 顆粒内に蓄え、放出される。vWF の働きは、第一に障害を受けた血管内皮の血小板を粘着させ修復させるための仲介をする。この働きは vWF の multimer が血小板細胞膜上の vWF レセプターに結合して行われる。第二は vWF は第 VIII 因子の補酵素で第 VIII 因子の分解を防ぐ作用をもつ。トロンビンが活性化されると第 VIII 因子は vWF から離れ活性化される。

Ⅰ・症状

血友病と異なり vWD は関節出血は一部の病型を除くとほとんどみられず、主な出血症状は皮下出血と鼻出血を中心とした粘膜出血である。採血時の止血は比較的容易で血友病のように採血時に因子を補充しなければならないということはない。

Ⅱ・病歴の取り方

家族内に長時間続く鼻出血のみられる人の有無、手術時に止血困難がみられた人の有無などを聴く。女性では生理時に出血が多量になることもあるので、この点も聴いておくべきである。

Ⅲ・鑑別診断

血友病、その他の凝固因子欠乏症、アレルギー性鼻炎が鑑別診断上重要になる。鼻出血は小児の場合よくみられ、特にアレルギー性鼻炎のある児は頻回に出血がみられるが、止血を適切に行えば比較的容易に止まる。vWD の場合は 30 分以上にわたり出血が勢いよくみられ、出血の状況をよく聞くことにより比較的容易に本疾患を疑える。血友病やその他の凝固因子欠乏症などとは、Ⅰ型、ⅡN 型、Ⅲ型では第 Ⅷ 因子が低下していることから鑑別の必要があるが、特に Ⅲ 型では第 Ⅷ 因子は著明に低下しているので出血症状に注意を要する。

Ⅳ・診断

血液一般検査(RBC、Hb、Ht、Plt、赤血球形態)、出血時間、PT、APTT、vWF 抗原量、vWF 活性、第 Ⅷ 因子活性、血小板のリストセチン凝集能、リストセチン cofactor 活性、vWF の multimer 解析を検査する。

vWD は鼻出血が長時間続いたり、女性では生理時の出血量が多いため貧血になることがしばしばみられる。

出血時間は Ⅰ 型、Ⅲ 型、血小板型では延長する。Ⅱ 型(A、B、M、N)では重症型では延長するが、重症型以外では正常であることが多い。

APTT は第 Ⅷ 因子活性の程度によって延長がみられる。vWD は病型により第 Ⅷ 因子量が異なり、また vWF の質的異常か量的異常かが異なり検査結果もさまざまである(表 8)。

vWF 抗原量、vWF 活性、第 Ⅷ 因子活性、血小板のリストセチン凝集能、リストセチン cofactor 活性の測定が vWD の確定診断になるが、異常の有無、程度は病型によりさまざまである。

Ⅴ・病型 (表 8)

Ⅰ型　：最も多い病型。vWF の機能的異常はなく量的異常のみである。よってリストセチン cofactor 活性と vWD 抗原は同程度以下。

■ 初診時に行ってはならないこと

病型によっては DDAVP が効果を示すものと、禁忌であるものがあるので、病型がはっきりしないうちは行うべきではない。血小板型では vWF 製剤は血小板凝集を起こすので因子製剤は禁忌で血小板輸血を行う。

表8. フォン・ウィルブランド病の病型

病型	I型	IIA型	IIB型	IIN型	IIM型	III型	血小板型
vWF異常	量的低下	質的異常	質的異常	質的異常	質的異常	完全欠損	血小板GPIb異常
vWF機能	異常なし	GPIb結合低下	GPIb結合亢進	FVIII結合低下	GPIb結合低下	—	
遺伝形式	AD	AD	AD	AR	AD	AR	AD
頻度（%）	70〜80	10〜12	3〜5	1〜2	1〜2	1〜3	0〜3
血小板数	正常	正常	正常	正常	正常	正常	減少
出血時間	延長	正常/延長	正常/延長	正常/延長	正常/延長	延長	延長
FactorVIII活性	減少	減少/正常	正常	減少	正常	著減	正常
vWF Ag	減少	減少/正常	正常/減少	減少	正常	欠如	正常/減少
vWF活性	減少	減少	正常/減少	減少	減少	欠如	正常/減少
multimer	正常	HMW欠損	HMW減少	正常	正常	欠如	HMW減少
DDAVPの効果	有効	不足	禁忌	不定	ヘテロで有効	無効	禁忌

IIA型：血漿中および血小板のHMWのmultimerの欠如のため、血小板の血管内皮への粘着が起こらない。

IIB型：血小板GPIbに対するvWFの親和性の異常亢進により血漿中のHMWのmultimerの消失が起きる。デスモプレシン（DDAVP）の投与でHMW multimerは血漿中に出現するが、血小板凝集が起き短時間でmultimerは消失する。このため、DDAVPは禁忌である。

IIM型：vWFの血小板GPIbとの結合部位の異常があるため、リストセチンcofactor活性が低下する。

IIN型：vWFの結合部位の異常のためFVIIIとの結合が起きず、FVIIIは消失が早くvWFと比較すると血漿中のFVIIIが低値を示す。

III型：最も重症なタイプのvWDでFVIIIおよびvWFのいずれもが著減している。

血小板型：血小板のGPIbレセプターの異常のために起きる病型。DDAVPは禁忌である。

VI・治療

鼻出血は適切に圧迫止血することにより出血量を減少させることはでき因子の補充は原則的には必要ないが、筋肉内出血、手術時には因子補充が必要になる。DDAVPは内因性の第VIII因子・vWF複合体を放出させ止血効果を示す。しかし、病型（IIB、血小板型）によっては血小板減少を引き起こし、出血症状が増強することもあり禁忌になるので注意を要する。DDAVPを使用する場合は0.3〜0.4単位/kgを20 ml の生食水で希釈し、20〜30分かけてゆっくりと静注する。投与時の注意は投与後、顔面紅潮、動機、頭痛がみられ、長期にわたり投与すると水分貯留をきたし浮腫をきたすことがあるので注意を要する。vWFの補充は第VIII因子製剤の中でvWFを含むものを使用しなければならないが、製剤としてはコンファクトF®、コンコエイト-HT®の2種のみである。因子の補

充量は第VIII因子活性、リストセチンcofactor活性が50%以上になるように通常は40単位/kgを投与する。血小板型では因子補充でも血小板凝集を起こし血小板減少をきたすので注意を要する。血小板型では血小板輸血を行う。

・vWF製剤：コンコエイト-HT®（第VIII因子 500単位、vWF 1,000単位、三菱ウェルファーマ）、コンファクトF®（1mlあたり第VIII因子 25単位、vWF 40単位を含む第VIII因子として 250単位、500単位、1,000単位、化血研、藤沢薬品）。

8 ビタミンK欠乏性出血症

はじめに

ビタミンKは腸内細菌により合成され、脂肪とともに上部消化管より吸収される。そして肝臓でビタミンK依存性凝固因子（II、VII、IX、X、プロテインC、プロテインS）が合成される際に補酵素として働く。このためビタミンの合成、吸収、利用のいずれの段階が傷害されても欠乏する。つまり、経口摂取の低下による自然界のビタミンKの供給の不足、胆汁酸分泌低下による脂肪吸収の低下、クマリン系薬剤によるビタミンK阻害、広域スペクトラム抗生剤使用によるビタミンK合成阻害などによりビタミンKが不足し、ビタミンK依存性凝固因子が欠乏する。

また、新生児ではビタミンKは胎盤移行が悪いため、貯蔵は少なく出生後間もなくビタミンKは枯渇し、そのためビタミンK依存性凝固因子も低下し数日で最低となる。新生児メレナはこの時期に起きる。経口摂取開始によりビタミンKが供給されたり、腸内細菌の形成により体内でのビタミンK合成が始まり、ビタミンK依存性凝固因子も増加する。

ビタミンK欠乏性出血症には大きく分けて2つのタイプがある。1つは乳児型で母乳栄養児に多くみられるもの、ほかの1つは基礎疾患によるか基礎疾患の治療に伴うもので、特に広域スペクトラムの抗生剤使用時にみられる。また、重症で食事の摂取が十分できない患者にもみられるので注意を要する。

I・症状

乳児では不機嫌、嘔吐、けいれん、哺乳力低下、なんとなく元気がないなどの頭蓋内出血によると思われる症状のほか、下血、顔色蒼白、発熱がある。

年長児の場合は症状はよほど進行しない限りないが、基礎疾患がある児や抗生剤を投与している児が、皮膚の斑状出血斑、粘膜の出血を呈したときには考慮すべきである。

II・病歴の取り方

乳児では母乳栄養かどうかをよく聞く。本邦の報告では母乳栄養児の1,700人に1人が発生し、人工栄養児ではほとんどみられなく、本症の96.4%は母乳栄養児である。

III・鑑別診断

凝固因子の先天性欠乏症（特に第VIII、IX、XIII因子）、播種性血管内凝固症候群（DIC）、髄膜炎。

IV・診断

検査所見ではPT、APTTともに延長がみられ、PIVKAが陽性となる。凝固因子の検査ではビタミンK依存性凝固因子（II、VII、IX、X、プロテインC、プロテインS）の低下がみられる。スクリーニングとしてはヘパプラスチンテスト（II、VII、X因子を反映）を行い、40％以下に低下している場合には頭蓋内出血が起きる危険が高い。

また、ビタミンKが不足することにより、ビタミンK依存性凝固因子は前駆体のままで存在するため、この前駆体をPIVKA IIとして検出する。

V・他の病院に転院させる基準

頭蓋内出血がみられるとき。

VI・病型（表9）

VII・治療

ヘパプラスチンテストが40％以下に低下している場合には、ビタミンKを予防的に投与することが必要である。現在本邦では、新生児期に2回（1回2mg）と1カ月健診時にビタミンK₂シロップの予防投与が行われている。

表9．ビタミンK欠乏症の原因別分類

1. 新生児メレナ
2. 乳児期の特発性ビタミンK欠乏症
3. 二次性ビタミンK欠乏症
   a. 長期抗生剤投与
   b. 乳児の長期下痢症
   c. 肝胆道系疾患
      先天性胆道閉鎖症、総胆管嚢腫
   d. 脂溶性ビタミンの吸収障害をきたす疾患
      無βリポ蛋白血症、α1-アンチトリプシン血症、嚢胞性線維症

■ 初診時に行ってはならないこと

検査を行う前に輸血、凝固因子投与は行わないこと。

9 播種性血管内凝固症候群

はじめに

播種性血管内凝固症候群（disseminated intravasculer coagulation；DIC）は基礎疾患による組織障害または血管内皮障害が起き、血液内にトロンビンが形成され、凝固因子や線溶系が活性化し全身の微少血管内に血栓形成が起こり、その結果、血小板、凝固因子、線溶系が枯渇し二次的に出血症状が生じ、臓器障害も呈する。

基礎疾患としては新生児の仮死、胎便吸引症候群、重度呼吸障害、細菌感染、ウイルス感染、悪性腫瘍、肝障害、重度の火傷、組織の挫滅を伴う外傷などがある。

I・症状

皮下出血、鼻出血、頭蓋内出血、採血部位からの再出血、基礎疾患による症状。

II・病歴の取り方

　出血の状況を詳しく聴取する。出血が止血困難かどうか。DIC を起こすような基礎疾患の有無について出血以外の症状の有無、経過を聴取する。ビタミン K 欠乏を起こす長期の広域スペクトラムの抗生剤投与の有無を聴く。抗凝固剤の投与の有無を聴く。家系に凝固因子欠乏症があるかどうかを聴く。

III・鑑別診断

　血友病などの凝固因子欠乏症、ビタミン K 欠乏の有無（長期の広域スペクトラムの抗生剤投与）。

IV・診断

　血算、生化学検査（特に肝機能検査）、凝固線溶検査、その他基礎疾患に関する検査。特に悪性腫瘍の有無について検査を行い、他の凝固因子欠乏状態がないことを確認する。

　分子マーカーとして D-ダイマー、トロンビン・アンチトロンビン III 複合体（TAT）、プラスミン・α-プラスミンインヒビター複合体（PIC）を測定することにより確実に早期に診断が可能となる。

V・治療

　DIC であることが確定したら、ヘパリンを 1 日量 3〜15 国際単位/kg を 24 時間かけて静脈内に持続投与する。近年、低分子ヘパリン（フラグミン、平均分子量 5,000）は治療による出血症状をきたしにくく、一方で抗 Xa 因子作用が強いとされ、出血などの副作用が少ないため使用されている。低分子ヘパリンの使用量は 75 国際単位/kg を 24 時間かけて静脈内に持続投与する。ヘパリン（低分子ヘパリンを含む）を使用する場合、AT−III（アンスロビン P）が不足していると抗活性化凝固因子（抗 IXa 因子、抗 Xa 因子、抗 XIa 因子、抗 XII 因子）効果がなく、凝固因子の消耗を防ぐことができず出血症状の制御が困難なので、AT−III を 30 単位/kg を投与する。

　また、合成蛋白分解酵素阻害剤は、活性化凝固因子や線溶系因子などの阻害作用があり、DIC の進行を抑制するので、ヘパリンと併用されたり単独でも使用される。合成蛋白分解酵素阻害剤の抗凝固作用は AT−III を必要としないため、AT−III 濃度がわからないときや AT−III がないときでも初期治療として開始し効果を期待できる。使用される合成蛋白分解酵素阻害剤としてはメシル酸ガベキセ

■ 24 時間以内にすべきこと

> 　血算、生化学検査（特に肝機能検査）、凝固線溶検査、D-ダイマー、トロンビン・アンチトロンビン III 複合体（TAT）、プラスミン・α-プラスミンインヒビター複合体（PIC）を測定する。悪性腫瘍がある場合や強く疑われる場合は腫瘍マーカーも測定する。

専門医へのコンサルトの時期

　意識障害など頭蓋内出血症状がみられる場合、脳外科や小児外科を含め小児専門各科のある病院に転院させるべきである。また、基礎疾患の種類などによっても大学病院、小児専門病院に転院させるべきである。

ート（FOY®）、メシル酸ナファモスタット（フサン®）があり、メシル酸ガベキセートは1日量1〜2 mg/kg/hrの範囲内で24時間かけて静脈内に持続投与、メシル酸ナファモスタットは0.1〜0.2 mg/kg/hrを24時間かけて静脈内に持続投与する。

交換輸血は新生児・未熟児の場合よく行われる。特に、未熟児の場合、輸液量が制限されるので薬剤と凝固因子補充を同時に行うことが困難になるので、凝固因子の補充と全身状態の悪化をきたす炎症性サイトカインの除去を兼ねて行われる。使用する製剤はMAPが主であるが、血小板数やフィブリノーゲン量によっては濃縮血小板浮遊液や新鮮凍結血漿（FFP）を混合して行う。

新生児・未熟児以外では血小板数が2万/μl以下の場合、血小板輸血0.3〜0.5 u/kg、フィブリノーゲンが100 mg/dl以下の場合は新鮮凍結血漿10〜20 ml/kgを投与する。

■ 初診時に行ってはならないこと

痛みがみられたとき、非ステロイド系抗炎症剤投与を行う際、アスピリン、インドメタシンなど血小板の機能を低下させる薬剤の使用は禁忌である。十分なDICに対する処置を行わずに基礎疾患の治療を行うこともしてはならない。

（金子　隆）

IX がん、白血病、腫瘍性疾患

1 白 血 病

はじめに

　小児の死亡原因をみると、1999年の「人口動態統計」によれば、悪性新生物は1～4歳では死因の第3位で、5～14歳では不慮の事故に次いで第2位となっている。感染症による死亡率が著しく減少した中にあって、このように小児がんが死亡原因の上位を占めている点で、小児科医には小児がんを早期に正しく診断・治療して治癒に導くという使命が課せられている。

　小児がんの発生頻度を表1に示した。これは1998年の全国小児悪性腫瘍登録によるものであるが、主に小児科、小児外科からの登録で脳腫瘍や骨・軟部腫瘍の登録が少なく、必ずしも正確ではないものの（脳腫瘍はもっと多い）、おおよその全体像は読みとれる。つまり、白血病をはじめとする造血器腫瘍が40％以上を占め、神経芽腫や肝芽腫、腎芽腫など小児特有の胎児性腫瘍が30％を占めている。諸外国と比べて特徴的なのは神経芽腫の占める割合が20％と非常に高い点であるが、これはマススクリーニングによって乳児期の神経芽腫を拾いあげているためと思われる。

　小児がんの特徴は、①非上皮性の腫瘍、つまり肉腫がほとんどで癌腫は稀なこと、②胎児期組織、またはその遺残から発生する腫瘍が多い（網膜芽腫、肝芽腫、Wilms腫瘍など）、③発症年齢分布に特徴を示す［前記腫瘍は0歳をピークに4歳までに漸減、急性リンパ性白血病（ALL）は2歳をピークに漸減後10歳以上で漸増、悪性リンパ腫は年齢とともに増加、骨肉腫は10歳以上など］、④先天奇形・先天異常と合併する頻度が高い（Down症、Keinfelter症候群、Beckwith-Wiedeman症候群など）、⑤成人と共通する腫瘍では分化段階が未熟である（急性リンパ性白血病、悪性リンパ腫など）、⑥臨床的には進行が速く、⑦骨や骨髄転移をしやすく、全身に拡がりやすい（神経芽腫、横紋筋肉腫など）、などが挙げられる。

表1. 小児がんの種類と頻度

臓器	主な小児がん	頻度
造血器	白血病	32.0%
	悪性リンパ腫	7.7%
	組織球性腫瘍	1.9%～41.6%
脳	脳腫瘍	6.4%
眼	網膜芽腫	8.0%～14.4%
肝臓（消化器）	肝芽腫、肝細胞癌	4.9%
腎臓（泌尿器）	腎芽腫（Wilms腫瘍）	4.6%
副腎（交感神経）	神経芽腫、副腎癌	21.2%～30.7%
骨	骨肉腫、Ewing肉腫	1.7%
軟部組織	横紋筋肉腫、線維肉腫	2.0%～3.7%
生殖器	胚細胞性腫瘍	2.3%
全身	奇形腫群腫瘍	4.6%～6.9%

（1998年全国小児悪性腫瘍登録による）

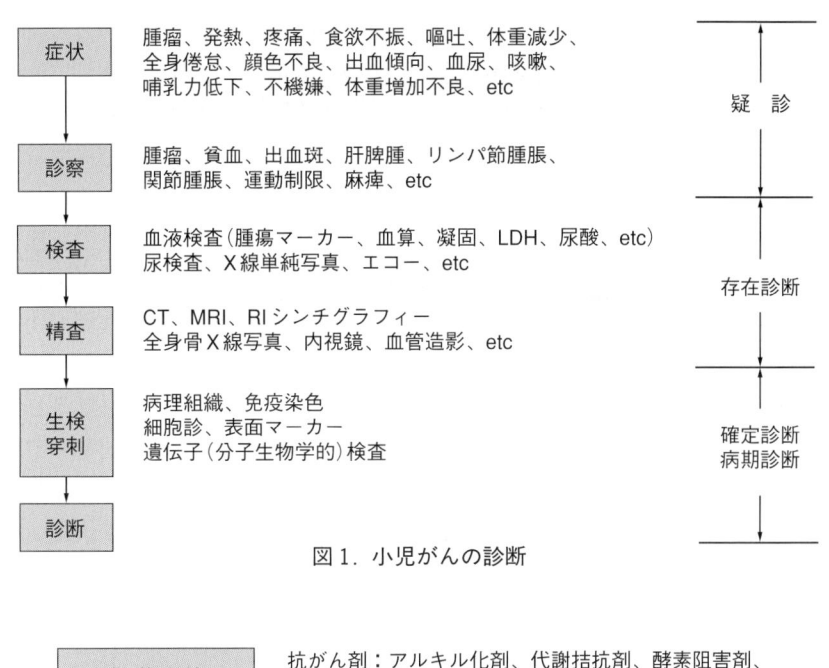

```
症状 ──→ 腫瘤、発熱、疼痛、食欲不振、嘔吐、体重減少、    ↑
           全身倦怠、顔色不良、出血傾向、血尿、咳嗽、      │
           哺乳力低下、不機嫌、体重増加不良、etc          │ 疑 診
  ↓                                                      │
診察 ──→ 腫瘤、貧血、出血斑、肝脾腫、リンパ節腫脹、       │
           関節腫脹、運動制限、麻痺、etc                  ↓
  ↓                                                      ↑
検査 ──→ 血液検査（腫瘍マーカー、血算、凝固、LDH、尿酸、etc）│
           尿検査、X線単純写真、エコー、etc               │ 存在診断
  ↓                                                      │
精査 ──→ CT、MRI、RIシンチグラフィー                     │
           全身骨X線写真、内視鏡、血管造影、etc           ↓
  ↓                                                      ↑
生検 ──→ 病理組織、免疫染色                              │
穿刺    細胞診、表面マーカー                             │ 確定診断
          遺伝子（分子生物学的）検査                       │ 病期診断
  ↓                                                      ↓
診断
```

図1．小児がんの診断

```
化 学 療 法 ── 抗がん剤：アルキル化剤、代謝拮抗剤、酵素阻害剤、
                    抗生物質系剤、分子標的治療（メシル酸イマチニブ）
                  ホルモン剤、インターフェロン

放射線療法 ── 外照射、術中照射、腔内照射、小線源照射、回転照射、
                  陽子線照射、（温熱療法）

手    術 ── Primary op、Second-look op、
                  Delayed primary op、内視鏡手術

免 疫 療 法 ── 免疫担当細胞：リンパ球、樹状細胞
                  サイトカイン、特異抗体（抗CD20抗体）

幹細胞移植 ── 大量化学療法＋骨髄・末梢血幹細胞・臍帯血移植
                  ミニ移植

遺伝子治療
```

図2．小児がんの治療手段

表2．小児がんの治療方式

	治療期間
・ALL 　寛解導入療法⇒地固め療法⇒中枢神経系予防治療⇒強化療法⇒維持療法（⇒造血幹細胞移植）	2〜3年
・AML 　寛解導入療法⇒地固め療法⇒強化療法（⇒造血幹細胞移植）	1年
・小さい腫瘍、採れる腫瘍（機能に支障をきたさない） 　摘出術（Primary operation）⇒化学療法（＋放射線照射）	3〜6カ月
・大きい腫瘍（機能に支障をきたす恐れがあり、機能温存対策が必要である） 　生検⇒化学療法⇒摘出術（Delayed primary operation）（＋放射線照射）⇒化学療法（⇒造血幹細胞移植）	6〜12カ月

小児がんの診断の手順を図1に示した。これは取り立てて特別のものではないが、まず、症状と所見から疑診を抱き、一般検査により異常を発見してその存在を確認し、さらに詳細に検査して腫瘍の種類を絞り込み、拡がりを確定するというものである。最終的には組織診ないしは細胞診、最近は遺伝子診断も加えて確定診断を行わなければならない。特徴的な点は、腫瘍マーカーが役に立つこと、病期診断をしなければならないことなどである。

　小児がんの治療手段を図2に示した。小児がんの治療成績は成人に比して良好で、最近の強力な集学的治療（抗がん剤による化学療法、手術、放射線照射などを組み合わせた治療）により、小児がんの患者の大半は生存可能である。小児がんは抗がん剤の感受性が高く、小児は副作用が比較的出にくく強力な化学療法ができるうえ、手術後の回復も速やかであるなど、小児がんが治りやすい理由がいくつかある。これらに加えて、化学療法を先行させて腫瘍を小さくしてから摘出するdelayed primary operationの導入や、放射線照射の術中照射・回転照射、末梢血幹細胞移植を併用した大量化学療法など、さまざまな治療上の工夫が治癒率の向上に貢献している。主な小児がんの治療様式を表2に示した。また、真によい治療とは何かを科学的に評価するための治療研究（protocol study）も全国規模で行われるようになり、単に感覚的な優劣によって決めるのではない、根拠のある治療法（Evidence-based medicine；EBM）を開発していく基盤整備が行われつつある。

　小児がん治療の課題は単に治療成績をよくするだけでなく、晩期障害を減らし治癒後の生活の質をいかに向上させるかにも向けられている。骨腫瘍の患肢の温存、照射野を狭くして二次障害を少なくする照射法の開発、晩期障害を残さない中枢神経系予防治療など、さまざまな工夫がなされている。一方、治療による二次がんも年々増加の傾向にあり、いかにその発生を防ぐかは今後の最大の課題である。

　小児がんを扱ううえでのもう一つ課題は、患児自身とその家族をいかに支援していくかであろう。患児本人はもちろん、両親や兄弟姉妹の精神的なケアーを十分心がけることが、小児がんを治療するうえでたいへん重要である。

I・白血病の概要

　白血病は細胞の起源・分化度と臨床的な進行度によって分類されるが、小児では急性リンパ性白血病（Acute Lymphoblastic Leukemia；ALL）が全体の70～75%を占め、急性骨髄性白血病（Acute Myeloid Leukemia；AML）が20～25%、慢性骨髄性白血病（Chronic Myeloid Leukemia；CML）は2～3%に過ぎず、慢性リンパ性白血病（Chronic Lymphocytic Leukemia；CLL）は小児では極めて稀である。そのほか、リンパ性と骨髄性の両方の形質を有する混合型（Mixed Leukemia）も数%認める。末梢血で貧血などの異常を示し、骨髄細胞に異形成を有する骨髄異形成症候群（Myelodysplastic Syndrome；MDS）も、認識の高まりもあり増加しつつある。また、1歳未満の乳児の白血病は予後が悪く、MLL遺伝子の再構成を伴う場合が多いので、主に治療上の観点から乳児白血病として独立して扱われている。従来、Juvenile CMLと呼ばれていた小児特有のCMLは、成人のCMLとは本態が異なり、現在はJuvenile Myelomonocytic Leukemia（JMML）と呼ばれる。白血病の分類は永くFAB分類が用いられてきたが、最近のWHO分類ではこれが見直され、形態よりもより病因に迫ることができる染色体・遺伝子異常による分類が提唱されている。しかし、臨床の現場ではまず形態から入って行かざるを得ず、しばらくはFAB分類の重要性は色褪せることはないと思われる。ただ、ALLのL_1、L_2の区別は臨床的にもほとんど意義がなく、これを厳密に識別する必要はないようである。FAB分類に基づいた小児白血病の頻度を表3に示した。また、図3に

表3. 小児白血病の分類と頻度

	日本*	アメリカ#	ドイツ†
ALL	68 %		
L_1/L_2	98 %		
L_3	2 %		
AML	24 %		
M 0	2 %	2 %	6 %
M 1	12 %	13 %	10 %
M 2	33 %	28 %	27 %
M 3	8 %	6 %	5 %
M 4	13 %	19 %	21 %
M 5	16 %	21 %	22 %
M 6	2 %	1 %	3 %
M 7	14 %	7 %	6 %
Mixed Leukemia	2 %		
MDS	3 %		
Chronic	3 %		
CML	39 %		
JCML	61 %		

*（月本, 1997) #（Pui, 1995) †（Creutzig, 1999) （FAB分類に基づいて作成）

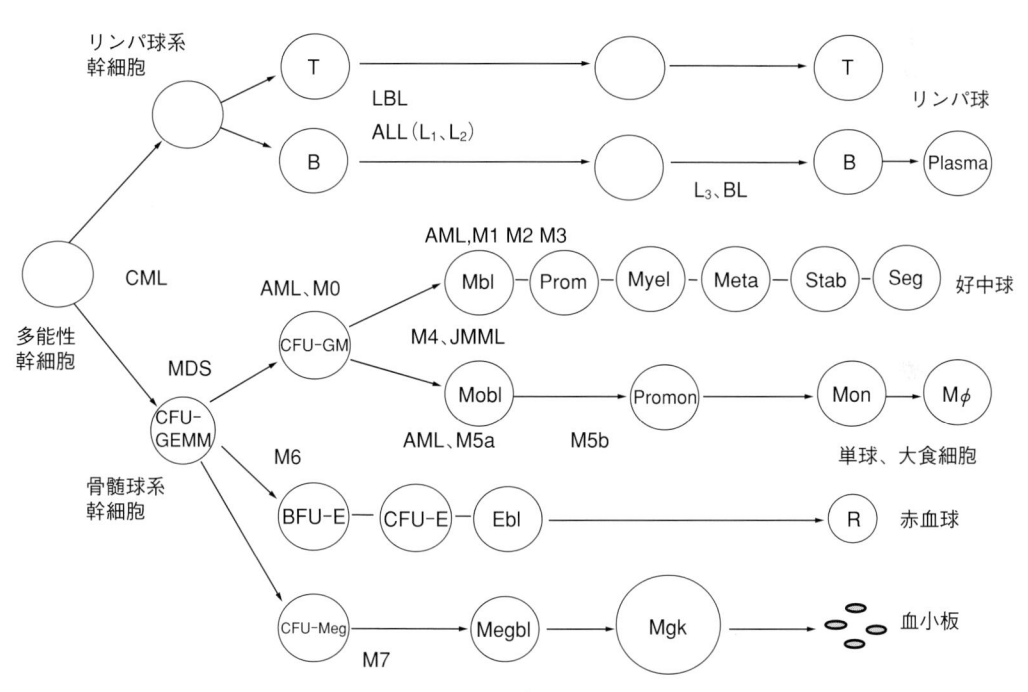

図3. 血球の分化と白血病/悪性リンパ腫の発生母地

血球の分化と白血病（悪性リンパ腫）細胞の発生起源の概念を示した。

II・診断のポイント

1. 症状

　白血病の症状は多彩であるが、最も多い症状は繰り返す発熱、貧血（顔色不良、蒼白）、出血傾向

（出血斑、鼻出血）など血球減少に伴うものが多く、ほかに全身倦怠、易疲労感、食欲不振、腹痛といった不定の症状を認める。関節痛や骨痛もしばしば認める。理学的所見としては貧血、リンパ節腫脹、腹部膨満、肝脾腫、関節腫脹などが多い。白血病は浸潤の強い臓器によってさまざまな症状・所見を呈してくる。関節や骨膜浸潤により関節痛が長く続き、最初若年性関節リウマチ（JRA）と診断される場合も決して珍しくない。骨浸潤によって椎骨の圧迫骨折をきたし、長期に牽引を受けていたというケースもある。胸腺腫大によって上大静脈症候群や犬吠様咳嗽、呼吸困難をきたす場合もある。眼球突出を認め、CTなどで眼窩内腫瘤として発見される場合もある。また、初発時は稀ではあるが、中枢神経系浸潤の場合は頭痛や嘔吐、顔面神経麻痺などの神経症状を呈することもあるし、性格の変調、大食いが初発症状であったということもある。

2. 検査

　血算で白血球増多、貧血、血小板減少が認められればまず白血病は疑いやすい。しかし、ALLでは白血球が1万/μlを超えるのは40～50％で、逆に50～60％は1万未満なので、白血病だからといって必ずしも白血球増多が必発ではないことを銘記すべきである。また、末梢血で白血病細胞が認められればこれまた診断は容易であるが、骨髄でかなり増殖していても末梢血には出てこないこともある。生化学検査ではしばしばLDH、尿酸が高値となり、時に高K（カリウム）血症、高P（リン）血症、高Ca（カルシウム）血症を呈することがある。subclinical DICを合併していることもあるので、凝固・線溶系検査は必ず行わなければならない。骨髄穿刺による細胞診が確定診断となるが、時に吸引困難の場合があり骨髄生検が必要になることがあるが、このような場合も極めて少量でも塗抹標本を作成し、細胞形態を確認することが重要である。検体は特殊染色、フローサイトメトリーによる表面マーカー検索、染色体検査および遺伝子検査に供する。これらは病型を診断するだけでなく、予後判定にも重要で、したがって治療の選択にもかかわってくるので必須である。骨髄で極少量しか吸引できなくても細胞数は非常に多いので、できるだけすべてを行うようにする。MDSでは骨髄生検も必ず行わなければならない。

　胸部・腹部単純X線写真、エコーなどで胸腺腫大、肝脾腫（時に腎腫大）をチェックし、全身骨X線写真で骨浸潤、骨膜下浸潤、関節異常所見をチェックする。全身のCTやMRI、シンチグラフィーも臓器浸潤を知るうえで必要である。また、中枢神経系への浸潤の有無を調べるために腰椎穿刺も行われるが、特に症状がなければステロイド1週間投与など初期治療が終了してから実施する。traumatic tap（人工的出血）にならないように注意する。

3. 診断

❶ ALLの診断

　ALLは表面マーカーによるリンパ球の分化段階に則した診断・分類がなされる。約80％はcommon ALL ag（CD10）陽性のprecursor B細胞由来であり、10～15％がprecursor T/mature T細胞で、2～5％がmature B細胞型である。発症時の予後因子としては、①発症時の白血球数、②発症時年齢は極めて重要な因子で、2万/μl以上は予後が悪く、10万/μl以上ではさらに悪い。1歳未満は極めて予後不良で、年長児（10歳前後以上）も予後が悪い、③mature B細胞型は極めて悪く、T細胞型もやや悪い、④染色体・遺伝子異常としては、Philadelphia染色体陽性（BCR-ABL遺伝子）は極めて不良で、MLL遺伝子の異常も予後不良である、⑤その他、中枢神経系浸潤は予後が悪く、著しい肝脾腫なども予後不良と考えられる。前述したように単に形態だけにとどまらず、発症時にこ

表 4. 急性白血病の特殊染色の反応性

	Peroxidase	Sudan Black	ANBE	NASDCAE	NaF 阻害	PAS
ALL, L1〜L3	(−)	(−)	(−)	(−)		(+)〜(++)
AML, M1〜M3	(++)	(++)	(−)〜(+)	(++)	(−)	(−)
M4	(++)	(+)	(+)	(++)	(+)	(−)〜(+)
M5	(−)〜(+)	(−)〜(+)	(++)	(−)〜(+)	(+)	(−)〜(+)
M6	(−)〜(+)	(−)〜(+)	(−)	(−)〜(+)		(−)〜(++)
M7	(−)	(−)	(−)	(−)		(−)〜(+)

ANBE；alpha naphthyl butyrate esterase(Non-specific esterase)
NASDCAE；naphthol AS-D chloroacetate esterase(Specific esterase)
NaF；sodium fluoride
PAS；periodic acid Schiff

れらの検査をしっかり行っておくことが極めて重要である。

❷ AML の診断

AML の診断・分類は、FAB 分類の細胞形態による分類が用いられる。細胞形態による分類が白血病細胞の起源となる骨髄細胞の成熟段階の分類と比較的一致しているからで、M0、M1〜M7 までに分類される。特殊染色による染色性を表 4 に示した。M0 は非常に未熟な成熟段階の細胞で血液幹細胞に近い細胞を起源とする白血病、M1 は骨髄芽球性白血病、M2 は分化傾向が認められる骨髄芽球性、M3 は前骨髄球性、M4 は骨髄単球性、M5 は単球性、M6 は赤白血病、M7 は巨核芽球性白血病である。その鑑別診断の詳細は成書に譲る。小児では M2 が最も多くみられるタイプで、M3 は比較的稀、M6 は極めて稀で、M7 は成人に比べて比較的よくみられるタイプで、特に Down 症児に合併しやすいことが知られている。染色体・遺伝子異常の解析が進んで、これらの分類と遺伝子異常とが密接に相関していることがわかるようになった。例えば M2 の t(8；21)(q22；q22)；(AML1-MTG8)、M3 の t(15；17)(q22；q12)；(PML-RARα)などがその典型である。WHO 分類では積極的に染色体・遺伝子異常からの分類を行うようにしており、将来より多くの遺伝子異常が解明されれば、その異常からの分類体系が確立されるであろう。

III・治療のポイント

ALL 治療は寛解導入療法、地固め療法、中枢神経系予防治療、強化療法、維持療法からなっている。AML では特に中枢神経系予防治療は設けず、維持療法は行わない。骨髄移植はほとんどの ALL は適応とならず、Ph1 染色体陽性、寛解導入不能例や再発例が適応となる。AML では予後のよい一部を除いて多くが移植の対象と考えられ、HLA 一致の同胞がいる場合は積極的に移植を行うことが勧められている。ALL はいくつかの治療研究グループに分かれて異なる治療 protocol が用いられているが、骨格はほぼ同じである。その代表的な治療として、TCCSG(Tokyo Children's Cancer Study Group)の standard risk 治療 protocol(L 99-15、SR)を図 4 に示した。AML の治療は現在全国ほぼ統一の protocol(AML 99)で実施されており、その治療の流れを図 5 に示した。治療の詳細は成書に委ねる。

ALL、AML の初期治療のポイントは、腫瘍崩壊症候群(tumor lysis syndrome；TLS)、特に尿酸腎症を起こさせないようにすることである。高尿酸血症に対して輸液、アルカリ化、allopurinol 内服が必要である。輸液は 3,000 ml/m^2/日を目安とし、重炭酸を 100 Meq/m^2/日を加える。500 ml のボトルにメイロン® を 20 ml 加えるとちょうど達成できる。尿の pH を 7 以上に保つようにメ

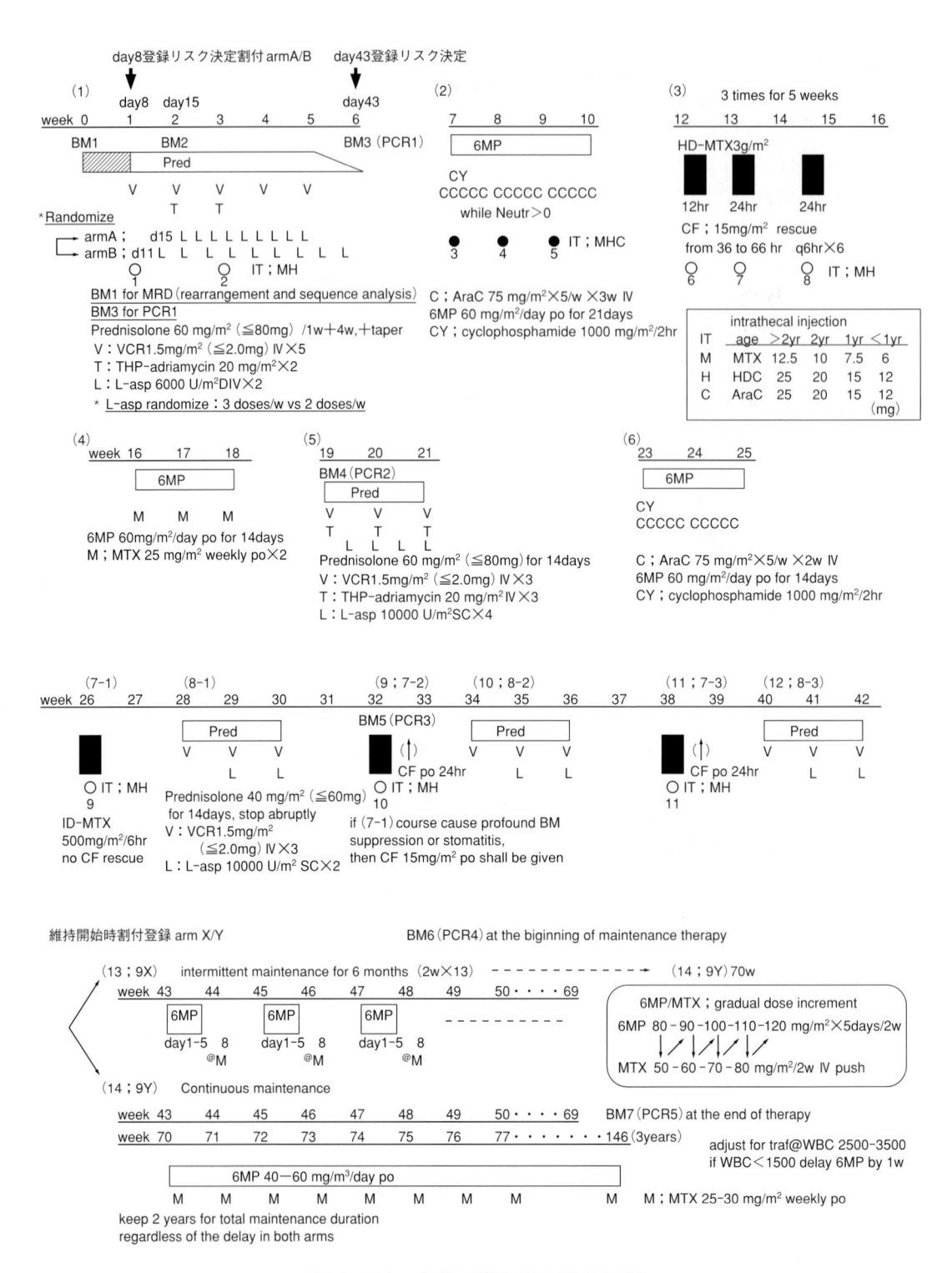

図4．ALL の治療、TCCSG L99-15, SR

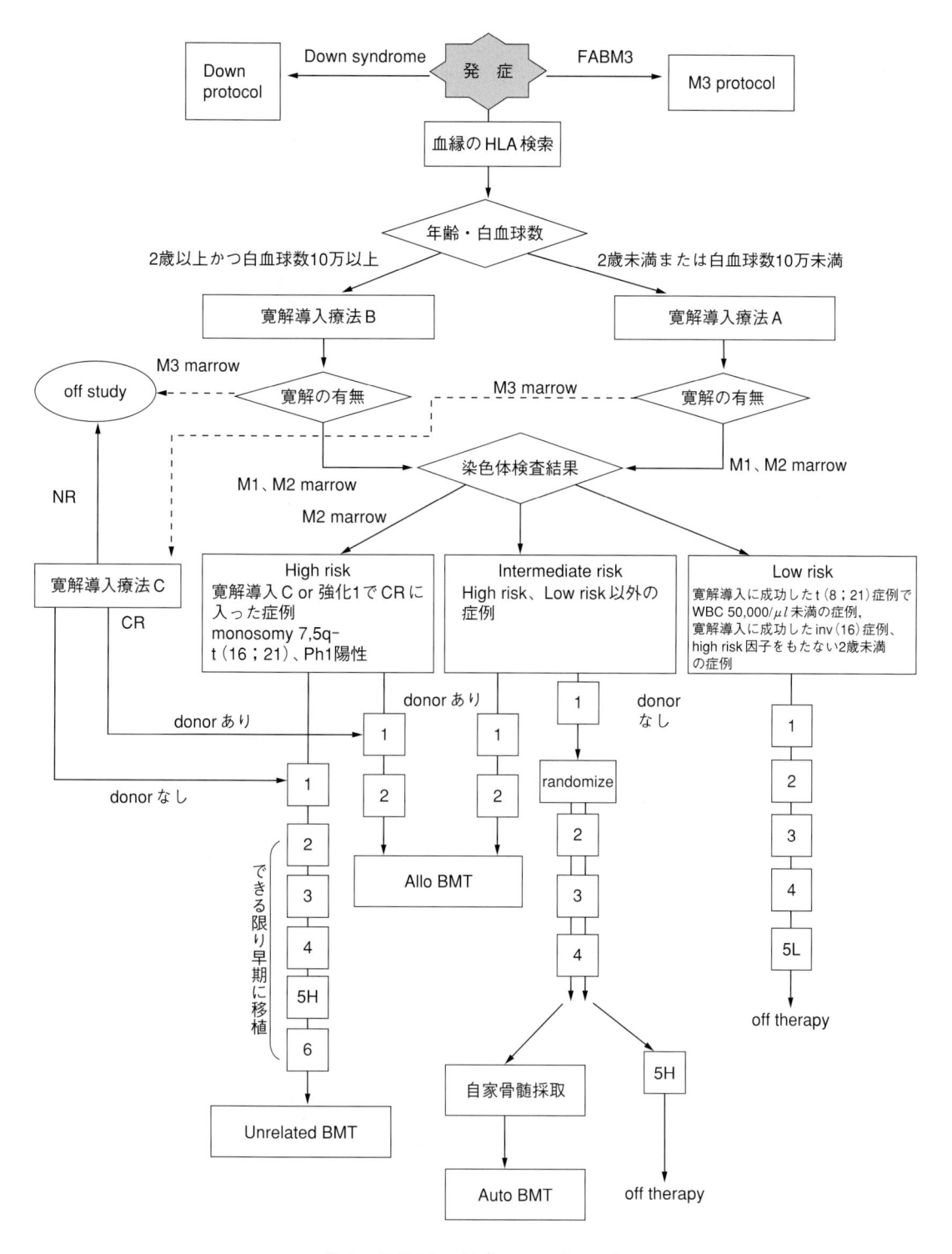

図5. AML99の治療フローチャート

イロン®を適宜追加する。特に細胞数の多い場合はなかなかアルカリ化できないことがあるので注意を要する。利尿がつかないときはダイアモックス®を投与するのが望ましい。逆に過剰にpHを上げ過ぎるとリン酸カルシウム結晶ができやすくなる。アロプリノールは10 mg/kgを内服する。尿酸が低下してきたら、キサンチン誘導体を増加させ、結晶化させやすくするので漫然と長期に投与しない。一連の検査が終了し、利尿がつき、尿pHがコントロールできたら治療を開始するが、一気に強い治療を行うとTLSを起こすので、ALLではプレドニゾロンの1週間の投与、AMLではエトポシドの5日間の投与と比較的弱い治療を設けているのは、こういった意味も含んでいる。とりあえず、専門医に委ねるまでにこうした配慮がとられれば合格である。

CML（慢性骨髄性白血病）やJMML（若年性骨髄単球性白血病）、MDS（骨髄異形成症候群）の治療はかなり専門的になるので成書に委ねるが、最終的には骨髄移植を行うことが必要となるものが多い。

② 悪性リンパ腫

I・悪性リンパ腫の概要

悪性リンパ腫はリンパ球の悪性化であり、前項の急性リンパ性白血病（ALL）とは本質的には同一の疾患と考えられ、時に両者の鑑別が難しいことさえある。悪性リンパ腫は大きくホジキン病（Hodgkin's disease；HD）と非ホジキンリンパ腫（non-Hodgkin's lymphoma；NHL）の二種類に大別され、欧米ではHDが比較的多い（HD：NHL＝約4：6）が日本では小児のHDは極めて少ない（HD：NHL＝約1：9）。悪性リンパ腫の発生部位は全身に及ぶが、最も多いのは頸部リンパ節を含む頭頸部である。TCCSGの約160例の集計による初発部位別のおおよその頻度は、頭頸部34%（頸部リンパ節20%）、胸部21%（胸腺20%）、腹部25%（回盲部14%）、骨・軟部組織17%であった。胸腺はほとんどT細胞型、腹部はほとんどBurkitt型、頭頸部は頸部リンパ節はTないしpre-B細胞型（一部Burkitt型）、Waldeyer輪はB細胞型、軟部組織はanaplastic large cellと発生母地により組織型に偏りがある。NHLの分類は組織学的所見のみでなく、免疫染色や遺伝子異常などの知見に基づいてなされ、新しい知見によって数年おきに改訂されているのが現状である。現在は2000年に提唱されたWHO分類が主に用いられている（表5）が、小児のNHLは比較的単純で、リンパ芽球性リンパ腫（Lymphoblastic lymphoma；LBL）（T, pre-T, pre-B細胞）、バーキットリンパ腫（Burkitt lymphoma；BL）（B細胞）、大細胞型Bリンパ腫（Large B cell lymphoma）、未分化大細胞型リンパ腫（Anaplastic large cell lymphoma；ALCL）に多くは分類され、TCCSGでのおおよその頻度はそれぞれ、25%、30%、15%、12%となっている。最近はNK細胞のphenotype（CD 16、CD 56、CD 57）を有するleukemia/lymphomaが認識されてきている。病理診断は経験を要し、免疫染色などの詳細な検討を要することもあり、最近はcentral reviewを行うことが常識化している。

治療成績は強力な化学療法の導入により極めて良好で、生存率はBLで70～80%、ALCLで80%、LBLで60～70%である。胸腺原発のLBLはヨーロッパでは80～90%と良好な成績になっているが、日本では同じような治療を行っていても胸腺からの再発が多く、その原因の究明が急がれている。

表5. 悪性リンパ腫の病理組織分類　　　　　　　　　　　　　　　　　（WHO分類を中心として）

1．B cell neoplasms 　a）Precursor B-cell lymphoblastic lymphoma 　b）Mature B-cell neoplasms 　　（1）Diffuse large B-cell lymphoma 　　　ⅰ．variant* 　　　　Centroblastic 　　　　Immunoblastic 　　　　T-cell / histiocyte rich 　　　　Lymphomatoid granulomatosis type 　　　　Anaplastic large cell 　　　ⅱ．specific subtype 　　　　Primary mediastinal (thymic) large cell lymphoma 　　（2）Burkitt lymphoma 　　　variant 　　　　Burkitt-like 　　　　With plasmacytoid differentiation 　　（3）Follicular lymphoma 　　（4）Others	2．T cell neoplasms 　a）Precursor T-cell lymphoblastic lymphoma 　b）Mature T-cell and natural killer cell neoplasms 　　（1）Anaplastic large cell lymphoma, primary systemic type† 　　　　variant 　　　　　lymphohistiocytic 　　　　　small cell 　　（2）Peripheral T-cell lymphoma（unspecified） 　　（3）Hepatosplenic $\gamma\delta$T-cell lymphoma 　　（4）Extranodal NK/T cell lymphoma, nasal and nasal type 　　（5）NK cell leukemia 　　（6）Blatic NK cell lymphoma 　　　（参考：NK腫瘍研究会の暫定分類） 　　　ⅰ．Precursor NK-cell neoplasmas 　　　　Myeloid/NK-cell precursor acute leukemia 　　　　ALL with NK-cell phenotype 　　　　Blastic NK-cell lymphoma 　　　ⅱ．Mature NK-cell neoplasms 　　　　Aggressive NK-cell leukemia/lymphoma 　　　　Nasal and nasal-type NK-cell lymphoma 　　　　Chronic NK lymphocytosis 　　（7）Others

3．Other
* 必ずしも亜分類をする必要はない。明らかなものは選択。
† Tないしnull-cellのものを指す。B-cell typeは1-bに分類される。

Ⅱ・診断のポイント

1．症状

　悪性リンパ腫に伴う主な症状を表6に示した。主な症状は当然リンパ節腫脹で、頸部リンパ節腫脹が多い。普通は痛みや圧痛、浮腫を伴わず、最初は小さく孤立性であっても、次第に複数が癒合して大きく硬い腫瘍塊を形成してくることが多い。但し、小児の頸部リンパ節は咽頭炎などでもしばしば腫脹し、また、一度腫れるとしばらくその腫脹が残っていることが多く、鑑別は必ずしも容易ではない。鑑別の要点は、①小さくて可動性良好なもの、②孤立性のもの、③長い間大きさが変わらないもの、④全身症状を伴わないもの、などは慌てず経過をみてもよいものが多い。逆に、比較的短期間に（時にゆっくり）進行性に大きくなって腫瘍塊を形成するもの、発熱、全身倦怠、食欲不振、体重減少などの全身症状を伴うような場合は強く疑う必要がある。一般に悪性リンパ腫の症状・所見は進行性であるが、ALCLやHDではリンパ節腫脹や発熱などが一旦軽減し、繰り返すことがあるので、一旦消退しても常にこのことを念頭において経過観察をした方がよい。

　全身症状としては、教科書によく寝汗（盗汗）という記載があり、Hodgkin病のいわゆるB症状として挙げられているが、こどもは夜寝ているときに頭にいっぱい汗をかいていることが普通にあり、小児では判断しにくい。

　唾液腺内のリンパ節から発生しおたふくかぜのように腫脹することがあるが、その場合はおたふく

表6. 悪性リンパ腫に伴う症状

発生部位	症状
（全身的症状）	発熱、全身倦怠、易疲労感、食欲不振、体重減少、寝汗
眼窩、副鼻腔	眼球突出、斜視、鼻閉
Waldeyer 輪	いびき、嚥下困難
唾液腺	硬い腫瘤、顔面神経麻痺
頸部	硬い腫瘤
胸腺	乾性咳嗽、犬吠様咳嗽、起座呼吸、喘鳴、呼吸困難、上大静脈症候群
腹部	腹部膨満、腹部腫瘤、腹痛、嘔吐、腸重積、下痢、便秘、下血
骨・軟部	骨痛、関節痛、関節運動制限、跛行
皮膚	皮下腫瘤、紅斑

のときよりもかなり硬く、耳下腺の場合は顔面神経麻痺を合併することがある。

胸腺腫大による犬吠様咳嗽は、仮性クループの場合よりもかなり深い咳嗽である点で異なり、年齢的にも年長児に多い点で疑問を抱くきっかけとなろう。また、呼吸困難は起座位では軽く横になると強くなる。1日のうちでは夜に強くなるので気管支喘息と診断されていることもあるので注意を要する。

腹部のリンパ腫では、腸重積や虫垂炎として開腹して初めて診断がつくこともある。

骨・軟部組織から発生する場合は場所により症状はさまざまであるが、特に ALCL ではしばしば多発性にくることがあり、固形腫瘍の転移・浸潤と鑑別が難しい場合がある。固形腫瘍の転移であればリンパの流れや腫瘍の通常の進展の仕方からほぼ納得のいく拡がりを示すが、理屈では考えにくい拡がりを示している場合は悪性リンパ腫（特に ALCL）の多発性の発症を念頭におくべきである。

2．検査

診断の手順は先に総説的に述べたことと同じである。比較的特異的に役立つ検査としては、TK 活性高値、soluble IL-2 receptor 活性高値を示す。ALCL では TK 活性はあまり高くないことが多い。巨大な胸腺の LBL や腹部の BL では非常に腫瘍量が多く、LDH、尿酸が非常に高値で、高 K 血症、高 P 血症を呈することがある。ALCL では白血球・好中球増多を示すことがあり、しばしば診断のヒントになる。悪性リンパ腫では病期診断を行う必要があり、そのため、全身骨 X 線写真、Ga シンチ、骨シンチも行うようにしたい。

3．診断

病期診断は従来から Murphy の分類(St. Jude Children's Research Hospital)が用いられている（表7）。骨髄浸潤は 25% 未満は悪性リンパ腫とし、25% 以上は ALL として扱う。初発が頸部リンパ節や胸腺、骨などで時間を経て診断され、骨髄で 25% 以上の浸潤が判明したという場合、いかにも NHL からの白血化と思われるが、治療分類上は ALL として扱うのが原則である。

腹部の病期診断で時々遭遇するのが、注腸整復ができなかった腸重積で、開腹したら回盲部にリンパ節が腫れていて、回盲部を切除したところ後に病理組織で Burkitt lymphoma だとわかったような場合である。そのようなときは、腹水がなかったか？　後腹膜リンパ節は腫れていなかったか？などの情報が必要となるので、外科医に必ずチェックをしてもらうように常々話をしておく必要があ

表 7. 悪性リンパ腫の病期分類

Stage	定義
I	単一の節外性病変、または単一のリンパ節領域のリンパ節病変（縦隔および腹部原発は除く）。
II	所属リンパ節の浸潤を伴う単一の節外性病変。 横隔膜の同側で 2 つ以上のリンパ節領域のリンパ節病変。 横隔膜の同側で 2 つの孤立性節外病変（所属リンパ節浸潤の有無は問わない）。 消化管（通常は回盲部）原発で、肉眼的に完全切除された病変（付属する腸管膜リンパ節浸潤の有無は問わない）。
III	横隔膜をはさんだ両側で 2 つの孤立性節外性病変。 横隔膜をはさんだ両側で 2 つ以上のリンパ節領域のリンパ節病変。 すべての胸腔内原発の病変（縦隔、胸膜、胸腺）。 すべての腹腔内原発の病変で切除不能のもの（通常は腸管膜や腹膜に播種し、傍大動脈や後腹膜に浸潤する）。 すべての傍脊髄または硬膜外病変（ほかの部位の病変は問わない）。
IV	中枢神経系浸潤または骨髄浸潤（25% 未満）を初発時に認める（ほかの病変は上記いずれでもかまわない）。

注) TCCSG では多発性骨浸潤は stage IV として扱っている。

る。

　確定診断には生検を行うのが原則である。生検は初発部位、最大腫瘤、現在最も活動性の高いと思われる腫瘤を切除することが原則である。切除した瘢痕ができるだけ小さく、できるだけ目立たないようにという配慮も必要だが、そのために小さなリンパ節や本来の病変から離れたところを採ってくるようだと、二次的な変化を捉えてしまったり、間違った診断を下してしまうことがあるので注意が必要である。生検が困難な胸部や腹部では、胸水や腹水の浮遊細胞を診断（細胞診）することもあり、また、針生検で細胞診を行うこともある。しかし、悪性リンパ腫はやはり組織として診断することが重要で、後述するような解析を行うことを考えると、特別の理由がない限り原則として open biopsy を行うべきである。組織はいくつかに分割し、最大割面を病理組織検査、免疫染色に供し、電子顕微鏡組織検査、細胞診、表面マーカー検査、染色体分析、遺伝子解析、凍結保存など、さまざまな目的に用いられる。

III・治療のポイント

　治療の主体は抗がん化学療法で、手術の適応になることは少ない。かなり大きな腫瘤でも 1 回の化学療法で急速に縮小することが多い。それだけに巨大な腹部の BL や胸腺の LBL では TLS を引き起こすことがあり、白血病の項で述べたような輸液やアルカリ化の対策が非常に重要である。発見時から既に腎不全をきたしているような場合もあり、透析の準備をして、ないしは透析しながら治療を開始する必要のあることもある。化学療法はリンパ腫のタイプによって異なり、LBL は ALL に準じた治療を行っている。BL や ALCL では短期決戦型の非常に intensity の高い化学療法が行われ、2～6 カ月の短期に完結する。NHL も日本ではいくつかのグループごとに異なる治療を行っていたが、まもなく全国的な統一治療 protocol が動き出そうとしている。ここでは、TCCSG で行っている BL に対する治療の 1 つを紹介しておく（NHL B 01-05, Group C、図 6）。

　手術が必要になることは生検以外には少ないが、BL の腸重積やイレウス、LBL の胸腺原発で胸水や心嚢液貯留に対するドレナージなど、緊急手術を要することも時にある。また、放射線照射が必要なのは、縦隔の巨大腫瘤で上大静脈症候群や呼吸困難が極めて重篤で緊急を要するときぐらいで、一般的にはステロイドや化学療法で速やかに軽減することが多い。また、縦隔の巨大腫瘤の場合で注意

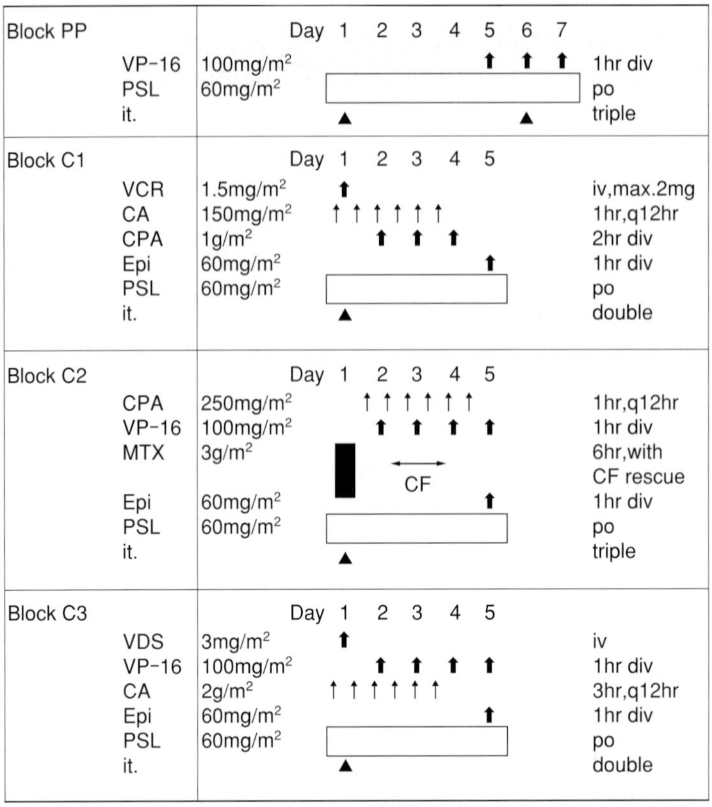

Block PP		Day 1 2 3 4 5 6 7	
	VP-16 100mg/m²	↑ ↑ ↑ (days 5,6,7)	1hr div
	PSL 60mg/m²	▭	po
	it.	▲ ▲	triple

Block C1		Day 1 2 3 4 5	
	VCR 1.5mg/m²	↑	iv, max.2mg
	CA 150mg/m²	↑↑↑↑↑↑	1hr, q12hr
	CPA 1g/m²	↑ ↑ ↑	2hr div
	Epi 60mg/m²	↑	1hr div
	PSL 60mg/m²	▭	po
	it.	▲	double

Block C2		Day 1 2 3 4 5	
	CPA 250mg/m²	↑↑↑↑↑↑	1hr, q12hr
	VP-16 100mg/m²	↑ ↑ ↑	1hr div
	MTX 3g/m²	■ ←CF→	6hr, with CF rescue
	Epi 60mg/m²	↑	1hr div
	PSL 60mg/m²	▭	po
	it.	▲	triple

Block C3		Day 1 2 3 4 5	
	VDS 3mg/m²	↑	iv
	VP-16 100mg/m²	↑ ↑ ↑	1hr div
	CA 2g/m²	↑↑↑↑↑↑	3hr, q12hr
	Epi 60mg/m²	↑	1hr div
	PSL 60mg/m²	▭	po
	it.	▲	double

C1, C2, C3を2コース行う

図6．悪性リンパ腫の化学療法
（TCCSG、NHL B 01-05 GROUP C）

VP-16：etoposide　　MTX：methotrexate　　CA：cytosine arabinoside
VCR：vincristine　　it：髄注　　Epi：epirubicin
CPA：cyclophosphamide　　PSL：predonisolone　　VDS：vindesine

を要するのは全身麻酔である。生検や中心静脈カテーテル挿入の手術をするために全身麻酔をかけたところ、呼吸困難が増悪しいわゆる抜去困難症に陥ることがある。呼吸管理が行えれば、全麻下生検後respiratorを装着し、ステロイドを投与すれば数日で離脱できることが多い。生検を局麻下で行うか、この場合は仕方なく胸腔穿刺による胸水の検査に留めるしかない場合もある。悪性リンパ腫の治療はいろいろ難しいことが多いので、疑われたらできるだけ速やかに専門の病院に送るべきである。

　HDの治療はわが国では残念ながら確立された治療法はない。欧米では、限局している場合は放射線照射、進展例は化学療法との併用が行われているが、わが国では照射を避けて化学療法だけで治療されているものが多く、それでも生存率は極めて良好である。

3 神経芽腫

I・神経芽腫の概要

　神経芽腫は副腎髄質ないし交感神経節から発生する腫瘍で、白血病に次いで多い。神経節としては後腹膜、後縦隔、頸部などに発生するが、2/3 は副腎髄質から発生する。1歳未満の発症が最も多く年齢とともに減少し5歳未満で80％以上が発症する。年齢要因が最も予後を左右し、1歳未満で発見された限局性の腫瘍は最も予後がよいため、早期に発見して進行例を未然に防ぐ目的で、6カ月時の尿マススクリーニング（MS）が全国的に行われていたが、2003年に中止された。

　神経芽腫細胞の多くは（約75％）、catecholamine 代謝系を保持していて、DOPA、dopamine、epinephrine、norepinephrine を産生し、その代謝産物たる Vanillylmandelic acid（VMA）や Homovanillic acid（HVA）を尿中に排泄する。MS では、尿中の VMA や HVA を検出することで神経芽腫を発見している。MS で発見される症例は、1歳以上で発見される進行症例とは生物学的に異なる点が多々あり、本来放置していても進行しない腫瘍を拾い出しているに過ぎないという議論もあり、その有用性については長年議論されていたが、2003年に厚生労働省は中止を決定した。欧米ではいくつかの検証を行ったが有用性を認めず MS は行われていない。

　神経芽腫の腫瘍発生に直接関連していると断定された遺伝子異常はまだ同定されていないが、予後不良群では染色体数が2倍体（diploid）で、1pの欠失や14qの欠失が認められる。また、*N-myc* 遺伝子の増幅と予後が密接に相関していることはよく知られている。また、神経系分化に関与すると考えられる *H-ras* 遺伝子や、nerve growth factor receptor をコードする *trk-A* 遺伝子の発現が良好な予後を示唆しているとされ、予後因子として調べられている。

　化学療法の向上に伴い欧米を上回る治療成績を挙げることができるようになり、Stage III は5年無病生存率が約75％と飛躍的に改善した。それでも、stage IV はなお 30〜40％ と満足できない成績であるのが現状である。

II・診断のポイント

1. 症状

　腹部腫瘤、腹部膨満で発見されることが多く、約2/3に達する。全身症状としては、発熱、貧血、元気がない、食欲不振などが進行例で出現する。乳児では哺乳力低下、体重増加不良、不機嫌などをきたす。転移によっては骨痛、眼球突出、眼瞼皮下出血、皮下結節、リンパ節腫脹などを呈し、後腹膜から椎間腔に進展して脊髄を圧迫し（dumb-bell type）下肢麻痺をきたすことがある。また、稀ではあるが不随意運動や眼球の異常運動（opsoclonus-polymyoclonia syndrome）をきたすこともある。catecholamine により高血圧を起こし、vasoactive intestinal polypeptide（VIP）によってしつこい下痢をきたすこともある。

2. 検査

　まず存在診断としては、尿の VMA、HVA を定量するが、必ず尿 creatinine を定量して creatinine 比でみる必要がある。血液では neuron-specific enolase（NSE）が比較的特異性が高く、LDH、ferritin 高値は参考になる。画像では単純 X 線写真で石灰化像が認められるときは神経芽

腫である可能性が高い。エコー、CT、MRIなどで存在場所を明らかにする。

　神経芽腫は早期に骨、骨髄に転移しやすいので、全身骨X線写真、骨シンチグラフィー、特異性の高い[123]I-MIBG(meta-iodobenzylguanidine)シンチグラフィーが必要である。骨髄転移の検索に骨髄穿刺や骨髄生検を行う必要がある。国際的には、左右の腸骨からそれぞれaspirationとbiopsyを行うよう推奨されている。骨髄の塗抹標本では、腫瘍細胞の集団を探すことから始める。よく細胞が拡がった標本の中で数個から数十個の神経芽腫細胞からなる集団(cluster、pseudo-rosette)がところどころに認められる。腫瘍細胞集団の認められない場合、骨髄細胞の中から個々の神経芽腫細胞を見つけ出すのは結構難しい。神経芽腫細胞はリンパ芽球様の幼若細胞で、この年齢ではリンパ球が多くしかも幼若にみえるからである。骨髄穿刺をしたら、clot標本を提出するようにするとよい。骨髄生検では、塗抹標本ではわからない細胞集団や細いneurofilamentの網目構造が認められる。稀に、骨髄に腫瘍細胞がいっぱいで白血病と間違えることもある。神経芽腫の細胞は壊れやすく、塗抹標本上破壊細胞が多く、末梢血でleukoerythroblastosisの所見があるときは神経芽腫の骨髄浸潤を考えるべきである。肺転移は起こしにくい。

3．診断

　生検による病理組織診断が必要で、病理組織診断、免疫染色、電子顕微鏡、、染色体分析、遺伝子検査などさまざまな検査に供される。特に、組織診断(Shimadaの分類)、染色体のploidy、N-myc遺伝子の増幅、trk-A遺伝子の発現程度などは予後を予測させる重要な因子で、これらを然るべき施設に依頼して必ず評価しなければならない。delayed primary operationが神経芽腫の治療の標準となり、一時期は生検も行わずに治療を進めてもよいのではないかと考えられたことがあっ

表8．神経芽腫国際病期分類（International Neuroblastoma Staging System；INSS）

Stage	定義
I	限局性腫瘍で、肉眼的に完全切除。組織学的な腫瘍残存は問わない。 同側のリンパ節に組織学的に転移を認めない（原発腫瘍に付着し、一緒に切除されたリンパ節に転移はあってもよい）。
IIA	限局性腫瘍で、肉眼的に不完全切除。 原発腫瘍に接しない同側リンパ節に組織学的に転移を認めない。
IIB	限局性腫瘍で、肉眼的に完全または不完全切除。 原発腫瘍に接しない同側リンパ節に転移を認める。 対側のリンパ節には組織学的に転移を認めない。
III	切除不能の片側性腫瘍で、正中線[1]を越えて浸潤。 所属リンパ節転移の有無は問わない。 または、片側発生の限局性腫瘍で対側リンパ節転移を認める。 または、正中発生の腫瘍で両側浸潤（切除不能）か、両側リンパ節転移を認める。
IV	いかなる原発腫瘍でも遠隔リンパ節、骨、骨髄、肝、皮膚、他の臓器に播種している（stage 4_S は除く）。
IV_S	限局性腫瘍(I、2Aまたは2Bで定義される)で、皮膚、肝、骨髄[2]に限られた播種をしている（1歳未満の乳児に限定）。

1) 正中線とは脊柱として定義され、片側発生の腫瘍で正中線を越えたとは対側の椎体縁を越えて浸潤した場合を指す。
2) stage 4_S の骨髄浸潤は最小限のものを指し、生検ないしは塗抹で腫瘍細胞は有核細胞の10%未満で、それ以上はstage 4とする。

たが、生検材料からさまざまな生物学的情報を得ることが必要で、できるだけ多くの検体を採取する重要性が認識されている。

病期分類は国際病期分類(International Neuroblastoma Staging System；INSS)が用いられている(表 8)。これは、腫瘍の切除の程度を加味してつくられている。一方、小児外科学会が作成した日本独自の分類も骨転移の有無を重視し、予後をよく反映していて捨て難く、現在のところは両者を併記するようにしている。

神経芽腫の病期でほかの腫瘍にはない特徴は、IVs 期という特殊な stage が存在するという点である。これは原発腫瘍が stage Ⅰか II の限局腫瘍で、皮膚、肝、骨髄のいずれかに転移がある場合で、遠隔転移なので本来 stage Ⅳであるにもかかわらず、予後には影響を与えないことがわかっているために区別して扱っている。

III・治療のポイント

治療は「厚生省神経芽腫研究班、診断ならびに治療プロトコール」と「1 歳未満で発見された神経芽腫治療プロトコール」に則って治療される。

1 歳未満では MS 例も臨床発見例も *N-myc* 遺伝子の増幅のない症例が多く、予後良好な例が多いので極力強い治療を避け、できるだけ侵襲の少ない治療が選択される。Ⅰ、II 期では摘出のみ、III、Ⅳ期では摘出(または生検)後、比較的軽い化学療法を行う。*N-myc* の増幅のある症例は 1 歳以上と同様に扱う。MS 例については多くの症例で自然退縮が期待できるため、独自の基準を設けて摘出も行わずに経過観察している施設もあり、実際に自然退縮が確認されている。

1 歳以上では進行例については強力な集学的治療が行われる。化学療法 regimen を図 7 に示し、*N-myc* の増幅の程度による治療の選択を図 8 に示す。最初 biopsy により組織と生物学的評価を行

		Day 1	2	3	4	5
regimen $_{98}A_1$						
VCR	1.5mg/m^2 (max.2mg)	↑				
CPA	1,200mg/m^2	↑				
THP-ADR	40mg/m^2			↑		
CDDP	18mg/m^2 (continuous)	↑	↑	↑	↑	↑
regimen $_{98}A_2$		Day 1	2	3	4	5
CPA	1,500mg/m^2	↑				
THP-ADR	50mg/m^2			↑		
CBDCA	450mg/m^2					↑
regimen $_{98}A_3$		Day 1	2	3	4	5
VCR	1.5mg/m^2 (max.2mg)	↑				
CPA	1,200mg/m^2	↑	↑			
THP-ADR	40mg/m^2		↑	↑		
CDDP	25mg/m^2 (continuous)	↑	↑	↑	↑	↑
regimen C		Day 1	2	3	4	5
CPA	1,500mg/m^2	↑				
DTIC	250mg/m^2	↑	↑	↑	↑	↑
regimen D		Day 1	2	3	4	5
IFM	2.8g/m^2 (with MESNA)	↑	↑	↑	↑	↑
VP-16	120mg/m^2	↑	↑	↑	↑	↑

VCR：vincristine
CPA：cyclophosphamide
THP-ADR：THP-adriamycin
CDDP：cis-platinum
CBDCA：carboplatinum
DTIC：dacarbazine
IFN：ifosfamide
VP-16：etoposide

図 7. 神経芽腫の主な化学療法

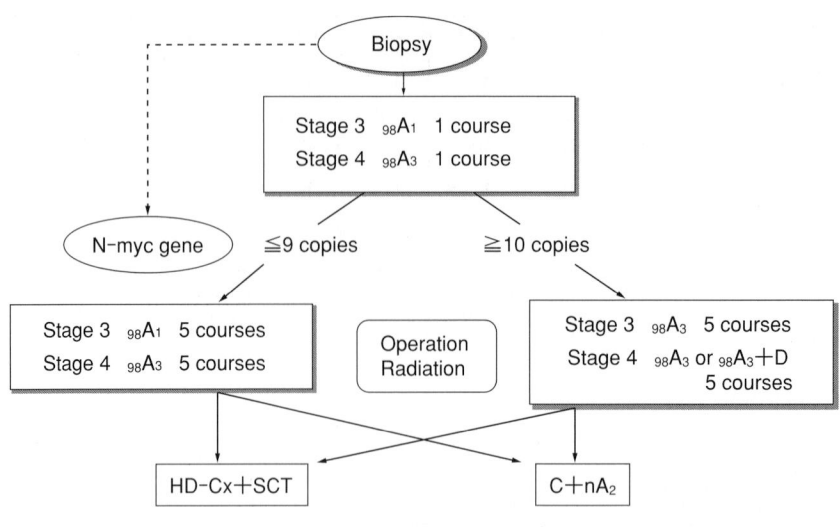

図8. 進行神経芽腫の治療

って、化学療法で腫瘍の縮小を図った後摘出に踏み切るのが一般である。手術に際して術中照射を施すことが推奨されている。さらに、治療成績の向上を目指して造血幹細胞移植（自家骨髄・末梢血幹細胞移植）を併用した大量化学療法も行われている。しかし、今までのところこれが化学療法単独より有意に優れた成績を挙げ得るという、明らかなエビデンスは出ていないといわざるを得ない。最近では同種免疫を期待したミニ移植も試みられている。

4 Wilms 腫瘍

I・Wilms 腫瘍の概要

　小児の腎原発の腫瘍は Wilms 腫瘍が圧倒的に多く（約 90％）、残りは悪性横紋筋肉腫様腫瘍（Rhabdoid tumor of the kidney；RTK）や腎明細胞肉腫（Clear cell carcinoma of the kidney；CCSK）といわれる極めて悪性度の高い腫瘍であり、稀に腎細胞癌も認められる。Wilms 腫瘍は胎生期の腎組織 metanephric blastema から発生する腫瘍で、1歳をピークに5歳までの小児に最も多くみられ、8歳以上では極めて稀である。多くの先天奇形、泌尿器系の奇形、無虹彩症、半身肥大、Beckwith-Wiedeman 症候群（巨大児、巨舌、臍異常を特徴とする）などに合併することが知られている。染色体11 p 13 の欠失が発見され、さらにこの領域のがん抑制遺伝子である *WT1* に異常のあることが判明した。

　米国の National Wilms Tumor Study（NWTS）で古くから大規模な study が続けられ、生存率は90％以上と小児がんの中でも群を抜いて治療成績の良好な腫瘍である。

II・診断のポイント

　最も多い症状は腹部膨満、腹痛、無痛性血尿で、乳児では不機嫌、哺乳力低下といった全身症状で発症することもある。多くはたまたま腹部腫瘤を触知して気づかれる。時に高血圧を呈することがあり、稀に腫瘍内出血により急激な貧血をきたすこともある。

Regimen EE-4A		Week	0	1	2	3	4	5	6	7	8	9	10	11	12	13	14	15	16	17	18						
ACT-D	0.045mg/kg					↑			↑			↑			↑			↑			↑						
VCR	0.05mg/kg			↑	↑	↑	↑	↑	↑	↑	↑	↑	↑														
VCR	0.067mg/kg													↑			↑			↑						

Regimen DD-4A		Week	0	1	2	3	4	5	6	7	8	9	10	11	12	13	14	15	16	17	18	19	20	21	22	23	24
ACT-D	0.045mg/kg								↑									↑						↑			
VCR	0.05mg/kg			↑	↑	↑	↑	↑	↑	↑	↑	↑	↑														
VCR	0.067mg/kg													↑			↑			↑			↑			↑
ADR	1.5mg/kg					↑						↑															
ADR	1.0mg/kg																↑										

Regimen I		Week	0	1	2	3	4	5	6	7	8	9	10	11	12	13	14	15	16	17	18	19	20	21	22	23	24
ADR	1.5mg/kg		↑						↑						↑						↑						↑
VCR	0.05mg/kg			↑	↑	↑	↑	↑	↑	↑	↑																
VCR	0.067mg/kg												↑	↑													
CPA	14.7mg/kg/d×3days								↑						↑						↑						
CPA	14.7mg/kg/d×5days				↑							↑						↑					↑				
VP-16	3.3mg/kg/d×5days				↑							↑						↑					↑				

Regimen RTK		Week	0	1	2	3	4	5	6	7	8	9	10	11	12	13	14	15	16	17	18	19	20	21	22	23	24
CBDCA	16.7mg/kg/d×2days		↑			↑						↑			↑						↑			↑			
VP-16	3.3mg/kg/d×3days		↑			↑						↑			↑						↑			↑			
CPA	14.7mg/kg/d×5days								↑									↑									↑

ACT-D：actinomycin-D　　VCR：vincristine　　ADR：adriamycin
CPA：cyclophosphamide　　VP-16：etoposide　　CBDCA：carboplatinum

図9．Wilms腫瘍の主な化学療法

　検査では、特異的な所見・腫瘍マーカーはない。一般的な検査に加えて、腹部のさまざまな画像診断（単純X線写真、腎盂造影、超音波検査、CT、MRI）により腎腫瘍であることを証明する。しかし、それでも画像上副腎原発の神経芽腫と鑑別することが必ずしも容易ではないことがある。血清NSEも神経芽腫に比較的特異的であるとはいうものの、Wilms腫瘍でもしばしば高値となり鑑別の決め手にはならない。尿、血液、骨髄の所見が参考になる。肺転移をきたしやすく、典型的なcoin lesionを呈する。骨や骨髄転移は起こりにくい。

　最終的な診断はもちろん病理組織診断によるが、非常に多彩な像を呈し組織学的診断・分類も必ずしも容易ではなく、専門病理医のコンサルトも必要である。詳細は成書に譲るが、大きくfavorable histologyとunfavorable histologyとに分け、治療の重要な参考にしている。成熟した成分が多く未分化な細胞が少ないのが概ねfavorable histologyで、一方、巣状ないしは瀰漫性に未分化な成分があるような腫瘍はunfavorableに分類される。

　病期分類は、この腫瘍の1つの特色ともいえる両側性を独立させて、5期に分類されている。両側性ウィルムス腫瘍は診断時に7%くらいの頻度であり、比較的予後良好なため別に取り扱われている。

III・治療のポイント

　基本的には一期的に腫瘍を摘出し、その後化学療法を施行するのが一般的である。腫瘍が巨大で血管を巻き込んで摘出が難しいときや、腫瘍塞栓が大静脈から長く延びているときなどは、化学療法で小さくしてから手術を行うこともある。治療法は前述のNWTSにより、かなり洗練された治療法が確立されている。日本でも1986年に日本ウィルムス腫瘍スタディグループ（JWiTS）が結成されて1996年から本格的なプロトコール研究が開始され、NWTSに準じた治療法が設定されている。その化学療法一覧を図9に示す。組織分類と病期に応じて、低いstageでは摘出のみ、進んだstageでは化学療法に加えて、放射線照射を併用し、肺転移例では全肺野照射が行われる。

　予後因子として最も重要なのは病理組織分類と、臨床的・手術的病期分類で、診断時の年齢はそれ

程重要ではないが、低年齢ではやや予後がよい傾向にある。予後良好組織像群の病期Ⅰ、Ⅱ、Ⅲの2年生存率は95%以上で、病期Ⅳでは約50%である。

⑤ 骨軟部悪性腫瘍

Ⅰ・骨悪性腫瘍

1. 骨悪性腫瘍の概要

骨原発の悪性腫瘍としては、骨肉腫(OS)とEwing肉腫(ES)が小児期に好発する腫瘍である。発症年齢のピークはOSでは15～20歳、ESは10～15歳である。好発部位はOSでは長管骨の骨幹端で、膝周辺つまり大腿骨遠位端、脛骨近位端でこれらを含めた下肢で70%以上を占める。ESでは長管骨の骨幹部から骨幹端で下肢に多いが、骨盤骨、椎骨、肩胛骨など扁平骨にもみられ、骨外に発生することもある(extra-osseous Ewing's sarcoma)。OSの病理組織分類は多岐にわたるが、多くは骨髄内発症の通常型(conventional)で、骨芽細胞性(osteoblastic)、軟骨芽細胞性(chondrobalstic)、線維芽細胞性(fibroblastic)などである。ESは小円形細胞肉腫で神経外胚葉由来の神経分化を示すprimitive neuroectodermal tumor(PNET)familyに属する。いずれも、遺伝子異常が詳しく解明されつつあり、OSでは*RB*遺伝子や*p53*遺伝子の異常が明らかにされている。ESでは染色体転座 t(11;22)(q24;q12)が知られていたが、*EWS-FLI-1*キメラ遺伝子が同定されるなど、いくつかの染色体異常、キメラ遺伝子が同定されている。

2. 診断のポイント

症状はいずれも局所の疼痛、腫脹、熱感、関節の運動制限などで、時に病的骨折も起こりうる。単純X線写真では、OSでは骨幹端部の骨融解像と骨硬化像を認め、骨膜反応としてCodman三角、spicula、sun-burst、onion peelなどの所見が古くからよく知られている。ESでは骨幹部の骨融解像として認められ、onion peel所見が有名である。画像だけでは両者の鑑別は必ずしも容易ではないが、発生部位、年齢なども加味しておおよその鑑別はできる。両者とも肺転移をきたしやすいが、ESでは初発時から肺転移のあることは稀で、初発時に肺転移がみられたらOSを疑うべきである。ESではむしろほかの骨に転移している場合がある。血液検査では特異的所見はないが、OSでは血清アルカリフォスファターゼが増加することがあり、ESではNSEが高値を示すことがある。いずれも、最終的には生検による病理組織診断を必要とする。

3. 治療のポイント

骨腫瘍の場合、腫瘍の全摘除は骨の欠損を意味しすなわち機能障害をもたらすので、化学療法で縮小させてから手術に持ち込む方法が早くから開発されている。それをOSではneoadjuvant chemotherapyと称しているが、小児外科領域でいうdelayed primary operationと同義である。治療の基本は、生検で診断を確定してから化学療法を数コース行い、腫瘍を縮小させてから外科的に腫瘍を摘除する。その腫瘍組織を病理学的に検討して残存腫瘍を評価する。それによって化学療法の効果を判定し、奏功していればそのまま化学療法を継続し、効いていなければ別の化学療法を選択する。

①手術では切除範囲を十分にとった広範切除が必要だが、一方患肢温存も重要な課題で、神経を温存できる場合には neoadjuvant chemotherapy の効果で多くは患肢温存が可能となっている。しかし、腫瘍が巨大な場合はやむを得ず切断手術をせざるを得ない場合がある。

②化学療法は neoadjuvant chemotherapy と後療法として重要な位置を占めている。OS では methotrexate(MTX)大量療法(HD-MTX)が最も重要で、12 g/m²(6 時間)の大量が投与される。そのほか、adriamycin(ADR)、cisplatin、ifosfamide(IFM)、cyclophsphamide(CPA)、actinomycin-D(ACT-D)、bleomycin などが用いられる。ES では ADR、IFM、CPA、ACT-D、etoposide(VP-16)などが用いられる。

③放射線治療は OS では感受性が低いために一般的には行われない。逆に ES では感受性があるため化学療法と組み合わせて局所照射が行われている。

④大量化学療法＋造血幹細胞移植は OS ではあまり試みられていない。ES は化学療法の感受性が高いため、早い時期から骨髄移植を併用した大量化学療法が試みられ、melphalan 大量や carboplatin 大量などが用いられている。

II・軟部悪性腫瘍

1. 軟部悪性腫瘍の概要

軟部組織の悪性腫瘍としては、横紋筋肉腫、線維肉腫、血管肉腫、脂肪肉腫、滑膜肉腫などが挙げられるが、そのうち 60～70% が横紋筋肉腫である。

横紋筋肉腫は身体のあらゆる部位に発生するので、関連する科は小児科、小児外科、整形外科、耳鼻科、口腔外科、眼科、泌尿器科と多岐にわたっており、発生数など実態は十分に把握し切れていないのが実状である。好発年齢は乳幼児期で年長児にも小さな山があるが、10 歳以下が 70% を占める。病理組織学的分類では胎児型(embryonal)が最も多く 60～70% を占め、小円形細胞肉腫として他の腫瘍(悪性リンパ腫、ユーイング肉腫など)との鑑別が必要である。胎児型の中で膀胱、腟など粘膜下に生じブドウ房状になる特殊型をブドウ肉腫型(botryoid)と称している。胞巣型(alveolar)は 20～30% くらいで年長児に多く、四肢に発生することが多くて一般に予後が悪い。その他、多形型(pleomorphic)、未分化型(undifferentiated)などがあるが、小児では稀である。発生部位はからだのあらゆる部位に及び本来横紋筋の存在しない部位、胆道や膀胱にも発生する。部位別のおおよその頻度は、頭頸部(眼窩、眼瞼、鼻腔*、副鼻腔*、中耳*、頰顎部)約 25%、軀幹(胸壁、腹壁、臀部、傍脊椎*)約 20%、四肢約 20%、腹部(後腹膜、骨盤腔、消化管)約 10%、泌尿生殖器(膀胱、腟、前立腺)約 25% となっている。そのうち＊印を付した部位は傍中枢神経領域(約 15%)と呼ばれ、中枢神経系に浸潤しやすい予後不良の領域である。また、転移しやすい部位は肺、骨、骨髄、脳など全身で、特に骨髄にびまん性に浸潤し骨稜を破壊して高 Ca 血症をきたすことがある。

胞巣型では染色体転座 t(2；13)(q35；q14)が認められていたが、そこから PAX3-FKHR キメラ遺伝子が同定されている。胎児型では 11p15.5 の欠失が知られており、insulin-like growth factor-II との関連が検討されている。

横紋筋肉腫の臨床研究は米国を中心とした Intergroup Rhabdomyosarcoma Study(IRS)でよく検討され、極めて重要なさまざまな成果を達成している。IRS では過去の治療成績の積み重ねから、腫瘍の拡がり、原発部位、組織型に応じて治療法が細かに分類され、それによって最小の治療で最大の効果が得られるよう計画されている。わが国でも個々の施設単位で IRS に準じた治療がなされてきて、非進行例では同等の成績が得られるものの、進行例(IRS group III, IV)については、IRS

のようにはよい成績が得られていない。そのため、これを打開すべく2000年に「日本横紋筋肉腫研究グループ」(JRSG)が結成され、日本での横紋筋肉腫の生物学的な特性を解明するとともに、2004年より治療成績の向上に向けた治療の研究が始まった。

2. 診断のポイント

横紋筋肉腫をはじめとする軟部腫瘍は特異的な症状を示さず、発生部位によりさまざまな症状・所見を呈する。また、特異的な腫瘍マーカーもなく、画像診断でも特徴的な所見を有さない（骨髄浸潤など全身に播種した際は血清CKが上昇することがある）。したがって、腫瘤の存在を確認したら生検ないし摘出により、病理組織学的に診断を下すしかない。横紋筋肉腫の病期分類は従来IRSの臨床病期分類によってきた。これは、手術の切除の程度を加味したもので、簡単には

Group Ⅰ：限局性病変で完全切除された
Group Ⅱ：肉眼的には切除されたが顕微鏡的には残存している、または、完全に摘出はされたが、局所リンパ節に転移があるか隣接臓器に進展している
Group Ⅲ：不完全切除または生検のみで肉眼的に腫瘍が残存している
Group Ⅳ：遠隔転移がある

と分類される。最近は手術前の腫瘍の進展度によるTNM分類の方が治療成績をよりよく反映するのではないかということでIRSでも検討している。但し、腫瘍の発生部位を病期の中に取り入れるという独特の配慮が加えられている。表9にTNM分類を示した。

3. 治療のポイント

手術、放射線照射、化学療法、大量化学療法＋造血幹細胞移植など、あらゆる治療を組み合わせた集学的治療が必要で、また、いろいろな専門科との協力が不可欠である。侵襲をできるだけ少なくし、機能と形態の温存を図るべく発生部位によって治療法にさまざまな工夫を凝らす必要もある。

①手術では十分な切除範囲をとって切除する。横紋筋肉腫治療の難しいところは、切除標本の断端

表9. 横紋筋肉腫のTNM病期分類

Stage	原発部位(Sites)	T	Size	N	M
1	眼窩、頭頸部（傍髄膜を除く）、泌尿生殖器（膀胱、前立腺を除く）、胆道	T1 or T2	a or b	N0 or N1 or Nx	M0
2	膀胱、前立腺、四肢、傍髄膜、他（体幹、後腹膜、会陰・肛門周囲、胸腔内、消化管、胆道を除く肝臓）	T1 or T2	a	N0 or Nx	M0
3	膀胱、前立腺、四肢、傍髄膜、ほか	T1 or T2	a	N1	M0
4	すべて	T1 or T2	b / a or b	N1 or N0 or Nx / N0 or N1	M0 / M1

1. 原発腫瘍（T）　　T1：原発部に限局
　　　　　　　　　T2：原発部を越えて進展または周囲組織に癒着
2. 大きさ（Size）　　a：最大径で5cm以下
　　　　　　　　　b：最大径で5cmを越える
3. 領域リンパ節（N）N0：リンパ節転移なし
　　　　　　　　　N1：領域リンパ節に転移あり（画像または理学所見上）
　　　　　　　　　Nx：転移の有無は不明（特に領域リンパ節転移の評価困難な部位）
4. 遠隔転移　　　　M0：なし
　　　　　　　　　M1：あり

に腫瘍が認められなくてもその近傍から再発をすることがあることで、切除範囲を十分にとる必要がある。しかし、一方で機能または臓器温存を心がけなければならない。頭頸部や傍脊椎などもともと切除範囲を大きくとれない部位も多く、術後の化療や放治を加えなくてはならない所以である。一期的に切除できない場合は、化学療法で小さくしてから残りを摘除する delayed primary operation も行われる。

②放射線療法では治癒線量としては 40～50 Gy の照射が必要である。照射野としてはできるだけ広くとりたいところだが、正常組織への影響を最小限にくい止めるために、周辺正常組織を遮蔽することが奨められている。そのほか、回転照射や腫瘍局所にチューブをおき、その中に小線源（イリジウム）を入れて効率を高め、かつ周辺組織への障害を少なくしようとする試み（brachytherapy）もされている。

③化学療法はこの腫瘍治療の機軸をなすといってもよく、いくつかの薬剤を組み合わせた多剤併用療法が行われるが、JRSG では病期や部位、組織像などによるリスクに応じた治療 regimen が組まれている。最も古典的で一般的なのが、vincristine（VCR）、actinomycin-D（ACT-D）、cyclophosphamide（CPA）の組み合わせの VAC 療法で、これに THP-adriamycin（THP-ADR）や cisplatin（CDDP）、ifosfamide（IFM）、etoposide（VP-16）などが加えられる。JRSG での化学療法の一部を図 10 に示した。

④大量化学療法＋造血幹細胞移植もいろいろの取り組みが行われてはいるが、その有効性についてはまだ定まっていないといわざるを得ない。再発を繰り返したり、大きな腫瘍が残存している場合は大量化学療法を行っても治癒は困難なことが多い。

VAC	Day	1	2	3	4	5
VCR	1.5mg/m² (max.2mg)	⬆				
ACT-D	0.015mg/m² (max.0.5mg)	⬆	⬆	⬆	⬆	⬆
CPA	1.2g/m² (with MESNA)	⬆				
iVAC	Day	1	2	3	4	5
VCR	1.5mg/m² (max.2mg)	⬆				
ACT-D	0.015mg/m² (max.0.5mg)	⬆	⬆	⬆	⬆	⬆
CPA	2.2g/m² (with MESNA)	⬆				
CVAP	Day	1	2	3	4	5
VCR	1.5mg/m² (max.2mg)	⬆				
CDDP	20mg/m² (continuous)	⬆	⬆	⬆	⬆	⬆
CPA	1.5g/m² (with MESNA)		⬆			
THP-ADR	60mg/m²			⬆		
EIA	Day	1	2	3	4	5
VP-16	100mg/m²	⬆	⬆	⬆	⬆	⬆
IFM	1.8g/m² (with MESNA)	⬆	⬆	⬆	⬆	⬆
ACT-D	0.9mg/m² (max.1.5mg)	⬆	⬆			

VCR：vincristine
CPA：cyclophosphamide
THP-ADR：THR-adriamycin
IFM：ifosfamide
ACT-D：actinomycin-D
CDDP：cis-platinum
VP-16：etoposide

図 10．横紋筋肉腫の主な化学療法

6 肝腫瘍

I・肝腫瘍の概要

　小児期に発生する肝腫瘍は悪性腫瘍と良性腫瘍とに分けられるが、悪性腫瘍は肝芽腫と成人型の肝細胞癌が90%以上を占める。肝芽腫は胎児性がんの代表で、大部分が新生児期から2歳までに発症し、4歳以上での発症は少ない。成人型肝細胞癌は学童期以降に発生するが稀である。その他、未分化肉腫、悪性間葉腫、悪性血管内皮腫などの悪性腫瘍がある。また、良性腫瘍は血管腫（乳児血管内皮腫、海綿状血管腫）が多く、その他、間葉性過誤腫、奇形腫などがある。

II・診断のポイント

　腹部膨満、上腹部腫瘤で気づかれることが圧倒的に多く、その他、食欲不振、腹痛、嘔吐、発熱などの症状を伴う。稀に性早熟を認める場合がある。血管腫では動静脈吻合により血流が増加し心不全をきたすことがある。特に乳児血管内皮腫（Infantile hemangioendothelioma of the liver）では高度の心不全（high output failure）による哺乳力低下、不機嫌が初発症状であることがある。

　血液検査では、α-fetoprotein（AFP）が増加することが肝芽腫の最大の特徴で、数万～数十万 ng/mlと著しい増加を示すことがほとんどである。右上腹部腫瘤があって、血清AFPが著増していた

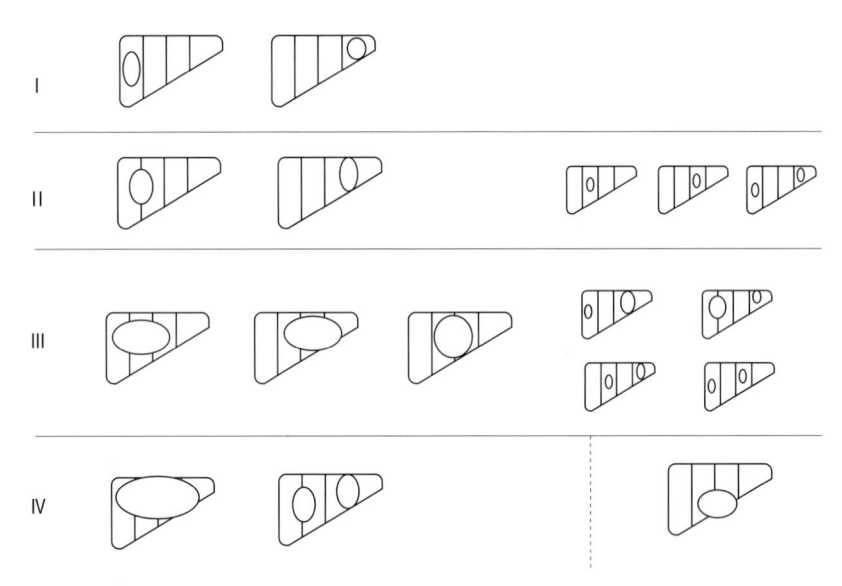

肝外進展例として、次の項目を確認する。
V：下大静脈、かつ/または、3本すべての肝静脈内へ腫瘍が進展
P：門脈本幹、かつ/または、左右両方の門脈内へ腫瘍が進展
E：VまたはP以外の肝外進展（具体的には所属リンパ節転移と原発巣の他臓器浸潤）。
　　但し、所属リンパ節転移は、生検による証明が必要。
R：腫瘍破裂（但し、この項目は本来のSIOP PRETEXTには存在しない）
M：遠隔転移

（各欄の右側に小さく表記した図のような症例は実際は稀）
（PRETEXT-Ⅳの点線右側に示したのは肝門部腫瘍）

図11．治療前腫瘍占拠部位分類（PRETEXT）

ら肝芽腫を疑ってまず間違いない。もちろん、乳児期には生理的に高値を示しているので、月齢ごとの正常値を照らし合わさなければならないが、肝芽腫の場合は桁違いに高値である。その他、肝機能異常、貧血、白血球増多、コレステロール値の上昇などの異常が認められる。

画像診断（単純Ｘ線写真、CT、MRI、エコー）で肝臓の腫瘍であることを判断する。但し、肝臓は他の腫瘍の転移しやすい臓器であり、転移でないことを確認する必要がある。CTでは造影前後の経時的変化を追うことで、肝芽腫と血管腫をある程度鑑別することができる。

最終的な診断はやはり病理組織学的診断で、肝芽腫は上皮成分の分化度によって高分化型、低分化型、未熟型に分類される。

III・治療のポイント

肝芽腫の予後は最終的には手術による完全切除ができるか否かにかかっている。したがって、まず切除可能かどうかの評価が重要で、そのために腫瘍の占拠部位がどこか、逆に正常肝が何区域にわたって連続しているかが重要になる。日本小児肝癌スタディグループ（JPLT）では1999年の治療研究から、SIOPが提唱する「何区域が連続して腫瘍が存在していないか」を示すPre-Treatment Extent of Disease（PRETEXT、図11）を導入して、外科的切除の困難さに応じて切除と化学療法を組み合わせる治療コースを割り付けるようにした（表10）。そこで用いられる化学療法を図12に示す。詳細はJPLTのprotocolを参照のこと。

治療効果判定にはAFPの推移が参考になるが（胚細胞性腫瘍の項参照）、肝切除後の再生時にAFPが増加してくることがあり、再発との鑑別を慎重に行う必要がある。

肝芽腫の予後は、JPLTの前回のstudyでは、全体で2年無病生存率81％で、欧米に劣らない成績を挙げており、さらに向上していくものと期待されている。

表10. 肝芽腫の治療コース

治療コース	症例選択
コース1（一期的切除）	肝外進展のないPRETEXT-I症例
コース2（術前限定化学療法）	肝外進展のないPRETEXT-II症例
コース3（術前反復化学療法）	PRETEXT-III&IV症例、または肝外進展例（V、P、E、Rのいずれか）
コース4（造血幹細胞移植）	遠隔転移症例

```
low CITA                              Day  1  2  3  4  5
   CDDP      40mg/m²（24h,continuous）     ↑
   THP-ADR   30mg/m²                         ↑
CITA                                  Day  1  2  3  4  5
   CDDP      80mg/m²（24h,continuous）     ↑
   THP-ADR   30mg/m²                         ↑  ↑
ITEC                                  Day  1  2  3  4  5
   IFM       3g/m²（with MESNA）            ↑  ↑
   CBDCA     400mg/m²（24h,continuous）           ↑
   THP-ADR   30mg/m²                                ↑  ↑
   VP-16     100mg/m²                      ↑  ↑  ↑  ↑  ↑
```

CDDP：cis-platinum
IFM：ifosfamlde
VP-16：etoposide
THP-ADR：THP-adriamycin
CBDCA：carboplatinum

図12. 肝芽腫の主な化学療法

7 胚細胞性腫瘍

I・胚細胞性腫瘍の概要

　胚細胞性腫瘍とは、原始胚細胞から成熟した胚細胞に至るまでのいろいろな段階で発生した腫瘍の総称である。従来奇形腫と呼ばれた腫瘍も含み、良性から悪性までいろいろな腫瘍が含まれている。その病理組織分類を表11に示した。発生部位は性腺と性腺外とに分けられ、後者では身体の正中部、つまり、頭蓋内（松果体部）、頸部、縦隔、後腹膜、仙尾部が好発部位であるが、傍正中部であればどこからでもどの臓器からでも発生しうる。

II・診断のポイント

　症状は発生部位により異なるが、全般的には腫瘤とそれによる圧迫症状が主体である。頭蓋内では松果体付近に発生し、頭蓋内圧亢進、視野狭窄、尿崩症、性早熟などさまざまな症状を呈する。頸部は少ないが、下顎部から側頸部にかけて腫脹する。縦隔は年長児で上前縦隔に発生することが多く、巨大になると気道を圧迫したり上大静脈症候群をきたすこともあるが、無症状で胸部単純X線写真で偶然発見されることもある。後腹膜では腎上方部から発生することが多く、乳児の腹部腫瘤として発見される。仙尾部奇形腫は性腺外に発生する胚細胞性腫瘍としては最も多く、新生児期はほとんどが良性である。出生時に明らかな腫瘤を認め、しばしば巨大な腫瘤が出生前に診断される。1～2歳に発症するものは多くは悪性で、外表へは進展せず骨盤腔内に進展して下腹部腫瘤、便秘、尿閉などを呈する。睾丸原発のものは無痛性の腫大として気づかれることが多く、生後6カ月から1歳に好発するため陰嚢水腫との鑑別を要する。卵巣原発はあらゆる年齢層に起こりうるが学童期以降に多く、下腹部腫瘤として発生することが多い。時に、茎捻転や破裂による急性腹症をきたすこともある。卵巣原発の未熟型胚細胞性腫瘍では腹膜播種をきたすことがあり、gliomatosis peritoneiと呼ばれ播種でありながら予後はよい。

　検査所見では、卵黄嚢癌の成分を有する場合はα-fetoprotein（AFP）が高値を示す。悪性胚細胞性腫瘍は卵黄嚢癌の成分を有することが多く、AFP高値の場合は悪性を十分に疑わなければならない。絨毛癌の成分を含む場合はHCG（β-subunit）がマーカーとなる。

　画像診断は比較的特徴があるとされている。金子によれば、①ほぼ球形で周囲との境界が明瞭である、②さまざまな組織が混在していることを反映して多彩であり、液体成分と固形成分が混在している、③骨・歯、軟骨組織を含むことが多いし脂肪組織を含むこともあり、これらは画像上診断的価値が高い。

　最終的な診断は病理組織診断により、

表11. 胚細胞性腫瘍の病理組織分類

1. 単一組織型 （pure form）
    a）未分化胚細胞腫/胚細胞腫/精上皮腫（すべて同義語）
       （dysgerminoma/germinoma/seminoma）
    b）胎児性癌（embryonal carcinoma）
    c）卵黄嚢癌（yolk sac tumor）
       ＝幼児型胎児性癌（embryonal carcinoma, infantile type）
    d）絨毛癌（choriocarcinoma）
    e）多胚芽腫（polyembryoma）
    f）奇形腫（teratomas）
       成熟奇形腫（mature teratoma）
       未熟奇形腫（immature teratoma）

2. 複合組織型
    上記の組織型の2種以上の構成成分からなる腫瘍

表11に示したように大きくは単一組織型と複合組織型に分けられ、どのような成分からなっているか、特に未熟な成分はどうか、悪性成分は含まれているか、腫瘍全体を詳細に検討しなければならない。

III・治療のポイント

良性の胚細胞性腫瘍は一期的な手術で根治が可能なことが多いが、残存があると再発をしてくる。巨大なものでは血管や神経の温存に慎重を期す必要が生じる。仙尾部奇形腫では尾骨の切除が必要とされている。また、巨大なものでは非常に血流が多いことがあり、心の high output failure をきたすことがあるのでその管理が重要となるし、手術に際してはその栄養血管の処理を慎重に行わなければならない。

悪性胚細胞性腫瘍の治療の原則は他の小児がんと同じで、小さくて完全摘出可能な腫瘍は一期的に摘出するが、大きな腫瘍で手術が機能を損なう恐れのある場合は化学療法を先行させ、縮小してから摘出を行う。卵黄嚢癌の成分は化学療法がよく効くためこれが可能である。AFP の推移は治療効果の判定のためにも有効である。AFP の血中半減期は 3〜5 日であるため、術後に片対数グラフにプロットしていくと、手術が成功しているときは半減期 5 日以内で直線的に減少していく。化学療法後は残存腫瘍の崩壊に伴って一時的に AFP が増加することがあるため、ピーク時以降の半減期をみていく必要がある。化療が著効の場合は半減期 5 日以内で減少していくが、10 日以内であれば奏功していると考えられる。しかし、重要なのは完全に下がり切るか否かで、卵黄嚢癌の成分が完全に消失すれば、正常範囲内に減少して留まることになる。AFP はまた再発のマーカーとしても有効で、再上昇時には再発を考えて原発巣の増大、転移巣の有無を検討しなければならない。但し、卵黄嚢癌以外の成分が再発しているときには AFP は上昇しないので注意を要する。

睾丸原発の悪性胚細胞性腫瘍は進展例は少なく、後腹膜リンパ節転移のないものでは手術のみで治りうる。転移のあるものでは化学療法を行う。卵巣原発は下腹部腫瘤として発見されるまで症状が出にくいため、かなり大きな腫瘍として発見されることが多いが、腫瘤外進展がなく全摘できれば予後はよい。進展例、転移例では化療を行う。性腺外ではしばしば一期的にはとり切れないことも多いので、化学療法を行って縮小させてから摘出する delayed primary operation が選択される。

化学療法は CDDP(cis-platinum)、CBDCA(carboplatinum)などの白金製剤の導入により、治療成績は飛躍的に向上した。また、VP-16(etoposide)の導入も効果を高めている。その主な治療 regimen を図13 に示した。進行例に対しては神経芽腫に適用されている化療 regimen である

PVB		Day	1	2	3	4	5	⋯9	⋯16
	CDDP	$20mg/m^2$	↑	↑	↑	↑	↑		
	VBL	$0.2mg/kg$	↑	↑					
	BLM	$15U/m^2$		↑				↑	↑
PEB		Day	1	2	3				
	CDDP	$100mg/m^2$	↑						
	VP-16	$120mg/m^2$	↑	↑	↑				
	BLM	$15U/m^2$		↑					
JEB		Day	1	2	3				
	CBDCA	$100mg/m^2$	↑						
	VP-16	$120mg/m^2$	↑	↑	↑				
	BLM	$15U/m^2$		↑					

CDDP：cis-platinum
BLM：bleomycin
CBDCA：carboplatinum
VBL：vinblastine
VP-16：etoposide

図13．胚細胞性腫瘍の主な化学療法

newA1なども行われている。遠隔転移例、再発例に対しては造血幹細胞移植を併用した大量化学療法も試みられている。

治療対象となるのは年少児が多く、腎障害、聴力障害、二次がんの発生などについて十分に注意を払う必要がある。

(高山　順)

8　脳腫瘍

はじめに

小児脳腫瘍の診断を画像所見なしで外来初診時から正確に行うことは非常に難しい。自験例を振り返っても最初は、元気がなくなった、食欲がない、嘔吐などの一般的訴えのため、消化器疾患などとみなされていた例が多い。しばらく様子を観察された後に、四肢麻痺や、さらに進行して意識障害などの出現で初めて脳腫瘍の疑いがもたれ、画像検査(図14、15、16)にて診断に至るといった経過が通常である。

初診の段階では、前述のように、元気がなく不機嫌、食欲がない、嘔吐(一般全身症状)、歩行がおかしい、半身麻痺、四肢麻痺、失調、視線が合わない(目が見えていない)、眼位がおかしい、音に反応しない、けいれん発作、知的発達の遅れ、行動異常(脳・神経症状)、多尿、多飲、身長が伸びない・体重が増えない、性早熟、逆に二次性徴の遅れ(内分泌学的障害)、頭蓋の変形、泉門の膨隆など(外見の変化)さまざまある。したがって、これら諸症状の中のいくつかでも訴える患者が来院した際、まず脳腫瘍の存在はないか？ と鑑別診断の1つとして考えることが正しい診断に至る道である。

I・小児脳腫瘍の概観

小児脳腫瘍の特徴としては、① 発症後の経過が早い、② 嘔吐がある、③ 頭囲拡大時に頭囲変形がみられる、④ 巣症状が捉え難い、⑤ テント上のものでも失調を思わせる所見がある、⑥ 術直後後遺症があっても脳の可塑性によって回復がよい、などの点が挙げられる[1]。

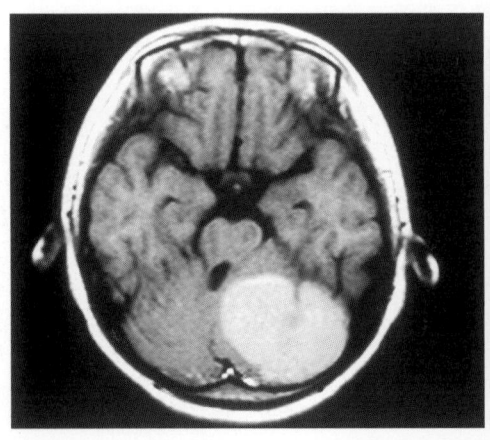

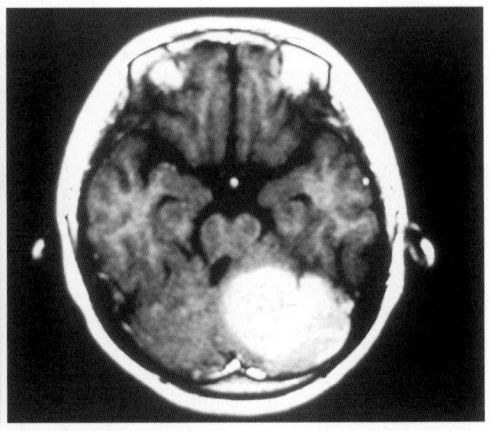

図14．12歳女子星細胞腫例
左図：MRI T1強調軸位像。左小脳半球内嚢胞を示す。右図：造影 MRI T1強調軸位像。嚢胞内 mural nodule が造影されている。

15歳未満の脳腫瘍は国内の調査[2)3)]では全脳腫瘍の8.3%と報告されており、テント下発生例が多いことが特徴的であると語られてきた（図14、15）[1)]。脳腫瘍全国集計調査報告[3)]による小児脳腫瘍の発生頻度は、多い順に星細胞腫（642例、小児脳腫瘍例の内で21.8%）（図14）、杯細胞腫（497例、同16.8%）、髄芽腫（389例、同13.2%）（図15）、頭蓋咽頭腫（285例、同9.7%）（図16）、上衣腫（205例、同6.9%）、その他であった。また成人に比して小児期に発生しやすい腫瘍は、髄芽腫（髄芽腫全体のうちで小児期に85.7%が発生）、上衣腫（同48.2%）、脈絡叢乳頭腫（同44.7%）、杯細胞腫（同44.1%）などであった[2)3)]。星細胞腫は小児例においても発生の絶対数は最も多いが、成人の発生率も高いため、全星細胞腫に占める小児例の割合は21%となる。1歳未満発症例は全脳腫瘍の0.5%、小児脳腫瘍の6.1%であるとされ、星細胞腫群、上衣腫、髄芽腫、脈絡叢乳頭腫、杯細胞腫などが主なものである[2)3)]。また1歳未満例では腫瘍のテント上下の発生率の差はあまりない。生後2カ月以内に発生した脳腫瘍例の数は、小児脳腫瘍の0.5%以下と少なく、多くは胎内発生腫瘍と考えら

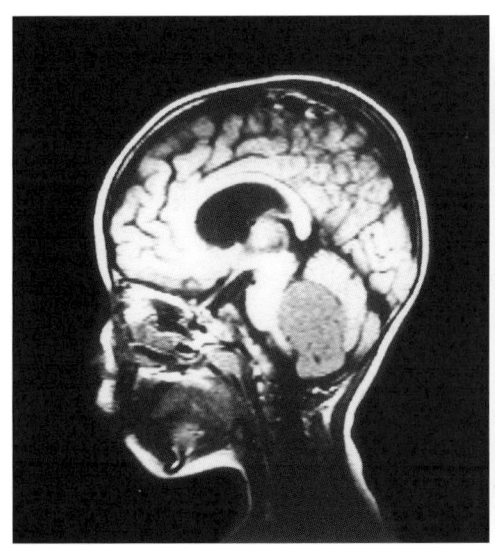

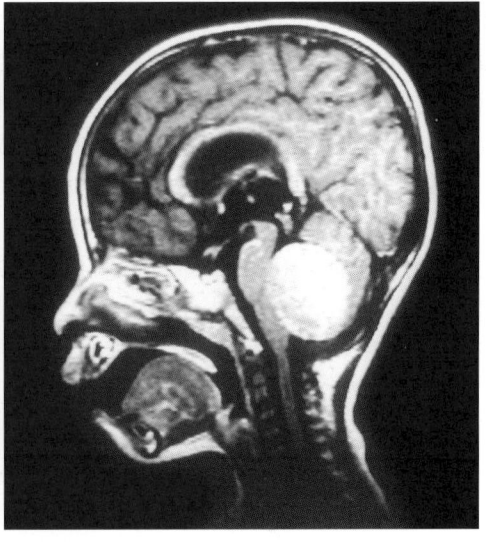

図15. 2歳男子髄芽腫例
左図：MRI T1強調矢状断。右造影後MR T1強調矢状断。小脳虫部の実質性腫瘍を示す。

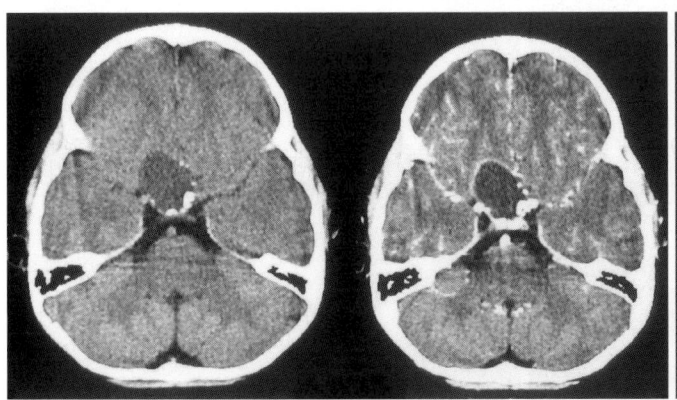

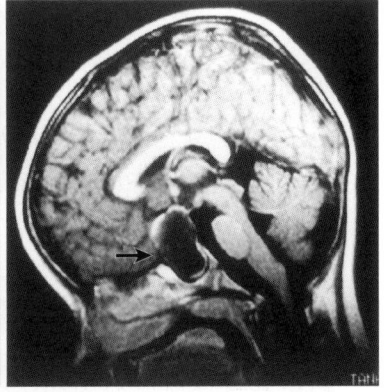

図16. 症例4歳、女子。嚢胞性頭蓋咽頭腫例
左図：CT軸位像嚢胞周辺に石灰化あり。中図：造影後CT軸位像。腫瘍実質部が造影されている。右図：T1強調画像矢状断。トルコ鞍内から鞍上部まで及ぶ嚢胞性腫瘍を示す（矢印）。

れている。グリア系の細胞から発生した腫瘍、髄芽腫、奇形腫が多い[2,3]。70％以上がテント上発生で、男女差はないとされる[2,3]。

II・症　状

❶ 脳圧亢進症状

　頭蓋内圧亢進症状の古典的三徴は頭痛、嘔吐、うっ血乳頭である。脳腫瘍発生に伴い、その周辺の組織に頭蓋内亢進が起こると圧の高い区画に入っている脳がより低い圧の区画に移動突出しはみ出す現象が起こる[4]。これが脳ヘルニア（天幕ヘルニア、小脳扁桃ヘルニア、その他）である。天幕ヘルニアは一側のテント上の腫瘍により圧亢進が起こった際、その側で脳が天幕を通ってテント下側にはみ出す現象である。意識レベルの低下、瞳孔不同（通常ヘルニア側の瞳孔が大きくなる）、対側の麻痺などが特徴的症状である。小脳扁桃ヘルニアは、頭蓋内の圧亢進により大孔を通って脊柱管側に小脳扁桃が移動はみ出す現象である。この際には延髄圧迫により意識障害、呼吸障害がさらに悪化する。

❷ 局所的症状

　腫瘍発生部位に特徴的な症状が発生する。神経学的症状のみでなく、精神症状、内分泌学的症状などさまざまである[4,5]。症状は欠落的症状と刺激興奮症状とに大別される[4]。欠落症状としては対側下肢麻痺・知覚障害、視野欠損、聴力障害、嚥下障害、失語症、失読症などさまざまである。刺激興奮症状としてはけいれん発作が挙げられる。症状のさまざまな組み合わせにより脳腫瘍の疑いがさらに濃くなる症状群がある。失調歩行、頭痛、嘔吐では小脳腫瘍に水頭症が続発し頭蓋内圧の亢進を伴っていることが疑われる（図14、15）。一側上下肢のいずれかから発生し半側全体に拡がるけいれんはジャクソン型（てんかん）発作と呼ばれており、けいれんのあった上下肢対側のローランド溝周辺に腫瘍の存在を考慮する必要がある。下垂体周辺の腫瘍（図16）では、視野・視力障害、低身長、多飲多尿、二次性徴の遅れなどの症状が出現する。また、逆に性早熟の場合にも頭蓋内疾患の存在を疑う必要がある。症状がなかなか出にくい腫瘍としては、脈絡叢乳頭腫など（図17）の脳室内腫瘍が知られており、現在でも非常に大きくなってから発見される傾向がある。一般に病歴の長さは腫瘍の病理学

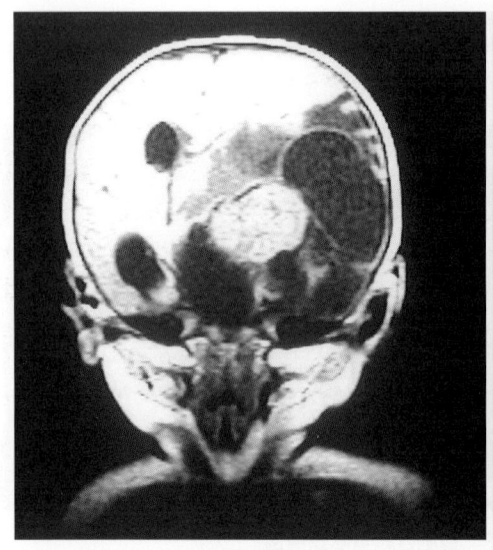

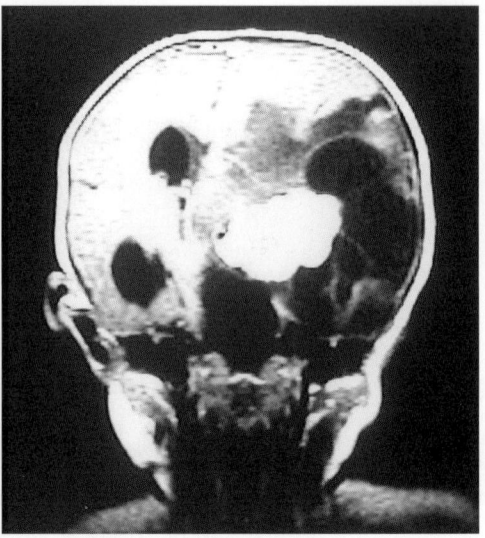

図17．3カ月男子。大きな嚢胞を伴う左側脳室内脈絡叢乳頭腫
左図：MR T1強調前額断。右図：造影後MR T1強調前額断。腫瘍は均一に造影されている。

的所見を反映している。良性例の病歴が長く、悪性例では進行が早く病歴が短い。当たりまえのことであるが、問診にて病気の性質を推定することができる重要な情報となる。

III・検査

　画像診断検査としては単純X線写真、CT、MRI（図14～17）、RI、SPECT、PETなどさまざまであるが、日常最も多く使用されているのが単純X線写真、CTとMRI（図14～17）である。頭蓋内圧亢進状態では単純X線写真上、頭蓋骨に指圧痕（digital marking）状の変形がみられる。また腫瘍による頭蓋骨の破壊巣や、神経の出る骨孔の拡大もX線で観察される。例えば視神経膠腫では視神経管の拡大がみられる。CTではさらに頭蓋骨と腫瘍との関係、腫瘍内石灰化がより明瞭に把握される（図16）。一方MRIは軟部組織の描出に優れているため脳内における腫瘍の位置、周辺の脳組織の同定、周辺の脳組織の状態（脳浮腫の有無、出血の有無など）の把握が可能となる（図14～17）。また、SPECT、PETなどを用いることにより腫瘍と周辺組織の循環代謝の状態が観察できる。血管撮影は腫瘍への栄養動脈の状態、腫瘍内の血管構築の状態、腫瘍と周辺の動・静脈血管との関係などをみるのに必要な検査であるが、診断というよりも手術を行う際に必要な情報を得る目的で行う場合が多い。

IV・治療

　脳腫瘍の治療法としては外科的治療、放射線治療、化学療法、免疫療法などが知られている。良性の腫瘍では外科的に全摘出することで治癒しうるが、複雑に脳神経、血管などに絡んでいる場合には摘出によりこれらの重要な組織を傷つける恐れがあり全摘出が不可能となる。このような場合には、現在放射線治療やγナイフ治療などの追加治療が行われている。γナイフによる治療は神経鞘腫や下垂体腫瘍、海綿静脈洞に浸潤する髄膜腫などで効果がみられている。特に小さな神経鞘腫ではγナイフによる治療が第一選択となりつつある[2]。悪性腫瘍では手術、放射線治療、化学療法、免疫療法などすべて行っても著効は得られず、現時点ではその予後は限られている。但し近年、小児に多い髄芽腫については治療法が進んでおり手術と放射線治療の組み合わせ、あるいは放射線治療のみでも全治例が経験されるようになってきている[2]。

■ 専門医へのコンサルトの時期

　小児脳腫瘍は、比較的良性のものから悪性のものまで種々あるが、保存的治療により改善しうる症例はない。したがって、脳腫瘍ではないかと疑いをもった時点で、画像検査を早急に行う必要がある。脳神経外科のある施設ではCT、MRIの設備は必須のものとなっており、容易に検査できる体制にある。但し小児例では、検査中の安静を保つため、睡眠剤の使用、あるいは麻酔剤の導入が必要となることもある。これらの薬剤使用中の検査では（頭蓋内圧亢進例では特に）呼吸・循環に注意をはらう必要がある。

（高橋　宏）

【文　献】

1) 佐野圭司：小児脳腫瘍の特徴脳腫瘍. その病理と臨床（第1版）, pp 28-30, 医学書院, 東京, 1972.
2) 松谷雅生, 黒岩敏彦, 太田富雄：脳腫瘍. 脳神経外科学, 第8版, 太田富雄, 松谷雅生（編）, pp 437-721, 金芳堂, 東京, 2000.
3) 脳腫瘍全国集計調査報告. Neurologia Med Chir（Tokyo）40：Supplement, 2000.

4) 木下和夫：脳腫瘍. 標準脳神経外科学, 第5版, 竹内一夫 (編), pp 165-206, 医学書院, 東京, 1992.
5) 山下純宏：脳脊髄の腫瘍. 看護学双書 14, 神経筋疾患と看護 (第1版, 第3刷), pp 368-392, 文光堂, 東京, 1990.

9 網膜芽腫

I・網膜芽腫の概要

　網膜芽腫は網膜を発生母地とする眼内原発腫瘍で、乳幼児に発生する胎児性がんである。染色体13q14に存在する Rb 遺伝子の変異によって発生することが早くから明らかにされ、がん抑制遺伝子や多段階発がんなどのがんの遺伝子異常研究のさきがけとなった腫瘍である。約4割は遺伝性で多くは両眼に発生し、しかも多巣性である。残りは非遺伝性で片眼に発生し孤立性である。遺伝性では Rb 遺伝子の変異が既に体細胞で生じており、次に網膜に異常が生じると網膜芽腫が発生するため、発症年齢が低く生後8〜9カ月であり、非遺伝性（片眼性）では two hit が連続して網膜に生じなければならないので発生に時間がかかり、発症は生後22〜33カ月である。

II・診断のポイント

　発見のきっかけになるのは、母親が蛍光灯の明かりの下でミルクを飲ませようとしたら、「眼がキラリと白く光って見えた」ということが多い。つまり、白色瞳孔ないしは猫目といわれる所見である。これは腫瘍が黒い網膜上に増殖して白い塊を形成するからで、眼底所見では血管の浮き出た白い腫瘍塊を認める。その他の症状として、斜視、結膜の充血、角膜混濁、視力低下などがある。小児科医としては親からこれらの症状の訴えのあったときは、必ず眼科医を受診するように勧めるべきである。眼底を診ることも必要ではあるが、しっかり散瞳して観察しないと小さな腫瘍は見落とすことがあり、却って発見を遅らせることになるので、見えないからといって大丈夫と否定してしまってはいけない。患児の母親からは、乳児健診や小児科受診時に眼の異常を訴えたのに、しばらく様子をみましょうといわれて数カ月そのままにしていた、という話を聞くことが多い。本腫瘍は急速に拡大進展するので、この数カ月が児の運命を分けることを銘記すべきである。進行例では、眼窩内や視神経に浸潤し、眼球突出をきたすことがある。極めて稀ではあるが、さらに進行し脳内に進展したもの（多くは視神経を浸潤して脳内に達する）は、頭蓋内圧亢進症状を呈する。同時に発達の退行、つまり歩くようになっていたのに歩かなくなった、つかまり立ちをするようになったのに立たなくなった、ハイハイができなくなったというような退行現象が現れて初めて気づかれることもある。

　眼科的には、散瞳による眼底検査、超音波検査などが行われる。CT や MRI で眼球内に突出する腫瘍塊を認めることが多いが、小さい腫瘍や脈絡膜側に増殖するタイプでは明らかな腫瘤として捉えられないことがあるので注意を要する。進行例では、眼窩内や視神経に浸潤し、眼窩内腫瘤を形成したり、視神経が太くなったりする。脳内に進展する場合は、多くは視神経を浸潤して脳内に達するので、CT、MRI ではちょうど視交叉部位に円形の腫瘤を形成する。両眼性の場合はダルマのように2つ腫瘤が並ぶようになる。進行例では骨髄に浸潤することがあり、神経芽腫のようにクラスターを形成することがある。そのような場合は血清 NSE が高値を示す。頭蓋内に浸潤したときは髄膜播種をきたすことがあり、髄液中に腫瘍細胞を認め髄液 NSE も高値となる。

III・治療のポイント

　従来、片眼性は摘出し、両眼性は進行度の重い方を摘出し軽い方に対して保存療法を行う、というのが治療の原則であった。近年、いろいろ保存療法が進歩してきたため、必ずしも摘出せずに眼球を温存することができるようになってきている。小さく黄斑部にかからないようなところであれば、光凝固や冷凍凝固などが行われる。やや大きい腫瘍や硝子体播種のあるような場合は放射線外照射が行われる。眼動脈への抗がん剤の動注も行われており、最近は全身化学療法により腫瘍を小さくしてから光凝固などの局所治療に持ち込もうとする試みもなされている。この辺の適応と治療の選択については、専門の眼科医に委ねるしかない。

　しかし、網膜芽腫を専門とする眼科医が極めて少人数に限られていて、しかも、その間の連携があまり十分でない点が気がかりで、この辺は眼科学会に努力してもらわねばならないだろう。また、保存療法の進歩の影で、危険性も孕んでいることを認識しなければならない点がある。その1つは保存療法を続けるうちに進行して、視神経に浸潤し頭蓋内に転移した症例、眼窩内へ拡がった症例などがあることである。また、保存療法で放射線照射や化学療法を行うことで、特に両眼性の患児では二次がんの発生を促進させる危険性があり、実際、放射線照射後に照射野内の軟部組織から横紋筋肉腫が発症し、その後照射野内の骨から骨肉腫を発症したという患児がいる。この点は10年20年のスパンで十分に評価していく必要があるだろう。

10　造血幹細胞移植

I・造血幹細胞移植の概要

　現在行われている造血幹細胞移植の目的は、① 一時的に傷害された幹細胞に代わって造血の回復を促進させる、② 欠陥のある幹細胞を根本的に正常な幹細胞に置き換える、③ 障害のある細胞に代わって正常な細胞機能を代行させる、④ 同種免疫による腫瘍細胞の殺細胞効果を期待する、などである。

　① は主に固形腫瘍の大量化学療法の場合で、化療により傷害され回復が望めないか著しく遅延が予想される造血能を、自己の幹細胞を補充することによって速やかに回復させようとするもので、自家移植がこれに当たる。② は再生不良性貧血や白血病などの場合で、正常な他人の幹細胞をもらって自己の異常な幹細胞に代わって正常造血を営ませるようとするもので、同種移植がこれに当たる。③ は代謝性疾患などの場合で、正常な他人の幹細胞を導入することによって正常な酵素活性を補充する、つまり造血能以外の機能を期待するもので、同種移植を行う。④ はいわゆるミニ移植の場合で、他人の幹細胞を導入しその同種免疫によって腫瘍細胞を根絶しようとするするものである。また、現在ごく一部の分野に限られているが、将来広く臨床応用が期待される幹細胞移植の目的として、自家造血幹細胞に必要な遺伝子を導入して移植することによって欠損している機能を回復させようとするもの、造血幹細胞の可塑性を応用してさまざまな組織・臓器の再生を図ろうとするもの、などなどが挙げられる。

II・造血幹細胞移植の種類と比較

造血幹細胞移植の様式を提供者の面と幹細胞の source の面から挙げたのが表12である。いろいろな組み合わせが可能であるが、実際には、同種としては血縁または非血縁者間の骨髄移植が多く行われ、非血縁者間の臍帯血移植も多くなってきている。血縁者間の末梢血幹細胞移植も急速に増えてきており、非血縁者間の移植も期待されてはいるがいまだ実現には至っていない。自家移植としては末梢血幹細胞移植が主流となり、骨髄移植はかなり少なくなってきている、というのが日本の現状である。同種移植の3様式の長短を表13、14に示した。表13はドナーまたは幹細胞採取の立場からの長短を、表14は患者側または移植からみた長短を掲げた。

表12. 造血幹細胞移植の種類

提供者	自家（Autologous、Auto-）
	同種（Allogeneic、Allo-）
	血縁（同胞、親）、非血縁（バンク）
	同系（Syngeneic）
	一卵性双生児
幹細胞	骨髄移植（BMT）
	Bone Marrow Transplantation
	末梢血幹細胞移植（PBSCT）
	Peripheral Blood Stem Cell Transplantation
	臍帯血移植（CBSCT）
	Cord Blood Stem Cell Transplantation

表13. 同種幹細胞移植の比較 （1）ドナー（採取）

	BMT	PBSCT	CBSCT
ドナーの制限	あり	あり(血管の太さ)	出産(産婦の理解)
ドナーの負担	全身麻酔	G-CSF投与	なし
入院	必要	外来で可(連日通院)	なし
自己血保存	必要	不要(時に血小板減少)	なし
社会復帰の早さ	1週間	2、3日	なし
幹細胞採取手技	骨髄穿刺 麻酔科の協力	apheresis装置 技師(看護師)の協力	産科医の協力
幹細胞保存	凍結保存も可	凍結保存も可 凍結した方がよい	凍結保存および長期の管理が必要
採取される幹細胞	（基準として）	多い 動員不十分例あり	少ないが、コロニー形成能高い
移植片中のリンパ球	（基準として）	多い	未熟
問題点	麻酔・採取事故	副作用未解決(時に重篤)動員不十分例	長期の凍結保存
採取者の負担	力仕事	時間がかかる	時間が不定

同種骨髄移植は、HLA一致同胞がいればもちろん同胞間で行うのがいろいろな意味で望ましい。GVHDの頻度も少なく、重症度も低い。移植のスケジュールが組みやすいというのは、実際的には最も大きなメリットでもある。現在はHLA一致同胞間移植であればほぼ何事もなく行える状況にある。しかし、少子化で同胞数も減少し、なかなか一致同胞が得られないのが現実である。そこで血縁者間の移植を増加させるため、HLA1抗原不一致の血縁ドナーからの移植は従来から行われてきたが、最近は母児免疫の観点から、母児間の移植やNIMA相補同胞間移植といって、父のhaplotypeを共通にし母からのhaplotypeは不一致でも、免疫寛容が成立していれば同胞間移植が可能なことが示され、同胞間の移植が拡大されつつある。

骨髄バンクを介した非血縁者間移植は年間700例以上も（2001年）行われるようになり、ドナー登録も延べ15万人を数えるようになった。HLA1抗原不一致移植も行われるようになり一層臨床適用は拡大してきている。

表14．同種幹細胞移植の比較　（2）レシピエント（移植）

	BMT	PBSCT	CBSCT
対象	成人、小児	成人、小児	小児が主、成人も可
HLA不適合移植	一部可能	研究段階 CD 34＋細胞移植	拡大可能
非血縁者間移植	実施	研究段階（実施） ドナーの拡大	実施 ドナーの拡大
必要な細胞数	3×10^8/kg	CD 34＋：5×10^6/kg （$2〜3 \times 10^6$/kg も可）	2×10^7/kg （$>4 \times 10^7$/kg が良い）
血液学的回復 　好中球（>500） 　血小板（>2万）	 19日 25日	 14日 18日	 21日 45日
生着不全、拒絶	少ない	少ない	やや多い（？）
長期造血維持	確実	不明	不明
免疫学的回復	（基準として）	速やか	遅い
急性GVHD	血縁で20％	同等〜やや多い	少ない
慢性GVHD	血縁で35％	多い	少ない（？）
GVL効果	あり	やや強い可能性	弱い（？）
再発	（基準として）	やや少ない（？）	やや多い（？）
問題点	生着が遅い	慢性GVHD（特に肝）	生着が遅い→感染死

同種末梢血幹細胞移植も盛んに行われるようになってきている。当初、末血に混入するリンパ球の多さからGVHDが頻度・重症度ともにかなり高くなるのではないかと懸念されていたが、急性GVHDはあまり変わらないと考えられている。慢性GVHDは頻度が若干高くなり、特に肝GVHDはかなり多く認められることがわかってきた。しかし、造血の回復は骨髄移植と比べると圧倒的に速く（約1週間）、感染の危険性や粘膜炎などの苦痛を減少させ、隔離の期間を短縮し無菌看護手順を簡素化することができるなどのいくつもの利点がある。何よりも患児を1日も早く無菌室から解放させてやることができることは大きなメリットである。一方、幹細胞の動員のためにドナーにG-CSFを投与することの問題点は解決されていない。成人では全身倦怠感や骨痛などが強く起こり、心筋梗塞、脳梗塞、脾破裂などの重篤な合併症も報告され、ドナーの負担は骨髄採取の全身麻酔の負担を越える恐れも指摘されている。加えて小児では成長期にG-CSFを投与することが将来なんらかの障害を起こす危険性はないか、未解決の問題である。小児ドナーでは現在のところ重篤な合併症の報告はないようであるが、幹細胞採取のための血管確保に難渋するという現実的問題もある。

　最近、ドナーとなる同胞の人権の問題も盛んに取りあげられるようになってきている。自己判断能力に乏しい幼小児に親の判断のみでドナーとなることを押しつけてよいのか？　仮に説明して承諾を得たとしても親の顔色をうかがって親が満足のいくような決定を下しただけではないか？　また、同意しなかったときにその同胞の人権は守られるであろうか？　その意志があってもいろいろな理由で提供できなかったときの同胞の苦悩をいかに救ってやることができるか？　といった問題が議論されている。

　臍帯血移植は特殊な場合を除き、多くは臍帯血バンクを介した非血縁者間で行われているが、ドナーになんら負担をかけないで済むという、決定的な利点がある。しかも、凍結して既に保存してあるので、HLAさえ一致すればいつでも望むときに移植ができるという、患者側からみればこれも決定的利点がある。しかも、HLAが1抗原ないし2抗原不一致でもGVHDが強くならないことがあり、これも大きなメリットとなっている。しかし、生着が遅く、生着不全の危険性もやや高い。GVHDが軽いという利点の裏返しともいうべきか、再発率が高いという決定的難点もあり、小児でもしっかりした治療研究体制を組んで検討する必要がある。

　自家造血幹細胞移植は、白血病に対してはあまり行われなくなり、多くは予後不良の進行固形腫瘍に適用されている。進行例の神経芽腫や横紋筋肉腫、Ewing肉腫などに寛解期の最後の治療として行われることが多い。また、その他の固形腫瘍でも再発例に対して積極的に行われている。骨髄移植も行われてはいるが、体重15kg未満、血管が細いなどの理由で末梢血幹細胞が十分に採れない患児が対象となることが多く、その他は末梢血幹細胞移植が行われている。凍結保存もDMSOとHESを用いた簡易法で移植後は十分速やかに生着することが証明されたため、この簡便な方法で何回でも採取保存が可能である。こうして採取した末梢血幹細胞を用いて、double transplantationやtandem transplantationあるいは多回移植など複数回の移植を行うことも試みられている。但し、大量化学療法を併用した自家造血幹細胞移植の効果は必ずしも定まっておらず、神経芽腫などでも初回治療に組み込んだ場合に、真に再発を減らし長期生存に貢献しているかというと、その十分な証拠は挙がってはいない。このため、固形腫瘍にもGVL効果と同様のGVT（Graft-versus-tumor）効果を期待して、同種ミニ移植も試みられるようになってきている。

III・造血幹細胞移植の適応

　小児のALLは化学療法の治療成績が良好であるので、移植の適応は限られている。TCCSGでは

第一寛解期に移植が適応としているのは、①Ph1染色体陽性例、②11q23異常例、③白血球数が10万/μl以上、10歳以上で白血球数が5万/μl以上の症例でプレドニン反応不良例、④中枢神経系浸潤例などの症例で、その他、寛解導入不能例、再発例は適応となる。一方、AMLは多くが適応となるが、化学療法の成績が80%以上の成績が見込める一群では移植の適応から除外されている。全国で行われているprotocol study AML99では、同種移植の絶対適応となっているのは、①monosomy7、5q-、t(16；21)、Ph1陽性などの症例、②初回寛解導入療法で寛解に入らず遅れて寛解に導入された症例などhigh risk例である。逆に移植の適応とせず化学療法のみで治療するのは、①寛解に導入されたt(8；21)例で白血球数が5万/μl未満の症例、②寛解に導入されたinv(16)例、③high risk因子をもたない2歳未満症例、④寛解に導入されたM3例などで、その中間のriskの例はHLA同胞がいれば同種移植を、いなければ化学療法単独と自家骨髄移植のいずれかに無作為割付を行うようになっている。乳児白血病では、MLL98 protocolでMLL遺伝子異常を認めるALLでは治療開始6カ月以内に積極的に同種移植を行うように設定している。

　CMLは小児では極めて少ないが、成人同様、診断から1年以内の第一慢性期に同種移植を行うべきであろう。imatinive mesylate(STI571)の登場により移植の適応については議論のあるところだが、現在のところ長期生存が確実に保証されているのはやはり同種移植である。JMMLも診断が確定すれば同種移植の適応である。MDSについては、RAは移植の時期に議論はあるものの最終的に同種移植が必要となるし、RAEBやRAEB-tは早期の移植の適応である。

　固形腫瘍では、神経芽腫で自家造血幹細胞移植を併用した大量化学療法が最も多く行われている。1歳以上の進行例が適応とされる。そのほか、横紋筋肉腫やEwing肉腫などの進行例に対しても適用されている。神経芽腫では同種移植も行われており、上述したようにミニ移植も試みられるようになった。いずれの場合も、移植の適応としては可視的病変が存在しないほどに十分に腫瘍がコントロールされていることが条件で、腫瘍が肉眼的に明らかに残存している状態では抗腫瘍効果には限界がある。これを打開するために、前述した末梢血幹細胞移植を併用した多回移植が試みられている。

　再生不良性貧血は重症型は同種移植の絶対適応で、輸血回数が多くならないうちに移植を行うことが望ましい。そのほか、先天性免疫不全症では重症複合型免疫不全症(SCID)、Wiskott-Aldrich症候群などが適応であり、先天性代謝異常症では、mucopolysaccharoidosis(Hurler病、Hunter病など)、lipidosis(Gaucher病など)などが適応となっている。これらは診断後速やかに移植を行うべきである。

IV・造血幹細胞移植の方法

　移植は原則として無菌室で実施し、前処置ののち移植を行い、さまざまな支持療法で移植後の合併症を乗り切って生着を達成する。生着後も合併症のコントロールをしつつ、血液学的、免疫学的安定を保つようにする、というのが大まかな流れである。

　同種移植では、拒絶の防止とGVHDの予防が大きな問題となり、そのため、強力な前処置と免疫抑制が必要となる。強力な前処置はレシピエントの造血細胞を根絶することにもつながる。しかし、ミニ移植では前処置は免疫抑制に重点をおき、レシピエントの造血細胞を根絶することなくとにかくドナー細胞を生着させ、移植後は弱い免疫抑制によりGVL(GVT)効果を発揮させようとするものである。前処置法、GVHD予防法、合併症予防対策など詳細はかなり専門的になるので、成書を参照されたい。

　自家移植の場合は、前処置が腫瘍を根絶するための最も重要な治療であるので、腫瘍に応じたかな

り強力な併用化学療法が行われる。固形腫瘍でも全身に転移（特に骨髄）をきたしやすい腫瘍では、全身照射を行う場合がある。

（高山　順）

⑪ 良性腫瘍（特にリンパ管腫、血管腫）

I・血管腫

　目にふれる体表の血管腫の治療では、種類により治療方針が異なり、また機能のみならず形態的な配慮が必要である。よって初期に専門医による計画的な治療方針が立てられることが望ましい。巨大なものや内臓の血管腫では、血小板減少や心不全など全身症状を伴い迅速な治療を要する場合がある。

❶ 単純性血管腫

　生後間もなくより発症する紅斑で、色調はポートワイン様のピンク色から赤い色を呈する。病態は真皮毛細血管の増生と拡張で、皮膚は盛り上がることがなく平坦であり、皮膚が盛り上がっている場合は海綿状血管腫を合併していることが多い。

　治療方針は、自然退縮はないためレーザー治療が適応となる。

❷ 苺状血管腫

　皮膚表面に苺表面に似た色と盛り上がった形状を示す。生後1週頃に虫刺され様の点状の紅斑として出現し、生後3週頃より隆起し始めるが、1年を過ぎると消退し始め5歳頃までに約80％が自然消退する。

　治療方針は5歳頃まで経過観察して、消退不全を示す場合に形成手術を考慮する。

❸ 海綿状血管腫

　生下時より皮下腫瘤として発症し、皮膚表面は正常か青紫色が透見される。四肢、顔面、頸部に好発し、柔軟な海綿状の皮下腫瘤が深部臓器、骨まで達することがある。動静脈瘻を合併すると、乱流音 bruit を聴取でき、四肢の巨大化の原因になったり、時として心不全を起こす。

　自然消退はなく手術の適応となる。

❹ Kasabach-Merritt 症候群

　血管腫に血小板減少を伴った病態で、異常血管腔に血小板が捕捉、破壊されて血小板が減少し、消費性凝固障害を起こす。巨大な四肢血管腫や肝血管腫でみられ、特に高度の血小板減少を示す場合は

■ 初診医が留意すべき注意点

　巨大なものや内臓の血管腫では、血小板減少や心不全など全身症状を伴い緊急処置が必要な場合があり注意する。
　血管腫の種類により治療方針が異なり、また形態的な配慮が必要であり、専門医に紹介し計画的な治療方針を決める。
　頭頸部のリンパ管腫では、急速に呼吸困難や嚥下障害を生じる例があり、迅速に専門医に紹介する。
　超音波検査で多発嚢胞像を示すことが特徴的で、まず OK-432 局所療法を第一選択とする。

カポシ様血管内皮腫、tufted angioma など特殊な組織像を示す。

治療はプレドニン®投与、放射線照射、塞栓療法の順に試み血小板数の安定化を目指す。

プレドニン®は 2〜3 mg/kg/日の量で 2 週間投与し、血小板数の変化、腫瘍の縮小効果を判定する。

放射線照射は、限局して局所を照射できる電子線を用い 10 Gy 程度の照射を 1 クールとして行い効果判定する。

塞栓療法は、栄養動脈に選択的にカテーテルを挿入して塞栓物質を動注する。血流障害など合併症を避けるためには、多期に分けて塞栓を行う。

以上でも効果がない場合は、ビンクリスチンなどの抗がん剤の投与が有効な場合がある。

II・リンパ管腫

リンパ管の先天的な形成異常が原因で、拡張したリンパ管腔と内容のリンパ液からなる嚢腫である。良性疾患だが頸部に発生すると急速に呼吸障害が進行する場合があり注意が必要である。

❶ 症状

発生部位は頸部が 80% と最も多く、ほかに腋窩、四肢、体幹、腹部の腫瘤として発現する。腫瘤は柔らかいが、炎症を起こすと緊満し増大する。感染を契機に嚢胞の内皮細胞が破壊され縮小、治癒する例もある。

頭頸部リンパ管腫では、新生児期より気道や食道を圧迫して、呼吸困難や嚥下障害を生じる例があり、緊急の気道確保を要する場合がある。

❷ 診断

超音波検査が第一選択である。最も頻度の多い嚢胞型では内部に中隔を伴う多発嚢胞像を示す。海綿状型では充実性腫瘤像を示す。深部への伸展度の評価には CT、MRI が有用である。

❸ 治療

多くのリンパ管腫は周囲の神経など重要臓器を巻き込んで発育していることが多い。そのため手術では機能を温存して完全切除することは困難であり、まず OK-432 局所療法を第一選択とする。

OK-432（ピシバニール®）1 KE を 10 ml 生食水に溶解する。リンパ管腫を穿刺吸引し、吸引量と同量を注入するが、1 回量は 2 KE 以下としている。海綿状型など内容液の吸引が困難な時は、超音波ガイド下に腫瘤を数カ所穿刺して圧入する。週に 1 回ごと、2 回で 1 クールとして、3 カ月後に効果判定し不十分なら追加投与する。

注入後 3 日前後、発熱、局所腫脹、疼痛を認める。炎症反応により内皮細胞を破壊して縮小すると考えられる。頸部の乳幼児例では、炎症反応が強い間は入院観察している。腫瘤の一過性腫脹により呼吸障害が生じることがあり注意する。

嚢胞型の 90%、海綿状型の 50% に縮小効果があり、40% 前後の症例では完全消失が得られている。

外科治療は OK-432 局注での反応が不十分な部分に対して追加切除する方法をとる。

呼吸障害を呈する頸部リンパ管腫でも、呼吸管理しながら OK-432 の局注治療を第一選択とするが、縦隔側に伸展し高度の呼吸障害を呈する場合は、早期の部分切除も考慮する。

（広部誠一）

X 染色体異常

はじめに

　常染色体異常症について、新生児期以降の注意点を述べる。Down 症候群では、心雑音の有無にかかわらず新生児期に心エコーを行うこと、末血・生化学・甲状腺機能を定期的(3〜6 カ月に一度)に調べることがポイント。疾患の概要や診断のポイントは、各論 2-III.「新生児疾患(染色体異常、奇形症候群)」の項(723 頁)に主に記述してある。

1 Down 症候群

新生児期以降は以下の合併症に注意しながら管理していく。

I・先天性心奇形

1. 先天性心奇形は約 40% に合併する。うち心室中隔欠損約 45%、心内膜症欠損約 40%。ほかは動脈管開存、心房中隔欠損、ファロー四徴症が多い。
2. Down 症候群では先天性心奇形が存在しても、肺高血圧などの理由で心雑音がまったく聴取されない場合がある。心雑音が聴取されなくても、新生児期に一度は必ず心エコー検査を行うようにする。
3. 肺高血圧症を合併しやすい。これは、血管壁の中膜が正常に比べ薄いため、肺血流増加に伴う線維性肥厚で血管抵抗が上昇することが主な原因である。速やかに利尿剤や降圧剤などの内科的治療や PA banding などの外科的治療を開始する。

II・発達遅滞

1. 発達遅滞は、中等度(〜軽度)の場合が多く、乳幼児期の発達指数(DQ)は 50〜70、年長児では 30〜50 程度。
2. 言語理解より発語が遅れる傾向がある。平均では、有意語は 2 歳頃、2 語文は 3 歳半頃に可能になる。

III・甲状腺疾患

1. TSH は高値($5\mu U/ml$ 以上)で、FT_3、FT_4 が正常範囲内である場合が時々ある。潜在的な甲状腺機能低下、発達遅滞に結びつく可能性があり、希望がある場合は甲状腺剤［L-サイロキシン(チラージン S®)、使用法については「内分泌・代謝疾患」410 頁表 6 参照］を投与する。
2. 明らかな甲状腺機能低下例や、逆に甲状腺機能亢進例もある。

IV・点頭てんかん(West 症候群)

1. 点頭てんかんを稀に合併する。典型的な点頭発作および上肢を屈曲させる発作をシリーズで示し、

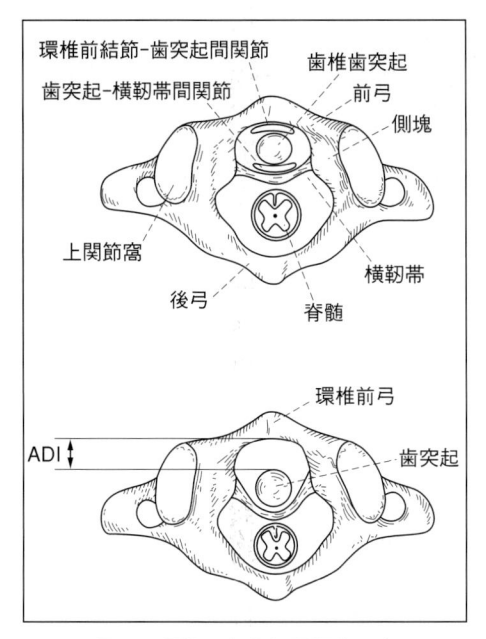

図 1. 環椎－歯突起間隔 (ADI)

環椎前弓後縁と歯突起前縁との間隔を ADI という。上は正常、下は環軸椎脱臼があり脊髄は歯突起および横靱帯と環椎後弓との間で圧迫されている。
小児で 5 mm 以上、成人で 3 mm 以上で要注意とされる。
(阿部 達生, ほか(編):新染色体異常アトラス. 南江堂, 東京, 1997 より引用)

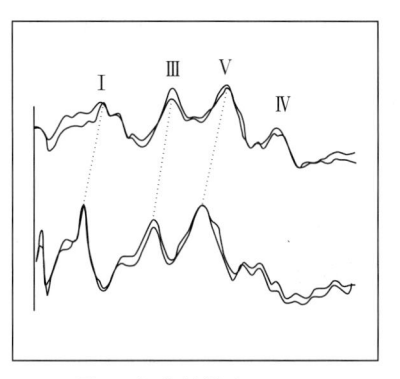

図 2. 伝音性難聴の ABR

上段は治療前の伝音性難聴が存在する時期で、ABR の波形が全体的に右にシフトしている。下段は治療後で正常化している。
なお I 波潜時の正常値(平均±2 SD、msec)は、1.7±0.2、V 波潜時の正常値は、5.8±0.6。

脳波上は hypsarrhythmia が認められる。

2. 発作コントロールや発達予後の点に関しては良好な場合が多く、むしろ特発性点頭てんかんに近い経過を示す。治療は、バルプロ酸(デパケンシロップ®)20～30 mg/kg/日、ビタミン B_6 (ピロミジン®)大量 30～50 mg/kg/日、クロナゼパム(リボトリール®)0.025～0.1 mg/kg/日などの内服でコントロールされることが多い。

V・環軸関節不安定性

1. 大多数は無症状に経過するが、脊髄が圧迫され進行性の脊髄性麻痺を呈することがある。
2. 動きが活発になる 3 歳頃から、頚椎側面 X 線写真の評価を行う。環椎－歯突起間隔(atlanto-dental interval;ADI)が、小児で 5 mm 以上、成人で 3 mm 以上では要注意とされる(図 1)。

VI・その他の合併症

1. 消化管奇形(十二指腸閉鎖・狭窄、鎖肛、Hirschsprung 病)が約 10% に合併。
2. 滲出性中耳炎も合併しやすく(約 50%)、言語遅滞に結びつくため、耳鼻科的健診が必要。ABR による他覚的聴力検査も必要に応じて行う。滲出性中耳炎による伝音性難聴では、V 波閾値が上昇し、潜時が全体的に延長して波形が右にシフトする(図 2)。また乳幼児期の ABR は Down 症候群では経年的に変化しうるので、1 回のみでは結論を出さないようにする。
3. 屈折異常(近視、遠視、乱視)。

4. 白血病。一過性骨髄異常増殖症が新生児期に合併することがある。

② Down症候群以外の常染色体異常

はじめに
　各論2-Ⅲ.「新生児疾患(染色体異常、奇形症候群)」の項(723頁)に、主な特徴は記載してあり参照されたい。ここでは新生児期以降の問題点について触れる。

Ⅰ・13トリソミー(Patau症候群)

1. 全前脳症(holoprosencephaly)を伴わない13トリソミーの顔貌は、小頭、前額部傾斜、前頭部の毛髪が後ろ向きに生えている、大きな鼻、前額部の毛細血管腫などが特徴として挙げられる(図3)。新生児期から顔貌で診断可能な場合もある。
2. 予後不良で90%が1年以内に死亡するが、良好例は学童期以降まで、在宅で家族の一員として生活可能。重度発達遅滞は必発する。
3. けいれん：けいれんは抗てんかん薬の使用によっても完全にコントロールし難いが、けいれん重積は少ない。quality of life(QOL)を阻害しない範囲で、抗てんかん薬を使用し、けいれんを少な目に抑えていくのが順当と思われる。
4. 無呼吸発作：13トリソミーではしばしば認められる。在宅で無呼吸発作時に酸素投与を行うが、根本的な治療はない。

Ⅱ・4p−症候群(Wolf-Hirschhorn症候群)

1. 発熱時を中心として、けいれんが重積しやすい。また、けいれん重積のため死亡することもある。バルプロ酸(デパケン®)が無効で、臭化剤が著効した自験例があり、試みる価値がある。臭化ナトリウムまたは臭化カリウム30(～50)mg/kg/日を分2で内服。副作用としては、めまい、消化器症状、皮疹などがある。血中濃度測定は現在困難。使用中は、血清Clイオン測定系にBrイオンもひっかかるため、Clイオンが見かけ上上昇する。またそれを利用してBrイオン値$(\mu g/ml)$＝−1648.703＋15.625×Clイオン$(mEq/l$、ドライケミストリー法)の相関式が報告されている。Cl

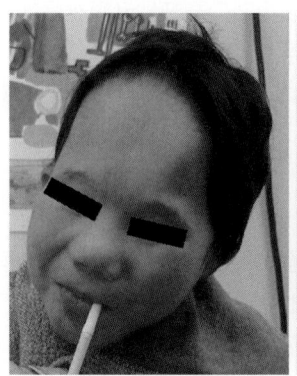

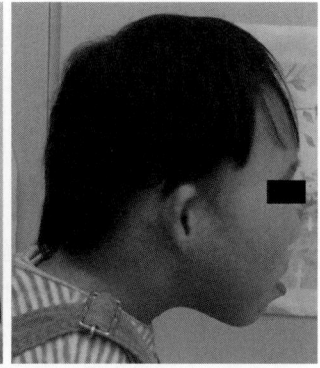

図3．13トリソミーの年長児
前頭部の毛髪が後ろ向きに生えている、大きな鼻などを認める。

イオン 137.5〜169.5 mEq/l が、Br の有効血中濃度 500〜1,000 μg/ml に相当する。
2．新生児期を過ぎても、嚥下機能不良や誤嚥などの理由で胃管チューブからの栄養を必要とする例が多い。ミルクは単位重量あたりの熱量が低いこともあり、2歳くらいをめやすに成分栄養（消化態：エレンタール®、半消化態：クリニミール®）に移行している。下痢などの副作用が生じないか観察しながら、0.5 kcal/ml から開始し、徐々に濃度を上げ最終的に 1 kcal/ml 程度の濃度にする。この際ビタミン欠乏が生じる可能性もあり、総合ビタミン剤（ビタプレックス®）1.0 g/日も併用する。
3．乳幼児期に、血管確保が困難な場合があり、その際は皮下埋込式アクセスポート（ソファポート®）を使用した静脈路の確保も検討する。

（詫間由一）

XI 奇形症候群

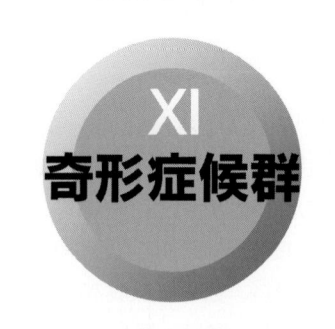

はじめに

奇形症候群の診断は、単純な顔貌の評価のみでなく系統的アプローチが必要なため、難しい場合も多い。ここに記載するのは、顔貌や身体所見のみから診断が比較的容易なもの、および心合併症を伴い新生児期から循環器科と連携する必要性があるものである。

1 奇形症候群の診断とその意義

I・奇形症候群の診断をつける意義

次の2点になる。
1. 両親や同胞に対して、主に再発危険率を中心とした遺伝相談を行う。
2. その奇形症候群の予後や合併症から、将来の治療や管理の予測を立てる。また必要であれば各診療科(神経科、遺伝科、眼科、整形外科、リハビリ科)との連携をはかる。

以上が目的であるが、実際の診断や遺伝相談については専門の遺伝科医に依頼する。診断を正確につけるのは一般小児科医には難しく、遺伝科医でも診断名不明の症候群とせざるを得ないことは最高5割に及ぶ。また、診断名告知の際に家族の病名受け入れが難しいことがあり、専門的なスキルが要求される。

長期的には、症候群＝障害者として扱う医療サイドと、十分に受け入れが進み家族の一員とみている家族サイドで、認識にギャップが生じることがある。たとえ重度精神運動発達遅滞児でも大切な家族の一員であり、医者もその認識を十分にもつことは重要である。

II・用語について

シーケンス sequence と連合 association は、意味があまり理解されていないので述べておく。発生の段階で生じた異常が、直接・間接的に他の組織・器官の発生に影響を与え、その結果複数の奇形を生じる場合シーケンスという。これに対して一次的な奇形が、そのほかの奇形を誘発するメカニズムは不明だが、特定の奇形の組み合わせが高頻度にみられる場合は連合と称する。

III・奇形症候群の診断について

奇形症候群の診断については、系統的なアプローチが必要で、小奇形の病的意義を検討し総合的に判断する。詳しくは代表的な成書[1)2)]を参考にされたい。近年は分子遺伝学の進歩に伴い、遺伝子診断可能な症候群が増えつつある。国内で遺伝子解析可能な施設の検索は、"いでんネット" http://www.kuhp.kyoto-u.ac.jp/idennet/が有用である。参考に2002年1月現在で、"いでんネット"に公開されている解析可能な奇形症候群を表1に示す。

表1. "いでんネット"で遺伝子解析情報が得られる奇形症候群一覧

症候群	遺伝子	局在位置
Achondroplasia	FGFR3	4p16.3
ATR-X	ATRX	Xq13.3
Alport syndrome	COL4A5, COL4A3, COL4A4	Xq22, 2q36-q37
Angelman syndrome	UBE3A	15q11-q13
Cockayne syndrome group A	CKN1	
Cockayne syndrome group B	ERCC6	
Cutis Laxa	ELN	7q11.2
Cleidocranial dysostosis	CBFA1/PEBP2alfaA	6q21
Denys-Drash syndrome	WT1	11p3
Ehlers-Danlos syndrome, Type IV	COL3A1	2q31
Camurati-Engelman syndrome		
Fragile X syndrome	FMR1	
Kallmann syndrome	KAL1	Xp22.3
Lowe occulocerebrorenal syndrome	OCRL1	Xq26.1
Lethal form of fibulo-ulnar dysostosis		
Marchesani syndrome	FBN1	15q21.1
Marfan syndrome	FBN1	15q21.1
McCune-Albright syndrome	GNAS1	20q13.2-13.3
Menkes Disease	ATP7A	Xq13.3
Prader-Willi syndrome	SNRPN	15q12
Pycnodysostosis	CTSK	1q21
Rubinstein-Taybi syndrome	CBP	16p13.3
Schmid Metaphyseal Chondrodysplasia	Type X collagen	
Shprintzen-Goldberg syndrome	FBN1	15q21.1
Thanatophoric Dysplasia	FGFR3	4p16.3
Waardenburg syndrome type I	PAX3	2q37.3
X-linked ichthyosis	STS	Xp22.32

【文 献】
1) 梶井 正, ほか（編）：新先天奇形症候群アトラス. 南江堂, 東京, 1998.
2) Jonee KL：Smith's Recognizable Patterns of Human Malformation. Saunders, 1996.

② 致死性異形成症(thanatophoric dysplasia)、Potter sequence、CHARGE連合、Wiedemann-Beckwith症候群、Prader-Willi症候群、胎児性アルコール症候群

「新生児疾患（染色体異常、奇形症候群）」723頁参照。

3 Rubinstein-Taybi 症候群

I・疾患の概要

1. 幅広い母指趾を最大の特徴とし、ほかに顔貌異常、精神発達遅滞、先天性心奇形などを伴う症候群。母指趾の変形は、重複母指趾、多指、短指、橈側への偏位であることもある。顔貌は眼瞼裂斜下、眼間解離、上顎低形成が特徴で(図1)、新生児期は多毛もある。精神発達遅滞は通常 IQ 40〜50 台。低身長も伴う。ほかに脳梁欠損、てんかん、先天性脱臼や関節弛緩、重複腎盂尿管などの腎尿路奇形が合併することもある。

2. 16番染色体短腕 16 p 13.3 にマップされる、*CREBBP*〔CREB(cyclic AMP-responsive transcriptional enhancer-binding protein)-binding protein〕が責任遺伝子で、Rubinstein-Taybi 症候群の約 20% で異常が検出される。*CREBBP* は多くの転写活性化因子の共通コアクティベーターで、この異常により広範囲の遺伝子発現が妨げられることが発症機序と考えられる。

3. 常染色体優性遺伝であるが、ほとんどは新生突然変異による孤発例で、次子の再発危険率は 1% 以下。発生頻度は明らかでないが、精神薄弱者施設では 5 歳以上の児の 300〜500 人に 1 人。16 p 13.3 に切断点をもつ染色体異常の報告もあり、発端者に染色体異常を認める場合は、両親の染色体の検索が必要。

II・診断のポイント

発達遅滞児に幅広い母指趾を認め、上記顔貌を伴う場合は本症候群を考える。遺伝子解析も可能。

III・治療のポイント

1. 合併症の有無を検索し必要な治療を行う。先天性心奇形は 32.6% に認め、心房中隔欠損、心室中隔欠損、動脈管開存、大動脈縮窄、肺動脈狭窄などの単奇形を合併する。
2. 腎エコーで腎奇形の有無も検索する。
3. 性格は温厚で社会性もよいが、精神運動発達遅滞は学童期から、さらに目立つようになる。

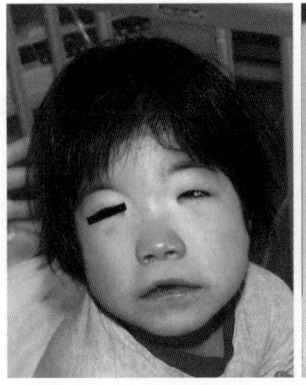

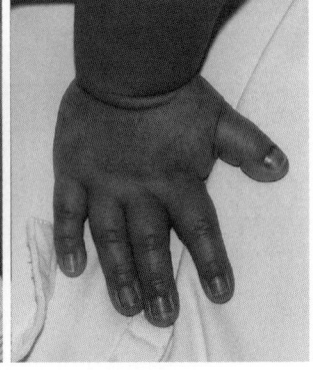

図 1. Rubinstein-Taybi 症候群
眼瞼裂斜下、眼間解離、上顎低形成、幅広い母指を認める。

4 Williams 症候群

I・疾患の概要

1. 妖精様顔貌(elfin face)、精神発達遅滞、先天性心奇形などを特徴とする症候群。顔貌は欧州伝説上のelf様と称されるが、日本人がもつ"妖精"のイメージではない。口唇が厚く突出し、開口しているのが最も印象的。ほかに広い前額、丸い頬、平坦な鼻根部、目の周囲が浮腫状であることなどが特徴(図2)。乳児期の高カルシウム血症も主要症状とされるが頻度は低い。嗄声を合併しやすい。
2. エラスチン遺伝子(*ELN*)を含む7番染色体長腕7q11.23の微小欠失が原因。エラスチンなどの異常は血管壁の異常を生じさせ、心血管奇形を誘発する。また、近接する*LIMK1*遺伝子の欠失は、視覚-空間認識機能の障害を起こす。近接遺伝子症候群である。
3. 常染色体優性遺伝だが、ほとんどは孤発例。発生頻度は1/20,000。次子の再発危険率はこれよりやや高い。

II・診断のポイント

1. 診断の契機は、先天性心奇形がある児に上記顔貌を認めた、という場合が多い。心奇形の発見後、本症候群の診断に至るまでに時間がかかることも多く、特徴的顔貌に注意するようにする。染色体検査(FISH法)で大部分確定診断可能。

III・治療のポイント

1. 先天性心奇形は、大動脈弁上狭窄が特徴的で、ほかに末梢性肺動脈狭窄、僧帽弁逸脱、冠動脈狭窄、大動脈弁狭窄などがある。大動脈弁上狭窄は進行性で突然死の原因となり、循環器科で注意深い追跡が必要。
2. 小児期は社交性はよいが、音過敏、注意欠陥/多動性障害などがみられる。音楽的能力は優れているが、微細運動や空間的認識能力は劣っている。社交性のよさは、思春期以降は過度になりがちで、社会適応を逆に難しくし、周囲のサポートが必要。

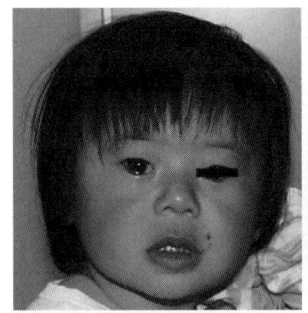

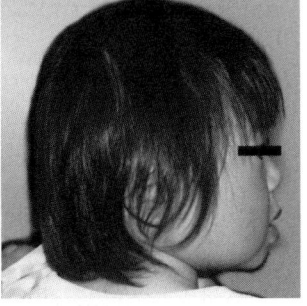

図2. Williams症候群
厚い口唇が特徴。FISH法で46,XX,ish del(7)(q11.23)(*ELN*)で微小欠失を認めた。

⑤ Goldenhar 症候群(hemifacial microsomia、oculoauriculovertebral dyaplasia、first and second branchial arch syndrome)

I・疾患の概要

1. 眼球結膜類上皮腫、耳介異常、脊椎異常を特徴とする症候群。耳介異常には、小(無)耳介、耳介前部の突起物、外耳道閉鎖などある(図3)。脊椎異常は、脊椎癒合、半脊椎、二分脊椎など。
2. 先天性心奇形は35%に合併し、心室中隔欠損、ファロー四徴症、大動脈縮窄症が多い。ほかに、腎無形成、水腎症、異所性腎、重複尿管などの腎尿路奇形も報告されている。
3. OMIM(Online Mendelian Inheritance in Man)では片側性小顔症(hemifacial microsomia)の項に記載されており、ほかに眼-耳-脊椎異形成(oculoauriculovertebral dyaplasia)、第1、2鰓弓症候群(first and second branchial arch syndrome)が、ほぼ同義の疾患とされる。胎生期の鰓弓を起源とする発生異常が機序であるが、すべての症状は説明できない。
4. 大部分は孤発例。遺伝子異常は確定されていない。発生率は1/3,000〜5,000。孤発例での次子の経験的再発危険率2〜3%。

II・診断のポイント

1. 眼球結膜類上皮腫、耳介異常、脊椎異常を合併する場合はGoldenhar症候群と診断する。2項目のみの場合は、ほかの合併奇形の有無を検索し、総合的に診断する。また、片側耳介低形成、同側の小顔症のみのhemifacial microsomia症例もいる。
2. いずれの場合も、先天性心奇形の有無に注意し、必要に応じ心エコーを行う。また腎疾患の鑑別のため腎エコーを行う。

III・治療のポイント

1. 先天性心奇形を伴う児では、新生児期から循環器科で管理する。
2. 耳介の異常に対して美容形成的治療を検討する。

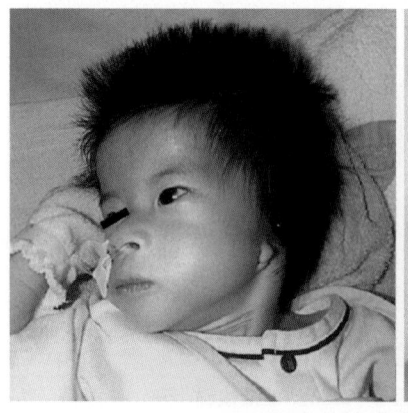

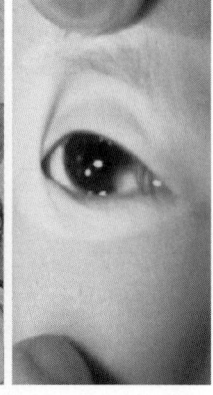

図3. Goldenhar 症候群
眼球結膜類上皮腫、耳介前部の突起物を認める。

6 Kabuki 症候群(Kabuki make-up 症候群)

I・疾患の概要

1. 歌舞伎役者の化粧を連想させる顔貌を特徴とする症候群。切れ長の眼瞼裂、下眼瞼外側の外反、先端のつぶれた鼻、外側が疎な弓型の眉、カップ型の後方へ回転した耳をもつ(図4)。
2. 精神運動発達遅滞、出生後の成長障害、筋緊張低下、先天性心奇形(40%)、けいれん(40%)、腎尿路系奇形(30%)、脊椎異常も伴う。先天性心奇形は、大動脈縮窄症、心室中隔欠損、心房中隔欠損が多く、ほかにファロー四徴症、動脈管開存、単心室、などがある。
3. 大部分は孤発例。明らかな遺伝子異常はみつかっていない。新生突然変異による常染色体優性遺伝か、染色体微小欠失が推定されている。発生頻度は、本邦では1/32,000。1981年にNiikawaらと、Kurokiらにより日本人症例について報告されたが、その後全人種に報告された。

II・診断のポイント

1. 顔貌などの身体所見による。新生児期の顔貌は特徴を欠くが、年齢とともに明らかになり年長児では比較的容易。指先の隆起(finger pad)も特徴的所見で診断の参考になる。女児では早期乳房発育が23%ある。
2. 腎エコーを行い腎疾患の検索も行う。

III・治療のポイント

1. 先天性心奇形を合併する場合は新生児期から循環器科での管理が必要。
2. 乳児期は哺乳摂食障害を伴いやすく、胃チューブからの経管栄養を要する児が多い。
3. 反復性中耳炎は70%に認め、耳鼻科的管理が必要。また屈折異常を伴う場合も60%にあり、眼科も受診させる。

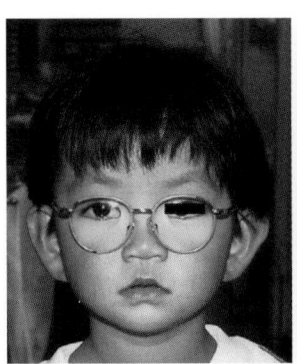

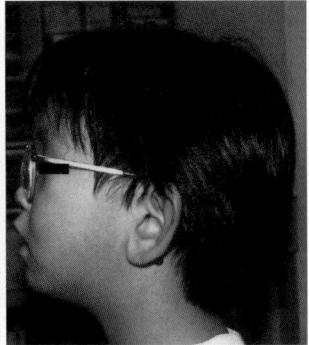

図4．Kabuki 症候群
切れ長の眼瞼裂、先端のつぶれた鼻、外側が疎な弓型の眉、カップ型耳を認める。

7 Sotos 症候群

I・疾患の概要

1. 出生前から始まる過成長、特異顔貌、精神発達遅滞を特徴とする症候群で、脳性巨人症（cerebral gigantism）とも呼ばれる。顔貌は、長頭傾向の大頭症、眼間開離、眼瞼裂斜下、前額突出、先細りの下顎が特徴（図5）。高身長を伴い、手足は大きく皮膚がごわごわしている。
2. 精神発達遅滞は軽度〜中等度のことが多い。先天性心奇形は約8%に合併し、主に心室中隔欠損、心房中隔欠損。腫瘍発生のリスクが約4%にあり、肝癌、Wilms腫瘍、神経芽細胞腫などがみられる。けいれんも合併するが頻度は高くない。しかし、けいれん重積死の報告がある。水腎症、片腎無形成などの腎尿路奇形も時に合併する。
3. 大部分孤発例で新生突然変異。5番染色体短腕5p35にマップされる *NSD1* が責任遺伝子と考えられている。症例数が多く発生頻度は高いと思われるが、明確なデータがない。

II・診断のポイント

1. 出生時からの高身長、顔貌、大きな手足から診断は比較的容易。乳児期は先細りの下顎がなく典型的顔貌を欠き、診断が難しいことがあるが、1歳以後には特徴的となる。
2. 検査所見では、骨年齢の促進を約80%、頭部CT上の側脳室三角部/下角/体部拡大を約90%に認め、診断の参考になる。

III・治療のポイント

1. 心、腎合併症、けいれんに対し、それぞれの治療を行う。
2. 腹部超音波検査での腫瘍スクリーニングを、4歳までは3カ月ごとに、以後6カ月ごとに10歳まで行う。
3. 大頭症は持続するが、身長は加齢とともに正常域となることが多い。また精神発達遅滞も成人では軽度となり、目立たなくなることがある。

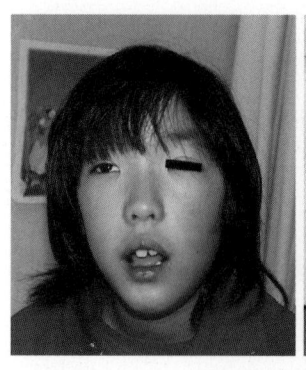

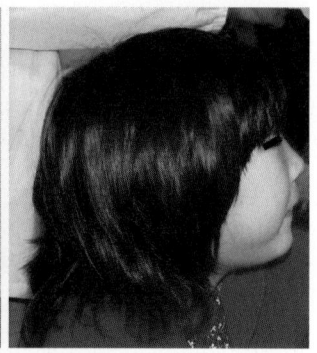

図5. Sotos 症候群
長頭傾向の大頭症、眼間開離、眼瞼裂斜下、前額突出、先細りの下顎を認める。

（詫間由一）

8　22q11.2欠失症候群

I・疾患の概念

　22q11.2欠失症候群は出生約5,000人に1人、先天性心疾患のうち1.5～3.0%を占めDown症候群に次いで多い。主要症状Cardiac defects、Abnormal face、Thymic hypoplasia、Cleft palate、Hypocalcemiaの頭文字をとってCATCH 22と呼ばれていた。円錐動脈幹異常顔貌症候群と軟口蓋心臓顔貌症候群のほぼ全例、DiGeorge症候群、Opitz GBBB症候群の一部に22q11.2欠失を認める。22q11.2欠失に伴う遺伝因子に環境因子が加わり、頭部神経堤細胞の遊走異常を引き起こし、前頭隆起、第1、2咽頭弓由来の円錐動脈幹異常顔貌、口蓋裂、第3、4、6咽頭弓由来の心血管奇形、第3、4咽頭嚢由来の副甲状腺機能低下、胸腺低形成をもたらすと考えられている。

II・診断のポイント

　円錐動脈幹異常顔貌とは眼間開離、眼裂狭小、小さい口、小顎症、鼻根部扁平、鼻翼と鼻尾の接合点で上下に分割して見える鼻、扁平な頬、耳介下方付着などで、鼻咽腔不全、（粘膜下）口蓋裂のため鼻声となる。心血管奇形は約75%に認められファロー四徴症が基本である。逆にファロー四徴症の約15%が本症候群である。肺動脈閉鎖＋主要大動脈肺動脈側副血行路合併が特徴的で、逆にその約55%が22q11.2欠失症候群である。DiGeorge症候群では大動脈離断B型が多く、逆にその約60%が22q11.2欠失症候群である。鎖骨下動脈起始異常などの血管異常を高率に合併する。心雑音、チアノーゼ、ショックなどを呈する。副甲状腺機能低下症に伴う低カルシウム血症に伴って、けいれん、テタニーを呈することもある。胸腺低形成に伴う免疫不全は生命にかかわるほどではないことが多い。特徴的な顔貌に上記合併症を認めたらFISH法により22q11.2欠失の有無を検査することが奨められる。多くは健康な両親からの突然変異だが家族例が約13%存在する。

III・治療のポイント

　生命予後は心血管奇形によるが、手術成績の向上とともに長期生存例が多くみられるようになった。周術期に低カルシウム血症など他の合併症への配慮が必要である。副甲状腺機能低下症は活性型ビタミンD内服により管理される。胃食道逆流、誤嚥などで経口哺乳不良となり経管栄養を要することが多い。気管支軟化症のため周術期に抜管困難となることが多い。年長児になって血小板減少を呈することが多いが出血傾向を示すことは少ない。特発性血小板減少性紫斑病、橋本病、バセドウ病、糖尿病、若年性関節リウマチ、血液貪食症候群など自己免疫疾患合併の報告もある。軽度の精神運動発達遅滞を呈することが多く社会適応上問題となる。統合失調症などの合併も多い。

〔大木寛生〕

【参考文献】
1）安藤正彦, 松岡瑠美子, 高尾篤良：先天性心疾患の成因と遺伝相談. 高尾篤良, 門間和夫, 中澤　誠, ほか（編）, 臨床発達心臓病学 3, pp 93-114, 中外医学社, 東京, 2001.

XII 神経疾患

1 てんかん

はじめに

　外来には無熱性けいれんあるいは意識消失を主訴として受診することが多い。さまざまな種類のてんかんが存在し、また発作の型もさまざまである。小児てんかん全般の発作コントロール予後は、現在は80％以上である。てんかん重積状態など緊急を要する場合は適切な処置を行う。診断・抗てんかん薬の選択・外来でのフォローアップは原則として小児神経専門医に委ねる。ここでは初診時に注意すべき点などについて簡単に述べる。

Ⅰ・症　状

　症状・主訴はけいれん、意識減損・意識消失が多いが、このほかにも脱力、嘔吐、頭痛、幻覚、幻聴などを呈することもあり、多彩である。てんかんを疑わせる重要な特徴は、① 症状が発作的に出現し、ある程度持続して消失する、② 症状のない間欠期をはさんで繰り返す、という2点である。

Ⅱ・病歴の取り方

　日常の外来受診時に発作をみることは稀である。したがって、病歴を詳細に聴取することが重要。特に、① 発作の型・経過、② 発作の頻度、③ 成長発達歴、に注意。具体的には、全身・部分けいれん、脱力、左右差、発作の持続時間、初発年月日、年齢、発作の頻度とその変化、発作が起こりやすい時刻・誘発因子（就眠直後など）、発作時の異常な行動、発作の自覚の有無、意識消失、頭痛、嘔吐、幻覚、幻聴、前兆、発作後の麻痺の有無、妊娠分娩歴、成長発達歴、既往歴、家族歴。

Ⅲ・診断の進め方

　診断は、① 発作の型と臨床経過、② 脳波所見、から行う。てんかんは細かく分類されており（表1）、正確な診断には専門的な知識が必要であるが、頻度の多いてんかんや特徴的なてんかん（中心・側頭部に棘波をもつ良性小児てんかんや点頭てんかん、小児欠神てんかんなど）は臨床像を把握しておくべきである（表2）。

Ⅳ・鑑別診断

　表3に主なものを列記した。国際分類にも含まれる機会性けいれんや、症候性てんかんの原因となるものも含めてある。

Ⅴ・診察・検査

　①詳細な病歴の聴取、一般的な身体所見の異常の有無（外表奇形・皮膚母斑など）、神経学的な異常の有無、精神運動発達の評価。外来での過呼吸負荷試験。

表1. 国際抗てんかん連盟により提唱された分類(1989年)

1. 局在関連性(焦点性、局所性、部分性)てんかんおよび症候群
    1.1 特発性(年齢に関連して発病する)
        中心・側頭部に棘波をもつ良性小児てんかん
        後頭部に突発波をもつ小児てんかん
        原発性読書てんかん
    1.2 症候性
        小児の慢性進行性持続性部分てんかん
        特異な発作誘発様態をもつてんかん
        側頭葉てんかん
        前頭葉てんかん
        頭頂葉てんかん
        後頭葉てんかん
    1.3 潜因性
2. 全般てんかんおよび症候群
    2.1 特発性(年齢に関連して発病する、年齢順に記載)
        良性家族性新生児けいれん
        良性新生児けいれん
        乳児良性ミオクロニーてんかん
        小児欠伸てんかん(ピクノレプシー)
        若年欠伸てんかん
        若年ミオクロニーてんかん(衝撃小発作)
        覚醒時大発作てんかん
        上記以外の特発性全般てんかん
        特異な発作誘発様態をもつてんかん
    2.2 潜因性あるいは症候群(年齢順)
        West症候群(infantile spasms、電撃・点頭・礼拝けいれん)
        Lennox-Gastaut症候群
        ミオクロニー失立発作てんかん
        ミオクロニー欠伸てんかん
    2.3 症候性
        2.3.1 非特異病因
            早期ミオクロニー脳症
            Suppression-burstを伴う早期乳児てんかん性脳症
            上記以外の症候性全般てんかん
        2.3.2 特異症候群
3. 焦点性か全般性か決定できないてんかんおよび症候群
    3.1 全般発作と焦点発作を併有するてんかん
        新生児発作
        乳児重症ミオクロニーてんかん
        徐波睡眠時に持続性棘徐波を示すてんかん
        獲得性てんかん性失語症(Landau-Kleffner症候群)
        上記以外は未決定てんかん
    3.2 明確な全般性あるいは焦点性のいずれの特徴も欠くてんかん
4. 特殊症候群
    4.1 状況関連性発作(機会発作)
        熱性けいれん
        孤発発作、あるいは孤発のてんかん重延状態
        アルコール、薬物、子癇、非ケトン性高グリシン血症などによる急性の代謝障害や急性中毒の際にみられる発作

(文献1)より改変して引用)

表 2. 代表的なてんかんと病像

1. 中心・側頭部に棘波をもつ良性小児てんかん（BECCT）
    6歳、就眠中、全身けいれんを起こしていることに気づかれた。以前から寝入りばなに片側の口角や上下肢がピクつくことが時々あった。
    →脳波検査で中心部・側頭部に spike & slow wave をしばしば認めた。外来で経過観察中、就眠中に全身けいれんをしばしば認めたため、カルバマゼピンの内服を開始したところ良好にコントロールされた。3年間内服後、脳波所見の異常は持続したが、カルバマゼピンは中止した。その後発作の再発は認めていない。

2. 点頭てんかん（West 症候群）
    生後8カ月、数日前から急に10秒ほど首を前屈させ、上肢を伸展する動作が出現するようになった。この動作を1分間隔くらいで10回ほど続けて繰り返すようになり、これが1日数回認められる。表情が乏しくなり、ハイハイをしなくなった。
    →脳波検査で高振幅の徐波に焦点が定まらない spike が頻発する hypsarrhythmia を認めた。ビタミン B_6 大量内服を開始したが効果乏しく、ACTH 筋注を開始したところ発作は消失し脳波所見は正常化した。

3. 小児欠神てんかん
    7歳女児、この1カ月くらい時々動作が急に停止して10秒くらいボーっとするようになった。次第に頻度が増加し、最近は1日に10回くらい認められるようになってきた。
    →外来で過呼吸をさせたところ、1分くらいしたところで体動が停止しうつろな目つきでボーっとしてしまった。脳波検査で 3 Hz spike & slow wave が持続するてんかん発作をしばしば認めた。バルプロ酸ナトリウムの内服を開始したところ発作は減少・消失した。

表 3. てんかんの鑑別疾患

1. 感染症（髄膜炎、脳炎、脳症など）
2. 機会性けいれん（熱性けいれん・胃腸炎に関連したけいれん）、良性乳児けいれん、shuddering attacks（身震い発作）、生理的な睡眠時ミオクローヌスなど
3. 中枢神経系の先天奇形（大脳形成異常、もやもや病などの脳血管異常）
4. 脳腫瘍などの中枢神経系の悪性・良性新生物
5. 代謝性疾患（中枢神経系変性疾患、先天性代謝疾患）
6. 心疾患（QT 延長症候群などの不整脈）
7. 電解質異常、低血糖
8. その他：薬物・毒物中毒、精神神経疾患、ヒステリーなど

②脳波：乳幼児では眠剤としてトリクロリールシロップ®0.7 ml/kg を処方（フェノバルビタール、ジアゼパムは脳波波形に影響を及ぼしやすい）。1回の検査では異常波がとらえられないこともあるので、検査結果が正常でもてんかんが疑わしい場合は期間（2週～6カ月）をあけて再検査する。また、小児欠神てんかんなど過呼吸で発作が誘発されるものが疑われる場合は、過呼吸負荷試験をしっかりと行うよう指示する（発作が出現したら過呼吸負荷は中止する）。
③CT、MRI。
④心電図（QT 延長症候群など不整脈の除外）
⑤末梢血細胞数、生化学一般、血液ガス。代謝性疾患や染色体異常症が疑われるような場合は、乳酸・ピルビン酸濃度、血清アミノ酸分析や染色体。髄液検査。

VI・てんかんの治療

　てんかんのタイプにより適切な薬剤を選択して抗てんかん薬の内服を開始し、外来で定期的に薬剤血中濃度と副作用のチェック・脳波検査など（安定期は6カ月に1回）を行う。抗てんかん薬は単剤（1種類）投与が原則。断薬の基準は施設間で異なるが、当院では原則として4〜5年間発作の再発がなく、最後の2年間脳波が正常であった場合に、抗てんかん薬を漸減中止している。その後、脳波は2年間追跡している。コントロールが困難なてんかん症候群では、脳神経外科的手術やケトン食などの特殊療法が必要な場合もある。

VII・すぐできる治療

　症状が持続し、てんかん発作の重積状態となっていることもある。重度の呼吸障害など生命に危険がある場合は気管内挿管を行い、点滴ルートを確保し、けいれんがある場合は抗けいれん薬を投与し（「けいれん」82頁参照）、意識障害がある場合は原因を検索しながら経過を観察する（「意識障害」87頁参照）。

　てんかんのため投薬を受けている患児が発作を起こして受診した場合は、通常の発作と同様かどうか保護者に確認し、このまま発作が自然停止するのを待てばよいかどうか、さらに詳しい検査が必要かどうかを判断する。ふらつき・眠気が主訴で、眼振がある場合は抗てんかん薬の中毒が疑われる。怠薬の鑑別を含め、必ず内服薬剤の血中濃度を提出する。

　多くはてんかんを疑わせる症状が過去にあったという主訴で受診し、日常の外来で実際の症状を呈することはほとんどないので、問診を詳細に行ったうえで、脳波などの検査を施行し小児神経専門医の外来に受診させる。

> **専門医へのコンサルトの時期**
>
> 　けいれんや意識障害などの発作症状が遷延し、集中治療を要する場合。また、てんかんを疑わせる症状が消失している場合でも小児神経専門医を受診するよう勧め、必要であれば紹介状を書く。

■ 初診時に注意すること

1. 安直にてんかんと判断せず、疑わしい鑑別疾患（特に中枢神経系感染症）は必ず除外する。
2. 初回の小児のけいれんは経過観察とすることが多いが、念のため日常生活で注意すべき点（水泳は必ず監視下で、木登り・ジャングルジムは控える。入浴中はバスタブを使わず、戸を開ける・保護者同伴・シャワーで、など）を指導する。

【参考文献】
1) 清野昌一, 大田原俊輔（編）：てんかん症候群. 医学書院, 東京, 1998.

② 機会性けいれん（熱性けいれん、胃腸炎に関連したけいれん）と良性乳児けいれん

はじめに

　機会性けいれんとは、なんらかの特殊な状況下でのみ発症するけいれんのことで、小児科領域では、①熱性けいれん、②胃腸炎に関連したけいれん、の2つである。また、良性乳児けいれんは主に3歳以下の乳児にみられる明らかな基礎疾患を伴わないけいれんである。いずれも重篤な後遺症を残すことの少ない、予後良好なけいれんである。症状の出現する年齢や家族歴などに特徴があり、中枢神経系の未熟性との関連あるいはなんらかの遺伝学的な原因が考えられている。臨床的特徴をよく理解し、ほかのけいれん性疾患を除外して診断する。

I・熱性けいれん

　熱性けいれんの概要と治療方針、予後などについては、熱性けいれん懇話会が1996年にまとめた「熱性けいれんの指導ガイドライン」[1]が頻用される。本稿ではこのガイドラインに準拠して熱性けいれんについて記述する。これによれば、「通常、38℃以上の発熱に伴って乳幼児に生ずる発作性疾患（けいれん、非けいれん性発作を含む）で、中枢神経感染症、代謝異常、そのほか明らかな発作の原因疾患（異常）のないもの」と定義されている。特徴として、

①生後6カ月～6歳の乳幼児
②多くは発熱直後～2日目までに発症
③多くは2～3分間程度の短いもので、長くとも5分程度の短い左右対称性全身性強直間代性けいれん
④同胞、両親に熱性けいれんの既往を認めることが多い
⑤神経学的予後は基本的に良好で、重篤な後遺症を残すことは少ない

などが挙げられる。わが国では有病率は7～8%（欧米よりやや多い）とする報告が多く、熱性けいれんを発症した者の50～70%は1回のみ、30%は2回、そして3回以上繰り返すものは9%程度とされている。学童期に入ると出現頻度は激減する。同胞に熱性けいれんを発症する危険率は、両親とも既往がある場合は40～80%、片親のみ既往がある場合は20～30%、両親とも既往がない場合は20%とされている。

　熱性けいれんのうち、①15分以上のけいれんの持続、②24時間以内の再発、③焦点性発作（部分発作）、のいずれかが認められるものを複合型熱性けいれん、それ以外のものを単純型熱性けいれんと呼ぶこともある（1996年のガイドラインでは単純型・複合型の区分はなされていない）。

1．検査

　成長発達歴、身体所見、神経学的所見、髄液、血液生化学検査に明らかな異常を認めない。脳波異常は比較的多く認められるとされるが、このことは必ずしも抗てんかん薬投与の適応にはならない（後記）。

2．診断・治療

　経過、けいれんの様式、身体所見などから熱性けいれんと診断する。ほかの疾患が疑わしい場合は脳波・CT・血液検査、腰椎穿刺などの各種検査を行い、除外する。鑑別すべき重要な疾患は中枢神

経感染症であるが、腰椎穿刺の適応は、1996年のAmerican Academy of Pediatricsのガイドライン[2]では、初回の単純型熱性けいれんの場合、①1歳以下では強く考慮する、②1歳～1歳6カ月までは考慮する、③1歳6カ月以上の児では項部硬直など臨床的に髄膜炎が疑われる場合は考慮すべきである、とされている。また、通常は血液検査（血清電解質、Mg、Ca、リン、血糖）、脳波、CT・MRIはルーチンとして行う意義はない、とされている。

受診時、既にけいれんが停止している熱性けいれんの場合、ジアゼパム坐剤（ダイアップ®）を挿肛（0.4～0.5 mg/kg/回）、その8時間後にもう一度同量のジアゼパム坐剤を挿肛するように指導することが多い（しかし、熱性けいれん発症者の半数以上が生涯に1回のみであること、後遺症を残すことが少ないことを考えると、初回の単純型熱性けいれん後のジアゼパム投与は必要があるかどうか疑問である）。保護者の不安が強い場合は初回投与から24時間後に3回目のジアゼパム投与を行うこともある。副作用としてふらつきや多動が認められることがあるので、転倒などに注意するよう指導する。

非典型的な熱性けいれんの場合、例えばけいれんが長時間続いたり、意識障害が遷延する場合や部分発作、24時間以内に発作を繰り返した場合、などは必要に応じて入院・経過観察する。けいれん重積状態となっている場合は抗けいれん薬を静注し、鎮痙を試みる（「けいれん（けいれん重積の治療手順）」82頁参照）。

熱性けいれんの再発予防策として、一般的に、
①15～20分以上遷延する発作が1回以上
②Ep因子（後記）のうち2因子以上が陽性で、過去に発作を2回以上経験している場合
③短時間で発作が頻発する場合（例えば、半日で2回、半年で3回、1年で4回以上など）
のいずれかに当てはまる場合は、熱性けいれんの再発予防のため発熱時にジアゼパム坐剤間欠投与（0.5 mg/kg/回）を行うことが望ましいとされている（2年間。再発率を約1/3にするとされる）。当院では37.5℃の発熱が認められたら初回を、その8時間後にまだ発熱が認められた場合は再度使用するよう指導する。高年齢で坐剤が使用しづらい場合は、ジアゼパムを経口投与することもある（最大量10 mg/回）。また、ジアゼパム坐剤の代わりに抱水クロラール坐剤（エスクレ坐剤®、3歳未満250 mg/回、3歳以上500 mg/回）を使用することもある。

抗けいれん薬の連日持続内服が望ましいものは、
①低熱性（37℃台）発作を2回以上起こした場合
②15～20分以上の遷延性の発作の既往があり、かつ発作発現前の発熱に気づかずジアゼパム投与のタイミングを逃す可能性がある場合
③15～20分以上の遷延性の発作の既往があり、発熱時のジアゼパム予防投与を行ったにもかかわらず同じ遷延性の発作を起こした場合
のいずれかに当てはまる場合とされている。フェノバルビタールナトリウム（フェノバール®）あるいはバルプロ酸ナトリウム（デパケン®）を1～2年間投与する。この場合、副作用の定期的チェックと薬物血中濃度のモニターを必ず行う。脳波異常が存在しても、必ずしも抗てんかん薬の投与適応とはならない（脳波検査は熱性けいれんの再発やてんかん発症のいずれの推定にも参考とはならないとする見解が多い。また、有熱時のみに起こるけいれんはいつ発症するかおおよその予想がつく機会性けいれんである。したがって、無熱時にけいれんなどの問題を起こさない限りは連日投薬の必要性の根

拠に乏しいからである。脳波異常が存在する場合は、無熱時にけいれんや意識消失発作を起こす可能性があることは説明し、てんかんに準じた日常生活上の注意を指導して脳波を定期的に検査する)。

　解熱剤の使用により一過性に解熱した後、体温が上昇することで熱性けいれんが誘発されるとの意見がある。解熱剤は発熱の原因疾患を治療するものではないので、患者に活気があり、水分摂取が良好である場合は使用する必要はないものと思われる。しかし、発熱のため機嫌が非常に悪く、水分摂取が不良となり、全身状態の改善の一助として解熱剤が有用であると考えられる場合は使用可としている。この際、熱性けいれんの既往がある小児はジアゼパム坐剤の間欠投与を受けているべきである（解熱剤は15分以上間隔をあけて投与）。

　神経学的・発達予後は良好で、重篤な後遺症を残すことはほとんどない。熱性けいれんの再発に関しては、Fs因子（熱性けいれん再発に関する要注意因子）として
　①1歳未満の熱性けいれん発症
　②両親または片親の熱性けいれん発症
が挙げられており、いずれも熱性けいれんの再発率は50%とされている。
　熱性けいれんの患者のうち、将来てんかんを発症する率は、熱性けいれん全体を平均すると、
　　　5～7歳まで　　　2～3%
　　　10歳まで　　　　4.5%
　　　25歳まで　　　　7%
とされている。てんかん発症に関しては、Ep因子（てんかん発症に関する要注意因子）として、
　①熱性けいれん発症前の明らかな神経学的異常・発達遅滞の存在
　②非定型発作（部分発作、発作の持続が15～20分以上、24時間以内の繰り返し、のいずれか：いわゆる複合型熱性けいれん）
　③両親・同胞にてんかんの家族歴がある
が挙げられており、これらが陽性の場合、7歳までにてんかんを発症する確率は以下のとおりとされている。
　　　Ep因子なし（熱性けいれんの60%）　　　1%
　　　1因子陽性（熱性けいれんの34%）　　　 2%
　　　2～3因子陽性（熱性けいれんの6%）　　10%

■ 初診時に注意すること

1. いずれも各種検査所見で明らかな異常が認められない、また発熱・胃腸炎といった特殊な条件下でのみ発症するけいれんでは、除外診断が原則である。したがって、安直に機会性けいれんや良性乳児けいれんと判断せず、他の疑わしい疾患を除外する。
2. 通常けいれん停止直後は意識レベルが低下する。この一過性の意識レベル低下以外に意識障害が存在する場合・疑われる場合は、注意深く抗けいれん薬を投与する（抗けいれん薬の多くは眠気をきたすので、脳症などの意識障害をきたす疾患を見逃す恐れがある）。

II・胃腸炎に関連したけいれん

3歳以下の乳幼児に発症する、胃腸炎に伴って出現するけいれんである。胃腸炎症状はウイルス性で軽症のことが多く、重篤な脱水や電解質異常を伴わない。多くは消化器症状が出現してから5日以内に、持続2〜3分の短い全身性強直間代性けいれんが群発する（1日に数回程度）。神経学的な予後は良好で、再発は少ない。胃腸炎ウイルスの中枢神経系侵入によるとする報告もあるが、発症機序は未解明である。

1．検査

成長発達歴、身体所見、神経学的所見、髄液、血液生化学検査に異常なし。電解質異常や脱水はあっても軽度である。脳波所見は部分起始の二次性全般化となることが多いが、発作間欠期脳波には異常を認めない。便培養で半数の症例でロタウイルス、SRSV（Norwalk-like virus）、アデノウイルスが分離される。髄液からウイルスが分離されることもある。

2．診断・治療・予後

けいれんは2〜3分以下の短いものが多く、胃腸炎症状の改善とともに消失するので、必ずしもコントロールせず経過観察でよいものと考えられるが、けいれんが頻発する場合や保護者の不安が強い場合には抗けいれん薬を使用して鎮痙を試みる（86頁参照。ジアゼパム、ミダゾラムでは十分にコントロールできないことがしばしば。自験的にはフェニトインの静注が有効であることが多い）。疑わしい他の疾患を脳波、CT、血液髄液などの各種検査で除外し、経過と合わせて診断する。食事・輸液療法、止痢剤の投与を行い、胃腸炎症状の改善に努める。けいれんが再発することは稀である。退院後は外来で経過を観察する。

III・良性乳児けいれん

1．良性乳児けいれんとは

3歳以下の乳幼児（1歳以下が多い）に発症する神経学的予後が良好なけいれんである。特に誘因なく、発達正常の乳児に持続2〜3分の短い全身性強直間代性けいれんが群発する（1日に数回〜10回以上。自験的には呼吸抑制発作の形をとることがある）。家族歴がしばしば認められ、常染色体優性遺伝形式をとるものが報告されている。

2．検査

成長発達歴、身体所見、神経学的所見、髄液、血液生化学検査に異常なし。発作時の脳波所見は部分起始で二次性全般化となることが多いが、発作間欠期脳波には異常を認めない。

3．診断・治療・予後

通常は数日の経過でけいれんは消失するが、けいれん頻発期には抗けいれん薬を使用して鎮痙を試みる（ジアゼパム、ミダゾラムでは十分にコントロールできないことがしばしば。自験的にはトリクロリールシロップ®あるいは抱水クロラール坐剤が有効であることが多い）。脳波、CT、血液髄液などの各種検査を行いてんかんや中枢神経系感染症などの疑わしい他の疾患を除外し、経過と合わせ診断する。けいれんが消失しても、期間をあけて再発することが多いので、2年間を目安に抗てんかん

薬(カルバマゼピン、バルプロ酸ナトリウム)を投与する。投薬によりけいれんは良好にコントロールされる。退院後は外来で経過を観察する。

専門医へのコンサルトの時期
1. けいれん重積状態で全身管理が必要な場合。
2. 他の重篤なけいれん性疾患(代謝性疾患や中枢神経系感染症など)が否定できず、全身管理が必要と思われる場合。特に1歳以下の場合や、遷延性の意識障害を伴う場合。

(後藤知英、詫間由一)

【参考文献】
1) 福山幸夫, ほか:熱性けいれんの指導ガイドライン. 小児科臨床 49:207-215, 1996.
2) American Academy of Pediatrics. Practice parameter:the neurodiagnostic evaluation of the child with a first simple febrile seizure. Pediarics 97(5):769-772, 1996.
3) 本郷和久, ほか:けいれん性疾患の診断;治療と予防 良性乳児けいれん. 小児内科 31:551-559, 1999.
4) 小林正明, ほか:けいれん性疾患の診断;治療と予防 ウイルス性胃腸炎に伴うけいれん. 小児内科 31:556-559, 1999.

③ 脳性麻痺

はじめに

脳性麻痺(cerebral palsy;CP)については、小児科医でも時に概念の誤解がみられるので注意されたい。また、早期診断と管理上の問題を述べる。

I・疾患の概要

1. 「受胎から新生児(生後4週間以内)までの間に生じた脳の非進行性病変に基づく、永続的な、しかし変化しうる運動および姿勢の異常である。その症状は満2歳までに発現する。進行性疾患や一過性運動障害、または将来正常化するであろうと思われる運動発達遅延は除外する」、と定義されている。平易に言い換えると、知能上の問題はないが手足を動かす脳からの神経伝導路に問題があり、身体の自由が効かなくなった状態ということになる。但し、多くは脳神経細胞の障害も合併するため、実際にはCPの2/3は精神発達遅滞も伴う。代謝異常症などの進行性疾患はCPには含まれない。
2. 発症時期として、出生前(先天性ウイルス感染など)、周産期(低酸素性脳症など)、出生後(中枢神経系感染症など)に分けられる。
3. 完成された病型は次の特徴をもつ。

①痙直型(spastic type):過緊張で、他動的に関節を曲げると最初は抵抗があるが、途中から急に抵抗がなくなる。関節の変形や拘縮をきたしやすい。強剛(屈伸両方向で最後まで抵抗を示す)と混合していることも多い。

②アテトーゼ型:ジストニア(持続の長い異常筋収縮により、捻転した異常姿勢を保つ)や、アテトーゼ(四肢、軀幹に生じる異常運動で、無目的でバラバラなゆっくりした動きをする)を示す。

II・診断のポイント

❶ 重症例
例えば、①重症仮死、けいれん群発、モロー反射欠如、全身筋トーヌス欠如→②3日後にようやくけいれんをコントロール→③10日頃から筋緊張亢進、四肢硬直、手は硬く握りしめ、下肢は伸展交叉、というような経過をとる。早期から過緊張が始まり、診断は容易。

❷ 中等症例
このグループは、新生児期に筋緊張低下、自発運動減少、原始反射減弱、啼泣微弱などの急性期症状を示しても、1～2週で正常児と区別しにくくなる。再び正常グループと解離した特徴を示すのは生後4カ月以降になる場合が多い。実践的診断として、次のような場合にリスクありと考える。

ⅰ) 発達のmile stoneの遅れ：あやし笑い4カ月、頸定6カ月、寝返り8カ月、お座り10カ月、ハイハイ10カ月。それぞれの月齢で認められなければ遅れと判断する。

ⅱ) 原始反射：モロー反射、非対称性緊張性頸反射(顔が向いた方の手足を伸展、反対側を屈曲。弓を引いた姿勢)が、3カ月過ぎても消失しない。手の把握反射が6カ月、足の把握反射が12カ月を過ぎても消失しない。また、手の把握反射が亢進し、足の把握反射が減弱している場合は痙直型CPのリスク、逆の場合はアテトーゼ型CPのリスクがある。

ⅲ) 知的発達の目安：顔布テストで6カ月で手を使って取らない、視性瞬目(オモチャを見つめさせ急に近づけたときに瞬目する反射)が7カ月で認められない、パラシュート反射が10カ月過ぎても認められない、は知的異常を疑う。

❸ 軽症例
乳児期後半に、歩行異常を主訴に受診することが多く、尖足が目立ち、腱反射が亢進している。先天性の尖足歩行を特徴とするidiopathic toe walking(walker)が鑑別疾患となる。また片側の上肢の不全麻痺で、そちらを使わないという訴えも多い。

❹ 画像上
画像上は、脳室周囲白質軟化症(periventricular leukomalacia；PVL)が代表的(図1)で、痙直型CPになる。重症新生児仮死では基底核や視床に嚢胞状病変がみられることもあり、主にアテトーゼ型CPとなる。

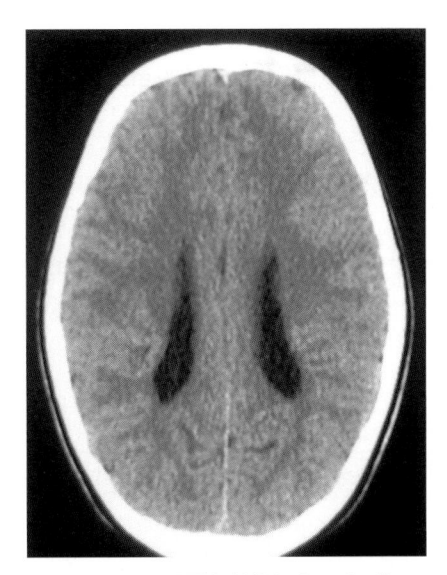

図1. 脳室周囲白質軟化症のCT像
側脳室周囲の白室の容量減少、側脳室壁の不整を認める。

III・治療のポイント

1. 専門スタッフによる理学療法(PT)、作業療法(OT)、言語療法(ST)のリハビリテーションが治療の中心。
2. てんかん合併時は、抗てんかん薬でコントロールするが、発作消失あるいはQOLがよい状態を目標とする。
3. 筋緊張に対しては、ジアゼパム(セルシン®)0.2～0.5 mg/kg/日(最大15 mg/日、小量から開始、有効性は最も高いが分泌物が増加する)、ダントロレンナトリウム(ダントリウム®)1～2 mg/

kg/日、フェノバルビタール(フェノバール®)4～5 mg/kg/日などを内服させる。
4. 食事中にむせる、食後の喘鳴、食事摂取時の顔色不良、気管支肺炎の反復、胸部CTの下葉の固定した異常では、誤嚥を考える。CP児では誤嚥をしてもむせないこと(silent aspiration)もかなりある。誤嚥がある場合、摂食は、上体を後傾させ首はやや前屈させた姿勢で行う。液体にはトロミをつける。
5. 就寝時の咳発作や出血、原因不明の突然の不快発声・過緊張・喘鳴を認めるときは、胃食道逆流(gastroesophageal reflux；GER)を疑う。GER時は、①上体挙上腹臥位、②シメチジン(タガメット®)を12～15 mg/kg/日、ファモチジン(ガスター®)を0.75～0.8 mg/kg/日から開始、③胃カテーテルからの少量頻回または、持続注入、④空腸カテーテル(EDチューブ)からの栄養、の順に治療する。

4 急性脳炎/脳症・Reye症候群

はじめに
　急性脳炎/脳症では短時間で死に至る重症例があり、三次医療機関に転送するタイミングを逃さないようにする。

I・疾患の概要

1. 脳炎とは脳実質に炎症が存在する病態をいう。脳症は病理学的に炎症所見を欠く場合をいうが、実質的には除外診断で原因が明らかでない(ウイルスが特定されないなど)ものになる。重症脳炎では、全身性炎症反応症候群(systemic inflammatory response syndrome；SIRS)が重症化の原因となり、むしろ脳症といった方がいいかも知れない。小児で重要な、原因ウイルスを表4に示す。

表4. 小児の脳炎/脳症の主な原因ウイルス

原因ウイルス	主な特徴
・単純ヘルペス	・側頭葉内側下面、前頭葉眼窩回などの病巣が特徴的(図2)。臨床経過は他の脳炎と違いはない。新生児の脳炎では最も頻度が高い
・インフルエンザ	・Reye症候群、急性壊死性脳症の原因ウイルスとして重要。またけいれん重積や、意識混濁(うわごとを言う)などの軽症例も流行期にしばしば経験される
・麻疹、風疹	・発熱の経過中に意識低下が目立ち、診断がつくことが多い。麻疹は重症死亡例があるが、風疹の生命予後は良好
・水痘	・小脳炎または急性小脳失調が特徴的
・アデノおよび他のエンテロウイルス	・アデノウイルスでは重症脳炎もみられる。ほかのエンテロウイルスは限局性脳炎や、稀に脊髄炎の原因ともなる
・ロタ、HHV 6	・急性小児片麻痺症候群の原因ともなる
・日本脳炎	・現在は小児例の報告は極めて稀。予後不良の脳炎で、病理学的には大脳基底核、黒質の病変を特徴とする
・他、EBウイルス、サイトメガロウイルス	

表5. Reye 症候群、急性壊死性脳症の診断基準

1. Reye 症候群
   1) 急性非炎症性脳症で生検または剖検肝の微細脂肪変性、または血清 AST、ALT またはアンモニアが正常値の3倍以上
   2) 髄液細胞数が≦8/mm³
   3) 脳症状や肝障害を説明できる他の成因がない

2. 急性壊死性脳症
   1) 発熱を伴うウイルス性疾患に続発した急性脳症:意識レベルの急速な低下、けいれん
   2) 髄液:細胞増多ないし、蛋白しばしば上昇
   3) 頭部 CT、MRI による両側対称性、多発性脳病変の証明:両側視床病変。しばしば大脳側脳室周囲白質、内包、被殻、上部脳幹被蓋、小脳髄質にも病変あり。他の脳領域に病変なし
   4) 血清トランスアミナーゼの上昇(程度はさまざま)。血中アンモニアの上昇なし
   5) 類似疾患の除外
      A. 臨床的見地からの鑑別診断:重症の細菌・ウイルス感染症、劇症肝炎。中毒性ショック、溶血性尿毒症症候群などの毒素に起因する疾患。Reye 症候群、hemorrhagic shock and encephalopathy 症候群、熱中症
      B. 放射線学的(病理学的)見地からの鑑別診断:Leigh 脳症などのミトコンドリア異常症。グルタール酸血症、メチルマロン酸血症、乳児両側線条体壊死。Wernicke 脳症、一酸化炭素中毒。急性散在性脳脊髄炎、急性出血性白質脳炎などの脳炎、脳血管炎。動脈性・静脈性の梗塞、低酸素症・頭部外傷の影響

2. Reye 症候群(表5)は、肝細胞の特徴的脂肪変性、肝機能障害、高アンモニア血症、低血糖などを特徴とする生命予後不良の急性脳症。インフルエンザ・水痘罹患時のアスピリン内服は、発症のリスクとなる。ミトコンドリアの障害が基本的病態と考えられている。
3. 急性壊死性脳症(表5)は、視床〜大脳基底核を中心とする頭部 CT 上の低吸収領域が特徴で、生命予後不良。この所見は、時に側脳室周囲白質、小脳歯状核周囲、上部脳幹被蓋に及び、正常解剖の構造物と無関係で、境界が明瞭。インフルエンザとの関連が強く、ほかにコクサッキー、単純ヘルペス、麻疹、ロタなどの報告がある。

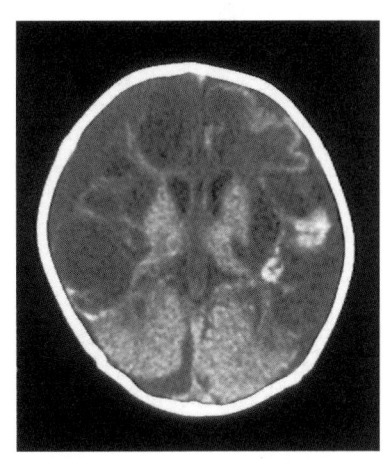

図2. ヘルペス脳炎の MRI 像
前頭葉〜側頭葉に病巣を認める。

II・診断のポイント

1. 髄液細胞数軽度〜中等度増多・蛋白軽度増加が認められるが、SIRS が主体の脳症ではこの所見を欠くこともある。数時間で高度脳浮腫に移行する重症例もあり、その場合、髄液穿刺は脳嵌頓ヘルニアを誘発し致死的となる。髄液穿刺の前に、必ず頭部 CT で脳浮腫の程度を確認する。脳波は高振幅徐波が特徴。PCR で髄液からのウイルス検出は早期診断に役立つが、インフルエンザ脳炎では検出されないことが多い。
2. 重症脳炎発症時に最も多いのは、発熱、けいれん、その後に意識消失遷延というパターンである。外来で熱性けいれんが疑われるが、意識の回復に疑問が残る場合は入院させるか、帰宅後"話しかけにちゃんと反応するか"、親に十分観察してもらうようにする。
3. 限局性脳炎では、意識障害が徐々に出現することもある。この場合は、行動異常、2日後に発語

低下、情緒不安定、5日後に会話不能、終日臥床などの経過をとる。稀に舞踏病などの不随意運動を認めることもある。
4. 脳炎重症化、特にインフルエンザ脳炎（症）ではSIRSの病態が働き、検査所見ではミトコンドリア障害によるAST/LDH/CKの上昇、DICによる血小板減少などがみられる。意識障害が強い場合は初回の血液検査に異常がなくても、3～4時間後に再検する。Japan coma scale 200（刺激をしても覚醒しないが、痛み刺激で少し手足を動かしたり、顔をしかめる）以上の意識障害や、これらの検査所見に異常を認める場合は、直ちに三次医療機関に転送する必要がある。

III・治療のポイント（表6）

1. 原因ウイルスが早期に特定された場合以外は、髄液PCRで単純ヘルペスが否定されるまでアシクロビル（ゾビラックス®）を投与する。
2. 軽症脳炎では、グリセオールによる脳圧降下などの対症療法を中心とする。
3. 意識障害が強く、AST/LDH/CKの上昇を認める場合、三次医療機関では抗SIRS療法が行われる。確立した方法はないが、参考に表6に示す。

表6. 脳炎の治療

1. 抗ウイルス薬
   ①単純ヘルペスでは、アシクロビル（ゾビラックス®）30～45 mg/kg/日を分3で1時間かけ点滴静注。最低2週間
   ②インフルエンザでは、塩酸アマンタジン（シンメトレル®）を4～5 mg/kg/日 分2、最大100 mg/日まで、またはリン酸オセルタミビル（タミフル®）4 mg/kg/日 分2、最大150 mg/日までを、経鼻胃カテーテルから投与
2. 脳圧降下
   ①グリセオール、またはマンニトール0.5～1 g/kg/回を1時間で点滴静注。1日3～4回。Reye症候群では、グリセオールは肝で代謝されるため禁忌。マンニトールは腎障害を起こす場合がある
   ②水分を維持量の60%程度にしぼる。低体温療法を行うような重症例では、脳循環を保つために維持量で輸液する
   ③人工呼吸器による調節呼吸はPCO_2を正常範囲内に保つ（過換気による脳圧降下法は、脳虚血を助長する可能性があり避ける）
3. けいれん対策
   ①ミダゾラム（ドルミカム®）0.15～0.3 mg/kg/hrを持続点滴静注
   ②チオペンタール（ラボナール®）1～5 mg/kg/hrを持続点滴静注。脳神経細胞のエネルギー産生もブロックするため、けいれん抑制困難な場合に急性期のみ使用する
4. 抗SIRS療法
   ①Japan coma scale 200以上の持続 and/or AST/LDH/CKの上昇があれば開始
   ②軽度低体温療法：専用のブランケットを使用し、体温を34～35℃に維持。最低4日間行う。その後0.5℃/日程度で復温
   ③メチルプレドニゾロン・パルス療法：コハク酸メチルプレドニゾロンナトリウム（ソル・メドロール®）30 mg/kg（最大1,000 mg）を2～3時間で点滴静注。効果があれば3日間行う
   ④血漿交換：3日間を1クールとして行う

■ 初診時に注意すること

・髄液穿刺は必ず頭部CTを行い、高度の脳浮腫がないことを確認後に行う（重症例では数時間で高度脳浮腫に移行する）。

■ 専門医へのコンサルトの時期

脳炎を疑わせる発熱と意識障害があり、Japan coma scale 200 以上が持続したり、AST/LDH/CK の上昇を認める場合は三次医療機関に転送する。

5 脊髄炎

はじめに

横断性脊髄炎、ポリオおよびポリオ様麻痺、Hopkins 症候群を概説する。ポリオは現在日本での発生はないが、輸入感染症として発症する可能性がある。

I・疾患の概要

1. 横断性脊髄炎

脊髄が横断性に、多くは急性に障害される疾患で、ウイルスなどの直接浸潤や、感染後の免疫異常が発症機序となる。後者は別項の急性散在性脳脊髄炎（acute disseminated encephalomyelitis；ADEM）と同様の機序で、ADEM に本症が合併することもある。また自己免疫疾患にも稀に合併する（表 7）。臨床上は、障害レベル以下の対麻痺、知覚障害、膀胱直腸障害が急速に生じる。

2. ポリオおよびポリオ様麻痺

脊髄前角細胞に親和性をもつウイルスにより引き起こされる弛緩性運動麻痺。原因はピコルナウイルス科に属するポリオウイルスが代表的。ポリオは、大部分は不顕性感染や感冒症状で終わるが、0.1〜0.5％で麻痺型となり、四肢の永続的麻痺と罹患部の萎縮を起こす。エンテロウイルスもポリオ様麻痺を起こすが、麻痺は永続的とは限らない（表 7）。

3. Hopkins 症候群

喘息発作に引き続き、ポリオ様弛緩性麻痺を起こす疾患。原因不明だが、喘息の免疫低下状態での

表 7. 横断性脊髄炎、ポリオ様麻痺の原因因子

疾　患	原因因子
横断性脊髄炎	①感染因子：帯状疱疹ウイルス、単純ヘルペスウイルス 1、2 型、HHV-6、エコーウイルス（2、5、6、18、19、25 型）、コクサッキーウイルス（A 7/9、B 1/3/4/6 型）、EB ウイルス、サイトメガロウイルス、マイコプラズマ、トキソプラズマ （そのほか稀に、風疹ウイルス、ムンプスウイルス、インフルエンザ A ウイルス、HIV、HTLV-1、A/B 型肝炎ウイルス、エルシニア、オウム病、マイコバクテリア） ②ワクチン接種後：コレラ、腸チフス、ポリオ、破傷風、狂犬病、風疹、百日咳 ③自己免疫疾患：全身性エリテマトーデス（SLE）、抗リン脂質抗体症候群、シェーグレン症候群
ポリオ様麻痺	①感染因子：エコーウイルス（1、2、4、6、7、9、11、13、14、16、18、30、31 型）、コクサッキーウイルス（A 7/9、B 2、3、4、5 型）、エンテロウイルス 70、71 型

ウイルス感染などが考えられている。また成人アトピー患者では、主に後索が障害され四肢遠位部の異常感覚を呈する atopic myelitis も報告されている。脊髄 MRI で T2 強調画像の高信号域を時に認める。Hopkins 症候群の麻痺は永続的で、atopic myelitis も回復に乏しい。

II・診断のポイント

1. 横断性脊髄炎

1. 半数は原因不明であるが、残りは先行感染やワクチン接種後 7〜10 日頃に数時間〜数日の早い経過で、障害レベル以下の弛緩性麻痺、全知覚障害を起こす。膀胱直腸障害を伴い、深部腱反射は消失する。不完全横断では、数日以後から一部知覚は回復し、また腱反射の再出現や、時に亢進をみる。完全横断では、徐々に痙性対麻痺に移行する。
2. 髄液細胞数や蛋白の増加がみられるが、疾患特異性はない。脊髄 MRI では、広範囲の脊髄腫大、T2 強調での高信号域を認めることが多い。脳 MRI 上の異常も存在すれば、ADEM あるいは多発性硬化症（multiple sclerosis；MS）の診断になる。

2. ポリオ、ポリオ様麻痺、Hopkins 症候群

鑑別を表 8 に示す。ポリオ、ポリオ様麻痺では発熱、感冒症状、しばしば消化器症状があり、数日の有熱期間中に麻痺を発症する。脳髄膜炎症状にマスクされ解熱後に麻痺に気づかれることもある。Hopkins 症候群では軽〜重度喘息発作後、平均 6 日で発症する。いずれも急性発症の運動麻痺で左右非対称であることが多く、罹患部は経過とともに萎縮する。ポリオ様麻痺では他二者と異なり、脊髄前角以外にも病変が広がるため、錐体路症状、感覚障害、膀胱直腸障害も伴い得る。病変が大きいと横断性脊髄炎の形をとる。

表 8. ポリオ、ポリオ様麻痺、Hopkins 症候群の鑑別

	ポリオ	ポリオ様麻痺	Hopkins 症候群
発症時期	有熱時	有熱時	無熱（〜解熱後）
髄膜脳炎症状	+〜-	+〜-	-（〜軽度+）
障害部位	脊髄前角	前角〜白質〜後索	脊髄前角 （〜末梢神経？）
麻痺の性状	弛緩性 （左右非対称性で下肢が 70%）	弛緩性、一部痙性 （左右非対称性が多く、 下肢が大部分）	弛緩性 （単麻痺が多い）
腱反射	低下	低下、亢進混在	低下
感覚障害 膀胱直腸障害 自律神経症状	-	+〜-	-
予後	永続的麻痺 患部の筋萎縮	一過性〜永続的麻痺 永続的な場合は患部の筋萎縮	永続的麻痺 患部の筋萎縮

III・治療のポイント

1. いずれも麻痺に対する治療はなく、患肢のリハビリが中心となる。完全横断性脊髄炎では、気管切開による呼吸管理、膀胱直腸障害の管理など、全身管理が必要となる。
2. 横断性脊髄炎では、ステロイドパルス療法やγグロブリン療法有効例の報告があり試みる。
3. Hopkins症候群ではγグロブリン療法有効例の報告が1例のみある。ステロイドはパルス療法を含め無効。

6 急性小脳失調

はじめに

急性小脳失調は、感染後免疫異常の発症機序が考えられる疾患で、大部分は自然軽快するが一部予後不良例がある。

I・疾患の概要

1. 先行感染症の回復期あるいは予防接種後に、歩行障害、体幹の動揺などの急性の小脳失調症状を示す疾患。多くは6歳以下の小児で発症し、通常は一過性で1～2カ月以内に完全に回復する。
2. 抗Purkinje細胞抗体陽性例や、先行感染後の発症などから、自己免疫機序が有力と思われる。しかし、①脳神経症状を伴う、②回復に乏しい、③再発性、などの非典型例も存在し、いくつかの機序による症候群の可能性もある。病原因子の直接浸潤による小脳炎も、急性小脳失調から明確に区別し難く、広義には急性小脳失調に含める。急性期に発症し、意識障害や髄液細胞数の増加が明らかであれば小脳炎とすべきだと思われる。
3. 先行感染としては、水痘が多い。ほかにEB・ムンプス・コクサッキー・エコー・インフルエンザウイルス、マイコプラズマなどがあり、近年は手足口病(エンテロウイルス71、コクサッキーA16)による集団発生の報告が散見される。

II・診断のポイント

1. 1～6歳の小児が水痘などの回復期に、半日～1日の経過で歩かなくなった、という主訴で受診する。座位では体幹の動揺があり、物を持たせると企図振戦がみられ、筋緊張は低下している。年長児では言語がゆっくりとなり(slurred speech)、幼小児は話をしなくなる。時にnystagmusを認める。
2. 15%以下で、小脳半球、小脳虫部、小脳脚、脳幹に、CTで低吸収域、MRI T1強調で低信号、T2強調で高信号域を認める。同部が萎縮に移行する場合もある。ADEMや脳幹脳炎と区別が難しい症例もある(図3)。
3. 髄液所見は正常であることが多いが、時に軽度の細胞数増加、蛋白上昇を認める。
4. 腱反射はさまざま。

III・治療のポイント

1. 大部分自然軽快するので、頭部画像で脳腫瘍などを除外した後は経過観察とする。

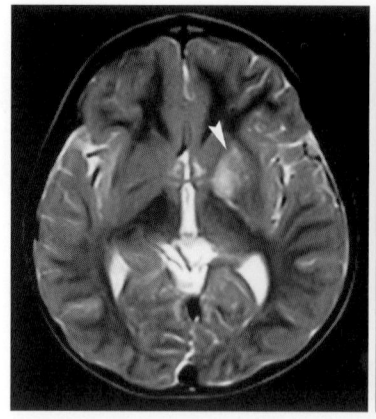

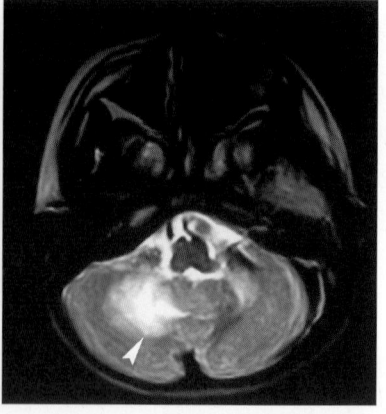

図3. 急性小脳失調が疑われたが、画像上 ADEM と診断した症例の MRI
上気道炎感染後、小脳失調症状を示し、臨床的には急性小脳失調と思われた。MRI で多発性の病巣を認め（矢頭）、ADEM の診断。1 カ月後には小脳失調症状、MRI の所見とも消失し、以後再発を認めていない。

2. 再発例や回復不良例では、プレドニゾロン（プレドニゾロン®）1〜2 mg/kg/日を 1 週間程度内服させるが、治療効果に関する十分なエビデンスはない。

（詫間由一）

⑦ 急性小児片麻痺

はじめに

　急性小児片麻痺とは、広義には急性に発症する小児の片麻痺の総称であるが、狭義には、その中で除外診断を行って原因不明であるものを指す。多くは乳幼児期に突然の片側優位のけいれんや意識障害で発症し、その後、片側性の麻痺を残す。急性期はけいれんや脳浮腫の治療など全身状態の管理を行いつつ発症の原因を検索し、判明したものについては原因疾患の治療を行う。後遺症として麻痺だけでなくてんかんや知能障害を合併することもしばしばある（程度はさまざま）ので、必要に応じ、早期からの積極的なリハビリテーション、定期的な脳波・画像検査、投薬治療を行いフォローアップする。

I・発症の機序

　原因疾患として考えられるものを鑑別疾患として表 9 にまとめた。原因のいかんにかかわらず、虚血・出血・炎症などの病変が大脳の片側に限局して発生することで臨床症状を呈する。過去に提唱された Hemiconvulsion-hemiplegia(-epilepsy) syndrome(H-H あるいは HHE syndrome)、postconvulsive hemiplegia などの病名は、狭義の急性小児片麻痺と同義と思われる。

II・症 状

　突然発症する片側性のけいれん、意識障害、急性期からあるいは急性期の後に片側性の麻痺を残す。原因がはっきりしないものでは、上気道炎、胃腸炎の経過中（発熱を伴っていることが多い）に出現することが多い。

表 9. 急性小児片麻痺の鑑別疾患

脳血管障害	梗塞・塞栓(動脈系だけでなく静脈洞も)、出血、動静脈奇形など
感染症	髄膜炎、脳炎、脳症、特に単純ヘルペスウイルス脳炎に注意。突発性発疹に伴うもの、水痘罹患後に梗塞をきたすことも
心疾患	先天性心疾患、弁膜症、不整脈など
血液凝固疾患	鎌状赤血球症、抗リン脂質抗体症候群など
代謝性疾患	ミトコンドリア脳筋症など
片麻痺性片頭痛	家族性のものがあるので、家族歴の聴取を。前兆の有無、軽く頭をぶつけたなどの外傷の既往
Toddの麻痺	熱性けいれんやてんかん発作のけいれん後にみられる一過性片麻痺
外傷	事故だけでなく、虐待の可能性も考える

■ **すぐにできる治療**

けいれんが続いている場合は静脈ラインを確保し抗けいれん薬を投与(投与前に意識障害が存在したかどうか確認の後)し、意識障害などのため呼吸障害が存在する場合は気管内挿管し気道確保、酸素投与。

III・病歴の取り方

発症前後の経過を詳細に聴取する。けいれん・意識障害・麻痺の有無。発熱・感染症症状の有無。

IV・鑑別診断

表9に記載した。これらの疾患が除外された場合、狭義の急性小児片麻痺となる。

V・診察・検査

考えられる原因疾患は多いので、ルーチンの検査(末梢血細胞液、一般生化学、各種培養、心電図、検尿など)に加え各種検査を行い、原因疾患を検索する。CT・MRI・MRA(出血・梗塞・塞栓・脳血管奇形などの有無。脳浮腫・脳虚血などの程度の評価。患側は急性期を過ぎると萎縮することが多い)。髄液検査(細胞数、培養検査、特に単純ヘルペスウイルス脳炎を疑いPCRによるウイルスDNA定量)。脳波検査(脳炎・脳症、てんかん)。梗塞が認められた場合は凝固線溶系の検査に加え抗カルジオリピン抗体(抗リン脂質抗体)の検索。心エコー。可能ならSPECT、PET。代謝性疾患が疑われる場合は血中アミノ酸分析や尿有機酸分析、髄液・血液の乳酸・ピルビン酸濃度、アンモニア濃度など。

> **緊急で専門医への紹介をすべき例**
>
> けいれんのコントロールが困難な場合や、高度の脳浮腫の出現などによる全身状態の急激な悪化が予想される場合。急性期はけいれんや脳浮腫などに対する治療を行い、全身状態を管理する。原因が判明すれば、その治療も併行して開始する。

(後藤知英、詫間由一)

【参考文献】
1) Aicardi J : Diseases of the Nervous System in Childhood. 2nd ed, London, Mac Keith Press, 1998.
2) 浜野健三：急性小児片麻痺・HHE症候群. 小児の治療指針, 小児科診療増刊号, 診断と治療社, 東京, 1999.

8 急性散在性脳脊髄炎

はじめに

　急性散在性脳脊髄炎(acute disseminated encephalomyelitis；ADEM)はMRIの普及により、診断がつく機会が増えてきたが、多発性硬化症(multiple sclerosis；MS)からは数年の追跡を経ないと鑑別できない。

I・疾患の概要

1. 中枢神経系の急性、一過性かつ多巣性の脱髄性疾患で、先行感染症や予防接種の数日〜1カ月後に発症する。脱髄の発症機序は、感染を機に産生された髄鞘構成成分特異的T細胞が、血液脳関門を通過して髄鞘を特異抗原と認識し、炎症性サイトカインが産生されることによる。
2. 先行感染として、麻疹・風疹・水痘・ムンプス・インフルエンザ・EB・コクサッキー・アデノ・サイトメガロなどのウイルスや、マイコプラズマ、溶連菌も報告されている。予防接種では、狂犬病、麻疹、日本脳炎などがある。誘因が明らかでない特発性もある。

II・診断のポイント

1. 病巣により症状はさまざまで、60%が発熱、頭痛、嘔気、意識障害、70%が歩行障害、知覚異常、膀胱直腸障害などの脊髄炎様症状、40%が髄膜刺激症状で髄膜炎様症状で始まる。ほかにけいれんや、視力障害、嚥下障害などの脳神経症状、小脳症状を呈する場合もある。結局、次のような経過の症例にMRI上の異常所見が認められて診断されていく。
2. ①例1：発熱、軽い意識障害、髄液細胞数軽度増加を認め脳炎として治療開始された(重症例では早期から昏睡、呼吸障害を呈する場合もある)。②例2：発熱、歩行障害を主とする運動障害、また膀胱直腸障害を認め臨床的には脊髄炎と思われた。③例3：発熱、髄膜刺激症状があり、髄液細胞数4桁の上昇、CRP上昇を認め髄膜炎として抗生剤を開始するが、培養陰性で抗生剤に反応しなかった。④例4：急に歩かなくなり小脳症状を認め、急性小脳失調の診断。しかしMRIで大脳白質を含む多巣性の異常が認められた(544頁、図3参照)。
3. MRIは、T2強調画像で左右非対称に、大脳白質、小脳、脳幹、脊髄に高信号域を認める(図4)。時に基底核、視床、大脳灰白質の灰白質病変や、画像上腫瘍と鑑別しにくい場合もある。CTでは、大きな病変は低吸収域で検出されるが、通常検出は困難。

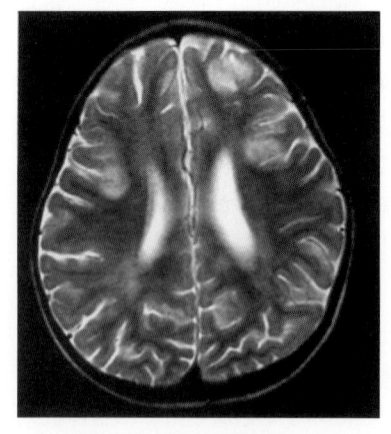

図4．ADEMの頭部MRI
T2強調画像で、左右非対称の高信号域を認める。

4. 髄液では、ミエリン塩基性蛋白(myelin basic protein；MBP)の上昇を認めることは診断の参考になる。ほかに単核球優位の細胞数増多、蛋白上昇、オリゴクローナル IgG バンド陽性を示す場合もある。
5. 通常、一過性の経過で予後良好だが、脊髄障害による歩行障害など後遺症を残す場合もある。MRI 上の所見も大部分は消失する。MS との鑑別は初回のエピソードのみでは不可能で、数年にわたり再発の有無を追跡しなければならない。

III・治療のポイント

1. パルス療法：コハク酸メチルプレドニゾロンナトリウム(ソル・メドロール®)30 mg/kg(最大1,000 mg)を 5% ブドウ糖 200 ml に溶解し、2 時間で点滴する(血栓予防のためヘパリン 10 U/kg/時を併用)。3 日間を 1 クールとし 4 日休み、効果をみながら最長 3 クール行う。重症度と治療効果により、必要ならプレドニゾロン(プレドニゾロン®)1〜2 mg/kg/日を、後治療として内服させる。
2. 軽症で画像だけで診断されたような症例は、経過観察でよい。

9 顔面神経麻痺

はじめに

顔面神経麻痺で日常診療で最も多く遭遇するのは、原因不明の Bell 麻痺だが、小児の場合エビデンスのある治療法はない。口角下制筋欠損は筋の問題であるが、新生児期に顔面神経麻痺との鑑別を要する。

I・疾患の概要

1. 顔面神経は、下顎運動以外のすべての顔面筋を支配し、また舌の前方 2/3 の味覚を支配する。臨床的には運動神経の麻痺が問題になり、障害が発生すると顔面の動きに左右差が生じ、額のしわ寄せができない、閉眼できない、口角を動かせないという症状が出る。
2. 図 5 に示すように、額部は左右大脳半球から両側性支配を受けており、核上部の障害では額のしわ寄せは障害されない。核下性の末梢障害では、額を含む顔面半側の麻痺となる。核上性障害は腫瘍などが原因となり、核下性の末梢性麻痺は原因不明の Bell 麻痺が多い。

II・診断のポイント

新生児期は顔面神経麻痺か口角下制筋欠損かを最初に考える。それ以降の年齢では、額のしわ寄せの有無により、核上性か核下性かの見当をつける。

III・新生児期

❶ 分娩時外傷性顔面神経麻痺
分娩時の顔面神経の圧迫で生じ、分娩外傷があればこれを考える。予後は一般的に良好。

❷ 先天性顔面神経麻痺
Moebius 症候群、Treacher-Collins 症候群、CHARGE 連合、Goldenhar 症候群（hemifacial

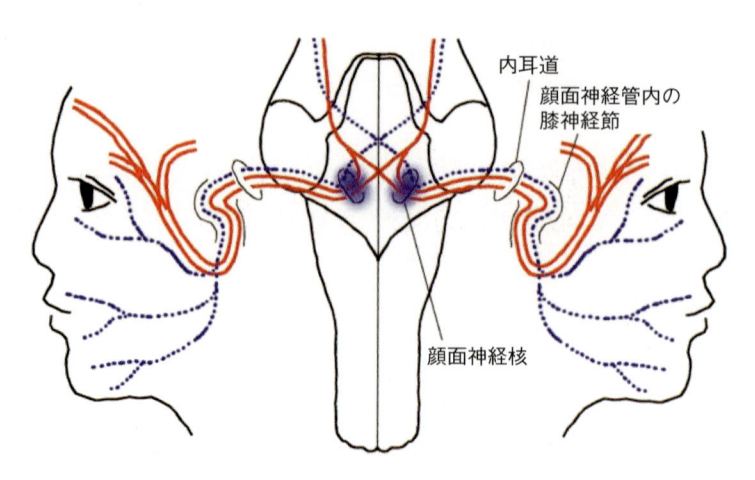

図5. 顔面神経の支配領域
額部は左右大脳半球から両側性支配を受けている。

microsomia）では顔面神経麻痺を合併することがある。Moebius 症候群は、顔面神経麻痺に通常外転神経麻痺も合併する。

❸ 口角下制筋欠損

啼泣時に患側の口角が下がらず asymmetric crying face となる。閉眼は左右対称。患側の口角下制筋の表面がやや窪んでいることもある。先天性心奇形を合併するものは、心臓・顔症候群（Cardio-facial syndrome）と呼ばれる。asymmetric crying face を新生児で認める場合は、心雑音の有無に気をつける。無治療でも学童期にはあまり目立たなくなることが多い。

IV・乳児期以後

❶ Bell 麻痺

乳幼児期以後の顔面神経麻痺の中で、最も頻度が高い。末梢性障害で、額を含む顔面半側の麻痺が急に生じる。寒冷曝露などは誘因となるが、はっきりしない場合も多い。原因は不明だが、ウイルス（単純ヘルペスウイルス、その他）による顔面神経管内での顔面神経の浮腫、圧迫が考えられている。

❷ Ramsay Hunt 症候群

外耳の帯状疱疹に顔面神経麻痺を伴うもので、水痘・帯状疱疹ウイルスの膝神経節における再活性化が原因。5歳以下では稀。

❸ その他

ほかに後天性の原因としては、中耳炎、乳様突起炎、外傷による錐体骨骨折、耳下腺領域の手術による損傷、腫瘍性（神経鞘腫、神経線維腫、先天性真珠腫、脳腫瘍、白血病、悪性リンパ腫、横紋筋肉腫、Ewing 肉腫）などがある。中枢性麻痺が疑われる場合は、頭部の画像診断が必要になる。

V・治療のポイント

小児の Bell 麻痺は予後良好で、2～3週間から改善を認め90%以上は完治する。成人の場合はステロイドの大量投与が行われるが、小児ではエビデンスの得られた治療はない。当科では、プレドニゾロン（プレドニゾロン®）1 mg/kg/日、ビタミン B_{12}（メチコバール®）0.5～1.0 mg/日の経口投与を行っている。Ramsay Hunt 症候群では、アシクロビル（ゾビラックス®）20 mg/kg/回（最高800

mg)、1日4回を併用する。

(詫間由一)

10 ギラン-バレー症候群

はじめに

ギラン-バレー症候群(Guillain-Barré syndrome；GBS)は多発性神経炎の一症候群で、左右対称の、①四肢遠位筋優位で上行性に進行する筋力低下、②深部腱反射の減弱・消失、を特徴とする。先行感染(胃腸炎、上気道炎)を認め、その2～4週後に発症することが多い。重症例では呼吸筋の障害をきたし人工呼吸管理を要することもある。γグロブリン大量静注療法(400 mg/kg/日、5日間)や血漿交換療法を行う。

I・発症の機序

末梢神経(主に運動神経、時に感覚神経にも)の髄鞘および軸索に炎症性の障害が起こり、筋力の低下や深部腱反射の消失、時に感覚異常を生じる。胃腸炎や上気道炎を先行感染として伴うことが多く(約60%)、感染により生成される抗体が末梢神経の表面抗原と交叉反応するのではないかと考えられている。*Campylobacter jejuni* 腸炎後のGBSがよく知られており、この細菌のリポ多糖とヒト末梢神経表面に発現するGM1ガングリオシドが共通構造をもつこと、抗ガングリオシド抗体が患者血清からしばしば検出されることが判明している。このほかGBSと関連のある病原体としてサイトメガロウイルス、EBウイルス、*Mycoplasma pneumoniae* が明らかになっている。

II・症状

1. 左右対称・遠位筋優位、通常下肢から出現する筋力低下。多くは先行感染から2～4週後に発症。上行性・求心性に症状が進行し、体幹、時に球麻痺症状(嚥下困難、構語障害など)や脳神経麻痺、外眼筋麻痺など、重症例では呼吸筋麻痺による呼吸障害。症状は50%が発症2週までに、90%が4週までにピークとなり、進行が停止し、その後徐々に回復する。
2. 四肢の深部腱反射(特にアキレス腱、膝蓋腱、上腕二頭筋)は消失。
3. 時に四肢末梢の痺れや痛み、異常感覚。自律神経障害(直腸膀胱障害、高血圧・低血圧、不整脈、心停止など)。脳神経症状が強いGBSの亜型も指摘されている。

III・診断の進め方

上記症状の有無を身体所見で確認する。

IV・病歴の取り方

小児の場合、立てない、歩けなくなってきた、つまづきやすくなってきた、手を握れないなどの症状を主訴とすることが多い。下肢の筋痛を主訴とすることもある。腱反射の低下・消失(初診時にはまだ保たれていることもある)、下肢を中心とした遠位筋優位の筋力低下が出現し、2週間前後の短い経過で上行性に進行する点が重要。先行感染の有無を必ず聴取する。

表10. 鑑別診断

大脳・小脳の異常	両側の大脳梗塞・出血、ヒステリー、急性小脳失調
脊髄の異常	腫瘍・外傷・膿瘍などによる脊髄の圧迫、血管奇形や塞栓・出血(前脊髄動脈症候群)、脱髄性疾患(多発性硬化症、ADEM)、急性脊髄灰白質炎(ポリオ、コクサッキー、エコー、エンテロ70・71など)、ワクチン後に発症する脊髄灰白質炎
末梢神経障害	感染症による末梢神経障害(ジフテリアなど)、急性中毒性神経障害(薬剤、有機溶剤、鉛など)、急性間欠性ポルフィリア、悪性腫瘍に伴う神経炎など
神経筋接合部の異常	重症筋無力症、ボツリヌス中毒
筋疾患	ウイルスによる筋炎、多発性筋炎、皮膚筋炎、周期性四肢麻痺、ステロイドミオパチー、ミトコンドリア病

(文献1)より抜粋・改変して引用)

V・鑑別診断

急性弛緩性麻痺をきたす疾患・病態を表10にまとめた。慢性炎症性脱髄性多発神経炎(chronic inflammatory demyelinating polyneuropathy; CIDP)は症状はGBSに類似するが、8週間以上にわたり進行し、その後も再発と寛解を繰り返す多発神経炎で、GBSと発症機序が異なると考えられている。

VI・診察・検査

1. 一般身体所見、神経学的所見

筋力、握力の計測、四肢深部腱反射、知覚障害の有無、脳神経の障害の有無など。遠位筋優位であることと、左右差の有無に注意。

2. 髄液検査

髄液細胞数正常(<10/mm³)・髄液蛋白上昇($80～200$ mg/dl)の、いわゆる細胞蛋白乖離を認める(発症から1週過ぎから認められることが多く、4～5週頃にピーク)。髄液細胞数の増加が認められたり($11～50$/mm³の単核白血球。これ以上の場合はGBS以外の疾患を考える)、発症1～10週間で髄液蛋白の上昇が認められないこともある(稀)。

3. 神経伝導速度

神経伝導速度の低下または伝導ブロック、複合筋活動電位(CMAP)の低下。典型的には脱髄性、C. jejuni の先行感染を伴うものでは軸索性のことも。F波やH-reflex潜時の延長。発症から数週まで異常にならないことがある。

■ 初診時に注意すべきこと

疑わしい症例では、呼吸困難感や喘鳴の有無を必ず確認する。確診できない場合など、外来で経過観察する場合は、増悪傾向がみられたらすぐに受診するように話す。

4．CT、MRI
腫瘍や ADEM の鑑別。造影 MRI で馬尾や脊髄神経根に異常所見を認めることがある。

5．採血
末梢血細胞数、一般生化学（多発筋炎などの鑑別）、血液ガス（呼吸障害の有無）。

6．先行感染症の原因同定
便培養（必ず「*Campylobacter* を目標」と指示＝特殊培地が必要）、咽頭培養。症状から疑わしい病原体に対する抗体価の測定。

7．検体保存
治療開始前の血清と髄液検体は残りを凍結保存しておく。

VII・治療と予後

歩行不能で重篤な症例には、γグロブリンの大量静注投与（ベニロン®、400 mg/kg/日、5日間）あるいは血漿交換療法を行う。効果は両者ともほぼ同様であるが、小児の場合、血漿交換療法は身体負担が大きいことと、特別な施設機器と専門知識が必要になることから、γグロブリンの投与を行うことが多い。従来行われていたステロイド投与は現在は行われない。このほか、免疫吸着療法が著効したとの報告もある。筋の廃用性萎縮や関節の拘縮が出現しやすいので、筋のストレッチや関節可動域訓練などのリハビリを早期から開始する。

通常、症状の進行が停止してから 2～4 週で回復し始めるが、成人も含めた疫学的調査では 2～3 カ月で完全に回復するものは 40% 程度、発症から 1 年後に走れないという程度の障害を残すものは 50% である。時に再燃をみることもある。予後不良因子としては、*C. jejuni* 腸炎の先行感染、治療開始の遅れ、CMAP が正常の 20% 以下、球麻痺症状と四肢筋萎縮の早期出現、強い自律神経障害と感覚障害、気管切開を必要とする人工呼吸器装着例、が挙げられている。

■ 専門医へのコンサルトの時期

筋力低下が著しく、予後不良因子があり、集中治療が必要な場合。人工呼吸管理を必要とする場合（小児の GBS では 16%）。

■ すぐにできる治療

経過と臨床症状から GBS と診断された場合は入院とし治療を開始する。臨床症状がごく軽度で GBS かどうか確定診断できない場合は、末梢神経障害を修復する作用があるとされるビタミン B_{12} 製剤を内服させながら慎重に経過を観察するのも一案であるが、治療開始の遅れは予後不良因子の 1 つとされるので、疑わしい場合はすぐに専門病院に紹介する。

（後藤知英、詫間由一）

【参考文献】
1) Aicardi J：Diseases of the Nervous System in Childhood. 2nd ed, Mac Keith Press, London, 1998.
2) Swaiman KF, Ashwal S：Pediatric Neurology Principles & Practice. 3rd ed, Mosby, Inc, St. Louis, 1999.

⑪ 水頭症

はじめに

水頭症の発症機序を髄液交通の面から解説した。また無治療で経過をみてもよい良性くも膜下/硬膜下液貯留や、L1CAM 遺伝子異常による先天性水頭症についても触れた。

I・疾患の概要

1. 髄液は脳室内の脈絡叢で産生され、くも膜下腔および脊髄くも膜下腔を循環し、最後に主としてくも膜顆粒で吸収される(図6)。髄液産生過剰/吸収障害、髄液流通路の閉塞があると、髄液が脳室に貯留し水頭症を生じる。前者を交通性、後者を非交通性水頭症と呼ぶ。交通性水頭症には、くも膜下出血や髄膜炎後などの原因がある。多くの水頭症は閉塞が原因となる非交通性で、閉塞部より中枢側(脈絡叢を起点として)の脳室が拡大することになる。
2. 主な原因は年齢別に異なる。
- 先天性水頭症：① 脊髄髄膜瘤、Dandy-Walker 症候群など先天奇形に伴うもの、② モンロー孔などの先天性閉塞、③ 先天性ウイルス感染症(TORCH 症候群)、④ L1CAM(L1 cell adhesion molecule)遺伝子異常症。
- 新生児期：① 脳室内出血後、② 髄膜炎、脳炎。
- 乳幼児期以降：① 髄膜炎、脳炎、② 脳腫瘍、③ 頭部外傷。
3. 良性くも膜下/硬膜下液貯留

大頭症を主訴とする児でよくみられる。頭蓋と脳の発達が不均衡なため、または髄液吸収が未発達

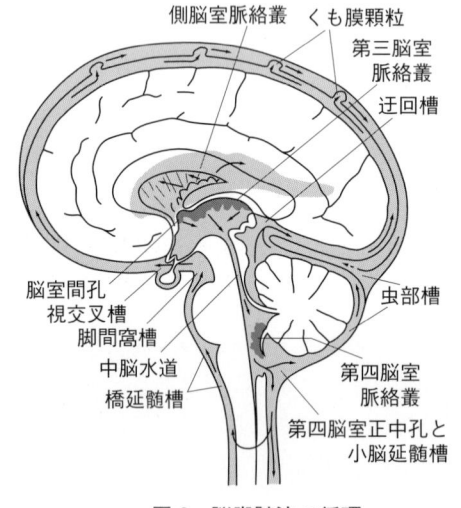

図6．脳脊髄液の循環
(Peter Duus(著), 花北　順(訳)：神経局在診断.
改訂第4版, 文光堂, 1999 より改変して引用)

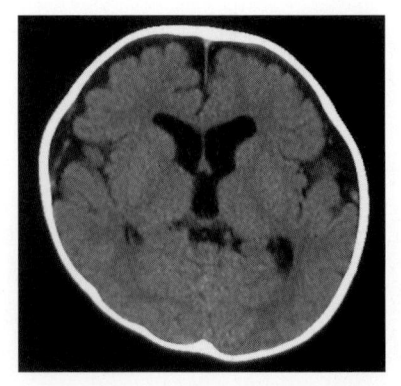

図7．良性くも膜下/硬膜下液貯留
前角の拡大、前頭部のスペースの拡大を認めるが、発達は正常で無症状。

なためと考えられ、脳室も軽度拡大する(図7)。無治療で数カ月で改善していく。

II・診断のポイント

1. 先天性水頭症は、胎児エコーで発見される機会が増えている。X連鎖性水頭症は、神経接着因子である*L1CAM*遺伝子異常が原因で、遺伝子診断が可能。知能障害を必発し、痙性麻痺や内転母指を伴うことが多い。また水頭症だけでなく、脳梁低形成、錐体路低形成、脳室壁不整などの脳形成障害を伴い、シャント術後も知能予後は不良。
2. 後天性水頭症の主症状は、幼児期早期までは頭囲拡大、それ以後は頭蓋内圧亢進症状である。具体的症状としては、① 未熟児では、無呼吸、急速な頭囲の拡大、② 乳児では頭囲拡大、大泉門膨隆、頭皮の静脈拡張、落陽現象、易刺激性、嘔吐、③ 幼児期以後は、頭痛、嘔吐、視力低下、痙性出現、歩行障害、学業成績低下など。また幼児期以後は水頭症と同時に脳腫瘍が発見されることが多い。

III・治療のポイント

1. 脳腫瘍では、摘除術などを行う。
2. 進行性水頭症では、シャント術が行われ、脳室-腹腔シャント(ventriculo-peritoneal；V-P shunt)が最も普及している。第3脳室開放術など神経内視鏡手術が適応になる症例もある。

12 脳血管障害

はじめに

小児では、脳梗塞、静脈洞血栓症はけいれんの原因としてみつかることが多く、さらに基礎疾患の検索が必要となる。ほかに、もやもや病とshaken baby syndromeを取りあげた。

I・疾患の概要

❶ 脳梗塞
脳動脈の血流障害によりその支配領域が壊死に陥った状態。表11のように基礎疾患の検索を行う。先天性心疾患では、多血症による血栓、左右シャント、空気塞栓、細菌性心内膜炎からの組織片などが梗塞の原因になる。

❷ 静脈洞血栓症
脳静脈や静脈洞に血栓が生じる病態で、急速に生じた場合は灌流を受ける部分の脳浮腫、漏出性出血、さらに脳圧亢進が生じる。表11に加え、乳幼児の重症脱水症、仮死、ネフローゼ症候群などが原因となる。

❸ もやもや病
原因不明の脳血管内膜肥厚による血管狭窄と、代償性に発達する側副血行路を二次病変とする疾患で、診断基準を表12に示す。

❹ shaken baby syndrome
乳幼児は、① 頭部が相対的に大きく重い、② くも膜下腔が大きく振動で脳組織の移動が大きい、などの解剖学的理由により、激しく揺すぶられると、脳表面から硬膜に流入する橋静脈が切れて硬膜

表11. 脳梗塞の際の検査項目

対象疾患		検査項目
血液凝固異常	DIC、プロテインC欠損症、プロテインS欠損症、抗リン脂質抗体症候群	PT、aPTT、TAT、フィブリノーゲン、トロンボテスト、FDP、D-ダイマー、プロテインC、プロテインS、ループスアンチコアグラント、抗カルジオライピン抗体
血管炎症候群	SLE、RA	抗核抗体、抗DNA抗体、補体、抗平滑筋抗体、クームステスト、RAテスト
代謝異常	MELAS、ホモシスチン尿症	乳酸・ピルビン酸(髄液も含む)、アミノ酸分析
心疾患	先天性心疾患、リウマチ性疾患、細菌性心内膜炎	心電図、心エコー
頭蓋周囲感染症	中耳炎、副鼻腔炎	耳鼻科的診察

上記以外に外傷(脂肪塞栓など)や、敗血症、髄膜炎などの感染症も原因となる。

(小児疾患の診断治療基準. 小児内科2001増刊号、東京医学社より引用)

下血腫をきたす。虐待の結果であることが大部分。

II・診断のポイント

❶ 大血管の梗塞

中大脳動脈の梗塞が最も多い。成人の場合は麻痺が主症状となるが、新生児～乳児ではけいれんが初発症状となることが多い。頭部CTは発症6時間以内では変化を認めないので、診断に際し注意を要する。MRIでは発症2～3時間後から、T1低信号、T2高信号となる。脳波は一般的に患側に徐波を認め左右差が出る。麻痺のため患側のけいれんが目立たないこともある。けいれんや脳波に左右差があったり、麻痺が持続する児は、梗塞も考えCTは初回検査に留めず48時間後に再検する。

❷ 基底核部梗塞

片側被殻(～内包～尾状核)の部分的梗塞で、臨床的には急性小児片麻痺を呈する。けいれんは伴わず、意識障害は稀。小児では軽微な頭部外傷や感染症時に発症する。外傷で生じた頸動脈内血栓や、感染の波及による血管炎が原因と考えられる。予後は完全回復から不全片麻痺まで一定しない。

❸ 静脈洞血栓症

血栓の程度により無症状から重症の脳症までさまざまだが、小児では頭蓋内圧亢進による嘔吐・頭痛、けいれん、意識障害を呈した場合に鑑別診断として考える。髄液圧は上昇、蛋白・細胞数増加があり、血性となることもある。頭部CTでは血栓化した静脈洞が高吸収域として認められ、造影では拡張した脳静脈が認められる。MRIでは急性期にはT1等信号、T2低信号、亜急性期にはT1、T2高信号となる。副鼻腔・篩骨洞・乳様突起炎など基礎疾患があり、けいれん、意識障害を呈する場合は特に本症を考える。

❹ MELAS(mitocondrial myopahty, encephalopathy, lactic acidosis and stroke-like episodes)

ミトコンドリア遺伝子(*mtDNA*)異常症の1つで、繰り返す脳梗塞発作を特徴とする。知的障害、てんかんで発症することが多く、また筋力低下や低身長も伴いやすい。脳梗塞の児でこれらの特徴

表12. もやもや病（ウィリス動脈輪閉塞症）診断の手引き
(1994年、厚生省ウィリス動脈輪閉塞症調査研究班)

1) イ) 発症年齢は各層にわたるが、若年者に多く、また女性に多い傾向にある。孤発例が多いが、時に家族性に発生することもある。
   ロ) 症状および経過については、無症状（偶然発見）のものから、一過性のもの、および固定神経症状を呈するものなど軽重・多岐にわたっている。
   ハ) 小児例では脳虚血症状を、成人例では頭蓋内出血症状を主体とするものが多い。
2) 小児例では片麻痺、単麻痺、感覚異常、不随意運動、頭痛、けいれんなどが反復発作的に出現し、時に病側が左右交代して現れることがある。さらに知能低下や固定神経症状を呈するものもある。成人例のように出血発作をきたすことは稀である。
3) 成人例では小児例同様の症状を呈するものもあるが、多くは脳室内、くも膜下腔、あるいは脳内出血で突然発症する。これらは多くは軽快し、あるいは固定神経症状を残すが、中には重症となり、死亡するものもある。
2. 診断上、脳血管撮影は必須であり、少なくとも次の所見がある。
   1) 頭蓋内内頸動脈終末部、前および中大脳動脈近位部に狭窄または閉塞がみられる。
   2) その付近に異常血管網が動脈相においてみられる。
   3) これらの所見が両側性にある。
   但し、磁気共鳴画像(MRI)と磁気共鳴血管撮影(MRA)により「MRI・MRAによる画像診断のための指針」の1)－3)のすべてを満たしうる場合は、通常の血管撮影は省いてよい。
3. 本症は原因不明の疾患であり、下記の特別な基礎疾患に伴う類似の脳血管病変は除外する。
   動脈硬化、自己免疫疾患、髄膜炎、脳腫瘍、ダウン症候群、レックリングハウゼン病、頭部外傷、頭部放射線照射など。
4. 診断の参考となる病理学的所見
   1) 内頸動脈終末部を中心とする動脈の内膜肥厚と、それによる内腔狭窄ないし閉塞が、通常両側性に認められる。時に肥厚内膜内に脂質沈着を伴うこともある。
   2) 前・中大脳動脈、後大脳動脈などウィリス動脈輪を構成する諸動脈に、しばしば内膜の線維性肥厚、内弾性板の屈曲、中膜の菲薄化を伴う種々の程度の狭窄ないし閉塞が認められる。
   3) ウィリス動脈輪を中心として多数の小血管（穿通枝および吻合枝）がみられる。
   4) しばしば軟膜内に小血管の網状集合がみられる。

診断の基準
1.に述べられている事項を参考にして、下記の如く分類する。なお脳血管撮影を行わず剖検を行ったものについては、4.を参考にして別途に検討する。
[1. 確実例]
2.のすべての条件および3.を満たすもの。
但し、小児例では一側に2.の1)、2)を満たし、他側の内頸動脈終末部付近にも狭窄の所見が明らかにあるものも含む。
[2. 疑い例]
2.および3.のうち、2.の3)の条件を満たさないもの。

MRI・MRAによる画像診断のための指針
(1) 磁気共鳴画像(MRI)と磁気共鳴血管撮影(MRA)により、通常の脳血管撮影における診断基準に照らして、下記のすべての項目を満たしうる場合は通常の脳血管撮影は省いてよい。
  ① 頭蓋内内頸動脈終末部、前および中大脳動脈近位部に狭窄または閉塞がみられる。
  ② 大脳基底核部に異常血管網がみられる。
  ③ ①と②の所見が両側性にある。
(2) 撮像法および判定
  ① 磁場強度は1.0 tesla以上の機種を用いることが望ましい。
  ② MRA撮像法は特に規定しない。
  ③ 磁場強度・撮像法・造影剤の使用の有無などの情報をウィリス動脈輪閉塞症臨床調査個人票に記入すること。
  ④ MRI上、両側大脳基底核部に少なくとも一側で2つ以上の明らかなflow voidを認める場合、異常血管網と判定してよい。
  ⑤ 撮像条件により病変の過大・過小評価が起こり疑陽性病変がえられる可能性があるので、確診例のみを提出すること。
(3) 成人例では他の疾患に伴う血管病変と紛らわしいことが多いので、MRI・MRAのみでの診断は小児例を対象とすることが望ましい。
(4) MRI・MRAのみで診断した場合は、キーフィルムを審査のため提出すること。

や、発作時に血中および髄液の高乳酸・ピルビン酸値を認める場合は、*mtDNA* の解析や筋生検で本症の確定診断をつける。

❺ もやもや病

小児の場合は、過呼吸時に脱力発作を起こし、その場にへたり込んで一過性の麻痺を起こす、というのが最も典型的な症状。この時期はしばしばてんかんと間違われる。四肢の軽い舞踏病様不随意運動が主訴である場合もある。脳波の re-build up（過呼吸終了後の高振幅徐波の再出現）は参考になる。MRI所見は表12参照。

❻ shaken baby syndrome

大部分虐待の結果であるが、親の認識不足による揺さぶりで生じる場合もある。症状としては嘔吐、けいれん、傾眠、死亡、慢性的には成長障害。網膜出血もしばしば認める。虐待による外傷などの外観的異常がない場合は診断が難しい。傾眠など症状が非特異的な場合でも、本症を念頭におく必要がある。

III・治療のポイント

1. 脳梗塞では、けいれん、脳浮腫の治療（「頭蓋内圧亢進」92頁参照）、必要があれば人工呼吸器を使用し、全身管理を行う。また基礎疾患に対し治療が必要なものは行う。
2. もやもや病では、最終的に脳外科での手術治療が必要で、EDAS（encephalo-duro-arterio-synangiosis、頭皮を栄養する浅側頭動脈を脳の表面に接触させ、脳内へのバイパスを形成させやすくする手術）を行ったりする。

13 神経皮膚症候群

はじめに

神経皮膚症候群では、頻度が高い神経線維腫症I型、結節性硬化症について述べる。

I・疾患の概要

1. 外胚葉由来組織の発生異常で、神経と皮膚の先天性異常を認めるものを神経皮膚症候群と総称する。しかし、実際には血管、骨、内臓など中胚葉由来組織の異常も伴う。
2. 神経線維腫症I型（neurofibromatosis type I；NF1）：診断基準を表13に示す。NF1はvon Recklinghausen病とも呼ばれ、カフェ・オ・レ斑と神経線維腫を特徴とする。発生頻度は1/3,000～4,000と神経皮膚症候群で最も高い。17q11.2にマップされる癌抑制遺伝子が責任遺伝子。常染色体優性遺伝だが、半数は新生突然変異。II型（NF2）は両側聴神経鞘腫や髄膜腫を特徴とし、カフェ・オ・レ斑や神経線維腫はほとんど認めない。発生頻度約1/40,000で原因遺伝子は22q12.2にマップされる。
3. 結節性硬化症（tuberous sclerosis；TS）：診断基準を表14に示す。症状はさまざまで、重症の精神運動発達遅滞・てんかん児から、正常成人で顔面血管線維腫のみを認める場合まである。発生頻度は約1/30,000で、9q34にマップされる *TSC1* と、16p13.3にマップされ癌抑制遺伝子と考えられる *TSC2* が責任遺伝子。常染色体優性遺伝だが、60％以上は新生突然変異。

表 13．神経線維腫症 I 型の診断基準

1．主な症状
　①カフェ・オ・レ斑
　　扁平で盛り上がりのない斑であり、色は淡いミルクコーヒー色から濃い褐色に至るまでさまざまで、色素斑内に色の濃淡はみられない。形は長円形のものが多く、丸みを帯びたなめらかな輪郭を呈している。
　②神経線維腫
　　皮膚の神経線維腫は思春期頃より全身に多発する。このほか末梢神経内の神経線維腫（nodular plexiform neurofibroma）、びまん性の神経線維腫（diffuse plexiform neurofibroma）がみられることもある。
2．その他の症候
　①骨病変―脊柱・胸郭の変形、四肢骨の変形、頭蓋骨・顔面骨の骨欠損など。
　②眼病変―虹彩小結節（Lisch nodule）、視神経膠腫など。
　③皮膚病変―雀卵斑様色素斑、有毛性褐青色斑、貧血母斑、若年性黄色内皮腫など。
　④脳脊髄腫瘍―脳神経ならびに脊髄神経の神経線維腫、髄膜腫、神経膠腫など。
　⑤脳波の異常
　⑥クロム親和性細胞腫
　⑦悪性神経腫
3．診断上のポイント
　　カフェ・オ・レ斑と神経線維腫がみられれば診断は確実である。小児例（pretumorous stage）では、径 1.5 cm 以上のカフェ・オ・レ斑が 6 個以上あれば本症が疑われ、家族歴その他の症候を参考にして診断する。但し両親ともに正常のことも多い。成人例ではカフェ・オ・レ斑がわかりにくいことも多いので、神経線維腫を主体に診断する。

表 14．結節性硬化症の診断基準

確定診断
1．大脳皮質結節（CT または MRI）
2．脳室上衣下結節
3．網膜過誤腫
4．顔面血管線維腫（皮脂腺腫）
5．爪下線維腫
6．前額・頭皮線維隆起斑
7．多発性腎血管筋脂肪腫
・以上のうちいずれか 1 項目満たすもの

推定診断基準
①点頭てんかん、②ミオクロニー、強直ないし脱力発作、③色素脱失斑、④隆起革様皮、⑤乳頭周囲網膜過誤腫、⑥歯肉線維腫、⑦歯エナメル陥凹、⑧多発腎腫瘍、⑨腎嚢胞、⑩心横紋筋腫、⑪肺リンパ管筋腫症、⑫X 線上の蜂巣状肺、⑬楔状皮質－皮質石灰化、⑭多発皮質下髄鞘低形成、⑮1 親等の近親者に本症
・疑い：上記のうちいずれか 1 項目
・推定：2 項目（うち 1 つが⑮の場合診断濃厚）

II・診断のポイント

❶ NF1

　診断は表 13 により容易。このほかに小児では、頭部 MRI T2 強調画像で高信号域の UBO（unidentified bright object）と呼ばれる所見をしばしば認めるが、経年的に消失する。

❷ TS

診断は表14によるが具体例を挙げる。①生下時に心臓腫瘍を認め他の頭部画像所見もありTSの診断。しかし、発達は正常。②新生時期からけいれんがあり、乳児期に点頭てんかんに変容。白斑や頭部画像所見も認め診断に至る。てんかんのコントロールは極めて不良。③乳児～学童期にてんかんを発症。白斑がありTSの診断。てんかんのコントロールはよいが、多動がある。

白斑（図8）は診断のきっかけになりやすいが、認めない例や新生児期にはっきりしない場合もある。顔面血管線維腫は最初はなく、早いと2～3歳から出始める。

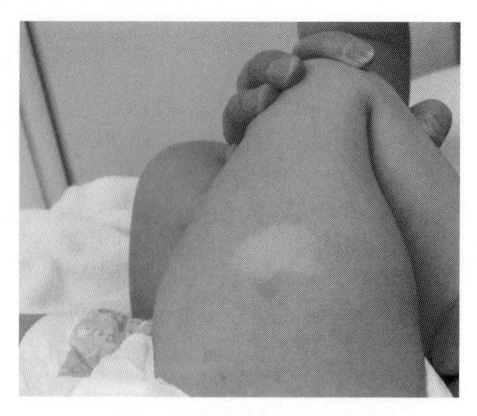

図8．結節性硬化症の白斑

III・治療のポイント

❶ NF1

視神経膠腫を15～20％に認めるが、大部分は進行の遅い過誤腫で経過観察する場合が多い。星状細胞腫、髄膜腫や髄芽腫、上衣腫の頻度は一般より高い。脊柱後側弯を約20％に認め早期診断に努める。もやもや病様の血管障害を合併することもある。精神遅滞やてんかんも合併するが、頻度はさほど高くない。

❷ TS

最も問題になるのは、コントロール不良のてんかんである。抗てんかん薬によるコントロール不能で、QOLを保ち得る最小量に薬剤を整理せざるを得ない場合も多い。皮質結節の外科切除が試みられることもある。腎囊胞・血管筋脂肪腫は小児期は稀だが、思春期以降増大し摘出術を要する例もあり、腎エコーの追跡が必要。心臓腫瘍（心横紋筋腫）は経年的に消失していき、心エコー追跡のみでよい場合が多い。

（詫間由一）

XIII 運動器疾患

1 進行性筋ジストロフィー

はじめに
　進行性筋ジストロフィーは筋病理学的に変性、壊死を認める疾患の総称であるが、近年は遺伝子異常の観点から、疾患概念や分類についての理解が急速に進んでいる。

I・疾患の概要

1. 「骨格筋の変性、壊死を主病変とし、臨床的には進行性の筋力低下をみる遺伝性の疾患」と定義される。筋生検所見が、変性、壊死である点が、別項の先天性非進行性ミオパチーと決定的に異なる。
2. 小児で重要なものを、表1に示す。先天性と呼ばれるグループには福山型と非福山型がある。いずれも新生児〜乳児期に筋力低下で発症するが、福山型は脳形成障害を伴うのが特徴。さらに、非福山型には病因が明らかになったラミニン2（メロシン）欠損症があるが、他のラミニン2陽性型はいくつかの疾患の集合と考えられる。先天性以外のグループは、筋力低下の発症は大多数幼児期以降になり、その中には筋ジストロフィーで最も頻度が高いデュシャンヌ型が含まれる。
3. 筋細胞膜は基底膜と膜細胞骨格に挟まれ、さらにそれらの連結軸で補強されて安定性を保っている（図1）。発症機序の大部分は、この補強機構の異常のためで（表1）、筋細胞膜の脆弱性はCa^{2+}流入を招き、Ca^{2+}賦活性蛋白分解酵素を活性化し、筋崩壊を引き起こす。

II・診断のポイント（表1および563頁の図2も参照）

　いずれについても、筋緊張低下と高CK血症が診断の糸口となるが、個々の鑑別は以下のようである。

❶ 先天性筋ジストロフィー

1. 全身の筋力低下と筋緊張低下を示し、新生児期には哺乳力低下、啼泣微弱がみられることがある。乳児期は運動発達遅滞があり、定頸が遅れる。関節拘縮もあり、この頃に出現するが、新生児期か

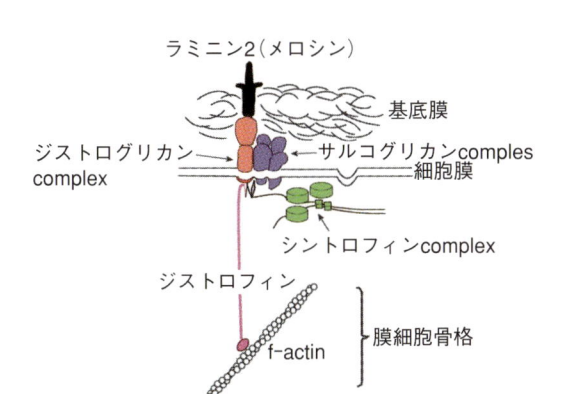

図1．筋細胞膜の補強機構
筋細胞膜は、基底膜と膜細胞骨格に挟まれ、またそれらを連結する連結軸により補強されている。連結軸は、ジストログリカンcomplex、サルコグリカンcomplex、シントロフィンcomplexなどからなり、またラミニン2により基底膜に固定されている。筋ジストロフィーの病因の大部分は、この機構のいずれかの異常による。

表1. 主な進行性筋ジストロフィー

疾患名	遺伝形式	遺伝子座	遺伝子産物/蛋白質異常	発症年齢	初発症状
先天性筋ジストロフィー					
(1)脳形成障害を伴う					
<u>福山型先天性筋ジストロフィー</u>	常染色体劣性	9q31	フクチンの異常	新生児〜乳児期	哺乳力低下、啼泣微弱 乳児期の運動発達遅滞
(2)脳形成障害を伴わない※					
非福山型					
<u>ラミニン2欠損症(メロシン欠損症)</u>	常染色体劣性	6q2	ラミニン2欠損(メロシン)	1歳未満	哺乳力低下、啼泣微弱 乳児期の運動発達遅滞
<u>ラミニン2陽性型(メロシン陽性型)</u>				1歳未満	哺乳力低下、啼泣微弱乳児期の運動発達遅滞
ジストロフィノパチー					
<u>Duchenne型</u>	X連鎖劣性	Xp21.2	ジストロフィン欠損	1〜6歳	独歩の遅れ、転びやすい、走れない 偶然みつかった高AST/ALT/CK血症
<u>Becker型</u>	X連鎖劣性	Xp21.2	ジストロフィン著減/異常	5〜15歳	走るのが遅い、下腿の痛み 偶然みつかった高AST/ALT/CK血症
サルコグリカノパチー					
<u>肢帯型筋ジストロフィー2D</u>	常染色体劣性	17q21	α-サルコグリカン欠損	1〜15歳	転びやすい、走れない、運動時疼痛
<u>筋緊張性ジストロフィー</u>	常染色体優性	19q13.3	myotonic dystrophy protein kinase (DMPK)	先天型：新生児	先天型：フロッピーインファント、呼吸障害
			*DMPK*遺伝子の3'側非翻訳領域のCTG repeat伸長が原因	古典型：学童〜成人	古典型：歩行困難、ミオトニー

下線があるものが個々の病名
※ラミニン2欠損症では大脳白質異常を伴う

ら認める場合もある。深部腱反射は減弱〜消失するが、初診時は正常であることも多い。福山型では半数にけいれんを合併する。高CK血症(4〜5桁)を認めるが、ラミニン2陽性型は、一般的にほかの型より筋力低下が軽く、またCKの上昇も3桁程度と少ない。
2. 福山型では、脳形成異常を合併し、厚脳回・無脳回・小多脳回などの脳回異常が必発する。白質ジストロフィー様変化も認めるが、数年で消失する。
3. 確定診断は、筋生検所見と免疫染色でつける。福山型では、90%に *FCMD* (Fukuyama-type congenital muscular dystrophy)遺伝子の3'非翻訳領域に3kbレトロトランスポゾン挿入変異を認め遺伝子診断も可能。

❷ Duchenne型、Becker型筋ジストロフィー
1. Duchenne型の場合は、幼児期に独歩の遅れ、走れない、ジャンプできないなどの主訴で受診する。Becker型は小児期は、下腿の痛みを訴えることもあるが、ほとんどは無症状で偶然の高CK

血症でみつかる。伴性劣性遺伝で原則的に男児に限る。腓腹筋が盛り上がり、張っていてやや硬い（仮性肥大）。高 CK 血症（4～5 桁）を認める。筋生検所見と免疫染色で診断される。ジストロフィン遺伝子の異常を検出することで、遺伝子診断も可能。
2. 偶然に高 AST/ALT 血症のみを発見され、肝機能障害の病名で二次医療機関に紹介されることも多く、注意する必要がある。

❸ 肢帯型筋ジストロフィー 2 D
経過、症状とも Duchenne 型に似るが、常染色体劣性遺伝で女児にも発症する。

❹ 筋緊張性ジストロフィー
1. 先天型は、筋力低下があり新生児期にフロッピーインファント、仮死、哺乳力低下、呼吸障害などの症状を示す。顔面筋罹患があり、逆 V 字状の上口唇と、常に口を開いているのが特徴的。幼児期以降は、軽度～中等度の精神発達遅滞を認める。また性腺萎縮、耐糖能異常などの内分泌障害や白内障など、多臓器障害を呈するのも特徴。CK 値は正常～軽度上昇。
2. *DMPK*（myotonic dystrophy protein kinase）遺伝子の 3'側非翻訳領域の CTG repeat 伸長が病因で、世代を経るごとに重症化し（anticipation）、またほぼ例外なく母子間で遺伝する。
3. 古典型の母親が軽症で発病に気づかれていない場合もあり、母親に児と似た顔貌がないか、また固く握った手を開きづらくないか（grip myotonia）、をチェックする。フロッピーインファントで特徴的顔貌があり、母親に症状を認める場合は、遺伝子診断に進む。

III・治療のポイント

1. いずれもリハビリを中心とする対症療法を行う。
2. Duchenne 型などでは、病期が進むと心不全の薬物療法、人工呼吸器による呼吸管理も必要になる。最近は侵襲が少ない鼻マスク式人工呼吸器（nasal intermittent positive pressure ventilation；NIPPV）もよく用いられる。

2 先天性非進行性ミオパチー

はじめに
先天性非進行性ミオパチーは筋病理学からの診断名であるが、一部は遺伝子異常が解明された。

I・疾患の概要

1. 先天性非進行性ミオパチーは、筋病理所見の特徴から診断される先天性筋疾患である。筋ジストロフィーと異なり、変性・壊死像は示さず、筋線維にネマリン小体など特徴ある所見を認める。いくつかの型があるが、臨床像や病理所見には共通性があり、多くは非進行性である。
2. 筋病理所見の共通像としては以下がある。
   ①タイプ 1 線維優位：正常ではタイプ 1 線維（いわゆる赤筋）、2 A・B（いわゆる白筋）がほぼ 1/3 ずつ存在するが、タイプ 1 線維優位が認められる（55％ を超える）。
   ②タイプ 1 線維萎縮：タイプ 2 に比し、タイプ 1 が小径である。
3. 主な病型を表 2 に示す。特徴的筋線維の染色所見は疾患特異的でなく、他の病型やミトコンドリア脳筋症などの他疾患でも認める。

表2. 主な先天性非進行性ミオパチー

疾患名	遺伝型式	遺伝子座	遺伝子産物	筋病理、その他
ネマリンミオパチー	常染色体優性 常染色体劣性	1q22-q23 1q42.1 2q22 1q42.1	α-トロポミオシン3 α-アクチン ネブリン α-アクチン	Gomoriトリクロム変法染色で、筋鞘膜下に紫〜黒赤色に染色されるネマリン小体と呼ばれる糸状構造物が集簇する。骨格筋のthin filamentの構成成分であるα-トロポニンの遺伝子異常などが病因。
セントラルコア病	常染色体優性	19q13.1		SDH、NADA-TR染色で主にタイプI線維の中心部が染色されず、抜けてみえるのが特徴で、時に複数個存在する。筋小胞体に存在するCa遊離チャンネルである、リアノジン受容体Iの遺伝子異常が病因。これは悪性高熱の責任遺伝子でもあるため、しばしば悪性高熱は合併する。
ミオチュブラーミオパチー	常染色体優性 常染色体劣性 X連鎖性劣性	Xq28	ミオチュブラリン	筋線維の核は通常周辺部に存在するが、本疾患では中心部に鎖状に存在する。X連鎖性劣性タイプでは、Xq28にマップされるミオチュブラリン遺伝子の異常による。
先天性筋線維タイプ不均等症	不明			タイプI線維が小径なのが特徴であるが、他の型のミオパチーでも認める。したがって、先天性非進行性ミオパチーの臨床的特徴を持ち、他の疾患が否定されたときにつけられる病名。

II・診断のポイント

1. 一部は遺伝子異常が解明されているが、臨床像には特異性がないため、診断は筋生検の組織像に頼らざるを得ない。
2. いわゆるフロッピーインファントとして異常に気づかれる。程度はさまざまで、新生児期から呼吸障害を認め1歳以下で死亡することが多い乳児重症型、乳幼児期の運動発達遅滞で気づかれる良性先天型がある。成人期に筋力低下を認める成人型もある。
3. フロッピーインファントの中から、本疾患を鑑別する手順は除外診断に近く、図2に示すように最後に残るグループになる。
4. 身体所見では、高口蓋を認めることが多く、また顔面筋罹患があり、表情に乏しく開口したいわゆるミオパチー顔貌を認めることが診断の参考になる。また常染色体優性遺伝のものが多く、両親のいずれかが細身であったり、表情に乏しいこともある。

III・治療のポイント

呼吸障害などに対する対症療法を行う。脊椎側弯も呈するため、整形外科的管理も必要。

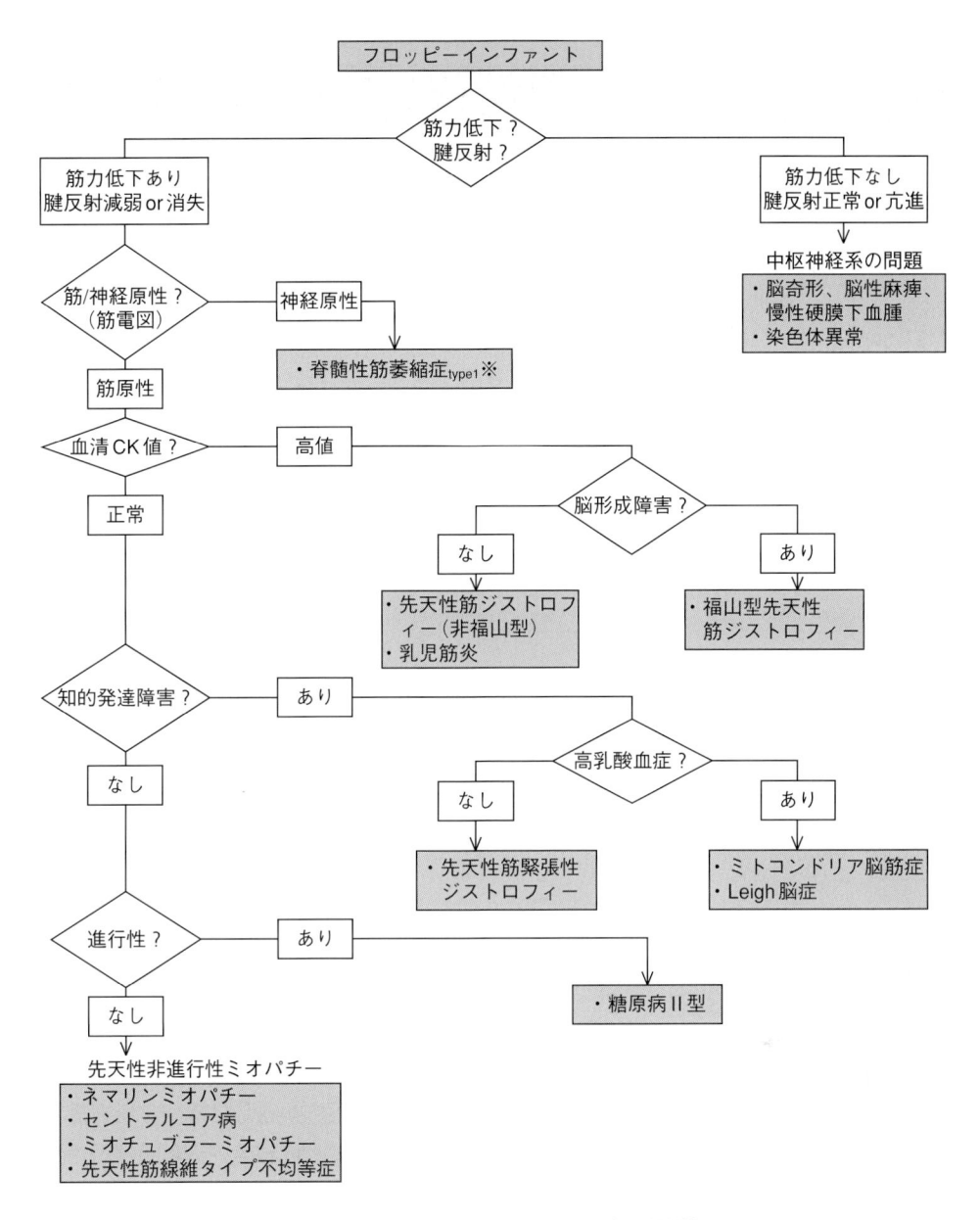

```
                        ┌─────────────────────┐
                        │ フロッピーインファント │
                        └──────────┬──────────┘
                                   │
                            ┌──────┴──────┐
                            │  筋力低下？  │
                            │  腱反射？   │
                            └──┬───────┬──┘
                               │       │
              ┌────────────────┘       └────────────────┐
     ┌────────┴────────┐                        ┌───────┴────────┐
     │ 筋力低下あり    │                        │ 筋力低下なし   │
     │ 腱反射減弱or消失│                        │ 腱反射正常or亢進│
     └────────┬────────┘                        └───────┬────────┘
              │                                         │
                                                ┌───────┴────────────┐
                                                │ 中枢神経系の問題    │
     ┌──────┴──────┐    ┌─────────┐            │ ・脳奇形、脳性麻痺、│
     │ 筋/神経原性？├───→│ 神経原性 │            │   慢性硬膜下血腫   │
     │  (筋電図)   │    └────┬────┘            │ ・染色体異常       │
     └──────┬──────┘         │                 └────────────────────┘
            │                ↓
       ┌────┴───┐     ・脊髄性筋萎縮症 type1 ※
       │ 筋原性 │
       └────┬───┘
            │
   ┌────────┴────────┐    ┌──────┐
   │   血清CK値？    ├───→│ 高値 │
   └────────┬────────┘    └───┬──┘
            │                  │
         ┌──┴──┐               │
         │ 正常│        ┌──────┴────────┐
         └──┬──┘        │  脳形成障害？  │
            │           └──┬────────┬───┘
            │              │        │
            │         ┌────┴─┐   ┌──┴──┐
            │         │ なし │   │ あり│
            │         └────┬─┘   └──┬──┘
            │              ↓        ↓
            │      ・先天性筋ジストロ  ・福山型先天性
            │        フィー(非福山型)   筋ジストロフィー
            │      ・乳児筋炎
            │
   ┌────────┴────────┐    ┌──────┐
   │ 知的発達障害？  ├───→│ あり │
   └────────┬────────┘    └───┬──┘
            │                  │
         ┌──┴──┐               │
         │ なし│        ┌──────┴────────┐
         └──┬──┘        │  高乳酸血症？  │
            │           └──┬────────┬───┘
            │              │        │
            │         ┌────┴─┐   ┌──┴──┐
            │         │ なし │   │ あり│
            │         └────┬─┘   └──┬──┘
            │              ↓        ↓
            │      ・先天性筋緊張性  ・ミトコンドリア脳筋症
            │        ジストロフィー  ・Leigh脳症
            │
   ┌────────┴────────┐    ┌──────┐
   │   進行性？      ├───→│ あり │
   └────────┬────────┘    └───┬──┘
            │                  ↓
         ┌──┴──┐         ・糖原病 II 型
         │ なし│
         └──┬──┘
            ↓
   先天性非進行性ミオパチー
   ・ネマリンミオパチー
   ・セントラルコア病
   ・ミオチュブラーミオパチー
   ・先天性筋線維タイプ不均等症
```

図2．フロッピーインファントの鑑別診断

先天性非進行性ミオパチーは除外診断で、最後に残るグループになる。

※脊髄性筋萎縮症の鑑別には、顔面筋の罹患がなく、また知的発達が正常であやし笑いがある、舌の筋束性攣縮 fasciculation を認めること、なども参考になる。

③ 脊髄性筋萎縮症

はじめに
　脊髄性筋萎縮症は遺伝子診断が可能。筋原性のフロッピーインファントからの鑑別が重要になる。

I・疾患の概要

1. 脊髄性筋萎縮症（spinal muscular atrophy；SMA）は、脊髄前角細胞、脳神経運動核の変性、脱落をきたし、全身の筋力低下を示す神経原性筋疾患である。発症年齢と臨床経過から3型に分類されるが、I型は重症型で6カ月までに発症し、生涯座位は不可能で、Werdnig-Hoffmann病とも呼ばれる。III型は、発症は1歳6カ月以降で自立歩行は獲得するが、転びやすい、歩けないという症状を徐々に生じ、Kugerberg-Welander病とも呼ばれる。II型は、その中間型。
2. 常染色体劣性遺伝で、5番染色体長腕5q13にマップされるsurvival motor neuron（*SMN*）遺伝子の変異が原因。95％以上の症例でテロメア側 *SMN*（*SMN1*）のexon 7（またはexon 7、8）のホモ接合性欠失を認める。発生頻度は、1/10,000。

II・診断のポイント

1. I型は生下時から筋緊張低下を示すことが多く、蛙姿位（frog-leg posture）をとる（図3）。また哺乳困難、嚥下困難、呼吸不全も示す。深部腱反射は消失する。舌の線維束性れん縮（fasciculation）が特徴的。知能は保たれており、あやし笑い（social smile）は認められる。CKは正常から軽度上昇。これらの所見が認められる場合は、フロッピーインファントの中からSMA I型を疑う。*SMN* 遺伝子の変異が確定診断となりうるが、変異が検出されない場合は、筋生検、筋電図での神経原性変化などの所見から診断する。
2. II型は生後6カ月以降に発症し、座位は獲得するが筋力低下があり起立まで至らない。I型と同様に、知的発達正常、CK正常、舌のfasciculation、手指の振戦から疑い、*SMN* 遺伝子の変異で確定診断する。III型はさらに軽症で歩行を獲得する。筋電図の神経原性変化などを参考にし、やはり遺伝子診断可能。

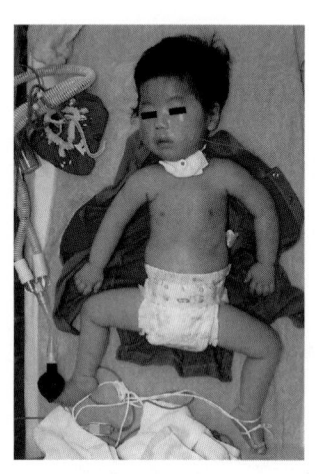

図3．脊髄性筋萎縮症 I 型の frog-leg posture

III・治療のポイント

　I型の治療が小児科では問題となる。根本的治療法はなく、気管切開、人工呼吸器、栄養チューブでの経管栄養、関節拘縮予防のリハビリテーションなど、補助的治療を行う。鼻マスクによる非侵襲的人工呼吸器（nasal intermittent positive pressure ventilation；NIPPV）を使用した呼吸管理も報告されている。人工呼吸器を使用しないと2歳以下で死亡するが、適切な呼吸管理により成人に達する例もある。

4　重症筋無力症

はじめに

　小児の重症筋無力症は症例数が少ないこともあり、一定のプロトコールのもとに治療されていない。難治例では長期ステロイド投与の副作用が問題になる。

I・疾患の概要

1. アセチルコリン受容体（AChR）抗体が産生されることで、神経筋接合部での AChR 数が減少し、筋力低下、易疲労性を呈する自己免疫疾患。
2. 眼筋型と全身型がある。眼筋型では眼瞼下垂、外眼筋麻痺による複視を、全身型では筋力低下、易疲労性を呈するが初発症状は眼瞼下垂であることが多い。午後になると症状が増悪し（日内変動）、また休息で回復する。感染症は増悪因子となる。小児では好発年齢に3歳以下と、学童期後半の2つのピークがある。

II・診断のポイント

　小児は大部分日内変動を伴う眼瞼下垂で発症し、臨床症状はかなり特異的。以下の試験が陰性でも、臨床的に疑われる場合は再検していく必要がある。

❶ テンシロンテスト

　速効性抗コリンエステラーゼ薬（抗 ChE 薬）である塩化エドロホニウム（アンチレックス®）0.15〜0.2 mg/kg（年長児は2 mg）を生食水で10倍希釈し30秒で静注する。眼瞼下垂はすぐに改善し、2〜3分でもとの状態に戻る。

❷ 誘発筋電図

　3 Hz の低頻度反復刺激で振幅（M 波）の漸減（waning）がみられる。

❸ 抗 AChR 抗体価

　重症筋無力症に疾患特異性が高いが、陽性率は眼筋型で40%程度、全身型で80%程度。また脊髄性筋萎縮症で陽性例の報告がある。

❹ 胸部 CT

　胸腺腫の有無をチェックする。

III・治療のポイント

　以下の治療を行うが、難治例ではステロイド長期投与を余儀なくされる。成人の全身型では胸腺摘出術が早期に行われるが、小児では通常行われない。

❶ 抗 ChE 薬

　神経筋接合部のアセチルコリン分解を阻害し、神経筋伝達を持続させる。対症療法だが、小児では自然寛解する事もあり、眼筋型に第一選択として用いる。ピリドスチグミン（メスチノン®）を0.5〜1 mg/kg/日、分3〜4、食前で投与開始する。1週ごとにテンシロンテストを行い陽性であれば、5〜10 mg/日増量し、症状が消失すれば数カ月維持（通常2〜4 mg/kg/日）後、漸減する。

❷ 副腎皮質ステロイド薬

　抗 ChE 薬無効例や全身型には、プレドニゾロン（プレドニゾロン®）を2（〜3）mg/kg/日、朝1回

隔日投与する。開始前に抗ChE薬は減量または中止する。開始後数日で一過性増悪が起こることがある。維持期間や減量の指標はないが、例えば「3カ月寛解が続いたら5 mg/月で減量し、半量からは数カ月単位で減量する」など。長期投与の副作用として、成長障害、骨粗鬆症、白内障は慎重にチェックしていく。

❸ パルス療法

コハク酸メチルプレドニゾロンナトリウム（ソル・メドロール®）20 mg/kg（最大1000 mg）を5%ブドウ糖200 mlに溶解し、2時間で点滴する（血栓予防のためヘパリン10 U/kg/hrを併用）。3日間を1クールとし4日休み、効果をみながら最長3クール行う。再発時にパルス療法1（～3）クールを繰り返すことで、ステロイド長期投与の副作用を軽減できたとの報告もあるが、十分なエビデンスはない。

❹ 難治例では免疫抑制剤も用いられる

血漿交換療法、γグロブリン（400 mg/kg/日、5日間連続点滴静注）も速効性があり有効だが、効果は一過性。胸腺摘出は小児では難治例に限り行われる。

❺ crisis（クリーゼ）の治療

経過中に呼吸障害が起こる場合、原病の増悪を筋無力症クリーゼ、抗ChE剤過剰投与をコリン作動性クリーゼという。人工呼吸管理でテンシロンテストを行い、改善すれば筋無力症クリーゼ、悪化すればコリン作動性クリーゼ。前者では速効性のネオスチグミン（ワゴスチグミン®）を4時間ごとに皮下注し（1歳：0.15 mg、成人：0.5 mg）、血漿交換療法やγグロブリン療法を行う。後者では抗ChE薬を中止し、硫酸アトロピン0.01～0.02 mg/kg（成人量0.5 mg）皮下注を反復しながら、triple infusion（10% glucose液 500 ml＋regular insulin 25単位、K 25 mEq/lを急速に点滴静注）を行う。

❻ 併用慎重投与/禁忌薬

症状を悪化させる薬剤があり、小児で使うことがあるものを列記する。ほかにも多数あるので、他剤の併用開始時には十分気をつける。心循環系薬剤：プロカインアミド、抗リウマチ（抗ウィルソン病）薬：D-ペニシラミン、抗てんかん薬/抗不安薬：ジアゼパム、クロナゼパム、抗生剤：ゲンタマイシン、筋弛緩剤：ダントロレンナトリウム。

〔託間由一〕

5　横紋筋融解症

はじめに

横紋筋融解症では、骨格筋に対する外傷や挫滅、あるいはなんらかの基礎疾患や誘因の存在下に骨格筋細胞が崩壊し、その内容物であるミオグロビンや筋原性酵素が血中に遊出する。血液検査所見の異常、あるいは褐色尿、筋痛で気づかれる。急性腎不全や播種性血管内凝固症候群（DIC）をきたし、血液浄化療法や集中治療を要することもあり、早期の発見と治療開始が重要である。

I・発症の機序

横紋筋融解症は、おおまかに、①外因性と、②内因性、の2つに分けることができる（表3）。外傷による筋の挫滅・炎症や血漿浸透圧の異常などによる筋の直接的な崩壊によるもの、薬剤によるもの

表3. 横紋筋融解症の原因

外因性	
筋の外的損傷	骨格筋に対する外傷や挫滅（crush 症候群）、熱傷、動脈閉塞による虚血性壊死など
筋の激しい伸縮	けいれん重積、激しい運動など
内因性	
感染症	敗血症（黄色ブドウ球菌、肺炎球菌、インフルエンザ桿菌など）、ウイルス感染症（EBウイルス、サイトメガロウイルス、インフルエンザウイルスなど）、感染性筋炎
代謝異常症・酵素異常症、遺伝性疾患	糖尿病性ケトアシドーシス・高浸透圧性昏睡、電解質異常（低カリウム血症、低リン血症）、筋フォスフォリラーゼ欠損症、α-グルコシダーゼ欠損症、悪性高熱症
自己免疫疾患、筋疾患	多発性筋炎、皮膚筋炎、筋ジストロフィー、先天性ミオパチー
薬物	コカイン、アンフェタミン、ネオフィリン、ステロイド、アルコール、HMG-CoA 還元酵素阻害剤、吸入麻酔薬
毒素	破傷風、溶連菌、蛇毒、蜂毒

(文献1) より抜粋・改変して引用）

などがある。また、吸入麻酔薬などで起こる横紋筋融解症があり、悪性高熱症と呼ばれる。この場合、筋細胞内の筋小胞体にあるリアノジンレセプター（＝筋小胞体からのカルシウムを放出するチャンネル）に遺伝的な異常が存在し、吸入麻酔薬の使用により筋細胞内のカルシウム濃度が上昇し、筋細胞が壊死崩壊することが原因の1つとされている。

II・症状・検査所見

骨格筋細胞の崩壊により、ミオグロビンと筋原性酵素（CK、アルドラーゼ、GOT/GPT、LDH）、細胞内カリウムが血中に遊出する。この結果、赤褐色尿、筋痛が出現し、高ミオグロビン血症・尿症のため急性尿細管壊死をきたし、急性腎不全へと進行する。悪性高熱症では術中から高熱、けいれん、意識障害、代謝性アシドーシスをきたす。高カリウム血症のため不整脈をきたすこともある。筋細胞から遊出するトロンボプラスチンのため、DIC を呈することもある。

III・病歴の取り方

赤褐色の尿で気づかれることが多く、横紋筋融解症をきたすような病態（表3）が存在するときは、常に念頭におくべきである。悪性高熱症では家族歴が重要。

IV・診断

尿が赤褐色となり潜血が強陽性・しかし沈渣で赤血球が認められない、血清筋原性酵素（CK、ア

> **専門医へのコンサルトの時期**
>
> 横紋筋融解症をきたした場合、急性腎不全や DIC へと進展する可能性が高い。全身管理と血液浄化療法が可能な医療施設へ搬送する。

ルドラーゼ、GOT/GPT、LDH)が高値。

V・治療

　薬剤など、誘因が存在する場合はそれを除去する。血中ミオグロビンが高値となることで急性腎不全をきたす恐れがあるため、腎機能が保たれている場合は大量の輸液を開始し、マンニトール(マンニゲン®)を投与して尿量を十分に確保して体外へ排出する(フロセミドは尿を酸性化し、ミオグロビン円柱を形成して腎障害を促進するため、使用しない)。また、メイロン®の投与を行い、代謝性アシドーシスの補正を行う。既に急性腎不全を呈している場合は腹膜灌流透析や血液透析などの血液浄化療法を行ってミオグロビンを除去する。悪性高熱症では、筋小胞体からのカルシウム放出を抑制するダントロレンナトリウム(ダントリウム®1mg/kg/回、症状をみながら同量追加、投与総量7mg/kgまで)の静注を行う。

（後藤知英、詫間由一）

【参考文献】
1) 飯島一誠, 吉矢邦彦：横紋筋融解症. 小児の集中治療, 第2集, 小児内科増刊号, 2000.
2) 渡辺　徹：横紋筋融解症. 小児疾患の診断治療基準, 小児科内科増刊号, 2001.

XIV 感染症

1 脳炎、脳症 「急性脳炎/脳症・Reye 症候群」538 頁参照

2 髄膜炎

I・細菌性髄膜炎

1．疾患の概要

細菌性髄膜炎は抗生剤が発達した今日では早期発見、早期治療により治し得る疾患であるが、発見が遅れたり、急速に進行する場合は後遺症や生命の危険に直結する疾患でもある。

❶ 罹患年齢

1 歳未満が約半数を占め、次いで 1 歳台、2 歳台と年齢が高くなるとともに発生数は減少し、4 歳以下がほとんどを占める。

❷ 起炎菌

インフルエンザ菌が最も多く、肺炎球菌、B 群溶血連鎖球菌、大腸菌の順で、インフルエンザ菌は増加傾向、肺炎球菌は減少傾向にある。4 カ月未満は B 群溶血連鎖球菌、大腸菌、生後 3 カ月以上はインフルエンザ菌、次いで肺炎球菌が多い。3〜4 カ月はこれらが混在している。5 歳以上はインフルエンザ菌が減少し、肺炎球菌が主な起炎菌になる。リステリア菌はわが国では 5 番目の起炎菌であるが新生児のみならず、乳児、幼児にも認められる。髄膜炎菌は先進国の細菌性髄膜炎の起炎菌であるがわが国では非常に少ない。

❸ 予後

近年(1985〜1997)のわが国での死亡率は 5.5%、後遺症(難聴、てんかん、水頭症)は約 22% と報告されている。起炎菌別では肺炎球菌の予後が最も悪く、リステリア菌もよくない。入院時の臨床症状が悪い者(高度な意識障害、難治性のけいれんなど)は予後が不良である。

2．診断のポイント

❶ 臨床症状

ほとんどが発熱で発症する。発症 1 日目に診断することは難しいが、発症後 1〜2 日で急激に症状が進行する場合がある。発症 2 日目、3 日目には嘔吐、けいれん、傾眠傾向などの意識障害の症状があり、乳児では不機嫌、哺乳力低下など not doing well と表現されるような全身状態の不良や重篤感がある。項部硬直、ケルニッヒ徴候、大泉門膨隆などの特異的徴候を見逃さないことはもちろんであるが、傾眠傾向などの意識障害あるいは表 1 に挙げた症状を念頭において診察することが重要である。発症 3 日目までに多くは診断が可能であるが、診断前の抗生剤の経口投与は、このような症状の

表1. 細菌性髄膜炎でみられる非特異的な症状

表情	笑わない、眉間に皺を寄せる、辛そう。
視線	視線が合わない、眼球の異常運動。
姿勢	動かない、同じ姿勢をとっている、後弓反張の姿勢。
啼泣	啼泣微弱、突然キャーと泣く。突然ピクつき泣き出す。辛そうな泣き方をする。甲高い泣き方をする。
易刺激性	物音に敏感に反応してピクつく。おむつ交換時に泣く。身体に触るといやがる。頭に触るといやがる。
言葉	発語なし。自分からは喋らない。唸る。
歩行	フラフラして歩けない。
意識障害	呼べば目を開けるがすぐに眠ってしまう。ほとんど眠っている。

進展を1日ほど遅らせることがある。

❷ 髄液所見

診断は髄液検査による髄液中の菌の証明により行う。髄膜炎を疑った場合はためらわずに髄液検査を行う。髄液検査の禁忌は脳圧亢進症状があること(大泉門の膨隆は除く)、第3(動眼神経)、第6(外転神経)脳神経麻痺などで、ショックなどにより心肺機能に異常があるときは、髄液検査の体位により心停止や呼吸停止などを起こすことがある。夜間、休日などで髄液が混濁している場合は、髄液を直接無菌的にカルチャーボトルに入れてもよい。敗血症を伴うので血液培養を行っておく。髄液沈渣のグラム染色で、グラム陽性球菌で連鎖状であれば連鎖球菌、双球菌であれば肺炎球菌、桿菌ならばリステリア菌、グラム陰性菌で短桿菌ならばインフルエンザ菌、長桿菌であれば大腸菌が疑われる。抗原迅速診断としてラテックス凝集反応を利用したキット(スライディックス・メニンギート・キット)では肺炎球菌、B群溶連菌、インフルエンザ菌 type b、髄膜炎菌およびKi抗原陽性大腸菌が判別可能である。既に抗生剤が投与された場合は菌が培養されないことがあり、髄液の細胞数と内容、糖、蛋白量、血清のCRPなどの検査所見より診断を行う。臨床的に無菌性髄膜炎と細菌性生髄膜炎を鑑別することはできない。細菌性髄膜炎の髄液は多核球優位の細胞増多、蛋白増多(>50 mg/dl)、糖減少<40 mg/dl(または血糖の<66%)であるが、細菌性髄膜炎の初期は正常の糖値を示し、またリンパ球優位のこともある。無菌性髄膜炎で糖が40 mg/dl以下になることもあり、無菌性髄膜炎の症状発症から平均1.5日までは多くが多核球優位である。細菌性髄膜炎と無菌性髄膜炎の区別がつかない場合は、細菌性髄膜炎として治療を行う。髄液の細胞増多は細菌性、無菌性髄膜炎のほかに、結核性髄膜炎、真菌性髄膜炎、多発性硬化症、川崎病などでもみられる。

3. 治療のポイント

❶ 初期治療(Empiric therapy)

ABPC(アンピシリン:ビクシリン®)200～300 mg/kg/日+CTX(セフォタキシム:クラフォラン®、セフォタックス®)200 mg/kg/日

または

ABPC+CTRX(セフトリアキソン:ロセフィン®)100 mg/kg/日

近年ペニシリン耐性の肺炎球菌やインフルエンザ菌(β-ラクタマーゼ非産生アンピシリン耐性菌；BLNAR)、セフェム系耐性のインフルエンザ菌の増加があり、β-ラクタム系薬剤の中で最も強い抗菌力を有するカルバペネム系薬剤のうち、髄液移行がよく、けいれんを誘発する可能性が低いパニペ

ネム/ベタミプロン（PAPM/BP）を選択する施設が増加している。カルバペネム系薬剤はセフェム系と異なり、リステリア菌に対しても強い抗菌力をもっているが、一般的にインフルエンザ菌に対してはセフェム系に比べ劣っているので初期治療にはインフルエンザ菌に有効なセフェム系薬剤（セフォタキシム、セフトリアキソン）を併用する。ABPC＋CTX/CTRXの初期治療はB群溶血連鎖球菌や大腸菌には有効であり、3カ月未満では依然第一選択剤である。

　CTX 300 mg/kg/日＋ PAPM 150 mg/kg/日（パニペネム：カルベニン®）

❷ 菌判明後の治療

　インフルエンザ菌　：CTX、耐性の場合はPAPM/BP
　肺炎球菌　　　　　：ABPC、耐性の場合はCTXまたはPAPM/BP
　B群溶血連鎖球菌　：ABPCまたはCTX
　大腸菌　　　　　　：CTX
　リステリア菌　　　：ABPC 耐性の場合はPAPM/BP

　インフルエンザ菌に対してはクロラムフェニコール（CP）の効果および髄液への移行が優れ、他の薬剤が耐性の場合に用いる（100 mg/kg/日）。CPは経口投与でも髄液の移行がよいが、1/24,000〜40,000に再生不良性貧血が起こる可能性がある。ABPC、CTX、CTRX、CPはゆっくりone shotで静注を行う。PAPM/BPは30分、VCM（バンコマイシン）を用いるときは60分の点滴静注を用いる。治療開始24〜48時間後に髄液は一般的に無菌となるので、治療の効果を確認するため髄液検査を行う。定期的な髄液検査は意味がない。髄液の炎症が治まると髄液中の薬剤の移行は低下するので、症状が軽減してからの薬剤の減量や経口薬の投与は無意味である。抗生剤の投与期間は解熱し、全身状態が改善し、CRPの陰性化を目途に行う。米国では合併症のない肺炎球菌の細菌性髄膜炎では10〜14日間、合併症のないインフルエンザ菌では7〜10日間、グラム陰性桿菌では3週間が必要とされている。

❸ デキサメサゾン®

　起炎菌がインフルエンザ菌typeB、生後6週以降、抗菌薬投与前で、デキサメサゾン® 0.15 mg/kg×4/日 2日間により、髄液所見の改善、解熱までの日数短縮、難聴などの後遺症の低下が挙げられている。ほかの菌によるものにも適応されることがある。デキサメサゾンの使用中止後再発熱がみられることがあり、CRPも再上昇する。

❹ 点滴量

　800〜1,000 m*l*/m²/日、SIADHや脳浮腫の疑いがなければ1,500〜1,700/m²/日。

❺ けいれん時は抗けいれん剤、重篤な意識障害など必要ならば気道の確保を行う

❻ DICに対してはヘパリン、FFPの投与、脳圧亢進にはマンニトールなどを使用する

❼ 合併症の治療

　硬膜下水腫は特に乳児では稀でない合併症であるが、ほとんどは自然に吸収され治療は必要としない。CTスキャンで脳実質の圧迫所見があるとき、あるいはring enhancementの所見があって感染の合併が示唆されるときは排膿など外科的処置が必要になる。脳室炎はCTスキャンで脳室全体のring enhancementにより診断されるが、さらに大量の抗生剤の投与が必要とされる。治療開始後10日以上続く発熱はprolonged feverと呼ばれるが、不十分な原疾患の治療、院内感染などによる異なったほかの部位の感染、点滴部位の静脈炎、使用している薬剤による発熱、ステロイド使用によるリバウンド現象（発熱、CRPも増加）などが挙げられるが、原因不明で発熱が持続する場合も多い。

❽ 同一個人での細菌性髄膜炎の再感染

解剖学的欠陥による CSF と外部との交通（皮膚洞－ブドウ球菌による細菌性髄膜炎、内耳での交通、髄液漏）、あるいは免疫的欠損（補体欠損症など）を疑う。

II・無菌性（ウイルス性）髄膜炎

1．疾患の概要

髄膜に限局した炎症があり、細菌が検出されない場合を無菌性髄膜炎と呼ぶ。ウイルスによるものがほとんどであるが、真菌、マイコプラズマなどの感染によるもの、膠原病や川崎病などの疾患によるもの、γグロブリンなどアレルギーによるものがある。著明な髄液の好酸球増多を伴う広東住血線虫症なども存在する。

❶ 起因ウイルス

エンテロウイルスが最も多い。エンテロウイルスではエコー、コクサッキーB のほとんどの型によるが、コクサッキー A は分離培養が困難なため、A 9 を除くと極めて少ない。わが国ではこの数年、エコー 30 による髄膜炎の流行があるが、エコー 30 は髄膜炎の合併が多いことによる。ムンプスウイルスも髄膜炎の合併頻度が高いが、ワクチン接種などにより総数は減少している。その他ヘルペスウイルス、アデノウイルス、EB ウイルスなどでも髄膜炎は起こるが、その頻度は全体の 1％ 以下である。

❷ 季節、年齢

エンテロウイルスによる髄膜炎は 6～7 月から 10 月頃までの夏季から初秋の時期が最も多い。ムンプスウイルスには季節性がない。無菌性髄膜炎の罹患年齢は 2 峰性で、0 歳台と 4～5 歳台に 2 つのピークがある。0 歳台は生後 4 カ月未満が多く、この年代の発熱の一因になる。

2．診断のポイント

❶ 臨床症状

発熱、嘔吐、頭痛、項部硬直が年長児の典型的な症状である。0 歳台、特に生後 4 カ月未満ではやや長く続く発熱以外に症状はなく、大泉門膨隆、項部硬直などの髄膜刺激症状もない場合がほとんどである。ムンプスウイルスでは髄膜炎の症状だけで、耳下腺の腫脹がない場合もある。

❷ 髄液検査

髄液はリンパ球の細胞増多を示す。エンテロウイルスでは、初期は好中球優位であるが、発症後 6～48 時間までにリンパ球への Rapid Shift が起こる。糖、蛋白は正常範囲である。臨床症状があり、髄液からウイルスが培養されるが、細胞増多がない場合がある。髄液、咽頭ぬぐい液、便からのウイルス分離は確定診断となるが、髄液でのエンテロウイルスは 10^1～10^3 TCID$_{50}$/ml とウイルス量は多くない。エンテロウイルスの流行期にはコントロールの 7.5％ に咽頭や便からエンテロウイルスが分離されるとの報告もあり、1～数週間排泄されることから、咽頭あるいは便だけからのウイルス分離は過去の感染も否定できない。PCR でのエンテロウイルス RNA の検出は感度が優れ、有用な手段となりうる。

3．治療のポイント

自然治癒する疾患であり、治療を必要としない。髄液の排泄は症状の緩和に役に立つ場合がある。予後も脳炎を合併しなければ良好である。

3 敗血症

I・疾患の概要

　菌血症(bacteremia)は血液中に細菌の存在が証明されるが、一過性で、症状を示さないものをいう。菌血症は嚙む、歯を磨くなどの日常的動作でも、あるいは粘膜の損傷で起こるとされているが、人体のもつ防禦システムにより侵入した細菌はすぐに排除され、それ以上の反応は起こらない。敗血症(septicemia、sepsis＝臨床病名で血液中の細菌の証明を必ずしも必要としない)は、血液中に排除されない細菌が存在することに人体が反応し、症状が惹起されるものをいう。これらの反応はサイトカインが主役をなし、発熱あるいは低体温、白血球増多あるいは減少、脈拍数増加、呼吸数の増加などの症状を伴う。このような状態をSIRS(systemic inflammatory response syndrome)と呼び、SIRSは細菌、ウイルスなどの感染症のみならず、外傷、熱傷、膵炎など組織の損傷などでも起こる。敗血症は細菌の感染により惹起されたSIRSの状態ということができる。但し、これらの症状は成人を対象にしており、小児科領域では必ずしも当てはまらない。新生児の敗血症では、発熱、低体温のほかに無呼吸、腹満、易刺激性、哺乳力低下などが症状となる。

　敗血症は大きく2つに分類され、第1群は細菌性髄膜炎、感染性心内膜炎、尿路感染症など局所に感染巣を有するもので、感染巣から供給される細菌を人体が血液中から排除できず、敗血症となった群である。第2群は感染巣が明確でなく、宿主の防禦反応の低下によって起こるもので、白血病患者、新生児、未熟児、あるいは基礎疾患を有するものである(表2)。第1群は外部からの細菌の侵入により感染巣が形成され、感染巣で増殖した細菌が血液中に流出した結果であり、感染巣で培養され

表2．敗血症例

	S. aureus	MRSA	S.epi	α-st	GAS	GBS	St.pneu monia	Enter-ococcus	Listeria	H.inf	E.coli	Entero-bacter	Kleb-siella	Salmo-nella	Ps.aer-uginosa	Anaero-bic cocci	
第1群																	
細菌性髄膜炎					3	10		2	24	2							41
感染性心内膜炎	4		8						1								13
尿路感染症										16	1	1			18		
関節炎、骨髄炎	1	1			1	2											5
肺炎、気管支炎						4		2									6
皮膚、皮下膿瘍	1	3							1				2		7		
腹膜炎						2				3		1		1			7
その他*		2	1			1				1			1				6
第2群																	
白血病など	3	4	5	33		1	1			6	6	3		8	1		70
新生児、未熟児＜3日						3				1							4
＞4日		14				1								1			16
その他**		3				4	1						2				11
	9	27	5	42	1	7	24	2	3	28	29	6	5	1	14	1	204

＊ 歯髄炎1例、腸炎1例、心疾患術後2例、膵破裂後1例、不明熱1例　　　　　都立清瀬小児病院(1990-1999年)
＊＊無酸素脳症5例、代謝疾患2例、糖原病1例、慢性腎不全1例、腎移植後1例、ACTH投与中1例

る菌と血液から培養される菌は一致する。起炎菌は個々の感染症に特有の細菌、細菌性髄膜炎であれば、生後 2～3 カ月までは B 群溶血連鎖球菌（GBS）、大腸菌、それ以降ではインフルエンザ菌、肺炎球菌、尿路感染症であれば、大腸菌などグラム陰性桿菌である。第 2 群は白血病などの患者が治療により白血球数が減少した結果敗血症となるもので、敗血症のなりやすさは血液中の白血球数に依存し、白血球数は治療の強さに依存する。強い治療を必要とする AML などは敗血症になることが多い。敗血症の起炎菌の由来は自己のもつ口腔内から腸管までの常在細菌叢が多い。新生児、未熟児では GBS に代表される産道感染によるものと、自己の獲得した常在細菌叢あるいは環境由来のものがある。生後 3 日目までは産道感染と思われる GBS あるいは大腸菌などが起炎菌で、それ以降では院内で生後皮膚、口腔内あるいは腸管などの常在細菌叢形成時に組み込まれた、あるいはカテーテルなどによる MRSA による感染が多くなり、GBS、グラム陰性桿菌によるものもみられる。

II・診断のポイント

血液培養がその診断の基本となる。血液培養は高熱時などいつ行うかは大きな問題ではない。血液中の細菌数は少ないので、採取する血液量は多いほどよい。コンタミネーションか否かは皮膚に常在する細菌が培養された場合はコンタミネーション、常在しない細菌の場合は陽性と判断される。判断に迷う場合もあり、必要な場合、血液培養は複数回行っておく。

III・治療のポイント

第 1 群の感染巣のある場合は、その感染症の初期治療剤が敗血症の有無にかかわらず第一選択剤となる。第 1 群の多くの場合、臨床症状や検査結果からその局所の感染症の推定が得られ、その感染症の初期治療法に準じた抗生剤の選択を行う。局所の感染が不明で敗血症が疑われるときは、市中感染か院内感染かを区別する必要がある。敗血症では殺菌性および広範囲に効果のある抗生剤を選択する必要があり、市中感染であれば第二世代あるいは第三世代のセフェム系およびアミノ配糖体の組み合わせを、院内感染およびブドウ球菌の感染が想定される場合には MRSA を念頭において、VCM とアミノ配糖体、VCM とカルバペネム系薬剤の組み合わせを、院内感染でブドウ球菌が想定されない場合は市中感染と同様の選択を行う。

第 2 群の白血病での敗血症の起炎菌は予防投薬にもよるが、当院では α-strept が約半数を占め、残りはブドウ球菌、MRSA からグラム陰性桿菌まで幅広い分布を示している。当院の初期治療の抗生剤選択は ABPC（または PIPC）、AZT、TOB の 3 者が使用されている。約半数は白血球数が 200/μl 以下でも解熱しているが、約半数はそれ以上の白血球の増加を待って初めて解熱する。この方法での死亡率は 4.2% である。予防投薬を強力にすると耐性菌が増加すると考えられ、長期的な見地に立つ戦略が必要である。成人では広域の β ラクタム剤とアミノ配糖体の併用療法、第三、四世代のセフェム系、あるいはカルバペネム系薬剤の単独療法の有用性が報告されている。小児と成人は異なり、また原疾患の治療方法、予防投与の方法、その施設の環境などでも異なることから、起炎菌とその感受性をよく把握し、それぞれの施設に適した抗生剤を選択すべきである。

未熟児、新生児の場合は生後 3 日目までは GBS および大腸菌などのグラム陰性桿菌、それ以降では MRSA が主体となる。生後 3 日目までは ABPC とアミノ配糖体の併用、それ以降は VCM と、カルバペネム系薬剤、CZOP（Cefazopran：ファーストシン®）、あるいはアミノ配糖体の併用など MRSA を念頭においた初期治療が必要である。新生児、未熟児の敗血症の治療では、発症後速やかなかつ適切な抗生剤の治療が必要とされ、それにはそれぞれの施設における過去の起炎菌、およびそ

れらの菌の抗生剤に対する感受性を十分に把握しておくことが大切である。新生児、未熟児では気管内吸引物の培養、あるいは便培養による腸内細菌叢の監視などにより起炎菌が推定できることがあるので、これらの監視培養は有用である。

補助療法としてショックを伴えば酸素の投与や呼吸管理、輸液、カテコールアミンなどの交感神経刺激剤、アシドーシスがあればその補正、DIC（播種性血管内凝固症候群）を伴えばヘパリン®、FOY®またはフサン®、AT-IIIなどの治療を行う。ステロイドはその効果について賛否両論があるが、最近の成人を対象にしたメタ分析ではステロイドは敗血症ショック全体では効果がないが、グラム陰性桿菌の敗血症では多少の効果がある証明がなされている。血漿交換、未熟児、新生児の交換輸血もサイトカインの除去という点からある程度の効果が期待できる。最近、特異的な抗サイトカイン療法も登場しているがその効果はまだ未知数である。

4 心内膜炎、心筋炎 「心筋疾患」（274頁）、「感染性心内膜炎」（280頁）参照

5 骨髄炎、関節炎 「化膿性骨髄炎 Brodie 骨膿瘍・化膿性関節炎」620頁参照

6 尿路感染症

I・疾患の概要

尿路感染症は腎実質、腎盂、尿管、膀胱、尿道、尿道口における感染症の総称である。成人では臨床症状から尿管以上の上部の腎盂腎炎と下部の膀胱炎に大きく分けられるが、小児では臨床症状からは不明確で、一括して尿路感染症として取り扱われる。膀胱尿管逆流など尿路に感染を起こしやすい基礎疾患がある場合を複雑性、ない場合を単純性尿路感染症と称する。

小児の尿路感染症は乳児期早期の1歳未満、特に生後2～3カ月の男児に発症することが多い。但し割礼を行っている米国ではこのようなことはない。それ以降は解剖学的に尿道が短く、上行性感染が起きやすい女児が多数になる。病原菌は大腸菌が圧倒的に多いが、肺炎桿菌、プロテウス菌などのグラム陰性桿菌がその原因となる。緑膿菌が病原菌である場合は基礎疾患のある場合が多いが絶対ではない。感染の成立には細菌の尿路への付着が必要であり、尿路上皮細胞の受容器と結合する細菌の線毛は赤血球の表面にあるP抗原と共通でP線毛と呼ばれ、この線毛をもつ大腸菌は尿路感染症を起こしやすいとされている。このほか細菌のK抗原、O抗原などが感染の成立に関与している。

II・診断のポイント

小児の尿路感染症の症状は発熱以外にない。一般には風邪の症状のない発熱は尿路感染症を疑わせるが、あとから風邪の症状が出る場合や、尿路感染症以外の原因不明の発熱の場合も多い。成人の膀胱炎の症状は頻尿、残尿感、排尿痛などであるが、小児でこのような症状で来院した場合膀胱炎である可能性は必ずしも高くなく、症状からだけで安易に抗生剤を使用すべきではない。

尿路感染症の診断には尿の細菌定量培養が必要である。年長児は中間尿培養でよいが（＞10^5/ml）、乳児はカテーテル尿あるいは膀胱穿刺で＞10^4/ml が必要である。パック尿は＜10^3/ml であれば尿路感染症を否定できるが、10^4/ml 以上は否定も肯定もできない。カテーテルを用いて検査する場合はこの行為により尿路感染症となる場合があり、この方法で行う場合はその後に抗生剤を用いておく必要がある。尿沈渣法で白血球 5～10 個/視野以上は尿路感染症を示唆するが川崎病などでも出現する。膀胱内は無菌であり、白血球も存在しない。抗生剤が既に使用された場合に、膀胱穿刺あるいはカテーテル尿での白血球数の増加は細菌が証明されなくても、尿路感染症の間接的証明となる。乳児期では敗血症を伴うことも稀ではなく、血液培養も必要である。乳児期の尿路感染症は臨床症状で敗血症を伴うかどうかを判断することは難しい。

基礎疾患は膀胱尿管逆流現象（VUR）が最も多い。残尿が尿路感染症を引き起こす原因となる。基礎疾患の検索は発熱を伴うすべての乳幼児の尿路感染症に必要である。超音波検査は水腎症、水尿管症などの検出に適し、静脈性腎盂造影（IVP）とほぼ等価値を有する。排尿時膀胱尿管撮影（VCG）は膀胱尿管逆流の有無の検査として必須であるが、尿路感染症から 1 カ月をおいて行うべきで、すぐに行うと尿管膀胱移行部の炎症のため偽陽性となることがある。VCG を行うまでに尿路感染症を再発することがあり、抗生剤による予防投与が必要である。DMSA 腎シンチグラムは腎実質の瘢痕を描出するのに適しており、VUR がある児に行う。

III・治療のポイント

乳幼児で発熱などの症状を伴えば入院治療が必要である。治療はグラム陰性桿菌に抗菌力をもち、尿中排泄率が高い薬剤が第一選択となる。大腸菌は ABPC に耐性を示すものが多く、セフェム系薬剤、モノバクタム系アズトレナオム、アミノグリコシッド系薬剤などが選択される。通常は 3 日以内に解熱する。

複雑性尿路感染症では再発の予防のために抗生剤の予防投与が行われる。ST 合剤 0.025 g/kg またはその 1/4～1/2 量、セフェム系経口抗生剤の 1～10 mg/kg 就寝前 1 回投与などが選択される。

7 感染性腸炎

はじめに

感染性腸炎には、細菌性によるものとウイルス性によるものがある。食品を介して同時に多数の人が感染する場合を食中毒と呼ぶ。

I・細菌性腸炎

1. 疾患の概要

❶ サルモネラ

夏季に多い。ヒトのほか家畜、家禽、ペット（イヌ、ネコ、カメなど）、野生動物の腸管に広く分布する。2,000 以上の血清型が知られているが、*S. Enteritidis* と *S. Typhimurium* の頻度が高い。血清型による病原性の差はない。潜伏期間は 6～48 時間で多くは 12 時間である。下痢、発熱、腹痛、嘔吐などをきたし、経過が長い。高熱を伴う頻度が高く、血便を伴う場合も多い。髄膜炎や骨髄炎、腎不全など腸管外感染症を伴う頻度が高い。症状消失後も長期に排菌が認められる。抗菌薬服用期間

の培養は陰性になる。汚染された食肉や卵が主な感染源である。1994、95年頃からサルモネラ菌による食中毒が急増し、ヒナ鶏の輸入の増加との関連が指摘されている。鶏卵の汚染では親鳥の卵管に存在する菌が卵形成の際に卵内部に取り込まれ、生卵の生食で感染する可能性がある。

❷ カンピロバクター

家畜、鳥類、イヌ、ネコなどのペットの腸管に保菌され、これらの動物から汚染された食品や水を介して感染する。菌は乾燥に弱く、常温では急速に死滅するが低温には強く、4℃では長期間生存する。潜伏期間は2～7日で下痢、発熱、腹痛を主症状とし、血便を伴うことが多い。年齢では小児と青年の2峰性に分布し、通年性に発生する。2～5日で回復することが多い。ギラン・バレー症候群の1/3が本菌によるといわれている。有効抗菌薬を投与後48時間以内に菌は陰性化し、再排菌はない。抗菌薬を投与しない場合は比較的長く排菌が続くが長期にはならない。食品としては加熱が不十分な焼き鳥などが原因となることがある。カンピロバクターの増加も輸入肉の増加と関連があると考えられている。

❸ 病原性大腸菌

食物、水、氷、器物などから感染する。海外旅行後の下痢症の45%が病原性大腸菌である。その分類と主要なO血清型は以下のとおりである。

ⅰ) 毒素原性大腸菌 [enterotoxigenic *E. coli* (ETEC)：O 6、O 25、O 27、O 148、O 159、O 169]：潜伏期間は14～50時間、毒素型で水などから感染し、海外渡航歴は参考になる。症状は悪心、嘔吐、腹痛、水様便などで経過期間は3～5日である。

ⅱ) 病原血清型大腸菌 [enteropathogenic *E. coli* (EPEC)：O 44、O 55、O 111、O 125、O 127]：潜伏期間は3～16時間、感染型で種々の食品から感染し、症状は悪心、嘔吐、発熱、腹痛、水様便などで経過期間は2～3日である。

ⅲ) 組織侵入性大腸菌 [enteroinvasive *E. coli* (EIEC)：O 28 a、O 28 c、O 124、O 136、O 164]：潜伏期間12～24時間、感染型で種々の食品から感染する。症状は発熱、腹痛、水様便、頭痛などで、経過期間は3～7日である。

ⅳ) 腸管出血性大腸菌 [enterohemorrhagic *E. coli* (EHEC)：O 157、O 111、O 26]：潜伏期間3～5日、毒素型で種々の食品から感染し、症状は悪心、嘔吐、腹痛、発熱、水様便、血便などで、経過期間は3～14日である。2～15%にHUS(溶血性尿毒素症候群)を発症する。下痢からHUSの発症は2～8日、血便からHUSの発症は1～4日が多い。HUSは明らかな血便が持続するとき、下痢に伴って意識が悪いとき、尿の出が悪いときなどで疑う。検査所見では血小板減少、破砕性赤血球を伴う溶血性貧血、腎機能障害(血清クレアチニンの上昇)などがみられる。腸管出血性大腸菌が分離され、ベロ毒素が確認されたときは3類感染症として保健所に届け出る。

❹ コレラ

グラム陰性桿菌で潜伏期間は6時間～5日、多くは1～3日、毒素型で海外渡航歴の有無は重要である。白色で生臭い水様便で脱水に陥りやすい。経過期間は1～2週間である。基礎疾患のあるヒトを除くと典型的な症状は少なくなっている。2類感染症で直ちに保健所へ届け出る。

❺ エルシニア

エルシニアはグラム陰性桿菌で *Y. enterocolitica* と *Y. pseudotuberculosis* の病原性が確立されている(*Y. pestis* ペストは1926年以降わが国では報告がない)。人畜共通感染症でブタ、イヌ、ネコ、ネズミなどや土壌、水に広く分布している。*Y. enterocolitica* は胃腸炎が主体で、潜伏期間2～11日、症状は悪心嘔吐、発熱、腹痛、水様便、右下腹部痛などである。*Y. pseudotuberculosis*

は発熱、発疹などの症状に腹痛、下痢、などの胃腸炎の症状を伴い、眼球結膜の充血やリンパ節腫脹など川崎病類似の症状や急性腎不全の合併など症状が多彩である。菌は発育が遅く、至適発育温度が25～30℃と低い。感染源は食肉や汚染した井戸水などである。

❻ 腸チフス、パラチフス

グラム陰性桿菌であるチフス菌（*Salmonella* Typhi）、パラチフスA菌（*S. Paratyphi A*）の感染による。潜伏期間は7～14日で多くは海外感染例であり、海外渡航歴は参考になる。感染型で発熱、腹痛、倦怠感、食思不振、不機嫌などで下痢は半数にみられ、多くは粘液水様便である。バラ疹、肝脾腫、比較的徐脈などは少ない。白血球は減少することがあり、GOT、GPT、LDHが上昇する場合がある。経過期間1～2カ月である。胆石などがあると胆嚢内保菌者となる。2類感染症。

❼ 細菌性赤痢

赤痢菌はグラム陰性桿菌でヒト、サルが保菌し、汚染された水、食品から経口感染する。2/3以上は海外感染で感染地はアジアが主でインドとインドネシアで31％を占められている。*S. sonnei*が最多で、*S. flexneri*がこれに次ぎ、*S. dysenteriae*は少ない。感染型で潜伏期間は1～5日、症状は発熱、腹痛、水様便、血便、便意頻回、しぶり腹などであるが、最近は激しい下痢は少なく、軽症化している。経過期間1～4週間である。2類感染症。

❽ ブドウ球菌

黄色ブドウ球菌が食品内で産生した耐熱性毒素が原因となる。毒素は100℃30分でも不活化しないので食品の加熱で防ぐことができない。原因食品はにぎり飯が多かったが減少し、折り詰め弁当、魚肉、練り製品、生菓子などに変わってきている。潜伏期間は30分～6時間。突然発症する悪心、嘔吐、上腹部痛などで下痢、発熱は必発ではない。重症化することは稀で回復は早い。潜伏期間1～6時間で経過期間は1～2日である。

❾ 腸炎ビブリオ

腸炎ビブリオ*Vibrio parahaemolyticus*による食中毒は細菌性食中毒の中で最も多い。腸炎ビブリオは海水中に棲む好塩性細菌で2～5％の食塩存在下で発育が良好である。7～9月が最も多く、夏季に集中する。海水温が上昇すると細菌の増殖は増加する。感染源は生鮮魚介類とその加工品で、刺身や寿司などがその原因となる。潜伏期は12～24時間で嘔吐、下痢、上腹部痛、発熱が主症状となる。血便を伴うことも少なくない。症状は激しいが回復は早い。経過期間2～3日。排菌時間が短く、発症3日以降の菌検出は急速に低下する。

❿ クリプトスポリジウム

主に哺乳類の腸管に寄生して増殖し、下痢症を引き起こす原虫で、塩素に強い耐性があるため河川に流入すると浄水場の濾過や消毒処理で完全に除去できず、水道水に混入する恐れがある。潜伏期間は4～10日間、感染型で症状は発熱が38℃台、水様便で血便はない。腹痛はそれほど強くない。経過期間7～10日間で薬剤を投与しても症状は長引く。下痢患者からはクリプトスポリジウムが1日に数十億個も排泄され、これは下痢症状が始まって4週間程度続く。

2．診断のポイント

便培養がその診断の基本になる。ウイルス性と臨床的には完全に鑑別はできないが、嘔吐、下痢などの消化器症状に、発熱が長期（ウイルス性では3日以上高熱が持続することはない。）に続く場合、血便を認める場合は細菌性の可能性が高く、便培養、全身状態が優れない場合は血液培養を行う。健康保菌者が存在するのはサルモネラと病原性大腸菌であるが、症状がある場合サルモネラは原因菌と

判断してよいが O 157 を除く病原性大腸菌は判断が難しい場合がある。腸管出血性大腸菌感染症では O 157 に対してラテックス法、イムノクロマト法、酵素抗体法などの迅速診断法が、ベロ毒素の検出に関しても酵素抗体法などによる迅速診断法がある。エルシニアは血清抗体価の測定ができる。

3．治療のポイント

脱水がみられるときは輸液を行い、電解質異常の補正と維持を行う。収斂剤、吸着剤、腸管運動抑制剤などは使用しない。

❶ サルモネラ

ペニシリン系薬剤、ニューキノロン系薬剤、クロラムフェニコール、ST 合剤、第三世代のセフェム系薬剤が有効で、カルバペネム系、モノバクタム系薬剤、ホスホマイシンも効果がある。敗血症や病巣感染に対してはこれらの薬剤の移行、副作用などを考慮して使用する(「腸チフス」参照)。サルモネラの胃腸炎には、除菌は対照療法群と差がなく、逆に抗菌薬により排菌を延長させることから抗菌薬を投与しないことが多い。重症例や感染防禦能力の低い新生児などに抗菌薬は必要である。成人ではニューキノロン系薬剤が第一選択となり、小児ではニューキノロン系で唯一使用が承認されているノルフロキサシン(バクシダール®：6〜12 mg/kg/日)、またはホスホマイシン(ホスミシン®：50〜100 mg/kg/日)が選択される。

❷ カンピロバクター

胃腸炎の軽症例に抗菌薬は必要がない。重症例などに抗菌薬を使用する。エリスロマイシン 50 mg/kg/日の経口投与、ニューマクロライド(クラリスロマイシン 10 mg/kg/日など)、ホスホマイシン、ニューキノロン系薬剤も抗菌力がある。敗血症など腸管外感染症にはゲンタマイシン、カルバペネム系薬剤、クロラムフェニコールなどが選択される。

❸ 病原性大腸菌

軽症例は自然治癒する。重症例では早期に抗菌薬を投与する。ホスホマイシン(50〜100 mg/kg/日)、ノルフロキサシン(6〜12 mg/kg/日)、ミノサイクリン(2〜4 mg/kg/日)、ST 合剤(トリメトプリムとして 5〜10 mg/kg/日)、コリスチン(30〜40 万 u/kg)、カナマイシン(50〜100 mg/kg/日)などが用いられる。

❹ コレラ

抗菌薬の投与は下痢および排菌の期間を短縮する。テトラサイクリン 50 mg/kg/日(成人 2 g)分 4、3 日間、ドキシサイクリン 6 mg/kg/日 1 日 1 回(成人 300 mg/回)、または ST 合剤トリメトプリムとして 8 mg/kg/日 分 2、3 日間、ニューキノロン剤のフロキサシン(6〜12 mg/kg/日)などを使用する。

❺ エルシニア

Y. pseudotuberculosis はマクロライド以外の抗生剤に感受性があるが、実際での抗生剤の有用性は証明されていない。細胞内寄生のため細胞内への移行がよいクロラムフェニコールなどが世界的には用いられているが、副作用の面からは使用し難い。敗血症や髄膜炎では ABPC とアミノ配糖体の併用などが用いられる。*Y. enterocolitica* は β ラクタマーゼを産生するためにペニシリン系薬剤などでは効力が低く、第三世代のセフェム系、アミノ配糖体、ST 合剤、ニューキノロン剤などが必要な場合に用いられる。

❻ 腸チフス、パラチフス

ABPC(100〜200 mg/kg/日)静注、解熱後経口で 2〜3 週間服用する。AMPC(100 mg/kg/日)の

経口投与は味がよく、下痢の副作用も少ないことから ABPC の経口薬の代替となる。クロラムフェニコールは臨床症状の改善に最も優れた薬剤で、再生不良性貧血の副作用の可能性があることから使用し難いが、有熱期 100 mg/kg/日 静注、解熱後 50 mg/kg/日 2 週間経口投与する。ST 合剤も他の薬剤が耐性の場合に選択され、合剤として 48～96 mg/kg/日 分 2 で投与する。セフェム系第三世代も効力があり、セフォタキシム(200 mg/kg/日)などが用いられる。ニューキノロン剤も効果があるが、小児で使用可能であるのはノルフロキサシン(6～12 mg/kg/日)だけである。

❼ 細菌性赤痢

小児はノルフロキサシン(6～12 mg/kg/日)、乳児はホスホマイシン(50～100 mg/kg/日)5 日間投与する。ABPC は 50% が耐性でセフェム系抗生剤は効果が劣る。軽症例は自然治癒する。

❽ ブドウ球菌

抗菌薬は使用しない。

❾ 腸炎ビブリオ

通常抗菌薬の使用を必要としない。ペニシリン系は無効である。

❿ クリプトスポリジウム

確実な駆虫薬はない。

付) リステリア症

リステリア菌は芽胞非形成のグラム陽性短桿菌で至適発育温度は 30～37℃ であるが、他の一般細菌が発育しない 4℃ でも増殖する。リステリア菌は 7 種のうち、*L. monocytogenes* がヒトおよび大部分の動物の病原菌で、結核菌、レジオネラ菌、サルモネラ菌などとともに、マクロファージに貪食されても殺菌されずに生存増殖することができる細胞内寄生細菌である。リステリア菌は土壌、植物などに広く分布し、哺乳動物、鳥類、魚類、甲殻類、昆虫など感染宿主域は極めて広い人畜共通感染症である。リステリア菌に感染しやすく、感染した場合に重篤になる、妊婦(胎児)、新生児、高齢者および細胞性免疫が低下した者などのハイリスク者が存在する。本邦では 1～5 歳での発症が約 20% と新生児期とほぼ同数を占め、欧米の新生児期を過ぎると減少し、この年齢にピークがないことと異なる。主要病型は髄膜炎、敗血症、脳炎を含む中枢神経系の疾病である。リステリア症は欧米では牛乳、ソフトチーズなどの乳製品、食肉加工品、海産魚介類、生野菜など加熱工程の入らない食品による食品媒介感染症であることが確立され、感染者の多くはハイリスク者で、病型は敗血症、髄膜炎などが多い。本邦でのリステリア症はすべてが散発例で集団発生はなく、食品媒介性を疑う例の報告はない。最近これらの病型以外に、チョコレートミルクによる発熱、下痢を主体とした胃腸炎の集団発生が海外で報告されている。

診断は菌を血液、あるいは髄液から証明することにある。母体の頸管、腟、悪露あるいは胎盤からの培養も新生児早期の疾患では診断の一助となる。胎盤の組織学的検索も有用である。PCR は可能であるが商業化されていない。血清学的診断に有用なものはない。

ペニシリン系薬剤が有効でアミノ配糖体との併用が効果的である。カルバペネム系薬剤、バンコマイシンなどにも感受性を示す。第三世代を含むセフェム系、ホスホマイシンには感受性がない。新しい薬剤のキノロン系は感受性に乏しい。クロラムフェニコールやテトラサイクリンなどの静菌的な薬剤は再発などの報告が多い。VCM は敗血症の治療にはよいが髄液の移行にはやや難がある。治療期間は敗血症では 2 週間、髄膜炎では 3 週間以上、免疫不全を伴うものでは 3～6 週間、心内膜炎の治療には 6～8 週間必要とされる。

II・ウイルス性胃腸炎

1. 疾患の概要

　ウイルスが起こす胃腸炎でその病原性が認められているのはロタウイルス、アデノウイルス、カリシウイルス科のノロウイルスとサポウイルス、アストロウイルスである（表3）。わが国の冬季の下痢症は2峰あり、前半は11〜12月で主にノロウイルス関連のウイルスにより、後半は2〜3月で主にロタウイルスが中心である。

❶ ロタウイルス

　生後6カ月頃から2歳頃までの冬季に起こる乳幼児下痢症の主たる原因の1つで、冬季乳幼児嘔吐下痢症、白色便性下痢症、白痢、小児仮性コレラとも呼ばれていた。ヒトのみならずサル、ブタ、ウマ、ウシなどほとんどの哺乳動物や、ニワトリ、ハトなどの鳥類にもそれぞれ下痢を起こすロタウイルスがある。種特異性があり、一般的に異種には下痢を起こさない。ロタウイルスはコア蛋白によりヒトではA、B、C群に分類され、A群が最も一般的なヒトのロタウイルスでB群は中国からの報告以外にはなく、C群は世界各地から主に3歳以上の胃腸炎の原因として散発的に報告されている。潜伏期は1〜3日で嘔吐と軽度から中等度の発熱があり、続いて下痢が始まる。嘔吐と発熱は2日間以内に多くは収束するが水様性の下痢は長いと5〜7日続く。生後3歳までに一度は感染する。多くの軽症例があることも判明し、重症例は10〜20%である。生後3カ月以内の乳児は不顕性感染になるか、軽症な下痢で終わることが多い。罹患後4カ月以内に症状を伴う再感染することはないが、再感染に対する防禦機構が不完全で短期である。2度目の感染が重症になることはない。中和抗体は産生されるが、全身的な抗体と局所のIgA抗体との関係は明らかでない。

❷ アデノウイルス

　アデノウイルスには多くの血清型があるが、40、41が胃腸炎の原因になる。この2つの型は気道症状を起こさない。アデノウイルスによる胃腸炎は冬季に限らず、通年性で、2歳以下の乳幼児下痢症の原因ウイルスになる。アデノウイルスの下痢は他のウイルス下痢症に比べ長い傾向にあり、10〜14日に及ぶことも少なくないとされている。院内感染はロタウイルスやアストロウイルスに比べ少ない。

❸ ノロウイルス、サポウイルス（カリシウイルス科）

　1972年に急性胃腸炎患者から小型の球形ウイルスが電子顕微鏡で発見され、ノーウォークウイルスと命名された。その後相次いで発見された同様の小型の球形ウイルスは、培養系が確立されないことからそれぞれ発見された地名が名づけられ、まとめて小型球形ウイルス（small round structured virus；SRRV）と呼ばれた。1990年代に分子生物的な手法の導入により多くの小型球形ウイルスの遺伝的解析が行われ、小型球形ウイルスと呼ばれたものの多くはノーウォークウイルス、また古典的カリシウイルスと呼ばれ特徴的な表面構造をもつものの多くはサッポロウイルスに属することが判明し、ヒトに感染するカリシウイルスはノーウォーク様ウイルスとサッポロ様ウイルスに分類されたが、2002年の国際ウイルス学会でそれぞれノロウイルス（Norovirus）、サポウイルス（Sapovirus）と呼ぶことが承認された。

　ノロウイルスとサポウイルスは、3歳未満の乳幼児ウイルス性胃腸炎の集団発生と散発例で、ロタウイルスに匹敵するかそれ以上の頻度であることが判明しつつある。またこれらのウイルスは、成人の集団発生する胃腸炎の最も多い原因でもある。ノロウイルスの潜伏期は約24〜48時間、嘔気、嘔吐が主な症状で下痢を伴うこともある。症状の期間は2〜3日でロタウイルスよりも軽い。二次感染

表3. ヒトの急性胃腸炎の主な起因ウイルス

ウイルス	大きさ	核酸	構造蛋白	培養	血清型
レオウイルス科					
ロタウイルス	70 nm	2本鎖RNA	7	＋(A、C群)	A、B、C群
アデノウイルス科					
アデノウイルス	70〜80 nm	2本鎖DNA	11-15	＋	2（40、41）
カリシウイルス科					
ノロウイルス	27〜32 nm	1本鎖RNA	1	－	不明
サポウイルス	30〜35 nm	1本鎖RNA	1	－	不明
アストロウイルス科					
アストロウイルス	28〜30 nm	1本鎖RNA	3	＋	8

率は高い。

❹ アストロウイルス

アストロウイルスは乳幼児、小児の冬季の軽度から中等度の下痢症の一般的な原因で、先進国および開発途上国ともにみられる。直径約30 nmの小さなウイルスで5〜6つの星のような特徴的な構造がみられ、8つの血清型が知られている。潜伏期は3〜4日で、臨床症状はロタウイルスと同様、下痢、発熱などで嘔吐は少ない。概して軽症で重度の脱水症となることは少ない。保育園、小児病棟での集団発生も少なくなく、老人ホームなど成人の集団発生の報告もある。抗体保有率では米国や英国では5歳までに70％以上が、わが国では1-2型では3歳以上ではほぼ100％に達している。

2. 診断のポイント

ロタウイルス下痢症の診断はラテックス凝集反応（ロタレックス）やELISA（ロタウイルステストパック）などで可能である。アデノウイルスはアデノレックスドライ（ラテックス凝集法を用いた糞便中の検出用キット）で診断ができる。イムノクロマトグラフィーを用いてA群ロタウイルスとアデノウイルスを同時に検出する迅速診断キットのラピッドテスタロタ-アデノも開発されている。ノロウイルスでは、ノーウォークウイルスの塩基配列を基に開発されたRT-PCR法か、電子顕微鏡による粒子の確認しか検出の方法はない。RNAウイルスのため遺伝子変異が大きく数多くの遺伝子型が存在して共通の遺伝子配列がなく、RT-PCR法は複数のプライマーが必要とされる。アストロウイルスでは最近、ラテックス逆受身凝集法による血清型1-4の検出、共通抗原に対するモノクローナル抗体を用いた酵素抗体法の検出法が開発されている。

3. 治療のポイント

ウイルス性胃腸炎の治療は必要ならば喪失した水および電解質の補充を経口、または点滴静注で行う。脱水を起こす以外にウイルス性胃腸炎で問題となることはない。ウイルス性胃腸炎は嘔吐あるいは嘔吐、下痢で始まるが、嘔吐は半日から1日、長くても2日で終わる場合が多い。この間は水分を1度に多量に飲ませると嘔吐するので、少量ずつ頻回に投与する。下痢が残るあるいは下痢で発症する場合、一番の方法は胃腸を休ませることにあるが、水分、電解質の補充、enterocyteの再生の促進などから、発症24時間以内には母乳、薄めたミルク、年長者であれば乳糖のない炭水化物の豊富

な食品（おかゆ、うどん）で始める。高濃度の糖、低濃度のナトリウム、高浸透圧のフルーツジュースやソフトドリンクは勧められない。冷たいものは蠕動運動を亢進させるので避ける。脱水の有無は体重の測定が最も重要で、その減少分が水分の減少となる。尿量、全身状態の把握も重要であるが、オムツをしている乳児では下痢便のため尿量が不明となることが少なくない。抗生剤、抗分泌剤（ビスマス剤）、蠕動運動拮抗剤（アトロピン、ロペラマイド）、吸着剤（カオリンなど）、制吐剤（フェノサイアジンなど）はロタウイルスの嘔吐下痢症に寄与する証拠はない。ロタウイルスに対する中和抗体を含むミルクを投与してもウイルスが増殖した発症後では臨床経過を変えることはない。

付）ロタウイルスワクチン

　米国 NIH の Kapikian らが開発した経口生ワクチン（RRV-TV）が 1997 年 FDA に承認され、1998年 8 月から実施された。このワクチンはアカゲザル由来の MMU 18006 株と 3 つの組み換え体ウイルスからなる 4 価のワクチンで、重症下痢症の予防を目的とし、野外試験では 1 万 7,000 人以上の小児に投与され、ロタウイルスによる重症下痢症を 80～90% 防ぐことが示された。副作用として初回投与後に 20～30% に 38℃ 以上発熱がみられることがあったが、このワクチン接種後に腸重積の発生が報告され、1999 年に CDC は RRV-TV の使用を延期するように勧告し、ワクチンメーカーは自主的に使用を停止した。1999 年 10 月に予防接種諮問委員会（ACIP）は RRV-TV 接種後 1～2 週間後で腸重積の発生が有意に増加していると指摘し、RRV-TV を接種しないように勧告し、ワクチンの接種は中止された。

8 亜急性壊死性リンパ節炎

I・疾患の概要

　1970 年代前半にわが国から報告された疾患で、壊死性リンパ節炎、Kikuchi's disease などの名称があり、近年欧米、東南アジアからも報告されている。5～70 歳までに認められるが若年者に多く、小児では学童以降の疾患で女性に多い。発熱と自発痛および圧痛を伴う頸部リンパ節腫脹が主な症状である。感冒様症状や扁桃腺腫脹後に起こることが多い。リンパ節の病理所見はリンパ球の浸潤とアポトーシスに陥ったリンパ球やそれを貪食したマクロファージなどがみられ、好中球の浸潤や膿瘍の形成はない。血管内の血栓の形成や壊死巣がみられる。

II・診断のポイント

　38℃ 以上の発熱が 1 週間以上続くことが多く、1 カ月以上になることもある。弛張熱のことも少なくない。リンパ節はほとんどが頸部で単発、片側のことが多く、小指頭大までの大きさで自発痛、圧痛を伴う。検査所見は発熱が持続するにもかかわらず CRP、赤沈などの炎症反応は軽度亢進するに留まる。白血球数は多くが減少（4,000/mm³ 以下）し、病状の回復とともに正常化する。GOT、GPT、特に LDH が上昇することが多い。必要があれば自発痛のあるリンパ節の生検を行う。

III・治療のポイント

　不明熱として 1 カ月以上発熱が続くことがあるが、自然治癒する。抗生剤に反応しない。ステロイド剤に反応することがあるが、中止により再発することがある。対症療法として消炎鎮痛剤などが用

いられる。

9 肺炎

I・疾患の概要

肺炎は咳嗽などの呼吸器症状に、胸部X線写真で異常陰影を認める場合の臨床診断名である。肺炎は病原微生物の感染（細菌、ウイルス、マイコプラズマ、クラミジア、レジオネラ、ニューモシスチス・カリニ）、嚥下性肺炎（341頁参照）、過敏性肺炎などに分類される。

❶ 細菌性

小児の細菌性肺炎の起炎菌は、インフルエンザ菌と肺炎球菌が多い。発熱、咳嗽などの症状に加え、全身状態が不良となる。CRPなどの炎症反応は亢進する。黄色ブドウ球菌による肺炎は頻度が少ないが急速に進行し、膿気胸や肺膿瘍を合併しやすい。全身状態が侵され、多呼吸、呼吸困難の症状が出現する。胸部X線所見では胸水の貯留や囊胞空気像Pneumatoceleを呈することも多い。

❷ ウイルス性

小児の肺炎の中で最も頻度が高く、RSウイルス、パラインフルエンザウイルス、インフルエンザウイルス、アデノウイルス、麻疹ウイルスなど多くの呼吸器感染ウイルスがその原因となる。乳幼児に多く、入院を必要とするのはRSウイルスによるものが多い。重症化するものとしてアデノウイルス7型による間質性肺炎が知られている。

❸ マイコプラズマ

マイコプラズマは家畜の病原体として知られていたがヒトから14種のマイコプラズマが気道、生殖器、尿路などから分離され、*Mycoplasma pneumoniae* 以外にも *M. hominis*、*Ureaplasma urealyticum* などがヒトの病原体となることが認められている。*M. pneumoniae* は上気道炎や肺炎などの呼吸器疾患ばかりでなく、髄膜炎、脳炎、ギラン・バレー症候群などの神経疾患、溶血性貧血、肝炎、心筋炎、Stevens-Johnson症候群などの臨床像があることが知られている。飛沫感染により散発的な流行をする。4年ごとの流行があるとされていたが最近この傾向はみられていない。4歳以下の乳幼児の多くは不顕性感染か軽症の感染で終わり、5歳以上10歳頃までが肺炎の好発年齢となる。10〜14日間の潜伏期を経て発熱、咳嗽などで発症する。乾性から湿性の咳嗽が長期に持続し、発作性に早朝や夜間に増悪する。胸痛を伴うことがある。胸部聴診所見は何も認めないことが多い。全身状態はそれほど侵されない。肝機能障害を伴うことがある。胸部X線写真では右下肺野に多い浸潤像で無気肺や間質性肺炎像を示すこともある。

❹ クラミジア

クラミジアはヒトや動物の細胞に寄生して増殖する偏性細胞内寄生体で細胞壁を有し、小型のグラム陰性球菌に類似の性状をもつ細菌で、*Chlamydia psittaci*、*Chlamydia trachomatis*、*Chlamydia pneumoniae*、*Chlamydia pecorum* の4種があり、前3者がヒトの感染症の原因となる。

ⅰ）オウム病クラミジア（*Chlamydia psittaci*）：オウム病クラミジアの宿主は鳥類、ウシ、ネコなどの哺乳類、爬虫類などに広く分布しているが、ヒトに感染するのは鳥類由来のものだけで、インコ、ハトなどのペットの汚染された排泄物をほこりとして吸い込むことにより感染する。ヒトからヒ

トへの感染は一般的ではない。ほとんどが不顕性感染あるいは感冒で終わるが、異型肺炎は7〜14日の潜伏期後に発熱、頭痛、筋肉痛、全身倦怠感、関節痛などインフルエンザ様症状で発症する。咳嗽は乾性であることが多い。CRPなどの炎症反応は亢進するが白血球増加は通常認めない。胸部単純X線写真では肺門から周辺に拡がるスリガラス様の陰性が特徴的とされる。肝機能障害を伴うことも多い。重症化すると肺炎だけでなく、肝臓、腎臓など血液を介して多臓器に障害を起こす。

ii) トラコーマクラミジア(*Chlamydia trachomatis*)：*Chlamydia trachomatis*は古くから眼疾患のトラコーマの病原体であることが知られていたが、成人の性感染症の病原体であることも明らかになり、産道感染による母児感染で新生児や乳児の封入体結膜炎や肺炎の病原体でもあることが判明した。新生児の封入体結膜炎は出生後5〜15日後に発症し、眼瞼腫脹、膿性分泌物、時に偽膜を形成する場合もある。肺炎は生後4〜12週に発症し、遷延性の無熱性肺炎の臨床経過をたどる。咳嗽、多呼吸などが認められ、ラ音が聴取される。喘鳴を伴うことは少ない。全身状態は良好である。胸部単純X線写真では両側の対称性の間質性浸潤像や過膨張の所見が得られる。末梢血では好酸球の増多や、産道からの持続感染を反映したIgMの増加やIgG、IgAの増加がみられる。

iii) 肺炎クラミジア(*Chlamydia pneumoniae*)：ヒトを宿主とし、ヒトからヒトへ飛沫感染で伝播する。呼吸器感染症の原因になるが、末梢血の単核球、血管の内皮細胞、平滑筋細胞にも感染し、動脈硬化などとの関連も示唆されている。成人の抗体保有率は60％以上で、わが国では保育園から小学校高学年頃までに抗体保有率が上昇している。小児の典型的な肺炎クラミジアによる臨床像は遷延性の咳嗽を伴う上気道炎や咽頭炎で、肺炎の場合も遷延性の乾性の咳嗽など臨床所見に乏しく、無熱のこともある。胸部単純X線写真では限局性の浸潤像を示す。白血球増多はなく、炎症反応も軽度上昇に留まることが多い。

❺ レジオネラ

レジオネラは多くの菌種が存在するが*L. pneumophilia*が最も重要な菌種である。発酵性グラム陰性桿菌で水、土壌など自然界に広く分布する。給湯、給水設備、循環風呂、ビルや病院の冷却水など温水が感染源となり、レジオネラを含む水滴エアロゾルを吸入することにより発症する。レジオネラにはポンティアック熱(Pontiac fever)と呼ばれる発熱、倦怠感、筋肉痛、頭痛などインフルエンザ様症状を示す肺炎を伴わない自然治癒する疾患と、肺炎となる疾患がある。細胞内寄生菌のためマクロファージ、好中球などが正常であればその増殖が抑制できるが、細胞性免疫が低下した状態や新生児では、肺炎として発症する。肺炎ではその程度がさまざまである。傾眠、昏睡などの精神神経症状がみられることが多いとされている。新生児の胸部単純X線写真では両側のびまん性粟粒陰影を示す。重症者は低酸素血症が進行する。検査所見では肝機能障害、低ナトリウム血症、低リン血症が多いとされている。

❻ ニューモシスチス・カリニ(*Pneumocystis carinii*)

ニューモシスチス・カリニは嚢胞壁にβ-Dグルカンを含有して真菌に近く、原発性免疫不全症候群、後天性免疫不全症候群、白血病など悪性腫瘍の化学療法中、臓器移植後の免疫抑制剤服用中に日和見感染の肺炎を起こす。発熱、咳嗽、急速に進行する多呼吸などの呼吸困難、チアノーゼなど低酸素血症が早期から出現する。胸部単純X線写真では両側の肺門部から網状陰影が拡大してびまん性のすりガラス様になる。後天性免疫不全症候群では発熱、咳嗽などが亜急性に進行し、やや症状が異なる。

II・診断のポイント

肺炎は呼吸器症状を伴う胸部単純X線写真の異常陰影であるから、胸部単純X線写真をどのようなときに撮影するかがポイントである。全身状態になんらかの障害がみられるとき、呼吸困難の徴候がみられるとき、咳嗽の程度が激しく発熱が長く続くとき(5~7日)、などが一般的である。肺炎の原因診断は年齢から推測し、生後2カ月までの肺炎はクラミジア、あるいはRSウイルス、乳幼児であればRSウイルスなどのウイルス性肺炎、CRPなど炎症反応が亢進していれば細菌性肺炎、学童以上の年長者であればマイコプラズマ肺炎を疑う。

❶ 細菌性

小児で細菌性肺炎の起炎菌を確定することは難しい。喀痰の採取が困難で、CRPなどの炎症反応が亢進しているときに推測されるに過ぎない。膿胸などで菌が培養されれば確定はできる。肺炎の血液培養の陽性率は5%前後とされている。

❷ ウイルス性

RSウイルス、インフルエンザウイルスなどは鼻汁を検体として迅速に診断ができる。アデノウイルスも可能である。麻疹は臨床診断が可能である。ほかは血清学的診断が必要である。

❸ マイコプラズマ

マイコプラズマの診断は喀痰などを臨床材料にした分離培養、DNAプローブ法やPCR法による遺伝子診断も可能であるが、血清学的診断法が主流であり、補体結合反応、間接赤血球凝集反応、粒子凝集法などによるペア血清で4倍以上の上昇で診断が得られる。寒冷凝集反応は早期に上昇し、非特異的であるが補助診断として役立つ。間接担体凝集反応や粒子凝集反応を用いて迅速に測定できるキットがあり、IgM抗体も検出できる。

❹ クラミジア

クラミジアの診断は、抗原検出として血液、喀痰、鼻咽頭スワブなどの材料から分離培養、直接塗末標本より蛍光色素を標識した単クローン抗体による抗原の検出(MicroTrak)、EIAによる検出(Chlamydiazyme、IDEIA Chlamydia)、PCRによるゲノムの検出などの方法がある。血清学的診断法として、CF、EIA(クラミジアAbキットMx)、血中のIgM分画の測定はEIA、蛍光抗体法で、EIAによる種特異性抗体測定キット、肺炎ニューモニア(ヒタザイム C. ニューモニエ)も使用が可能である。オウム病、トラコーマ、肺炎クラミジアの種特異抗体の検出法としてはMIF(microimmunofluorescence)が優れている。

❺ レジオネラ

レジオネラはグラム染色で染色されにくく、またBCYEα培地で発育するが通常の培地では発育しない。これらは診断が遅れる原因になる。血清抗体の測定法は間接蛍光抗体法、酵素抗体法、凝集法などがある。喀痰などの検体による抗原検出は、直接蛍光抗体法、PCRなどがあり、尿中抗原検出法はEIA法による約3時間で検出する診断キット(多くを占める *L. pneumophilia* serogroup 1のみ約1年間検出)があり、最近はすべてのレジオネラに適応できるキットが開発されている。

❻ ニューモシスチス・カリニ

培養法は確立されていない。胃液、喀痰、気管支肺胞洗浄液、肺組織からPCR法による遺伝子診断、染色などによる虫体の証明、特有の組織像の証明が必要であるが現実的なものはない。

III・治療のポイント

❶ 細菌性
抗菌薬の組織移行性が一般に良好なためPRSP(ペニシリン耐性肺炎球菌)が原因菌であっても高度耐性株でなければ、通常のβラクタム系薬剤の治療が有効である。重症度に応じて経口薬、注射薬の適応を選択する。経口薬ではアモキシシリン(サワシリン®、パセトシン® 40 mg/kg/日)、セフジトレンピボキシル(メイアクト® 10 mg/kg/日)、セフカペンピボキシル(フロモックス® 10 mg/kg/日)などを選択する。

❷ ウイルス性
インフルエンザウイルスにはアマンタジン、ザナミビル、オセタミビルなどの抗ウイルス剤がある。肺炎の場合はウイルスによる場合と細菌の二次感染よる混合感染があり、抗生剤による治療も必要になる。

❸ マイコプラズマ
治療は抗生剤であるが、細胞壁がないためにβラクタム系薬剤は無効で、マクロライド系薬剤(エリスロマイシン、クラリスロマイシン、アジスロマイシン)、テトラサイクリン系薬剤、ニューキノロン系薬剤、静注薬ではクリンダマイシン(15〜30 mg/kg/日)に効果がある。小児は副作用からテトラサイクリンは使用し難く、ニューキノロン系薬剤も服用形態が限られている。

❹ クラミジア
βラクタム系は無効でマクロライド系、テトラサイクリン系が用いられる。エリスロマイシン(エリスロシン®)40〜50 mg/kg/日 14日間、クラリスロマイシン(クラリス®、クラリシッド®)10 mg/kg/日 10日間、などが基本である。ニューキノロン系薬剤も有効である。封入体結膜炎にはエリスロマイシンやテトラサイクリンの点眼薬や眼軟膏が用いられる。同時に肺炎防止などの目的でマクロライド系の内服も勧められている。オウム病クラミジアの治療にはテトラサイクリン系抗生剤が第一選択薬であり、塩酸ミノサイクリン(ミノマイシン®)2〜4 mg/kg/日 分2が勧められているが、小児では長期連用で歯牙着色、エナメル形成不全などの副作用があり、1週間以上使用する場合はマクロライド系を使用する。

❺ レジオネラ
細胞内移行の不良なペニシリン系、セフェム系、アミノグリコシッド系は無効である。歴史的には小児ではエリスロマイシンの静注 40〜70 mg/kg/日とリファンピンの経口 15 mg/kg/日の併用が優れている。経口薬ではニューマクロライド、ニューキノロンは抗菌力、細胞内移行も優れている。イミペナム、ST合剤、クリンダマイシンの有効性が報告されている。多くがβラクタマーゼを産生する。

❻ ニューモシスチス・カリニ
カリニ肺炎の治療は、ST合剤 トリメトプリムとして20 mg/kg/日 分3〜4 経口、静注(バクタ顆粒1g中スルファメトキサゾール400 mg、トリメトプリム80 mg、錠480 mg 前記混合物、注1A 5 ml 中前記混合物、静注では1Aあたり5% G 125 ml に溶解し、緩徐に点滴静注)、ペンタミジン Pentamidine 4 mg/kg/日 1日1回静注(ベナンバックス® 1バイアル300 mgを3〜5 ml の注射用水に溶解後5% Gまたは生食水50〜250 ml に希釈して1〜2時間で点滴静注)が行われる。ペンタミジンは腎機能障害が存在したり、インスリンの使用により低血糖をきたしやすい場合には使用が困難で、造血器障害、腎障害、肝障害、血糖値異常など副作用が多い。アトバクオンは軽度から中程

度の PC 肺炎の経口治療薬として、米国 FDA から 1993 年に認可を受けている。成人量 750 mg/日分 3、21 日間、食物とともに服用する。小児量は確立されていない。重症例ではステロイドの投与が有効との報告がある。予防として ST 合剤トリメトプリムとして 5 mg/kg/日、1 日 1 回週 3 回、ペンタミジンの月 1 回の静注（4 mg/kg）または吸入（300 mg）を行う。

付）ヒトメタニュウモウイルス（human metapneumovirus；hMPV）

2001 年に小児の急性呼吸器感染症の患者からメタニュウモウイルスが分離され、その後海外およびわが国でも報告されて小児急性呼吸器感染症の病因ウイルスの 1 つとなっている。メタニュウモウイルスは RS ウイルスと同じパラミキソウイルスに分類される RNA ウイルスで、トリプシン依存性に緩徐に増殖するためにその存在が明らかではなかったが、20 年前の検体からも分離され突然出現したウイルスではない。罹患年齢は小児に多く、抗体の検査からはほとんどが 5 歳頃までに罹患していると推定され、高齢者でも罹患することから再感染が存在する可能性がある。通年性にみられるが冬季に多い。臨床症状は小児では発熱、咳嗽、鼻汁、そして喘鳴が半数近くにあり、喘息様気管支炎と診断されることも少なくない。中耳炎の合併もみられている。RS ウイルスとの重感染や SARS（severe acute respiratory syndrome）の患者からの検出が報告されている。診断は鼻腔吸引検体などでの RT-PCR 法、ウイルス分離などによる。

付）重症急性呼吸器症候群（severe acute respiratory syndrome；SARS）

2002 年に中国から始まったこの疾患は 2003 年には香港、ベトナムなど世界 29 カ国に致死性の高い肺炎として広まった。わが国ではまだ確定例はない。コロナウイルスの新型がその病因とされ、SARS ウイルス、SARS 関連コロナウイルスなどと呼ばれている。ウイルスは咽頭、便、尿から排泄されて発病後 7 日頃最大となり、約 1 カ月間持続する。咳やくしゃみなどによる飛沫感染や接触感染が主体で院内感染を非常に起こしやすい。致死率は小児ではほとんどなく、高齢者では 50% にも達するが全体としては 10% 程度である。潜伏期は 2〜7 日、最大 10 日とされている。症状は発熱、咳、悪寒などインフルエンザと同様な症状で臨床的にはインフルエンザと鑑別ができない。重症化すると呼吸不全となる。検査所見では末梢血リンパ球の減少や GOT、GPT の増加がみられる。診断にはウイルス分離、RT‐PCR による抗原検出、血清抗体検査などがあるが、迅速診断法の検出キットが開発されている。

⑩ 膿胸　「胸膜炎、膿胸」339 頁参照

⑪ RS ウイルス感染症（細気管支炎）

I・疾患の概要

RS（Respiratory Syncytial）ウイルスは、乳幼児特に 1 歳以下の下気道感染症を起こす最も頻度および重症度が高いウイルスとして知られている。RS ウイルスによる下気道感染症の特徴的な病態は、生後 1 カ月頃から 1 歳頃までの低年齢の細気管支炎で、生後 6 カ月頃からの年齢では喘息性気管

支炎などの臨床病名で呼ばれることも多い。細気管支炎は喘鳴と肺の過膨張を主体とする臨床診断名で、細気管支炎を起こす主なウイルスはRSウイルスであるが、そのほかパラインフルエンザ、インフルエンザ、アデノウイルスなども細気管支炎を起こすことが知られている。RSウイルスは肺炎の起因ウイルスでもあり、胸部単純X線写真でConsolidationの所見を伴えば肺炎の臨床診断名が加わる。その他の下気道感染症では、気管気管支炎の10〜30%、クループの3〜10%はRSウイルスによるとされている。

　RSウイルス感染症は毎年冬期に流行する。東京では11月中旬頃に流行が始まることが多い。12月が流行のピークで3月頃には少なくなる。RSウイルスはヒトが唯一の宿主のため、夏期でも少数ながらみられる。RSウイルス感染症は生後1カ月以内でも高い感染率があり、生後9日目でも発症する。母体からの中和抗体の存在は発症とは関係がなく、最初の感染は曝露されたときに起こる。母体からの経胎盤由来の抗体は生後4〜6週頃までの重症感染が比較的少ない理由とされている。2歳頃までにはほとんどが1回は感染するが入院を必要とする感染は1〜2%とされる。潜伏期は平均で4〜5日(2〜8日)、ウイルスは鼻粘膜や眼球結膜から侵入し、口腔粘膜は侵入門戸としては感受性が低い。

　RSウイルス感染症の最初の症状は鼻汁であることが多く、同時かやや遅れて咳嗽が始まる。咳嗽は必発で、発作性の咳嗽や嘔吐を伴うこともある。発熱は必発の症状ではなく、生後1〜2カ月では50%と頻度が低い。発熱の高さや期間と重症度とは関係がない。喘鳴が聴かれるか、あるいは乳児では聴診すると肺野全体にラ音が聴取されることが多い。多くはこれ以上進行せず治癒の方向に進むが、病状が進行すると呼気が延長して呼吸数が増加し、3〜5病日頃に陥没呼吸などの呼吸困難の症状がみられるようになる。呼吸数の増加は吸啜と嚥下の時間的余裕をなくするために、哺乳力は低下する。肺の過膨張が進むと呼吸が浅くなり、基礎疾患があるなどの場合は換気量が減少してチアノーゼが出現する。症状はどちらかといえば突然に改善し、7〜21日で治癒する。RSウイルス感染症の胸部単純X線写真は、肺の過膨張、気管支周囲の肥厚、Consolidationの3者の組み合わせで、気管支周囲の肥厚を主軸に1歳以下の年少者で肺の過膨張を、6カ月以上ではConsolidationを示すことが多い。胸部単純X線写真で胸水の貯留などその他の所見をみることは稀である。

　RSウイルス感染症で呼吸不全になる危険因子は基礎疾患の有無で、早産児、先天性心疾患(特に肺高血圧を伴うもの)、先天性肺疾患(特にBronchopulmonary Dysplasiaなどを伴う早産児)、先天性、後天性の免疫不全症、先天性神経筋疾患などはいずれもが生命を左右する感染となり得る。

　無呼吸はRSウイルス感染症の重要な症状の1つで、低年齢児、早産児は危険性がある。満期産で生まれた場合は生後1カ月頃まで、早産児の場合は在胎週数に生後の週数を加えた週数が44週頃までは無呼吸が起きやすい。無呼吸は症状が始まって2〜3日後に起こることが多いが、無呼吸が最初の症状となることがある。

　RSウイルスは獲得免疫が完全でないため、再感染を起こしやすいことも知られ、再感染が下気道感染となる場合もある。3歳以上の再感染は不顕性感染、上気道炎、あるいは気管気管支炎となる。成人では上気道炎で終わることが多いが、さらに再感染することもある。高年齢者では気管支炎、肺炎を起こすことが多く、死亡原因の1つになる。

II・診断のポイント

　流行の時期、年齢、重症度などで疑う場合が多い。12月をピークにして冬季に低年齢の児が咳嗽を伴い、呼吸困難の徴候があればRSウイルス感染症が最も疑わしい。臨床的に難しいのは喘息との

鑑別で、1歳以上の喘鳴を主徴とする場合は臨床的には判断できない場合が多い。気管支拡張剤の吸入で即時の効果が得られれば喘息の可能性が高く、発熱などの感染を示す徴候があればRSウイルス、あるいは他の感染症の可能性が高い。

　RSウイルスの確定診断はウイルスあるいはウイルス抗原を検出することで、検体は鼻汁が最適である。迅速診断法として約20分で診断が可能な酵素抗体法を利用したキット（RSVテストパック）が市販され、感度、特異性ともに優れ有用である。最近はイムノクロマト法を用いたディレクティジェンEZ RSVも発売されている。その他蛍光抗体法、培養と蛍光抗体法を組み合わせたシェルバイアル法、PCR法、あるいはウイルス分離などで検出が可能であるが、RSウイルスは熱に弱く、凍結融解により壊されやすいので検体は氷冷して至急送る必要がある。抗体検査ではCF抗体の測定が一般的であるが乳児期前半ではCF抗体の上昇が弱く、診断的価値は低い。

III・治療のポイント

　RSウイルス感染症に対する治療は低酸素血症があれば酸素の投与、輸液、モニター、呼吸不全に陥れば呼吸管理などが主で、それ以上の治療法はない。

❶ 酸素
換気血流の不均等などにより、低酸素血症になることが多い。

❷ 輸液
多呼吸による不感蒸泄の増大や呼吸困難による経口摂取の低下などによる。

❸ 気管支拡張剤
気管支拡張剤の吸入療法、全身への投与法の有用性については、定まった結論は得られていない。テオフィリンは呼吸中枢刺激剤として、無呼吸の予防および治療に効果がある。

❹ リバビリン
RSウイルスに対する抗ウイルス剤として、基礎疾患のある危険度の高い児に主に吸入療法で米国などで使用されているが、臨床的改善度は明らかでない。

❺ 呼吸管理
呼吸不全や無呼吸発作が頻発する場合に呼吸管理が必要となる。

❻ コルチコステロイド
細気管支炎の治療にステロイド剤が使用されたことがあるが、臨床的改善は認められていない。

❼ 免疫グロブリン
高力価あるいはモノクローナルな免疫グロブリンによる治療が試みられているが、その評価は定まっていない。

❽ その他
理学療法の有用性は定かでないが、一般的には行われる。
　RSウイルスに対する特異的モノクローナル抗体パリビズマブ（シナジス®）が、早産児、慢性肺疾患を有する乳児などのRSウイルス感染予防に用いられる。RSウイルスが流行する期間に30日ごとに15 mg/kg/30日（0.15 ml/kg）を筋注する。

12 A群溶連菌感染症

Ⅰ・疾患の概要

　連鎖球菌は連鎖状に配列する特徴をもつグラム陽性球菌で、細胞壁に存在する多糖体の群抗原によりA-H、K-Uの18群に分類（ランスフィールド分類）される。羊赤血球の溶血性によりα（部分溶血）、β（完全溶血）、γ（非溶血）連鎖球菌にも分類され、完全溶血を示す連鎖球菌を溶血連鎖球菌（溶連菌）と呼ぶ。ヒトに病原性をもつA群の溶連菌は化膿連鎖球菌 Streptococcus pyogenes、B群は Streptococcus agalactiae（GBS）でGBSは新生児の敗血症や髄膜炎の起炎菌になる。

　A群溶連菌は急性化膿性疾患の原因菌で、感染後の免疫反応による合併症がある。急性化膿性疾患としては咽頭炎が最も多く、扁桃腺炎、その進展結果としての中耳炎、副鼻腔炎などの感染症、膿痂疹などの皮膚感染症の原因になる。その他骨髄炎、髄膜炎、関節炎、敗血症、肺炎などの起炎菌にもなる。重篤なものに菌体外毒素A、B産生菌で壊死性筋膜炎を伴い急激に多臓器不全をきたす連鎖球菌性毒素性ショック症候群（劇症型A群溶血連鎖球菌性感染症）があるが中高年に多く、小児には少ない。感染後の合併症にはリウマチ熱、急性糸球体腎炎があり、先行するA群溶連菌の上気道炎の無治療あるいは不完全な治療により、その0.4〜3%にリウマチ熱が発症する。リウマチ熱はA群溶連菌の上気道炎から約20日間の潜伏期を経て発症するのに対し、急性糸球体腎炎は上気道炎および皮膚感染症後約10日間の潜伏期を経て発症する。A群溶連菌の細胞膜にはM蛋白と呼ばれる蛋白が存在し、その相違により80以上の型に分類され、リウマチ熱を起こす血清型（1、3、5、6、14、18、19、24）、急性糸球体腎炎を起こす血清型（2、6、12、49、55、57、60）が知られている。猩紅熱は、溶連菌の菌体外毒素である発赤毒素に対する抗体のない者に毒素産生株が感染したときに起こる皮膚症状を伴う溶連菌感染症で、鮮紅色の発疹が口周囲を除く顔面（口囲蒼白）、頸部、腋窩、鼠径部などびまん性に出現する。苺舌や回復期に指趾の落屑を伴う。A群溶連菌は咽頭での保菌者があることが知られている。

Ⅱ・診断のポイント

　A群溶連菌はヒトの咽頭粘膜に感染しやすく、咽頭炎が最も多い疾患で、幼児から学童にかけての年齢が多い。症状は発熱があり、咽頭痛を訴え、著明な咽頭発赤があり、軟口蓋まで及んで溢血斑を伴う場合もある。胸部などに猩紅熱様の発疹がみられることも少なくない。頸部リンパ節の腫脹を認めることもある。咳嗽、鼻汁などの感冒症状はほとんどない。扁桃腺炎では著明な発赤が主で、白い滲出物の付着はアデノウイルスやEBウイルスの感染である可能性が高い。

　A群溶連菌による咽頭炎の診断は、咽頭培養あるいは迅速診断キットによるA群溶連菌の証明にある。迅速診断キットは短時間での診断が可能で、特異性は高いが感度は培養に比べやや劣る。血清診断は急性期の診断には役立たないが、急性期と回復期で4倍以上の上昇があれば確定される。ASO（抗ストレプトリジンO抗体）、ASK（抗ストレプトキナーゼ抗体）、抗DNase-B抗体（抗デオキシリボヌクレアーゼ-B抗体）などがある。その他の感染症では膿、髄液、関節液、血液などからの培養により確定診断ができる。

III・治療のポイント

　A群溶連菌感染症に合致する症状があり、菌が検出されれば治療を行う。症状がなく咽頭培養で陽性の場合や、十分な抗生剤で治療後症状が消失したにもかかわらず咽頭培養で陽性の場合は保菌者と考えられ、治療の必要がない。繰り返す溶連菌感染症に対しては、①患者の抗生剤の服用が不十分；服薬指導、②薬剤の効果が不十分；βラクタマーゼ産生菌が同時に存在することを考慮して抗生剤の変更、③家族内の交互の感染；家族内の検索と治療を考慮する。

　A群溶連菌感染症の治療は、耐性菌の報告がないペニシリンが第一選択剤になる。副反応も少なく安価で、抗菌域も狭く正常細菌叢への影響が少ない経口半合成ペニシリンであるペニシリンV、250 mg（40万単位）分2、10日間の服用が推奨されているが、わが国では製造が中止され、ベンジルペニシリンベンザチン（バイシリン®）が残るが吸収はやや不安定である。アンピシリン（アミノベンジルペニシリン ABPC：ビクシリン®など 30〜50 mg/kg/日）やアモキシシリン（AMPC：サワシリン®、パセトシン®など 40 mg/kg/日）の広域経口ペニシリン製剤も同様な効果が上げられ、アモキシシリンは飲みやすさから実際に使用されることが多い。エリスロマイシン（EM：エリスロシン® 30〜50 mg/kg/日）やクラリスロマイシン（クラリス®、クラリシッド® 10 mg/kg/日）はペニシリンアレルギー者に推奨されている。セファロスポリン系経口剤のセファクロル（ケフラール® 30〜40 mg/kg/日）などはペニシリンVと比較して同等あるいはそれ以上の効果をもち、安価ではないが味がよいために実際に用いられることも多い。最近のメタ分析でもペニシリンに比べセファロスポリン系の薬剤は細菌学的にも、臨床的な治癒率でもペニシリンを上回っていると結論されている。アジスロマイシンの3〜5日間の短期治療法（3日間ではリウマチ熱の発症報告があり、5日間は16歳以上で二次選択剤としてFDAから認可されている）、セファドロキシルなどセファロスポリン系薬剤4〜5日間の短期治療法の報告もある。

⑬ 蜂窩織炎、伝染性膿痂疹、ブドウ球菌性熱傷様皮膚症候群

I・疾患の概要

　蜂窩織炎は真皮深層から皮下脂肪組織の細菌による感染症をいい、伝染性膿痂疹は皮膚の角層下表皮に生じる細菌感染症で俗にとびひとも呼ばれる。両者は多くが黄色ブドウ球菌による感染で、一部連鎖球菌あるいは他の感染による。蜂窩織炎の臨床症状は急速な皮膚の潮紅、腫脹で、発熱などの全身症状を伴うこともある。伝染性膿痂疹は虫刺され、擦り傷、湿疹などから細菌が侵入増殖し、その部は湿潤、痂皮となる一方、周囲に紅斑が出現して水疱となり、水疱が破れてびらんとなる。瘙痒感があることから手を介して飛び火し、病変が急速に拡大する。ブドウ球菌性熱傷様皮膚症候群（staphylococcal scalded skin syndrome；SSSS）は遠隔で増殖したブドウ球菌の毒素が血流を介して皮膚に到達し、口囲、鼻孔周囲、眼瞼周囲、頸部、腋窩、鼠径部などに発赤を生じる。この発赤は接触痛を伴う。発赤は水疱やがて痂皮を形成し、落屑する。

II・診断のポイント

　診断はいずれも臨床診断による。原因菌は膿疱、膿汁からの培養による。

III・治療のポイント

蜂窩織炎は乳幼児で発熱などの全身症状があれば入院加療し、ブドウ球菌を標的とした抗生剤による治療が必要である。伝染性膿痂疹は黄色ブドウ球菌に強い抗生剤の経口投与と抗生剤を含有する外用薬を併用する。手で触れないことが肝要である。SSSS は年齢、程度によるが原則として入院し、皮膚、全身の管理とブドウ球菌に対する抗生剤による治療を行う。

14 百日咳

I・疾患の概要

百日咳は特有の咳嗽を主症状とし、百日咳菌（*Bordetella pertussis*）によって起こるものを百日咳という。*B. parapertussis*（パラ百日咳）や *B. bronchiseptica*、Adenovirus type 1,2,3,5 などでも同様な症状が起こることが知られている。百日咳菌は小さなグラム陰性桿菌で glycerin-potato-agar 培地に生育する。非常に流行しやすく、感染は患者からの飛沫感染による。無症状者から百日咳菌が培養されることは稀で、感染には患者との接触が必要である。百日咳の感染防禦に十分な母親からの受動免疫は期待できず、新生児期より罹患する危険がある。この時期に罹患すると重篤化する。ワクチンは永久の免疫を獲得できないため、成人や医療従事者に感染し、成人（家族）を介して乳児へ感染を起こさせることも少なくない。潜伏期は 7〜10 日である。

II・診断のポイント

❶ 特有な咳嗽

Pertussis(＝intensive cough)は強く集約された咳嗽の意、Whooping cough は吸気時に笛声を伴う咳嗽の意で、発作的に1回の呼気の間に5〜10回あるいは20数回コンコンと連発し(スタッカート：staccato)、吸気のときに狭くなった声門を大量の空気が通るためにヒューという笛声(Whooping、レプリーゼ：Reprise)を発する。その他、①顔を真っ赤にして咳き込む、②嘔吐を伴うことが多い、③夜間の方が多い、④粘稠な透明な痰を排出する、⑤顔面が浮腫状になったり、眼球結膜の出血や点状出血がみられることがある、⑥これらの咳嗽は欠伸、くしゃみ、飲食をきっかけにして起こる、などの特徴がある。咳嗽は1回の回数、1日の回数ともに増加し、発症後10日〜2週間頃がピークとなる。その後咳嗽は次第に減弱して約2カ月間前後続くが、咳嗽が治まってもその後約半年間は感冒時に、程度は軽くなるが再発したような同様の咳嗽になる。発熱を伴うことはほとんどなく、あっても38℃が1日程度である。咳嗽のないときはまったく無症状で元気である。新生児期、乳児期早期の百日咳は咳き込みのため、あるいは無呼吸のためにチアノーゼとなり重篤になる。生後3カ月頃までは呼吸管理が必要となることが多い。

❷ 社会、家族内の流行

成人の症状も咳嗽だけであり、特有の咳嗽ほどではないが、いつもと異なる咳き込みが激しい長く続く咳と表現されることが多い。

❸ 百日咳菌の証明

鼻から屈曲が可能な綿棒を挿入して、鼻咽頭部の培養を行う。百日咳菌が証明されれば確定診断と

なる。成人では抗生剤を使用しない場合でも菌の消失は早い。

❹ 白血球増多、リンパ球増多

百日咳菌が産生するLPF(Lymphocytosis promoting factor)による。ワクチン接種者や年齢が高くなると増多しない。白血球、リンパ球が著増する鑑別疾患としては白血病、伝染性単核症などが挙げられる。

❺ 血清学的診断

百日咳抗体価(凝集素価)は百日咳菌が産生するagglutinogenに対するagglitinin凝集素価を測定するもので、ワクチン株(前野、東山株)、野生株(山口、小林株)を用いて行う。2歳以上では上昇するが2歳未満では上昇しないことが多い。一方PT(Pertussis toxin)、FHA(Filamentous hemagglutinin)に対する抗体価はELISAなどで測定され、乳児でも抗体価は上昇し、有用である。CRPなどの炎症反応は亢進しない。

❻ その他

PCRも可能である。

III・治療のポイント

菌の排出は発症後約3週間であるが、EM 40～50 mg/kg/日(max 1.2 g)(経口)、PIPC 100 mg/kg/日(max 3 g/日)(静注)などの抗生剤の投与でほとんどは1週間以内に除菌され、2週間で完全である。マクロライド系が最も抗菌力がよく、クラリスロマイシン(10 mg/kg/日)、アジスロマイシン(10 mg/kg/日、1日1回5日間)でも同等の効果が得られる。咳の期間は短縮しない。γグロブリン製剤の効果は定かでないが、使用する場合は200～400 mg/kg/日を3～4日間用いる。生後3カ月頃までは無呼吸となり、呼吸管理が必要なことが多い。合併症としては肺炎が最も多いが、重篤なものとして百日咳脳症がある。これは乳児、新生児に発熱、けいれん、意識障害などを起こし、原因としてけいれん発作による無酸素脳症、脳圧亢進、百日咳毒素からの脳内出血などが挙げられている。

予防として家族内特に乳児がいる場合や、病棟内の流行の防止にEMの内服30～40 mg/kg/日分3を1週間行う。百日咳ワクチンの有効性は3種混合ワクチンの中止により百日咳患者が急増した経緯により証明される。

15 麻疹

I・疾患の概要

麻疹(はしか)は発熱で発症し、38～39℃の発熱が3～4日持続する。咳嗽、鼻汁、眼脂などのカタル症状(粘膜の炎症による症状)がこの期間にみられる。カタル期が終わり、発疹が出現する前後1日に、周囲に紅暈を伴うやや隆起した小さな白い斑点(コプリック斑)が両側の頬粘膜にみられる。カタル期の終わりに体温は一時下降するが、再び上昇して発疹が出現する。発疹は耳後部から顔面、軀幹、四肢へと拡がる。個々の発疹は鮮紅色の小斑状丘疹で、融合する。健康皮膚面は残る。発熱は次第に下降し、発疹出現後4日以内に解熱する。それ以上の発熱は合併症の可能性を示唆する。発疹は出現の順に消退し、褐色の色素沈着を残す。色素沈着も1週間～10日間で消退する。伝染力が強く主に飛沫感染により伝播し、発症後から解熱後まで感染能力がある。潜伏期は10～12日で不顕性感

染はないとされている。

亜急性硬化性全脳炎(SSPE)は麻疹発症後数年以上経て発症する脳炎である。

II・診断のポイント

発熱、咳嗽の症状後に発疹が出現する臨床経過、発疹の性状により麻疹を疑い、コプリック斑が確認できれば診断が確定する。コプリック斑の時期を逃したり、あるいは確認できない場合は発疹後の色素沈着で確認できることもある。近年麻疹の流行が少なくなるに伴ってブースター効果が薄れ、麻疹ワクチン接種者がその後麻疹の感染を受けずに10年前後経て麻疹に感染すると麻疹を発症することがある(vaccine secondary failure)。臨床症状が軽くコプリック斑のない修飾麻疹と呼ばれるものもあり、この場合は血清学的方法で確かめる。

血清学的診断として中和抗体(NT)、補体結合反応(CF)、赤血球凝集抑制抗体(HI)、免疫酵素抗体(EIA)などがあり、中和法、CF法では急性期と回復期の血清で4倍以上の抗体の上昇をもって診断される。EIA法ではIgM特異抗体が測定できる。咽頭ぬぐい液などを検体としたウイルス分離、PCR法による遺伝子診断が可能である。

III・治療のポイント

麻疹に特異的な治療法はない。最も多い合併症は中耳炎である。肺炎(巨細胞性の麻疹ウイルスによる肺炎、二次性の細菌性肺炎)、クループ、脳炎などの合併症がある。細菌による中耳炎や肺炎の合併には抗生剤を投与する。間質性肺炎にはステロイド剤を使用する。免疫抑制患者の麻疹は肺炎を合併して重症化し、予後が悪い。麻疹によるショックや播種性血管内凝固症候群(DIC)を併発することがある。

院内、家族内などの感染予防は、コプリック斑出現の時点では筋注用γグロブリン製剤0.3 ml/kg(max 10 ml)を筋注、または静注用γグロブリン製剤50 mg/kgを点滴静注(保険外)する。効果は約1ヵ月間持続する。γグロブリンは生物製剤であるので説明をする必要がある。感染曝露が明らかで2〜3日以内であれば麻疹ワクチンも予防効果がある。

16 風疹

I・疾患の概要

風疹は3日程度の発疹(三日はしか)と発熱、耳介後部や後頭部のリンパ節腫脹を伴う疾患である。発疹は淡紅色の斑状丘疹で耳介後部、顔面に始まり、軀幹、四肢へと拡がり、3日間で同様の順序で消退する。融合性に乏しく、色素沈着、落屑などはない。発熱は約40％である。成人の風疹は平均の発熱日数が3.7日で小児に比べやや長く、関節痛の頻度が高い。ヒトが唯一の宿主で気道からの飛沫感染で伝播し、ウイルスは発疹出現7日前から発疹出現後14日まで咽頭から証明され、感染能力がある。不顕性感染もあり、小児の約1/3、成人の約15％が不顕性感染である。不顕性感染者からもウイルスが排出される。潜伏期間は16〜18日である。合併症は稀で血小板減少性紫斑病、脳炎、関節炎、一過性の肝炎などがある。発疹出現後4日以内に風疹IgM抗体が出現し、約3ヵ月ほど上昇し1年で消失する。IgG抗体はIgM抗体に1日遅れて出現し、長期間持続する。

II・診断のポイント

診断は特有の発疹およびその経過などの臨床診断で行う。血清学的診断は赤血球凝集抑制抗体（HI）の急性期と回復期で4倍以上の上昇をもって診断できる。咽頭ぬぐい液などからウイルス分離、遺伝子診断も可能である。

III・治療のポイント

特異的な風疹に対する治療法はない。予防として風疹ワクチンがある。発症予防に対するγグロブリンの効果は、発症以前に既にウイルスが排出されていることもあり、確かめられていない。

付）先天性風疹症候群（CRS）：妊娠第1三半期（妊娠4カ月以内）に免疫がない女性が風疹に感染すると、児に先天性風疹症候群（Congenital rubella syndrome；CRS）を発症することがある。白内障、心疾患（動脈管開存、肺動脈狭窄など）、難聴が三大症状で、その他精神運動発達遅延、眼症状（緑内障、網膜症、小眼球）、小頭症、血小板減少症、肝脾腫などがみられる。妊娠4週までは50％以上、5～8週では35％、9～12週では15％、13～16週では8％と報告され、17～20週まで可能性がある。8週までは三大症状をもつ可能性が高く、週数が進むと難聴だけの可能性が高い。母親が不顕性感染でも、稀には再感染でも発症することがある。児の風疹 IgM 抗体が陽性であれば確定診断となる。児からは1～2年の長期にわたって咽頭、尿などからウイルスは排泄され、IgM 抗体も1年以上持続する。

17 水痘、帯状疱疹

I・疾患の概要

水痘帯状疱疹ウイルス（VZV）は初感染時には水痘を発症し、その後脊髄後神経節に潜伏感染し、加齢、免疫抑制剤の投与など、VZV 特異細胞性免疫が低下したときに再活性化して帯状疱疹を発症する。ウイルスは上気道または眼球結膜から侵入し、周辺の局所のリンパ節で増殖する。その後ウイルス血症を起こして全身に散布され、肝臓、脾臓などの網内系で増殖し、第二次ウイルス血症により全身皮膚に散布される。毛細血管内皮細胞や皮膚上皮細胞で増殖し、皮膚上皮細胞の変性によって生じた空間に漏出した血漿成分により水疱が形成される。ウイルスは水疱部位の知覚神経末端から求心性に、あるいはウイルス血症により血行性に知覚神経節に到達し潜伏感染する。なんらかの原因により再活性化すると神経線維に沿って遠心性に皮膚に到達し、その神経の支配領域に水疱を形成して帯状疱疹となる。小児期の帯状疱疹は、特に1歳未満に水痘に罹患した場合は誘因なく発症することが多い。

水痘の潜伏期間は14～16日で、水疱からの接触感染、咽頭からの飛沫、空気感染により、水疱発症の1～2日前から水疱が痂皮化するまで感染能力がある。帯状疱疹との接触は同様の潜伏期間で水痘未罹患者には水痘を発症する。水痘を二度することは一般的にはないが1歳以下で罹患した場合に報告されている。妊娠第1三半期の妊婦が水痘に罹患すると約2％に先天性水痘症候群（瘢痕性皮膚病変、四肢の異常、眼球の異常）が合併する。分娩前4日前から分娩後2日までの間に母体が水痘を発症するか、あるいは児が生後5～10日の間に水痘を発症した場合は児の水痘が重症化することが知

られ、アシクロビルなどでの治療あるいは予防が必要となる。成人の水痘も重症化しやすく、肺炎の合併頻度が高くなる。伝染力が強く家族内の同胞は 60〜70% が感染する。不顕性感染はない。水痘は発症予防に抗体の関与が弱く、生後 1 カ月でも感染して発症する。ステロイド剤などの免疫抑制剤の投与を受けている児が水痘になると周囲に発赤がない水疱だけの発疹になるか、あるいは出血性となり重篤化する。

II・診断のポイント

水痘の診断は臨床診断で行う。最初は小さい赤い紅斑であるが大きくなり中央部が水疱となる。1 日で数が増加するので、数が少数で判断できないときは翌日に再度診察すれば必ずはっきりする。翌日に数と大きさが同じ場合は水痘でないか、水痘ワクチンの接種の既往がある。3〜5 日目には紅斑、水疱、膿疱、痂皮などのさまざまなステージの発疹が混在する。発疹は有髪部位、口腔内にも出現する。おむつかぶれなど皮膚炎が存在すると発疹が多発する傾向にある。発熱を伴うこともあるが伴わないことの方が多い。健常児水痘の合併症は細菌性二次感染、稀に急性小脳失調症、髄膜脳炎などである。

帯状疱疹は疼痛、知覚異常、異和感などが片側の神経分布領域に数日前からあり、その後浮腫性の紅斑、集簇する水疱、びらん状となり痂皮を形成する。

❶ 直接の証明

ⅰ）水疱のスメア：水疱の病変部位をスメアにして単クローン抗体により抗原を証明する。

ⅱ）ウイルスの分離培養：水疱液、発症前後の咽頭ぬぐい液を材料としてウイルス分離、あるいは PCR 法によりウイルスゲノムを証明する。

❷ 血清診断法

急性期、回復期（発症 2〜4 週間）のペア血清により測定する。酵素抗体法（EIA）、蛍光抗体間接法（IFA）、免疫粘着血球凝集法（IAHA）、補体結合反応（CF）などがあり、EIA、IFA では VZV 特異 IgM 抗体の検出が可能である。CF は感度が低く、過去の既往の判定には適さない。

❸ 皮内テスト

水痘皮内抗原 0.1 m*l* を皮内注射し、24 時間の判定で最大径 5 mm 以上を陽性とする皮内テストにより、過去の既往を知ることができる。

III・治療のポイント

経口アシクロビル顆粒 80 mg/kg/日 分 3〜4 を、健常児の水痘に発症後早期（できれば 24 時間以内）に投与すると、水疱疹、発熱などの症状を改善することが認められている。経口アシクロビルは 20〜25% しか腸管から吸収されず、半減期も短い。痒み止めとして局所にフェノール亜鉛華リニメント（カチリ）などの外用薬を塗布する。帯状疱疹は経口アシクロビル顆粒 100 mg/kg/日 分 4 あるいは程度により 1 日 1 回外来でアシクロビルの静注（10 mg/kg/回 5% G 100 m*l* 以上に溶かして点滴静注）を行い、経口アシクロビルと併用する。

予防は水痘ワクチンがあるが、曝露されたときに軽い水痘になることが多い。院内あるいは家族内の発症予防には、水痘患者と接触 1 週間後から 1 週間アシクロビル 30〜40 mg/kg/日 分 3〜4 を内服すると発症を回避することができる。また水痘患者接触後 3 日以内に水痘ワクチンを接種すれば発病を回避できる。水痘患者との接触から 3 日以内に γ グロブリン製剤を静注すると発症予防に有効であるが、200〜400 mg/kg の大量投与が必要である。帯状疱疹も水痘未罹患児には水痘を発症させるが、同様の予防方法が適用できる。

18 流行性耳下腺炎

I・疾患の概要

　流行性耳下腺炎はおたふくかぜ、ムンプスなどとも称せられ、唾液腺の腫脹を主な症状とする全身の感染症である。唾液を介した飛沫感染により上気道粘膜に感染増殖し、所属リンパ節でさらに増殖後、ウイルス血症を起こして親和性臓器である唾液腺、中枢神経系などに播種される。潜伏期間は16～18日である。唾液腺の腫脹は両側または片側の耳下腺の腫脹が最も多い。顎下腺あるいは舌下線が腫脹することもある。耳下腺の腫脹は圧痛を伴うが、発赤や熱感はない。両側が腫脹する場合は同時に腫れる場合と2～3日遅れて腫れる場合がある。発熱を伴うこともあるが、伴わない場合の方が多い。顕性の感染は2～3歳以上に多く、その年齢以下では不顕性感染となる場合が多い。顕性の感染には免疫反応が関与し、免疫系が完成されていない2歳頃までの年齢は不顕性感染になることが多いと考えられる。発症1週間前から、臨床症状出現後5～7日頃の腫脹が消退するまでウイルスの排出が認められる。不顕性感染者もウイルスの排泄がある。感染力は中程度で、未罹患の家族内同胞の感染率は約50%である。

II・診断のポイント

　臨床診断による。耳下腺の腫脹の有無が診断の根拠となるが、耳下腺の位置の腫脹かどうかを確認することが重要で、リンパ節の腫脹などと誤らないようにする。発赤や熱感がある場合は、化膿性の耳下腺炎を示唆する。耳下腺部位の痛みだけを訴えて腫脹がはっきりしない場合は難しいが、それだけでは耳下腺炎とはいえない。反復性耳下腺炎は耳下腺は硬く、境界明瞭に腫脹することが多いが、それだけで判断することは難しい。

　血清学的診断には中和抗体(NT)、補体結合反応(CF)、赤血球凝集抑制抗体(HI)、免疫酵素抗体(EIA)などがあり、中和法、CF法では急性期と回復期の血清で4倍以上の抗体の上昇をもって診断される。CF抗体は数カ月で比較的速やかに消失し、過去の既往の検索には適さない。HI抗体はパラインフルエンザウイルスと交叉反応を示すので、注意を要する。咽頭ぬぐい液、髄液などからウイルスの分離あるいはムンプス遺伝子をPCR法で検出が可能である。

III・治療のポイント

　特異的な治療法はない。発熱、頭痛、嘔吐の症状があると無菌性髄膜炎を合併した可能性が高い。耳下腺腫脹から2～3日以内に発症することが多いが時間的関係はさまざまである。3～10%に合併するとされている。合併する無菌性髄膜炎は自然治癒し後遺症を残すことはない。髄液の排液は症状の緩和に役立つ可能性がある。稀ではあるが重要な合併症は迷路の感染による難聴で、通常は片側性であるが治療にまったく反応しない。初期は三半規管の障害も伴うために歩行障害、眩暈などがあるがこれは消退する。睾丸炎は思春期以降に感染した場合の20～30%に合併するとされている。耳下腺の腫脹と同時期に有痛性の腫脹があり、多くは片側性で男性不妊の原因となることは少ない。思春期以降の女性が卵巣炎を合併することがあるが不妊となることはない。膵炎の合併も知られており、腹痛、悪心、嘔吐、発熱などの症状を伴う。後遺症を残すものには難聴の他、脳炎の合併がある。妊娠初期に胎内感染による流産の報告があるが、先天奇形との関連は明らかでない。予防としてワクチ

ンがあるが曝露後のワクチンによる発症予防効果は低率である。

19 反復性耳下腺炎

I・疾患の概要

　片側、または両側の耳下腺の腫脹を繰り返す疾患を反復性耳下腺炎という。多くが疼痛を伴い、発熱を伴うことは少ない。反復性耳下腺炎の唾液腺の造影では、耳下腺内の枝分かれした管腔の末端が拡張している所見が得られ、唾液の流出速度の遅延が認められる。原因不明で自己免疫などの局所的な免疫の異常、家族性の発症があることから、先天性に唾液腺の管腔構造が低形成であることや唾液腺の開口部異常および上向性の細菌感染症、食物などのアレルギーによる疾患、ウイルス感染症などがいわれている。発症年齢は3～6歳が最も多く、腫脹の日数は4日以内が多く1週間以上続くことは稀である。発症する回数は個人差があるが数年に1～2回の場合が多い。持続年数も個人差があり、1年で終わる場合や10年以上繰り返す場合もあるが3～5年で寛解することが多い。

II・診断のポイント

　繰り返す耳下腺の腫脹、ワクチン接種後の耳下腺の腫脹はこの疾患を疑わせる。耳下腺は流行性耳下腺炎より硬く、境界明瞭に触れることが多いがそれだけでは決められない。

III・治療のポイント

　ほとんどが思春期に達すると自然寛解する。10～20％は思春期以降に持ち越す場合があるとされている。発熱を伴う場合は抗生剤の服用が勧められる。もしも耳下腺の腫脹と常に因果関係のあるものがあれば、それをやめる。確立した再発を予防する手段はない。外科的手段は顔面神経を損傷する危険があり、思春期頃までに多くが自然寛解することから一般的には行わない。

20 伝染性紅斑

I・疾患の概要

　伝染性紅斑はヒトパルボウイルスB19を病原体とし、感染後12～30日前後に発疹が出現する。これはIgG抗体が出現する時期にあたる。経気道感染で唾液や血液中にウイルスは多く存在する。発疹の約2～3週前からウイルスは排泄されて飛沫感染によりほかへ感染し、発疹が出現すると感染力は急激に低下する。発疹は両頬部の紅斑でリンゴ病といわれる由縁となる。四肢、特に上腕部の外側や大腿部に斑丘疹～紅斑がみられる。小児では発熱などの他の症状はない。成人のパルボウイルスB19感染症では典型的な紅斑を発症することが比較的少なく、不顕性感染や上気道感染あるいは四肢の浮腫、関節の腫脹、関節痛などの症状だけの場合がある。先天的（遺伝性球状赤血球症）、後天的な自己溶血性貧血、あるいは造血が亢進しているときに感染すると急激に高度の貧血が起こる（骨髄無形成発作）。妊婦のパルボウイルスB19の感染は胎児水腫や流産、子宮内胎児死亡が起こることが

知られている。妊娠 13〜16 週に多くみられる。

II・診断のポイント

伝染性紅斑の診断は臨床診断による。抗体検査は IgM、IgG のクラス別の酵素抗体法によるキットで検査が可能である。PCR 法によるゲノムの検査も可能である。

III・治療のポイント

特異的治療法はない。自然治癒する。貧血には輸血が必要である。

21 突発性発疹

I・疾患の概要

突発性発疹は発熱、解熱後に発疹を生ずる症候群である。突発性発疹は 1988 年起因病原体が human herpesvirus-6（HHV-6）の初感染像であることが判明し、次いで human herpesvirus-7（HHV-7）も突発性発疹の病原体となることが判明した。わが国ではほとんどの成人が抗体を保有し、母体由来の移行抗体は生後 6 カ月頃に消失する。その後母親を中心とした成人からの水平感染により、多くが生後 6 カ月頃から 1 歳半頃までに初感染を受ける。不顕性感染が約 30% 存在し、潜伏期間は約 10 日とされている。発熱で発症し、38〜40℃ の発熱が HHV-6 では 3〜4 日、HHV-7 では 1〜2 日続くが、この間は高熱にもかかわらず比較的機嫌がよく、元気であることが多い。鼻汁、咳嗽などの感冒様症状はなく、解熱頃に便がゆるくなることがある。解熱後 12〜24 時間に発疹が出現する。発疹は胸部、腹部を中心とした麻疹様の斑丘疹で四肢には少ない。発疹は融合し、2〜3 日で消退する。HHV-7 の感染では発熱だけで発疹のない症例や発疹だけで発熱がない症例などもみられる。脳炎、脳症などの中枢神経系、肝炎、血小板減少性紫斑病、血球貪食症候群などの合併症を起こすことがある。最初の発熱であることが多く、熱性けいれんを伴うことも少なくない。大泉門膨隆を伴うことがある。

II・診断のポイント

臨床診断による。ウイルス分離、血清診断、PCR 法による DNA の検出などがあるが、いずれも実験室レベルである。

III・治療のポイント

特異的な治療法はないが予後は良好な疾患である。

22 手足口病、ヘルパンギーナ

I・疾患の概要

　ポリオウイルス、コクサッキーウイルス、エコーウイルス、エンテロウイルス（68〜71）を総称してエンテロウイルスと呼び、経口感染により腸管で増殖するウイルスである。エンテロウイルスの疾病のスペクトラムは手足口病、ヘルパンギーナ、無菌性髄膜炎、発疹症などである。6〜9月頃までの夏季に多い。

　手足口病はコクサッキーA 16、エンテロウイルス 71 を主とする感染により発症し、流行する。手掌、足蹠を中心に孤立性の紅色斑丘疹とその中心に水疱が出現する。口腔には紅暈を伴う浅い潰瘍がみられる。乳幼児では臀部などに丘疹をきたす。潜伏期は 4〜6 日で発熱、流涎、食欲不振などがみられることがある。口腔内所見がない場合も少なくない。無菌性髄膜炎を合併することがある。最近、エンテロウイルス 71 感染に関連した重症の脳炎の発生が報告されている。

　ヘルパンギーナは夏季に発熱し、咽頭の軟口蓋に紅暈を伴った小水疱や浅い潰瘍をきたす。発熱は 2 日前後、咽頭の所見はより長く持続する。潜伏期は 2〜7 日とされている。流涎や食欲不振をきたすことがある。

II・診断のポイント

　手足口病もヘルパンギーナも臨床診断による。咽頭ぬぐい液、糞便、水疱などからウイルスの分離が可能である。

III・治療のポイント

　治療の必要がない場合が多く、自然治癒する。

23 単純ヘルペス感染症

はじめに
　単純ヘルペス感染症は単純ヘルペス I 型、II 型の感染により起こる疾患で、初感染後ヘルペスウイルスは潜伏感染し、なんらかの原因により回帰発症する。初感染の多くは不顕性感染であり、臨床上問題となるのは新生児ヘルペス感染症、ヘルペス脳炎、ヘルペス性歯肉口内炎、カポジ水痘様発疹などである。

I・新生児ヘルペス感染症

1. 疾患の概要

　新生児ヘルペスの発症頻度は年間 100 例前後（0.7/出生 1 万）と推定されている。分離されたウイルスの 2/3 は I 型で、米国とは異なり初感染の陰部ヘルペスの 70％ が本邦では I 型であることを反映している。新生児ヘルペス感染症は、① 全身型（中枢神経型、表在型の合併を含む）、② 中枢神経型（表在型の合併を含む）、③ 表在型（皮膚、眼、口腔に限局）に分類される。

❶ 全身型
　新生児ヘルペス感染症の半数から2/3を占める。日齢4～5頃に発症し、最初の症状は発熱（低体温も含む）が多く、哺乳力低下、皮疹口内疹、易刺激性、無呼吸、けいれんなどを伴う。進行すると黄疸、出血傾向、ショックとなる。水疱の出現は診断に重要であるが、米国では80％、本邦では初診時9％、全経過で約半数と報告されている。水疱の出現がない場合は、その症状が非特異的なため、診断が困難となることが多い。検査所見では肝の酵素の上昇、直接ビリルビンの上昇、血小板の減少、凝固異常などが起こる。肝機能障害はGOT優位でGPTの5～8倍の数字を示すことが多く、LDHはGOTの値とほぼ平行する。主な侵襲臓器は肝、副腎で喉頭、気管、肺、上部消化管、脾、腎、膵、心に及ぶ。肺に起こればびまん性の間質性肺炎の像を示し、進行すれば出血性となる。脳炎を合併する場合もある。死因はDICか間質性肺炎による。全身型の診断は、この日齢でこれらの非特異的症状に遭遇したときに、ヘルペス感染症を念頭におくことがまず重要で、肝機能障害の有無を頻回に検査し、アシクロビルによる治療を早期に開始するかどうかにかかっている。

❷ 中枢神経型（ヘルペス脳炎）
　新生児ヘルペスの約1/3がこの型である。単独の場合と全身性に伴う場合があるが、全身性の場合は血行性のため、多領域の皮質の出血性壊死となる。脳炎単独の場合は、経胎盤由来の抗体が存在するため神経の軸索の逆行性伝播による中枢神経への侵入の結果と考えられ、単一の病巣となる。中枢神経型の発症病日は平均11.0日で、その79％が日齢9以降に発症している。臨床症状は発熱（低体温を含む）、けいれん（局所、全般）、意識障害、活動性の低下、易刺激性、振戦、哺乳力低下、大泉門の膨隆などである。髄液は50～100/mm^{3}程度のリンパ球優位の細胞増多があることが多く、蛋白も上昇する。脳波は全汎性の徐波化や周期性の高圧徐波、鋭波などがみられる。頭部CTスキャンでは低吸収域を側頭葉に認めることが多いが、発症後数日は所見がなかったり、所見がはっきりしない。無治療では50％が死亡し、多くが神経学的後遺症が残る。

❸ 表在型（皮膚、眼、口腔）
　皮膚の水疱はこの型の90％に出現する。この型の平均の発症日は6日で全身型に近い。紅斑を基礎に直径1～2mmの水疱が出現し、集簇する場合もあれば1～2個の場合もある。1cmの大きな水疱に進行することもある。眼の主な症状は角結膜炎で、脈絡網膜炎となる場合もある。皮膚、口腔に所見がなく、眼の症状だけが存在する場合もある。口腔内の感染は舌や粘膜にみられる。表在型では治療あるなしにかかわらず、最初の6カ月あるいはそれ以上の期間で再発がみられる。この型で死亡することはないが、II型の10％に、初期には正常にみえても生後6カ月から1年で痙性麻痺、小頭症、失明などの神経学的な障害を残すことが知られている。

2. 診断のポイント

　出生時あるいは出生後の感染は抗ウイルス剤の治療により、死亡率および長期的な予後を改善することができる。新生児ヘルペスでは水疱が出現すれば診断は難しくないが、水疱が出現しない場合はヘルペス感染症を疑うことが最も重要になる。新生児ヘルペスの確定診断はウイルス分離、水疱があれば蛍光抗体を用いた迅速診断法、血清、髄液からのPCRによるゲノムの同定、IgM抗体の測定などによるが、材料の採取後その結果を待たずに直ちに治療を開始する必要がある。

3. 治療のポイント

　ビダラビン30mg/kg×1/日とアシクロビル10mg/kg×3/日の10日間の治療では、新生児ヘル

ペスの死亡率、後遺症、副作用には、両者に統計的有意差は認められていないが、使いやすさからアシクロビルが用いられている。アシクロビルでの新生児ヘルペスの治療期間は全身型ではアシクロビル 10 mg/kg×3/日 14 日間で十分なことが多い。中枢神経型（ヘルペス脳炎）ではアシクロビル 15～20 mg/kg×3/日 21 日間の治療が検討されている。再発は児の予後にさらに直接の影響を与え、アシクロビルの副作用はほとんどないことなどを考え合わせると、21 日間以上の治療期間も考慮に入れるべきである。眼疾患には、全身的な治療とともに局所的な治療も必要とされる。アシクロビルに対する thymidine kinase-negative の変異株が出現しているが、新生児ヘルペス感染症での報告はない。これらにはビダラビンあるいはフォスカネットが有効で、AIDS ではフォスカネット（40 mg/kg×3/日）はビダラビン（15 mg/kg×1/日）より有効とされている。表在型での神経学的後遺症と、皮膚の再発が直接に関係することが知られており、300 mg/m²/回、2～3 回/日のアシクロビルを経口で 6 カ月間投与する試みが行われている。

II・ヘルペス脳炎

　ヘルペス脳炎は新生児のみならず、それ以上の年齢でも起こるが、新生児から乳児に多い。発症後数日は頭部 CT スキャンでも所見がない場合が多く、原因が不明の脳炎に当初からアシクロビルを使用することはやむを得ない。治療は新生児に準じてアシクロビルを十分な量と十分な期間使用する。

III・ヘルペス性歯肉口内炎、カポジ水痘様発疹

1．疾患の概要

　ヘルペス性歯肉口内炎は主として 6 カ月～3 歳に発症する。歯肉の発赤と腫脹、口腔粘膜、口唇の水疱、潰瘍、口腔周囲の皮膚の水疱などが出現し、高熱を伴う場合も多い。歯肉や口唇は易出血性となる。疼痛を伴うために経口摂取不良となることがある。
　カポジ水痘様発疹はアトピー性皮膚炎などの皮膚病変にヘルペスウイルスが感染することによって起こり、同時に瘙痒感から細菌の重複感染を起こすことも多い。

2．診断のポイント

　ヘルペス性歯肉口内炎もカポジ水痘様発疹も診断は臨床診断による。

3．治療のポイント

　年齢、程度により入院治療を必要とすることがある。入院治療ではアシクロビル 5～10 mg/kg×3/日を 5～7 日間投与する。カポジ水痘様発疹では抗生剤の投与も必要な場合が多い。経口の場合はアシクロビルを 40 mg/kg/日 分 3 あるいは分 4 で投与する。

24 インフルエンザ

I・疾患の概要

　インフルエンザはインフルエンザウイルスによる感染症で、わが国ではＡ型が１月下旬から２月中旬、遅れてＢ型が２月下旬から３月中旬にピークとなる流行が一般的である。インフルエンザが他の感染症と異なることは、初感染である乳幼児のみならず、学童、成人が高熱などの症状で流行し、学級閉鎖や休職の原因になることである。インフルエンザは内部蛋白の相違によりＡ、Ｂ、Ｃ型があり、Ｃ型は流行することはない。Ａ型の宿主は、ヒト、トリ、クジラ、ウマなどの哺乳動物でＢ型はヒトおよびアザラシにＢ型が検出されたと最近報告されている。インフルエンザの遺伝子はＲＮＡで、８つに分かれやすい分節構造をもち、遺伝子が少しずつ変わる連続変異をＡ型、Ｂ型ともに起こすため、この変異が蓄積すると初感染と変わらない新しいウイルスとなって成人に感染し、症状を起こすとされている。インフルエンザウイルスは表面にヘムアグルチニン（Ｈ）とノイラミニダーゼ（Ｎ）と呼ばれる蛋白の突起構造があり、Ａ型はヘムアグルチニンが15種、ノイラミニダーゼは９種あり、うちヒトに感染するインフルエンザウイルスのヘムアグルチニンは３種、ノイラミニダーゼは２種である。現在流行しているのはＡ型ではＡソ連型（Ｈ１Ｎ１）、Ａ香港型（Ｈ３Ｎ２）の２種で、Ｂ型を加え３種のインフルエンザウイルスがそれぞれ独立してヒトに感染することになる。Ａ型はトリのインフルエンザの遺伝子とヒトのインフルエンザの遺伝子が合わさって大きな変異をもつ新しい遺伝子（不連続変異）が誕生し、大流行となる可能性がある。1918年に大流行したスペイン風邪はブタのインフルエンザに近く、1957年のＨ２Ｎ２のアジア風邪は３つの遺伝子がトリのインフルエンザから、1968年に登場した香港型はトリのインフルエンザの２つの遺伝子が混入された形で、新しいウイルスが誕生したと考えられている。

　臨床的にインフルエンザが問題になるのは小児と高齢者で、初感染の小児は罹患率が最も高く、死亡者数では高齢者が最も多い。インフルエンザの流行期に死亡者が増えることを超過死亡といい、高齢者の死亡原因となる。最近わが国では小児のインフルエンザに伴う脳症が問題になっている。

　また1997年に香港でトリインフルエンザウイルス（Ｈ５Ｎ１）が種の壁を飛び越えてトリからヒトに直接感染し、致死性の肺炎を引き起こす流行があったことが確認された。その後も散発的にこのような事例が世界各地でみられ、鳥インフルエンザとしてトリ（ニワトリ）での流行にも監視体制がとられるようになっている。

II・診断のポイント

　インフルエンザの臨床症状は突然の 39℃ 前後の高熱で２〜３日続き、全身倦怠感、関節の痛みなど全身症状が強い。咳、鼻汁などの感冒症状があり、解熱する頃にこれらの症状が悪化する場合もある。成人あるいは小学校高学年以上でインフルエンザの流行期に突然の 39℃ 前後の発熱と倦怠感、関節痛などを伴えばインフルエンザと考えられる。それ以下の年齢の小児では突然の発熱は同様であるが、倦怠感、関節痛などははっきりせず、臨床症状でインフルエンザと診断することができない。成人が発熱３日後頃に子どもが発熱する場合は、インフルエンザの可能性が最も高い。ウイルスの分離、ＰＣＲは微量な検体で診断が可能であるが実用的ではない。血清学的診断は時間的な遅れを伴う。最近は多くの迅速診断キットが使用できるようになり、診断の手段となっている。検体としては鼻汁

を用いるのがよい。イムノクロマト法を用いたものは1ステップ10分で結果が出るものや、A型、B型も識別できるものがある。

ⅰ）Rapid Vue Influenza Test（海外販売名 Quick Vue Influenza Test）：原理はイムノクロマト法、1ステップ10分間で結果が得られる。A型もB型も検出可能であるが識別はできない。

ⅱ）キャピリア FluA、B：イムノクロマト法で反応時間は10〜15分。1ステップ。A型B型の識別が可能である。

ⅲ）エスプラインインフルエンザ A＆B：イムノクロマト法と酵素抗体を組み合わせたキットで反応時間は15分。1ステップ。A型B型を識別できる。

Ⅲ・治療のポイント

❶ アマンタジン（シンメトレル®）、リマンタジン（日本では市販されていない）

アマンタジンは、インフルエンザのA型の治療薬として認可されている。作用機序はM2蛋白の阻害剤で、M2蛋白のないB型には効果がない。内服24時間以内に有効血中濃度に達し、半減期が12〜18時間で高齢者は血中濃度が約50％高くなり、半減期も2倍に増加するため高齢者には用量を減らす必要がある。副作用として抑うつ、振戦、歩行障害、不眠、集中力低下などの神経症状があり、用量依存性で血中濃度が1,000 ng/ml 以上になると副作用が増加するが、服用中止により消失する。また短時間に耐性のウイルスが出現することがいわれ、このため使用期間は5日に限定されている。発病48時間以内に投与すると症状が軽症化する。予防効果もある。小児の用量は3〜5 mg/kg、わが国では100 mg/日 分2を成人量とし、米国では200 mg/日を成人量としている（錠剤50、100 mg、粉末）。

❷ ノイラミニダーゼ阻害剤

現在、使用可能であるのがザナミビル（吸入薬）、オセルタミビル（経口剤）でA型、B型ともに有効である。

ⅰ）ザナミビル（リレンザ®）：成人で吸入器を用いて1回2吸入（10 mg）、1日2回（計1日20 mg）、5日間吸入する。発症後36〜48時間以内に投与すると主要症状の消退が1日以上短縮される。発熱がない軽症者には効果がない。ハイリスクの者ほど効果が高い。口腔内には80％が残り、気管支、肺に15％ぐらいが移行する。半減期は約2.8時間で耐性ウイルスの出現頻度は低い。予防効果もある（1日1回：保険適応外）。

ⅱ）オセルタミビル（タミフル®）：成人では1日2回1カプセル（75 mg）、小児では1日2回、1回2 mg/kg（max 75 mg/回）ドライシロップ5日間経口服用する。服用後の血中濃度のピークは3〜4時間、半減期は6〜10時間、食事の影響はほとんどなく、腎から排泄される。ザナミビルと同様に発症後36〜48時間以内に投与すると主要症状の消退が1日以上短縮される。発熱がない軽症者には効果がなく、ハイリスクの者ほど効果が高い。副作用として胃腸障害がある。耐性ウイルスの出現頻度は低い。予防効果もある（1日1回：保険適応外）。

インフルエンザに伴う小児の重症合併症には呼吸器系合併症、筋炎あるいは心筋の合併症、中枢神経系の合併症が挙げられる。呼吸器系合併症はインフルエンザウイルスによるあるいは二次的な細菌感染による肺炎などで、抗生剤の投与が必要である。インフルエンザ筋炎は、発熱、咳嗽などのインフルエンザ症状の回復期にみられることが多い。症状は歩行困難で、両側の腓腹筋に圧痛がある。CPKは上昇する場合が多いが、上昇しない場合もある。2〜3日で症状は自然回復し、歩行できるようになる。中枢神経系合併症は、最近冬季に起こる小児の脳炎、脳症の多くがインフルエンザに伴う

ことが判明している。①年齢は2～4歳がピークで60～70%が4歳未満である、②発症から短時間に悪化して予後不良になる例が多く、死亡率は30～40%、後遺症は20～25%と高い、③A型、B型ともに起こる、④わが国に多く、欧米ではほとんど報告されていない、⑤ライ症候群、急性壊死性脳症、HSE(Hemorrhagic shock and encephalopathy)などの臨床病型を示す、⑥血液、脳、髄液、肝臓、腸管などから、インフルエンザウイルスゲノムが検出され、血液、髄液からはインフルエンザウイルスが分離されている、⑦剖検では炎症所見がなく、血管の透過性の亢進とそれに伴う壊死が主な所見である、などの特徴がある。治療法に確立されたものはないが、メチルプレドニゾロンによるパルス療法、低体温療法、デキサメタゾン、γグロブリン大量療法などが試みられている。

25 アデノウイルス感染症

I・疾患の概要

アデノウイルスは49種の血清型が知られ、その臨床像は呼吸器系、消化器系、眼疾患、泌尿器系疾患など多彩である。血清型では急性上気道炎、下気道炎、扁桃腺炎などは1～7型、咽頭結膜熱は3、7型、流行性角結膜炎は3、7、8、19、37型、乳幼児下痢症は40、41型、出血性膀胱炎は11型が多い。アデノウイルス感染症は通年性であるが春から初夏、初冬にやや多い。最も多い病型は滲出性扁桃腺炎であり、発熱期間は4～5日間と高熱が長く続く。検査成績では白血球増多や炎症反応が他のウイルス疾患に比べ高くなることが多い。わが国では1996年頃から7型による重症肺炎が報告されている。

II・診断のポイント

アデノウイルス感染症の診断は臨床診断のほかに、ウイルスの分離、血清学的診断(中和抗体、補体結合抗体)があるが実用的ではない。最近迅速診断法としてアデノレックスドライ(ラテックス凝集法を用いた糞便中の検出用キット)やアデノクローン(ELISA法を用いた結膜炎などの検出用キット)チェックAd(免疫クロマト法を用いた咽頭粘膜上皮細胞中の検出用キット)などが開発され実用化している。

III・治療のポイント

特異的治療法はない。重症肺炎など高サイトカイン血症が示唆された場合はステロイドのパルス療法などを考慮する。

26 伝染性単核症

I・疾患の概要

伝染性単核症はリンパ節腫脹、発熱、肝脾腫などの臨床症状と異型リンパ球などのリンパ球増多を主徴とする症候群である。多くがEBウイルスの初感染によって起こる。EBウイルスは本邦では2

歳までに 40% が感染し、その後徐々に増加する。その初感染のほとんどは不顕性感染か上気道炎で終わるが、免疫が確立する2歳以上の一部が伝染性単核症として発症する。

II・診断のポイント

　非対称に数珠状に連なる両側の頸部リンパ節腫脹が最も主軸となる臨床症状である。発熱は微熱から高熱までその高さはさまざまで、発熱の期間も発熱がない場合から10日間以上の持続までさまざまである。肝脾腫、扁桃腺炎、咽頭炎、倦怠感、食欲不振、眼瞼浮腫などの症状を伴うことがある。肝脾腫はそれほど大きく腫れることはない。検査所見は白血球増多、リンパ球の増多、異型リンパ球の増多、肝機能障害、特にLDHが上昇する。CRPなどの炎症反応は軽微の増加に留まる。EBウイルス関連抗体ではVCAIgM抗体が10倍以上、EBNA抗体が10倍未満であればEBウイルスの初感染による伝染性単核症と診断できる。

III・治療のポイント

　有効な治療方法はないが自然治癒する。稀にVHASを併発する。

27 ツツガムシ病

I・疾患の概要

　ツツガムシ病はダニの一種のツツガムシによって媒介されるリケッチアのOrientia Tsutsugamushiによる疾病である。東北、北陸地方に夏季の河川敷でアカツツガムシによって媒介されるものが知られていたが（古典型）、戦後タテツツガムシやフトゲツツガムシによって媒介されるツツガムシ病が出現し、全国に発生がみられるようになった（新型）。全国の患者発生数は400〜500人で九州地方に多く、次いで関東、東北、北陸に多く発生している。患者の性差はないが50歳以上の割合が高く、平野部での農作業、山間部での森林作業や山菜採りあるいはレジャーでの感染が多い。ツツガムシが吸着してヒトの体内に移行する時間は少なくとも6時間はかかるといわれている。軍手、長靴、長袖、長ズボンなどの防禦服、作業後の入浴などによる予防が必要である。

II・診断のポイント

　主要症状は刺し口、発疹、発熱である。局所のリンパ節腫脹、倦怠感、頭痛が認められることも多い。刺し口は腹部、下肢などの下半身に多い。刺し口は水疱状から痂皮状、潰瘍状へと変化するが痂皮状になるには通常約10日を要し、またツツガムシ病の潜伏期が10〜14日であることから、発症して来院時には刺し口は痂皮状になっていることが多い。
　検査所見ではCRP、GOT、GPT、LDH、異型リンパ球の上昇がみられる。少数ながら播種性血管内凝固症候群（DIC）を引き起こすことがある。診断は臨床診断および血清診断による。現在の血清診断で診断できないツツガムシ病がある可能性が示唆されている。

III・治療のポイント

　ミノサイクリン（ミノマイシン®）3〜5 mg/kg/日 経口または静注、ドキシサイクリン（ビブラマイ

シン®)などのテトラサイクリン系薬剤が著効するが、ペニシリン系薬剤をはじめとするβラクタム剤、アミノ配糖体、ニューキノロン系薬剤は無効である。小児ではエリスロマイシンが有効とされている。

28 寄生虫

I・蟯虫症

❶ 疾患の概要

蟯虫 Enterobius vermicularis は約1 cm の白色の線虫で、手指に付着したあるいは室内の塵埃とともに成熟虫卵を経口摂取して感染する。虫卵摂取後、2〜3週間で盲腸部分に達して成虫になり、7〜8週後に雌成虫は大腸を下降して夜間、肛門周囲に産卵する。虫卵は5〜6時間後には感染可能な成熟虫卵になる。主症状は夜間肛門周囲に産卵する際の瘙痒感と手指で掻いて生じた掻き傷である。小児で長期化すると不眠、不機嫌などとなる。

❷ 診断のポイント

糞便中に虫卵は検出できない。虫卵検出はセロファンテープの粘着面を肛門の襞に押し当て顕微鏡で虫卵を調べるセロファンテープ肛門周囲検査法を行う。朝、排便前に2〜3日連続して行う。

❸ 治療のポイント

パモ酸ピランテル(コンバントリン®)10 mg/kg を食事に関係なく、1回頓用する。副作用はほとんどない。家族内感染が多く、駆虫は家族全員あるいは保育園全体で同時に駆虫する。駆虫薬は虫体の口から取り込まれるために、口の小さいあるいは開いていない幼若虫には効果がない。1回の服用で効果がない場合は幼若虫が成長したと考えられる10日後に繰り返し行う。蟯虫卵は起床後の活動により散布され、手指、爪垢、鼻汁、下着、ドアノブ、硬貨や紙幣、食物から、あるいは子どもの寝室、脱衣場などからも蟯虫卵はみつかる。下着、パジャマなどの熱湯消毒、蟯虫卵は紫外線に弱いのでシーツ、布団などの寝具の日光消毒、子ども部屋、寝室、脱衣所などを電気掃除機で清掃する。

II・回虫症

❶ 疾患の概要

回虫 Ascaris Lumbricoides の成熟卵を野菜などとともに経口摂取して感染する。虫卵は小腸内で孵化し、幼虫となって小腸壁から門脈を経て肝臓、心臓、肺に達して成長後、気管、食道を経て小腸で成虫となり、産卵する。成虫は雌30 cm、雄20 cm の大きさになる。幼虫の肺通過時期に一過性の好酸球増多を伴う肺炎(レフレル症候群、PIE症候群)が出現することがある。小児は多数寄生しないと自覚症状はほとんどない。多数の寄生で腹痛や下痢などの消化器症状や、イレウス、胃、総胆管、膵管、虫垂などの小孔に迷入して急性腹症を起こすことがある。

❷ 診断のポイント

診断は排泄された虫体の肉眼的観察あるいは回虫卵を検便により検出する。

❸ 治療のポイント

治療はパモ酸ピランテル(コンバントリン®)が有効で10 mg/kg を1回経口投与する。胆道、膵管の迷入では駆虫薬を投与するが、内視鏡での摘出や外科的処置が必要な場合がある。

III・アニサキス症

❶ 疾患の概要
アニサキスはクジラ、イルカなどの海棲哺乳類に寄生する回虫でこれらが終宿主である。産卵された卵が海水中に排泄され、わが国では日本海近海の魚類（サバ、タラ、イカなど）に寄生しているAnisakis simplex幼虫、Pseudoterranova decipiens幼虫、A. physeteris幼虫を生食して感染する。ヒト体内では幼虫のまま移行し、病変を起こす。胃アニサキス症では幼虫を有する食品を生食後6〜12時間、腸アニサキス症では数時間から数日後に症状が現れる。初感染の症状は軽微であるが感作されているヒトが再感染するとアレルギー反応が起こり、胃アニサキスでは上腹部の不快感から上腹部痛、悪心、嘔吐を起こす。腸アニサキスでは回盲部の疼痛、悪心、嘔吐あるいは腸穿孔を起こすこともある。

❷ 診断のポイント
発症12時間以内に魚の生食の有無と内視鏡検査による。

❸ 治療のポイント
内視鏡検査を実施して虫体を摘出するか、虫体が摘出できない場合は鎮痛剤、ステロイドなどによる治療を行う。

29 真菌感染症（皮膚以外のもの）

はじめに
深在性真菌感染症は、ほとんどが免疫防禦能力の低下時に起こる感染症で、小児では悪性血液疾患などの化学療法時、骨髄などの移植後、先天性および後天性の免疫不全症、超未熟児などにみられる。カンジダ症が最も多く、その約半数のアスペルギルス症を合わせると大半になり、クリプトコッカス症、ムコール症などが少数存在する。カンジダは土壌や水中に棲息するとともにヒトの口腔、消化管、腟、皮膚などに常在し、常在細菌叢の一部を構成している。免疫力の低下に伴ってこれらの内因性のカンジダが増殖、組織に侵入し、カンジダ症を発症する。アスペルギルスは植物、土壌、空気中に、クリプトコッカスは土壌中、鳩などの鳥やネズミの糞から分離されるなど自然界に広く分布し、真菌胞子が経気道的に吸入されて肺胞に到達する。自然界に棲息するクリプトコッカスは莢膜がなく肺胞に到達しても容易に貪食されるが、感染防禦能が低下している場合には、菌体が速やかに莢膜を産生して増殖し、発症に至るとされている。好中球減少症はカンジダ症およびアスペルギルス症、先天性に好中球殺菌能が欠損している慢性肉芽腫症はアスペルギルス症が多く、アスペルギルスに対する感染防禦は細胞性免疫より好中球が担っている。一方細胞性免疫が低下するHIV患者ではカンジダ症、クリプトコッカス症が多い。

I・カンジダ症

❶ 疾患の概要
白血球減少が持続すると自己の消化管内常在細菌叢の1つであるカンジダが増殖し、組織に侵入して播種性カンジダ症を起こす。白血球数、特に顆粒球の減少、広域抗生剤の投与における腸内細菌叢の変化、抗がん剤やステロイド剤の投与による粘膜の損傷、中心静脈カテーテルの留置などが、危険

因子である。

新生児期におけるカンジダ症は1,500ｇ未満の極低出生体重児の生存とともに散見されている。母体からの垂直感染と生後水平感染によるものがあり、垂直感染では母体の腟からカンジダが培養される。病型は皮膚病変から重篤な全身感染症までさまざまである。極低出生体重児では免疫能の未発達なことに加え、生後長期の抗生剤の投与、カテーテルの挿入、気管内挿管による呼吸管理などを誘因としてカンジダ症を発症する。

❷ 診断のポイント

白血球減少患者での症状は発熱、下痢、口内炎などの粘膜症状がみられることが多い。便からも同種が培養される。肺感染症からも播種性カンジダ症となる。播種性カンジダ症であっても約半数は血液培養が陰性である。血液培養陽性は播種性カンジダ症とともにカテーテル感染の可能性がある。カテーテル感染は発熱以外に症状がないことが多く、カテーテルを通しての血液培養で同種が培養される。

新生児の全身感染症の症状は非特異的な活動性の低下、無呼吸発作、腹部膨満、嘔吐、発熱、チアノーゼなどで、髄膜炎があっても特異的な症状はない。血液培養陽性はカテーテル感染症の場合もあるが、全身感染症としてエコーなどによる肝、脾、腎などの検索、胸部単純Ｘ線写真などが必要となる。尿からの培養陽性は局所の感染と全身感染症の一部である場合がある。便からの培養陽性は全身感染の侵入門戸であった可能性と腸管細菌叢の一部である可能性をもつが、純培養の場合は前者の可能性が高い。

❸ 治療のポイント

カテーテル感染の場合はカテーテルの抜去とAMPH-B（0.5～1.0 mg/kg/日）2週間の投与が必要とされている。播種性カンジダ症の治療はAMPH-B（0.5～1.0 mg/kg/日）単独、あるいは5-FC（150 mg/kg/日 分4）の併用、あるいはFLCZ（5 mg/kg/日）の併用を行う。髄膜炎を伴う場合は同様に5FCまたはFLCZの併用を行う。免疫抑制者の播種性カンジダ症はその診断が困難であるため、成人ではFLCZ（150～400 mg/日）、AMPH-B（0.2～0.5 mg/kg/日）などの予防投与や、FLCZ（150～400 mg/日）、AMPH-B（0.5～1.0 mg/kg/日）などによる empiric therapy が試みられている。

新生児のカンジダ症の治療はAMPH-B（0.5～1.0 mg/kg/日）が一般的な治療法である。治療期間は感染症の程度、治療効果、多くは副作用の程度によるが総投与量が20～30 mgといわれている。髄膜炎を併発あるいは単独の場合は5-FC（100～150 mg/kg/日）分4の経口投与を併用する。FLCZでの治療の有用性も報告されており、5 mg/kg/日を生後最初の2週間は72時間ごと、それ以後の2週間は48時間ごとに投与する。カテーテル感染症の場合はカテーテルの抜去とAMPH-Bの2週間の投与が必要とされている。

小児の腹膜透析で稀ながら真菌の腹膜炎を生ずることがある。FLCZ（5～7 mg/kg）、AMPH-Bの全身投与、腹膜還流液のFLCZ（75 mg/*l*）などの治療法が報告されている。

II・アスペルギルス症

❶ 疾患の概要

アスペルギルス症で臨床的に問題となるのは肺アスペルギルス症で、広義にはアレルギー性気管支肺アスペルギルス症、アスペルギローマ（肺菌球症）、組織侵襲型アスペルギルス症に大別される。アレルギー性気管支肺アスペルギルス症はアスペルギルスの分生子や菌糸がアレルゲンとなるアレルギ

一疾患である。症状は発熱、咳嗽、喘鳴、呼吸困難などで一過性の肺浸潤像がみられ、ステロイド剤などが用いられる。アスペルギローマは既存の空洞や嚢腫の中にアスペルギルス菌球 fungus ball が形成される。症状は血痰、喀血などで胸部単純Ｘ線写真で透亮像の中に円形あるいは楕円形の塊状陰影が認められる。治療は無症状では経過観察、症状があれば外科的治療法(肺切除術、空洞切開術)、全身の抗真菌剤の投与、抗真菌剤の局所投与(経気管支鏡、経皮的肺穿刺など)が挙げられている。組織侵入型は先天性の好中球殺菌能の欠損がある慢性肉芽腫症、好中球減少症でみられ、アスペルギルスが気管支壁や肺実質内に侵入し増殖する。

❷ 診断のポイント

組織侵襲型アスペルギルス症の症状は発熱、咳嗽、呼吸困難、血痰、胸痛などで、血管壁穿通による栓塞や梗塞を起こすこともある。鼻汁、喀痰培養検査などが陽性となることは少なく、肺生検、肺胞洗浄液の培養あるいは DNA 診断などにより確定診断を得る。血清の抗原診断が陽性になることも少ない。

❸ 治療のポイント

組織侵襲型の治療は AMPH-B(0.5〜1.0 mg/kg/日)の単独、ITCZ の単独、両者の併用による治療が行われる。最近使用が可能になったキャンディン系抗真菌薬ミカファンギンも効力を有する。

III・クリプトコッカス症

❶ 疾患の概要

一般的には肺に初感染巣をつくり、全身諸臓器に播種するが特に中枢神経系に親和性が強く、髄膜炎が多数を占める。血液疾患、移植後などに続発する頻度が高いが、健常者に発病することもある。

❷ 診断のポイント

クリプトコッカス髄膜炎は発熱、頭痛、嘔吐、けいれん、神経症状など一般的髄膜炎の症状を呈するが、項部硬直などの髄膜刺激症状は細菌性髄膜炎よりも軽く、知能低下、視力障害、運動障害、言語失調、小脳症状などを伴う亜急性、慢性の経過を辿ることが多い。髄液の細胞数は $800/3 mm^3$ を超えることは稀でリンパ球優位のことが多く、蛋白は増加し糖は低下することが多い。診断は髄液の墨汁染色により莢膜を確認する(稀ながら莢膜欠損のクリプトコッカスが報告されている)。1回で確認できないこともある。クリプトコッカス髄膜炎は髄液や血清の LA テストによる抗原検出率が高く、治療効果や中止の指標にもなる。

❸ 治療のポイント

治療は AMPH-B 0.7〜1.0 mg/kg/日＋5-FC 100 mg/kg/日 6〜10 週間、または AMPH-B 0.7〜1.0 mg/kg/日＋5-FC 100 mg/kg/日 2 週間、その後 FLCZ 400 mg/日 最低10 週間(症状などで6〜12カ月)服用する。これらの抗真菌剤が功を奏さない場合は Ommaya reservoir を留置し、AMPH-B や MCZ の脳室内投与も選択肢となる。

付）治療薬(表4)

a. アムホテリシン B(AMPH－B)

AMPH-B は真菌細胞膜のエルゴステロールと結合し、直接真菌の細胞膜を破壊する。この殺菌能の強さが副作用による使用の難しさがあるにもかかわらず選択される理由となる。抗菌スペクトラムは広く、耐性菌の出現はほとんどない。温度、光、超音波に不安定で長時間での使用は遮光を必要とする。静脈炎を起こしやすいので中心静脈カテーテルの挿入が必要である。ヒトのコレステロールと

表4. 抗真菌剤

	フルシトシン(5-FC)	アムホテリシンB(AMPH-B)	ミコナゾール(MCZ)	フルコナゾール(FLCZ)	イトラコナゾール(ITCZ)
一般名	アンコチル 錠500 mg 顆粒50%	ファンギゾン 注バイアル50 mg 錠100 mg シロップ10%	フロリードF 注アンプル 20 mℓ 200 mg バイアル 40 mℓ 400 mg	ジフルカン カプセル50 mg 100 mg 注0.1%650 mℓ 0.2%650 mℓ 100 mℓ	イトリゾール カプセル50 mg
商品名					
有効菌種	カンジダ、クリプトコッカスなどの酵母状真菌には有効であるがアスペルギルスなどの糸状菌には無効でスペクトラムは狭い。耐性菌が出現しやすい。	カンジダ、アスペルギルス、クリプトコッカス、接合菌にも効力がある。スペクトラムは広く、耐性菌はほとんどない。	カンジダ、クリプトコッカスなど抗菌スペクトラムは広いがアスペルギルスには無効である。	カンジダ、クリプトコッカスなどの酵母状真菌には有効であるが、アスペルギルス、ムコールなどの米状菌には無効である。海外ではカンジダの20%、C.glaburataのC.kruseiには耐性である。	カンジダ、アスペルギルス、クリプトコッカスなどスペクトラムは広い。
用法	100〜200 mg/kg/日分4 経口投与	静注は注射用水または5%ブドウ糖に0.1 mg/mℓ以下に希釈する。1日0.25 mg/kgから開始し、0.5 mg/kgを1日1回3〜6時間以上で点滴注する。Max 1.0 mg/kg/日または1.5 mg/kg/隔日。0.22 μmのフィルターは一部除去されるが0.45 μmは除かない。経口は1回 50〜100 mg を1日 2〜4回食後。髄腔内には注射用水に希釈し1回0.25〜1 mgを採取髄液量を超えない量で髄注する。空洞内注入は2 mg/mℓ以下の濃度で成人で1回10〜20 mg、週2〜3回、合計300〜1000 mg。吸入は成人で1回2.5〜5 mg/mℓを1日2〜5回吸入、膀胱内注入は成人で15〜20 mgを注射用水に希釈して1日1回。	20〜40 mg/kg/日 1日3回 30〜60分点滴静注 50 mℓまた200 mℓ以上の生食水または5%Gで希釈する 髄腔内注入1回5〜20 mg	1日1回 3〜6 mg/kg/日 重症、難治は10〜12 mg/kg/日 max 400 mg 1〜2時間点滴静注	1日1回 4〜6 mg/kg/日 max 200 mg 経口投与成人の免疫抑制患者には1回200 mg 1日2回の投与が推奨されている。
作用機序	核酸塩基のアナログで真菌の細胞に選択的に取り込まれ、ヒトシン脱アミノ酵素により、5-FUとなりDNAの合成阻害を起こす。	菌の膜成分であるエルゴステロールと結合することにより、膜の透過性障害を起こす。	真菌のチトクロームP-450に特異的に作用し、菌の膜成分であるエルゴステロールの合成を阻害する。	真菌のチトクロームP-450に特異的に作用し、菌の膜成分であるエルゴステロールの合成を阻害する。	真菌のチトクロームP-450に特異的に作用し、菌の膜成分であるエルゴステロールの合成を阻害する。
吸収、排泄	吸収は速やかでほぼ完全である。90%は尿中に未変化体で排泄される。	消化管からはほとんど吸収されない。初期血漿中半減期は約24時間、消失半減期は約15日と徐々に尿中に排泄される。組織へは血清中の2/3が移行する。髄液にはほとんど移行しない。	肝で代謝され、inactive formで胆汁に排泄される。一部は尿中に排泄。	吸収は速やかで経口投与でも静注に近い血中濃度が得られる。70%は未変化体で尿中に排泄、血清蛋白と11%が結合し、組織への移行は良好である。髄液にも血清の70%が移行する。	速やかに吸収され、肝臓で代謝される。50%以上が消化管から排泄され、尿中にも1/3が排泄される。組織への移行は良好である。髄液への移行は良好でない。
組織移行性	髄液、組織への移行は良好である	組織へは血清中の2/3が移行する。髄液にはほとんど移行しない。	90%が血清蛋と結合し、髄液に移行しない。		
副作用	胃腸症状、白血球減少、血小板減少、肝機能障害など。	発熱、嘔吐、悪心、腎機能障害、低カリウム血症、骨髄抑制など	瘙痒感、発疹、悪心、嘔吐、肝機能障害、非水溶性のため添加物にポリオキシエチレン硬化ヒマシ油が含まれショックを起こす可能性が否定できない。	副作用は少なく、発熱、発疹、胃腸症状、肝機能障害がある程度である。	悪心、嘔吐、低カリウム血症、肝機能障害などで少ない。
腎不全時	血清クレアチニン>1.7 mg/dℓで減量が必要。 C_{CL} 26〜50 mℓ/min 75 mg/kg/日 13〜25 mℓ/min 37 mg/kg/日	腎不全、肝不全には大きな影響は受けない。		C_{CL}>41 mℓ/min 24時間ごと 21〜40 48時間ごと 10〜20 72時間ごと	腎不全時でも用量の調節は必要ないとされている。

612

も親和性があるために強い毒性があり、静脈投与で発熱、悪心、嘔吐、低カリウム血症、腎障害、骨髄抑制などの副作用を示す。発熱は投与1～2時間前の解熱剤投与により防止が可能で、4～5日の投与で消失することが多い。低カリウム血症はカリウムの補給を行う。腎障害は漸増するクレアチニン、BUNで表現されるが、可逆性で投与中止により正常化する。可逆性か否かは、成人では総投与量が5g前後とされている。徐々に白血球や血小板が減少することがあるが、これも中止により可逆性である。嘔吐などでは投与を一時中止せざるを得ない。

AMPH-Bの毒性の軽減を目的としてリポソーム封入AMPH-Bなどが開発されている。毒性は低いがリポソーム製剤は非常に高価であり、従来のAMPH-Bとの比較試験では著明な薬効の改善がなく、わが国ではまだ承認されていない。リポソーマルAMPH-B(3mg/kg/日)が、AMPH-B(1mg/kg/日)に相当する。

b. フルコナゾール(FLCZ)

小児の半減期は22時間で成人の30時間より早い。新生児の半減期は生下時が88.6時間、生後1週間が67.5時間、生後2週間が55.2時間で、生後2週間では72時間ごと、それ以後生後4週間までは48時間ごとに投与する。粘膜のカンジダ症には初回投与量6mg/kgの後3mg/kg/日、全身のカンジダ症、クリプトコッカス症では6～12mg/kg/日を投与する。12mg/kg/日は成人の400mgに相当する。カンジダに対するFLCZの効果は用量依存性であり、400mg/日の血中濃度は20～30g/ml、800mg/日では血中濃度40～60μg/mlまで上昇し、多くの菌種に有効である。海外では成人の難治性疾患では1,600mg/日などの高用量が使用されている。アゾール系の抗真菌剤はシクロスポリンの血中濃度を高めたり、ITCZはHIVのプロテアーゼ阻害薬との相互作用があるので注意が必要である。

c. イトラコナゾール(ITCZ)

カプセルの剤形が食事の有無、腸管の粘膜上皮に障害をもつ場合や、胃酸の酸度の低下などが吸収に不安定さを及ぼしているため、水溶液の剤形や静注用の製剤が開発されているが、わが国ではまだ使用できない。

d. キャンディン系抗真菌薬(ミカファンギン)

真菌の細胞壁を構成する主要成分1,3-β-D-グルカンの合成を阻害して抗菌作用を発揮する。主要な原因菌であるカンジダとアスペルギルスに対して強い抗菌力をもつが、1,3-β-glucan-synthaseの量が少ないクリプトコッカスなどには効果がない。Pneumocystis cariniiにも効果がある。半減期は約10～13時間である。副作用はこれまで安全とされてきたアゾール系と同程度とされている。

e. 薬剤の相乗作用

AMPH-Bとアゾール系薬剤との併用療法の効果は現在も結着していない。AMPH-Bと5FCの併用療法はクリプトコッカスの髄膜炎、カンジダの腹膜炎ではその効果が認められている。その他の併用療法の効果は根拠となるデータが不足している。

(浅村信二)

30　HIV感染症

I・疾患の概要

　ヒト免疫不全ウイルス(human immunodeficiency virus；HIV)感染症とはHIVの感染によって生じるすべての症状をいう。HIVに感染すると次第に免疫機能が傷害され，無症状期，エイズ関連症候群の時期を経て，感染後10年ほどで後天性免疫不全症候群(AIDS)を発症することが知られている。しかし，この経過は一度免疫機構が成熟したのちにHIVに侵される成人，青少年でみられる経過であり，免疫機能が未成熟な段階でHIVに侵される乳幼児の経過は成人のものと異なる。
　汚染された血液製剤によるHIV感染が予防されている現在，小児のHIV感染はほとんど母子感染によって起こると考えてよい。母子感染が起こる時期としては，子宮内感染，産道感染，母乳による感染などが考えられる。これらの感染は総称して周産期感染といわれる。周産期にHIV感染した小児では，一般に成人のHIV感染症よりも発症が早く，進行も速い。また，同じ周産期感染小児でも感染時期が早いほど，発症が早いといわれている。身体的発育，神経運動面での発達が完了ないしほぼ終了した成人や青少年では，HIV感染症による発育への影響は主な問題ではない。しかし，すべてが今後にかかっている乳幼児のHIV感染者では，身体的発育も神経運動発達も深刻な影響を被る可能性があり，HIV感染症が哺乳不良，体重増加不良，精神運動発達遅滞の形で発症することもある。

II・診断のポイント

　HIV感染小児の診断は母親のHIV感染が判明しているか否かでまったく異なる。母親のHIV感染が既に確定している場合には，妊娠中および出産時にHIV母子感染予防の処置がとれるばかりでなく，新生児期に児の感染を確認することもできる。しかし，母親がHIV感染を知らずに出産した場合は，少なくとも出生児になんらかの異常が現れるか，母親に異常が現れるまでは，検査の機会がないため，診断することは不可能である。上記のように，一般にはHIV感染乳幼児では発症が早いため，児が肺炎を繰り返したり，カリニ肺炎を発症して児のHIV感染が診断され，次いで母親のHIV感染が判明することが多い。一方で，母親のカリニ肺炎が契機で児のHIV感染が判明した例もある。

❶ HIV感染陽性の診断

　母親のHIV感染がわかっており，周産期に児がHIV曝露を受けたと仮定できるときは，診断的検査を生後48時間以内，生後1〜2カ月，生後3〜6カ月に行う。初回検査は生後48時間以内に行うよう勧告されている。40％近い感染小児がこの時期に診断できるからである。母親の血液が混入する可能性があるので，臍帯血は感染の診断には用いない。

❷ ウイルス学的検査

　例えば，HIV分離培養，ポリメラーゼ連鎖反応(PCR)が陽性であれば，HIV感染の可能性が示唆されるので，初回検査の結果が判明したのち，確認のため，速やかに第2回の検体を採取してウイルス学的検査を繰り返す。生後14日での検査も感染の早期発見に役立つとされている。初期にウイルス学的検査が陰性であった乳児は生後1〜2カ月で再検査する。HIV曝露小児のうち生下時と生後1〜2カ月で繰り返したウイルス学的検査が陰性であった児は，さらに生後3〜6カ月でウイルス学的検査を行う。HIV感染は異なる時期に採取した2検体でウイルス学的検査が2回とも陽性であれば診断確定できる。生後48時間以内にウイルス学的検査が陽性であった乳児は早期に(例えば子宮内で)

感染したと考えられる。一方、生後1週間はウイルス学的検査が陰性で後に陽性となった乳児は後期に（例えば出産時に）感染したと考えられる。

❸ HIV感染陰性の診断

生後1カ月以降と4カ月以降の検査を含めて、ウイルス学的検査が2回以上陰性であれば、HIV母子感染は否定できる。さらに、生後18カ月で低γグロブリン血症がなく、HIV-IgG抗体が陰性で、HIV感染の臨床的徴候がなく、ウイルス学的検査が陰性であれば、HIV感染は最終的に否定できる。

III・HIV感染小児の経過や予後、今後の問題

一般に抗レトロウイルス治療を受けないHIV感染小児の予後は極めて不良である。また発症が早い感染小児では進行も速く、予後も悪い傾向がある。

小児HIV感染小児の経過は1歳前にカリニ肺炎などで発症して急速な経過をとる群と2〜3歳頃にリンパ性間質性肺炎などで発症する経過が緩やかな群に分かれる。急速進行群は多分周産期の早期に感染を受けた小児であろう。こうした小児の中にカリニ肺炎のようなAIDSに典型的な日和見感染を発症せずに突然死する患児もいる。

治療が進歩したとはいえ、HIV母子感染小児の予後が不良であることに大きな変化はない。HIV母子感染小児の最良の治療は感染小児を産まないことである。既に、HIV感染妊婦に出産前から出産時も含めてジドブジン（ZDV）を投与し、産まれた児にもZDVを投与して人工栄養とすればHIV母子感染を従来の1/3以下に、さらに予定帝王切開で出産すれば感染率を2％以下に減らせることが明らかにされている。しかし、母子感染予防は母親のHIV感染があらかじめ診断されていて初めて実施できる手段である。したがって、母子感染を予防するためには、妊婦のHIV検査が前提となる。異性間のHIV感染が拡大している現在、カウンセリング体制の充実も含めて、妊娠可能年齢にある女性が進んでHIV検査を受けられる環境の整備が望まれる。

■ **専門医へのコンサルトの時期**

哺乳不良、身体発育不良、神経運動発達遅滞、肺炎を繰り返すなどの症状をもつ乳幼児を診て、HIV母子感染を疑った時点でエイズ拠点病院などの専門病院に紹介する。

HIV感染の診断、治療、治療の効果判定などは専門病院に任せてよい。

■ 患者紹介時にしてはならないこと

HIV母子感染を疑った症例を専門病院に紹介する前に、患児の保護者に無断でHIV関連の検査を行ってはならない。一般の診療所や病院を受診するHIV母子感染症例の場合、母親は児のHIV感染はもちろん自分自身のHIV感染も知らない。HIV母子感染が判明したときに母親や父親が受ける精神的衝撃は非常に大きく、HIV感染者に不慣れな医療スタッフには支え切れないことが多いため、以後の専門病院での治療やカウンセリングに悪影響を及ぼす恐れがあるからである。

〈髙山直秀〉

XV 骨・関節疾患

1 肘内障、上腕骨顆上骨折、上腕骨外顆骨折

Ⅰ・肘内障

❶ 概念

明らかな外傷はなく手を引っ張られただけで上肢を下垂位に保ち動かさなくなる。救急外来でよく遭遇する傷害である。これは輪状靱帯が橈骨頭から逸脱することで前腕の回旋障害を起こす。

❷ 治療

整復方法は、橈骨頭を前方から親指で押さえ、肘を回外あるいは回内しながら屈曲することで親指にクリックを感じる。このクリックは整復された証拠であり、すぐに上肢を動かすようになる(「捻挫、脱臼、骨折」の図5、7頁参照)。

Ⅱ・上腕骨顆上骨折

❶ 概念

肘を伸展した状態で転倒して骨折を起こすことが多い。この骨折も小児に多くみられる骨折であり、入院をさせて治療するかどうかは骨折の転位の程度による(図1)。

❷ 治療

骨折の転位が軽度な場合はギプスシーネで固定する。固定期間は3〜4週間程度である。転位が高

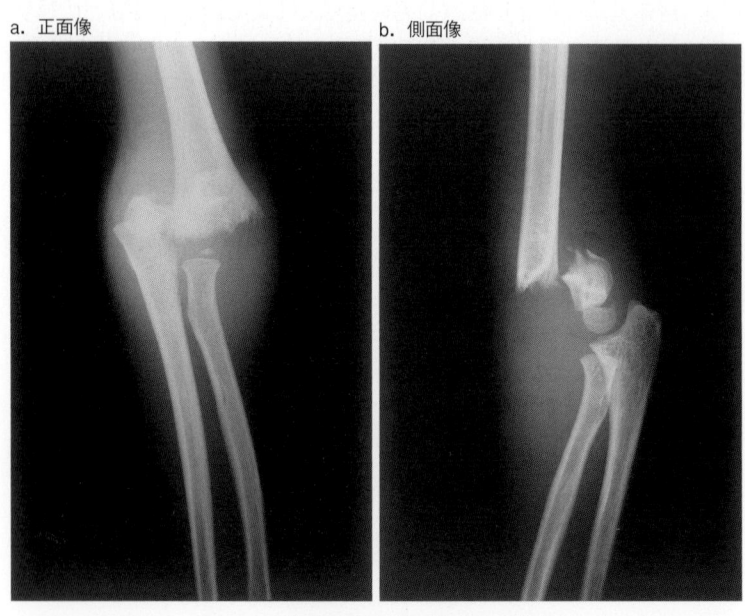

a. 正面像　　　　　　　　　b. 側面像

図1. 上腕骨顆上骨折（7歳、女児）

度な場合は、入院のうえ徒手整復し垂直牽引を行う。牽引期間は3週間程度である。その後ギプスに変更する。

受傷後48時間は神経麻痺、循環障害に注意する必要がある。フォルクマン拘縮には特に注意しなければならない。疼痛の増大、運動障害、しびれ、血行障害などをきたす場合フォルクマン拘縮の疑いがあり、前腕部屈側の筋膜切開を行う。

III・上腕骨外顆骨折

❶ 概念

小児の骨折は一般的に骨癒合が良好であるといわれているが、この骨折は小児の骨折でも偽関節になりやすく、外反肘や遅発性尺骨神経麻痺を起こすことがよく知られており、手術適応となることが多い(図2)。

❷ 治療

転位の程度が2mmぐらいであればギプス固定を4〜6週間ぐらい行う。転位が高度な場合は、手術的治療を行う。その後ギプス固定を同様に4〜6週間行う。小児の場合、肘の骨折はギプス除去後、自動運動を行わせ、他動的に動かしてはならない。暴力的に動かすことにより異所性骨化を生じ、反対に動かなくなるからである。

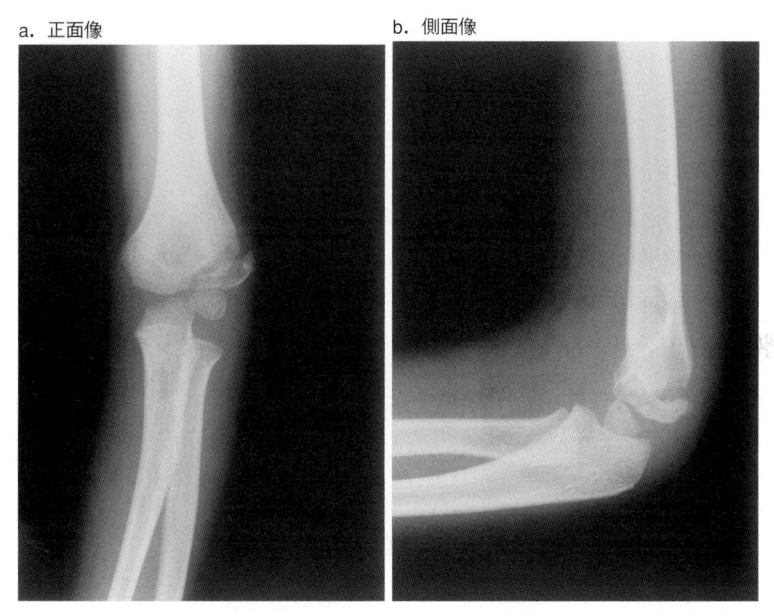

a. 正面像　　b. 側面像

図2. 上腕骨外顆骨折（7歳、男児）

② スポーツ障害

I・野球肩、野球肘

❶ 概念
投球を繰り返すことにより肩関節あるいは肘関節に過度な負荷が加わり、その結果、筋肉の疲労、腱、靱帯の炎症、変性、骨端離開、遊離骨片などが生じる。すなわち使い過ぎによる骨や軟部組織の障害である。

❷ 治療
保存的には3週間の投球禁止、肩関節、肘関節周囲筋群の筋力強化とストレッチを行わせる。投球数については1回、1試合50球、1週間で300球以内をめやすにすべきである。また投球後の15〜20分間のアイシングは重要である。

II・Osgood-Schlatter病

❶ 概念
発育期（男子10〜14歳、女子8〜12歳）のスポーツ選手によくみられ、男子に多い。脛骨結節部の疼痛、腫脹、圧痛を特徴としている。大腿四頭筋によって繰り返し加えられる牽引力により障害を生じる（図3）。

❷ 治療
安静を第一として膝蓋腱を押さえるバンド療法、経皮鎮痛剤の塗布などがある。大腿四頭筋のストレッチばかりでなく屈筋群のストレッチも重要である。練習時間との関係が深く、1日2時間、週3回以内の頻度で運動を考慮すべきである。

III・Sever病

❶ 概念
踵骨の骨端部（Apophysis）の障害により踵部の後下方に疼痛を生じる。X線写真像でApophysisの濃度が濃くみえたり分節化などの所見があることがあるが、必ずしも異常所見と判断できない。健側と比べて判断することが大切である。

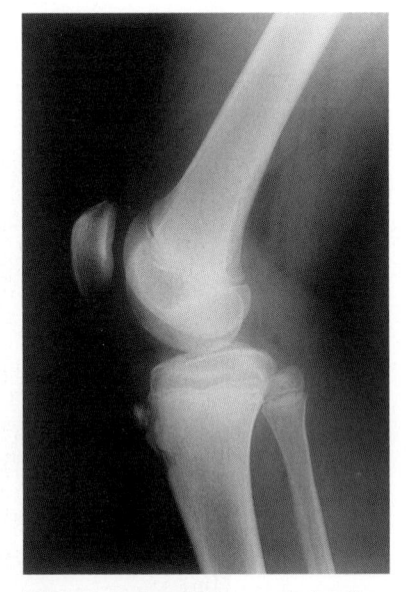

図3．Osgood-Schlatter病（10歳、男児）
脛骨結節に遊離骨片を認める。

❷ 治療
踵部に緩衝となるようにアーチサポートを作製する。腓腹筋、アキレス腱のストレッチを行う。

IV・シンスプリント

❶ 概念
下腿前内側中下1/3の部分に圧痛を認めるのが典型例であり、下腿前外側縁に圧痛を認めるものもある。陸上競技、バスケットボール、バレーボールなどに多い。硬いグラウンドでのランニングやジ

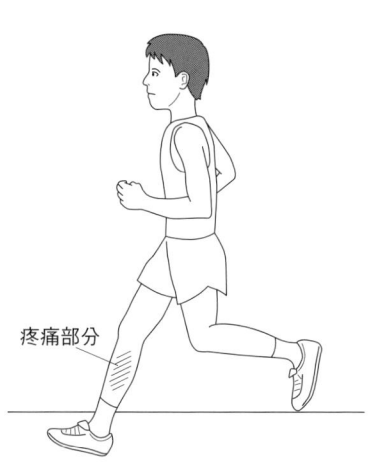

図4. シンスプリント
下腿内側中下1/3の部分に疼痛を生じる。

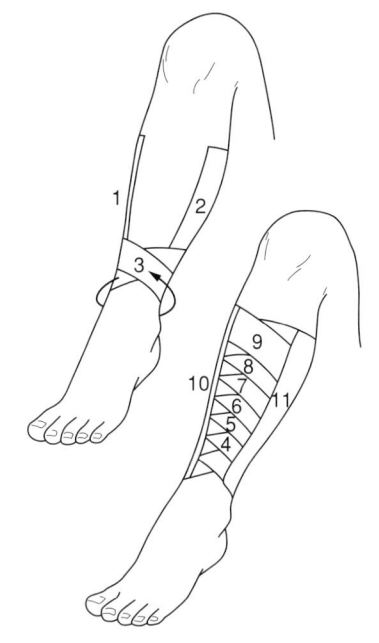

図5. シンスプリントに対するテーピングの方法

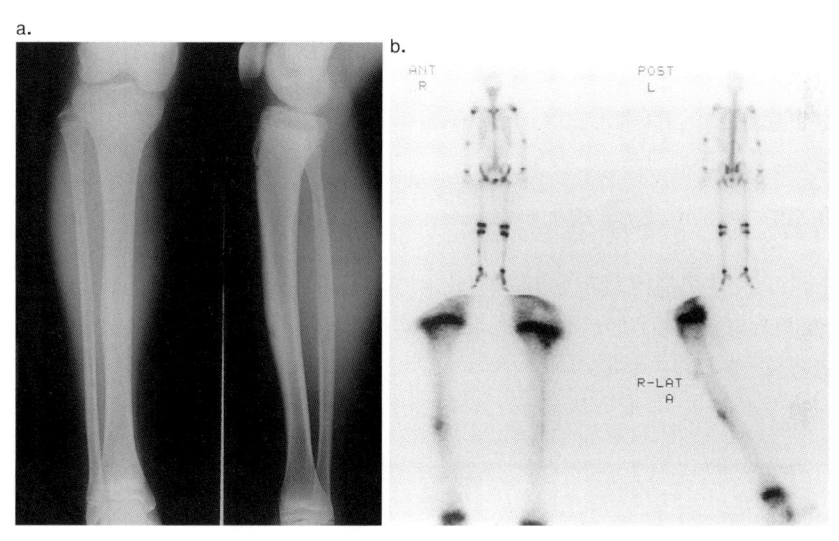

図6. 疲労骨折
a. 下腿骨単純X線写真像。脛骨前方に骨折線を認める。
b. 骨シンチグラム。脛骨前外側に局所的な集積像を認める。

ャンプを過度に行うと筋腱に慢性的にストレスが加わり疼痛を生じるのである（図4）。

❷ 治療

局所の安静、運動後のアイシング、下腿筋群のストレッチ、また下腿後面の筋群を前方に押さえるようにテーピングをする（図5）。

V・疲労骨折

❶ 概念

小さな力が何度も何度も骨の一部に加えられることで骨が折れてしまうものである。全身のあらゆ

る骨に発生するが、下肢に起きるものがほとんどである。X線検査で骨皮質を横走する亀裂線を含む骨改変層が認められる。脛骨に関しては好発部位は脛骨上中1/3後内側（疾走型）あるいは脛骨前方中1/3（跳躍型）である。その部位に圧痛、運動痛を認める（図6）。

❷ 治療

圧痛が消失するまでランニング、ジャンプを禁止する。手術の場合は骨穿孔、骨移植を行う。予防としてはオーバートレーニングに注意し、大腿四頭筋、前脛骨筋の筋力強化や、大腿屈筋、下腿三頭筋のストレッチを十分に行わせる。

（西山和男）

3 ばね指（snapping finger、trigger finger）

はじめに

母指または他指のMP関節の掌側部付近で、腱鞘の狭小化とこれに伴う屈筋腱の腫瘤状肥大のため、屈伸運動の際に弾発現象を起こすものである。母指にみられることが多いが、他指にもみられることがある。

I・症状

IP関節で屈曲位をとり、弾発現象とともに伸展することもあるが、伸展できないことも多い。またMP関節掌側に腫瘤を触れることが多い。

II・治療

・副子固定：アルミニウム副子固定を1日中もしくは夜間に装着する。
・手術：1年間ほど経過をみて症状が軽快しないものには、腱鞘切開もしくは部分切開を行う。
・自然治癒の経過をたどるのも多い。

4 化膿性骨髄炎、Brodie骨膿瘍、化膿性関節炎

I・化膿性骨髄炎

化膿菌による骨感染症を化膿性骨髄炎と呼ぶ。

感染経路は、① 血行性感染、② 近隣の炎症巣からの波及、③ 解放創からの直接感染、のいずれかであり、① が最も多い。

❶ 起炎菌

一般的には *staphylococcus aureus* であるが、時代の経過とともに起炎菌も変遷してきており、グラム陰性桿菌なども増加してきている。

❷ 好発部位

長管骨、特に下肢骨の骨幹端に好発する。小児では骨幹端の特に成長軟骨層直下には極めて旺盛な血管が細いループをつくって存在し、これに続く静脈洞では血流速度が遅くなるために、この部分に

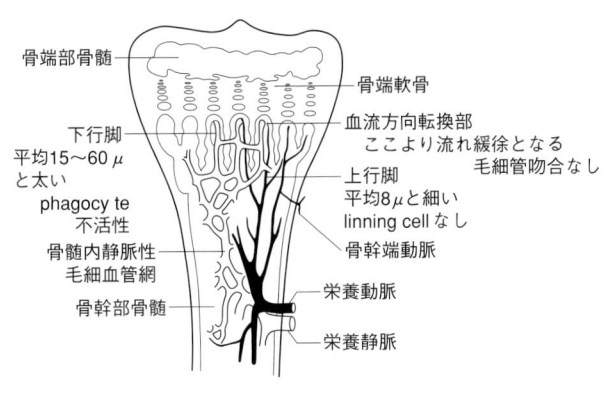

図7．骨幹端部血行の特殊性
(Hoboより改変して引用)

菌が定着し増殖しやすい(図7)。

❸ 症状

　発症初期には局所症状がはっきりとしないことが多いが、高温、悪寒、嘔吐など菌血症症状を呈してくる。骨の疼痛が強く、小児の場合痛みのため患肢を動かさなくなり、仮性麻痺(pseudoparalysis)と呼ばれるような一見麻痺性疾患と思わせることがある。下肢骨罹患の場合は、起立、歩行障害がみられる。脛骨など表在性の骨では早期から腫脹、熱感、発赤などの炎症症状がみられるが、股関節など周辺軟部組織の多いところでは不明瞭なことが多い。関節の可動域制限がみられ、痛みを和らげるように最も楽な肢位をとるようになる。

❹ 検査所見

　血液：赤沈値の亢進、白血球増加、CRP陽性がみられる。しかし新生児では白血球増多をみない場合がある。全身症状が強い場合には血液培養が有用となる。

❺ X線所見

　発症後数日間は軟部組織陰影の腫脹、骨梁のわずかな乱れ、不明瞭化などがみられ、次いで骨膜性骨新生像がみられるようになる。次第に骨破壊と反応性骨新生が限局性にまたは広範に入り混じって現れる。腐骨は骨陰影が濃く映り周囲の骨と区別できるもので腐骨の周囲には修復像として骨膜から骨新生が起こり死柩が形成される。炎症が治まり修復期に向かうと骨硬化が起こり骨髄腔は狭くなり、不規則な形をした皮質骨の肥厚がみられる。

❻ RI(骨シンチグラフィー)

　病勢の拡がりを知るのに有用で、X線所見からは判断できないようなところまで病巣の拡がりを示すことができる。また早期診断、治療効果の判定にも有用である。

❼ 治療

　骨髄炎が疑われたら早急に治療を開始しなければならない。

　ⅰ) 安静：全身安静、局所安静(ギプス)。

　ⅱ) 抗生剤：殺菌性のものを使用する。

　ⅲ) 全身症状に対する対症療法。

　ⅳ) 手術療法：保存療法を行っても症状が悪化、もしくは改善しないときには手術療法に踏み切る。手術法は、開窓術として局所症状の強い部分の骨皮質に孔をあけ、内圧の亢まっている膿を排出する。抗生剤療法は感受性のあるものを併用して治療を行う。

II・Brodie 骨膿瘍（一次慢性骨髄炎）

　主として大腿骨下端、脛骨上端などの骨幹端に限局し、多くは単発性である。病巣はほぼ円形、楕円形の骨腔を形成し、膿、肉芽組織、線維組織などで充満され時に腐骨がみられる。
　X線所見は特徴的で、骨幹端に円形、楕円形の骨透明巣を示し、周囲は骨硬化像で囲まれている。

❶ 症状

　病巣部に一致して限局性の自発痛、圧痛、時に発赤、熱感などの炎症症状を呈する。

❷ 鑑別診断

　鑑別診断の対象となるのは、osteoid osteoma、骨嚢腫、骨巨細胞腫、エオジン好性肉芽種など骨透明巣を呈する疾患である。

❸ 治療法

　安静と抗生剤投与により自他覚症状の改善をみることが多いが、再発を起こすものには手術的に病巣を把握し、自家骨移植などを行うこともある。

III・化膿性関節炎

　どの年齢にも起こり得る。

❶ 発症

　黄色ブドウ球菌によるものが最も多いが、その他肺炎双球菌、インフルエンザ菌、サルモネラ菌なども起炎菌になることもある。関節別では股関節が最も多く罹患する。
　菌の到達経路は化膿性骨髄炎と同じである。

❷ 症状

　発熱をもって、急性発症し、機嫌が悪くなる。罹患関節は、腫脹、疼痛がある。疼痛のため自動運動はまったく不能でpseudoparalysisの状態となることがあり、わずかな他動運動にも激痛を感じる。下肢関節罹患では、起立歩行が不可能となり、膝関節罹患では半屈位となり自然に防禦肢位をとる。
　X線所見では、関節液が貯留するため関節裂隙の開大がみられるが、初期には所見のないことが多い。病期が進行すると局在性の骨萎縮や骨破壊像などが生じてくる。

❸ 治療

　初期治療は急性骨髄炎と同じで、全身療法と強力な抗生剤の投与と局所の安静である。局所の安静にはギプスシーネや、牽引を行う。膝関節に関節液が貯留しているときには、穿刺排膿し、洗浄することもある。保守的治療で効果が得られない場合には、切開排膿を行う。

（王　東）

5　単純性股関節炎、ペルテス病

I・概念

　単純性股関節炎は突然、股関節、大腿部、膝関節痛を訴え、跛行を呈する。原因は不明であり、発熱はない。関節可動域は制限され特に内旋の制限を認める。X線写真上、骨には異常を認めない。通常は1週間程度で軽快する。

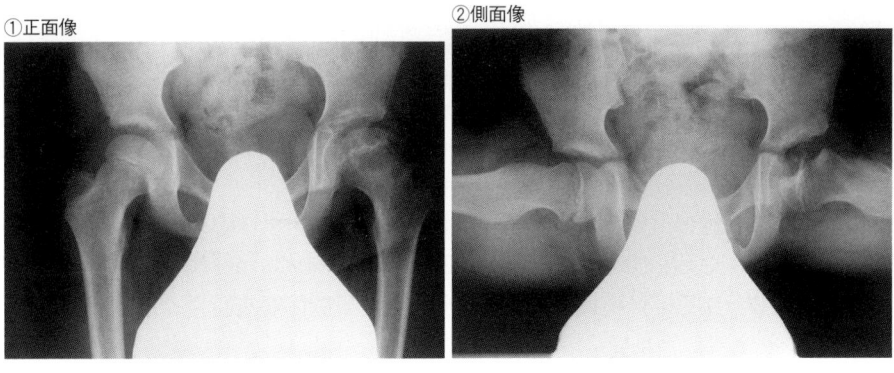

a：(7歳8カ月、男児)。左大腿骨骨端部および骨幹端部に扁平、吸収像を認める。

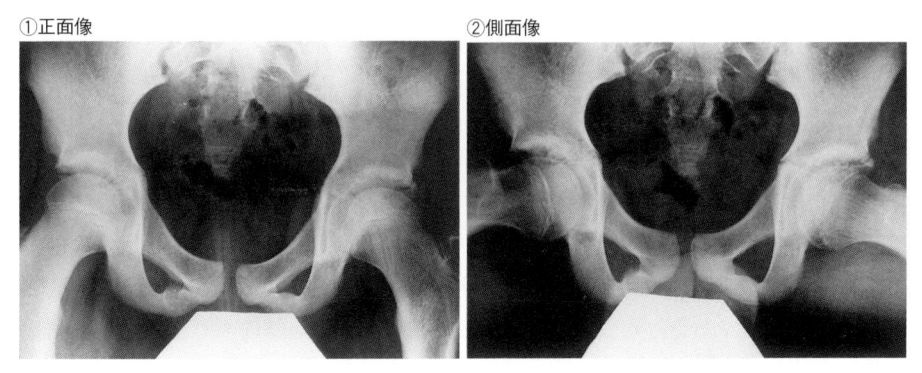

b：初診後4年8カ月。左大腿骨頭は円形に修復されている。本症例は外転装具で治療した。

図8．ペルテス病

　ペルテス病は3〜8歳の男児に多くみられる股関節疾患である。大腿部痛、膝痛を訴えることもある。跛行が顕著で疼痛を訴えないこともあり注意が必要である。X線写真上、大腿骨骨頭部に変化が現われる(図8)。つまり滑膜炎期、壊死期、分節期、残余期という時期に分かれ、発症より治癒に至る期間は3〜4年である。

II・治療

　単純性股関節炎は安静、牽引を行う。ペルテス病は保存的治療が主流であり、安静、牽引、装具療法を行う。

III・診断のポイント

　ペルテス病の滑膜炎期と単純性股関節炎との鑑別は困難である。MRIで早期に大腿骨骨頭部に変化が出てくるとペルテス病という診断がつく。

6 大腿骨頭すべり症

I・概念

　大腿骨頭が骨端成長軟骨帯で頸部との結合がゆるみ、すべっていく疾患である。12歳前後の男児に多い。従来より内分泌機能異常が成因の1つとして考えられており、成長速度が急激に速くなる時期に本症が発生する。跛行あるいは疼痛を訴えるが必ずしも股関節痛を訴えるとは限らない。大腿部痛、膝痛を訴えることも多いため注意が必要である。

II・治療

　手術的治療ですべりの程度によりスクリューで固定したり、あるいは大腿骨の骨切り術を行う。合併症として大腿骨頭壊死、軟骨壊死などが報告されている。

III・診断のポイント

　12歳前後で跛行を呈する場合、本症を疑う必要がある。ドレーマン徴候といって患肢を他動的に股関節で屈曲していくと患肢が次第に外転外旋位をとる。単純X線写真では大腿骨頭と頸部が離れ側面で後方へすべっている(図9)。訴えが多彩であり、オスグッド病、膝内障、下肢筋肉痛などという診断名がつけられることがある。すべりの程度が軽度な場合ほど、治療成績がよいため本疾患の存在を疑い早期発見に努め、小児整形外科医を紹介するのが重要である。

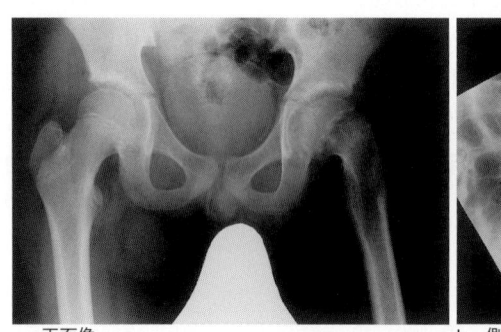

a. 正面像 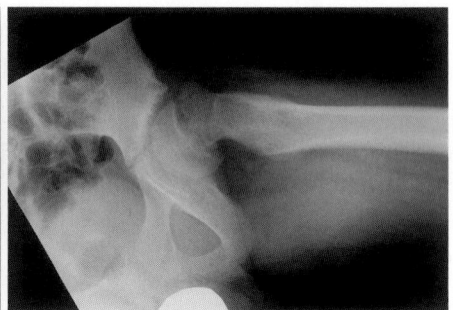　　　　　　　　　　b. 側面像

図9．大腿骨頭すべり症（10歳、男児）
左大腿骨頭が骨端線で後方へすべっているのが認められる。

（西山和男）

7 内反膝 O脚(genu varum)、外反膝 X脚(genu valgum)

はじめに

下肢が外側へ凸となるものが内反膝で、立位で左右の足関節内果部を密着させても、左右の膝は接しない。逆に内側に凸となるものが外反膝で、立位で左右の膝を密着させても、左右の足関節内果部は接しない。

新生児、乳幼児では下腿、大腿の内反は生理的な形状である。起立、歩行能力が発達するにつれ、内反は次第に矯正されて3歳頃から逆に下肢軸はX脚へと変わっていく。この発育に伴う外反膝は再び矯正されて、5、6歳で下肢軸は直線状になる。

I・原因

ⅰ）先天性：胚基の障害や胎内での強制的肢位によって起こるもの。
ⅱ）後天性：化膿性骨髄炎、結核、外傷などにより大腿骨下端、脛骨上端の骨端軟骨の内側、または外側の早期閉鎖によるもの。

脊髄性小児麻痺や二分脊椎による麻痺性外反膝や脳性麻痺痙直型でX脚となることがある。

II・診断

立位のX線正面像で、膝外側角(femoro-tibial angle；FTA)を測定する。正常成人の膝外側角は男子：178°、女子：176°であり、これで膝正面からの視診で膝は変形なく、ほぼまっすぐに見える。内反膝は膝外側角は180°を超え、外反膝では160°以下である。3歳以下の乳児や幼児では大腿骨および脛骨は内反しているため骨幹部中央の2カ所で中点をとりそれぞれを大腿骨、脛骨の骨軸とし膝外側角を測定する。大腿骨と脛骨の近位と遠位骨端線に沿った線を引き、それぞれのなす角度を計測し大腿骨内反および脛骨内反の変形の指標とする（図10）。

III・治療

2歳までには膝内反傾向は処女歩行後に自然矯正されることが多い。しかし、過度の変形例では十分な自然矯正は得られない。この時期で内反膝では膝外側角が195°を超えているか脛骨内反が15°

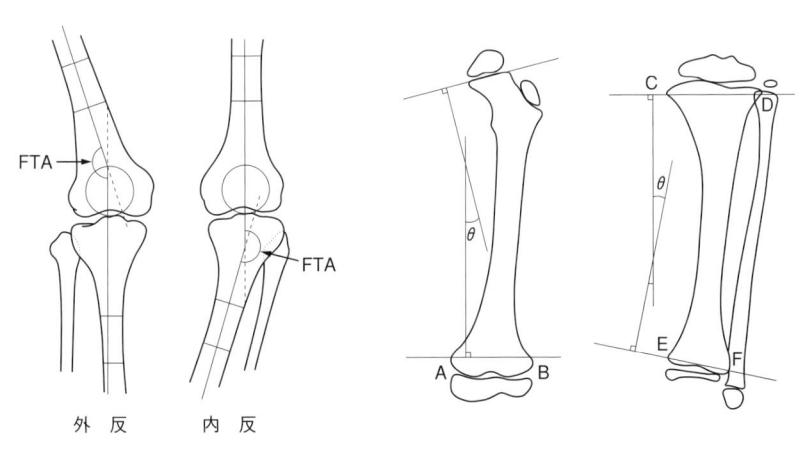

図10．膝外側角 femoro-tibial angle

以上の場合、また外反膝では膝外側角が165°以下か、脛骨外反が10°以上の場合は装具療法の対象となる。6～7歳までには装具療法の効果が期待できるが、装具療法で効果が得られなかった症例や、成長期を過ぎた症例では手術を行うことがある。片脚立位膝X線像で膝外側角が180°以上の内反膝や、160°以下の外反膝が手術治療の対象となる。手術は脛骨粗面下部の矯正骨切り術を行う。

IV・Blount病

脛骨近位骨端部の成長障害により、進行性に下腿内反をきたす稀な疾患で、女児に発生することが多い。2歳前後で気がつくことが多く、一側性の場合と、両側性の場合がある。X線写真上、脛骨近位骨端部の骨化障害、骨幹端のくちばし様の突出、脛骨内側の成長の遅延がみられる。治療としては、幼児期には装具（足底板や夜間副子）などで経過をみる。残存した変形には骨切り術を行うこともある。

〔王　東〕

8　いわゆる成長痛

I・概念

いわゆる成長痛とは2～6歳ぐらいに突発的に起こる下肢痛であり、臨床的所見がないものである。夕方から夜間就寝後に突然、下肢痛を訴えて泣く。翌朝には症状がなくなっている。血液、X線所見に異常所見はなく、一過性、反復性で成長とともに頻度は減ってくる。

II・診断

痛みが唯一の症状であり、他覚的所見はなく、下肢痛をきたす他疾患との鑑別が重要である。つまり器質的疾患を除外することで診断を確定する。鑑別疾患は表1に示す。

表1．小児の下肢痛をきたす疾患

1. 単純性股関節炎
2. ペルテス病
3. 大腿骨頭すべり症
4. 化膿性股関節炎
5. 股関節周辺の滑膜包炎
6. 骨化性筋炎
7. 骨折
8. 内反股、大転子高位
9. 骨腫瘍および腫瘍類似疾患
10. 軟部腫瘍
11. 神経疾患：大腿外側皮神経、伏在神経のentrapment neuropathyなど
12. 弾発股
13. 股内障および離断性骨軟骨炎
14. 膝疾患：Osgood-Schlatter病など
15. 脊椎疾患：脊髄腫瘍など
16. 下肢形態異常
17. Joint laxityによる関節可動域拡大および不安定性
18. 血液疾患など

III・治療

心因性のものがあればその原因を取り除く。多くは原因不明で対症的にマッサージ、湿布をするなどの治療を行う。どのようなことをするにしても、子どもに対して愛護的に行うことが重要である。

〔西山和男〕

【参考文献】
1) 斉藤　進：整形外科有痛性疾患保存療法のコツ．下巻，局所別保存療法のコツ，pp 79-85，全日本病院出版会，2000．

9 脊柱彎症(scoliosis)

I・分類

❶ 機能性側彎症
脊椎の回旋あるいは楔状化を伴わない側方彎曲で自家矯正、あるいは脊柱以外の原因を取り除くことにより消失する。

ⅰ) 姿勢性側彎：小学校低学年の子どもにみられる軽度の彎曲で、臥位にて消失する。

ⅱ) 代償性側彎：下肢長が違うときにみられる。脚長差を補正することにより消失する。

ⅲ) 疼痛性側彎：椎間板ヘルニアなどによる神経根圧迫の場合に生じる。矯正動作を加えると腰下肢痛を生じる。

ⅳ) ヒステリー性彎曲

❷ 構築性側彎
脊椎の側方屈曲と回旋による変形で臥位で消失しない側彎症である。発生頻度は1～2％。

a. 特発性側彎

ⅰ) 乳幼児側彎：生下時から3歳未満まで、男児に多くほとんどが胸椎部左凸の胸椎カーブを呈する。自然治癒例が多いが、時に急速な進行をみることがある。

ⅱ) 幼児期側彎：3～10歳未満くらいで性差はなく右胸椎カーブまたはダブルカーブが多い。一般に急速な進行を示すものが多い。

ⅲ) 思春期側彎：10歳以上より成長終了までででその85％が女児であり右胸椎カーブまたは胸腰椎カーブが多い。

特発性側彎症の多くは成長完了とともに進行も停止する。成長完了の目安としてX線上腸骨骨端核、椎体輪状骨端核の融合が用いられる。

b. 先天性側彎症

ⅰ) 椎体の偏側性部分的形成障害（楔状化、梯状化）、椎弓根の形成障害

ⅱ) 椎体の偏側性完全形成障害

ⅲ) 両側性の椎体の異常（癒合椎）

ⅳ) 偏側性の椎体 segmentation の異常、unsegmented bar。偏側性に椎体の iregular bar の形成。後方椎弓根部の癒合、両者の合併。

ⅴ) 肋骨癒合：椎体に接近して連続して癒合するもの。椎体から離れた位置で肋骨が癒合するもの（図11）。

c. 神経原性側彎症

ⅰ) poliomyelitis による側彎症：麻痺筋は背筋、肋間筋、上肢帯筋などである。Long curve を呈するものが多い。

ⅱ) neurofibromatosis による側彎症

- classic type：wedging、scalloping および dysplastic distorsion を示し、鋭く短い後側彎を有するもの。
- pseudoidiopathic type：頂椎部に wedging を示すが、後彎を有しないもの。
- idiopathic type：カーブ自体では、idiopathic type と区別できないもの。

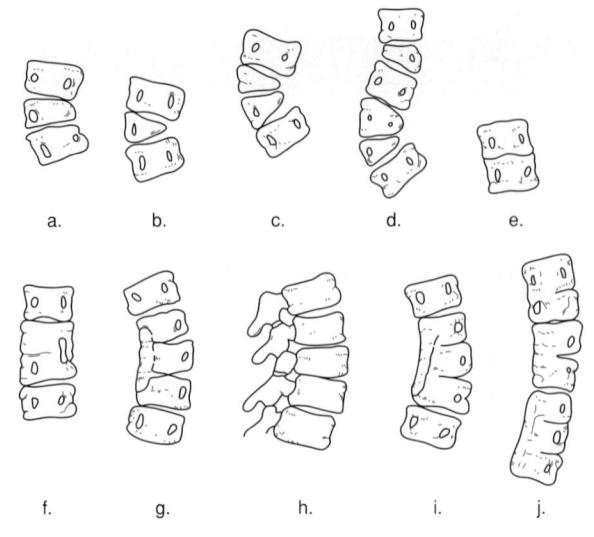

図11. 先天性側彎症の分類(winter より)

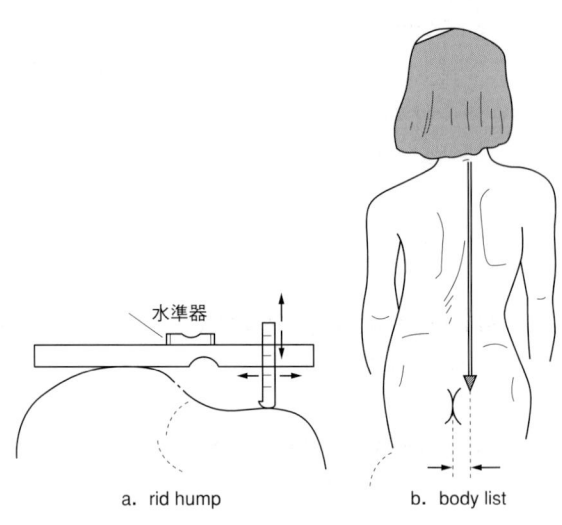

図12. 診察時の計測
a. rid hump　　b. body list

d. 筋原性側彎症

代表的なものは、進行性筋ジストロフィー症に伴うもので重度の collapsed type の側彎を発生する。

II・症　状

肩甲骨、waist line の非対称性、肋骨隆起、腰部膨張の程度、胸郭の変形、非対称性、身長、四肢の発育のバランスについてチェックする(図12)。

また皮膚の異常(ミルクコーヒー斑、結節、lipoma、hair patch)、手足の奇形、麻痺症状の有無についても注意する。

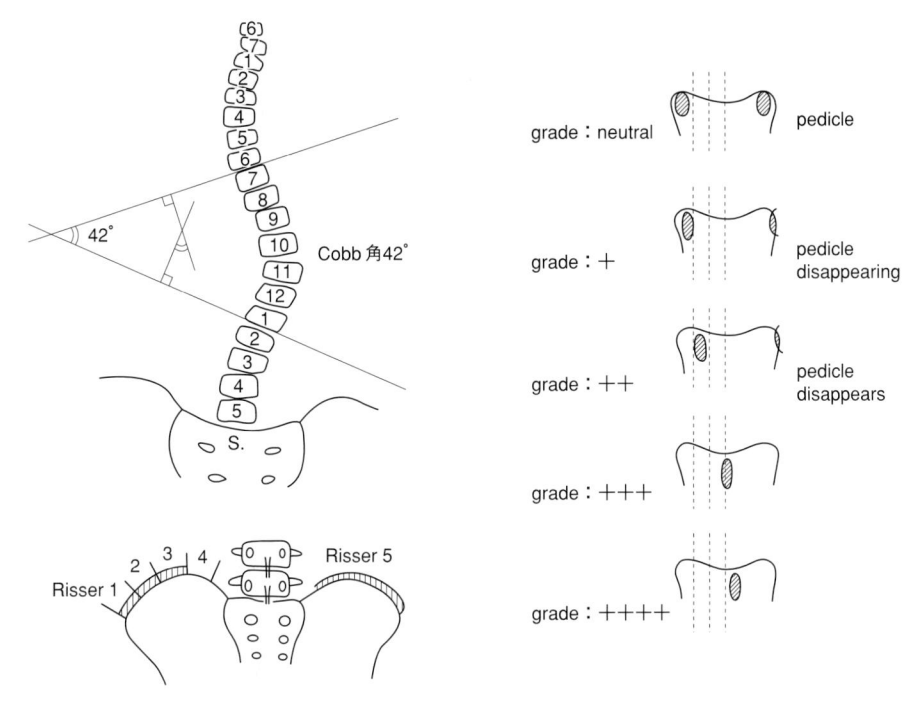

図 13. growth potential の判定

III・検査

❶ 単純 X 線写真

脊椎全長写真(立位正面、側面、臥位正面)により curve pettern の判定、Cobb 角の計測、Nash の回旋度、Rissers sign による growth potential の判定(図 13)。

❷ 心肺機能検査

肺活量、1 秒率：肺機能障害は Cobb 角 60° 以上の胸椎部側彎に生じることが多い。

IV・治療

治療方法は、側彎の原因、年齢、彎曲の型と程度などを考慮して決められる。

❶ 保存的治療

特発性側彎症の場合、一般に Cobb 角 20〜25° より小さい彎曲は経過観察の対象となる。Cobb 角 25〜45° 前後の胸椎型カーブには long brace(Milwaukee brace)が用いられることが多い。カーブパターンが第 8〜第 10 胸椎以下に頂椎を有する胸腰椎型、あるいは腰椎型には under arm brace(Boston brace)が用いられることが多い。装用期間は、骨成長終了までが原則である。

❷ 手術的治療

手術適応は、一般に Cobb 角 50° 以上の彎曲で、脊柱のバランスの著しく悪いもの、彎曲による疼痛が強いものなどを対象とする。

Harrington 法、Dwyer 法、Zielke 法、Luque 法、instrumentation surgery without fusion などがある。

(王　東)

XVI 精神疾患

はじめに

多くの精神科疾患は、客観的診断基準が難しく、国際的な診断基準をつくり、これらを満たすか否かで診断(操作的診断基準)を行っている。現在は、世界保健機関(WHO)によるICD(International Classification of Diseases)第10版、米国精神医学会によるDSM(Diagnostic and Statistical Manual)第4版が使われている。細かな点では、相違があるが、全体的には大きな食い違いはない。ここでは、ICD-10に基づく疾患を中心に疾患の概要を記述してみる。

外来受診者でみると、行動・情緒の障害(F9：多動性障害、行為障害、チックなど)、神経症(F4：強迫性障害、解離・転

表1．初診時主訴(第1番の初診理由)の変遷

	平成4年度	平成8年度	平成12年度
第1位	言語の遅れ	不登校	落ち着きのなさ
第2位	不登校	言語の遅れ	言語の遅れ
第3位	幻覚・妄想	落ち着きのなさ	不登校
第4位	落ち着きのなさ	発達の遅れ	発達の遅れ
第5位	暴力	摂食障害	興奮・衝動性

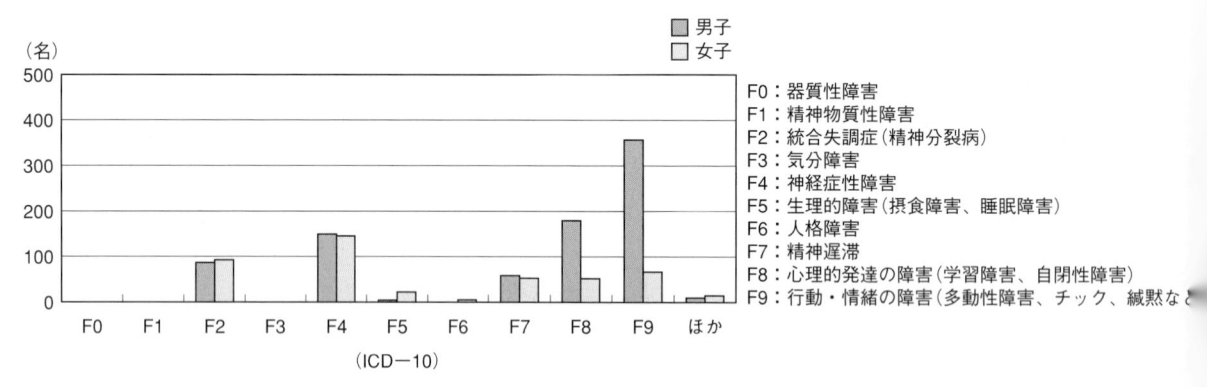

図1．男女別診断別初診者(平成12年度)

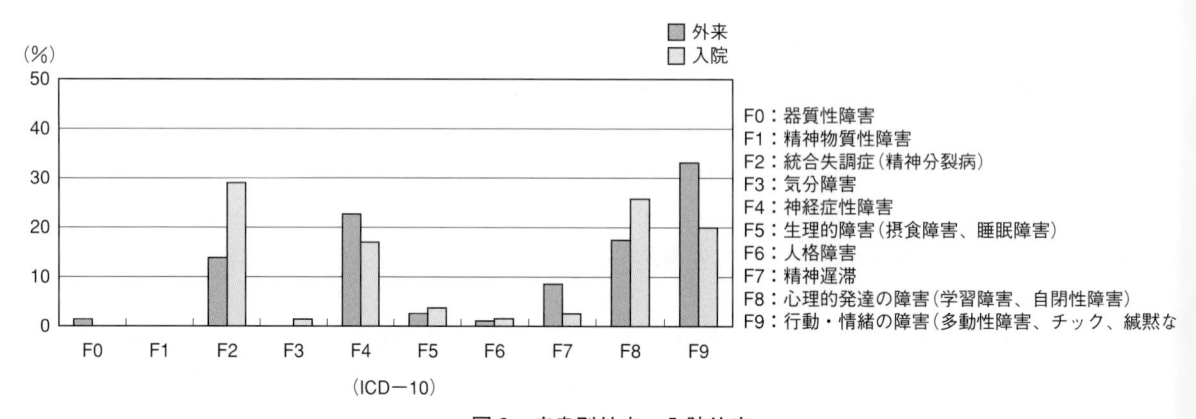

図2．疾患別外来・入院比率

換性障害、適応障害など)、心理的発達障害(F8:広汎性発達障害、学習障害など)、統合失調症(F2＝精神分裂病ともいう)、精神遅滞(F7＝知的障害)などの順に多い(図1)。入院については、F2、F8、F9、F4の順に多く、F2やF8は入院の必要性が高く、F9やF4はその必要性が低い(図2)。F8、F9については男子が多いため、男子思春期病棟ではF8、F9がその50%を占め、女子病棟では15%に過ぎない。

　精神症状の多くは詳細な発症メカニズムがわかっていない。都立梅ヶ丘病院の外来統計によると、長らく不登校、言語の遅れ、発達の遅れなどが多かったが、最近は落ち着きのなさ、強迫症状、興奮・衝動性などが増加している(表1)。症状と疾患は必ずしも1対1に対応するものではない。例えば不登校という症状は、心理的葛藤が関連する神経症だけではなく、統合失調症、注意欠陥/多動性障害(AD/HD)、自閉症、摂食障害などでも生じてくる。ひきこもりも神経症、統合失調症、自閉症などさまざまな疾患に伴って出現する。

　幻覚・妄想状態、興奮状態などを除けば、精神疾患そのものの症状が、緊急対応の対象となることは少ない。しかし、精神症状から生じる行動、例えば大量服薬による内科的対応、自殺企図による外科的対応などへは、緊急対応が必要となる。

1　学習障害

I・疾患の概要

　医学的には、読字、算数、書字表出において、個別に施行された検査成績が、年齢、就学、知的水準と比較して低い場合に診断される。教育界を中心に、これらの言語性学習障害に加えて、習慣、常識、規範などの障害(非言語性学習障害)も含むこともある。全学童の5%近くと推測されており、広汎性発達障害や注意欠陥/多動性障害(AD/HD)などに併発することも多い。男女比は4~5:1で男子に多いことが知られている。知的水準で説明できない学業成績の低下がみられるため、本人の努力不足、怠慢を注意されたり、保護者の躾の悪さが指摘されることもある。

II・診断のポイント

　知的水準と比べて極端に学業成績が悪いときに考慮する。例えば、「算数はまったく苦手であるが、国語は得意である」、同じ科目のうちでも、「漢字書き取りは得意だが、文章の読解はまったくできない」、「算数の計算は自信はあるが、応用問題になるとまったく意味がわからない」などである。学習障害の原因は、"怠け"や"躾の悪さ"にあるのではなく、脳の活動に障害があるためとされている。左の大脳半球は聴覚言語機能を司っており、この機能が悪いと言語理解、発音、文法、論理思考に困難が生じる。右の半球は空間や図形の認知などの視覚情報や運動情報を処理しており、この機能が障害されると、算数の図形問題や図画などが苦手である。特に短期記憶や、長期記憶の意味記憶が不得手なことがある。学習以外でも、方向感覚の悪さ、左右の取り違い、距離間隔の悪さなどがある。WISC(知能検査)施行時の、言語性項目と運動性項目の極端な乖離や下位項目の大きなバラツキなどがある。ITPA(言語学習能力検査)における視覚認知と聴覚認知の乖離や、K-ABCにおける情報処理過程での極端な食い違いなどが目安となる。通常は、IQ 80以上くらいであるときに診断が行われる。

III・治療のポイント

　学習上の問題については、本人の得意な面と、不得意な面を十分に把握し、わかりやすく、簡単に、はっきりと指示する。言語の本当の意味を理解するのが苦手なこともあるので、強く叱責せず、具体的にどうすればよいのかを教示することが大切である。時には、生育過程で、叱られ続け、自信を失っていたり、劣等感にさいなまれていることもある。やる気をなくさないように、努力したらそのことを認めてあげるようにするべきである。学校での情報も参考にして、わかりやすいメモの使用や、賞賛の言葉の使用は有用である。

② 運動能力障害

I・疾患の概要

　代表的な運動能力障害として、協調運動（同時に2つ以上の運動を必要とする）の発達上の著明な障害がある。運動能力は年齢によって、発達に応じて変化するのが通常である。年少児では、不器用さと発達里標の遅れ（歩行、お座り、ボタンはめ、靴紐結び）、年長者では特定の運動面での障害（ボール遊び、模型づくり、書字など）としてみられる。もう少し成長すると、縄跳びをする、補助輪のない自転車をこぐ際などに不器用さが目立つ。関連する障害としては、コミュニケーション障害の存在が指摘されている。DSMでは、学童期の子どもの5%前後に存在すると推測されており、男女比は2～4対1で男子に多く、青年期や成人期まで続くこともある。

II・診断のポイント

　協調運動が必要な日常活動において、年齢や知的水準を考慮しても、明らかに下手であるときに診断される。診断は、運動の直接観察により得られるが、発達早期の運動機能歴の聴取も必要である。これらの障害は、脳性麻痺、片麻痺、筋ジストロフィーなどによらないことが前提である。広汎性発達障害と診断されるときは除外される。精神遅滞が存在するときは、その程度を超えた運動の困難さが存在する。AD/HDの診断を受けている場合は、不注意や衝動性によって生じる運動障害と鑑別する必要があるが、合併することもある。神経学的微細兆候検査（ソフトノイロロジカルサイン）、感覚統合検査などを行うことが補助診断となる。

III・治療のポイント

　病因については、詳細は不明であるが、器質的要因と発達的要因の両方が仮定されている。危険因子としては、未熟児出生、低酸素状態、周産期の栄養不良、低体重出生などが挙げられている。神経伝達物質の異常や頭頂葉の損傷なども指摘されている。知的水準が平均以上の子どもの場合は、自ら欠陥を補おうと努力することで、好ましい経過をたどることが多いが、不器用さは将来的にも残ることが多い。平均以下の知的水準の場合は、未治療のままだと二次的障害が起きることがある。学業面で失敗体験を繰り返すことが多く、スポーツでも不器用なため、仲間から排斥され、集団参加が難しくなる。達成感が得られず、成功体験も乏しく、結果として自己評価が低下して、劣等感が強まり、一段と社会的不適応を生じやすくなる。年少の場合は、感覚統合訓練、年長の場合は、二次的に生じ

る社会的不適応を減らすことが、治療上重要である。

③ コミュニケーション障害

はじめに

子どもの精神医学では、発達上の問題で最初に気づかれやすいのは言語遅滞である。難聴、精神遅滞、広汎性発達障害、脳性麻痺、心因性障害でも生じる可能性はあるが、その要因を明らかにできないものに表出性言語障害、受容・表出混合性言語障害、音韻障害などがある。ここでは、DSMに従って、コミュニケーション障害として、前記三障害に加えて、吃音症を取りあげる。

1. 表出性言語障害

❶ 疾患の概要

言葉が正しく理解されているのに、言語表出の水準が年齢相応の段階に達していない状態である。原因は不詳であるが、中枢神経系の微細な傷害や成熟の遅れが示唆されている。

学童の3〜5%程度とされ、男女比は3:2とされる。言語上の特徴は、重症度と子どもの年齢によって異なる。

❷ 診断のポイント

個別に施行された言語得点が、非言語的知的能力および受容性言語の発達に比べて明らかに低い。この障害が、学業・職業的成績または対人的意思伝達を妨害している。2歳までの一語文の欠如、3歳での二語文の欠如がある。それ以降では、語彙の限定、会話量の限定、新しい単語獲得困難、文章の短さ、文章構造の未熟さ、文章構成の誤り、文の流暢さの欠如などがある。受容・表出性言語障害または広汎性発達障害の基準を満たさず、精神遅滞、聴覚障害、他の感覚器障害、言語・運動障害、重篤な環境的不備がある場合に、その重篤度では説明できないときに診断される。

❸ 治療のポイント

経過からは、3歳頃から表出言語の習得が急激に進んで、就学までには障害のなくなる予後良好群（約50%）と、就学後もなんらかの言語障害を残し、予後良好でない群がある。後者は、運動遅滞、神経学的微細徴候などを伴う。就園・就学後に、AD/HD、行為障害、学習障害などを伴うことがある。早期診断・療育が必要であり、二次的に生じる障害に対しても治療、援助が必要となる。

2. 受容・表出混合性言語障害

❶ 疾患の概要

言語の理解も表出性言語もともに著しく障害されているのが特徴である。成因は不詳だが、聴覚の弁別能力の障害や中枢神経系の微細な傷害や成熟の遅れが推測されている。有病率は表出性言語障害よりは少なく、男子に多いとされる。軽症例では就学まで気づかれないことも多く、社会的・情緒的・行動的な障害が高率にみられる。重症例では、2歳までには明らかになり、呼びかけへの反応が乏しいため聴力障害が疑われることもある。

❷ 診断のポイント

表出性言語障害の症状に加え、単語・文章・特定の単語の理解困難を含む。この障害により、学業・職業的成績、対人意思伝達が障害されている。精神遅滞や言語・運動障害、感覚器障害、重篤な

環境的不備があっても、それだけでは説明できない。重症な場合は、学習障害に発展することもある。正常な社会的相互関係、ごっこ遊び、親への甘え、非言語的コミュニケーションの存在などで自閉症と区別される。ランドウ・クレフナー症候群（てんかん性失語）もこの障害に含まれる。

❸ 治療のポイント

重症度により経過や予後は異なる。幼児期に自閉症と判別がつきにくいような場合は、言語上の問題がほぼ消失しても、言語性の学習障害を残しやすく、教育上の配慮が必要になる。幼児期に社会的能力に明らかな障害を示さない場合でも、対人関係など情緒的社会的問題を抱える場合がある。早期療育指導を計画的に行う必要がある。

3．音韻障害

❶ 疾患の概要

会話において、年齢や知的能力にふさわしい音声を使用できない。この障害により、学業・職業的成績、対人意思伝達が妨害されている。精神遅滞や言語・運動障害、感覚器障害、重篤な環境的不備があっても、それだけでは説明できない。就学年齢の子どもの2～3％に中等度─重度の音韻障害があるが、17歳までには0.5％に減少するとされる。

❷ 診断のポイント

健常児は、2カ月頃からさまざまな語音を発しており、何語であっても、就学年齢までには、すべての発音が可能になるはずである。一方この障害では音の置換（サ行→タ行）、音の省略（一部欠如）、子音の脱落（バナナ→アナナ）、音の転倒（オサカナ→オカサナ）、音の歪曲（ツクエ→チュクエ）などの構音の誤りがある。構音器官の構造異常、神経学的異常、聴力障害、精神遅滞、自閉症、表出性言語障害、受容・表出混合性言語障害などとの鑑別が必要である。

❸ 治療のポイント

就学頃までには自然に治癒することが多い。重篤な場合は、対人関係の障害などにより、二次的な適応障害や精神障害を呈することがあるため言語療法が必要となる。もし、精神科的問題が生じたら、必要に応じて治療を開始する。

4．吃音症

❶ 疾患の概要

話し言葉の流暢さの障害であり、緊張した際や驚いたときに生じる。就学前に出現することが多く、年少児では高率であるが、思春期前の子ども有病率は1％と減少し、男女比は3：1とされる。最初の子音を反復する、最初の音節を反復する、最初の子音を長引かせるものなどがある。成因は不明で、脳の器質的障害、心因説、素因説などがある。本人が悩む場合も、まったく気にしていない場合もある。

❷ 診断のポイント

語音・音節の反復、語音の延長、音の挿入、単語の途切れ、有音または無音の停止、遠回しの言い方、身体的緊張を伴う発音、単音節の単語の反復などが起きて、正常な会話の流暢さと時間的構成が困難となる。この障害により、学業・職業的成績、対人意思伝達が妨害されている。感覚器障害、重篤な環境的不備があっても、それだけでは説明できない。

❸ 治療のポイント

吃音の自覚がない幼児・学童では、環境調整や遊戯療法を行う。言語的環境や心理的環境の両方を

4 広汎性発達障害

Ⅰ・疾患の概要

　広汎性発達障害は、「相互的社会関係とコミュニケーションにおける質的障害、限局した常同的で反復的な関心と活動の幅」により特徴づけられる一群である。DSM-Ⅳ（米国精神医学会）によれば、この中に自閉性障害、レット障害、小児期崩壊性障害、アスペルガー障害、特定不能の広汎性障害（非定型自閉症）などがある（表2）。

　発症年齢が遅いとき、診断基準を完全には満たさない際には、非定型自閉症という診断が用意されている。最近の報告では、1～2/1,000人とされており、男女比は3～5対1で男子に多い。自閉症の75～80％は知的障害を伴うことも知られている。

　現時点では、その本当の原因は不明であるが、器質・機能的な問題がその中心であると考えられている。通常の子どもと比較して、脳波異常やてんかん発作の出現率が高いこともこれらの考えを示唆している。

　臨床的経験からも、言葉の理解や、物事の流れや筋道の理解など認知の障害を認める。また、知覚の情報処理にも問題があり、これらの入力の障害が自閉症の本質とも考えられる。最近の事象関連電位の研究からは、注意の方向性の障害が指摘されており、脳の画像診断からは、大脳辺縁系や小脳の障害も示唆されている。

表2．広汎性発達障害と特徴

	自閉性障害	レット障害	小児期崩壊性障害	アスペルガー障害
発症年齢	ほぼ3歳までに	4歳以前（5カ月は正常）	10歳前（2年は正常）	就学前に気づく
有病率	1～2/1,000人	0.5～1/10,000人	自閉症の1/15～1/40？	報告が少ない
男女比	3～5：1	女子のみ	男子に多い	8：1
精神遅滞	正常～重度	重度	中度～重度	ほぼ正常
身体面の障害	特にない	頭囲成長、歩行	特にない	不器用が多い
言語面の障害	軽度～重度	重度、持続	重度、持続	ほぼ正常
対人面の障害	ほぼ全例、持続	経過の早期に発症	重度、持続	相互的社会性、持続
行動面の障害	常同、多動、衝動的	手揉み、過呼吸	常同反復、排泄	常同反復、衝動的
情緒面の障害	狭い興味、音に過敏	周囲への反応低下	狭い興味、執着傾向	思春期に精神症状
脳波	約20％にてんかん	脳波異常・けいれん	脳波異常・けいれん	時に脳波異常
予後	全体としてよくない	よくない	持続してよくない	症状は一生続く

II・診断のポイント(表3)

　大前提として、① 対人的相互作用、② 対人的意思伝達に用いられる言語、③ 象徴的または創造的遊び、のうち1つにおける機能の遅れまたは異常が3歳以前に存在する。

　対人的相互反応の質的異常としては、「視線・表情・姿勢・身振りなど非言語性行動を適切に使用できない」、「発達に相応した仲間関係を十分につくれない」、「喜び・興味・達成感を他人と共有できない」、「対人的または情緒的相互性の欠如」、から2項目以上が合致する。

　意思伝達の質的異常としては、「話し言葉の発達遅延または完全な欠如がある」、「他人との会話を開始し継続するのが苦手である」、「常同的・反復的な言葉の使用や特有な単語がある」、「自発的なごっこ遊びや社会性のある物まね遊びが欠如する」など4項目より1項目が合致する。

　行動・興味・活動性が限定され、反復・常同的な行動様式については、「常同的で限定されたものにのみ興味をもち、熱中する」、「特定の習慣や儀式に強迫的に執着する」、「手指や身体を使った、常同・反復的な奇異な運動がある」、「物体の一部にのみ熱中する」、など4項目から1項目が合致する。

　また、これら質的異常全体で、合計6項目が存在していることが条件になっている。もちろん、他の診断基準を満たさないことも条件になっている。

　精神遅滞のない広汎性発達障害は、多動が目立つ場合、多動性障害との鑑別が必要となるが、コミュニケーションの障害や特有な常同・反復行動の有無を調べることで鑑別できる。選択的な緘黙は、特定の場面では会話上の問題をもっていない点で区別できる。思春期以降に出現する幻覚・妄想は、統合失調症との鑑別が必要となるが、それまでの発達段階を詳しく調べることで区別できる。

表3. 自閉性障害の診断基準(DSM-IV)

A. 1)、2)、3)から合計6つ以上。うち、少なくとも1)から2つ、2)と3)から1つずつの項目を含む。
B. 3歳以前に始まる以下のうちの、少なくとも1つの機能の遅れまたは異常
　・対人的相互作用・対人的意思伝達ための言語・象徴的または創造的遊び
C. レット障害、小児期崩壊性障害ではない

1) 対人的相互反応における質的な障害で以下の少なくとも2つによって明らかになる
   a) 目と目で見つめ合う、顔の表情、身体の姿勢、身振りなど、対人的相互反応を調節する多彩な非言語性行動の使用の著明な障害
   b) 発達の水準に相応した仲間関係をつくることの失敗
   c) 楽しみ、興味、成し遂げたものを他人と共有することを自発的に求めることの失敗
   d) 対人的または情緒的相互性の欠如
2) 以下のうち、少なくとも1つによって示される意思伝達の質的な障害
   a) 話し言葉の発達の遅れまたは完全な欠如
   b) 十分な会話のある者では、他人と会話を開始し継続する能力の著明な障害
   c) 常同的で反復的な言語の使用または独特の言語
   d) 発達水準に相応した、変化に富んだ自発的なごっこ遊びや社会性をもった物まね遊びの欠如
3) 行動、興味および活動が限定され、反復的で常同的な様式で、以下の少なくとも1つによって明らかになる
   a) 強度または対象において、異常なほど、常同的で、限定された型の、1つまたはいくつかの興味だけに熱中すること
   b) 特定の、機能的でない習慣や儀式に、頑なにこだわるのが明らかである
   c) 常同的で反復的な衒奇的運動
   d) 物体の一部に、持続的に熱中する

(高橋三郎、ほか(訳):DSM-IV　精神疾患の分類と診断の手引き. 医学書院, 東京, 1995 より引用)

III・治療のポイント

　以前は、『早く治す』ことが目的とされ、特効薬と称される薬に飛びついたり、『どうしたら通常学級に就学できるか』に頭を悩ます保護者も多かった。最近は、『早く発見して、療育を始める』方向に変わっているが、療育には時間も手間も必要とし、実際に行われている数少ない施設には、殺到しているのが現状である。『障害は障害として、その子どもらしい生き方を求める』ようになりつつある。その前提として、個別療育計画の必要性が叫ばれ、教育界でも検討されるようになっている。

　現在行われている薬物療法はほとんど対症療法である。てんかん発作や著明な脳波異常には抗てんかん薬が使用される。思春期以降に生じる、激しい自傷や興奮には抗精神病薬が主として投与される。激しい気分の変動には、気分安定薬、二次的に生じる抑うつや不安には抗うつ薬や抗不安薬が、睡眠障害には就眠薬などが用いられる。

5 注意欠陥/多動性障害(AD/HD)

I・疾患の概要

　「落ち着きがなく」、「注意が散漫」な子どもについては、欧米を中心に以前から知られていた。1920年頃には、脳炎の後遺症としての多動が報告され、1930年代には症候群とされていた。1950年代以降、日本では小児神経学を中心に、X線写真、頭部CT、脳波などでは特徴的な所見が得られないが、不器用で、集中力を欠く子どもが微細脳損傷あるいは微細脳機能不全(Minimal Brain Dysfunction；MBD)とされた。これらの子どもたちの、知的水準にそぐわない学力の低下を説明するために、学習障害(Learning Disabilities；LD)という概念が導入された。神経心理学を中心に、この概念はつくられ、教育界にも取り入れられた。IQと成績の極端な乖離、科目間のバラツキ、書き取りは得意でも文章の要旨はわからなかったり、計算はできても文章問題は解けない事実などが注目された。その背景には、認知や情報処理過程の障害が仮定された。ICDでは多動性障害、DSMでは注意欠陥/多動性障害(AD/HD)と呼ばれているが、両者の診断基準の内容については大きな違いはない。小学校低学年での学級崩壊や高学年での衝動的行動などとこの疾患の関連に注目されている。文部科学省では、知的障害のない広汎性発達障害、AD/HD、LDなどを対象に、特別支援教育を考慮している。

II・診断のポイント(表4)

　『不注意』項目は9項目用意してあり、このうち6項目が6カ月以上持続しており、その程度が不適応をきたし、発達段階と不釣合いなことが条件となっている。この中には「うっかりミスが多い」、「作業に集中できない」、「物忘れが多い」などが含まれている。『多動性』については、6項目のうちの3項目が、『衝動性』については3項目のうち1項目が満たされることが条件となっている。過活動については、「着席できない」あるいは「座っていても、身体を動かしている」などがある。衝動性については、「質問が終わらないうちに答える」、「順番を待てない」、「割り込む」などがある。

　発症は7歳以前であり、学校や家庭など2カ所以上で確認できる。不注意、過活動、衝動性は機能障害を引き起こすほどであり、広汎性発達障害などほかの診断基準を満たさないことも付け加えてあ

表4. 注意欠陥/多動性障害(AD/HD)の診断基準(DSM-IV)

A. 1)か2)のどちらか
 1) 以下の不注意の症状のうち6つ以上が、少なくとも6カ月以上続いたことがあり、その程度は不適応的で、発達の水準に相応しないもの
 不注意
  a) 学業、仕事、または他の行動において、しばしば綿密に注意できない、または不注意な過ちをおかす。
  b) 課題または遊びの活動で注意を持続することがしばしば困難である。
  c) 直接話しかけられたときに、しばしば聞いていないように見える。
  d) しばしば指示に従えず、学業、用事、職場での義務をやり遂げることができない(反抗的な行動、または指示を理解できないためではなく)。
  e) 課題や活動を順序立てることがしばしば困難である。
  f) (学業や宿題のような)精神的努力の持続を要する課題に従事することを、しばしば避ける、嫌う、または嫌々行う。
  g) (例えばおもちゃ、学校の宿題、鉛筆、本、道具など)課題や活動に必要なものをしばしばなくす。
  h) しばしば外からの刺激によって、容易に注意をそらされる。
  i) しばしば毎日の活動を忘れてしまう。
 2) 以下の多動性―衝動性の症状のうち6つ以上が、少なくとも6カ月以上続いたことがあり、その程度は不適応で、発達水準に相応しない。
 多動性
  a) しばしば、手足をそわそわと動かし、または椅子の上でもじもじする。
  b) しばしば、教室や、その他、座っていることを要求される状況で席を離れる。
  c) しばしば、不適切な状況で、余計に走り回ったり、高いところへ昇ったりする(青年または成人では落ち着かない感じの自覚のみに限られるかも知れない)。
  d) しばしば、静かに遊んだり余暇活動につくことができない。
  e) しばしば"じっとしていない"または、まるで"エンジンで動かされるように"行動する。
  f) しばしばしゃべり過ぎる。
 衝動性
  g) しばしば、質問が終わる前に出し抜けに答え始めてしまう。
  h) しばしば、順番を待つことが困難である。
  i) しばしば、他人を妨害し、邪魔する(例えば会話やゲームに干渉する)。
B. 多動―衝動性または不注意の症状のいくつかが7歳以前に存在し、障害を引き起こしている。
C. これらの症状による障害が、2つ以上の状況において存在する(例えば学校[または仕事]と家庭)。
D. 社会的、学業的または職業的機能において、臨床的に著しい障害が存在するという明確な証拠が存在しなければならない。
E. その症状は広汎性発達障害、精神分裂病、または、その他の精神病性障害の経過中にのみ起こるものではなく、他の精神疾患(例えば気分障害、不安障害、解離性障害、または人格障害)ではうまく説明されない。

(高橋三郎, ほか(訳):DSM-IV 精神疾患の分類と診断の手引き. 医学書院, 東京, 1995 より引用)

る。知的水準についての記述はないが、「あっても軽度の精神遅滞まで」というのが共通認識である。
　AD/HDは、LD、強迫性障害、チックなどを合併することが知られている。年齢により鑑別する対象は異なるが、特に就学前後の多動については注意を要する。①年齢相応の多動がある。就学の頃は多動な子どもも、通常は学期が進むにつれて落ち着いてくる。AD/HDの子どもは、時間が経過しても、変わらないかまたは悪化する。②不適切な生育環境による多動もある。最近は虐待なども含め、家庭内の極端な葛藤状態や生活リズムの障害による多動が報告されている。これらは、不適切な要因が改善されれば、もとに戻るはずである。③広汎性発達障害の子どもも多動である。この中には、自閉症やアスペルガー障害などが含まれるが、これらの疾患は多動以外の対人関係やコミュニ

ケーション障害など特徴的な症状があり、3歳までには出現しているはずである。④ 精神遅滞でも多動は出現する。特に知的水準が中度精神遅滞より重篤な場合に多くみられる。知的水準や発達水準を測定することで判定できる。

III・治療のポイント

不注意は、短期記憶の障害、情報処理の障害などに基づくと考えられており、成長しても続くことが多い。多動はほとんどの場合に成長により改善する。衝動性は症例により大きく異なり、思春期を迎えて症状が亢進する場合は、その後の社会性の獲得に失敗することがある。失敗して叱責され、その意味がわからないため、再び失敗して叱られる経験を重ねると、次第に自信を失い、劣等感も増大する。この中から衝動性が亢進したり、ひきこもりに至る例が出現する。本人が自信を回復し、劣等感を軽減できて、存在感を確認できるような対応をすることが重要である。

中枢神経刺激薬は注意集中困難や多動に対して短時間の効果がある。衝動性については、有効な場合と無効な場合がある。診断を受けたものの1/3には著効するが、1/3には無効である。軽度有効とされる者を含めると70％ほどに効果があるが、服薬前に効果を判断するのは難しい。中枢神経刺激薬が有効なのは3〜4時間であり、この時間に自信を回復するような働きかけをすることが大切である。AD/HDへの薬効は認証されていないため、使用は医師の責任に委ねられている。衝動性が亢進している場合は、気分安定薬や抗精神病薬を、不安や抑うつが強まった際には、抗うつ薬や抗不安薬が使用される。

6 行為障害

I・疾患の概要

他者の基本的人権を平気で踏みにじり、社会的ルールを反復して無視することが特徴である。10歳を越えてこれらの症状がみられる場合は、男子の方がやや多く、集団で行動することが多く、予後は比較的よい。10歳以前からこれらの症状がみられる場合もあるが、この場合は激しい行為障害を示し、集団行動は難しく、薬物・アルコール嗜癖、反社会的行動の出現が多い。後者は、男子に圧倒的に多く、注意欠陥/多動性障害（AD/HD）との併存あるいは移行があるとされる。

II・診断のポイント

人や動物に対する攻撃性としては、「他人をいじめ、脅迫、威嚇する」、「取っ組み合いの喧嘩をしばしばする」、「身体的危害を与えるような武器を使用する」、「人や動物に対して身体的に残酷なことをする」、「面と向かって盗みをする」、「性行為を強いた」がある。所有物の破壊として、「故意に放火をする」、「所有物を故意に破壊する」が挙げられる。嘘や窃盗としては、「住居、建造物、車に侵入した」、「好意を得たり、義務を逃れるために嘘を反復する」、「面と向かわずに価値あるものを盗む」が例示されている。重大な規則違反としては、「13歳以前から、禁止されても夜遅く外出する」、「一晩中自宅を空けたことが2回ある」、「13歳以前から、しばしば学校を怠ける」がある。これらの基準のうち、3個以上が1年以内にあり、1つは半年以内に出現することが診断基準である。

III・治療のポイント

　他人に比較的軽微な害しか与えないものから、多数の行為の問題があり相当な危害を与えるものまでさまざまある。症状の中には、補導の対象になるようなものも多く、どこまで医療の対象になるか迷うものもある。背景にある生物・心理・社会的問題を治療対象とするが、どれも特異的な治療法はない。10歳以前発症例の方が、年齢が高くなって治療が難しく予後もよくない。薬物療法は、対症療法として抗精神病薬、気分安定薬、中枢神経刺激薬などが用いられる。プログラムを用いて社会技能訓練、家族療法などが試みられているが、十分な成果は得られていない。自立支援施設、少年院などの福祉・矯正機関でも、特に集団行動できない行為障害への対応には苦慮しており、医療からの支援が求められている。

7 チック障害（トウレット障害）

I・疾患の概要

　18歳以前に発症する、突発的で、急速・反復・非律動的な運動あるいは音声をいう。チックは運動と音声に分けられ、各々が1つだけ動く単純チックと身体のいろいろな部分が同時に動く複雑チックに分けられる。身体では、"瞬目"、"口歪め"、"首振り"、"肩すくめ"、"顔しかめ"などがある。発声では、"咳払い"、"鼻鳴らし"、"奇声"などがある。この場合は、"汚言症"（不快感を与える単語をいう）、"反復言語"（自分の音声や単語の繰り返し）などを伴うこともある。多彩な運動チックと音声チックがともに存在し、これらが頻繁に起きる場合は、トウレット障害と呼んでいる。遺伝的背景が示唆されており、生物学的な基礎のある疾患と考えられている。心理的な影響で変動することが多く、緊張が増加していくとき、緊張が解けたときに増加するが、楽しいときでも気持ちが高ぶると増加する。チックは子どもの10～20%が示すとされ、思春期の後半になると、頻度は減少してくる。チックに随伴する症状としては、強迫性障害や注意欠陥/多動性障害（AD/HD）がみられる。

II・診断のポイント

　多彩な運動性チック、音声チックがともに存在し、これらが1年以上にわたって頻繁に起き、それらにより苦痛や社会的障害が生じ、18歳未満に症状が出現し、ほかの物質や身体疾患によらない場合、トウレット障害と呼んでいる。多彩な運動チックと音声チックが同時に存在しない場合は、慢性運動性または音声チックとされる。これらのチックが1年を越えて存在しない際は、一過性チック障害と診断される。鑑別すべきものとしては、ほかの不随意運動（舞踏病様運動、バリスムス、ミオクローヌスなど）、随意的常同運動（精神遅滞や広汎性発達障害でみられる）、神経性習癖（爪噛み、髪いじりなど）などがある。運動の随意性、振幅、律動性などにより判別するが、完全に判別するのは難しいこともある。

III・治療のポイント

　治療の主体は、精神療法や環境調整であるが、時には家族への働きかけも重要である。症状が軽い場合、本人は症状に気づいていないため、過度に意識させると、そのことが却って症状を悪化させる

こともある。生物学的要因が背後にあり、心理的要因で悪化する疾患と考えられている。徐々に改善に至ることも多く、経過を注意深く見守ることも大切である。家族も"躾が悪い"と、周囲から責められている場合もあるため、その本質や経過を伝え、症状により一喜一憂しないように伝えるべきである。症状が重い場合は薬物療法も適応となる。ドパミンの活動を遮断する抗精神病薬（haloperidol、pimozide、risperidoneなど）が中心である。中枢神経刺激薬はチック症状を悪化させることが知られている。多くのチック障害は一過性であり、1年以内には症状が消失することが多いが、一部は成人以降にまで続くことが知られている。

8 摂食障害

はじめに
　摂食障害とは、食行動の重篤な障害であり、年少児では異食症、反芻性障害、哺育障害などがある。思春期以降を中心に、神経性無食欲症や神経性大食症がよく知られている。

I・幼児または小児、あるいは重度精神遅滞を伴う摂食障害

❶ 疾患の概要
　本来は消化できない物を1カ月以上摂取することを異食と呼ぶ。砂、土、髪、金属などを摂取することもあり、多くは重度の精神遅滞、広汎性発達障害などを伴っている。
　正常に機能していたにもかかわらず、少なくとも嘔吐および噛み直しを1カ月以上反復し、消化器などの身体的疾患によらない場合は反芻性障害と呼ぶ。部分的に消化されたものが口腔内に戻り、多くは再び飲み込まれる。

❷ 診断のポイント
　精神遅滞が重く、極端に便秘したり、嘔吐を繰り返す場合は、異食による腸の障害を考慮する必要がある。X線写真で撮影できない、ボールペンの芯などは腸壁を突き破り、急性腹症を起こすこともある。プラスチックの玩具や大量の毛髪を摂取した場合は、腸閉塞を引き起こすこともある。
　反芻を繰り返している子どもは、食物を摂食していても、栄養障害が起き体重減少が生じることもある。刺激の欠如、無視、ストレスの多い生活環境などの心理社会的問題や親子関係の問題が存在していることがある。

❸ 治療のポイント
　異食の場合、多くは腸の蠕動などにより徐々に排出される。大き過ぎたり、長過ぎるため腸を傷つけたり、腸閉塞を起こすこともある。この場合は外科治療の対象となり、開腹手術が必要になることもある。
　年長でも、精神遅滞や広汎性発達障害がある場合は反芻障害が出現することもある。身体的問題が否定できれば、反芻の原因になっていると判断される心理社会的問題をみつけ、これらに対する対応を考える。

II・思春期以降の摂食障害

❶ 疾患の概要
　代表的なものとして、正常体重の最低限の維持を拒否する神経性無食欲症と、無茶食いの反復と代

償的な行動が出現する神経性大食症がある。

　神経性無食欲症では、規則的に無茶食い・排出行動を認める無茶食い・排出型と、これらの行動を認めない制限型がある。はじめは体重を減少するために努力するが、ある程度減少すると摂取そのものが難しくなり、さらに体重が減少する。体重が減少していても、その実感は本人になく、さらに食事制限をしようとするのが通常である。体重が減少すると、一段と活動性が亢進し、さらに体重は減少し、時には便秘、腹痛、無月経、四肢冷感などに陥り、最終的には医療の援助が必要となる。逆に過食期には、行動は緩慢になりさまざまな問題行動が生じる。多くの場合は、『食べたいが太りたくない』という意識が働くため、万引きしてもスナック菓子を手に入れたり、自己誘発嘔吐を行ったり、多量の緩下剤・利尿剤を使用する。しかし本人の意図したようにならないと、自己嫌悪に陥り、手首自傷、大量服薬などの自己破壊的行動に走ると考えられる。世界的にみると、食物が豊富で、やせていることが魅力的とされる国々で多く報告されており、圧倒的に女性に多い。年齢的には中学生以上が多いが、小学生でも一部みられる。

　大食症の場合も無茶食いの代償として、嘔吐の誘発、下剤の多用、浣腸の乱用などが生じる。これらの代償行動がある排出型とない非排出型がある。嘔吐の誘発が頻繁な場合は、歯のエナメル質が溶けていたり、手を使用している場合は、手背に胼胝や瘢痕がある。大食症も圧倒的に女性に多い。

❷ 診断のポイント

　神経性無食欲症では、正常体重の 85% あるいは BMI 17.5 以下が指針となるが、もとの体重も考慮する必要がある。体重が不足していても、体重の増加・肥満への強い恐怖がある。自分の体重や体形に対する正常な評価が得られず、低体重を否認する。本来月経があった場合は、体重低下により月経周期が連続して 3 回は欠如する。

　大食症では、本来の食事時間外に明らかに多量の摂食をする。この際には、摂食を制御できない不安を感じる。体重増加を防ぐために、不適切な代償行動を反復し、これらの無茶食いや代償行動は週 2 回、3 カ月にわたって起きている。体型や体重に対して過剰に自己評価している。

❸ 治療のポイント

　やせが激しく生命的危機がある場合は、体重の増加を中心とした治療を行い、時には非経口的な栄養摂取も行う。次の段階として、低体重へのこだわりに対して精神療法を中心とした働きかけを行う。体重が増加に転じた場合、本来の体重を超え、再度拒食期に入ることもある。

　過食の場合は、規則的な食事習慣の育成するとともに、過食を引き起こしている問題や状況についての理解を深める。過食衝動に襲われた際の積極的回避行動を自分で考え、実行する。

⑨ 睡 眠 障 害

1・疾患の概要

　睡眠異常には、原発性の不眠・過眠、呼吸関連睡眠障害、概日リズム睡眠障害などがある。不眠には、就眠障害、中途覚醒、早朝覚醒などがあるが、臨床的にはこれらが合併している。過眠は、夜間の睡眠時間が長く、覚醒困難、昼間の眠気がみられる。睡眠時無呼吸症は、極端な肥満などが原因で、夜間の睡眠中に 10 秒以上の呼吸停止が 30 回以上認め、昼間の眠気があるものをいう。概日リズム睡眠障害は、睡眠時間の長さは通常であるが、そのリズムに問題があるものである。

睡眠時随伴症は、特定の睡眠段階や、移行状態に生じる行動異常であり、自律神経系、運動系、認知過程の活性化と関連している。

原因については、摂食障害による低栄養状態の早朝覚醒、統合失調症や気分障害による不眠、肥満による睡眠時無呼吸症など、原因疾患がわかる場合もある。

II・診断のポイント

少なくとも1カ月続く不眠があり、これらが著しい苦痛や社会的機能の障害を引き起こしており、ほかの精神障害や物質関連障害によらず、睡眠時随伴症によらないものを原発性不眠症とする。1カ月以上続く過剰な眠気があり、同様な条件を満たしているものを原発性過眠症とする。睡眠と関連した呼吸状態による睡眠の中断のため、眠気や不眠を生じるが、これらは他の精神障害や身体疾患で説明できない場合、呼吸関連睡眠障害と呼び、代表例に睡眠時無呼吸症がある。社会生活に必要とされる睡眠・覚醒スケジュールと、その人の概日睡眠・覚醒リズムが合っていないうえに、著しい苦痛や社会的機能の障害を引き起こしており、他の精神障害、物質関連障害、身体疾患によらないものを概日睡眠・覚醒リズム障害と呼ぶ。

睡眠時随伴症のうち、睡眠後半に長く恐ろしい夢をみて覚醒するが、意識はすぐに戻り見当識も保たれているのが悪夢障害（夢不安障害）である。睡眠の最初の1/3の間に恐怖の叫びをあげて突然覚醒するが、自律神経系が亢進しており、夢の内容については思い出せないのが睡眠驚愕障害（夜驚症）である。睡眠の最初の1/3の間にベットから起きあがり歩き回るが、覚醒した際に意識ははっきりしても記憶はないのが睡眠時遊行症（夢遊病）である。

III・治療のポイント

睡眠障害の診断を行い、原因を特定し、対策を立てる必要がある。規則正しい生活、睡眠環境の整備、飲食物の摂取、適切な運動などを心がけることで改善がみられることもある。身体疾患や精神障害がみつかればその治療を優先し、心理的な問題が背景にある場合は精神療法などを中心にする。睡眠時随伴症の場合は、経過により改善のみられることが多い。原発性の場合は、就眠剤が用いられるし、概日睡眠・覚醒リズム障害ではビタミンB_{12}の投与や高照度光照射療法も行われる。

10 統合失調症（精神分裂病）

I・疾患の概要

主として思春期以降に発症してくる代表的な精神疾患である。通常は、まとまりを欠く言動、幻覚、妄想、陰性症状（感情の平板化、思考の貧困、意欲の欠如）などが6カ月以上続き、学業の低下などがみられる。臨床的には小学校5〜6年より発症がみられ、男女差はない。遺伝的素因のある場合、思春期以降になんらかの精神的ストレスがあると発症し、一度発症すると再発しやすくなると考えられている。学齢期のストレスとしては、学力の低下、友人関係の破綻、家族内の葛藤などが挙げられる。脳内の神経伝達物質であるドパミンの過剰が認められており、多くの効果ある薬物はドパミン受容体を遮断する。

II・診断のポイント

　特徴的症状としては、妄想、幻覚、まとまらない会話、行動、陰性症状のうち2つが存在し、対人関係や学業能力が低下しており、これらの症状が6カ月以上続いている。除外するものとしては、分裂感情障害、気分障害、薬物関連障害、身体疾患などがある。病型としては、妄想型、解体型、緊張型などに分けられる。妄想があり、頻繁に幻聴を認め、それ以外の症状は顕著でないものを妄想型と呼ぶ。まとまらない会話および行動、平板化したまたは不適切な感情を認め、緊張型を除外できるとき、解体型とする。カタレプシー（蠟屈症）または無動、運動活動性の亢進、極度の拒絶あるいは無言、不適切で奇異な姿勢や常同運動など、反響言語や動作から2項目を満たす場合を緊張型と呼んでいる。妄想型は最も多く、予後は悪くない。解体型は早期の潜行性の発症、寛解期のない持続的な経過などを認め、予後はあまりよくないとされる。緊張型は例数は少なく、症状が華々しいわりに、予後は悪くないとされる。

III・治療のポイント

　きちんと治療しないと、徐々に知的水準が低下し、社会復帰が難しくなる。本人としては、疾病であることの自覚は少なく、治療に対して拒否的なことも多い。時には家人が治療を受けさせるために苦労する。幻覚、妄想、緊張、興奮などの陽性症状に対しては、抗精神病薬を中心とした薬物療法が中心となる。非定型抗精神病薬（risperidone、olanzapine、quetiapineなど）も最近発売され、副作用が少ないため使用が増加している。抗精神病薬は脳内の自律神経系の不均衡をもたらすことがあり、錐体外路症状を防ぐため、抗パーキンソン薬を併用するのが通常である。抗精神病薬の投与により陽性症状が消失した場合は、維持量の薬物療法のもとで、精神療法やSST（social skill training）などを行う。一般に1/3では、症状は改善して社会復帰可能であり、1/3は積極的に治療しても予後は悪い。残りは入退院を繰り返すとされる。

11　気分障害

I・疾患の概要

　気分がひどく高揚したり（躁状態）、落ち込んだり（うつ状態）する疾患である。落ち込みだけが生じるものをうつ病、両方あるものを双極性気分障害（躁うつ病）と呼ぶ。高揚のみあるものは躁病とされるが少ない。成人と比べると双極性気分障害が多いのが特徴で、特に躁状態とうつ状態の周期が短い例が多い。男女差は少なく、15歳以前の発症は少ない。うつ病については、脳内神経伝達物質のセロトニンやノルアドレナリンの働きが悪くなっていることがわかっている。両親や兄弟に気分障害の出現が認められると発症率が高いことから遺伝的素因の関与が示唆されている。元来、まじめ、几帳面、責任感が強い、気分の転換が下手などの性格が認められる。発症の契機としては、受験の失敗、親しい人の死、別れ、転居など生活の変化が関係している。

　うつ状態になると、気分が晴れない、悲しい、苦しい、自信がないなどの精神症状以外に、食欲不振、倦怠感、易疲労感、便秘、肩凝りなどの身体症状が生じる。1日では、午前中に症状が強く、夕方から夜にかけて元気になるのが通常である（日内変動）。

躁状態では、活動性は亢進し、本人は全能感に浸り、いろいろと行動するが、まとまりに欠け、周囲が眉をひそめることもある。

II・診断のポイント

うつ病のエピソードとしては、強い抑うつ気分、活動や感情の減退、食欲不振と体重減少、睡眠障害、焦燥感や抑制、易疲労感と気力減退、無価値感や罪責感、思考力や集中力の減退、希死念慮と自殺企図などのうち、抑うつ気分あるいは活動の減退を含めて、5項目が2週間のうちに存在している。これらの症状は苦痛や学業の障害を引き起こし、物質の乱用や身体疾患によらないこと、死別に基づくものでないことが条件となっている。

躁病のエピソードとしては、気分の異常な持続的高揚に加え、開放的・易怒的な期間が少なくとも1週間持続し、自尊心の肥大・誇大、睡眠欲求の減少、多弁、観念奔逸、注意散漫、特定の目的をもった活動のみの増加、意味のない活動への熱中のうち、3つ以上が持続している。学業の障害や物質乱用は除外される。

III・治療のポイント

うつ状態には薬物療法が第一選択となり、抗うつ薬がよく使われる。三環系抗うつ薬（amitriptyline、clomipramine、imipramine など）が使用されていたが自律神経系の副作用も強かった。その後四環系（maprotiline、mianserin など）に加えて、最近は fluvoxamine、paroxetine などの SSRI（選択的セロトニン再取込み阻害薬）、milnacipran などの SNRI（選択的セロトニン・ノルアドレナリン再取込み阻害薬）も使われており、副作用は軽減している。うつが改善しつつあるときの方が現状がわかってきて自殺企図に陥りやすく、励ましが苦痛に感じることが多い。

躁状態には炭酸リチウムが第一選択であり、血中濃度を測定しながら使用される。双極性の気分障害には、lithium 製剤に加えて、気分安定薬として、carbamazepine、valproic acid などが使用される。

身体症状を中心とする仮面うつ病では、対症療法を行っても改善しないが、抗うつ薬が有効である。軽度の場合は、精神療法的対応も行われるが、時期を見極める必要がある。

12 薬物乱用

I・疾患の概要

不正な目的や方法で薬物を使用することが、薬物乱用である。乱用の対象としては、タバコ、アルコール、シンナー、大麻、覚醒剤などが中心である。脳内の中枢神経系に作用して、爽快感や多幸感をもたらす。時には幻覚・妄想状態を惹起し、幻覚体験を引き起こす。大量使用による急性中毒もあるが、圧倒的に多いのは反復使用によるものである。対象者は青少年が中心であるため、社会現象になることもある。薬物使用後、比較的短期間で、自分ではコントロールできない薬物乱用となる。使用を中断すると禁断症状が出現するため、ますます摂取をする依存状態となる。連用するために、多額の借金や万引きなどに走り、やがて通常の社会生活が困難になることもある。

II・診断のポイント

どんな薬物（物質）も多量に服用すれば、症状を引き起こす可能性がある。通常は、服用量を下げるか、中止すれば消失する。物質使用の障害は、依存、乱用、中毒、離脱に分けられる。

依存の診断は、下記の7項目のうち3項目を、1年以内に満たしている。① 耐性（多量の薬物が必要。持続使用により効果が減弱）、② 離脱（物質の中断により、特異的症状が出現。離脱症状を軽減するために同じ薬物を摂取）、③ 物質をはじめより大量に長期間使用する、④ 物質使用を中止・制限する努力がうまくいかない、⑤ 物質を得るために必要な活動に多くの時間を費やす、⑥ 物質使用により、社会的・職業的・娯楽的活動が減少している、⑦ 物質使用により、精神的・身体的問題が悪化することがわかっていても使用を続ける。

乱用の診断基準には、耐性、離脱、強迫的使用が含まれず、下記の4項目のうち1項目が1年以内に生じる。① 物質の反復使用で社会的な役割・義務が果たせない、② 身体的に危険な状況で物質反復使用、③ 物質使用により、不法行為を反復、④ 対人関係の問題が生じても物質の使用を継続する。

中毒では、① 物質の摂取により、特異的な症状が出現、② 物質の使用中・使用直後に著明な不適応行動や心理的変化を生じる、③ 他の身体・精神疾患では説明できない。

離脱については、① 大量、長期にわたる物質の使用を中止した際に物質特異的症状が生じる、② その症状により臨床的苦痛や社会的機能障害を起こす、③ 他の身体疾患・精神疾患では説明できない。

III・治療のポイント

青少年に多い有機溶媒による急性症状としては、口渇・空腹が麻痺することによる、脱水や栄養失調がある。長期使用により、四肢の知覚・運動障害、臓器・骨髄の障害、視力低下、脳波異常、頭部CTの異常が出現する。大麻、覚醒剤の使用が判明した場合は、犯罪行為として対応する必要がある。

13 不登校

I・疾患の概要

登校の意思はあるのに、できないため悩むのが不登校（登校拒否、学校恐怖）である。心理的葛藤はないのに積極的には登校しないものは怠学と呼び区別する。近年は年間に10万人を超える不登校者が報告されている。年齢によって、その原因や状態は異なるとされる。

小学校低学年では、「学校に行っている間に、お母さんがいなくなったらどうしよう」、「睡眠中にお母さんが死んだらどうしよう」などと心配しているうちに、登校渋りを始める。幼稚園や保育園に通い始めるときに、お母さんと離れづらいのと同様の心理状態や、実際には起こり得ないことを心配し過ぎて、不登校に至る場合がある。

小学校高学年では、「自分が責任を果たせないで、みんなに迷惑をかけるのではないか」、「もしよい結果が得られなかったら、どうしよう」などと考えているうちに、次第に逃避的になり、登校を1日延ばしにしているうちに、不登校に陥ることがある。

中学校後半以降の不登校では、成人になる過程をうまく乗り越えられないままに、不登校に陥る例が見受けられる。自分が自分として存在している実感や、自分が同年齢の人々と共通しているという

一体感を獲得(自我同一性の獲得)できないと、ありのままの自分を受け入れられなかったり、どんな選択や決定も回避したり、保留することとなる。このような心理状態の中で、不登校に陥る。

II・診断のポイント

　社会体制、時代的背景、文化的背景により、不登校に対する考え方は異なっている。日本は、不登校を社会的問題として取りあげることが多く、子ども自身も登校できないことで心理的負担に感じていることが多い。厳密な精神疾患の診断基準に、不登校はなく、状態像とする考え方が支配的である。小学校低学年では、小児期の分離不安障害(F9:ICD)、小児期の情緒障害(F9)、高学年では、小児期の社交性不安障害(F9)、全般性不安障害(F4)などが、中学生後半以降では、社会恐怖(F4)、広場恐怖(F4)、適応障害(F4)などの診断が下される。不登校を症状としてみた場合は、都立梅ヶ丘病院の初診時統計では、診断としては、F4(神経症圏)、F9(行動および情緒の障害)、F2(統合失調症)の順に多く、数は少ないがF5(摂食・睡眠障害)、F6(人格障害)、F8(広汎性発達障害)がある。

III・治療のポイント

　登校ができなくなったことで、不思議に思ったり、悩んでいる子どもが大部分である。むやみに登校を促進するのは、却って不安や焦燥を誘うこととなる。初期の段階では、訴えている身体症状などを小児科で診てもらい、「軽い病気だが、すぐよくなるだろう」といったん受け止めてもらうことは大切である。「重症です」と言われるのも困るが、「なんともありません」と言われるのも、「自分は怠け者かも知れない」という自責感を募らすことになる。不登校は、本人の考え方、家庭での対応、学校など周囲の環境などの総和として生じると考えられる。解決には、原因についての多面的検討と効果的な具体策の作成が必要となる。長期化する場合は、無理に教室への登校を求めず、保健室などへの登校も考慮される。担任だけでなく、スクールカウンセラー、養護教諭などの対応も必要となる。学校へ顔を出すのが難しいときは、教育相談機関、フリースクール、児童相談所などへ通うことも意味がある。暴力など、行動上の問題が激しい場合や、精神疾患が疑われる場合は、小児精神科の専門医に相談する必要がある。

14　外傷後ストレス障害

I・疾患の概要

　日本では、阪神・淡路大震災の後から、災害がもたらす心理・社会的影響が問題になった。米国では、ベトナム戦争参加者が引き起こす、さまざまな社会問題が契機で話題となった。生命や安全を脅かされるような出来事(心的外傷)を体験すると、その後に不安・恐怖などを示すことがある。自然災害のために、家族や友人を失う悲哀体験や過去の思い出につながる物を失う喪失体験が引き起こされる。戦争や強制収容所での体験などによる人的災害も、心的外傷の原因となる。この場合は、子どもは、人間不信に陥ったり、衝撃的な記憶で不安定になる。子どもでは、大人よりは内省力が乏しく、行動・感情・身体面でいくつかの症状を呈する。成長につれ、頭痛、めまいなどの身体症状、精神活動の麻痺状態が出現する。二次的に無気力となり、学習意欲喪失・不登校・ひきこもりなど、社会活

動の低下がみられる。これらの記憶は、悪夢やフラッシュバック（ちょっとした刺激で過去の経験が呼び戻される）として再現される。このような状態は、少なくとも1カ月以上持続するため、これを逃れるために刺激の回避がみられる。持続的な覚醒亢進が続くため、不眠、易刺激性、集中困難などが生じる。

II・診断のポイント

① 危うく死または重傷を負う出来事や、自分または他人の身体の保全に迫る危険を体験または目撃している。その際に強い恐怖、無力感などを受けている、② 外傷的な出来事が再体験される、③ 外傷と関連した刺激の持続的回避と全般的反応性の麻痺がある、④ 持続的な覚醒亢進状態がある、⑤ これらの症状は1カ月以上持続する、⑥ 臨床上著しい苦痛があり、社会的・職業的機能の障害が存在する。子どもの場合は、まとまりのない興奮した行動で示され、はっきりとした内容のない夢がみられ、外傷特異的な再演が行われることがある。

III・治療のポイント

外傷体験を受けた子どもの年齢、性格、期間、内容、程度などにより、回復の程度は異なる。内省力や言語表現力が乏しいため、非言語的な治療法（描画や遊戯など）を用いる。個別的な対応だけでなく、子ども同士の集団による、体験の話し合いや、家族も含んだ語り合いや作業が大切である。成人に比べると、子どもは傷つきやすいが、発達途上にあり、精神的に成長する力があるため、回復力も大きい。

15 家庭内暴力

I・疾患の概要

外国では、家庭内暴力は、夫から妻や子どもへ向かうものが多い。日本では、思春期や青年期の子どもが親に対して振るう場合を呼ぶことが多い。多くの暴力は家庭内に限定され、教師や友人は気づかないことがある。暴力の内容としては、単純暴行（殴る・蹴る）が最も多く、器物破損がこれに続いている。その対象は母が最も多く、続いて祖母、姉妹などであり、父に向かうものは少ない。一定期間の緊張状態の後に、生じてくることが多い。類型別には、家庭内暴力のみ、不登校を伴うもの、非行を伴うもの、不登校・非行の両方を伴うものに分けられる。これらの子どもは、対外的には"良い子"を装っており、強迫的傾向があり、幼児的心性が強い傾向がある。親の養育態度としては、母性過剰・父性欠如の傾向があり、幼少時に親から子に暴力が振るわれていた例もある。夫婦相互の信頼感は少なく、他の家族構成員が刺激的役割を果たしていることがある。これらの要因が揃っており、ある臨界点に達すると暴力がエスカレートすると考えられる。

II・診断のポイント

ICD-10の行為障害には、「家庭内に限局された行為障害」という診断項目があるが、DSMには、この診断はない。家庭内暴力については、ICD-10とDSMが大きく食い違っている。行為障害の診断基準を満たし、行為の障害は家庭に限局されているものを呼んでいる。家庭内暴力を呈する症例の

診断は、親子関係や心理的な要因によるものが一番多く、続いて統合失調症や気分障害などの精神病圏が多く、精神遅滞、脳器質的疾患、てんかんなどの身体因をもつものもある。

III・治療のポイント

　患者の示す病態水準を、適切に把握する必要がある。生育歴を詳しく聴取して、母子関係、対人関係を明らかにする。同時に、広汎性発達障害、注意欠陥/多動性障害（AD/HD）などの発達障害の有無を確認する。脳波、MRI、CTおよび心理検査を実施し、器質・機能的障害を考慮する。次に、統合失調症、気分障害、境界性人格障害などを調べ、最後に、適応障害、強迫性障害、摂食障害、転換・解離性障害など心因的要因に基づくものを疑う。家庭内暴力では、本人は治療的かかわりを拒否して、自宅に閉居し、家人だけが受診することもある。このような場合は、家族カウンセリングを行っていく中で家族の問題を整理して、家族の姿勢を変化するように促す。家族を通して、間接的に本人に働きかけを行う。本人が来院した場合は、患児にもカウンセリングを行うが、この際は、別の治療者が対応するのが望ましい。暴力が激しくなった場合の対処については、一概には論じられない。病態水準を考慮した対応が必要となる。器質的あるいは統合失調症などが考慮されるときは、必要なら入院も含めて、積極的な医療的関与を行い、薬物治療なども併用すべきである。神経症圏の暴力の場合は、なるべく刺激しないように配慮する一方、家人が一致して、本人の言いなりにならないことも大切である。薬物としては、抗精神病薬や気分安定薬を中心に使用する。

16　ひきこもり

I・疾患の概要

　不登校に陥り、自宅に閉居するもの、学校を中退しても何もしないでいるもの、失業しても仕事を探さないでいるものなど、社会的なひきこもりを示す者を指す。年少の場合は、学校環境がストレスになって、身体的症状を呈してから、不登校になり、自分でも「なぜ登校できないか」に悩むことがある。青年期になると、卒業もせず、就職もしないで、家でブラブラしており、仮に就職しても長続きせずに辞める。自己洞察することは稀で、他罰的で、特に親に責任を転嫁する。社会人になることを拒んでおり、緊張を強いられる対人関係を拒否する。多くの場合、ある時期まではうまくいったが、挫折した記憶があり、要求水準と現実能力に乖離がある。以前から、良好な対人関係がもてていないことが多く、成績はよくても、社会に出てから対人関係に悩んでいる。

II・診断のポイント

　症状としてひきこもりを呈する疾患は、神経症圏（恐怖性障害、強迫性障害、適応障害、心気障害など）、統合失調症圏（統合失調症、持続性妄想障害など）、人格障害（境界性人格障害など）、情緒障害（AD/HD、行為障害など）に加え、摂食障害、気分障害、広汎性発達障害などが多く、これらは、不登校を呈する疾患とも並行している。

III・治療のポイント

　ひきこもりは、ある側面を示しており、根底にある疾患により、対応は異なる。できれば、精神疾

患の治療経験がある医師に相談し、指示を仰ぐべきである。本人が治療の場に現れることは少ないため、家人が相談することもある。統合失調症圏、人格障害圏、気分障害圏などでは、薬物療法を中心に、支持的精神療法が適用になる。軽度発達障害（広汎性発達障害、AD/HDなど）によるひきこもりでは、療育的対応、精神療法、薬物療法などが用いられる。神経症圏や人格障害の中の一群では、積極的な精神療法的対応が重要となる。稀だが、本人のみ自宅に閉居して、家人が避難していることもある。この場合は、家人との密接な相談のもとで、保健所、精神保健センター、児童相談所などの力を借りて対応し、必要な場合は入院治療の適用となる。

17 児童虐待

I・疾患の概要

社会や環境や人によって、子どもの人権や身体が脅かされ虐げられることをいう。虐待の種類としては、家族内で生じる、① 身体的虐待（年少児に対する暴力）、② 心理的虐待（子どもへの無視、非難、拒絶、侮蔑など）、③ 養育拒否（子どもの生育、健康、教育などに必要なものを与えない）、④ 性的虐待（子どもへの性的行為、性的目的への使用）、⑤ 社会的虐待（戦争、飢餓、人身売買など）、などがある。これらの虐待が重複していることも多く、これらの所見がはっきりしなかったり、子どもが意識していないこともある。虐待を受ける子どもの年齢により、生命が失われる場合から、発育が損なわれる程度まで幅は広い。

虐待の起こる要因は、虐待者、家庭状況や社会文化的状況、虐待される子ども、それぞれの問題の総和として生じる。虐待者側の問題としては、① 幼児期に虐待を受けている、② 自己評価が低いが、要求水準は高い、③ 未熟な性格で、自己コントロールが難しい、④ 精神・身体疾患をもっている、⑤ 知的障害がある、などである。家族や社会の問題としては、① 暴力が常在する家庭である、② 夫婦間の問題がある、③ 経済的問題がある、④ 相談できる人が身近にいない、⑤ 生育期に、親子が離れている、などである。子どもの側の問題としては、① 育児に非常に手がかかる、② 発育・発達が遅れている、③ 親からみて、可愛く思えない、④ 自己評価が低く、行動上の問題がある、などである。

虐待を受けた子どもは、心身の傷害を受け、多くの症状を同時に示すことが多い。親の心理的虐待が続くと、子どもの自尊心が次第に傷つき、「自分は価値がなく、親にとって不要な邪魔者である」と確信させてしまうこともある。

特殊な例としては、母親が自分の子どもに大量の薬品、有害な物質を飲ませ、子どもに原因不明の症状をつくり出し、不必要な治療を反復し、子どもを寝たきりにすることもある（代理ミュンヒハウゼン症候群）。基礎には、母親の病的な人格障害が存在していることが多い。

II・診断のポイント

本人、親子ともに現状の認識が不十分であり、積極的に治療を求めないこともある。丁寧に問診、診察、検査を行い、身体的症状および精神的症状を把握する。子どもからの情報が得られなくとも、家族の構成員から個別に話を聞く必要がある。言語化が難しい場合は、描画、箱庭、人形などを用いる。虐待の関係者、状況、家族の病理を理解するが、児童相談所、福祉事務所などと連携し、必要な

ら、一時保護所の利用も考慮する。子ども自身が、てんかん、精神遅滞、広汎性発達障害、注意欠陥/多動性障害（AD/HD）、統合失調症などを抱えており、そのために虐待が増強されることもある。

III・治療（対応）のポイント

　生命の危険や自殺などの恐れがある場合は、保護（児童相談所の一時保護）や入院の対象になる。親が相談にいかない場合は、児童相談所、警察、保健所、学校、幼稚園、保育園、民生委員などと連携して、家庭の状態を確認する。虐待が確認されたら、児童相談所または福祉事務所へ通告する義務がある。被虐待児には、外見上わからない傷害が存在することもあるため、全身の診察や検査が必要である。

18 過換気障害　「過換気症候群」347頁参照

19 手首自傷

I・疾患の概要

　思春期の女子に多く、自分の利き腕と反対の手首の内側に、剃刀や毛ピンなどを使って、浅い傷を何条にもつくるのが一般的である。時には、ボールペンやコンパスを使用することもある。最近は手背、前腕外側、上腕、腹部、下肢などにも及ぶことがある。以前は、母子関係の両価的関係を表現するといわれていた。切ったあとに、「ほっとした」、「血がにじむのを見て、生きている実感がした」と訴える例が多く、時には自己陶酔感に近い感情をもつこともある。家庭内での問題、対人関係での軋轢などが背景にあり、これらに基づく自分への否定的感情が溜まると実行に至ると考えられる。手首の切傷は反復されることが多く、密かに行われる場合と、周囲にその事実を知らせる場合がある。心の底には、むなしさや、寂しさが存在することが多く、自殺行為そのものではないが関連はあると考えられている。

II・診断のポイント

　統合失調症や気分障害で生じることも稀にあるが、この場合は、傷も深く、血管や神経を切断することもあるため、早急な外科的措置が必要となる。境界性人格障害、演技性人格障害（他人の注目を浴びるために、大げさな言動をする。自己演劇化、芝居がかった態度や、誇張した表現が特徴である）、摂食障害などの症状の一環として生じることも多く、これらの場合は外科的措置は軽いが、大量服薬、逸脱行為などと一緒に生じることが多い。

III・治療のポイント

　特に、周囲に知らせるタイプでは、自分の存在を認めてほしい願望が存在する。傷については、「またか？　大したことないのに」という態度をとるのは、治療的ではない。傷の深さを調べ、浅くとも消毒液を塗り、絆創膏や包帯などできちんと処置をすることが大切である。注意を引くことが目

的であれば、「対応してくれないなら、もっとビックリすることをしなくては？」と、さらに大きな傷をつくることになる。「これ以上傷をつくると、後々まで傷が残り、あなたにとって困ることになる」ことを伝える。「どうして、こんなつまらないことをするのだ」と責めたり、叱ったりすることは、得策ではない。根本的な治療については、人格上の問題が存在していることもあるので、これらへの働きかけが必要である。反復する場合は、経験のある、医療者や心理の専門家がかかわることが大切である。

20 強迫性障害

I・疾患の概要

自分の意思と関係なく、ある種の考えや欲求が浮かんでくることを強迫と呼ぶ。これらが、自分の中から生じ、不合理である認識があり、これを抑えることができない場合、強迫症状と呼んでおり、強迫観念と強迫行為に分けられる。

不合理であることがわかっていても、繰り返して浮かんでくる強迫観念については、自分の行った行動に確信がもてなくなる（疑惑）、不潔なものに触ったため、不潔感が拭えない（不潔恐怖）、特別なものに縁起の悪さを感ずる（不吉観念）、尖った物に恐怖を感ずる（尖端恐怖）などがある。強迫行為は、強迫観念に伴って生じる不安を抑えたり、打ち消すために行う行動を呼ぶ。自分の行った行動の正しさを何回も確かめる（確認強迫）、不潔に感じるため、何回となく手を洗う（洗浄強迫）、不吉感を打ち消すために、特定の儀式を行う（儀式強迫）などがある。

米国の報告では、全人口の2%とされているが、時代的・文化的背景により異なるとされている。成人では男女差はないとされているが、小・中学生では、男子の方が多いとされる。原因については確定していないが、強迫性格（几帳面、頑固、完全癖、融通がきかないなど）が存在しており、精神分析的には肛門期のトイレット・トレーニングを巡る親子関係の葛藤に結びつけられている。両親に同じ性格傾向をもつ者が多く、近年はセロトニン再取込み阻害薬（SSRI）が有効であることが指摘され、生物学的背景の存在が示唆されている。

II・診断のポイント

① 強迫観念と強迫行為のいずれかが存在し、② これらが強い苦痛を生じ、正常な学業・社会機能を障害しており、③ 他の疾患があっても、強迫観念・強迫行為の内容がそれに限定されておらず、④ その障害は物質や一般身体疾患の直接的な作用ではない、とされる。うつ病との併発がいわれており、特にうつ病の回復過程における強迫症状が知られている。学童期の場合、チックやAD/HDとの合併も知られているが、必ずしも重症ではない。統合失調症でも、子どもの場合、強迫症状がしばしばみられ、時には日常の生活も送れないこともある。妄想性思考や常同行動が出現することもある。近年は、境界性人格障害を基盤とした強迫性障害が注目されている。

III・治療のポイント

薬物、精神、行動療法などが取り入れられている。薬物については、抗不安薬の中に、bromazepamなど有効なものがあるとされていた。最近は、抗うつ薬として用いられる薬物の中に、強迫症

状に有効なものが報告されている。とりわけ、SSRI の有効性が指摘され、従来使用されていた clomipramine に加え、trazodone、fluvoxamine、paroxetine なども使われている。しかし、焦燥感や易怒性を伴う重症の強迫症状には、抗精神病薬を必要とすることもある。いずれにせよ、薬物のみで治癒するのは難しい。

　従来より、精神療法が取り入れられ、特に森田療法（絶対臥褥の後に作業療法に没頭させる）は有効とされていたが、年少者へは積極的には使用されていない。精神分析療法についても、その効果は十分とはいえず、行動療法は日本国内の報告が少ない。

　しかし、精神療法的対応は重要であり、患者と周囲の関係の改善が必要である。

21　人格障害

I・疾患の概要

　性格が極端であり、本人や周囲が対人関係や生活の場で困っている場合に、人格障害と呼んでいる。この疾患は 16〜17 歳以前に適切に診断することは難しいとされる。代表的な人格障害としては、境界性人格障害、演技性人格障害、自己愛性人格障害、回避性人格障害、依存性人格障害などがある。

　境界性人格障害は、対人関係の激しさと不安定さが特徴である。根底には、「理想化した相手から見捨てられたくない」という欲求があり、理想化が強い分だけ、ちょっとしたことで、見捨てられたように感じる。見捨てられないために、非常な努力をするが、本当に見捨てられたと感じると、相手を攻撃したり、絶望して生きていられなくなることもある。空しさをいつも感じており、数日単位の憂うつ感や不快感を感じ、一過性に幻覚や妄想を生じる（マイクロサイコーシス）こともある。養育過程で、安定した親子関係が保たれずに、児童虐待、近親相姦、見捨てられ感などの体験があると、思春期以降に境界性人格障害を引き起こしやすい。周囲の人々を巻き込んで、操作するのも特徴の1つである。

　演技性人格障害では、他人の注目を浴びるために、大げさな言動をする。感情表現は豊かな反面、感情や会話に中味がなく、その場限りで、相手からみるととらえどころがない。

　自己愛性人格障害は、誇大的で、賞賛されたい気持ちが強く、共感性が欠落している。周囲からは、「うぬぼれが強く、鼻持ちならない」とされる。

　回避性人格障害は、他人の前で恥をかかされたり、非難されたり、仲間はずれになることを極端に恐れる。自己評価は低く、仲間や友人と会うことを避け、不登校になることもある。

　依存性人格障害では、「世話をされたい」という欲求が強く、日常的な些細なことでも、自分から決断せず、決定については、他者に委ねようとする。他人から嫌われることを極端に恐れ、時には特定の人に従属的になる。

II・診断のポイント

　操作的診断基準は以下の通りである。① 認知、感情性、対人関係機能、衝動の制御などの領域のうち、2つ以上で、所属する文化から、著しく偏った、内的体験および行動の持続がある、② 行動の持続には柔軟性がなく、③ この持続は、臨床的苦痛あるいは、機能上の障害を伴っている、④ その起源は、少なくとも青年期または小児期に始まっている、⑤ 他の精神疾患ではない、⑥ 薬物あるい

は身体疾患によらない。

III・治療のポイント

　もとからあった人格が、どうして問題になったのかを考えるべきである。本人が苦痛に感じていることが、治療開始の第一歩である。それ以外では、家族や職場の環境調整や、周囲の人物への助言などが中心となる。本人が治療にかかわったとしても、精神療法などにより、人格の熟成を待ったり、必要に応じて薬物療法などが適用になる。しかし、治療は手間がかかり、困難を極めることがある。境界性人格障害を例に挙げれば、多くの場合に、治療途中で治療者の内面にネガティブな感情（怒り、無力感、反発）が生じて、治療者が疲弊してしまうからである。時には、チーム医療が必要になる。感情の突然の変化、攻撃的行動、自己破壊的行動が激しい場合は、薬物療法に加えて、短期間の入院治療も必要となる。精神療法でも、患者との距離が不適当だと、治療者が巻き込まれて、治療が中断することもある。

22　子どもの精神障害（症状）の薬物療法と主な使用薬物（表5、6）

表5．子どもの精神障害（症状）と薬物療法

	障害（症状）	使用薬物	使用方法
1	精神遅滞	○：抗精神病薬、感情安定薬など	激しい行動上の障害が生じた場合に使用。
2	自閉症	○：抗精神病薬、感情安定薬など	激しい自傷やこだわりが生じた場合に対症的に使用。
3	AD/HD	○：中枢刺激薬、感情安定薬、抗うつ薬など	多動・不注意にリタリン®が著効(1/3)。衝動性に感情安定薬を使用。
4	夜尿	△：抗うつ薬、抗利尿ホルモン薬など	他の治療が無効な場合に使用。
5	抜毛	△：抗不安薬など	副次的な不安・焦燥が強い場合に使用。
6	トゥレット障害	○：抗精神病薬など	発声・背筋のチックなど、自分や周囲への影響が強い場合に使用。
7	心身症	△：抗不安薬、抗うつ薬など	副次的な不安、うつ、不眠などが強い場合に使用。
8	摂食障害	△：抗精神病薬、抗うつ薬、抗不安薬など	症状が反復し、衝動的逸脱行為や自殺企図がある場合に使用。
9	ヒステリー	△：抗不安薬など	思春期以降に症状が頻発する場合に使用。
10	夜泣き・夜驚	△：抗うつ薬、抗不安薬など	他の治療法が無効な場合に使用。
11	強迫性障害	○：抗うつ薬、抗精神病薬など	軽症の場合に抗うつ薬、重症の場合に抗精神病薬を使用。
12	行為障害	○：抗精神病薬、感情安定薬など	衝動的、攻撃的行為が強い場合に使用。
13	境界性人格障害	△：抗不安薬、抗うつ薬、抗精神病薬など	副次的な不安、抑うつが強い場合、一過性の精神病様症状に使用。
14	統合失調症	◎：抗精神病薬、抗不安薬など	特に急性期の幻覚、妄想、興奮などに強力抗精神病薬を使用。
15	感情障害	◎：抗うつ薬、感情安定薬、抗不安薬など	躁うつ両相の場合は感情安定薬、うつ相のみの場合は抗うつ薬を使用。
16	家庭内暴力	○：抗精神病薬、感情安定薬など	衝動的、攻撃的行為が強い場合に使用。
17	不登校	△：抗不安薬、抗うつ薬など	副次的に生じる不安、抑うつが強い場合に使用。
		☆1 臨床的経験に基づいて作成してある	☆2 実際の薬物の種類については別項目を参照

◎：主として薬物が用いられる。　○：薬物も使われる。　△：薬物は通常使われない。

表6. 子どもの精神障害(症状)と主な使用薬物

薬物の種類	使用疾患・症状と代表的薬物の一般名(商品名)
抗精神病薬	統合失調症、精神遅滞、自閉症、トゥレット障害、摂食障害、行為障害、境界性人格障害、家庭内暴力など (**興奮・幻覚・妄想**):クロルプロマジン(コントミン)、レボメプロマジン(ヒルナミン)、チオリダジン(メレリル)、ゾテピン(ロドピン)、ハロペリドール(セレネース)、ブロムペリドール(インプロメン)、ピモジド(オーラップ)、フロロピパミド(プロピタン)、リスペリドン(リスパダール)など (**意欲低下・ひきこもり・不安**):スルピリド(ドグマチール)、オキシペルチン(ホーリット)、オランザピン(ジプレキサ)、クエチアピン(セロクエル)など (**チック**):ハロペリドール(セレネース)、ピモジド(オーラップ)など
抗うつ薬	気分障害、多動性障害、夜尿、心身症、摂食障害、夜泣き・夜驚、強迫性障害、境界性人格障害、不登校など (**抑うつ**):アミトリプチリン(トリプタノール)、イミプラミン(トフラニール)、デシプラミン(パートフラン)、クロミプラミン(アナフラニール)、マプロチリン(ルジオミール)、セチプリン(テシプール)、ミアンセリン(テトラミド)、ミルナシプラン(トレドミン)など (**強迫症状**):クロミプラミン(アナフラニール)、フルボキセチン(ルボックス)、パロキセチン(パキシル)など (**夜尿**):アミトリプチリン(トリプタノール)、イミプラミン(トフラニール)、クロミプラミン(アナフラニール)など
抗不安薬	抜毛、心身症、境界性人格障害、統合失調症、気分障害、不登校など (**不安**):ロラゼパム(ワイパックス)、アルプラゾラム(コンスタン)、エチゾラム(デパス)、ジアゼパム(ホリゾン)、ブロマゼパム(レキソタン)、クロルジアゼポキシド(バランス)、メダゼパム(レスミット)、フルタゾラム(コレミナール)など (**不眠**):ニトラゼパム(ベンザリン)、フルニトラゼパム(サイレース)、エスタゾラム(ユーロジン)、ゾピクロン(アモバン)、ブロチゾラム(レンドルミン)など (**けいれん**):ジアゼパム(ホリゾン)、クロナゼパム(リボトリール)など
気分安定薬	精神遅滞、自閉症、AD/HD、行為障害、気分障害、家庭内暴力など (**衝動性・躁状態**):カルバマゼピン(テグレトール)、リチウム(リーマス)など
抗てんかん薬	てんかん、興奮、不眠 (**けいれん**):バルプロ酸(デパケン)、カルバマゼピン(テグレトール)、フェノバルビタール(フェノバール)、フェニトイン(アレビアチン)など
中枢刺激薬	AD/HD (**多動・集中困難**):メチルフェニデート(リタリン)
抗パーキンソン病薬	抗精神病薬による副作用 (**ジストニア・アカシジア**):ビペリデン(アキネトン)、トリヘキシフェニジル(アーテン)など (**悪性症候群**):ブロモクリプチン(パーロデル)
抗ヒスタミン薬	抗精神病薬による副作用、食欲不振、不眠 (**ジストニア・アカシジア**):プロメタジン(ピレチア) (**食欲低下**):シプロヘプタジン(ペリアクチン) (**不眠**):クロルフェニラミン(ポララミン)
その他 脳微細循環促進薬 消化管薬 食欲関連薬 抗利尿ホルモン薬 交感神経抑制薬 筋弛緩薬 催眠・鎮静薬	(**多動**):ペントキシフィリン(トレンタール) (**食欲低下**):メトクロプラミド(プリンペラン) (**嘔吐**):ドンペリドン(ナウゼリン) (**過食**):マジンドール(サノレックス) (**夜尿**):デスモプレシン(デスモプレシン) (**チック**):クロニジン(カタプレス) (**悪性症候群**):ダントロレン(ダントリウム) (**不眠・興奮**):アモバルビタール(イソミタール)、ペントバルビタール(ラボナ)、抱水クロラール(エスクレ)など

(市川宏伸)

XVII 皮膚疾患

1 アトピー性皮膚炎・脂漏性皮膚炎

はじめに

　小児皮膚疾患の治療には母親への指導が重要であり、著者も母親の理解を得るためのよい説明・たとえ話を模索する毎日である。本稿ではその一端を記載することに努めたので参考にして頂ければ幸いである。

I・皮膚のバリア構造について

　皮膚は外的刺激の侵入や体内成分の体外への漏出を防ぐ極めて強いバリアである。一番表面の角層は特に重要で「角化した表皮細胞のレンガ」が詰まり、「セラミドを中心とした脂成分のモルタル」でレンガの間が埋められ、「皮脂のワックス」がさらにその表面にかけられている、といった構造をとる(図1)。この構造が保たれていることが大切であり、保たれないと刺激に耐えられず皮膚に炎症を起こしやすかったり細菌や刺激物質が皮膚表面に付着したり侵入しやすい肌、いわゆる敏感肌・乾燥肌と称される状態となる(乾燥肌は水分ではなく脂成分の不足と理解した方がよい)。

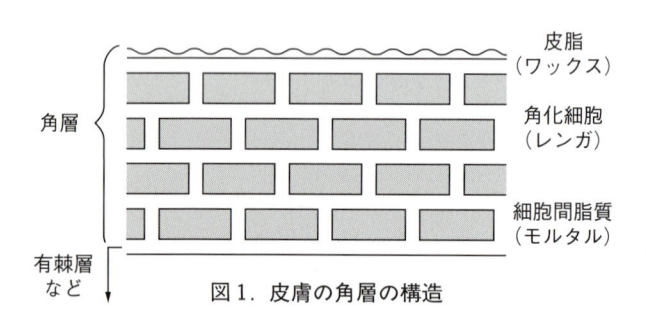

図1．皮膚の角層の構造

　外的刺激に負けて皮膚に炎症を起こした状態が「湿疹・皮膚炎」であり、小児の皮膚はこのバリア構造が成人に比しバランスを崩しやすいのでもともと湿疹・皮膚炎をつくりやすい。

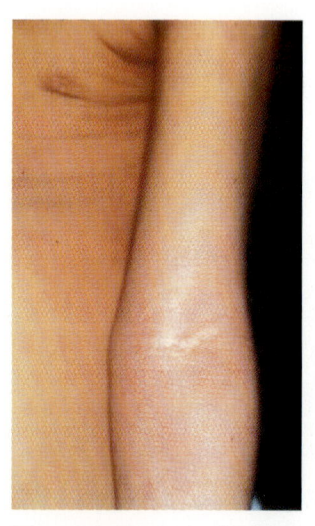

II・診 断

❶ アトピー性皮膚炎(図2)

　一応診断基準がある(表1)が参考にするに留めれば十分で、要は「遺伝的(アトピー素因)・アレルギー的要素をもち慢性の経過を伴いやすい湿疹のできやすい一種の体質」と解釈できればよい。診断には既往歴や家族歴を詳細にとりIgEを含めた血液検査を必要に応じ行う。

❷ 乳児脂漏性皮膚炎(図3)

　母親からのホルモンの影響で皮脂腺が過剰発達しやすいことによる乳児期の湿疹と解釈され、脂漏部位に発症し脂漏性鱗屑が付着・

図2．9歳児アトピー性皮膚炎
乾燥・肥厚性の皮膚。肘関節周囲に搔爬による発赤が強い。

表1. アトピー性皮膚炎の定義・診断基準

アトピー性皮膚炎の定義（概念）
「アトピー性皮膚炎は、増悪・寛解を繰り返す、瘙痒のある湿疹を主病変とする疾患であり、患者の多くはアトピー素因をもつ」 アトピー素因：①家族歴・既往歴（気管支喘息、アレルギー性鼻炎・結膜炎、アトピー性皮膚炎のいずれか、あるいは複数の疾患）、または② IgE 抗体を産生しやすい素因。

アトピー性皮膚炎の診断基準	臨床型
1. 瘙痒 2. 特徴的皮疹と分布 　①皮疹は湿疹病変 　　●急性病変：紅斑、湿潤性紅斑、丘疹、漿液性丘疹、鱗屑、痂皮 　　●急性病変：浸潤性紅斑・苔癬化病変、痒疹、鱗屑、痂皮 　②分布 　　●左右対側性 　　　好発部位：前額、眼囲、口囲、口唇、耳介周囲、頸部、四肢関節部、体幹 　　●参考となる年齢による特徴 　　　乳児期：頭、顔に初まりしばしば体幹、四肢に下降。 　　　幼小児期：頸部、四肢屈曲部の病変。 　　　思春期・成人期：上半身（顔、頸、胸、背）に皮疹が強い傾向。	●四肢屈側型 ●四肢伸側型 ●小児乾燥型 ●頭・頸・上胸・背型 ●痒疹型 ●全身型 ●これらが混在する症例も多い
	診断の参考項目
3. 慢性・反復性経過（しばしば新旧の皮疹が混在する） 　　乳児では2カ月以上、その他では6カ月以上を慢性とする。 　　上記1、2、および3の項目を満たすものを症状の軽重を問わずアトピー性皮膚炎と診断する。 　　そのほかは急性あるいは慢性の湿疹とし、経過を参考にして診断する。	●家族歴（気管支喘息、アレルギー性鼻炎・結膜炎、アトピー性皮膚炎） ●合併症（気管支喘息、アレルギー性鼻炎・結膜炎） 　毛孔一致性丘疹による鳥肌様皮膚 ●血清 IgE 値の上昇

除外すべき診断	重要な合併症
●接触皮膚炎 ●脂漏性皮膚炎 ●浸潤性痒疹 ●疥癬 ●汗疹 ●魚鱗癬 ●皮膚欠乏性湿疹 ●手湿疹（アトピー性皮膚炎以外の手湿疹を除外するため）	●眼症状（白内障、網膜剥離など） 　特に顔面の重症例 ● Kaposi 水痘様発疹症 ●伝染性軟属腫 ●伝染性膿痂疹

（日本皮膚科学会：アトピー性皮膚炎の定義．診断基準 104：1326, 1994 より引用）

比較的早期に治癒するとされる。しかし、実際は年齢的な皮膚の未熟ゆえ難治化し湿潤傾向を伴ったり早期に軽快しない場合も多い。

・湿疹を生じた乳児をつれて「この子はアトピーでしょうか？」とたずねる母親をみかけるが、よほど典型の皮疹でない限り「アトピー性皮膚炎である」と断言するのは母親の過度の心配を招くので慎重に行う方がよい。アトピー素因をもっていても乳児脂漏性皮膚炎で速やかに軽快する例もあり鑑別の決め手は事実上なく、経過をみないと確定診断はできない。後に、耳切れを繰り返す、アトピー皮膚（毛孔

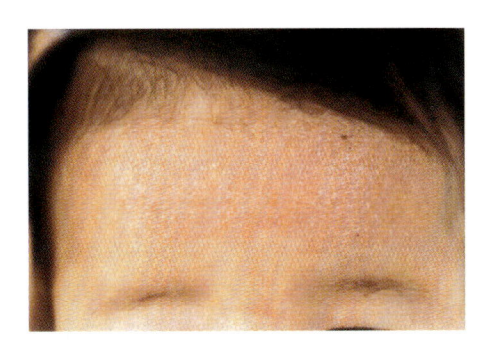

図3. 1歳児脂漏性皮膚炎
頭皮内および前額部に脂漏性痂皮を伴う湿疹を認める。

一致性 1～2 mm 大小丘疹が乾燥性の体幹皮膚に多発）などの特徴が出現するかが参考になり診断される。
・小児アトピー性皮膚炎と食物アレルギーの関与はいまだ定説はない。しかし、著者は食事を制限するよりもスキンケアの方がはるかに重要であり治療効果も高いと考える。時に乳児への離乳食が時期が早過ぎて湿疹病変を増悪させる例を経験するが、その場合も離乳のペースを落とせば（後々まで完全に除去する必要はない）ほとんどが対処可能であり、厳密な除去食を要する例は極めて稀である。

III・治療

湿疹病変に共通する治療を述べる。大切なのは家族の理解を得て治療を実践してもらうことである。

❶ 刺激・増悪因子を避ける

皮脂が落ちるのを防ぐため入浴は長湯を避け石鹸の使用を減らす（石鹸の種類より使用頻度が大切である）。脂漏性皮膚炎の場合は逆に少ししっかり洗う（直後のスキンケアはべたつかない程度で行う）。

❷ スキンケアの指導

入浴後や手洗い後のぬれた皮膚はそのままにせず（皮脂のワックスが流された直後の状態である）、保湿の外用をすぐに行う。皮膚の状態が不良であるほどローションタイプよりクリームや軟膏の方が一般的には表面保護の効果が強く理想的である。

❸ 外用療法の指導（治療目的）

・炎症を取るためにはステロイドの軟膏を併用（保湿の外用と重ね塗りしてよい）。
・顔面および首、外陰部は皮膚が薄く吸収されやすいため、ステロイドのランクは mild までに抑える。また、身体も strong までで十分である。
・ステロイドの副作用を減らす目的でワセリンなどと混合して薄めることは漫然と使う癖を生じることがあるため不用意に行わない方がよい。むしろ、使用頻度を調節する方がステロイド皮膚症の発生は避けられる（著者は 2、3 日使用の後に 7～10 日以上のステロイド休薬期間をつくるよう指導している）。
・掻爬を抑えるため必要に応じ抗アレルギー剤・抗ヒスタミン剤内服を投与する（ステロイド内服は基本的に行わない）。
・定期的に皮膚科専門医による指導を受ける（心因性要素が疑われたときには精神神経科の受診が必要な場合もある）。

　　　処方例 1：ウレパール®ローション　40 g（スキンケア用）
　　　　　　　リドメックス®軟膏　10 g（顔は禁止・身体の痒いところ用）
　　　処方例 2：ヒルドイドソフト®軟膏　50 g（スキンケア用）
　　　　　　　アルメタ®軟膏　5 g（顔のひどいところ・多くとも週に 2 日まで）
　　　　　　　リンデロン VG®軟膏　10 g（顔は禁止・身体の痒いところ用）
　　　　　　　セルテクト®　ドライシロップ　1 mg/kg/日　2 回に分けて内服
　　　処方例 3：ワセリン®　100 g（スキンケア用）

ロコイド®軟膏　5g（顔のひどいところ・多くとも週に2日まで）
　　エクラー®軟膏　20g（顔は禁止・身体の痒いところ用）
　　ザジテン®ドライシロップ0.06/kg/日　2回に分けて内服
　　ポララミン®シロップ　2〜4回に分けて内服
　　　（新生児：0.5mg/日　半年：1mg/日　1歳：1.5mg/日
　　　3歳：2mg/日　7歳：3mg/日　12歳：4mg/日）

Ⅳ・タクロリムス軟膏について

　近年、アトピー性皮膚炎の新しい治療薬としてタクロリムス（プロトピック®軟膏）が注目されており、2003年7月より低濃度の小児用が発売されている。実際これは注目されるに値する効果を上げている薬だが、使用方法がよくわからないこともあるかと思われる。細かい話は成書やインターネットに任せるとして、最低の知識と指導例を追補として述べたいと思う。

❶ ステロイドとの違い（持ち味が違うため、うまく使い分けることが大切）

　ともに「炎症を取り除く」免疫抑制の成分であり、にきびやヘルペスが出やすくなるなどの局所易感染性の副作用は共通である。

　ステロイドはやや進行した（滲出液や傷が多いもの）湿疹を速やかに軽快させる能力に優れている。しかし、吸収がよいうえにずっと塗り続けることで効果が蓄積するような現象を生じるため、例えば不用意に顔などの皮膚の薄いところにずっと塗っていると「薬に慣れて効かなくなった」とか「急に塗るのを止めたらリバウンドを生じた」といった世間で騒がれる副作用が生じるわけである。そのためステロイドは、①数日間使用後休薬期間をつくるパルス的な外用とし、②皮膚が薄くて吸収のよい顔・首・外陰部はステロイドのランクを落とすこと、が基本になる。

　一方、タクロリムスは皮膚への吸収は比較的悪く、塗って湿疹がよくなる（皮膚のバリアができてくる）と染み込みにくくなる、つまり塗り薬がある程度勝手に量を調節してくれる。よってステロイドが苦手とする顔や首など皮膚の薄いところに向いており（逆に身体は効きがやや悪い）、塗る量やスケジュールを細かく調整する必要がないところが持ち味といえる。しかし抗炎症作用はやや弱く、傷や湿潤面には「ほてる」「しみる」ことが多いため、ここにステロイドとの併用・工夫の余地があるわけである。

❷ 使用方法の指導

・身体は特に急ぎでステロイドをタクロリムスに切り替えない。ただ、痒みを抑える効果に患者間の差があるようで、タクロリムスの方が使用感のよい患者には使用している（広汎に塗る場合は使用量に注意）。
・顔・首で滲出のある中程度以上の湿疹は数日間のステロイド外用を導入として使用し、その後タクロリムスに切り替える。
・軽症であればはじめからタクロリムスが使用できる。しかし、使用開始後数日はかなりのほてりが出るときがある。そのほてりに対しての対処はさまざまである。一部分にまず試し、次第にほてりが減ることを実感してもらってから広く外用するのもよし、ステロイドを数日導入に使って対応するのもよい。軽度のほてりなら冷やすことで数日我慢してもらってもよい。
・入浴直後に使用するとほてりが出やすいように思われる。その際入浴後は保湿外用に留め、タクロリムスは間隔をあけてから外用する。
・タクロリムスの長期使用の指導はステロイドとまったく違う。著者は「1週間おきの調整」を指導

している。まず、1日1回外用を1週間してもらい、よくなったら次の1週は1日おきに塗る。それでも平気なら週2日くらいにする。ここまできたらそのままずっと週1〜2日外用を続けてもよいし、適宜外用でもよしとする。また、毎日から隔日に変えたが今いちだったというときは次の1週間は毎日に戻すなど患者に調整してもらうようにしている。但し、1日2回外用を最大とし、それでもだめなときは皮膚科受診で状態をチェックしてもらった方がよい。

❸ 注意事項

タクロリムスの長期使用の副作用は厳密にはわかっていない。かなりの薬剤量を使ったうえでの実験系で、リンパ腫が発生しやすくなること・紫外線照射による皮膚腫瘍発生時期が早まることがメーカー側のデータで存在する。これを通常量の使用では心配ないと考えることもできるし、実験動物と人間では種が違い参考にならないため心配は残るとみることも間違いではない。著者は通常量を使用し外用を昼間にしないことでまず問題ないと考えたうえで、それでも副作用を嫌がる患者に無理やり勧めることはしていない。ただアトピー性皮膚炎の患者に大切な治療の目標は「健康的な生活を送る」ことであり、ステロイドにしろタクロリムスにしろ皮膚炎の症状が「健康的な生活」を大きく邪魔しているときは時間をかけて話をし、それらの使用を指導する立場をとっている。

❹ 小児用0.03%プロトピック®軟膏における外用量上限の目安（1日1〜2回外用）

2〜5歳（20 kg 未満）　1 g/回
6〜12歳（20 kg 以上 50 kg 未満）　2〜4 g/回
13歳以上（50 kg 以上）　5 g/回

② 汗疹・接触性皮膚炎・オムツかぶれ

はじめに

いずれも病変そのものは「皮膚炎」である。皮膚炎の外的刺激はアレルギー性と刺激性の2種がある。

・刺激性：小児の皮膚はバリア機能が弱いため刺激性の接触性皮膚炎を生じやすい。
①感作期間がない。
②刺激の量に比例した症状である。つまり、刺激をゼロにできなくても減らすことで軽快が期待できる。
③同様の物質の刺激であれば同じ症状。例えば「石鹸を低刺激のものにしても治りません」という訴えがあるが、石鹸である以上皮脂を奪うことに大差はなく、使用を減らすことが必要。

・アレルギー性
①感作を起こす前は問題がなかったものが突然皮膚炎を起こすようになる。
②微量の接触でも反応は強い。
③交叉反応しなければ同系統の物質でも問題を起こさない。

1・汗疹

汗は塩水であり、それが刺激となった皮膚炎である。

❶ 特徴

服を着込んで蒸れやすい体幹と汗のたまりやすい関節の屈側と皺の部分が好発部位。

❷ 治療

過度の親の保護による厚着によるものも多く、厚着を止めれば特にステロイド外用は要せずとも十分な場合もある。

II・オムツかぶれ

オムツの刺激は、① 便・尿、② 発汗によるむれ、③ 物理的なこすれ、などの要素がある。しかし、紙オムツの進歩により ②③ はかなり要素としては少なくなっている。

❶ 特徴

オムツ部に一致する分布。

❷ 治療

オムツのサイズが合わない際、固定のためのテープやビニール部分が刺激となることが多い。オムツのまめな交換に加え、表面保護にワセリンなどを使用する。軽快を促すためにステロイド外用を併用することもあるが、外陰部であり mild ランクまで・週2日までくらいの使用に留めたい。

❸ 注意

診断がはっきりしないときはヘルペスやカンジダ症などの感染の可能性もありステロイド軟膏を使用しないこと。

III・接触性皮膚炎

外的接触の刺激で生じた皮膚炎の総称。オムツかぶれも接触性皮膚炎の一種である。

❶ 特徴

原因物質の判定には皮疹の分布の観察が大切である。

臨床例：首の皺→シャンプーや石鹸のすすぎが不十分
　　　　顎の左下→バイオリンの塗料
　　　　指先→砂あそびの砂
　　　　乳児の顔→母親の服に顔をこすりつけて刺激になっている
　　　　後頸部→服のラベル
　　　　腰周り→ズボンのゴム、ベルト

❷ 治療

原因を避ける。部位に応じて外用を選択するが、ステロイド外用に関して顔や陰部などは週2日くらいまでの使用に留める。

❸ 注意

さらに強い治療を要することもあるが、細菌・真菌感染や外用剤の接触性皮膚炎の可能性（図4、5）などを否定することやステロイド皮膚炎を生じないようにするなど難しい。よって、前記の治療を試み数回の経過観察を行ったうえで軽快しないときや原因がわからないときは皮膚科に依頼し意見を求めるべきである。

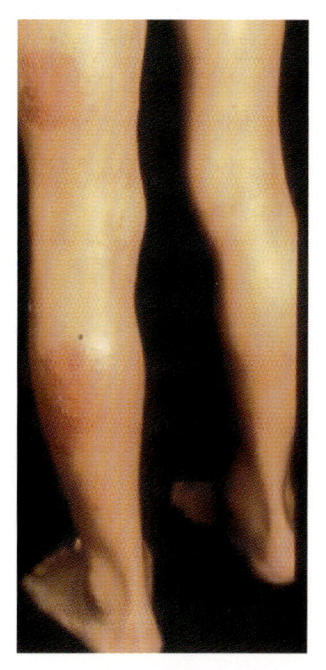

図4．弱拡大

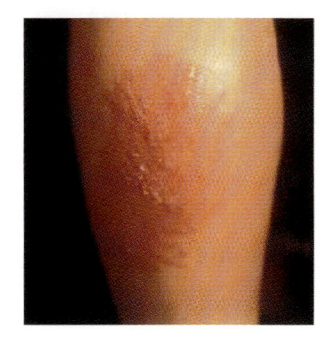

図5．強拡大
瘙痒の強い水疱形成を認める境界明瞭な紅色局面で分布が不自然である。軽度の湿疹に手持ちのステロイド軟膏を用いたところ、軟膏による接触性皮膚炎を生じて難治であった症例。外用の変更により速やかに軽快した。

③ 蕁麻疹・多型滲出性紅斑

はじめに

この2種はともに体内の因子が大きく関与して皮疹を生じる。蕁麻疹はこすれる刺激でその部位に膨疹を誘発する（皮膚描記法）現象や寒冷刺激が誘発する（寒冷蕁麻疹）こともあるが、それらの刺激は皮疹発症のトリガーの1つであり原因ではない。

[原因]

・食べ物や薬剤などの場合には経過から原因が明解である場合もあるが、多因性であったり原因がはっきりしない場合も多いことが、時として難治にする。表2、3に原因のチェックしておきたいものを列記するがかなり両者に共通のものが多い。

・皮疹発症を繰り返す場合、患者の皮疹発症前後の状態を克明に記録しておくことが後の原因探求のヒントになるのでお勧めしたい。実際の診療では一過性のウイルス感染症が関与していることが多いようである。

Ⅰ・蕁麻疹（429頁参照）

皮疹浅層血管の一過性の拡張と周囲の浮腫。

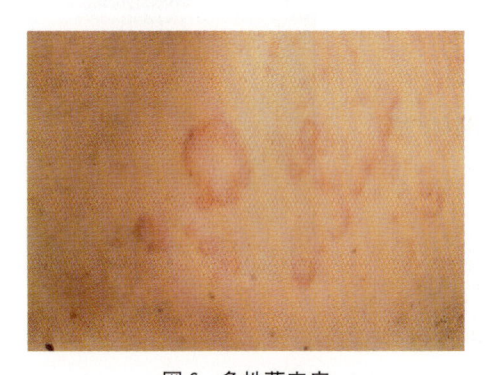

図6．急性蕁麻疹
出現消退を繰り返す膨疹。図では環状のところと掻爬で誘発された線状の部分（皮膚描記法）が認められる。

❶ 特徴

皮疹は数時間（長くとも1日）で色素沈着などの表面変化を残さずに消退するが、そのうち別の部位に発症し全体としては治らないという臨床経過をとる（図6）。

❷ 検査

血算、生化学、IgE RIST、尿などのほかは表2を参照。

❸ 注意

急性蕁麻疹の重症型はいわゆるアナフィラキシーショックである。そのため蕁麻疹の診察時は呼吸苦や吐気の有無・ショック状態の理学的チェックを行う。救急外来のとき症状が皮疹のみでも広汎であれば、投薬後も数時間の経過を追い皮疹が軽快するのを確認する

表2．蕁麻疹の原因とチェック項目

化学的物質	：食事（食事内容、添加物）	⇒食事内容のIgE RAST
	薬剤	⇒詳細な問診、可能な限りの薬剤変更・中止
	他の環境物質	⇒ホルマリンIgE RAST
生　　物	：病巣感染	⇒咽頭炎のチェック・咽頭培養・ASO採血
	ウイルス	
	寄生虫	⇒便中卵・アニサキスIgE RAST
心因性	：ストレスなど	⇒問診
膠原病関連	：SLE、リウマチ	⇒ ANA、RF、Ig、補体など

などの配慮をしたい。

II・多型滲出性紅斑

血管周囲に炎症性細胞浸潤を伴い表皮真皮境界部を中心とした急性炎症反応。

❶ 臨床

皮疹は蕁麻疹に比しゆっくり経過し多様で（大きさや分布もさまざま、色素沈着や治癒後の鱗屑を伴ってよい）あるが、典型は左右対称性の分布で小紅斑より始まり遠心性に拡大、境界明瞭なわずかに隆起した環状の浮腫性紅斑となる（図7）。

❷ 検査

血算、生化学、IgE RIST、尿などのほかは表3を参照。

❸ 注意

多型滲出性紅斑の重症型はStevens-Johnson syndrome（STJ）であり、病変が粘膜に及んでの全身状態の悪化（特に消化管出血）から生命予後に関与する。口内・眼・外陰部のびらんがないかのチェックを行い、認められた場合はSTJへの移行を疑い症状に応じた投薬を速やかに行うべきである。

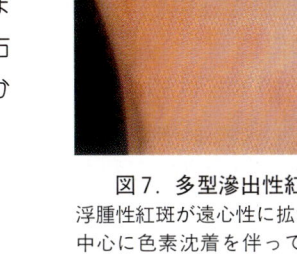

図7．多型滲出性紅斑
浮腫性紅斑が遠心性に拡大融合。中心に色素沈着を伴って治癒する傾向があり環状を呈している。

III・治療

抗アレルギー剤投与（時にステロイドの全身投与）が中心となる。

軽症処方例：ポララミン® シロップ　2〜4回に分けて内服
　　　　　　（新生児：0.5 mg/日　半年：1 mg/日、1歳：1.5 mg/日、3歳：2 mg/日、
　　　　　　7歳：3 mg/日、12歳：4 mg/日）
中等症処方例：ポララミン® シロップ　2〜4回に分けて内服
　　　　　　　セルテクト®ドライシロップ 1 mg/kg　を2回に分けて内服
重症例：入院を検討。
　　　　維持輸液のラインキープを行い、バイタルチェックを行う。

表3．多型滲出性紅斑の原因とチェック項目

化学的物質：	薬剤	⇒詳細な問診、可能な限りの薬剤変更・中止
	他の環境物質	⇒ホルマリン IgE RAST
	食事（食事内容、添加物）	⇒食事内容の IgE RAST
生物：	細菌	
	溶連菌	⇒咽頭炎のチェック・咽頭培養・ASO採血
	マイコプラズマ	⇒咽頭培養・血中抗体価
	ウイルス	
	単純ヘルペス	⇒血中抗体価
	EBウイルス	⇒血中抗体価
	真菌	
	寄生虫	⇒便中卵・アニサキス IgE RAST
膠原病関連：	SLE、PN	⇒ ANA、RF、Ig、補体など

抗ヒスタミン剤(ex. ポララミン®)
強力ネオミノファーゲンシー®
ステロイド(15〜40 mg/m²・さらにはパルス療法もあり得る)の投与。

4 薬疹

はじめに

　炎症性の皮疹は常に薬剤性か否かを考慮する必要があるが、薬疹ならばどの薬剤が原因なのかを判断するのは多くの場合非常に困難である(特徴的で原因薬剤が特定できるタイプの皮疹は少ない)。皮膚科医は原因不明の内因性の皮疹に対し「中毒疹」という病名をよく用いるが、この中には薬疹もかなり含まれていると思われる。

　薬疹を生じるのにはいくつかのいまだ未知な体内のプロセスが存在し、実際、薬疹が生じる際にウイルス感染などがベースとなることが多いことがわかってきた。また、いくつかの薬剤が同時に服用されて初めて皮疹を生じる drug combination という現象も報告されている。これらは、同じ薬剤を投与しても皮疹を生ずるときと生じないときがあるということを示し、医師側も患者側も原因薬剤を特定しにくい原因の1つのである。

I・原因薬剤の種類

　表4、5に15歳以下の薬疹全体の臨床型および原因薬剤別の統計を示し、また、表6に頻度上位3つの臨床型と薬剤の傾向を示した(図8、9および「多型滲出性紅斑」663頁参照)。

　あくまで参考であるが被疑薬の優先順位をつけるのに利用して頂きたい。

表4. 臨床型別頻度

臨床型	例 数
紅斑丘疹型	23(51.1%)
多型紅斑型	7(15.6)
固定疹型	4(8.9)
湿疹型	1(2.2)
Stevens-Johnson 型	1(2.2)
蕁麻疹型	1(2.2)
Acne 型	1(2.2)
複合型	3(6.7)
移行型	2(4.4)
その他	2(4.4)
計	45

(大沢純子, ほか:皮膚臨床 31(8)特:29;1084-1087,1989 より引用)

表5. 原因薬剤別頻度

原因薬剤	例 数	
抗生剤　ペニシリン系	7	
セフェム系	8	19(42.2%)
テトラサイクリン系	1	
その他	3	
抗けいれん剤	10(22.2)	
消炎鎮痛剤	5(11.1)	
化学療法剤	5(11.1)	
副腎皮質ホルモン剤	2(4.4)	
抗腫瘍剤	1(2.2)	
その他	3(3.3)	
計	45	

(大沢純子, ほか:皮膚臨床 31(8)特:29;1084-1087,1989 より引用)

表6．臨床型と薬剤の傾向

紅斑丘疹型：抗てんかん剤	抗生剤	消炎鎮痛剤	など
多型紅斑型：抗生剤	止血剤（ゼラチン製剤）		など
固定薬疹型：消炎鎮痛剤	抗生剤	催眠鎮静剤・抗不安剤など	

（福田英三：薬疹情報．第8版，福田皮膚科クリニックより引用）

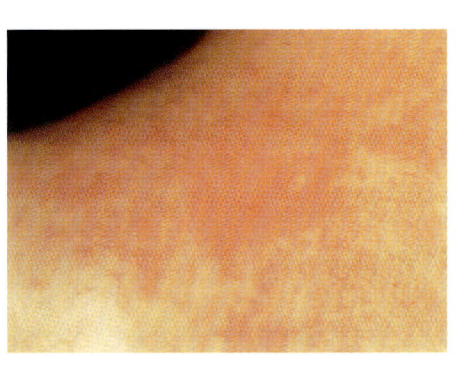

図8．紅斑丘疹型
粟粒大の丘疹と淡い紅斑が多発している。写真は紅斑が拡大・融合を認め、地図状になっている。

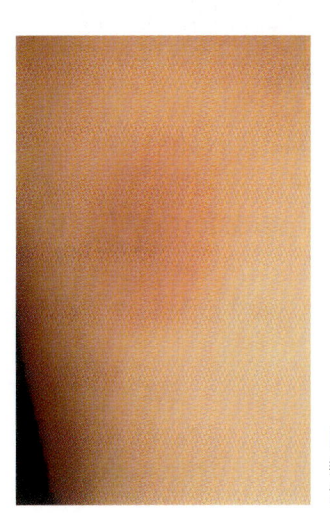

図9．固定薬疹型
類円形の紅斑で中心に紫調・褐色調を伴う典型例。

注）皮膚科依頼は皮疹が残っている早期が理想である。また、写真の記録をとると後に参考になる場合がある。

II・治療

　皮疹のタイプによるが、蕁麻疹型やStevens-Johnson症候群型などの重症型でない限り、ステロイド全身投与は第一選択にはならない。
　被疑薬はなるべく変更・中止を行うのが原則であり、抗アレルギー剤投与・ステロイド外用を中心に処方する。

```
軽症処方例：ポララミン®シロップ　2～4回に分けて内服
　　　　　（新生児：0.5mg/日　半年：1mg/日　1歳：1.5mg/日
　　　　　 3歳：2mg/日　7歳：3mg/日　12歳：4mg/日）
　　　　　レスタミン®軟膏
中等症処方例：ポララミン®シロップ　2～4回に分けて内服
　　　　　セルテクト®ドライシロップ1mg/kg/日　2回に分けて内服
　　　　　リドメックス®軟膏　1日2回外用
```

5　熱傷　「熱傷」(29頁)を参照

6 ウイルス感染症

はじめに

　小児のウイルス感染症は麻疹・風疹を代表とする急性伝染性発疹症と疣贅(ゆうぜい)に代表される接触感染症がある。ここでは接触感染症を中心に述べる。

I・尋常性疣贅

papilloma virus の付着による角化性腫瘍。いわゆるいぼ。

❶ 皮疹

四肢に好発する角化性丘疹(図10)。

❷ 鑑別

足底にある場合は鶏眼(いわゆるうおのめ)との鑑別を要する。

❸ 治療

液体窒素療法が基本となる。数回は繰り返す必要があることが多い。その際、あまり繰り返しの間隔が開いてしまうと効果が落ちるので1〜2週間隔で施行する。ヨクイニンの内服やグルタールアルデヒド塗布療法を併用する場合もある。

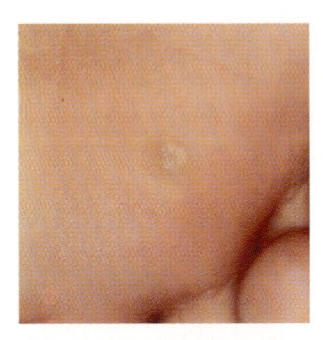

図10．足底の疣贅は隆起しないで深く、治療抵抗性の傾向がある

❹ 注意

市販の「うおのめ取りパッド」を使用することは、時に増悪を招くので安易には行わない方がよい。実際は皮膚科医でも時にスピール膏®などの同様の処置を行うときもあるが、使用に関する適応を決めるには経験を要する(著者の経験ではスピール膏®のみでの完治は難しく、最終的には液体窒素などの併用を要する)。いずれにせよ治療は比較的特殊な内容であり、皮膚科への受診は速やかでありたい。

II・伝染性軟属腫

pox virus の接触感染による皮膚腫瘍。いわゆるみずいぼ。

　アトピー性皮膚炎の小児には乾燥肌によるバリア機能の脆弱と掻爬による自家接種のため好発する。故に自家接種を防ぐため乾燥に対するスキンケアが重要であるが、人から人への感染力は強くない。しかし、プールが関係する感染や家族内感染などには要注意であり、下記の治療によりある程度の効果が出るまでプールを中止とすべきである。

❶ 皮疹

1〜3 mm大の多発する充実性丘疹。個疹が完成すると中央に陥凹を形成し、白色内容が透見される。瘙痒を伴う場合が多い(図11)。

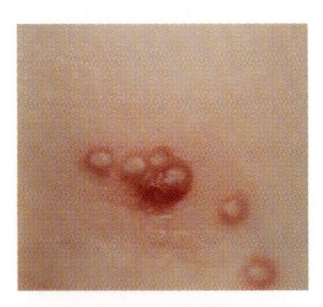

図11．白色内容が透見される集簇性の小丘疹

❷ 鑑別

特徴的な皮疹を認めれば診断は容易である。

❸ 治療

本症は理由は不明であるが思春期以降に自然消退が期待できるので(成人で認めた場合は免疫不全を考える)、10歳以降の小児は基本的に無理な治療はしなくてよい。しかし、幼児や拡大傾向や瘙痒が強かったり水泳教室に通いたいなどの社会的な問題がある場合は治療を要する。著者は確実に内容が透見されるものは少数であっても積極的に治療し、内容がはっきりしていないものは無理に加療をせず経過をみるようにしている。治療はトラコーマピンセットでの内容圧出である。治療の疼痛を予防するためペンレステープ®やキシロカインゼリー®を数時間前から使用する工夫も時に有効である。そのほか、液体窒素や硝酸銀法、切除法などもあるが、一般的ではない。

❹ 注意

ペンレス®を広範囲に一度に貼りショックを生じた症例の報告があり。著者は一度に1枚までの使用に留めている。

Ⅲ・単純疱疹

herpes virus 1 ないし 2 の接触感染症。

❶ 皮疹

集簇性の小水疱(図12)。顔面、特に口と眼の周囲に好発するが、肛門周囲にみかける場合もある。体調不良時に繰り返すことが多い。アトピー性皮膚炎に発症した場合はカポジ水痘様発疹症として重症化することがある。

❷ 鑑別

伝染性膿痂疹。

❸ 治療

重症度や病期により調整する。アシクロビル投与は早期から行う方が治療効果は高く、治癒過程において

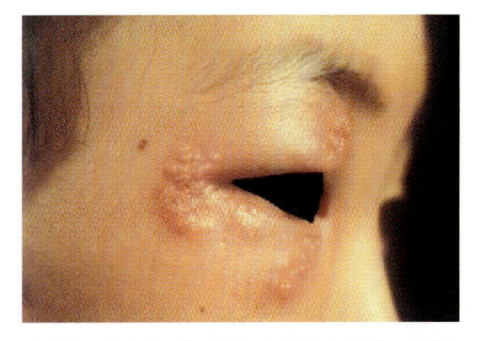

図12. 大きさが一様な有痛性小水疱の集簇

の投与は意味がない。軽症例では抗ウイルス剤軟膏外用のみで対処できる。カポジ水痘様発疹症は発熱などの全身症状も伴い皮疹も広汎なため入院を要し、ゾビラックス®点滴投与および軟膏処置を行う。

❹ 注意

生後3週間以内の乳児にヘルペスを疑う水疱や口内疹を生じ発熱や活気低下を認めた場合は分娩時のヘルペスの経産道感染を疑う。この場合、致死例や後遺症を残す例もあるので速やかにアシクロビルの投与をする必要がある。

処方例1：中等症(ヘルペス性歯肉口内炎や眼周囲の顔面ヘルペスなど)は水痘に準ずる。
　　　　ゾビラックス®顆粒　80 mg/kg/日　分4で5日間　内服
処方例2：重症(新生児ヘルペス、カポジ水痘様発疹症など)は入院し点滴治療を行う。
　　　　ゾビラックス®　15〜30 mg/kg/日　分3(8時間ごと)　7日間　点滴
　　　　(1回につき1時間以上時間をかけて)

(齋藤　京)

7　細菌感染症

はじめに

　皮膚科的によくみられる細菌感染症のほとんどがブドウ球菌属と連鎖球菌属からなる。皮膚のバリア機能が掻爬や炎症などにより破壊され感染が成立すると考えられており、正しいスキンケアが重要となる。感染による炎症は表皮、真皮、皮下組織、毛包、汗孔などに及ぶ。

I・伝染性膿痂疹（とびひ）

　黄色ブドウ球菌による水疱性膿痂疹と化膿連鎖球菌による痂皮性膿痂疹がある。
　水疱性膿痂疹は夏、幼小児に好発し、弛緩性水疱からびらんを形成し周辺に拡大していく。水疱の下部に膿汁が沈殿する膿半月がみられる。アトピー性皮膚炎患者ではびらんが拡大融合し、ブドウ球菌性熱傷様皮膚症候群に近い状態になることもある。最近では市中感染でもMRSAが検出されうるので注意が必要である。
　痂皮性膿痂疹は年齢、季節と無関係に突然発症する。膿疱からびらん、紅斑、痂皮を混じる病変を形成する。アトピー性皮膚炎患者では顔全体に痂皮が付着するような重症例もみられる。咽頭の疼痛、発赤、発熱を伴う。

❶ 検査すべき項目

　血算、CRP、ASO、ASK、尿、創培養。糸球体腎炎に注意する。

❷ 処方例

・セフゾン® 細粒小児用　10 mg/kg　分3で5日間　内服
・バラマイシン® 軟膏　1日1〜2回外用
・ザジテン® ドライシロップ　0.06 mg/kg　分2で5日間　内服

II・ブドウ球菌性熱傷様皮膚症候群
　　（Staphylococcal scalded skin syndrome；SSSS）

❶ 概念

　黄色ブドウ球菌の産生するexfoliative toxinにより表皮上層に裂隙が生じ、全身皮膚に熱傷様の皮膚剥離を認める。

❷ 症状

　38℃までの発熱、不機嫌、食欲不振とともに、まず顔面に紅斑、びらん、水疱が生じる。眼脂がみられ、顔面は浮腫状となる。その後、口囲では放射状の亀裂ないし落屑性病変を、頸部や腋窩などの間擦部では剥脱性の紅斑を認めるようになる。病変が進行すると全身の皮膚は水疱、びらん化をきたして熱傷様となり、こすると容易に剥離する（Nikolsky現象）。紅斑部ではピリピリとした痛みを伴う。約1週間で極期に達する。表在リンパ節は腫大する。

❸ 検査所見

　咽頭、鼻腔、眼脂などから黄色ブドウ球菌陽性。びらん面、水疱は無菌のことが多い。白血球軽度増多。

❹ 治療

　入院のうえ、輸液療法、抗生剤含有軟膏外用を開始。静注、点滴静注にて黄色ブドウ球菌に有効な

抗生剤を多めに投与する。

❺ 処方例
ⅰ）ソフラチュール® 外用
ⅱ）ユナシンS®　1日150 mg/kg 分4 iv/div

Ⅲ・癤（せつ）

毛包中心性の黄色ブドウ球菌による感染症。有痛性の毛包一致性紅色丘疹が急速に増大し周囲にびまん性紅斑を伴った有痛性紅色結節となる。やがて毛孔に一致して膿点が生じ、次第に軟化、膿瘍となり排膿するようになる。

❶ 治療
黄色ブドウ球菌をねらった抗生剤の内服、外用。膿瘍化し軟化したものは切開排膿し、アクリノールガーゼにてドレナージを行う。

❷ 処方例
ⅰ）ケフラール®細粒小児用　30 mg/kg 分3で5日間　内服
ⅱ）ポンタール®シロップ　1回6.5 mg/kg

Ⅳ・汗腺膿瘍（あせものより）

❶ 概念
エクリン汗腺の急性感染症。

❷ 好発部位
新生児、乳幼児の頭、額、鼻、背、臀部など。

❸ 症状
汗疹が先行し、そこに黄色ブドウ球菌が感染する。多発性に大小の紅色性有痛性丘疹、腫脹を生じる。次第に膿点をもつようになり、時に半球状に隆起する。

❹ 処方例
ⅰ）エリスロシン®ドライシロップW　30 mg/kg 分4で5日間　内服
ⅱ）ゲンタシン®軟膏　1日1～2回外用

Ⅴ・新生児痤瘡

❶ 概念
生後2週から3カ月までに発症するにきび。

❷ 好発部位
顔面、特に頬部、額。

❸ 症状
同部位に白色ないし紅色丘疹、膿疱が多発する。男児に多い。遺伝的素因あり。新生児自身の副腎由来アンドロゲンによると考えられている。数カ月以内に自然軽快する。

8 真菌感染症

I・皮膚カンジダ症（乳児寄生菌性紅斑）

❶ 概念
カンジダにより乳児のオムツ部周辺に生じる落屑性紅斑。

❷ 症状
夏、オムツを着用している乳児の陰股部、下腹部、臀部に薄い鱗屑を伴った紅斑を生じ、中心部はびらん化傾向を有する。辺縁では鱗屑を伴った紅色丘疹、膿疱が多発する。ステロイドを安易に外用すると病変が拡大したり、非典型的な外観を呈したりすることがある。

❸ 鑑別疾患
オムツ皮膚炎。オムツ皮膚炎は接触皮膚炎であるため、オムツとの接触が少ない皺襞内では病変が軽度となる。

❹ 検査
KOH 直接鏡検法

❺ 治療
抗真菌剤の外用。陰洗を励行し、患部を乾燥させる。

❻ 処方例
エンペシド®クリーム　1日2回外用

II・白癬症

❶ 概念
白癬菌属や小胞子菌属が表皮角層、爪、毛に感染するために生じる。頭部白癬（しらくも）、顔面白癬、手白癬、体部白癬（たむし）、股部白癬（いんきんたむし）、足白鮮（みずむし）、爪白癬に分類される。

❷ 症状
ⅰ）頭部白癬：幼小児の被髪頭部に生じる脱毛巣で、粃糠様の鱗屑が付着する（図13）。ステロイドが誤用されると、紅斑、丘疹、膿疱を伴い、腫張、波動、膿汁の排出がみられる（ケルズス禿瘡）。

ⅱ）体部白癬、股部白癬：体幹、四肢、陰股部に紅色小丘疹として初発し、遠心性に拡大する。中心部は軽度色素沈着をきたし、辺縁では堤防状に隆起する落屑性紅斑となる。瘙痒を伴う。

ⅲ）足白癬：趾間びらん型、小水疱型、角化型の3型からなる。趾間では周囲が白色浸軟し、鱗屑を伴ったびらんと

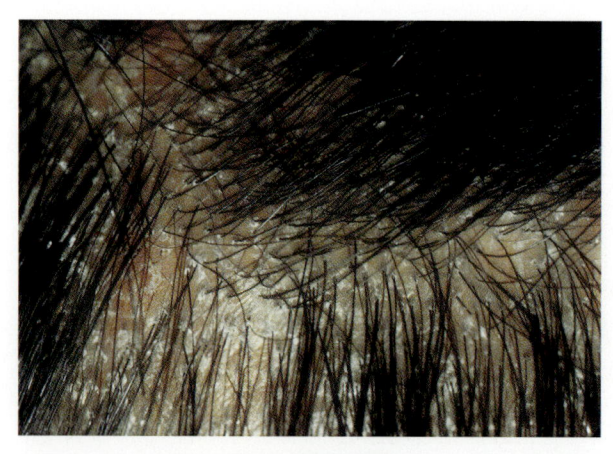

図13. 頭部白癬
頭皮の紅斑を伴う落屑性病変。

なることが多い。足底、足縁、足趾基部では小水疱を形成し、瘙痒が著しい。踵では角質増殖が著明となり亀裂を生じる。

❸ 検査
KOH 直接鏡検法

❹ 治療
びらん面はしみるため軟膏基剤のものを使用する。角化の強い部では尿素製剤を併用する。

❺ 処方例
ⅰ）ハイアラージン®軟膏（びらん面）　1日2回
ⅱ）ニゾラール®クリーム（落屑性紅斑）　1日1～2回
ⅲ）ケラチナミン®軟膏（角化病変）

Ⅲ・癜風

❶ 概念
「くろなまず」と称されるマラセチアの表在感染疾患。

❷ 症状
褐色または白色調の小型の斑が前胸部、腋窩、上背部などに散在性あるいは地図状に集簇する。夏に増悪し再発しやすい。

❸ 増悪因子
高温、多湿、多汗、油脂の外用、副腎皮質ホルモンの全身投与、ホルモン異常など。

❹ 検査
KOH 直接鏡検法

❺ 処方例
アトラント®クリーム　1日1～2回

9　母斑

はじめに

　母斑とは、「遺伝ないし胎生的素因に基づき、生涯のさまざまな時期に顕現し、かつ極めて徐々に発育するところの、皮膚面の色ないし形の異常を主体とする限局性皮膚病変」（Unna PG, 1894）と定義される。すなわち、皮膚における限局的組織分化異常のことを指す。色のついたいわゆるあざについてここでは触れる。

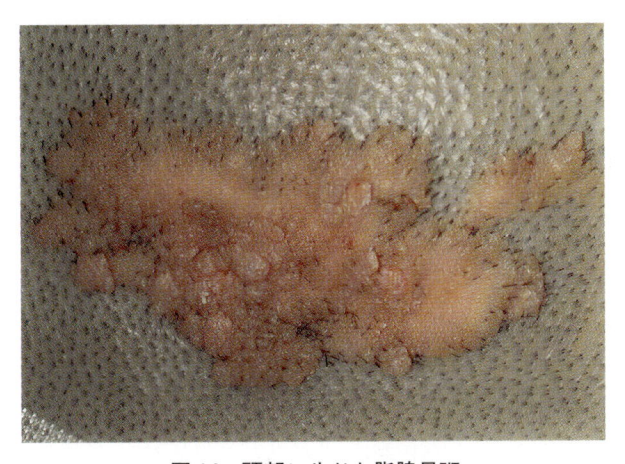

図14．頭部に生じた脂腺母斑

Ⅰ・黄色いあざ

1．脂腺母斑（類器官母斑）
❶ 概念
頭部に好発する脂腺成分、表皮、付属器、結合組織などが増生する母斑。
❷ 症状
乳児期は毛包脂腺系が未発達のため蒼白調または黄色調の脱毛部として認められる。小児期〜青年期には脂腺の増殖とともに扁平隆起し、疣状、褐色調となり、かずのこ様の外観を呈する（図14）。成人期には同部より二次的に腫瘍を生じることが知られており、乳頭状汗管嚢胞腺腫、基底細胞癌、外毛根鞘腫などが発生しうる。
❸ 治療
整容的にあるいは二次腫瘍発生の際は、切除が必要である。

Ⅱ・黒いあざ、茶色いあざ

1．色素性母斑、母斑細胞母斑
❶ 概念
胎生期に神経堤（櫛）を原基として生じ、メラノサイトにも Schwann 細胞にもなれなかった細胞が母斑細胞である。これにより構成される母斑をいい、いわゆる「ほくろ」である。
❷ 症状
病巣が真皮表皮境界部に留まるときは扁平な色素斑を呈し、真皮内に病巣が存在する場合、ドーム状や半球状に隆起する丘疹、結節となる。毛や点状色素沈着を有するものや、逆に色素をもたず白色調〜淡紅色調を呈するものがある。
❸ 治療
以下の所見（ABCDE rule）を認める場合は悪性を疑い皮膚科専門医をコンサルトすべきである。左右非対称（asymmetry）、境界不明（border）、多彩な色調（color）、直径 6 mm 以上（diameter）、拡大隆起傾向（enlargement, elevation）

2．若年性黒色腫、Spitz 母斑
❶ 概念
母斑細胞母斑の一種で良性。組織学的に悪性黒色腫との鑑別が重要となる。
❷ 症状
顔面や下肢に好発する。1 cm 以下の淡紅色〜褐色調ドーム状に隆起する小結節。急速に増大することがある。
❸ 治療
外科的切除

3．扁平母斑
❶ 概念
褐色調で平坦な色素斑。レクリングハウゼン病のカフェオレ斑や、ベッカー母斑（体幹の有毛性色素斑）はこの類症。

❷ 症状
出生時や生後間もなく生じる径 20 cm までの淡褐色斑。病変内に濃い小褐色斑や黒色丘疹を伴うことがある。
❸ 治療
レーザー、削皮術など。

Ⅲ・青いあざ

1. 蒙古斑
❶ 概念
胎生期真皮メラノサイトが残存したもの。真皮のメラニンが青くみえる扁平な青あざ。
❷ 症状
生後 2 年までは青色調を増し、その後 10 歳前後で消失。広範囲のもの、濃い色のもの、四肢、体幹側腹面など異所性に生じたものは成人期まで残存することがある。

2. 青色母斑
❶ 概念
メラニン産生能をもつ真皮メラノサイトの増生。メラノサイトが腫瘍性に増殖するため隆起性病変となる。
❷ 症状
頭、顔、手足、臀部に好発する、3 cm 大までの青色〜灰青色〜黒青色の丘疹、結節。

3. 太田母斑
❶ 概念
三叉神経第 1、2 枝支配領域の褐青色斑。肩峰三角筋部のものは伊藤母斑と呼ばれる。
❷ 症状
生後間もなく発症するものと、思春期から 20 代にかけて発症するものがある。眼、鼓膜、鼻粘膜、咽頭後壁、口蓋などにもみられる。
❸ 治療
レーザー。

Ⅳ・赤いあざ

1. 血管腫
組織学的には血管拡張主体のものと腫瘍性増殖をきたしたものに大別される。整容的な問題のみなら wait & see が原則であるが、病変が隆起して視覚などに機能障害をきたしたり、全身症状を伴う場合は早期の治療が必要となる。

❶ ポートワイン母斑、単純性血管腫
出生時よりみられる顔面、項部、体幹上部、四肢の鮮紅色〜淡紅色斑。毛細血管の拡張と増生がその本態であるが、加齢とともに色調を増し、凹凸、結節状隆起を生じる。額など正中部に生じるものは生後 1 年半以内に自然消退することが多く、サーモンパッチと呼ばれる。

a. 合併症
Sturge-Weber syndrome（三叉神経域病変、緑内障、脳内石灰化）、Klippel-Weber syndrome（病変直下の骨・軟部組織深部血管奇形）。

b. 治療
色素レーザー、外科切除、カバーマーク。

❷ 苺状血管腫
表面細顆粒状の鮮紅色を呈する境界明瞭な軟らかい腫瘤。生後3カ月以内に紅色丘疹あるいは紫紅色斑として発生し、数週間で急速に拡大隆起する。6カ月〜1年で最大に達し、その後は中央より徐々に自然退縮する。後に毛細血管拡張や皮膚萎縮、瘢痕を残すことがある。

a. 合併症
Kasabach-Merritt syndrome（巨大血管腫、血小板減少症）

b. 治療
wait & see が原則。視覚障害や気道圧迫、哺乳困難をきたしうる場合は早期治療を目指す（図15）。巨大なものも自然退縮後に整容的な問題を残しうるので治療の対象となる。ステロイド内服・局注、レーザー、持続圧迫療法、外科的切除など。

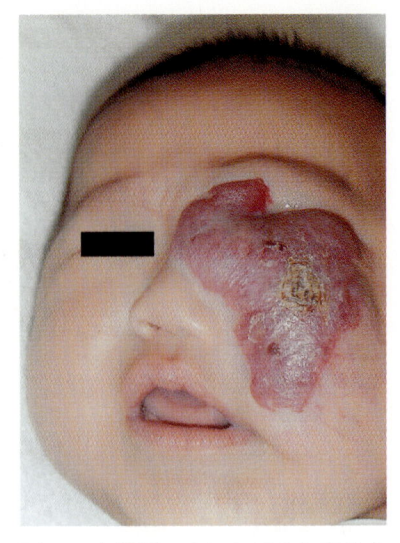

図15．左頬部に生じた巨大な苺状血管腫

10 母斑症

1・結節性硬化症（プリングル病）

常染色体優性遺伝をきたす。顔面の血管線維腫と中枢神経症状を主徴とする。診断基準を表7に示す。学童期までに出現する皮膚症状としては頬、鼻、頤に多発する血管線維腫（図16）と、葉状白斑

表7．結節性硬化症の診断基準
1988年 Gomez は結節性硬化症の診断基準として以下の項目を挙げている。

大基準（1つでも存在したら確定診断）	小基準（2つ以上で暫定的診断）
① 大脳皮質結節	① 点頭てんかん
② 脳室上衣下グリア結節	② ミオクロニック/トニック/アトニック発作
③ 網膜過誤腫	③ 低色素性母斑
④ 顔面血管線維腫	④ 隆起革様皮膚
⑤ 爪周囲線維腫	⑤ drusen と区別できない網膜乳頭周囲過誤腫
⑥ 頭部・額の線維腫	⑥ 歯肉線維腫
⑦ 多発性腎血管平滑筋脂肪腫	⑦ 歯エナメル質小孔
	⑧ 多発性腎腫瘍
	⑨ 腎シスト
	⑩ 心臓横紋筋腫
	⑪ 肺リンパ管筋腫症
	⑫ X線上の肺 honeycomb 陰影
	⑬ 楔状大脳皮質−皮質下石灰化
	⑭ 多発性大脳皮質下髄鞘形成不全領域
	⑮ 家系内患者の存在

図16. 結節性硬化症の血管線維腫（頬、鼻）

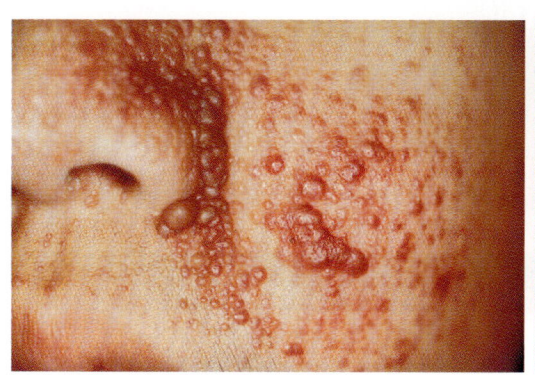

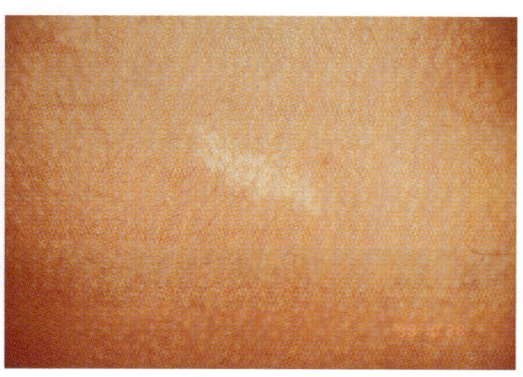

図17. 結節性硬化症の葉状白斑

と呼ばれる長楕円形の低色素性母斑（図17）が重要である。

❶ 必要な検査

頭部 CT、MRI 検査。胸部単純 X 線写真。心電図、心エコー。

❷ 治療

けいれん発作に対しては抗けいれん剤投与。腫瘍性病変には外科切除を。顔面の血管線維腫に対しては削皮術や凍結療法など。

II・レクリングハウゼン病

常染色体優性遺伝をきたす。皮膚症状として神経線維腫とカフェオレ斑を主徴とする。

❶ 神経線維腫

思春期頃より出現し、次第に増数、拡大する。褐色調で大小さまざまな軟らかいドーム状から半球状に隆起する結節である。

❷ カフェオレ斑

コーヒー牛乳様の均一な色調をもつ淡褐色斑（図18）で、生下時から2歳時までに出現する。小さいものは、遅れて小児期より出現し、そばかす様を呈し、腋窩に存在するのが特徴的とされる。

❸ 皮膚外症状

中枢神経病変として神経線維腫、髄膜腫、神経膠腫、脳波異常、骨変化として脊椎側彎、眼病変として虹彩小結節がみられる。

ⅰ）診断のポイント：径1.5 cm 以上のカフェオレ斑が6個以上あるときはレクリングハウゼン病を強く疑う。腋窩部雀卵斑様色素斑は診断的価値が高い。

ⅱ）治療：外科的切除。悪性神経鞘腫が2〜5% にみられるので定期的な経過観察が必要である。

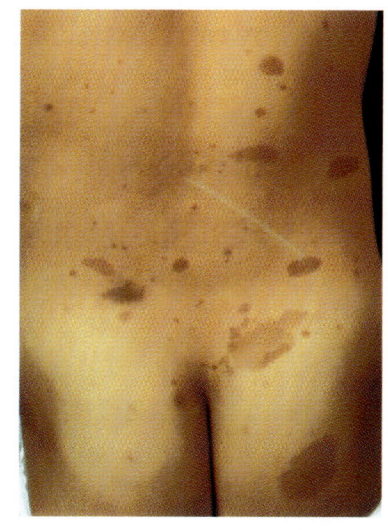

図18. レクリングハウゼン病のカフェオレ斑

（小川純己）

XVIII 耳・鼻・咽喉疾患

1 急性中耳炎

I・疾患概要

 0歳から3歳までの乳幼児に多発するインフルエンザ菌か肺炎球菌による中耳すなわち鼓室、乳様蜂巣粘膜の化膿性炎症疾患である。主な症状は激しい耳痛と発熱であるが、あいにく乳児は痛みを訴えないので、発熱のみが前面に出て見落とされやすい。抗生剤が有効であるが、最近は耐性菌が多くなったが、その原因はセフェム系の抗生剤の多用のためという指摘がある。ABPC（アンピシリン）、AMPC（アモキシシリン）の使用の方がよいというが、PCは下痢を起こしやすいという欠点がある。

II・診断のポイント

 小児科の常識では発熱があったら中耳炎を疑えといわれている。乳幼児の耳痛の表現は首を振る、耳に手を当てる、耳を掻きむしるようにする、激しく泣くなどで、突然夜間に起こることが多い。親に子どもの素振りを聞くことが大事である。体温は39～40℃に達することもある。この時点で鼓膜所見をみることができれば、強く発赤し、膨隆した鼓膜をみることができる。

III・小児科医としての治療

 理想的治療はすぐに耳鼻科に転送して鼓膜切開を受ければ、痛みは止まる。夜間で転送が遠慮されるときは鎮痛剤と抗生剤で一応治まったようにみえるが、膿は鼓室、乳様蜂巣に留まったままであると、いずれ再発して反復性の中耳炎となったり、反復する発熱の経過を取る。これを防ぐには鎮痛剤、抗生剤で一応治療しても、その後できるだけ早く耳鼻科医で鼓膜切開と吸引排膿を行う。
 鼓膜が自壊して排膿し、耳漏となっている場合には痛みはなくなる。この状態で大事なことは耳漏を細菌培養しておくことである。インフルエンザ菌は乾燥に弱いので、増菌培地に入れて検体を出さないとインフルエンザ菌を証明できない。最初の診察で耳漏が検査されていると、早く耐性菌を知り、早く抗生剤を変更できる。
 反復して急性中耳炎が起こるときは耳鼻科で十分な治療を受けているか検討し、小児科医として育児上の指導をする。免疫異常はないか、離乳食は十分か、特に蛋白質の量、栄養のバランス、暖かい室内環境か、などである。

【参考文献】
 1）特集 変貌する急性感染症；耐性菌の取り扱い．小児耳鼻咽喉科 21：2, 2000.

② 滲出性中耳炎

I・疾患概要

　急性化膿性中耳炎が化膿性炎症であるのに対して滲出性中耳炎は滲出性炎症である。滲出液は中耳粘膜の粘液腺の分泌液および細血管からの濾出液で、細菌と白血球が少ない。滲出液は水様の漿液性のことと粘稠な粘液性のことがある。緩和な炎症であるから、痛みを伴わず主症状は難聴と不快な感じだけである。患者としては4～5歳の幼児が多いが、急性中耳炎を多発する0～3歳でも潜在して存在する。特に保育園児では冬には50％にも達することがある。放置しておくと稀に粘稠な滲出液が糊上になって鼓膜が鼓室の内壁に癒着して、癒着性中耳炎で、中等度の難聴となり治療は困難となる。

II・診断のポイント

　診断の決め手は、軽度の難聴の訴えと鼓膜の所見である。呼んで返事をしないことがある、テレビの音を大きくするといった程度の難聴である。中耳に滲出液が溜まっているために、不快感が情緒に影響して、怒りっぽい、友だちとけんかする、夜尿がある、などの異常がみられたり、めまいを訴えることもある。診断の決め手の鼓膜所見は急性中耳炎のように明確なものでなく、光沢のなくなった鼓膜、混濁した鼓膜、中に滲出液が透見される鼓膜、内側に陥凹した鼓膜といった、正常鼓膜との区別がしにくい所見である。多くの所見を見慣れていないと見落とすことになる。
　扁桃、アデノイドの肥大は本症の発症の原因となる。

III・小児科医の最初にすべきこと

　本症は薬剤の効果はほとんどない。基本的に細菌の関与はないので、抗生剤も効果は乏しい。基本的治療法は鼓膜切開して、滲出液を吸引排除する以外にない。したがって小児科医の治療の領域に入らない。しかし症例が多いので患者および保護者を指導する責任がある。以下のような点に留意する。
　①風邪の後、鼻汁が多くて、聴こえがなんとなく悪いという訴えがあるとき本症を疑う。
　②保護者が会話には支障がないが、テレビの音を大きくする、返事をしないことがあるというとき本症を考える。
　③若年幼児期にことばの遅れがあるとき、本症の潜在が原因のことがある。
　④幼児がある時期から情緒不安定で、不機嫌が続くとき本症の潜在を考える。
以上のようなことがあったら耳鼻咽喉科を受診するように勧める必要がある。

【参考文献】
1) 古賀慶次郎, 川城信子, 荒木昭夫：小児の滲出性中耳炎の臨床像の分析と治療法. 耳鼻咽喉科展望 28：4, 335-342.

③ 難聴

I・疾患概要

　難聴と一言でいうが、その種類は多く、それぞれを解説できないので、小児科医として、必要なポイントのみについて述べる。難聴には伝音難聴と感音難聴と両者の合わさった混合難聴とあるが、伝音難聴は中耳炎など伝音系の異常で起こり感音難聴は内耳を含めて聴覚の神経系の異常で起こる。前者は最高に悪化しても中等度以上には悪化しないが、後者は聴覚のほとんどが失われる聾という状態になりうる。難聴には先天性と後天性とあり、先天性には遺伝性、胎内性、周産期性、原因不明などある。言語の習得は新生児期から（胎児期からとの説もある）日常的にことばを聴くことによって、12カ月齢で始語となる。難聴は始語の遅れをきたすだけでなく、中等度（会話域で70 dB以上）の難聴では放置しておけば、一生、言語を失った状態になる。伝音難聴は手術、補聴器などで聴力を改善できるが、感音難聴は補聴器か、人工内耳で補聴を行い、長期の言語習得訓練が必要である。訓練は1歳前から3歳までの脳神経の発育の最も旺盛な時期に行うのが最も効率がよいので、早期発見が望まれる。そのため最近、聴性脳幹反応聴力検査で新生児をスクリーニングする方法が試行されている。
　後天性難聴にも種々なものがあるが、一般的なものは滲出性中耳炎による難聴で、この項を参照されたい。

II・小児科医の対応

　母親は最も早く、子どもの耳が聴こえないのではないかと、疑いをもつ。しかしそのときの小児科医の対応は不適切なことが多い。さらに加えて乳幼児健診での保健婦の指導も悪いので、診断が次々に遅れてしまう。そのいずれの指導も欠陥は共通していて、「小さい赤ちゃんだから、検査も難しいから少し様子をみなさい」というのである。母子手帳の母親の記載欄を注意深くみれば、難聴の疑いがもたれるはずなのに、その指導がなされていないことがある。現在どのような年齢の難聴でも診断は可能である。その1つが聴性脳幹反応の聴力検査である。しかしこの検査にも高音域の検査という限界があることを知っておく必要がある。また検診体制の不備もあってスクリーニングという不確定のまま、あたかも診断がついたように親に告知しパニックを起こさせることや、療育施設の不足などの育児上の問題点が識者の中で論ぜられている。

【参考文献】
1）古賀慶次郎：小児難聴の早期診断. 日本医事新報 3344：23-27, 1987.

④ アレルギー性鼻炎

I・疾患概念

　アレルギー性鼻炎は子どもの成育途上のアレルギーマーチの一部をなし、喘息患者の90％に合併するといわれる。その疫学は学童のレベルでは、都市と農村との差など調査されていて、都市の大気

汚染の影響など研究されてきた。しかし乳幼児に関しては花粉症が低年齢化しているといわれるが、多数例についての疫学的調査は乏しい。このことは日本だけでなく、欧米においても同じようである。最近東京都衛生局の上田隆らが3歳児においてアンケート調査を行ったが、低年齢では貴重なものであろう。それによると、平成11年度9月の3歳児健診者7,988人中4,415人から回答を得て、区部で6.7％、多摩地区で8.8％で、性別では男子7.8％、女子7.1％であった。多摩地区で多いのはスギ・ヒノキ花粉の飛散が多いためであろうと考察されている。このアンケートでは喘息は9.5％の有症率で区部と多摩地区と差はないという。

　一般的には小児のアレルギー性鼻炎はハウスダストによる通年性が多いとされる。通年性か花粉による季節性かの判定は治療のうえで大切で、家族歴での親のアレルギーの有無とともに問診上の課題である。

　本症の発症は1970年代の国立小児病院の調査で、0歳で5％、3歳までに35％、5歳までに74％であった。くしゃみは大人のように激しくないか、ほとんどない。鼻汁も大人のように水様性でなく粘稠また粘膿性である。常時の鼻閉と鼻の不快感が子どもを悩まし、顔面に随伴症状が現れる。例えば眼瞼の暗紫色の変色、よく鼻をこする、口や鼻を左右に曲げる、上口唇の伸展動作、口呼吸。むずがゆいので指で鼻をいじるため鼻前庭炎を起こして鼻出血を頻発する。このように子どもを悩ます故に治療が望まれる。減感作療法も推奨されるが長期にわたるので、抗ヒスタミン剤、アレルギー剤が用いられるが、セレスタミンは禁忌である。ハウスダストに対しては室内の清掃が望まれる。

II・小児科医の対応

　常時、粘稠な鼻汁に悩まされる子どもを診たら本症を疑ってみる。小児用の抗ヒスタミン剤は小児では眠気を催さないので使いやすい。それで好転すれば一応の診断はつく。通年性の発症ならハウスダストと考えて室内のほこりの除去を指導する。ペットの飼育についても聞いてみる。季節性なら花粉症を考える。副作用の少ない抗ヒスタミン剤を選択し、どの場合も抗ヒスタミン剤の服用が長期にわたらないような工夫が必要である。子どもは好まないが、抗アレルギー剤の鼻内スプレー、点鼻が使用できればそれを併用する。感染を合併して膿様鼻汁になったら抗生剤を併用する。季節性のときは予防的に抗ヒスタミン剤を用いる。夜間、鼻汁が多く睡眠を妨げるときは睡眠前に鼻汁を吸引した後、末梢血管収縮剤の点鼻をする。但し乳幼児では成人のものを10倍希釈する。水泳の可否を聞かれたら、原則として禁じない。但しプールの塩素に反応しやすいときは、水泳前に抗アレルギー剤の鼻内スプレーまたは点鼻する。

　抗原の検索は皮膚テストが有効であるが、それができなければRASTによる。

【参考文献】
1) 荒木昭夫：小児のアレルギー. 小児医学 12(4)：790-819, 1979.

⑤ 鼻副鼻腔炎

I・疾患概念

　副鼻腔は上顎洞、篩骨洞、蝶形洞、前頭洞よりなるが、副鼻腔は身長型の発育をするので、乳幼児では小さく、学童で大きくなるので、乳幼児と学童では病態が異なる。副鼻腔炎は一般的に、固有鼻腔とすべての副鼻腔の炎症と考えられるが、発育が早い上顎洞は膿が溜まりやすい。急性と慢性とがある。慢性副鼻腔炎はいわゆる蓄膿症と呼ばれ戦中、戦後小児だけでなく成人にも多く国民病と称された時代がある。現在でも貧困国には小児に多い。栄養状態がよくなって日本では小児でも激減したが、亜急性の鼻副鼻腔炎は日常的に比較的多くみられる。乳幼児が風邪のあとで膿性鼻汁がみられるときこれを疑う。この状態が長く続くと、呼吸障害と気管気管支炎を起こして、全身的に与える影響はよくない。診断は多量の膿性の後鼻漏。鼻内所見とX線所見で決められるが、それは耳鼻咽喉科の領域に入る。学童期になると、副鼻腔が発育するので、頭痛、頬部や前頭部の鈍痛、発熱などの症状をもつ急性副鼻腔炎と上顎洞に慢性的に膿の貯留する慢性副鼻腔炎がある。後者は以前は上顎洞開放手術が行われたこともあるが、現在は成長後に手術による顔面の変形が起こるので、このような手術は行わない。

II・小児科医の対応

　耳鼻科で正式に診断されなくても、幼児で多量な膿性鼻汁と咽頭を診て、多量の膿性の後鼻漏が認められることにより疑いがもたれる。とりあえずABPC剤を4～5日投与すると好転することが多い。治癒を促進するためには、鼻汁が多いときは乳児では母親に鼻汁を吸わせるか、市販の吸引装置で吸引する。吸引後、点鼻薬の末梢血管収縮剤（プリビナ®など）を10倍に希釈して1、2滴点鼻しておく。但し新生児では禁忌である。乳幼児では5%塩酸エフェドリン点鼻を用いてもよい。治癒しにくいときはアデノイドや扁桃肥大を考える。また慢性的な気管支炎や咳が続くときは、本症を疑う。学童で急性副鼻腔炎があるときは、一応抗生剤を投与するが、おそらく上顎洞から排膿しない限り好転しないであろうから、経過をみて、耳鼻科に紹介した方がよい。慢性副鼻腔炎は咽頭の後鼻漏で疑いがもたれる。本症の本格的な治療は耳鼻咽喉科に依頼する。

⑥ 言語障害

I・疾患概要

　言語障害には脳・神経障害によるもの、精神発達遅滞（知恵遅れ）、自閉症、脳性麻痺による言語発達の異常、ことばの刺激の少ない環境で育てられた環境性の言語発達の遅れ、これらの原因のない単純言語発達の遅れ、難聴による言語発達の遅れ、全体としてことばの発達はよいが特殊な構音に異常のあるもの、吃音などが主な診療対象となる。原因によって対処の仕方が異なるので、原因の解明が最初の課題となるが、そのためには正常の言語の発達がどのようなものか、訴えられたものが果たして異常なのか、異常ならその原因を探るために、診察といくつかの検査のふるいにかけて鑑別する必

要がある。しかし検査するまでもなく精神発達遅滞、自閉症、脳性麻痺は小児科の立場で既に診断されていれば、診断は容易であるが、それでも耳鼻咽喉科の立場では、①難聴の合併はないか確認することが極めて重要である。その理由は難聴の重複があるとき、補聴器の装用で情緒の安定や言語の発達が起こることがあるからである。②単純な言語発達の遅れなのか、または上記のような原因疾患の軽いものがあるのかの診断では難渋することもある。③ことばをつくる機能、構音機能、例えば舌や口蓋、口唇、鼻腔、咽頭などの形成異常や運動機能などの異常も見逃せない。

II・小児科医の対応

　言語障害は特殊な分野なので、専門家に紹介しなければならないことが多い。その場合障害の種類に対応した適切な紹介が必要である。難聴や気質的構音障害は耳鼻咽喉科に、原因となる疾患が小児科の疾患であれば小児科の専門医に紹介するのが筋道であろう。そのための概略の診察は以下のようである。

❶ 問診
①母親の訴えや母子手帳に難聴を疑わせるものがあるか検討する。
②ことばの発達が正常と比べてどのくらい遅れているかを聞き出す。
③四肢の運動機能についてたずねる。
④排泄の調節など、知能の発達を示す行動に遅れがあるかを聞く。
⑤乳児期に親と視線が合わない、幼児期には情緒すなわち喜怒哀楽の感情に異常がないかを聞き出す。
⑥どの語彙が上手に発音できないかたずねる。
⑦ことばの構成の異常について尋ねる。
⑧子どもへの語りかけが多いかどうかを聞く。

❷ 診察
口唇、舌、口蓋、口蓋垂、咽頭の構造や運動機能の異常の有無をみる。
以上によって一応の紹介先を考える。

　治療は言語療法士の治療によることになるが、耳鼻科でも小児科でも言語療法士が所属する施設でないと適切な療法はできないこともある。また難聴による言語障害の補聴訓練とそのほかの言語障害の療法とは性質の違うものなので、療法士にもそれぞれ専門があることに留意すべきである。親がことばの異常で受診した場合、どのような異常なのか聞き出さねばならない。

【参考文献】
1) 田口恒夫：言語発達の病理. 医学書院, 東京, 1975.

（古賀慶次郎）

XIX 眼疾患

本稿では、小児に多くみられる疾患および緊急性が高い疾患について解説する。

眼病変の診察には、細隙灯顕微鏡や眼底鏡などが必要であり、眼科医による診察が不可欠である。しかしながら、小児科外来や救急外来に眼科医が常にいるはずはなく、目の異常を疑っても適切な時期や情報を逸する可能性があり、患児の状態によっては紹介が困難なこともある。緊急性が高いアルカリ腐蝕などは診察前の指示と対処が予後を大きく左右する。

眼科への紹介が基本姿勢であるが、その前になし得る対応について記載した。

1 眼外傷(ocular trauma)

はじめに

受傷部位や外傷の原因により多種多様であり(表1)、腫脹や出血、感染により病態は変化する。鈍的外傷では介達外力のため受傷部位と損傷部位が異なる場合もある。特に眉毛部外側の鈍的外傷では視束管骨折による高度の視力障害を生じる可能性が高い。異物については次項に記載する。

I・症状

眼瞼の出血や腫脹が著しい場合の診断は困難である。疼痛に加えて、視力障害を伴うことが多い。

II・診断

受傷時の状況と部位を問診し、眼位や眼球運動、対光反射をみる。

興奮状態にあるので、なるべく刺激をしないよう留意し、外眼部以外の損傷部位の診察は専門医に任せる。

表1. 外傷による損傷部位と主な病名

損傷部位	病名
眼瞼	眼瞼裂傷、涙小管断裂
結膜	結膜裂傷、結膜出血
角膜	角膜裂傷、角膜穿孔、角膜上皮剝離
強膜	強膜裂傷(眼球裂傷)
虹彩	虹彩断裂、隅角解離、前房出血、続発性緑内障
水晶体	外傷性白内障
網膜・硝子体	網膜振盪症、網膜裂孔、網膜剝離、黄斑円孔、硝子体出血
脈絡膜	脈絡膜破裂、脈絡膜循環不全
視神経	視神経損傷、視神経症
眼窩	眼窩壁骨折、視束管骨折、眼窩血腫

他の部位のX線撮影が必要であるならば、Waters' 法、Fueger's I法、OM 30、視束管を併せて撮影する。

III・対応

皮膚の裂傷に対しては縫合やテーピングなどの止血を行い、眼軟膏や抗生剤を用いた感染予防を行う。

目の痛みや視力障害があるときは、速やかに眼科受診させる。

眼窩壁骨折には鼻出血をきたすことが多い。鼻をかむ動作は眼窩気腫・皮下気腫を生じさせるため鼻をかまないよう説明する。

② 眼異物(ocular foreign body)

はじめに

化学腐蝕をきたす異物に対しては特に緊急の処置が必要となる。可能ならば受診前に洗眼をさせるべきである。比較的安定した異物も眼球内部まで侵入した場合は、注意深く対処しなければならない。

I・症状

異物感、刺激感、流涙、結膜充血、結膜浮腫、視力障害。

II・診断

「何が、いつ頃目に入ったのか」を明らかにし、状況からも想定する。眼球内の異物がなく、化学腐蝕が考えられる場合は、速やかに洗眼処置を行う。

眼内に異物がある場合は、直ちに眼科を受診させる(感染による失明のリスクが大きい)。

眼瞼を翻転し、眼瞼の裏側の異物をみる。

III・対応

酸やアルカリ、マニキュア、水虫治療薬などは、患者または家人によりその場で直ちに流水で洗眼させる。シャワーなどをぬるま湯にして用いてもよい。電話での指示の際には、必ず「プールで目を洗うように」などと注意を促す。目を閉じたまま洗眼(?)している場合がある。

受診時にも生食水により、眼球表面や結膜を洗い流すように洗眼する。結膜は翻転し、丁寧に擦り流す。片眼につき約1ℓ洗眼した後に眼科へ直ちに紹介する。

腐蝕性のない結膜上の異物はガーゼなどで除去可能な場合があるが、異物の除去後にも角膜表面の傷のため異物感を訴えることがある。

③ はやり目

はじめに

はやり目とは、感染力の強い急性ウイルス性結膜炎であり、流行性角結膜炎、急性出血性結膜炎、咽喉結膜熱を指す。伝染予防のために出席停止が学校保健法で定められている。

I・症状

著しい眼脂（起床時に目が開けられないくらい）、異物感、刺激感、流涙、結膜充血、眼瞼腫脹など。

II・診断（表2）

上記の症状に加え、感冒様症状（鼻汁、咳嗽、咽頭痛）、耳前リンパ節の腫脹があればおそらく本疾患である。赤い目をした家族や友人がいれば可能性はより高くなる。確定診断には免疫学的検査を用いる。

眼瞼結膜や角膜の障害の診察には細隙灯顕微鏡検査が必要であり、類似した所見でも細菌性やヘルペス性結膜炎の可能性があるため、専門医の診察は欠かせない。

感染力が強いため、医師は診察後直ちに流水で手を洗いイソジン® あるいはウェルパス® で消毒する。患者の椅子など接触した部分をアルコールにより消毒する必要がある。

III・対応

患者の涙や眼脂を介した感染を予防するため、家庭内ではタオルなどは別々に使用し、使用後は速やかに洗濯するよう説明する。

混合感染の予防のため抗生剤・抗菌剤点眼薬（クラビット®、エコリシン® を1日4〜5回）を処方し、眼科医へ紹介する。ステロイド点眼薬の処方は眼科医以外がすべきではない。

本疾患は角膜に白点を残すことがあり、視力障害の原因になる。

表2．ウイルスと潜伏期、所見

病名 （略称）	流行性角結膜炎 （EKC）	急性出血性結膜炎 （AHC）	咽頭結膜熱 （PCF）
原因ウイルス	アデノウイルス8型 （19、37型）	エンテロウイルス70 など	アデノウイルス3型 （4、7型）
潜伏期間	7日	1日	5〜6日

④ アレルギー性結膜炎(allergic conjunctivits)

はじめに
スギ花粉やダニ、カビなどの抗原によるアレルギー性疾患である。アレルギー性鼻炎を伴いやすい。

Ⅰ・症 状

目の痒み、眼脂、流涙、結膜浮腫・充血、異物感など。一般に症状は両眼にみられる。瘙痒感のため眼瞼を擦ることで状態は増悪する。眼脂は白色で粘性は低い。結膜浮腫は瞼裂から突出するほど膨れることがある。

Ⅱ・診 断

以前に同様の症状があることが多い。発症した季節や場所などからある程度までは原因を想定できる。上眼瞼を翻転して、結膜の濾胞形成を確認する。アレルギー性結膜炎の一型である春季カタルでは著しい結膜濾胞の増殖を認める。

Ⅲ・対 応

擦ることが病状を悪化させる。なるべく擦らないよう、刺激を与えないよう指導し、あまりにも痒いときには冷却するとよい。コンタクトレンズの装用は中止させる。眼瞼の叩打はアトピー性皮膚炎患者に多くみられる。白内障や網膜剝離の原因と考えられており中止させる。

治療は抗アレルギー剤点眼薬(リボスチン®、リザベン®、インタール® など)を1日3～4回で使用する。ステロイド点眼剤は眼圧上昇の副作用をもつため安易に使用すべきではない。

炎症や増殖性変化が著しい場合、改善しない場合は眼科に紹介する。

⑤ 眼瞼内反(entropion)

はじめに
眼瞼の発育の不均等より、眼瞼と睫毛が内側を向き角膜表面に触れるもの。幼少時の睫毛は柔軟であるが、成長するに従って剛くなり表層角膜症を生じる。

Ⅰ・症 状

刺激感、流涙、眼脂、結膜充血、羞明など。無症状のこともある。

Ⅱ・診 断

下眼瞼に多く、眼瞼皮膚を牽引して内反の程度をみる。角膜の障害には眼科医による細隙灯検査を行う。

Ⅲ・対 応

自然治癒の傾向があるので基本的に6歳までは経過観察とし、改善しない場合は手術を考慮する。

角膜障害がある場合は点眼薬により治療する。

6 眼瞼下垂(blepharoptosis、ptosis)

はじめに

　先天性の単純性眼瞼下垂が最多であり、これ以外ではほかに所見を伴う。眼瞼の挙上が困難で、瞳孔を覆うと視力の発達は妨害され、弱視の原因となりうる。特に片眼遮蔽例では弱視が生じやすい（表3）。

I・症 状

外見の異常、眼瞼の左右差、顎を挙上してみる姿勢など。

II・診 断

　病歴より発症時期を推定し、進行の有無を確認する。顔写真があると比較に有用である。
　上眼瞼を指で持ち上げて眼瞼や眼球の状態をみる。また眼球運動や眼位、瞳孔運動の異常を伴う例では原因検索を要する。

❶ 単純性
眼瞼挙筋の発達障害。

❷ 瞼裂縮小症候群
眼瞼組織の低形成により両眼性の眼瞼下垂、瞼裂狭小、逆内眼角贅皮をきたす。常染色体優性遺伝。

❸ ホルネル症候群
片側性の眼瞼下垂、縮瞳、虹彩異色がみられる。一般に出生時の頸部神経叢の外傷に起因する。

❹ Marcus Gunn 現象
開口などの下顎運動により眼瞼下垂が改善するもの。動眼神経と三叉神経の異常神経支配が原因。

III・対 応

　下垂した眼瞼が瞳孔を覆う場合や眼球運動障害、斜視などを伴う場合は弱視や両眼視機能障害の原因となるため、眼科へ早期に紹介する。眼瞼下垂のみならば眼瞼により視線が妨げられない限り早期手術の必要はない。軽度でも眼科へ紹介する必要がある。

表3．小児の眼瞼下垂の原因

筋原性	単純性、瞼裂縮小症候群、重症筋無力症など
神経原性	動眼神経麻痺、ホルネル症候群、Marcus Gunn 現象など
機械的	炎症、眼瞼腫瘍、無眼球症
外傷性	手術、異物、眼瞼裂傷、挫創、神経障害
偽眼瞼下垂	低形成、小眼球

7 白内障(cataract)

はじめに
　水晶体の混濁を白内障と称する。一般には加齢性白内障を指すが、糖尿病やアトピー性皮膚炎に伴う白内障のほか、ステロイドの全身投与例や先天性異常に白内障がみられる。

Ⅰ・症状
　早期のわずかな混濁では自覚症状はなく、混濁が進行すると、霧視や視力低下を訴える。

Ⅱ・診断
　散瞳下での細隙灯検査を行う。

Ⅲ・対応
　アトピー性皮膚炎患者では白内障に加えて網膜剥離の合併例が多い。ステロイドの副作用には白内障、緑内障、網膜障害があり、糖尿病では網膜症が合併することがある。いずれの場合も無症状であっても年に2回以上の受診を指示する。

8 屈折異常

はじめに
　屈折異常には遠視・近視・乱視の3種類がある。屈折に加えて、眼の調節力を用いることで、より近方にピントを合わせることができる。小児の調節は成人よりも大きく、眼のピントが合う奥行きが広い。かなりの遠視でも調節力により良好な視力を得ることがあり、小児の屈折検査には調節麻痺剤の使用が必要となる。特に遠視や乱視では、両眼視機能障害や器質的ではない視力発達障害である弱視の原因となり、発見が遅れると治療困難な場合がある。不同視とは左右眼の屈折状態が違う(2D以上)状態で、像の大きさなどが異なるために眼精疲労を生じ、両眼視機能障害をきたしやすい。

Ⅰ・症状
　テレビや本を近づけて見ることや黒板の文字が見難くなったという訴えが多く、追視や固視などの日常行動に異常をみつけ受診する例もある。また3歳児健診や学校健診で指摘されたことを機に来科する。
　遠視に対して眼に調節力が十分に強ければ視力は良好である。しかしながら近見時に眼精疲労を生じやすく、学習時の集中力が低下する。また弱視や内斜視の原因となることがある。
　近視眼では遠方はよく見えないが、近いところはよく見えるため、より近づいて物を見ようとする。
　乱視は主に角膜表面のカーブの歪みが原因となり、どこにもピントが合わない状態である。屈折力が方向により異なるものを正乱視、角膜表面に凹凸があるものを不正乱視と称する。

II・診断

眼科で眼位検査、屈折検査、視力検査を行う。

著しい屈折異常や眼位異常が疑われる例には、アトロピン点眼を用いた調節麻痺下での検査を行う。

自覚的な視力検査は3歳以降で可能となる。他覚的な検査法としてPL（preferential looking）法、OKN（optokinetic nystagmus）法などが用いられている。

III・対応

眼鏡をかけることが最も一般的な対応である。眼鏡装用は屈折異常の矯正のみではなく、斜視・弱視の予防・治療の役割がある。このため専門医による屈折矯正、眼鏡処方が必要となる。

眼鏡の装用により視力低下が進行することはないが、近視は25歳くらいまで進行することがある。

小児のコンタクトレンズは不正乱視などの治療に用いる。通常の屈折異常には、角膜障害の危険性があり小児に行うべきではない。

9 斜視（strabismus）

はじめに

両眼の視線が正しく目標に合致しない状態、すなわち眼位ずれを外見的な徴候の1つとした、運動・感覚系に複雑な症状をもつ症候群である。

立体視などの両眼視機能は2歳までに大きく発達するため、この時期に斜視があると両眼視機能の予後は不良である。また斜視は視力の発達を障害し、視力障害（弱視）の原因となりうる。

I・症状

目つきがおかしい、視線が一定しない。

II・診断

斜視の状態について（どんなときに気がついたか、どちらの方向を見たときに斜視が強いか）問診し、ぬいぐるみやペンライトなどを用いて眼の位置や動きを観察する。ペンライトなどの光を固視させたときに、両眼の角膜の中央に反射があれば正常である（Hirschberg法、図1）。この検査で斜視が明らかであれば眼科を紹介する。検査時には斜視がなくても、後に明らかになる例があるため、目つきや眼の動きが何かおかしいと思ったら眼科を受診するように説明する。

III・対応

弱視や両眼視機能障害を予防し、改善させることが大切

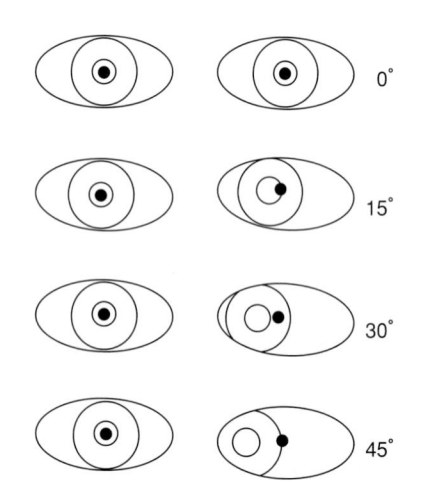

図1．Hirschberg法による眼位検査

である。
　眼位、両眼視機能、眼球運動などの精密検査や治療は専門機関へ紹介する。受診時には日常の写真を数枚持参するように説明する。
　斜視の原因と状態に応じて治療方法を選択する。手術適応になる場合もある。

10 色覚異常(color sense disorder)

はじめに

　日本人男性の約5%、女性の約0.2%に色覚障害があり、かなりの割合を占めている。病気や異常と捉えるよりも、少数派と考えた方がよい。

I・症状

　自覚することはなく、学校健診などで指摘されることが一般的である。

II・診断

　石原式色覚検査表を用いて異常の有無を検査する。伴性劣性遺伝する例が多い。

III・対応

　色覚異常による進学や就職の制限はごくわずかであり、障害者という意識を与えてはならない。より精密な検査には専門施設へ紹介する。

（八木橋朋之）

【参考文献】
1) 小口芳久：小児眼科の ABC. 日本醫時新報社, 東京, 1995.
2) Moore A : Paediatric Ophthalmology. BMJ Books, 2000.
3) 馬嶋昭生：カラーアトラス眼底図譜. 日本醫時新報社, 東京, 1984.

各論・2 《新生児》

新生児 診察法、検査法、管理法

はじめに

　未熟児・新生児に対する診察は 2 つの場面で行われる。第一は早期新生児に対する疾患スクリーニングとしての診察、第二は疾患新生児に対する症状評価としての診察である。両者の目的は異なるが一般原則は同じであり、以下本文中で、蘇生、診察、管理について系統的に概説する。

　肝要なのは、①病初期の症状が非特異的で顕性化しにくいこと、②臨床経過中の不十分な観察・判断の遅れが急変に直結すること、を認識し、治療にあたる姿勢である。とりわけ看護師からの臨床情報には傾聴すべき事案が多く、積極的な情報交換は不可欠である。「なんとなく様子がおかしい」という身体徴候も小児科領域同様、特に無視されてはならない情報である。

　疾患が疑われ十分な医療行為が不可能と判断した場合は、早急に新生児専門施設への搬送を検討すべきである。

1 蘇 生

1・情報・備品の準備

　まず最初にすべきことは、蘇生・母体搬送・入院依頼時に、母体・胎児・新生児の状態を把握するための的確な情報収集である。在胎週数、推定・出生体重、前期破水、羊水性状（過多過少、混濁、出血）、妊娠中毒症、母体発熱、母体感染症・合併症、分娩様式、胎児心拍推移、呼吸状態、チアノーゼ、外表奇形、などは最低限確認すべき項目である。

　次にすべきことは、入院の可能性が予測されれば産科情報を早急に当該病棟へ伝え、以下必要な備品の準備を指示することである。閉鎖型保育器（低出生体重児、全身状態の悪い児）あるいは開放型保育器（外科疾患）（表 1）。呼吸心拍モニター、パルスオキシメーター。挿管チューブサイズの選択、体重相当サイズのマスク、ジャクソンリースバッグ、喉頭鏡（電球切れを確認）、吸引器（吸引圧 100 mmHg、吸引確認）、酸素投与（耳に当て流量確認）、点滴（各論参照）など。

表 1. 保育器の器内温・湿度設定

体重	器内温	湿度
1,000 g 未満	37℃	90%
1,000〜1,500 g 未満	35〜36℃	80%
1,500〜2,000 g 未満	34〜35℃	70〜80%
2,000〜2,500 g 未満	32〜33℃	60〜70%
2,500 g 以上	30〜32℃	60%

表2. アプガースコア

徴候	0	1	2
心拍数	なし	100/min 未満	100/min 以上
呼吸努力	なし	弱い泣き声	強い泣き声
筋トーヌス	四肢すべて弛緩	四肢やや屈曲	四肢屈曲
刺激に対する反応	無反応	顔をしかめる	泣く
皮膚色	全身チアノーゼ 蒼白	体幹ピンク 四肢チアノーゼ	全身ピンク

表3. 経口気管チューブの深さ

口唇からチューブ先端までは、"1-2-3 kg、7-8-9 cm"の原則をめやすに。

体重	挿管チューブ径	口角固定位置
1,000 g 未満	2〜2.5 mm	7 cm
1,000〜2,000 g 未満	2.5〜3 mm	7.5 cm
2,000〜3,000 g 未満	3〜3.5 mm	8 cm
3,000 g 以上	3.5 mm	9 cm

スタイレットは使用しない。

II・分娩立会い・蘇生の実際

感染予防のため、グローブ、マスク、ガウン着用で実施する。

まず、低体温の予防が重要。室内温度30℃、加温した蘇生用開放型保育器を準備、暖かいタオルによる羊水の拭き取り（特に頭部）。次に、挿管適応の是非について検討。自発呼吸の確立あれば、口腔内吸引のみで様子観察（吸引操作は徐脈を誘導するためルーチンではない）。自発呼吸の確立なければ、皮膚・足底刺激、鼻腔口腔内吸引、マスク＆バッグを実施。アプガースコア（1分値）（表2）を判定。皮膚色の改善なければ酸素投与を開始。

なおも皮膚色蒼白、筋緊張低下、徐脈（100/min 以下）など認めるようであれば、重症仮死を考慮し気管内挿管（手法は成書参照）（表3）。重度の持続的徐脈（60/min 以下）、輸液ライン確保が困難（超未熟児、重症仮死など）な場合、臍動静脈カテーテル留置を検討（手技は成書参照）。

10倍希釈ボスミン®を0.1 ml/kg（0.01 mg/kg）血管内投与、あるいはボスミン®原液を0.1 ml/kg（0.1 mg/kg）気管内投与して蘇生。アプガースコア（5分値）は神経学的予後と相関する。病棟移送前に児の状態が許せば、短時間でも母親との面会ができるよう配慮する。

② 診察

I・診察ポイントとチェック項目

出生後診察の最大の目的は、疾患スクリーニングであり、重要な診察ポイントは以下4点。①妊娠・分娩・麻酔の影響、②呼吸循環の動態、③感染症の徴候、④先天奇形の有無の評価、である。正確な身体所見の評価のために、①啼泣児への乳首の使用、②安静時の胸部聴診の優先、③頭部から四肢への漏れのない手際よい診察、④冷たい聴診器・手で診察しない、などの配慮が必要である。

以下、実際の手順に従ってポイントと考え得る疾患例を示す。

❶ 出生前情報確認

出生前情報の再確認は、①児に起こり得る問題の予測、②診察ポイントの絞り込みに役立ち、しばしば診断の端緒となる。

周産期情報の再確認、胎児発育曲線による在胎週数別の体重・身長・頭囲の評価（子宮内発育遅延）、成熟度の評価（早産児、未熟児）、母体合併症（合併症母体出生児の管理参照）。

❷ 全身外観

まず、いきなり触れず外観の観察から。

特異顔貌（染色体異常）、自発運動、啼泣時の口角下垂非対称（顔面神経麻痺）、猫様泣き声（猫なき症候群）、小さな褐色斑（カフェオレ斑）（神経線維腫症）、白斑（結節性硬化症）は疾患診断に直結。爪・臍帯の黄染は子宮内における羊水混濁持続を示唆し、陰部・腋下、乳首周辺の色素沈着は副腎性器症候群を疑わせる。

❸ 胸部

児がおとなしければ聴診から。

胸郭の陥凹（陥没呼吸、漏斗胸、Poland奇形）・膨隆（MAS）、一側性の胸郭膨隆（緊張性気胸）、呼吸運動の評価（無呼吸、多呼吸、陥没呼吸など。各論参照）、呼吸音の評価（呻吟、喘鳴）・左右差（無気肺、横隔膜ヘルニア）、心雑音の評価（聴取されても無症状であれば経過観察可）、心拍リズム不整（SLE合併妊娠、甲状腺機能亢進症）、胸部に腸雑音（横隔膜ヘルニア）。

❹ 頭部

安静時・上体挙上による大泉門の凹凸評価を。

大泉門膨隆（頭蓋内圧亢進）・陥没（脱水）、小泉門開大（甲状腺機能低下症）、縫合線癒合（頭蓋骨早期癒合症）、小頭症（染色体異常）、頭部腫瘤（産瘤、頭血腫）、耳の異常（耳介低位、小耳症、外耳道閉鎖、副耳）。

❺ 頸部

腫瘤、瘻孔などを中心に観察。見落としやすいので注意。

頸部周囲の皮膚過剰（ダウン症候群）、翼状頸（ターナー症候群）、頸部腫瘤（筋性斜頸：生後1週間頃より顕性化、正中・側頸部嚢胞、甲状腺腫）、頸部瘻孔（甲状舌骨瘻孔）、鎖骨隆起（鎖骨骨折）。

❻ 腹部

両足を手で挙上し触診すると所見をとりやすい。

腹部腫瘤（肝脾腫、卵巣嚢腫、ウィルムス腫瘍、神経芽細胞腫）、腸雑音の有無、臍部の滲出液（尿膜管遺残、卵黄管遺残）、臍部小膨隆（臍ヘルニア）、腹壁中央で縦に紡錘状膨隆（腹直筋離開）、臍出血、臍硬結・排膿・悪臭（臍炎）。

❼ 四肢

通常は四肢屈曲位。握り締めた手指・爪異常の見落としに注意。

四肢短縮（Achondroplasia）、指趾異常、合多指症（奇形症候群）、指の重なり（18トリソミー）、手足背の著しい浮腫（ターナー症候群）、足の変形（内反・外反足、尖足位）。

❽ 陰股部

正しい性別の確認。微妙な場合は小児内分泌専門医に至急相談。

曖昧な外性器：半陰陽（性染色体異常、副腎性器症候群）、陰嚢腫大（陰嚢水腫）、陰核肥大、陰嚢・腋窩の色素沈着（副腎性器症候群）、陰嚢内に睾丸触知不可（停留睾丸）、異所性排尿口（尿道下裂）、啼

泣時の鼠径部膨隆（鼠径ヘルニア）、クリックサイン（先天性股関節脱臼）、一肢だけ足を動かさない（股関節炎）、股動脈触知不良（大動脈縮搾症）、肛門不明瞭（鎖肛）、肛門位置の前方偏位（膜様閉鎖）。

❾ 背部

仙骨部の皮膚えくぼ（dimple）・鎖肛を中心に観察。膝窩の皮膚の皺の左右差から股関節脱臼の診断も。

嚢胞状の仙骨部腫瘤（髄膜瘤）、肛門上部の仙骨部小瘻孔（腰仙骨部皮膚洞）・多毛（毛巣洞）。

❿ 神経学的評価

新生児では明らかな間代性けいれんを示すことは少なく、けいれんらしくない発作（subtle seizure）、ピクつき（twitching）の観察が重要。

眼球異常運動（落陽現象）、甲高い泣き声（頭蓋内出血、中枢神経異常）、自転車こぎ様けいれん（低酸素性虚血性脳症）、易刺激性（低血糖、低カルシウム・マグネシウム血症）、片側性のモロー反射（分娩麻痺）、引き起こし反射、吸啜反射、後追い反射の有無。

⓫ 口腔

モロー反射後泣き出した際に口腔内を観察。

口唇口蓋裂、高口蓋。出生時に認める歯（魔歯）、歯肉・口腔蓋の白色腫瘤（エプスタインの真珠）、巨舌（ダウン症候群、ベックウィズ症候群）、小顎症（ピエール・ロバンシーケンス）、舌・頬粘膜の白苔（鵞口瘡）。

3 管理

Ⅰ・身体計測

❶ 体重の評価

在胎週数と合わせて評価。低出生体重児（2,500 g 未満、早産・IUGR）、巨大児（4,000 g 以上、母体糖尿病）では、低体温、呼吸障害、哺乳不良、低血糖、低カルシウム血症などの出現が予想される。

❷ 頭囲の評価

体重に比して、著しく小さい（大脳発育不全、奇形症候群、染色体異常）、急激な増大（水頭症、帽状腱膜下出血）は精査を要す。

Ⅱ・皮膚所見［新生児黄疸（715 頁）、新生児早期発疹性疾患（718 頁）は別頁参照］

❶ チアノーゼ

毛細血管内の還元ヘモグロビンの増加による、皮膚粘膜の青色色調。中心性（全身皮膚、粘膜に）、末梢性（四肢末端限局性に）に分類。中心性チアノーゼは病的状態（呼吸器疾患、チアノーゼ性心疾患）であり、精査・高度な治療を要す重篤な疾患の存在を示唆する。末梢性チアノーゼは多血症、生直後の正常新生児でも認め得る。

1. 高濃度酸素負荷試験は、中心性チアノーゼの鑑別に有用である。80% 以上の酸素を5分程度投与し、PaO_2＝100 mmHg なら呼吸器疾患（RDS、MAS、肺炎）、PaO_2＝90 mmHg 以上の上昇がみられない場合は、循環器疾患［大血管転位症、総肺静脈還流異常症（TAPVC）、新生児遷延性肺高血圧症（PPHN）］の可能性が高い。早期に専門施設へ搬送。

2. チアノーゼ性心疾患では呼吸障害のない強度チアノーゼを認める場合が多い。過量の酸素投与により動脈管が閉鎖しそこからの血行が途絶し ductal ショックの可能性があり、酸素投与は慎重に行うべき。PPHN と鑑別困難な場合、搬送中に限り酸素投与を検討。
3. PPHN は MAS、仮死、横隔膜ヘルニアに合併しやすく、集中治療を要す死亡率の高い疾患。上下肢の酸素飽和度の解離（上肢＞下肢）、心エコー上の卵円孔または動脈管レベルの右左シャントで診断される。処置、搬送などの刺激で急変(flip-flop)する危険性がある。

【初期対応】
①保育器収容
②上下肢の経皮的酸素分圧差（PPHN では上下肢の酸素飽和度の乖離あり）
③輸液（PDA 閉鎖による急変が危惧される場合）。lipoPGE 1（パルクス®）5〜10 ng/kg/min i.v. の使用。無呼吸の出現に注意。
④酸素投与（チアノーゼ性心疾患を考慮し慎重に適応検討）
⑤検査：心臓超音波検査（心雑音なくても）、胸部 X 線検査、動脈血ガス分析、血算、生化学、CRP（各種先天性心疾患の管理は成書参照）

❷ 出血斑

血小板減少、播種性血管内凝固症候群（DIC）を伴う感染症などを疑う。

❸ 黄疸（新生児黄疸は 715 頁参照）

病的黄疸のめやす。早発黄疸（生後 24 時間以内の可視黄疸）、遷延性黄疸（生後 2 週間以上続く可視黄疸）、生後 3 日以後の血清総ビリルビン値が成熟児で 17 mg/dl 以上、直接ビリルビン 3 mg/dl 以上。生理的黄疸では生後 3〜5 日頃から出現、5 日前後にピークとなる。貧血は黄疸をより顕性化させる。

❹ 蒼白

原因として急性の失血、貧血、アシドーシス、重症感染症、仮死、低体温、ショック、中枢神経系疾患など、いずれも早急に検査・処置を要する重篤な疾患が背景にある可能性があり、専門施設への搬送を検討する。

【初期対応】
①直ちに搬送。保育器収容のみで様子観察は望ましくない。
②血圧測定、バイタルサインチェック。
③検査：胸部レントゲン検査、動脈血ガス分析、血算、CRP。

III・心血管系 (未熟児 PDA は 713 頁参照、各種先天性心疾患の管理は成書参照)

1. 正常範囲：心拍数 110〜160/min、血圧 80〜55/50〜30 mmHg。
2. 正常新生児でも一過性の 80/分以下の洞性徐脈あり。持続する 180/分以上の洞性頻脈は異常（心不全、感染、甲状腺中毒、テオフィリン）。
3. 生後 24 時間以内の新生児 60% に心雑音を聴取（動脈管開存、末梢性肺動脈狭窄による雑音）。
4. 循環不全徴候（多呼吸、頻脈、gallop rhythm、皮膚蒼白、尿量減少、肝腫大、心拡大）に注意。

【初期対応】心雑音が認められても、生後 72 時間以内で哺乳力・皮膚色良好、呼吸障害・循環不全徴候なく、心拍正常例では経過観察可能な場合もある。しかし心雑音が聴取されない重症心疾患もある（ダウン症候群児の心奇形、総肺静脈還流異常症など）ので注意。心不全を認める心疾患、チアノーゼ

性心疾患は専門施設への搬送を考慮。
　①保育器への収容
　②呼吸心拍モニター、パルスオキシメーター
　③酸素投与は慎重に検討。チアノーゼを呈する児にむやみに過量酸素を使用してはならない（皮膚所見・チアノーゼの項で詳述）。
　④輸液療法（呼吸数が早く哺乳困難な場合）
　⑤検査：胸部X線検査、心臓超音波検査、四肢血圧測定、動脈血ガス分析、血算、生化、CRP。

Ⅳ・呼吸器系 [RDS(708頁)、MAS(709頁)、TTN(710頁)、無呼吸発作(711頁)は各項参照]

1. 正常範囲：呼吸数 35～60/min。生後しばらくは正常新生児でも湿性ラ音聴取。
2. 呼吸障害[多呼吸、無呼吸、努力呼吸（呻吟、鼻翼呼吸、陥没呼吸）]は、呼吸器疾患のほかにさまざまな原因（感染症、中枢神経系、循環器系など）による。
3. 在胎34週未満、早期産児ではRDS、無呼吸発作のため人工換気療法を要す場合があり、搬送を含めた迅速な判断が必要。成熟児の無呼吸はなんらかの二次的原因による可能性が高くなる。
4. 人工換気療法中の早期産児のRDS、成熟児のMASの気胸に注意。原因を特定できない気胸もあり得る。

　緊張性気胸では、生後30時間前後に発症、急速に酸素化が悪化し、呼吸音の減弱（小さな胸郭のため音が伝わりやすく呼吸音の左右差を認めにくい）を認める。胸部X線診断を待たずに、応急処置的に胸腔穿刺を要する場合もあり緊急性が高い。

　ⅰ）穿刺部位：前腋下線上の第4～5肋間上または鎖骨中線上の第2～3肋間。
　ⅱ）使用針：21～23G翼状針または19～21G静脈留置針。三方活栓つき注射器接続。
　ⅲ）方法：穿刺部消毒後、皮膚に1%キシロカイン®で局麻。肋骨上縁に沿って針を進め、抵抗がなくなったら注射器で吸引する。三方活栓を操作し呼吸状態の改善まで脱気を続ける。

5. 人工換気療法の適応：呼吸障害所見に加え、動脈血液ガス所見増悪（pH<7.25、PaO_2<50 mmHg、$PaCO_2$>60 mmHg）は人工換気療法を考慮する。改善目標はpH＝7.30～7.45、PaO_2＝60～80 mmHg、$PaCO_2$＝35～50 mmHg、BE＞－4 mEq/lであるが、重症度に応じて、酸素投与、持続的陽圧呼吸（CPAP, nasal DPAP）、間欠的人工換気（IMV）、高頻度人工換気（HFO）を選択（詳細は成書参照）。

❶ 陥没呼吸
吸気時に喉頭、季肋部、胸骨の陥没を伴う努力呼吸。

❷ 鼻翼呼吸
吸気時に鼻腔を拡大し吸気量を増大しようとする努力呼吸。生直後の一過性のものを除けば、通常、早期治療が必要となる場合が多い。

❸ 呻吟
呼気時の"うめき""うなり"を伴う努力呼吸。
これらは、生直後の一過性のものを除けば、早期治療を要す場合が多い。

❹ 多呼吸
60/minを超える呼吸数。

❺ 無呼吸
呼吸休止が20秒以上持続、あるいはチアノーゼや徐脈を伴う呼吸休止。

【初期対応】人工換気療法を要す呼吸障害かどうか、経時的推移による呼吸状態の評価を。
　①保育器への収容
　②酸素投与（SpO$_2$＝95％以上維持を目標に適宜使用。FiO$_2$＝0.3から開始。0.4以上要す場合は人工換気療法を考慮）
　③口鼻腔内の吸引（刺激→啼泣→吸引により気管内の分泌物減少を）
　④禁乳、輸液療法（在胎34週未満、呼吸数60/min以上では、経口哺乳時に誤嚥の危険性大）
　⑤腹臥位
　⑥検査：胸部X線検査、動脈血ガス分析、血算、生化、CRP。

Ⅴ・腹部・消化管系 ［新生児の嘔吐（714頁）、新生児肝炎（719頁）は各項参照］

1. 正常新生児でも、肝臓は右季肋下2cm触知、脾臓の尖端も1〜2cm触知可（15％）。後腹膜臓器である腎臓も注意深くすれば触知可。
2. 胆汁性嘔吐、生後48時間以内にまったく胎便が出ないのは異常。外科的疾患の鑑別が必要になる（315、733頁参照）。

1．臍部
❶ 臍炎
臍周囲の発赤、腫脹、硬結の著しい拡大は抗生剤静注を要する場合も。
❷ 臍ヘルニア
白線における直径1cm未満の小さい欠損部からのヘルニア。嵌頓や絞扼は起こさない。自然閉鎖を期待。生後1〜2歳まで経過観察。閉鎖しない場合は外科的治療。
❸ 尿膜管開存
臍から少量ずつの尿漏れ。臍ジクつきの持続。外科的治療。
❹ 臍肉芽
臍落後、臍中部で壊死した粘性結合組織にできる肉芽。出血、悪臭を生じる。患部を硝酸銀棒あるいは硝酸銀粉末でこすりつけ、生食水で洗い流し焼灼。周囲の正常皮膚に注意。

2．腹部、消化管
❶ 水様便
生後早期からの多量な水様便（米とぎ汁様）、著明な体重減少では、MRSA腸炎も考慮。腸蠕動を認めるうちは、便培養提出後、VCM内服も有効。ミルクアレルギーも考慮。
❷ 胆汁性嘔吐
胃内容、吐物の性状が胃液（黄色）から胆汁（緑色）へ変化する場合、外科的疾患の可能性を考慮。
❸ 腹部膨満
正常範囲以上に腫大した腹部腫瘤の可能性も。腫瘤触知しない場合は、腹水（稀に血液）、気腹（消化管穿孔）、腹膜炎、腹壁筋欠損（prune-belly症候群）、腸管閉塞、腸炎（MRSA腸炎）などを鑑別。
　ⅰ）腸管閉塞：多量の胆汁性嘔吐、胎便排泄不全、腹部膨満の合併は明らかな腸管閉塞を示唆し、外科的治療が必要。十二指腸閉鎖、空腸閉鎖でも数回の胎便排泄は認めるので注意。腹部単純X線検査、造影検査による迅速な診断・治療が不可欠（十二指腸閉鎖、空腸閉鎖、腸回転異常症、壊死性腸炎。

ⅱ）食道閉鎖は胃チューブの挿入が困難で誤嚥性肺炎を起こすため緊急により早期の外科的手術要する。

【初期対応】胆汁性嘔吐、高度の腹部膨満、腸管閉塞を認め、小児外科的対応ができない施設では、積極的に新生児搬送を検討する。
　①保育器への収容
　②胃管チューブ挿入、胃内容物の確認（新鮮血性、胆汁性変化に注意）。
　③便性の確認（暗赤色便は上部消化管出血を疑う）。
　④輸液（電解質異常を伴う場合は、早期から補正が必要）
　⑤浣腸（1/2 GE を 2 ml/kg 使用し、便性・色調の確認）
　⑥腹臥位
　⑦検査：胸腹部 X 線検査（仰臥位、立位の正側面）、腹部超音波検査、血算、生化学、CRP。場合によっては消化管造影検査。

Ⅵ・四肢、顔面、頭蓋および骨格系(奇形症候群については成書参照)

指趾の本数、爪の形成を確認。Down 症候群など特徴的な顔貌に注意。吸引分娩による頭蓋変形、頭血腫。大きな頭血腫は黄疸が増強する。小顎症では舌根沈下による呼吸休止、哺乳・嚥下障害を起こし得るので慎重な対応を。

❶ 指趾の奇形
呼吸循環動態に問題なければ、多指、合指、短指、弯指症だけで早急に処置を要す可能性は低い。その他の合併奇形を除外し、退院後に形成外科依頼可能。

❷ 特異顔貌
成書参照。

【初期対応】医療面で早急な対応が必要となるケースは、致死的合併症を伴いやすい奇形症候群を除けば少ない。全身管理を要する状態は直ちに搬送。染色体などを調べ、他の徴候と併せ診断に努力する。

Ⅶ・性器・肛門

外性器による性別の確認。曖昧性器（ambiguous genitalia）は尿道口の有無を確認（尿道下裂）。肛門の有無（鎖肛）、前方偏位などの位置異常（潜在性鎖肛）。女児における、少量の腟出血、白色の乳状腟分泌物は臨床上の意義は少ない。

❶ 鼠径ヘルニア
男女ともみられる陰部腫大。緊急性はないが、自然治癒の可能性低く、嵌頓する危険性を両親に説明。新生児期以降に外科受診。

❷ 陰嚢水腫
陰嚢の波動性、透光性腫瘤。大きさに関係なく無害。1 年以内自然治癒。注射器による水分吸引は感染誘発の観点から行わない。透光試験で診断・処置不要。

❸ 停留睾丸
正常男児 3% で片側・両側精巣触知不能。緊急性はないが、その後のフォローは重要。超音波検

査は有効。小児外科・泌尿器科依頼。移動性睾丸との鑑別が必要。

❹ 腟出血
エストロゲン離脱症候群の1つ。生後1週間以内の腟からの少量出血。検査・治療・処置不要。
【初期対応】性別判定不可能な場合は、早期に内分泌専門医の診察を依頼する。家族への性別判定に関する説明は、独断的、曖昧な説明は禁忌。その他の疾患は経過観察可能、退院後専門外来へ。

Ⅷ・神経学的所見

❶ 微細けいれん
自転車こぎ様運動、吸啜様運動、瞬目、眼球偏位、無呼吸発作は見過ごされやすい。病的けいれんと紛らわしいjitteriness（四肢を反復的に動かす、易刺激性の運動）では、眼の異常運動などは伴わない。

❷ 筋トーヌスの障害
哺乳障害を伴う場合が少なくない。筋力低下例では重症仮死、染色体異常（ダウン症候群）のほか、プラダーウィリー症候群も少なくない。

❸ 大泉門・骨縫合開大
頭囲正常、ほかに臨床的異常所見なければ経過観察。

❹ 異常な啼泣
弱々しい泣き声（筋力低下、猫泣き症候群）、甲高い泣き声（髄膜炎、頭蓋内出血）に注意。

【初期対応】けいれんの出現の有無と呼吸抑制の程度の評価が重要。人工換気療法を要す場合も。
①保育器への収容
②呼吸心拍モニター、パルスオキシメーター
③酸素投与
④抗けいれん剤の検討：場合によっては持続静注を要す（86頁表4参照）。
⑤輸液（けいれん出現後は水分制限も検討）
⑥検査：頭部CT検査、髄液検査、脳波検査、血算、生化学、血糖、血液ガス、乳酸・ピルビン酸、アンモニア、CRP、染色体検査（Gバンド法、FISH、メチル化解析）。

（吉橋博史、横山哲夫）

II 新生児疾患(主要な内科疾患)

はじめに

　本書の執筆要綱の一部に『読者が夜間当直時や日中に、診療所で、1 人で診察している場面を想定してその場に役立つ情報を』とある。

　『診療所』という言葉から想像できることはそこでは重症な患者を診ることは不可能で、入院や手間のかかる処置などを必要とする患者は別の医療機関へ搬送を考慮するといった状況である。一方、病的な新生児、在胎週数が 34 週未満の早期産児の多くはこのような小さな入院施設で扱うべきではない。そのような患者はそのほとんどが専門施設への搬送対象となるからである。したがって『新生児疾患』というテーマでは『原則としてこのような患者を扱わないが、ハイリスクの早期産児や病的新生児が生まれてしまい、専門機関へ搬送するまでに何を考えなければいけないのか』ということが重要である。すぐに検査、処置、治療を行わなければならないものから時間的に余裕のある症例が混在する中では普段より『このような患者に遭遇したときにはこうしたい』とのある種のイメージトレーニングが必要である。

1　合併症をもつ母体から産まれた児の管理

はじめに

　妊娠の合併症として多く認められる 3 疾患、すなわち糖尿病、甲状腺機能亢進症、全身性エリテマトーデス(SLE)について述べる。

I・母親が糖尿病の場合

　巨大児、低血糖、低 Ca(カルシウム)血症、心疾患に注意する。出生時体重が 5,000 g を超えることもある。大き過ぎることによる分娩損傷、かなりしつこい低血糖(高インスリン血症に起因する。治療は「低血糖症」704 頁参照)などは専門施設に搬送することが望ましい。

II・甲状腺機能亢進症

　甲状腺機能亢進症の母から生まれた児の甲状腺機能は亢進、低下のどちらの状態にもなり得る。母からの移行抗体や服薬している薬剤との関係で左右される。至急児の甲状腺機能を調べ、対応する必要がある。なお甲状腺機能亢進が重症であれば心不全などの症状を呈することがあり、対症療法を行う。小児内分泌医との相談が必要である。

III・全身性エリテマトーデス(SLE)

　SLE 母体より生まれる児は先天性の完全房室ブロックを呈することがあるので、注意が必要である。出生前より観察し、診断した時点でペースメーカーを入れるべき体制を準備することが必要となる。専門施設への搬送、特に母体搬送が望ましい。

② 仮死

I・概念

APGARスコア(表1)が7点以下。特に3点以下を重症仮死と呼ぶ。但し、臨床的には出生前に低酸素状態であったいわゆる胎児仮死でも新生児仮死と同様の症状を呈することがある。

II・治療のコンセプト

仮死、胎児仮死の程度とその期間により症状が異なる。しかし、以下の点を念頭に入れ、対処すべきである。なお初期対応以後は呼吸管理の必要性、腎不全の有無などにより専門施設への搬送を考慮する。

❶ 分娩時に即対応をしなければいけない状況

呼吸停止、多呼吸などの呼吸障害、循環不全、重度の代謝性アシドーシスが認められる場合は直ちに蘇生が必要である。

具体的には十分な保温が可能な環境下(ラジアントウォーマーなどを使用)での蘇生が望ましい。

仮死の程度により異なるが、出生後、乾いた布などで身体を拭き、刺激をしながら、様子観察を行い、呼吸状態、身体の色(チアノーゼの有無)、体動の有無などにより必要な処置を行う。

ⅰ) 酸素投与

ⅱ) マスク&バッグ(羊水混濁があれば十分に吸引してからでないと大量羊水吸引症候群に結びつく可能性あり)。羊水混濁のあるときは可能なら第一啼泣前に十分に吸引することが望ましい(挿管を行ってでも)。

ⅲ) 挿管

ⅳ) 心マッサージ

ⅴ) 薬剤投与

・代謝性アシドーシスが強く予想されるならメイロン®希釈液(蒸留水で2倍に希釈)をゆっくり4〜6 ml/kg 静注する方法が用いられているがEBMに基づいたものではない。

・10倍希釈のボスミン® 0.1 ml/kg(0.01 mg/kg)を静注する。挿管していれば気管の中への投与でもよい。

❷ 低Ca血症、低血糖を予想して輸液プランを考える

・3〜5 ml/kg/日のグルコン酸カルシウム(カルチコール®)

表1. APGARスコア

	0点	1点	2点
A:appearance 皮膚色	全身チアノーゼ、蒼白	四肢のみチアノーゼ	全身淡紅色
P:pulse 心拍数	なし	100以下	100以上
G:grimace 反射興奮性	なし	顔をしかめる	泣く
A:activity 筋緊張	ぐったり	四肢をいくらか曲げる	自発運動 四肢を十分曲げる
R:respiration 呼吸	なし	弱い泣き声 呼吸が不規則で不十分	強い泣き声

- 4 mg/kg/min の糖の供給
  ❸ 低酸素状態が及ぼす各種臓器への影響について考慮しなければならない
  特に胎児仮死、新生児仮死により機能不全を呈する可能性がある臓器は脳、心臓、腎臓である。
   ⅰ）脳（脳浮腫とけいれんに注意）
- 脳浮腫：水制限（10％ブドウ糖を 40～60 ml/kg/日）
      グリセオール 0.5 g/kg を 1 時間で点滴静注、1 日に 3～4 回。
- けいれん：フェノバルビタールの投与（座薬など）
      初期投与として 1 回 10 mg/kg（2 回計 20 mg/kg まで）、以後は 4～5 mg/kg/日で維持。
   ⅱ）心臓（心不全）
- 低酸素により心筋の虚血が生じ、収縮力の低下が認められる。
- ドブタミン 4 mg/kg/min（必要に応じて増加）
   ⅲ）腎臓（腎不全）
- ドパミン 4 mg/kg/min（必要に応じて増加）
  濃度が 10％ を大きく上回る糖やドパミン、カルチコールの混入した液を末梢の点滴ラインより輸液することは望ましくない。血管炎などにより皮膚組織の壊死を招くことがあるからである。

3 新生児の低血糖症

はじめに

　新生児では血糖値が 40 mg/dl 未満を低血糖と定義されている。成人の血糖値と比較して基準値が異なる。特に生後 6 時間以内は非常に低い値を認め、徐々に上昇する傾向がある。
　筆者の施設では血糖値が 40 mg/dl を下回った時点ですぐ治療は行わないが、意識の問題があったり、けいれんが生じたり、無呼吸などでほかの原因が考えられなければ異常値として治療の対象となる。

Ⅰ・治療

　治療上、1 shot でのブドウ糖の静脈内投与は避け（リバウンドによる再度の低血糖を避けるため）、ゆっくり投与し（0.3～0.5 g/Kg）、その後ブドウ糖 4 mg/kg/min を持続点滴することが望ましい。また治療後血糖値が低下しないことを確認することが必要である。
　難治性（低血糖時 IRI が 5 μu/ml 以上の高インスリン血症または糖供給量が 4 mg/kg/min 以上でも血糖値を保てない症例、典型的な症例では必要糖供給量が 10 mg/kg/min を超えるものもある）を繰り返す低血糖、代謝性アシドーシスを伴う低血糖では基礎疾患の存在を考えなければならない。このような場合は専門医との相談または専門施設への搬送を考慮する。また血糖値を保つために糖の投与量が増加し、輸液の糖濃度が 10％ を超える場合には末梢からの点滴確保ではなく、中心静脈や臍の血管を確保することが望ましい。通常の末梢点滴では血管炎を生じるからである。
　考え方としては以下のとおり。
1．生理的
2．代謝疾患、内分泌疾患：高インスリン血症（糖尿病母よりの児、その他）、有機酸代謝異常（メチルマロン酸血症、プロピオン酸血症など）、下垂体機能不全など。

表2. 新生児の出生時体重別低血糖の頻度

出生体重(g)	N	20 mg/dl 未満 (%)	30 mg/dl 未満 (%)	40 mg/dl 未満 (%)
2,000 未満	182	18.6	27.6	42.8
2,000～2,499	215	6.9	18.6	34.4
2,500 以上	217	4.1	7.3	13.8

表3. 病態生理

病態生理	具体例
外からの糖の供給がない	長時間の飢餓
エネルギーの蓄積が少ない	早期産児、低出生体重児
ストックしてある糖が使えない	酵素欠損などの代謝疾患
糖新生系が機能しない	fructose 1,6 diphosphatase 欠損など
glycogenolysis が機能しない	糖原病
糖を消費し過ぎてしまう	高インスリン血症

　表2に生後24時間以内に呈する新生児の出生時体重別低血糖の頻度を掲載する。さらに低血糖の基礎となる病態生理について表3に記す。

II・必要な検査（項目）

血糖値、インスリン、GH、各種ケトン体（ケトン体分画）。

4 低Ca血症

I・概念

　血清カルシウム（Ca）値が 8 mg/dl 未満、イオン化 Ca 値が 0.8 mEq/l 未満をいう（0.7 mEq/l 未満は要注意）。新生児領域では低出生体重児、仮死とそれに伴う腎不全、IUGR、IDM（糖尿病の母から出生した児）で頻繁に認められる。カルシトニンが多く分泌される一方副甲状腺ホルモン分泌が抑制されるからである。一過性のことが多い。

II・治療のコンセプト

1. 急性期はカルチコール®の静注：1～2 ml/kg をゆっくり（無症状なら不要）。引き続き、2～3 ml/kg を点滴内容に混ぜて投与。
2. 難治性または繰り返す低 Ca 血症を呈する症例では原発性副甲状腺機能低下症やくる病など基礎疾患の有無についての検討が必要である。この際 Ca 値のみならず、血清アルブミン、Ca イオン（Ca^{2+}）、リン（P）、アルカリフォスファターゼ（Al-P）をセットにして考えるとよい。それぞれの値が互いに影響を及ぼし、かつその値の組み合わせから病態生理を推測することも可能だからである。同じビタミン D 投与が必要となる疾患でも、例えば CATCH 22 症候群などでは副甲状腺機能

低下症を伴い、血清 Ca 値は低値、P 値高値となる。一方、ビタミン D 欠乏では血清 Ca 値、P 値はともに低値となり、Al-P 値は高値となる傾向が認められる。
・低アルブミン血症を伴うとみせかけの低 Ca 血症となるので以下の式で補正すると考えやすい。
　　補正 Ca 値(mg/dl)＝実測 Ca 値＋(4－アルブミン値(g/dl))
・カルチコール® を含む溶液の点滴は末梢血管より行うと、血管炎を引き起こし皮膚の損傷を伴いやすいので、注意が必要。
・カルチコール® とメイロン® とが混在した溶液を点滴してはならない。塩をつくり溶液が沈殿したり混濁してしまうからである。

5　新生児の Na、K 電解質異常

I・ナトリウム(Na)の異常

血清ナトリウム(Na)値は 135～145 mEq/l に保たれている。

1. 高 Na 血症

❶ 概念

以下の機序で発生する。
ⅰ) 水分の相対的喪失
・未熟な皮膚や環境因子に基づく不感浄泄の増大(超、極低出生体重児など)
・抗利尿ホルモンの分泌不全(全前脳胞症、13 トリソミーなど低 Na 濃度の尿が多量の場合)
・脱水
ⅱ) Na の過剰投与(生食水より濃度の濃い輸液：通常の診療では可能性は少ない)

❷ 治療のコンセプト

原因により異なる。
治療の際、血清 Na 値を 1 日に 10 mEq/l 以上低下させない。
ⅰ) 過剰の Na が投与されていれば差し控える。
ⅱ) 相対的に水分の喪失が大量なら、喪失量に見合った水分を投与する。
ⅲ) 抗利尿ホルモンの不足によるものなら、ホルモンの補充を行う。

2. 低 Na 血症

❶ 概念

低 Na 血症は相対的水分の過剰投与(希釈性の低 Na 血症)または相対的 Na の喪失(尿または便)により生じる。新生児室、NICU で低 Na 血症が認められる状況は、
ⅰ) 脱水(ミルクアレルギー、感染症による下痢など)
ⅱ) 仮死に伴う急性腎不全の利尿期に生じる尿 Na の大量漏出(50 mEq/l 以上)
ⅲ) 利尿剤使用
ⅳ) 輸液での水分過剰投与。
ⅴ) ADH 分泌異常症候群(SIADH)

❷ 治療のコンセプト

血清 Na 値が基準値を下回ったとき慌てて補正する必要はない。130 mEq/l を下回り、減少傾向が認められる場合は補正を考慮する。その際原因を考慮してから治療方針を立てるべきである。
 ⅰ）希釈性の低 Na 血症や SIADH では水分を制限する（50〜60 ml/kg/日）。
 ⅱ）尿や便への Na 喪失による低 Na 血症であれば Na の補充を行う。補充量は尿中 Na 値や Na のインアウトバランスにより考慮する。

Ⅱ・カリウム（K）の異常

1．高 K 血症

❶ 概念

血清カリウム（K）値が 6 mEq/l 以上。7 mEq/l を超えて増加傾向が認められるなら緊急治療が必要。この時点で専門施設への搬送を考慮するべきだが、以下の原因を考える。
 ⅰ）腎不全
 ⅱ）副腎不全（低 Na 血症、代謝性アシドーシスを伴う）
 ⅲ）ショック状態、代謝性アシドーシス
 ⅳ）極低出生体重児の非乏尿性の高 K 血症
 ⅴ）その他

❷ 治療のコンセプト

1．不整脈を考えモニタリングを。
2．高 K 血症を生じる基礎疾患の検索と対策を。
3．緊急時の対症療法は以下の手段の組み合わせにより行うが、血清 K 値の上昇が認められれば専門医との相談または搬送を考慮した方がよい。
 ⅰ）利尿剤：ラシックス®静注 1〜2 mg/kg
 ⅱ）カルシウム剤：1 ml/kg のカルチコール®を 10 分以上かけて静注。点滴に混ぜる。
 ⅲ）メイロン®：1〜2 ml/kg のメイロン®を 2 倍の蒸留水に希釈して 10 分かけて静注。
 ⅳ）イオン交換樹脂（ケイキサレート®、カリメート®）：0.5〜1 g/kg を注腸（30 分以上）する。
 ⅴ）GI 療法：速効性のインスリン（レギュラーインスリンなど）0.5〜1 単位/kg/日を GI 比 15 で点滴静注する。
 ⅵ）腹膜還流、透析。

❸ 注意事項

 ⅰ）カルチコール®とメイロン®とを混ぜてはいけない。またカルチコールを含む液を点滴すると血管炎を起こすので抹消点滴ラインでは十分注意する。
 ⅱ）インスリン使用時は血糖値を 1〜2 時間ごとにチェックする。

2．低 K 血症

❶ 概念

血清 K 値が 2.5 mEq/l 以下。低 K 血症は心筋、神経筋、腎臓へ影響を及ぼす。

❷ 低 K 血症を呈する状態

嘔吐や下痢などで消化管からまたは利尿剤使用時に尿中への喪失が認められた場合に生じる。

❸ 治療の注意点

点滴よりの補充時、濃度が 40 mEq/l を超えると危険である。

6 呼吸窮迫症候群(respiratory distress syndrome；RDS)

I・概念

早期産児、特に在胎週数 34 週未満の児に多い。肺の第二細胞が産生するサーファクタントが欠乏し、肺の含気量が不十分で十分にガス交換ができない状態。

II・注意点

1. 出生直後ではなく、症状、X 線所見ともに生後数時間より出現することがある。
2. 母が糖尿病の児では発症しやすい。在胎週数が 34 週以降の児でも生じ得る。

III・診断

X 線所見で、
 i) small lung が認められる。
 ii) 網状顆粒陰影が認められる。

IV・治療のコンセプト

診断の時点で専門施設への搬送を考慮する。
 i) 当該施設で管理可能か(人工呼吸器などを使用することがある)。
 ii) 早期産児が多いので minimal handling を心がける。
 iii) 血圧が保たれていれば過剰な水分投与は避ける。

V・治療

1. 酸素投与
2. CPAP
3. 人工換気療法：呼吸状態、血液ガス所見を指標に治療法を選択する。これらが改善傾向か悪化傾向かによっても治療方針が異なる。従来の人工呼吸器のみならず、高頻度人工換気療法(HFO)も用いられている。
4. サーファクタント製剤の気管内投与：体重 1 kg あたり 1 バイアル(120 mg)を生食水 4 ml に溶解し、数回に分けて気管内に投与。

7 胎便吸引症候群(meconium aspiration syndrome；MAS)

Ⅰ・概 念

胎便が新生児の気道内に入り込み、機械的閉塞、炎症などを引き起こし、呼吸状態に影響を与える状態。

Ⅱ・注意点

呼吸障害を認める新生児で以下の項目に該当すれば本疾患を疑う。
 ⅰ) 胎児仮死、新生児仮死。
 ⅱ) 羊水混濁

Ⅲ・診 断

1. 上記項目
2. 身体所見：胸が厚い（いわゆる鳩胸状）
   聴診所見：ラ音
3. X線所見：多彩。典型的には粗大線状陰影。
   CRP値は翌日くらいより上昇することが多い。

Ⅳ・治療のコンセプト

以下の事項についての判断により専門施設への搬送を考慮する。
1. 当該施設で管理可能か（人工呼吸器などを使用することがある）。
2. 遷延性肺高血圧症にしない。
3. 気胸、腎不全などを伴うことがある。
4. 出生直後より半日くらい後の方が症状の悪化が認められることがある。

Ⅴ・治 療

胎児仮死、新生児仮死の予防が重要である。分娩時、より手早く吸引などを十分に行う（必要であれば気管内の吸引も）。

酸素投与のみで改善することが多いが、血液ガスの所見を指標にして改善が認められなければ（酸素分圧の低下、炭酸ガスの貯留、pHの低下）、人口呼吸管理を行う。この際、サーファクタント製剤や生食水を用い、十分に洗浄することも行われている。実際には5倍希釈液（1バイアルを20 mlの生食水に溶解）などを用いる。

⑧ 新生児一過性多呼吸 (transient tachypnea of newborn ; TTN)

I・概念

肺水の吸収遅延による肺胞低換気。通常は数日で自然軽快する。

II・危険因子

帝王切開、無痛分娩、微弱陣痛。

III・診断

生後 2〜6 時間以内に発症する多呼吸 (80 回/min 以上)・チアノーゼで、除外診断により診断される。胸部単純 X 線は過膨脹ぎみで、求心性の索状・すりガラス状陰影、葉間胸水貯留 (いわゆる wet lung) を認める。

IV・鑑別診断

①肺炎・敗血症、②チアノーゼ性心疾患、③ RDS、④中枢性過換気。

V・治療

self-limited な疾患である。必要に応じて輸液を行い、経過観察を行う。

❶ 酸素投与

SpO_2 を 90% 以上に保つ。典型的には FiO_2 は 0.4 以下で十分であり、0.6 以上要する場合には他の疾患も考慮する。

❷ 栄養

呼吸数 60 回/min 以下であれば経口授乳が可能。60〜80 回/min では輸液ルートを確保し、禁乳にして経過観察。

❸ 利尿薬

TTN に対する furosemide の有効性は証明されていない。

❹ 重症例

数日間の人工呼吸管理を要することもある。

⑨ 未熟児網膜症 (retinopathy of prematurity ; ROP)

I・概念

網膜の未熟性を基盤として、眼内の酸素供給と需要のバランスが崩れると線維性増殖を発生し、重篤なものでは網膜剥離をきたし失明に至る。病因、予防に関して決定的なものはいまだ認められていない。

II・危険因子

出生体重 2,000 g 未満、または在胎 34 週未満の児。hyperoxia(PaO_2 80 mmHg 以上)、hypoxia、貧血、頻回の無呼吸、輸血(特に交換輸血)、敗血症、明るい照明など。

III・予防

過剰な酸素投与は厳に慎む。PaO_2 を 50〜80 mmHg に保つ。SpO_2 モニターで 95% 以上は注意が必要。生後 1 週間以内の過剰輸液、修正 30 週以降の急激な体重増加を避ける。薄暗い環境で目を保護する。

IV・診断

眼底検査による。国際分類と厚生省新分類がある(成書参照)。上記危険因子を満たす児では生後 3〜4 週あるいは修正 32〜34 週頃にルーチンで眼底検査を行う。

V・治療

一般に 3 期中期以降例は光凝固または冷凍凝固を行う。網膜剥離が進行する例では硝子体手術しか方法はない。

10 未熟児無呼吸発作(apnea of prematurity)

I・定義

20 秒以上の呼吸停止。または 20 秒未満でも、徐脈(≦100 回/min)やチアノーゼを伴うもの。

II・原因

狭義では呼吸中枢の未熟性に起因するもの、広義では分泌物貯留による閉塞性を含め多様な疾患(感染症など)の二次的なものと考えられている。

III・治療

発作時の処置(直接・間接刺激、mask & bag)も重要であるが、発作の予防に重点をおく。予防として、適度な酸素投与、鼻腔・口腔内吸引や薬物療法、nasal-CPAP、人工呼吸管理などがある。また環境温度の急激な上昇が無呼吸の誘因となることもある。二次性の場合は、原疾患の治療も施行

表 4. 無呼吸発作の薬物療法

	初回量	維持量(初回投与 12 時間後)
ネオフィリン(経口)	6 mg/kg	4 mg/kg/日 分 2
同 (静注)	5 mg/kg iv	2.5 mg/kg×2 回/日 iv
カフェイン(経口)	10 mg/kg	2.5 mg/kg/日 分 1

する。いずれにせよ十分なモニタリングが必要である。
※ドキサプラムの静注（0.5～1.5 mg/kg/hr）も有効だが、保護者の同意が必要。第一選択ではない。

> ■ **専門医へのコンサルトの時期**
> 無呼吸発作が頻回に認められれば専門施設への搬送を考慮する。

⑪ 新生児遷延性肺高血圧症 (Persistent pulmonary hypertention of the newborn；PPHN)

Ⅰ・概 念

肺血管抵抗の増強により肺への血流が減少し、低酸素状態、呼吸不全が生じる状態。早産児より成熟児が陥りやすい。原因が明らかでないものと、原疾患に基づく二次的なものに分類される。

Ⅱ・原因となる疾患、病態

胎児仮死、仮死、胎便吸引症候群、横隔膜ヘルニア（731頁参照）、肺低形成など。

Ⅲ・病態生理（図1参照）

肺血管床の少ない状態、肺血管の収縮などにより肺血管抵抗が強まり、肺への血流が減少し、低酸素血症、呼吸不全となる。右左短絡の増加も生じ、上肢と下肢とで酸素飽和度の乖離がみられる。また三尖弁逆流が生じ、右心負荷、心機能の低下が認められる。

Ⅳ・診 断

本症の診断にはチアノーゼ性の先天性心疾患（154頁参照）などを除外する必要がある。心エコー検査で肺動脈圧の上昇、卵円孔や動脈管を介した右左短絡が認められることにより診断が可能となる。

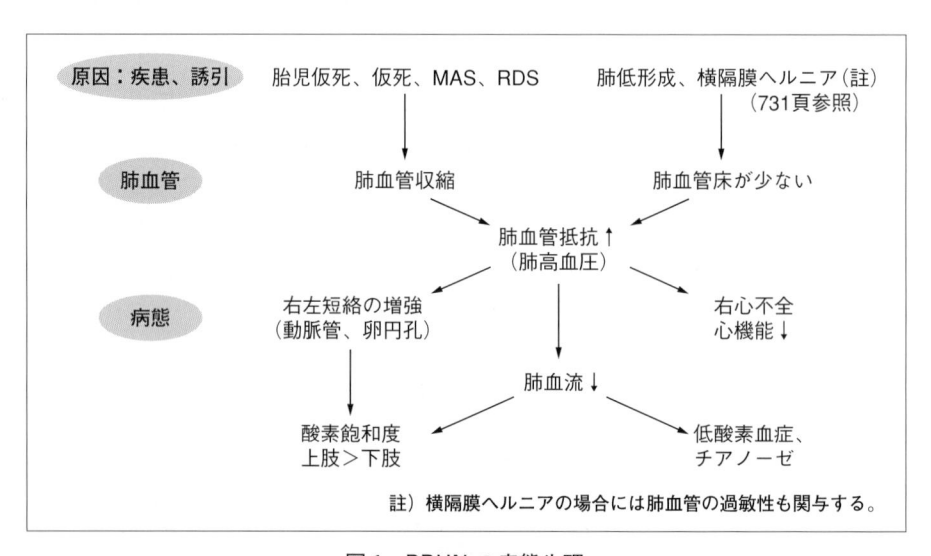

図1．PPHNの病態生理

V・治療

本症を疑った時点で搬送することが望ましい。

原病への対処と肺血管抵抗を下げること、心機能低下への対応が必要である。十分な酸素化が目標である。治療中、体血圧の低下に注意する。

1. 肺血管抵抗の減少

　①minimal handling を心がけ、無用な刺激を極力避ける。十分な鎮静が必要。
　　例）モルヒネ 20〜50 μg/kg/hr
　②酸素投与（人工呼吸管理下）
　③血中の二酸化炭素濃度を 30 mmHg 前後に保ち（過換気）、肺への血流増加を図る。
　④薬剤
- prostaglandine E_1 5 ng/kg/min　で点滴持続投与。
- prostacycline（PGI_2）
- tolazoline　血圧低下に注意しながら 1〜2 mg/kg をゆっくり静脈内投与し、効果が認められるようなら 1〜2 mg/kg/hr で点滴持続投与。
- 一酸化窒素（NO）濃度 10 ppm より開始。必要に応じて増量、減量。メトヘモグロビン血症に注意。

2. 心機能の改善に対して（循環動態維持）

　①薬剤
- dobutamine　4〜10 μg/kg/min
- milrinone　0.25〜0.5 μg/kg/min
- dopamine　4 μg/kg/min（血圧維持も兼ねて）

3. ECMO（体外式膜型人工肺）

12 未熟児動脈管開存症（patent ductus arteriosus；PDA）

はじめに

胎児期に必要な動脈管は出生後早期は残存するが、多くは自然閉鎖する。児の未熟性が強い場合や、他の心奇形も含め合併症を認める児の場合は症候性（心不全）となり得る。

I・治療

治療は心不全の治療（50〜60 m*l*/kg/日の水分制限、利尿剤投与、適度な酸素投与）に加え、プロスタグランジン合成阻害剤（インドメタシン）の投与。

❶ 禁忌

BUN≧20 mg/d*l*、血小板減少、出血傾向、壊死性腸炎。

❷ 副作用

乏尿、出血傾向、低血糖。

表5. PDA スコア：インドメタシン投与の適応

	0点	1点	2点
心拍数	＜160	160〜180	＞180
心雑音	なし	連続性	汎収縮期-拡張早期
脈拍	正常	上肢の反跳脈	下肢の反跳脈
心胸郭比	≦0.6	0.6〜0.65	≧0.65
前胸部拍動	なし	触知する	視診可能

score≧3、さらに心エコー所見（左房/大動脈比≧1.3,）を合わせ、投与を検討。

表6. インドメタシン投与量（mg/kg）

日齢	初回	2回目	3回目
2日以内	0.2	0.1	0.1
2〜7日	0.2	0.2	0.2
7日以上	0.2	0.25	0.25

初回投与が無効の場合、24時間後追加投与。

専門医へのコンサルトの時期

インドメタシン投与を要する程度の動脈管開存症は専門施設への搬送を考慮する。

■注意すること

本疾患に対しての酸素投与は注意を要する。酸素投与により肺高血圧の低下が認められ、肺血流量の増加により却って悪化することがあるからである。

13 新生児の嘔吐

I・概念

新生児の 60〜80％ に生後 48 時間以内の嘔吐を認める。大部分が一過性で2〜3回で済み、多くの場合は治療を要さない。約10％ が病的嘔吐であり、重篤な基礎疾患ももつ可能性もあり、早期診断・治療を要する。

II・病的嘔吐

回数が1日5回以上で持続的、血性・胆汁様・便様の吐物、腹部膨満を伴う、体重減少が著明、全身状態が不良、のいずれかを認めれば病的嘔吐と判断する。

III・発症時期と原因

❶ 日齢0

初期嘔吐、食道閉鎖、上部消化管閉鎖・狭窄。

❷ 日齢1以降
特発性嘔吐、下部消化管閉鎖・狭窄、腸回転異常、壊死性腸炎、胎便性イレウス、ヒルシュスプルング病、胃食道逆流、先天代謝異常。

❸ 新生児期後期
肥厚性幽門狭窄症、腸回転異常、鼠径ヘルニア嵌頓、胃食道逆流。

IV・検査

ⅰ）腹部X線：胃内吸引の前に撮影し、ガスの分布、腸管の拡張、ニボー、気腹像、石灰化などに注意し、外科的疾患を鑑別。
ⅱ）感染症の検索。
ⅲ）血液一般、血液ガス。

V・治療のコンセプト

緊急に外科的治療が必要か否かを判断し、必要なら直ちに小児外科医にコンサルトする。閉塞部位や診断を確定するに足る症状が揃うまで待たない。特に食道閉鎖が疑われる場合や胆汁性の嘔吐は救急疾患と認識する。

VI・内科的治療

最低24時間禁乳。制吐薬・鎮静薬は投与すべきでない。胃内吸引、グリセリン浣腸（2 mℓ/kg）。脱水の程度・電解質・血液ガスを参考に輸液計画を立てる。外科疾患・代謝疾患が否定されれば、症状改善後に授乳を再開する。

（横山哲夫）

14　新生児黄疸

はじめに
　新生児黄疸の要点は、ビリルビンによる中枢神経系の障害（核黄疸や聴性脳幹反応の異常）の予防で、早期治療と基礎疾患の早期発見が大切である。早発黄疸、重症黄疸は専門施設への搬送が望ましい。
　核黄疸の発症には間接ビリルビン、特にアルブミンに結合していないアンバウンドビリルビンが関与する。仮死、アシドーシス、寒冷障害、感染、飢餓、薬剤などが危険増強因子である。

I・診断と治療が必要な黄疸の基準（表7）

II・光線療法・交換輸血の適応基準

❶ 交換輸血
　交換輸血は、①溶血性疾患で感作された赤血球や母体より移行した抗体を除去して、溶血の進行を防止、②貧血の改善による心機能の回復、③産生されたビリルビンの除去、などを目的に生後早期に行われる。

表7. 黄疸の基準

①早発黄疸（生後24時間以内に肉眼的に黄疸が認められる）
②血清ビリルビン値の上昇速度が5 mg/d*l*/日以上
③新生児高ビリルビン血症（成熟児17 mg/d*l*以上、未熟児15 mg/d*l*以上）
　但し、状態の悪い未熟児では10 mg/d*l*前後でも核黄疸が惹起されることがあるので注意を要する
④遷延性黄疸（生後2週間以上持続）
⑤血清直接ビリルビン値が3 mg/d*l*以上（大多数は遷延性黄疸の型値を呈する）

(山川ら, 1979より引用)

表8. 総ビリルビン値による基準

出生体重(g)	～24時間 PT	～24時間 ET	～48時間 PT	～48時間 ET	～72時間 PT	～72時間 ET	～96時間 PT	～96時間 ET	～120時間 PT	～120時間 ET	5日< PT	5日< ET
<999	5	8	6	10	6	12	8	12	8	15	10	15
1,000～1,499	6	10	8	12	8	15	10	15	10	18	12	18
1,500～2,499	8	10	10	15	12	18	15	20	15	20	15	20
2,500～	10	12	12	18	15	20	18	22	18	25	18	25

（単位はmg/d*l*）　PT：光線療法、ET：交換輸血

表9. アンバウンドビリルビン濃度による基準

出生体重（g）	光線療法	交換輸血
～1,499	0.3 µg/d*l*	0.7 µg/d*l*
1,500～	0.5 µg/d*l*	1.0 µg/d*l*

（注：総ビリルビン値、アンバウンドビリルビン値のいずれかが基準を超えたら、治療を開始する）
（中村より引用）

　黄疸の治療基準は出生体重、日齢、さらにそれぞれ総ビリルビン値（表8）、アンバウンドビリルビン値（表9）の組み合わせにより異なっている。
　1方向のみならず多(2～3)方向から光線療法を行うことで、重症化を防ぎ交換輸血を回避できる場合がある。また光線療法後にリバウンドで再度ビリルビン値が増加することがあるので注意を要する。

❷ 使用血液の選択
　ⅰ）抗凝固剤：ヘパリン採血による新鮮血もしくは採血5日以内のACD(acidcitrate-dextrose)液添加の保存血を使用する。
　ⅱ）血液型
・RhD不適合：RhD陰性で児と同型血またはO型で低凝集素価の血液。緊急時はRhD陽性血で開始し、RhD陰性血の入手を待つ。
・ABO不適合：O型で低凝集素価の血液または合成血（O型血球＋AB型血漿）。
・特発性高ビリルビン血症：患児と同型血またはO型で低凝集素価の血液。

(磯畑栄一)

15 新生児出血性疾患

I・概念

ここでは主として新生児消化管出血のこととして扱う。メレナと呼ばれる。狭義ではビタミンK欠乏による消化管出血のことを意味する。仮性メレナは母体血の飲み込みにより児の便や吐物が血性になることであり、児本人の血であれば真性メレナである。

II・原因

ビタミンKの欠乏(抗生剤投与時などを含む)＋α

αとしたのはビタミンK欠乏だけでは出血は起こらず、出血源となる消化管に病巣(α)があるはずだからである。

①胃十二指腸潰瘍
②逆流性食道炎
③胃軸念症
④腸回転異常症
⑤感染症など

III・診断

1. PIVKAII の陽性
2. 上記原疾患の検索(必要なら小児外科へ)

IV・治療のコンセプト

1. ビタミンKの投与(1〜2 mg 静注)。
2. 禁乳、輸液。
3. 出血の程度によっては輸血。
4. さらに出血性の要素があれば取り除き(血小板減少など)、さらに消化管の出血源をなる原因を検索する。

・出生後3〜4週間でビタミンK欠乏により頭蓋内出血が生じることがある(特に母乳栄養児)。
・循環不全を伴ったり、輸血を必要とするような出血なら専門施設へ搬送を考慮。
・仮性メレナとの鑑別にAPTテストが行われるが、この試験はNaOHに対するヘモグロビンAの反応をとらえている。したがって、母体血のみでも母体血に児の血液が混じっている混合血でも変色し、『仮性メレナ』との判定がなされることが多いので注意を要する。

(横山哲夫)

16 MRSA による新生児早期発疹性疾患（新生児TSS様発疹症）

I・概念

新生児 TSS 様発疹症（Neonatal TSS-like exanthematous disease；NTED）は新生児早期に、発熱、発疹、血小板減少を主症状とする発疹症で、黄色ブドウ球菌、主に MRSA が産生するスーパー抗原性外毒素 toxic shock syndrome toxin-1（以下 TSST-1）により発症する。TSST-1 は従来、産科領域で重要な toxic shock syndrome の発症因子として有名であるが、新生児では通常ショックに陥ることなく自然に軽快する。

II・原因

スーパー抗原外毒素により過剰に T 細胞が活性化され、インターフェロンなどのサイトカインが大量に分泌されることにより起こると考えられている。

III・症状

正期産児でも早期産児でもみられ、正期産児の主症状は日齢 2 前後の発熱とそれに引き続く発疹である。発熱は 1 日程度で自然に下熱する。発疹は顔面、体幹、四肢から手掌、足底に及ぶ全身の紅斑で、比較的細かくて盛り上がりのある 2〜3 mm 程度で融合してくる。

発疹も 2〜3 日で自然に消退する。時に出血斑が混じることがある検査所見では、血小板減少が特異的で、ほぼ全例で 15 万/mm³ 以下となる。白血球は増加することが多く、CRP は 1〜5 mg/dl の弱陽性となることが多い。

早期産児では、発熱は少なく、発疹は正期産児と同様であるが、やや長期化する傾向がある。正期産児では重篤な合併症がほとんどみられないのに、未熟児では無呼吸発作、胃内容の停滞、PDA の増悪などが認められることがある。

IV・診断および鑑別診断

診断は臨床経過からの判断が主である。表 10 の臨床診断基準でかなり正確に診断できる。

鑑別が必要な疾患はエンテロウイルス感染症であるが、血小板減少は必ずしも伴わない。エンテロウイルス感染症の診断は病歴が大切で、日齢 2 までの発症の場合は胎内感染が示唆され、母親になんらかの症状を認めることが多い。また水平感染もあり得るので、同様の症状の児が他にいないかどうかを調べる必要がある。もし、エンテロウイルス感染症の可能性も否定できなければ、ウイルス分離を行う必要がある。

表 10. NTED の臨床診断基準（1. 2. 3. のすべてを満たす）

1. 原因不明の発疹	全身性紅斑、突発性発疹様
2. 3 項目のうち 1 つ以上	① 発熱（直腸温 38 度以上） ② 血小板減少（15 万/mm³以下） ③ CRP 弱陽性（1〜5 mg/dl）
3. 既知の疾患は除外	

（高橋, 1999 より引用）

Ⅴ・治療

正期産児では、通常軽症で自然軽快するので、注意深く経過観察するのみでよい。しかし、回復が思わしくない場合はバンコマイシンの投与も考慮すべきである。早期産児では、重症化することがあり、発症時よりのバンコマイシン投与を考慮してもよい。

Ⅵ・予後

正期産児では NTED は予後良好で、後遺症もほとんどないと考えられる。早期産児では壊死性腸炎や食道気管瘻などの粘膜障害を認めたり、挿管中に気管狭窄を起こす可能性があり、注意が必要である。

17 新生児肝炎（乳児肝炎）

はじめに

胆汁うっ滞性黄疸を認めた場合、新生児肝炎と先天性胆道閉鎖症とを鑑別しなければならない。先天性胆道閉鎖症では治療が遅れると肝硬変となるのでその早期診断、早期手術（60日以内）が必要となるからである。その鑑別のための検査は以下に記したが、小児外科医と緊密な連携を保ち、診断を進めることが望ましい。

また、ほかにも各種感染症に伴った胆汁うっ滞症、稀な代謝異常症に伴った黄疸、遺伝性肝内胆汁うっ滞症候群（Allagille 症候群、進行性家族性肝内胆汁うっ滞症候群）なども考えられるので、注意が必要である。下垂体機能低下症も鑑別疾患の1つである。

新生児肝炎と先天性胆道閉鎖症との鑑別は以下の検査により行う。

1. 腹部超音波検査にて胆嚢の存在および胆嚢の収縮の有無。
2. 胆道シンチグラム
3. 試験開腹により、肝臓の生検と胆道造影を行い、肝内胆管の有無を検討。

（磯畑栄一）

18 新生児早期の代謝性アシドーシスをきたす疾患

はじめに

血液ガスで重炭酸イオン（HCO_3^-）および base excess（BE）が減少した状態である。重度になるほど代償性に呼吸数が増加し、CO_2 が減少する。HCO_3^- が 20 mmol/*l* を下回れば軽度、15 mmol/*l* 以下なら中等度、10 mmol/*l* 以下であれば重度と考えてよい。

代謝性アシドーシスの機序は以下のとおりである。

1. 酸の産生過剰（低酸素状態、腎不全、有機酸代謝異常など）：anion gap の増加（典型的には20以上）あり。
2. アルカリの喪失（ミルクアレルギー、腎尿細管性アシドーシスなど）。

両者の鑑別はアナムネとアニオンギャップなどが参考になる。仮死、腎不全、重症下痢などを起こ

すミルクアレルギーは二次的に代謝性アシドーシスを生じる疾患であるが、有機酸代謝異常は専門家でなければ扱いにくい疾患である。代表的なものはメチルマロン酸血症、プロピオン酸血症である。これらの疾患ではアンモニアの上昇を伴うことが多い。

I・治療のコンセプト

1. メイロン® などでの対症療法。
2. 原疾患の治療。
3. HCO_3^- が 10 mmol/l 以下で治療に反応が乏しい場合や高アンモニア血症を伴う場合は専門施設への搬送を考慮。

19 新生児マススクリーニング検査

はじめに

早期診断により早期治療を行うことで疾病のコントロールが可能な疾患に行われている検査法である。生後数日に行われる血液で検査が行われる。

対象疾患は表11にまとめる。

甲状腺機能検査では TSH のみを対象にしている地域と FT_4 と TSH の2項目を測定している地域がある。早期産児では false positive が多いので再検査を行うことがある。また TSH のみの測定では中枢性の先天性甲状腺機能低下症を必ずしも発見することは不可能である。

表11. 対象疾患

先天代謝異常症	内分泌疾患
ガラクトース血症	先天性甲状腺機能低下症
フェニールケトン尿症	先天性副腎皮質過形成
楓尿症	
ホモシスチン尿症	

先天性副腎皮質過形成では 17 OH progesterone の測定を行っているが、この項目も false positive が多い。

これらの検査項目の1つが陽性であった場合、小児内分泌医の専門家との相談が望ましい。

早期治療（食事療法、ホルモン補充療法）を行えばある程度予後がよいとされている。

・ミルクの摂取が行われていないときや抗生剤投与が認められる場合は結果が false negative となることがあるので検査の解釈に注意を要する。

・ヒスチジン血症は治療不要となり、現在はマススクリーニングの対象疾患ではない。

（横山哲夫）

20 先天性感染症（風疹、サイトメガロウイルス、トキソプラズマ、梅毒）

はじめに

風疹、サイトメガロウイルス、トキソプラズマはよく似た臨床像を呈するため、表12にして整理した。

表 12. 各疾患の臨床像

疾患名	風疹	サイトメガロウイルス	トキソプラズマ
症状	① IUGR ② 特徴的症状 ・心奇形・白内障？難聴 ③ ほかにも臨床像は多彩で、肝炎、骨病変、皮膚炎、肝脾腫、貧血、血小板減少など精神発達遅滞は必発でない	① IUGR ② 小頭症 ③ 頭蓋内石灰化 ④ chorioretinitis ⑤ 難聴 ⑥ ほかに肝炎、間質性肺炎、皮膚炎、骨病変	① chorioretinitis ② 頭蓋内石灰化 ③ 水頭症または小頭症 ④ 新生児期には無症状で、後に症状が出現することもある
診断	・ウイルス分離（鼻咽頭、尿） ・HI 抗体価高価持続 ・臍帯血や生直後の IgM 抗体	・生後 3 週間までの尿からのウイルス分離 ・IgM 抗体	・IgG、IgM 抗体保有 ・IgG 抗体高価のみでは診断確定できない
治療および予防法	・特効的な治療法はない ・ワクチン	・活動性病変をもつ新生児にガンシクロビルを使用した報告があるが、まだ確立していない	・活動性病変をもつ新生児にはピリメタミン、スルファジアジン（葉酸を併用）が適応になる ・妊娠中に猫との接触を避ける ・生肉は食べない
その他	・先天性風疹症候群診断基準については別項参照 ・胎生 12 週までの胎内感染で奇形発生の危険性が高く、17 週以降では発症は少ない	・既知のウイルスの中で胎内感染を起こす頻度が最も高く、本邦では全出生児の 0.4% とされている。新生児期に肝脾腫、出血斑などの症状を呈するのは約 10% である。	

I・先天梅毒

Treponema pallidum の胎内感染による先天梅毒は、出生時に肝脾腫、発疹、貧血、呼吸障害などの症状を呈する例と、新生児期以降に症状を呈する例とがある。母親が未治療例、児の TPHA-IgM（または FTA-ABS-IgM）が陽性例には、ABPC（100 mg/kg/日、分 2〜3）の静注またはプロカインペニシリン（5 万単位/kg/日）の筋注を 10〜14 日間行う。

II・先天性風疹症候群診断基準

（木村三生夫：厚生労働省、風疹の胎児に及ぼす影響に関する研究班）

1. 臨床的基準

ウイルス血清学的検査により確認を要す。

[A] ① 先天性白内障または緑内障
　　② 先天性心疾患（PDA、PS、VSD、ASD など）
　　③ 感音性難聴
[B] ① 網膜症
　　② 骨端発育障害線（X 線写真上）
　　③ 低出生体重児

721

④血小板減少性紫斑病（新生児期のもの）
　　⑤肝脾腫（黄疸を伴うもの、伴わないもの）
［C］小眼球症状、角膜混濁、虹彩形成不全、間質性肺炎（新生児期のもの）、新生児髄膜脳炎（非細菌性）、手掌紋異常、小頭症、知能障害（脳性麻痺を伴うもの、伴わないもの）。

先天性風疹が強く疑われるもの
① ［A］2つ以上
② ［A］1つ＋［B］2つ以上
③ ［A］②または［A］③＋［B］①の場合で［C］の症状は参考とする

2．ウイルス血清学的基準

❶ 風疹ウイルス分離

新生児―乳児期では鼻咽頭または尿から（出生時80％、6カ月約20％、12～18カ月5％以下）、乳児期早期ではリンパ腺、肝、骨髄、髄液などから分離可能である。白内障材料からは4歳以上でも分離可能なことがある。

❷ 抗体

ⅰ）6～11カ月、HI抗体持続。
ⅱ）0～6カ月児におけるHI抗体以上高値、6カ月以後再検して持続を確認。
ⅲ）血清IgM中の風疹特異抗体の証明、6～8週まで検査し得る。

3．妊婦の危険率の判断と検査法

1．妊娠時期、6カ月以降であれば、胎児に異常を生ずる可能性は少ない。妊娠初期にHI抗体8倍が確認されていれば風疹に関する心配は少ない。

2．風疹らしきものに罹患した妊婦
　　風疹の確認、病初期（第1～3病日）と回復期（2～4週）の抗体変動が4倍以上の上昇が認められた場合血清学的に風疹と診断、病初期血清の検査が不可能の際は、512倍以上であれば風疹罹患の可能性が高い。

3．同居者あるいは密接な接触者に風疹が発症した場合
　①妊婦が抗体をもっていれば心配ない。
　②患者接触直後（1週間以内）HI 8～128倍程度ならば小児期に獲得した抗体と考えられる。
　③8倍以下ならばその妊婦はその時点で抗体陰性であるので、接触3～4週を経て採血して抗体の比較が必要になる。
　④不顕性感染（初感染で症状のないもの）における奇形発生の危険率はおそらく顕性感染に比して低いと考えられている。

〔磯畑栄一〕

III 新生児疾患（染色体異常、奇形症候群）

1 染色体異常

はじめに

　代表的な染色体異常症、および新生児期に診断可能で、致死性あるいは比較的緊急性がある奇形症候群について述べる（新生児期以降の諸問題については「染色体異常」516頁参照）。

I・Down 症候群

❶ 疾患の概要
①21番染色体の過剰により生ずる最も頻度が高い染色体異常症。出生頻度約1/1,000。
②トリソミー型（95％）、転座型（3〜4％）、モザイク型（1〜2％）がある（図1）。

❷ 診断のポイント
①扁平な顔、扁平な鼻根、眼裂斜上、内眼角贅皮、舌挺出、首周囲の過剰な皮膚、短く太い指などの特徴から診断は容易。しかし、見過ごされて産科を退院したり、また正常児でも似た顔貌で診断に迷う例が時に経験される。モザイク型の場合は症状はさまざまで、知能、顔貌ともに正常児に近い場合もある。
②精神発達遅滞、筋緊張低下、先天性心奇形、消化管奇形、白血病、新生児期の一過性骨髄異常増殖症、環軸関節不安定性、甲状腺疾患、点頭てんかん、屈折異常、滲出性中耳炎などが注意すべき症

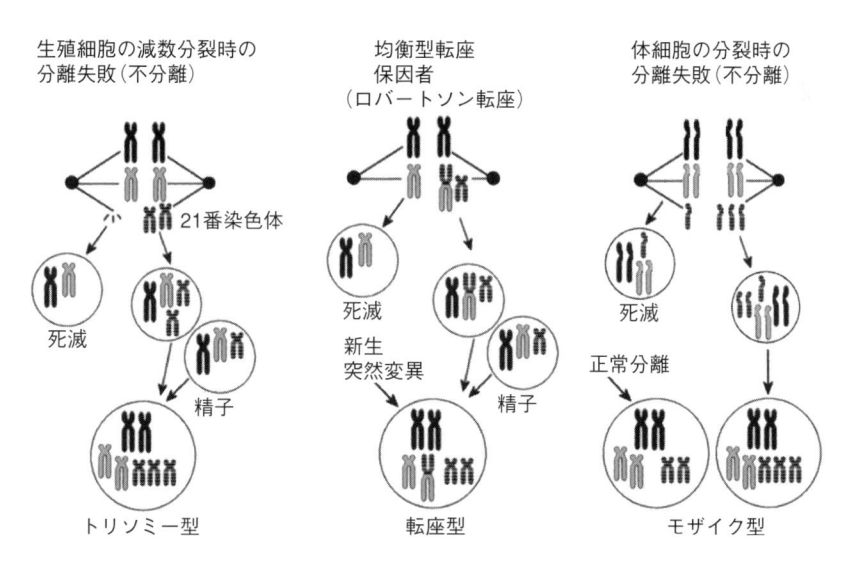

図1．Down 症候群の21番染色体過剰の3つのタイプ
13、14、15、21、22番染色体短腕は構成ヘテロクロマチンであり、遺伝子は存在しない。ロバートソン転座は、転座により2対の染色体の長腕同志が結合している異常であるが、遺伝情報は失われないため、保因者の表現型は正常となる。

状と合併症として挙げられる(「Down 症候群」516 頁参照)。

③確定診断は FISH 法で 21 番染色体の過剰を証明することで、1 週間以内につけられる。遺伝相談のために、染色体分染法(G-banding)による核型も調べる。

❸ 治療のポイント

①先天性心奇形は約 40% に合併し、新生児期の Down 症候群の予後を最も左右する。心内膜症欠損、心室中隔欠損症が多い。肺高血圧などの理由により、心雑音がなくても心奇形が存在することがあり、必ず一度は心エコーを行うようにする。

②一般小児科医が遺伝相談を行う場合も多いと思われるが、次子の再発危険率に関するポイントは以下のようである。

ⅰ)高齢妊娠ではトリソミー型の出生頻度が高くなる(40 歳以上で 1/100)。転座型 Down 症候群の場合は次子の再発危険率を知るために親の染色体分析(約 50% で転座保因者がみつかる)が必要となるが、ほかは原則的に必要性はない。

ⅱ)次子の再発危険率:トリソミー型、モザイク型では、不分離は偶然と考えられる。しかし種々の要因がからみ、実際は出生頻度 1/200(0.5%)とやや上昇する。転座型では、母が均衡型転座保因者のときは 10%、父が均衡型転座保因者のときは 2.5%。両親の染色体が正常のときは 1% 以下。親が t(21q21q)転座保因者(21 番長腕のみからなるイソ染色体を 1 対もつ)のときは 100%。

ⅲ)次子については、羊水診断(妊娠 15〜17 週に行う、流産の危険性は 0.5% 以下)で出生前診断が可能であることを、情報として伝える。

II・13 トリソミー(Patau 症候群)、18 トリソミー(Edwards 症候群)

❶ 疾患の概要

① Down 症候群以外の完全トリソミーで生産に至るのは、この 2 つのみ。いずれも生命予後は絶対的に不良で、治療を対症療法に限る場合が多く、診断を早くつける必要がある。出生頻度は 13 トリソミー 1/4,000〜8,000、18 トリソミー 1/5,000〜8,000。

② Down 症候群と同様に、トリソミー型(いずれも 80%)、転座型、モザイク型がある。

❷ 診断のポイント

ⅰ)13 トリソミーの特徴:重度精神運動発達遅滞、全前脳症(holoprosencephaly)などの脳奇形、小眼球、口唇口蓋裂、小頭、前額部傾斜、前頭部の毛髪が後ろ向きに生えている、大きな鼻、多指趾、揺り椅子状足底、心奇形、けいれん、無呼吸発作、など。全前脳症の有無で顔貌はかなり異なる。全前脳症をもつ新生児や、特徴的顔貌(図 2 および 518 頁の図 3 参照)と揺り椅子状足底をもつ児では本症を疑う。

ⅱ)18 トリソミーの特徴:重度精神運動発達遅滞、子宮内発育遅延、動きが乏しく腕・足を伸展した姿勢、無欲状顔貌、高い鼻根と鼻背、耳介低位、小さな口、先天性心疾患、指の重なり、第 V 指単一屈曲線、揺り椅子様の足、など(図 3)。

確定診断は、染色体 FISH 法で早期診断し、G-banding で核型を調べる。

❸ 治療のポイント

①両者とも 90% は生後 1 年以内に死亡し、治療は対症療法を中心とする(年長例のポイントは「Down 症候群以外の常染色体異常」518 頁参照)。

②遺伝相談は Down 症候群と同様で、高齢妊娠では出生頻度が高まる、完全トリソミー型の再発危険率は低い、転座型では親の染色体の検索が必要、羊水診断の情報を与える、などである。

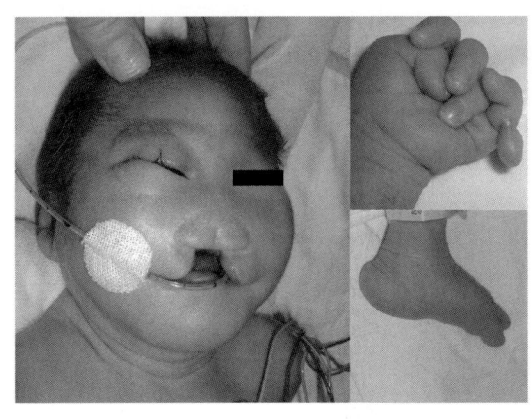

図2. 13トリソミー
多指症、口唇裂、揺り椅子様の足を認める。

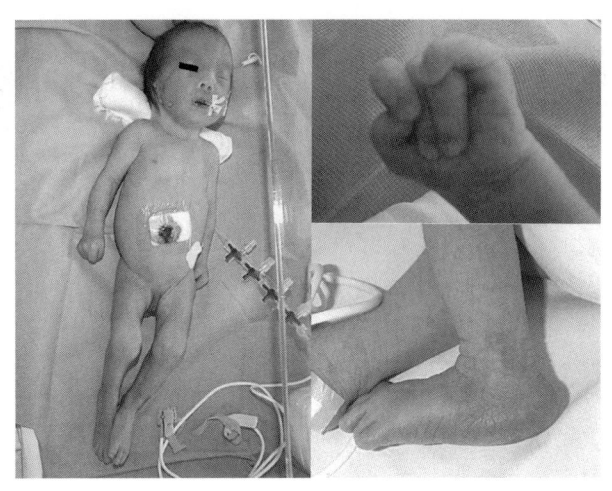

図3. 18トリソミー
指の重なり、揺り椅子様の足を認める。

III・4p-症候群（Wolf-Hirschhorn 症候群）

❶ 疾患の概要
①4番染色体短腕16.3バンドの欠失による、新生児期に顔貌から診断可能な染色体異常の1つ。発生頻度は1/50,000程度。
②15〜20％が転座保因者に由来し、残りは新生突然変異。

❷ 診断のポイント
①重度精神発達遅滞、発育不全、けいれん、先天性心奇形（心房中隔欠損症など）、口唇口蓋裂が合併しやすい症状。高い前頭部、両眼離開、弓状の眉、大きく単純な耳介などの顔貌は、古代ギリシャの戦士の兜に例えられ、特徴的である（図4）。
②染色体微小欠失例もあり、臨床的に強く疑われるがG-bandingで異常がみつからない場合は、高精度分染法やFISH法を行う。

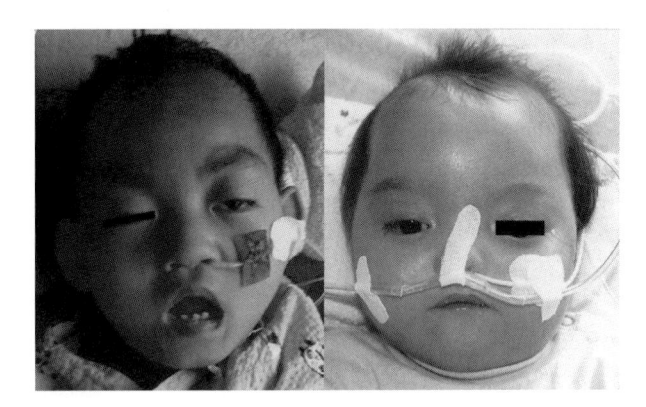

図4. 4p-症候群
高い前頭部、両眼離開、弓状の眉など古代ギリシャの戦士の兜に例えられる顔貌をもつ。

❸ 治療のポイント
①約40％が2歳までに死亡する。
②哺乳不良で経管チューブからの栄養を要する例が多い。
③発熱時を中心にけいれん重積が合併しやすい。けいれん重積時は一般的な治療に準ずる。抗てんかん薬の投与が必要（バルプロ酸など、「Down症候群以外の常染色体異常」518頁参照）。

② 奇形症候群

※ I、II は、生後早期に大部分死亡する（新生児期以降の諸問題については「奇形症候群」520頁参照）。

I・致死性異形成症（thanatophoric dysplasia）

❶ 疾患の概要

①3型線維芽細胞増殖因子受容体（fibroblast growth factor receptor-3 gene、*FGFR3*）異常の最重症型で、致死性骨系統疾患としては最も頻度が高く、1/20,000程度。大部分は孤発例で、新生突然変異と考えられる。

②telephone receiver と形容される彎曲した大腿骨をもつ I 型と、大腿骨が直でクローバーリーフ頭蓋骨をもつ II 型に分類される。

❷ 診断のポイント

著明な四肢短縮症、鞍鼻、狭い胸部を特徴とする外見（図5）と、I 型であれば大腿骨の telephone receiver 様のX線所見が診断価値が高い。

❸ 治療のポイント

治療法はなく診断をつけたあとは、最低限の対症療法を行う。

II・Potter sequence

❶ 疾患の概要

①腎無形成、閉塞性尿路疾患、持続的な羊水流出などによる胎内での羊水過少が原因。

②子宮内で圧迫された胎児は、いわゆる Potter 顔貌や、その他共通の特徴をもち、Potter sequence と呼ばれる。出生頻度は 1/5,000〜10,000。

❷ 診断のポイント

顔貌は、押しつぶされた鼻、大きく薄い耳介、小下顎、内眼角から頬部に伸びる皺などを特徴とする（図6）。また異常肢位や四肢の変形、肺低形成を伴う。

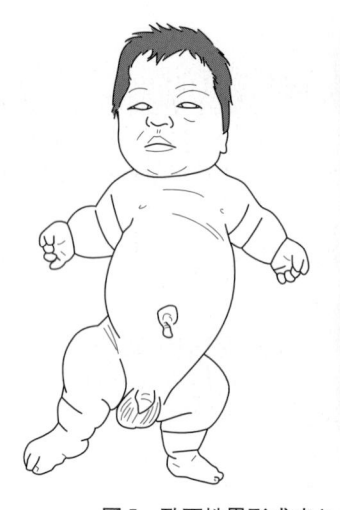

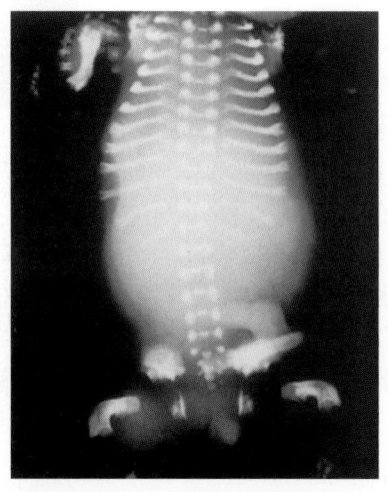

図5．致死性異形成症と telephone receiver 様の大腿骨

❸ 治療のポイント

人工呼吸器を使用し対症療法を行う。死産、ないし出生児も肺低形成のために肺機能不全を起こし、人工換気やサーファクタントにも反応せず、ほとんど出生後早期に死亡する。

※ Ⅲ〜Ⅵの奇形症候群は、顔貌などから新生児期に診断可能で、また新生児期にも医学的問題が起こる症候群である。

Ⅲ・CHARGE 連合(CHARGE association)

❶ 疾患の概要

①CHARGE 連合は、C(coloboma of the eye、虹彩・網膜・脈絡膜などの欠損)、H(heart defect、種々の先天性心奇形)、A(atresia of the choanae、後鼻孔閉鎖)、R(retardation of growth and/or development、発達・発育遅滞)、G(genital and urinary abnormalities、性腺機能不全、腎尿路系奇形など)、E(ear malformation and/or hearing loss、幅広く丸い耳介、耳垂低形成、難聴)の組み合わせをもつ(図7)。顔面神経麻痺も40%で認める。

②ほとんど孤発例で遺伝形式は不明。1/10,000〜12,000の発生頻度。

❷ 診断のポイント

診断基準は、coloboma や choanal atresia をもち、上記主症状7つ(発達遅滞／発育遅滞は2つとして数える)から4つ以上認める場合。

❸ 治療のポイント

①新生児期から全身管理、対症療法が必要となる。

②先天性心奇形を有する児は、その治療、管理が必要となる。後鼻孔閉鎖などのために呼吸障害を伴いやすい。気管切開による呼吸管理を行わざるを得ない場合もある。哺乳障害に対する経管栄養も必要。また眼科、耳鼻科的管理も必要。

Ⅳ・Wiedemann-Beckwith 症候群

❶ 疾患の概要

①新生児期の臍帯ヘルニア exomphalos、巨舌 macroglossia、巨軀 gigantism を3主徴とする

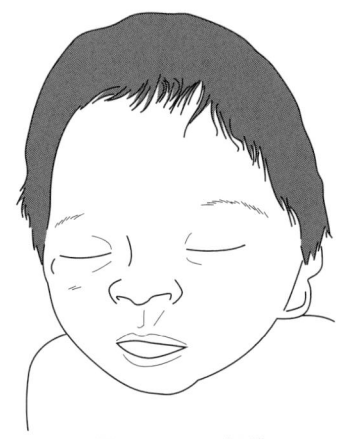

図6．Potter 顔貌

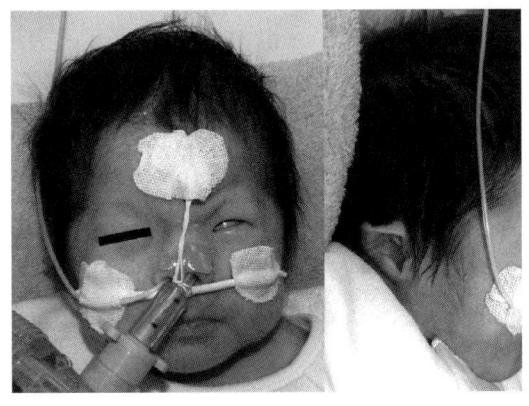

図7．CHARGE 連合
耳介の変形を認める。ほかに PDA、脈絡叢の coloboma、後鼻孔狭窄をもつ。

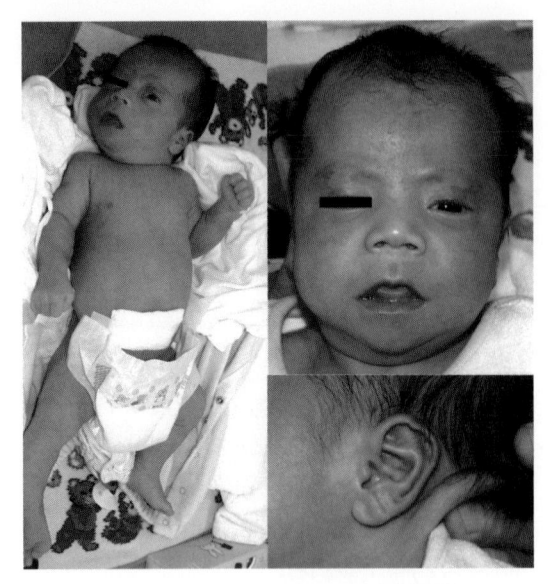

図8. Wiedemann-Beckwith 症候群
巨舌、耳垂の線状溝を認める。臍帯ヘルニア術後。

奇形症候群。過成長症候群では最も頻度が高く、発生頻度1/13,700。また腫瘍発生のリスクももつ。

②疾患座は11p15.5にある。この部位は複数のゲノム刷り込み遺伝子がクラスターを形成しており、父性発現の成長促進遺伝子の過剰発現が病因として推定されている。また母性発現の成長抑制遺伝子の刷り込みの消失は、発がんに関与する。

❷ 診断のポイント

上記の3主徴以外には、新生児期の低血糖（30〜50％）、内臓腫大、耳垂の線状溝、片側肥大（12.5％）などが特徴（図8）。3主徴をもつか、2主徴に他の症状を認める場合に診断される。知的発達は通常正常。

❸ 治療のポイント

①臍帯ヘルニアのため、出生直後に外科手術を要する場合がある。

②新生児期には低血糖がしばしばあり、生後3日間は6時間ごとに血糖を測定する。

③腫瘍（Wilms 腫瘍、副腎腫瘍、肝芽腫、横紋筋腫）の発生リスクを7.5％にもつ。生後7年間は3カ月ごとに腹部超音波検査を行う。

④通常知的発達は正常で、成長とともに外見上の特徴も目立たなくなる。

V・Prader-Willi 症候群

❶ 疾患の概要

①ゲノム刷り込み現象と関連する代表的疾患。15番染色体長腕q11〜q13に位置する父性発現遺伝子の消失が原因。

②父性発現遺伝子の消失の原因として、微小欠失（75％）、母性片親性ダイソミー（uniparental disomy；UPD。15番染色体2対がともに母親由来である現象）（23％）、刷り込み変異（ゲノム刷り込みメカニズムの異常で、父由来の15q11〜q13があたかも母由来のように振る舞う現象）（2％）、がある。

③1/15,000〜25,000の発生頻度。

❷ 診断のポイント

①新生児期は筋緊張低下、哺乳障害を示すことが多い。筋緊張低下は1歳頃から改善してくる。それ以降は精神遅滞、低身長、外性器低形成、また3〜4歳頃から過食が始まり高度の肥満を呈することが特徴。顔貌は、アーモンド様と表現される眼裂、白い皮膚、薄

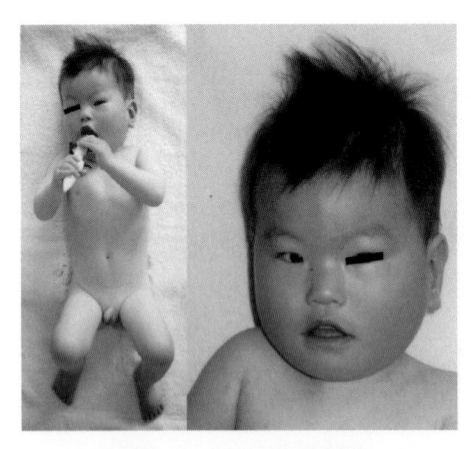

図9. Prader-Willi 症候群
アーモンド様眼裂、白い皮膚、薄く赤っぽい頭髪を認める。

く赤っぽい頭髪が特徴（図9）。

②Prader-Willi 症候群が念頭にないと、新生児～乳幼児期は、原因不明の筋緊張低下症として扱われ、肥満が始まってから診断がつく場合がある。

③微小欠失例は染色体 FISH 法で確定診断可能。診断がつかない場合は UPD や刷り込み変異の検出が必要。

❸ 治療のポイント

新生児期は筋緊張低下が問題となり、また哺乳不良でしばしば経管栄養を必要とする（年長児の問題点は「肥満」416 頁参照）。

Ⅵ・Rubinstein-Taybi 症候群、Williams 症候群、Goldenhar 症候群、Kabuki 症候群、Sotos 症候群、22q11.2 欠失症候群

これらは心合併症を伴い、新生児期から問題が起こり得る（522～527 頁参照）。

※ Ⅶはアナムネの聴取が不十分だと見落とされる可能性がある。

Ⅶ・胎児性アルコール症候群

❶ 疾患の概要

妊婦のエタノール摂取により引き起こされる胎児期の発生異常で、機序は不明。

❷ 診断のポイント

1. 出生前 and/or 出生後の成長遅滞、発達遅滞、特有な顔面の形成不全（①小頭、②小眼球 and/or 短い眼瞼裂、③人中形成不全、薄い上口唇、平坦な上顎部。①～③のうち少なくとも 2 つをもつ）を特徴とする。
2. 典型的なものは、妊娠中継続大量飲酒の母親から出生する。
3. 奇形症候群が疑われる新生児や、その後の発達遅滞では、妊娠中のアルコール歴を必ず聴取するようにする。

❸ 治療のポイント

有効な治療法はなく、妊娠中の飲酒を避ける。

（詫間由一）

IV 新生児疾患（一般外科）

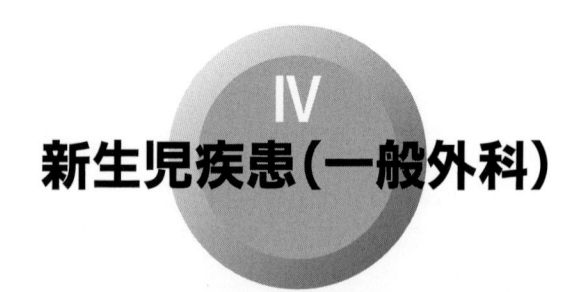

1 食道閉鎖症

I・疾患の概要

　胎生5〜7週の間に前腸にtrachoesophageal septumが形成され食道と気管に分離するが、この過程の形成不全により先天性食道閉鎖症が生じる。病型はGross AからE型までに分類され多くは気管食道瘻を有している。上部食道が盲端になり下部食道が気管食道瘻を形成しているGross C型が85%程度、A型が5〜10%程度にみられる。合併奇形は50%以上にみられ、心大血管系、呼吸器系、消化管奇形、骨・四肢奇形、泌尿器系の異常などがある。染色体異常、重症の心疾患合併がなければ予後は良好である。従来は出生体重および肺合併症、合併奇形の有無により術後の成績を示すWaterston分類が用いられてきたが、現在ではSpitzらによる出生時体重1,500g、重症心奇形をもとにした分類の方がより予後の予測に適していると考えられている（表1）。

表1. Spitzの分類

Group I：出生時体重が1,500g以上で重症心奇形なし
Group II：出生時体重が1,500g未満かあるいは重症心奇形あり
Group III：出生時体重が1,500g未満で重症心奇形を伴う
重症心奇形：手術の必要なチアノーゼ性心奇形、または治療が必要な心不全を伴う非チアノーゼ心奇形。

II・診断のポイント

　新生児でよだれが多く軽度の呼吸障害を伴う場合にはこの疾患を疑う。診断は口より比較的硬い8〜10Frの栄養チューブまたはネラトンカテーテルを挿入すると10cm前後でつかえ、胃内に挿入できないことで可能である。腰の軟らかい細いチューブを入れると、閉鎖部でコイルアップし、判断を誤る可能性がある（図1）。Gross C型の場合には、胸部単純写真側面像で上部盲端および気管食道瘻がみえることがあり、上部盲端でチューブが止まるあるいは戻ってしまうコイルアップ像を認めれば間違いがない。Gross E型では哺乳時にむせるなどの症状で乳児期以降に気づかれることが多い。気管食道瘻のない患児では腹部単純X線写真で腸管ガスを認めない。

III・小児科医として最初にすべきこと、してはいけないこと

　診断後にとるべき処置には、①一般的な処置、②誤嚥の防止、③哺乳の禁止、④バッグによる換気をできるだけ少なくする、などである。一般的な注意では、患児への処置は最小限にする。むやみに泣かせたりクベースの開放などにより低体温をきたすと状態は悪化する。上部盲端に吸引カテーテルを挿入して唾液を持続的に吸引する（図2）。持続的吸引ができなければ10分ごとに吸引するのでもかまわない。禁乳にすることはもちろんである。蘇生時にバッギングを強力に行うと、気管食道瘻から胃内に空気を送り込むことになり、腹部膨満、呼吸障害、胃内容の逆流を生ずる。診断のための造

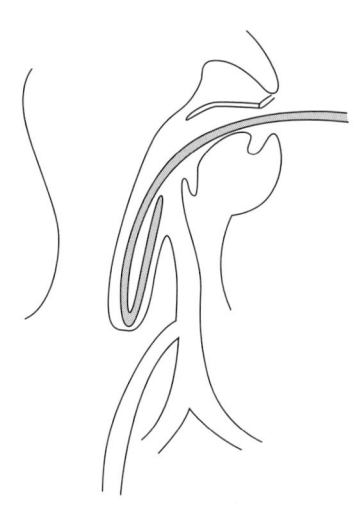

図1. チューブ挿入によるコイルアップ

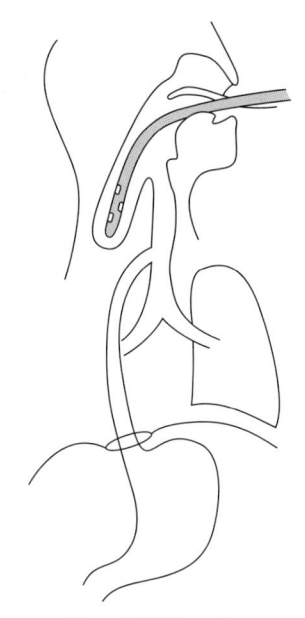

図2. 診断後の管理
上体を挙上し上部盲端をサクションチューブで持続的に吸引する。

影検査はしてはいけないが、三次施設で特殊な型の診断のために少量の等張性造影剤を使用するのは許される。合併奇形に対する配慮も重要で特に心奇形については治療や予後に影響するため、術前に心エコー検査で評価をする。

専門医へのコンサルトの時期

診断がつき次第小児外科医のいる施設に送ることが重要である。移送前、移送中を通じて吸引を行うことも必要である。患児の上体を挙上し右側臥位に保つと胃液の逆流が防止できる。肺炎などの合併症がなく全身状態の良好な症例では心エコー検査による心奇形の評価が済み次第、早期に手術を行うことが望ましい。

2 横隔膜ヘルニア

I・疾患の概要

胎生8〜10週に胸腹裂孔膜により閉鎖されるが、通常左側に多く、部分的なまたは完全な横隔膜の欠損があり、この欠損孔を通して腹腔内臓器が胸腔内に入り込む。これが胎児期に生じると、肺の低形成をきたしこの低形成の程度が予後を決定する。患側肺は腸管などに圧迫され肺胞面積の減少、肺血管床の減少を認め、対側肺も心・縦隔の偏位により低形成をきたす(図3)。肺動脈の筋層が肥厚し肺血管抵抗が高く低酸素血症・アシドーシスにより増悪する(図4)。

図3. 先天性横隔膜ヘルニア

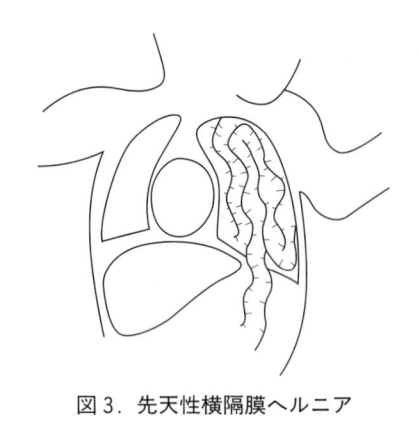

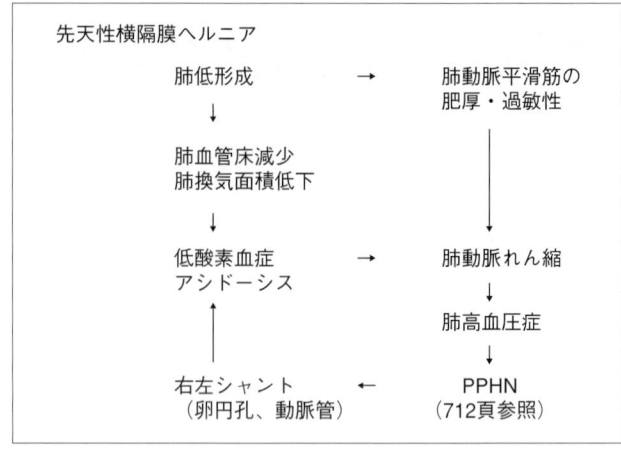

```
先天性横隔膜ヘルニア

肺低形成          →    肺動脈平滑筋の
  ↓                    肥厚・過敏性
肺血管床減少              ↓
肺換気面積低下
  ↓
低酸素血症        →    肺動脈れん縮
アシドーシス             ↓
                       肺高血圧症
                        ↓
右左シャント      ←    PPHN
（卵円孔、動脈管）      （712頁参照）
```

図4. 先天性横隔膜ヘルニアにおける肺高血圧症のメカニズム

II・診断のポイント

　生後数時間以内に呼吸困難、チアノーゼ、多呼吸を伴う呼吸不全をきたし、生後数時間以内に呼吸障害をきたす場合にはまずこの疾患を考える。発症の時期は肺低形成と換気障害の程度により異なり、重症例では生後直ちに低酸素血症、末梢循環不全をきたす。程度の軽い症例では徐々に呼吸障害が発現し、稀には新生児期を過ぎて発症する症例がある。身体所見では、腹部は陥凹し胸腔内に陥入した腸管により縦隔が偏位し、空気の嚥下でこれはさらに増悪する。左側のヘルニアでは心音は右側で強く聴取する。患側胸腔で腸雑音が聞こえるという徴候はあまり参考にならない。臨床的に先天性横隔膜ヘルニアを疑った場合にはまず胸部単純X線写真を撮影する。この場合腹部も併せてとることが重要で、腹部の腸管ガス像の分布をみる。肺囊胞性疾患（特にCCAM、肺囊胞）との鑑別が困難な場合には、胃管を挿入後に写真を撮影し胃管の先端が胸腔内にある、あるいは注腸を行って結腸が胸腔内にあることを確認するとよい。

III・小児科医として最初にすべきこと、してはいけないこと

　先天性横隔膜ヘルニアは最も緊急を要する新生児疾患であり、早期に診断と治療を行う必要がある。最初にすべきことは呼吸循環状態の安定化であり、呼吸障害が強い場合には気管内挿管を行う。同時に経鼻胃管を挿入して腸管の減圧をはかる。フェイスマスクでのバッギングは、低形成肺の圧損傷・気胸を招き、腸管内のガス増加により肺を圧迫する可能性があるのでどうしても必要なとき以外には避けるべきである。また挿管後でも乱暴な換気は肺の損傷、緊張性気胸をきたす。患児の状態が突然悪化したときにはまず気胸を考える。気管内挿管をした患児では、PPHNの予防のため麻酔薬、鎮静薬、筋弛緩薬の投与を行うとともに、低体温の防止やできるだけよけいな処置を行わないようにする。

専門医へのコンサルトの時期

　できるだけ早く手術と呼吸循環管理の行える施設に転送する。気管挿管後に転送する場合には用手換気を行うが、この際気胸に特に注意しなければいけない。急激に状態が悪化した場合にはまず気胸を考え、胸腔内穿刺を行う。以前は緊急手術が行われたが、現在では呼吸循環状態、特にPPHNが落ち着いてから待機手術を行うことが多い。

③ 腸閉鎖症

I・疾患の概要

　先天性の消化管閉塞症には閉鎖症と狭窄症とがある。十二指腸閉鎖・狭窄症ではVater乳頭部付近にみられることが多く、胎生期のrecanalizationの障害が原因と考えられている。小腸閉鎖・狭窄症は胎生期の腸管局所の血行障害が原因とされ、閉鎖が多くほとんどが単発性であるが約10%は多発閉塞である。

II・診断のポイント

　病変部が高位であればあるほど羊水過多があり、胎児診断が可能である。十二指腸閉鎖症では胃が拡張し蠕動が著明である。閉塞部位がVater乳頭より近位であれば嘔吐は非胆汁性となる。出生前に羊水過多、拡張した十二指腸あるいは腸管を認め腸管閉塞の診断がつくことがあるが、典型的な症例では生後数時間以内に嘔吐が始まり腹部単純X線写真でdouble-bubble signや拡張した腸管ループを認める。内因性の閉塞と外因性の閉塞を鑑別することが重要で特に腸回転異常症には注意する。胆汁性嘔吐が生後数日してみられる場合には腸回転異常症を考えやすい。空腸・回腸閉塞症では胆汁性の嘔吐と腹部膨満が特徴であり、腹部単純X線写真で拡張した腸管ループがみられる。腸閉鎖症では胎便排泄がみられないのも特徴である。狭窄症では上部消化管造影検査が、閉鎖症では注腸造影検査が有効である。腹部単純X線写真で石灰化がある場合には、出生以前の腸管穿孔、胎便性腹膜炎が疑われる。

III・小児科医として最初にすべきこと

　新生児において胆汁性嘔吐は重要なサインであり、敗血症がなければ機械的な腸管の閉塞を疑うべきである。経鼻胃管を挿入し腸管の減圧をはかるとともに脱水、電解質異常の補正を行う。十二指腸閉鎖・狭窄症では約半数に合併奇形（心・大血管奇形、腸回転異常、食道閉鎖症、直腸肛門奇形など）があり、これらに対しても注意を要する。

> **専門医へのコンサルトの時期**
> 　上部消化管閉鎖症では緊急手術の適応はないが、回腸閉鎖症では穿孔の危険性があるので数時間以内に手術が行えるように準備する必要がある。

④ 直腸肛門奇形

I・疾患の概要

　直腸肛門奇形いわゆる鎖肛は正常な位置に肛門がない状態であり、胎生4〜12週までに総排泄腔が尿直腸中隔により形成される直腸、肛門の異常であり種々のタイプの奇形が生ずる。直腸肛門奇形は閉鎖部位と尿路系との瘻孔の有無およびその高さによって手術術式が異なる（図5、6）。

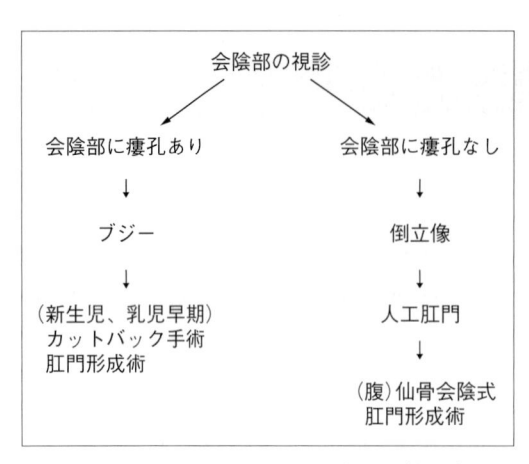

図5. 直腸肛門奇形の治療方針（男児）

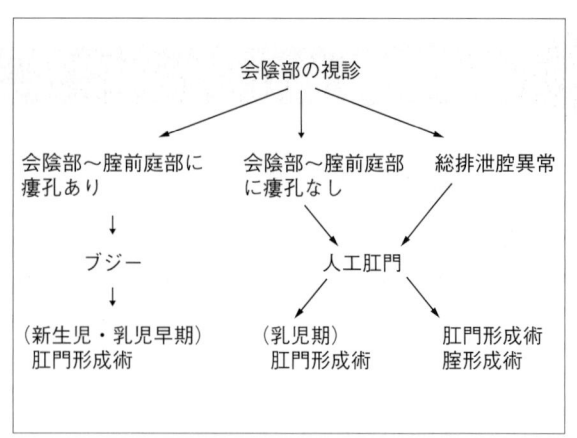

図6. 直腸肛門奇形の治療方針（女児）

II・診断のポイント

　鎖肛の診断はほとんどの症例で新生児期の会陰部視診により可能である。病型診断は、倒立位側面単純写真や瘻孔のある場合には造影検査によって行うが、近年では超音波検査により直腸盲端の位置を診断することも行われる。倒立位撮影で直腸盲端が恥骨直腸筋係蹄を超えている場合には低位型、係蹄にある中間位型、係蹄の上に終わっている高位型に大別する。腹部Ｘ線写真で膀胱部に空気があったり、尿より胎便が排泄される場合には直腸と尿路に瘻孔のあるタイプである。女児では会陰部に瘻孔がない場合でも前庭部をよく観察することが必要である。女児で尿道、腟、肛門の区別がなく孔が1つの場合には膀胱、腟、直腸が同時に開口する総排泄腔異常を考える。最終的な病型は膀胱、直腸造影検査によって行う。

III・小児科医として最初にすべきこと

　鎖肛の治療で重要なことは、①病型診断による治療計画の作成、②人工肛門の造設が必要かどうか、③合併奇形の有無とその治療を決定すること、などである。中間位、高位型鎖肛では人工肛門の造設が必要であり左横行結腸またはS状結腸に作成する。会陰部に瘻孔を認める低位型ではブジーによる拡張で排便が得られることから、人工肛門造設を必要とせず、新生児・乳児早期に会陰式肛門形成術あるいはカットバック手術を行う。男児で会陰部に瘻孔を認めない場合には中間位、高位型であることが多い。合併奇形は50％以上の症例に認められ、膀胱尿管逆流症などの泌尿器系異常は高率に認められる。心、消化管、骨奇形の合併も多くこれらの管理についても注意を要する。このため小児外科医、小児泌尿器科医と緊密に連絡を取り、新生児期の尿路系超音波検査、心超音波検査、仙骨奇形の有無をチェックする。膀胱尿管逆流症（VUR）や閉塞性の尿路異常がある場合には重症の尿路感染症をきたすことがあるので注意を要する。

⑤ 腹壁破裂、臍帯ヘルニア

I・疾患の概要

腹壁破裂、臍帯ヘルニアはいずれも腹壁の発生異常であり、初期治療が予後を決定する。臍帯ヘルニアは臍帯の開口部がヘルニア門となり腹腔内臓器が脱出するもので半透明の羊膜によって覆われる。約50%の症例で合併異常があり、Cantrell症候群、Beckwith-Wiedemann症候群、総排泄腔外反症などとともに脊椎の変形や染色体異常（トリソミー13、18、21）、消化管異常を認めることがある。腹壁破裂は腹壁の欠損部より腸管が脱出しているもので、腸管は羊水中に浮いており、このために壁が肥厚し腸管虚血をきたしやすい。腹壁破裂では合併異常は少ないが未熟児、腸回転異常症、腸閉鎖・狭窄症などがある。

II・診断のポイント

診断は比較的容易である。破裂性臍帯ヘルニアと腹壁破裂の鑑別は時に困難であり、後者の典型的な症例では羊膜がなく、欠損孔は小さく（3cm以下）、臍帯の右側に存在する。母体の超音波検査の普及により胎児期に診断されることが多くなった。治療は一期的あるいは多期的閉鎖であるが、重症奇形、合併症を伴う臍帯ヘルニアでは保存的治療を施行する。

III・小児科医として最初にすべきこと

診断後直ちにすべきことは、①低体温の防止、②腸管虚血の防止、③腸管の減圧、④輸液の開始、である。特に腹壁破裂では脱出した腸管からの熱と体液喪失があるので、湿度を保ったクベースに収納すること、ラップで包むことが必要である。この際湿ったガーゼで覆うと移送のときなど低体温をきたす可能性がある。脱出した腸管がねじれないようにすることも大切で経鼻胃管を挿入する。巨大臍帯ヘルニアでは腹腔の狭小化とともに胸腔容量も減少しており、かつ子宮内発育不全のため肺低形成を伴い重症呼吸障害をきたすことがあるので呼吸管理が必要となる場合がある。Beckwith-Wiedemann症候群が疑われる場合には血糖値をチェックする。腹壁破裂では輸液を十分に行いできるだけ早期に手術を行う。

■ 専門医へのコンサルトの時期

診断後直ちに緊急手術が必要であり、小児外科スタッフのいる施設に搬送する。前に述べたように低体温を防止し、輸液を行って脱水をきたさない工夫が必要である。

（鎌形正一郎）

V 新生児疾患（整形外科）

1 先天性股関節脱臼

先天性股関節脱臼（congenital dislocation of the hip；CDH、Luxatio coxae congenita；LCC）は関節包内脱臼で、出産前および出産後の股関節脱臼、亜脱臼を含めて総称される。

I・原 因

❶ 関節弛緩
1. 骨盤環の靱帯を弛緩させる関節靱帯弛緩ホルモン（リラキシン）が妊娠末期に増加し、児股関節包の一過性弛緩を起こす。
2. 家族性に発生する全身性関節弛緩。

❷ 力学的要因
1. 子宮内での股屈曲、膝伸展位姿勢強制、股内転位姿姿勢強制、股内転位姿勢強制。
2. 出産後の股、膝伸展位による育児法。

II・発生率

0.1〜0.3％、男女比は女子に多く、男子1に対し、女子5〜6の割合である。左右差はほとんどない。

III・症 状

❶ 新生児期
① 開排制限、② click sign（73頁参照）

❷ 乳児期
① 開排制限、② 下肢短縮、Allis sign（73頁参照）、大腿皮膚溝の左右非対称、③ 大転子高位

❸ 幼児期
① 開排制限、② 大転内高位、③ 処女歩行開始の遅れ、Trendelenburg現象（74頁参照）、跛行。

IV・X線所見

❶ 新生児期
新生児では軟骨部分が多く、個人差も大きいため解読は難しい。

　i) 股関節正面像：Y線と大腿骨幹端内縁との距離fと小転子から坐骨までの距離mを測定してその左右差を比較する（図1）。

　ii) von Rosen法：両股関節45°外転、内旋させて撮影する。正常では大腿長軸の延長線が寛骨臼内を、脱臼例では腸骨前棘付近を通る（図2）。

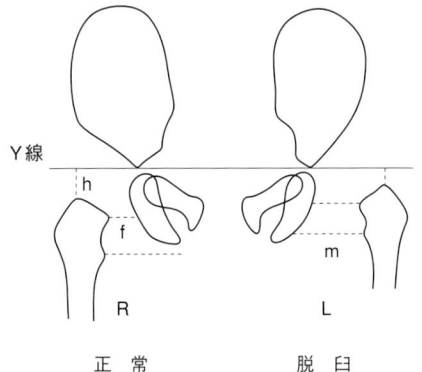

図1. 新生児股関節X線像

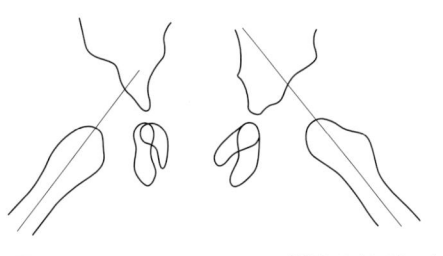

図2. Andren von Rosen の撮影法（左脱臼）

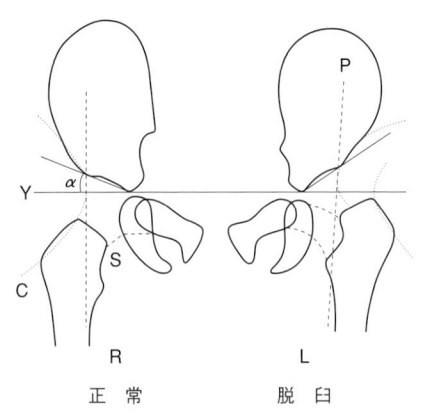

図3. 乳児股関節X線像
Y：Hilgenreiner 線（Y線）
P：Ombrédanne 線
S：Shenton 線
C：Calvé 線
α：臼蓋角

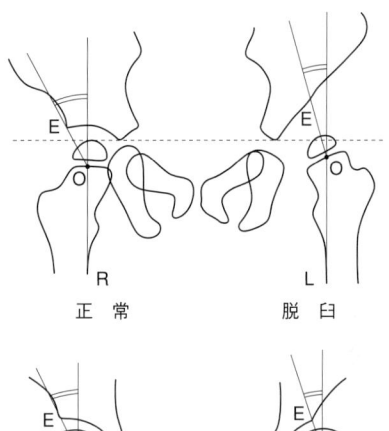

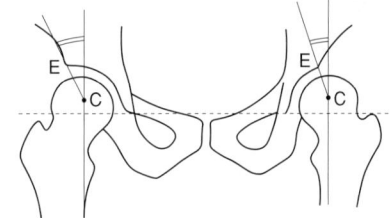

図4. CE角（Wiberg）、OE角
E：臼蓋嘴、C：骨頭の中心、O：骨端線中央
正常値：4歳≧15、15歳≧20、成人≧25

❷ 乳児期

診断上第一の基準となるのが腸骨下端を結ぶ Hilgenreiner 線（Y線）である。このほか Shenton 線、Ombrédanne 線（Parkins 線）、Calvé 線などの補助線を用いる（図3）。

❸ 幼児期

大腿骨頭の求心性や、臼蓋形成不全の程度をみるために CE 角、前捻角、頚体角、臼蓋角（Sharp 角）などを参照にする。CE 角は正常では 15°以上である（図4）。

V・治療

❶ 新生児期

出生直後に click 陽性でも自然肢位である股関節開排位、膝関節屈曲位で育児すれば 1〜2週後には click 陰性となるものが多い。Click が消失しない場合には Riemenbügel の装具を使用して治療を開始する（図5）（R-B法）。

a. 基本形：前面

b. 基本形：背面

A. Riemenbügel の形状

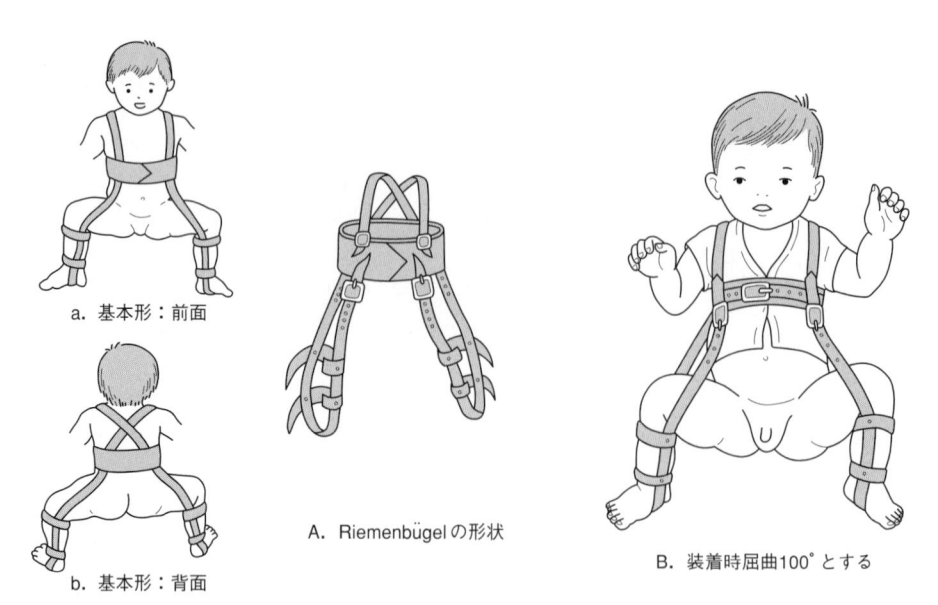

B. 装着時屈曲100°とする

図5. Riemenbügel
(加倉井周, 初山泰弘(編)：装具治療マニュアル. 医歯薬出版, 東京, 1981 より一部改変して引用)

❷ 乳児期

ⅰ) Riemenbügel 法：生後1年までの乳児にはまずR-B法を用いる。R-Bを装着することによって脱臼が整復される比率は80～90%といわれている。R-Bの下肢を吊るバンドは股関節屈曲100～110°に保持できるように調節する。脱臼が整復されたら90°の開排位をとるようにする。装着期間は一般に亜脱臼例では2～3カ月、脱臼例では4カ月とする。

ⅱ) R-B法によって整復位が得られなかった症例にはオーバーヘッド牽引(overhead traction；OHT)法、または全身麻酔下徒手整復、ギプス固定を行う。OHT法は、患児を仰臥位とし膝を伸展したまま下肢をスピードトラックで垂直に牽引する。牽引方向を徐々に頭上方に移動させ、開排位にしていく。

❸ 幼児期

保存的治療の限界は3～4歳頃までといわれている。年長児では脱臼の整復は困難であり、無理に整復しても拘縮が強く、臼蓋の形成も望めないため、手術が行われる。手術方法は観血的整復術(Ludloff法など)、大腿骨減捻内反骨切り術、臼蓋形成術(Spity、Pemberton、Salter、Chiari法など)、関節包関節形成術(Colonna法)、などが行われる。

② 先天性内反足(congenital clubfoot)

はじめに

生下時に足部が内反尖足位で拘縮した肢位にあるもの。

Ⅰ・発生頻度

発生頻度は1,000～1,500人に1人で男女比は3：1で男子に多い。片側例が両側例よりやや多く、左右差はない。

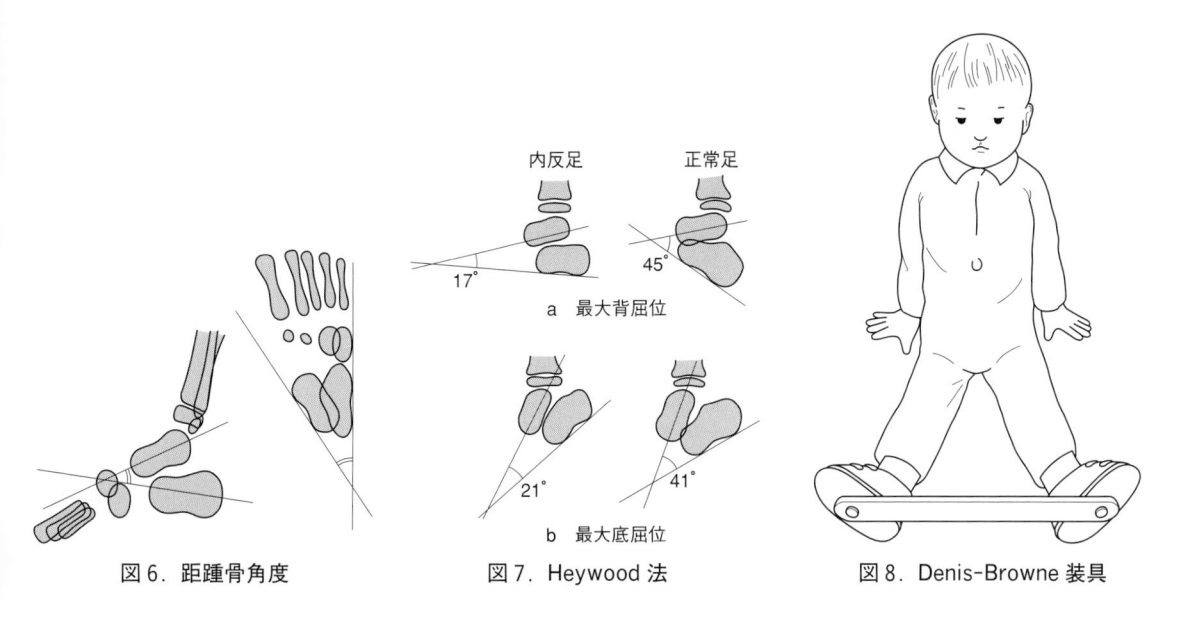

図6. 距踵骨角度　　　図7. Heywood法　　　図8. Denis-Browne装具

II・原因

明確な原因は明らかではないが、子宮内での機械的圧迫説、成長障害説、脊椎異形成説、筋不均衡説、局所形成異常説などがある。

III・症状

踵骨の内反、足関節の尖足、前足部内転、凹足の4種の変形があり、徒手的に中間位に矯正することが困難な状態である。

IV・診断

上記の症状。

X線所見：新生児ではすべての骨が骨化していないが、通常は距骨と踵骨は骨化しているので、距骨、踵骨、脛骨の位置関係をみる。

❶ 距踵骨角

距骨軸と踵骨軸のなす角度を距踵骨角（図6）という。内反足ではこの角度が小さくなる。新生児では40～50°が正常値である。

❷ Heywood法

足関節側面最大背屈位で距骨長軸と距骨下縁を結ぶ線とのなす角が正常足では35～50°であるが、内反足では35°以下となる（図7）。

❸ 脛距角、脛骨軸

足関節最大背屈位側面像で脛骨軸と距骨軸のなす脛距角が110°脛骨軸と踵骨底面のなす脛踵角90°以上には後方解離術を行う。

Ⅴ・治療

❶ 保存的療法

a. 矯正ギプス(corrective cast)

生後できるだけ早期に治療を開始することが有効である。矯正はまず前足部の内転と回外、次いで踵内反、最後に尖足の順に行うのが原則である。これらを徒手的に矯正しこれを保持するギプス固定を毎週1回、計10回ほど行う。

b. 装具療法

矯正ギプス終了後に用いる。一般的には、能動型の両側の足底部を金属性のbarで連結しているDenis-Browne型装具が使用される(図8)。

❷ 手術的療法

保存的療法で矯正が不十分なときには手術が必要となる。

ⅰ) 軟部組織の手術：後方解離術、後内側解離術、後内外側解離術。

ⅱ) 骨、関節の手術：踵骨骨切術(Dwyer法)、外側列短縮術(Evans法)、三関節固定術、距骨全摘出術。

3 筋性斜頸(torticollis) (図9、10)

はじめに

一側の胸鎖乳突筋の拘縮により、頭部が患側に傾き、顔面は健側に回旋する。

Ⅰ・病因

分娩外傷説(血腫)、炎症説、子宮内強制位説、阻血説、遺伝説、筋肉過伸展説などがある。

Ⅱ・発生頻度

全分娩児の1.5%で、骨盤位分娩に多い。男女差はなく、右側に多い。

Ⅲ・症状

生後1週間くらいから胸鎖乳突筋分岐部近くに小腫瘤を触れるようになってくる。2～3週で最大となるが、生後20～25日くらいで腫瘤の拡大は停止し、以後は縮小、軟化してくるものがほとんどである。生後半年を過ぎても、腫瘤の大きさや、硬さ、頸椎の回旋制限に変化のないものは、やがて胸鎖乳突筋は索状となって、拘縮を起こしてくる。

Ⅳ・診断

①腫瘤の触知と最大横径の計測。
②頸椎回旋制限の測定(肩峰—頤串距離：AMD acromio mental distance)。
③頭蓋変形と顔面側彎、脊柱の代償的側彎。

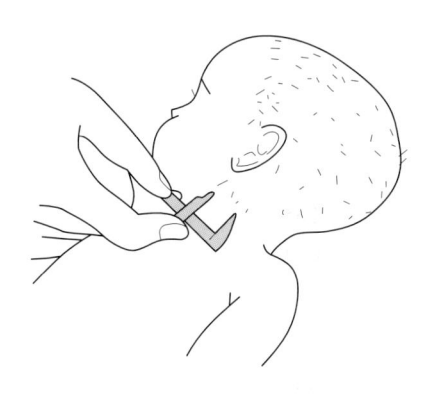

①胸鎖乳突筋腫瘤の大きさ：小型ノギスを用いて皮膚の上から最大横径を測る。

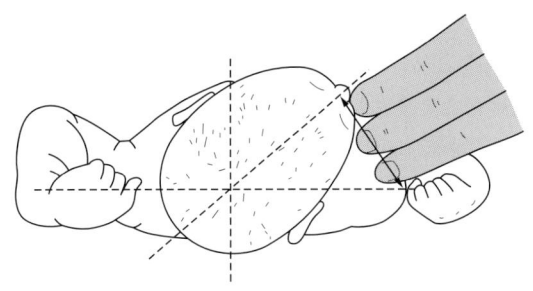

②頭椎回旋制限の程度：肩峰・おとがい間距離(AMD)(矢印)を横指で測る。

図9．筋性斜頸の診察法

①健側の背中にタオルを当て、身体ごと斜めに傾ける。　②母乳やミルクを患側から与える。　③うつぶせによる頸の運動

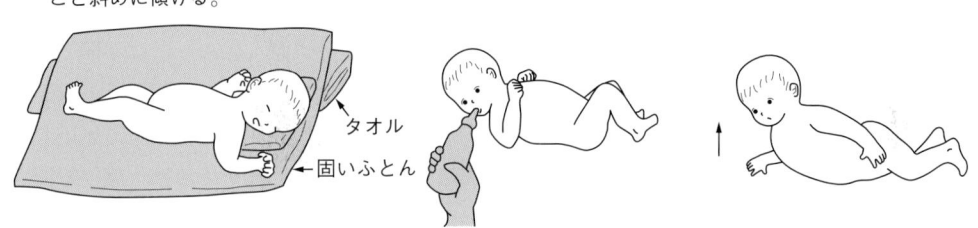

④音やリズムの方向に注意しながらおもちゃやレコードを用いる。　⑤窓や灯を患側に置く　⑥立ちなおり反応利用による頸の運動

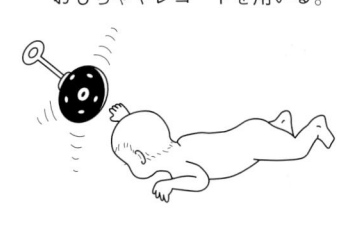

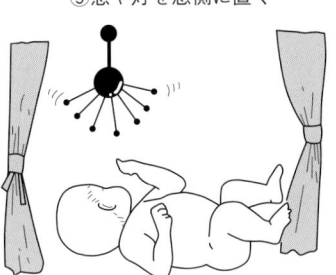

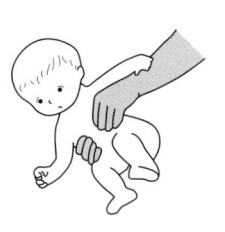

図10．乳児斜頸の指導経過観察法

V・治療

❶ 保存的治療

乳児筋性斜頸は自然治癒する傾向が大きいので、生活指導を行って、経過を観察していく。罹患筋部のマッサージは、却って同部の癒着や瘢痕化などを助長することになるので行ってはならない。

❷ 手術的療法

臨床所見からみた自然治癒力の限界は、1年6カ月までと考えられている。それ以降に多少なりとも胸鎖乳突筋に索状拘縮を残すものはその後成長とともに筋の長さに左右差を生じ、斜頸位となるものがある。このような症例は手術適応となる。方法としては、胸鎖乳突筋切腱術（皮下切腱術、上端

切腱術、下端切腱術）、胸鎖乳突筋摘出術、胸鎖乳突筋延長術などがある。

VI・治癒の判定基準

①斜頸位の改善、②腫瘤または索状肥厚の消失、③頸椎の自他動運動の正常化、④頸部筋の形態異常、短縮などを認めないこと、⑤顔面側弯、脊柱変形などがみられないこと、⑥家族の意向などを考慮して総合的に判定する。

4 乳児化膿性股関節炎

はじめに
　新生児、特に未熟児に起こる化膿菌による股関節炎である。

I・起炎菌と感染経路（図11）

　起炎菌としては黄色ブドウ球菌が最も多いが、肺炎双球菌、連鎖球菌などもみられる。感染経路は肺炎、中耳炎、臍帯炎、皮膚・皮下の膿瘍などからの血行感染が多いが、ほとんどは不明である。初発部位は血行性の場合、大部分は大腿骨近位骨幹端に骨髄炎が発症し、この部が関節包に包まれているため炎症が骨皮質を破って外へ出るとそのまま化膿性股関節炎となる。

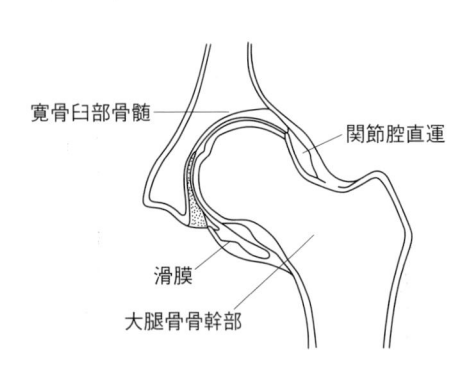

図11．化膿性股関節炎における感染経路

II・好発年齢

　乳児期から幼児期で、この時期の大腿骨近位骨幹端部は関節包内にあり、血流が遅く、骨膜性の血行がないため感染巣になりやすい。特に、新生児に多く、その中でも抵抗力の弱い未熟児に多い。

III・症 状

・全身症状：発熱、不機嫌、食欲減退。
・局所症状：股関節部の腫脹、熱感があり、関節は軽度屈曲、外転、外旋位をとり、他動的に動かすと激しく泣く。
・下肢の浮腫。

IV・X線所見

・初期：軟部組織、関節包の腫脹。
・進行すると、大腿骨、骨盤の骨髄炎による変形（仮骨形成、骨融解）、病的脱臼。
・末期：大腿骨頭の消失などの股関節症様変形。

V・診 断

　臨床所見、X線所見で診断は容易であるが、症状が軽い場合は診断が遅れることが多い。X線検査

では早期診断が困難なため、繰り返しの血液、X線検査が必要である。しかし、最も重要なことは、臨床所見で本症が疑われる場合は関節穿刺を行い排膿があれば診断は確定する。

VI・治癒

全身的、局所的な安静と栄養補給。

ⅰ）抗生剤投与：直ちに行わなければならないが、起炎菌とその感受性が明らかになるまでは、起炎菌となる頻度の高い黄色ブドウ球菌に感受性が高く、殺菌性の薬剤を選択する。全身投与は赤沈値が6〜8週持続して正常になるまで投与を続ける。

ⅱ）切開、排膿、搔爬、ドレナージ：発病後1週間以内に手術を行い、病的脱臼防止に努める。穿刺がdry tapであっても、病状から本疾患が疑われるときには、早期に切開を行った方がよい。

ⅲ）牽引、ギブス固定：病的脱臼の予防と、局所の安静のために外転牽引やギブス固定を行い、炎症が完全に消退すれば中止する。

（王　東）

VI 新生児疾患(形成外科)

　先天性の身体表面の形態異常は、変形が軽度で専門医でも判断が難しいものから、明らかに正常とはかけ離れた状態のものまで多様である。またその治療時期は出生後できるだけ早期に治療を行った方が治療効果が上がるものと、身体の成長を待ってから手術を行った方がよいものがある。
　本稿では、形成外科が取り扱う代表的な疾患である口唇裂・口蓋裂、耳介、眼瞼、赤あざ、黒あざの治療について解説する。

1 口唇裂・口蓋裂

はじめに

　口唇裂・口蓋裂は、口唇と口腔に生ずる代表的な裂異常で、それぞれ単独に口唇裂・口蓋裂として発生するほか、顎裂を伴い、二者が合併して発生することも多い。口唇裂はその発生部位により片側性・両側性に分けられ、裂の程度により痕跡唇裂(口唇の割れ目が口唇皮膚の線状陥没に留まるもの)、不完全唇裂(割れ目が口唇皮膚に留まるもの)、完全唇裂(割れ目が歯槽骨・口蓋骨まで及ぶもの)に分類される(図1)。

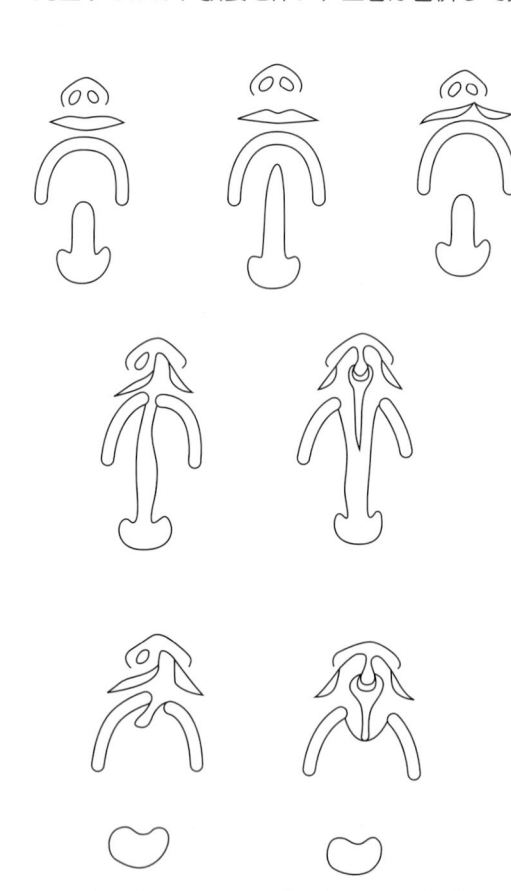

図1. Kernahan and Stark の口蓋裂分類

I・口唇裂・口蓋裂の症状

　口唇裂で最も問題となるのは哺乳障害と審美障害であり、裂の程度によってさまざまな変形をきたし、通常鼻変形を伴う。そのほかに口唇裂よりの空気の漏れのために口腔内の陰圧が維持できず、吸啜障害をきたす。この症状は口蓋裂を合併するとさらに強くなる。このような変形に対し、不完全な手術を行い、口唇や外鼻の変形が残存すると患者の成長に伴い、心の悩みが生じ、社会生活にも支障をきたすことがある。
　口蓋裂では、鼻腔と口腔が直接連続しているため口腔内を陰圧にすることができず、哺乳障害を生じる。そのため最近では生後早期から口蓋床を使用し、鼻腔と口腔の連続性を遮断し、口腔機能を発達させ、顎発育の誘導を促進させる方向にある。口蓋裂による言語障害は、軟口蓋、硬口蓋の裂の存在と

発声時に軟口蓋を後上方へ移動させ、鼻咽腔を閉鎖する口蓋諸筋の走行異常のために鼻咽腔閉鎖機能不全をきたすためとされる。その言語は極めて特徴的で、口蓋裂言語と呼ばれ、鼻咽腔閉鎖不全が原因である開鼻声や子音の歪みと鼻咽腔閉鎖不全に直接関係がない口蓋化構音、側音化構音に分けられる。適切な時期(1～1.5歳)に正常言語の獲得と顎発育を両立させた手術を行うと、特別な訓練なしに正常言語を獲得できる可能性が高いが、軟口蓋の発育が不良な場合には、言語治療上による言語のリハビリが必要となる。

　口唇の組織は胎生4～7週、口蓋系組織は7～12週に形成される。この時期になんらかの異常が生じると口唇裂や口蓋裂が出現する。本疾患は診断技術の進歩により胎児期の診断が可能となる場合もあるが現時点では胎児手術は安全性や倫理面に問題があり行われていない。

　口唇裂は約500～600人に1人発現するとされる。その親兄弟に口唇裂があった場合にはその発生率は若干高くなるが、必ずしも遺伝するわけではなく、環境要因と各種の遺伝的要因が複雑に関与して発現する(多因子遺伝)といわれている。

　口唇は顔の中心の最も目立つ部位に存在するため、前述のようにその傷あとや鼻の歪みは少しのずれでも年を経るにつれて心の傷あととなり、その人の一生を左右する場合がある。手術後の傷あとと外鼻の変形をできる限り目立たなくすること、これが口唇裂の形成手術に課された課題である。

　最近、口唇裂の治療水準は向上し、最新の技術で注意深く手術を行えば傷あとや鼻の変形もほとんど目立つことなく治すことができるようになりつつある。しかし、ちょっとの技術と手術法の功拙が歴然とした治療結果の差として現れるのも事実であり、その手術には形成外科の最新の技術と経験を駆使する必要がある。また口唇口蓋裂の治療は歯槽骨と歯牙の矯正治療・顔面骨の成長・合併する耳鼻疾患への対応・言語の問題・合併奇形の有無の検索・社会生活への適応など多くの複雑な問題の解決が必要なため、形成外科だけでなく関連科の話し合いと協力によるチームアプローチが必要とされる(表1)。

II・口唇裂の手術法について

　われわれの施設では出生後比較的早期に口唇形成術を行う。片側唇裂では、全身状態に異常がない限り、生後1カ月頃に初回手術を行う。手術は、術後の傷あとがより目立たず、縫合線が口唇の縦じわに沿うような直線に近くなる方法で行い、手術の全工程にわたり、2.5～4倍のルーペを使用し、できるだけ正確で組織に与える影響を最小限とした手術を行う。

　口唇裂に付随する外鼻変形を初回手術時に治療するかどうかについては意見が分かれている。われわれは20数年前より初回時に外鼻変形の修正術を行っているが、その長期経過観察により適切な手術により鼻の変形を初回手術時に治しても、後日、鼻の成長に悪影響を及ぼさないことを確認している(図2)。

　手術方法は、鼻孔縁の皮膚切開から、鼻軟骨を剥離後に左右の鼻翼軟骨を縫合固定し、変形を矯正する。術後7日目頃からは口蓋床を再度装着し、健常児と同じ乳首による授乳を始める。

　これにより、患児は口蓋床に慣れ、床が口蓋裂を塞いで授乳を助けるため、唇裂用の特殊な哺乳器を使用しなくても、口腔機能がよく発達し、体重の増加が促進される。

　しかし、両側唇裂では、口唇の中央部分が著しく前方に突出し、幅広い裂隙を伴い、中央唇の発育も十分でないため、あまり早期に手術を行うと縫合部に大きな緊張がかかり、創離開や顔面の発育障害を起こす恐れがある。そのため、出生直後は、とりあえずスポンジとテープにより、突出した中間顎の圧迫と口蓋床の装着により変形した歯槽の矯正を行い、外鼻変形に対してはロングリティナーの

表1. 口唇口蓋裂の治療計画

	初診・手術まで	1〜3 M	1〜1.5 Y	3〜5 Y	5〜6 Y	7〜9 Y	15 Y (第二次性徴以降)
産　科	出生前診断						
小児科	合併異常・心疾患の診断	発育発達の follow up					
麻酔科	術前の全身状態のチェック・麻酔		特に呼吸状態のチェック				
形成外科	初診と今後の治療法の概要を説明	口唇裂（早期手術）手術後3〜6カ月間創のテープ固定と鼻腔リティナーの使用	口蓋裂手術		口唇外鼻二次修正術（必要に応じ）		
				鼻咽腔閉鎖機能の検査　3〜5 Y　　咽頭弁手術　　　　　　4〜6 Y			
				顎顔面の成長の評価　必要に応じて歯科矯正治療の開始		（必要に応じ）顎裂部骨移植	（必要に応じ）顔面骨変形に対する修正術
小児歯科・矯正歯科	口蓋床作成、哺乳指導	ウ歯などの歯牙健康状態の管理		吻合状態のスクリーニング3〜5 Y	矯正治療・補綴治療5〜15 Y		（必要に応じ）手術に伴う矯正治療
耳鼻咽喉科・言語治療士		聴力検査中耳炎の治療0.5〜3 Y（鼓膜チュービングなど）		言語治療士による言語評価・鼻咽腔閉鎖機能の検査　言語訓練　　　　　　　15 歳頃まで　3〜6 Y　　　　　　→　follow up			

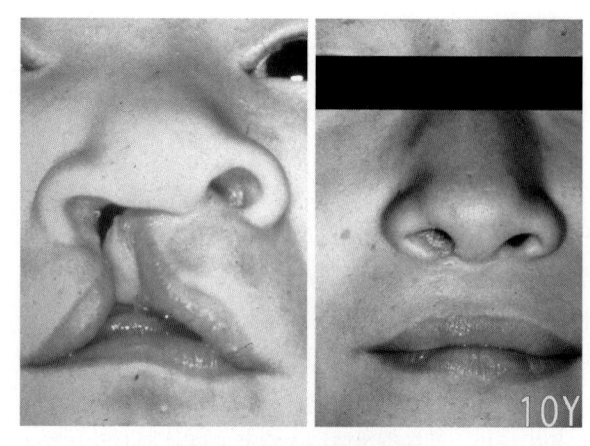

図2. 右完全唇顎口蓋裂
左術前、右術後10年目の状態。

使用により、変形した外鼻の矯正を行う（図3）。

手術は、外鼻と中間顎の矯正効果が安定し、中央唇も発育する生後1〜2カ月頃に施行する。この手術は、やはり直線法により左右の裂を同時に閉鎖し、口唇の対称性を回復する。その際両側唇裂に付随するさまざまな口唇外鼻の変形をできる限り修正する。すなわち、鼻柱の延長と口腔前庭形成を行い、外鼻変形に対しては片側唇裂と同様に皮下剥離後、軟骨同士の縫合固定を行う。その後の治療法は、片側唇裂の場合とほぼ同様である（図4-a〜c）。

口唇裂の早期治療の利点としては、次のような事項が挙げられる。

❶ 変形した歯槽骨の矯正が容易

出生直後の歯槽骨は軟かく矯正が容易なので、早期に矯正治療を始めると、変形した歯槽骨の矯正効果が高い。

❷ 口輪筋の良好な発達

口唇裂では、口輪筋が断絶しており、その断端は、斜め上方へ向かい被裂部の歯槽骨の鼻腔底に集中している。口唇形成術では、この断裂した口輪筋をできるだけ早期に確実に縫い合わせ、リング状の形態を再建し、口唇の正常な運動を回復させる必要がある。

われわれは、口輪筋の生検や筋電図学的検査を行い、早期口唇裂手術は、生後3カ月頃に行う手術に比べ、口唇の発育に好影響を及ぼすことを確認している。

❸ 口腔機能の早期改善

出生後すぐに口蓋床を装着し、口唇の裂を閉鎖し、経口授乳を行うと健常児とほぼ同様の口腔環境におくことができ、口腔機能が早期に改善される。

❹ きれいな手術創

一般に新生児期に手術を行うと、傷あとがきれいで目立ちにくいことが知られている。したがって、術後の傷あとの面からみれば、なるべく早期に口唇裂の手術を行うのが望ましい。

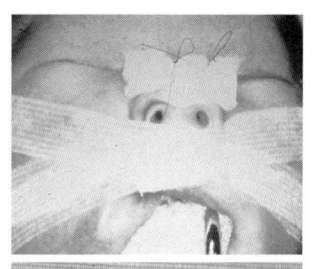

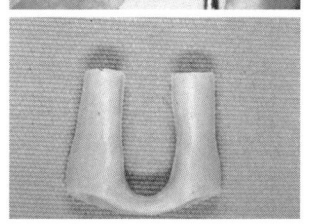

図3. 両側唇裂
外鼻変形にロングリティナーで術前矯正を行う。

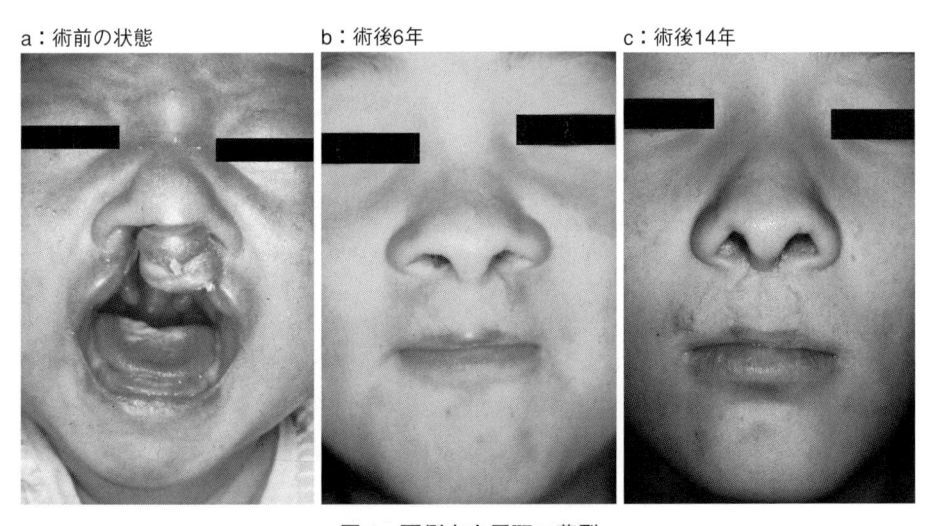

a：術前の状態　　b：術後6年　　c：術後14年

図4. 両側完全唇顎口蓋裂

❺ 外鼻変形の矯正が容易

　新生児の外鼻の皮膚、軟骨は柔らかく可塑性に富むため、最小限度の手術侵襲による外鼻矯正と、術後の矯正用ロングリティナーの使用により、外鼻の変形や鼻中隔の彎曲を容易に矯正することができる。この時期を過ぎてしまうと組織は硬化してしまい、後日手術を行っても修正が難しくなる。

❻ 社会的・精神的負担の軽減

　家族に口唇裂児の出生から手術までの3～6カ月間待機させることは、極めて大きな精神的・社会的負担を強いることになる。そのため、口唇裂児が出生したらできるだけ早期に治療を開始し、口唇の形態が回復した子どもを母親の手に委ね、親子間の絆を深めてもらうのは、患児とその家族のQOLの面からも好影響を与える。

III・口蓋裂の手術治療

　口蓋裂の閉鎖手術を口蓋形成術といい、口蓋の披裂の閉鎖と鼻咽腔機能の改善を目的とする。口唇裂と異なり手術が骨の発育に与える影響が強いため、手術は生後1～1歳半、体重10 kg以上になった時点で行う。

　当院での手術方法は、まず軟硬口蓋裂の境界部に横切開を加え生じる組織欠損に披裂縁からの粘膜筋弁の裏打ちを行う。次に軟口蓋を延長させ、口蓋帆挙筋を重ね合わせて縫合することで筋肉の強固な連続性を形成する。言語成績は良好だが、顎発育を含め慎重な経過観察を行い、手術手技のさらなる改良を目指している。

　統計的には口蓋裂初回手術後の15～30%の患者に鼻咽腔閉鎖不全が生じるといわれている。具体的には鼻咽腔が適切に閉鎖されないために、鼻腔に呼気が流れ込み鼻声(はなごえ)になる。このような開鼻声のみでは実用上問題なくコミュニケーションが可能な場合もある。これを無理やり治そうとするととても聞きづらい癖がついてしまう。

　鼻咽腔閉鎖不全の治療として言語聴覚士による言語訓練、補撤装置(プレートなど)の装用および手術治療(咽頭弁形成術)が行われる。手術の適応は口蓋裂専門外来で客観的評価を行ったうえで決定する。われわれのところでは、手術治療が必要となるのは全体の5%以下となっている。

　口蓋裂児では、耳管開口部の食物による汚染、耳管の開閉機能に関与する筋の異常などにより急性、滲出性中耳炎にかかりやすい。聴力(耳の聴こえ)が悪くなると外界からの言語による刺激が少なくなり、その結果言語発達も悪くなる。専門医によって適切に治療がなされれば聴力の低下を起こすことは少ないので、形成外科と併行した耳鼻科への受診が望まれる。

② 先天性耳介小変形、小耳症

I・耳介の小変形

　耳介の機能として最も大切なものは、聴くことで、耳介自体の形態が多少異なっていても問題となることは少ない。しかし、些細な変形でも放置しておくと後日「いじめ」の原因となったり眼鏡をかけることができないことにもつながるため、できるだけ正常に近い状態に治すことが望まれる。

❶ 副耳

耳の前方に存在する皮膚隆起で、生まれたときに根元を結紮して落とすことがよく行われている

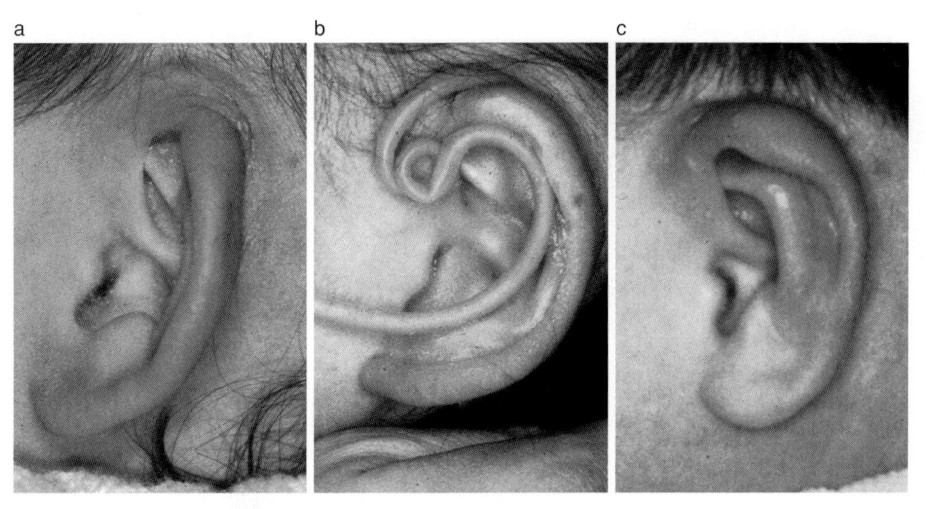

図5．右埋没耳(a)
b：手術は行わずに生後5カ月目に矯正装具で耳介を挙上した。
c：矯正後14カ月目の状態。

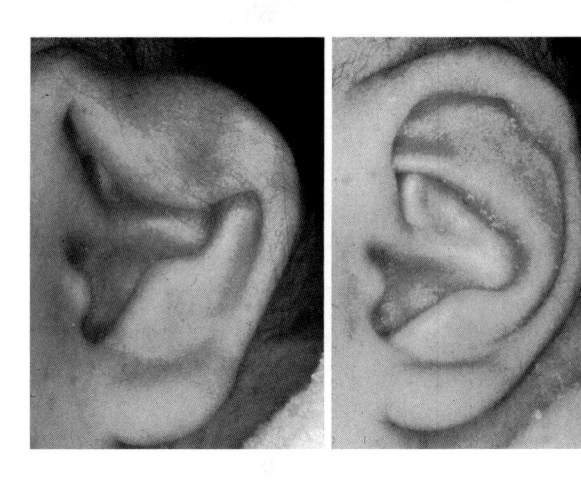

図6．左折出耳
左：生後3カ月目に耳介上部をテープで後方へ屈曲矯正固定した。
右：矯正終了後1年目の状態。

が、内部に軟骨を含んでいる場合には小隆起として残る場合があり、後日修正が必要になることもある。

❷ 埋没耳、スタール耳、カップ耳、折れ耳

耳介上3分の1が側頭部へ埋没した状態を埋没耳といい、ちょっと尖った状態をスタール耳、耳介上半分が大きく広がったり、垂れ下がったものをカップ耳、折れ耳という。通常このような小耳症は、耳介軟骨の発育を待ってから手術を行った方がよいといわれていたが、実際には生後1年以内の耳の軟骨は軟らかく可塑性に富むため、大部分の症例では変形部分に矯正装具を装着したり、テープやスポンジで固定するだけでよい形態にすることができる（図5-a～c、図6）。しかし、1歳を過ぎると耳の軟骨は硬化してしまい、矯正治療を行っても変形が再発し、手術が必要となる。そのためできるだけ早期に専門医を受診し、適切な治療を行うことが望ましい。

❸ 小耳症

耳の一部あるいは全部の形成不全を小耳症と呼ぶ。小耳症は、5,000～6,000人に1人の割合で生まれる。耳の孔（外耳道）が閉鎖し、鼓膜も欠損している場合が多いが、通常内耳は障害されない。軽

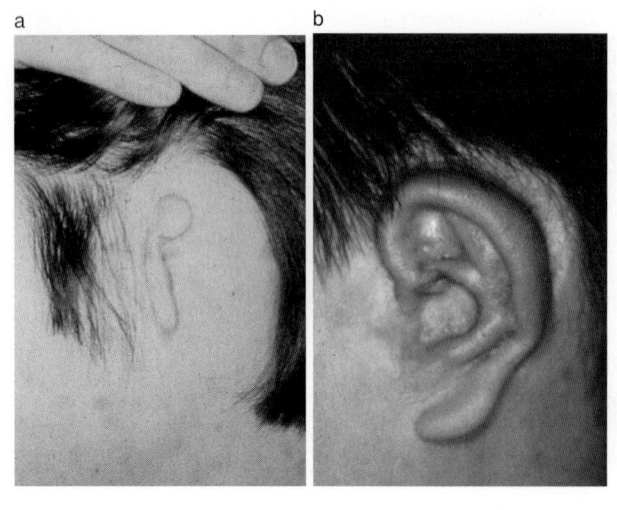

図7. 右小耳症
a：7歳時に肋軟骨を使用した耳介形成術を行った。
b：術後2年目の状態。

度の聴力障害を伴っているものの、日常生活にはほとんど支障をきたさない場合が多く、ヘッドホンで音楽も聴くことができる。外耳道、および鼓膜形成術は手術後の合併症に見合うだけの聴力の改善が得られないことが多く、通常は耳介形成術のみが行われる。以前は、シリコンなどの埋入による耳介形成術が行われていたが、人工物はどうしても感染を起こす頻度が高く、現在は本人の肋軟骨を採取し、耳介の形に細工して移植する方法が主流となっている（図7-a、b）。手術は肋軟骨が十分に成長し、耳介軟骨の代用として使用可能になる7～9歳頃に行う。その際、皮膚の不足をあらかじめ組織拡張器（エキスパンダー）で膨らませたり、埋入した肋軟骨を眼鏡が使用可能なように挙上したりする手術が必要になるため、耳介の形成が最終的に終了するまでには1～1.5年間に3～4回の手術が必要になる。このような煩雑な手間を省略するために耳介に相当する部位の骨にチタン製のスクリューを埋め込み、それを支点として耳介プロテーゼを装着する方法（骨接合インプラント法）が開発されている。また近年では組織工学、再生医学が急速に発達しつつあり、将来的には本人の耳介軟骨をごく一部採取し、組織培養技術により耳介の形態を再生し、欠損部に移植する方法の確立が期待される。

③ 眼瞼（まぶた）の形態異常

Ⅰ・睫毛内反症（epiblepharon）

睫毛内反症とは、下眼瞼の皮膚が眼球側へ向かい、睫毛が角膜に触れる状態をいう。日本人は西欧人に比べ幼児の眼瞼が厚いため、20～30％にこの状態がみられるが、2歳以降には組織の収縮により多くは消滅する。しかし、一部はそのままの状態が残存し、睫毛が硬くなって角膜を刺激するため手術が必要となる。

Ⅱ・先天性眼瞼欠損（culoboma）

この形態異常は、上眼瞼に多く、幅5 mm以下のごくわずかな欠損から眼瞼全体が欠損するものまでさまざまである。欠損が眼瞼の25％以下ならそのまま縫縮できるが、中程度以上のものは、外眼角切開により、外側組織の緊張をゆるめ、内方へ移動して縫合する。上眼瞼の全欠損の場合には、

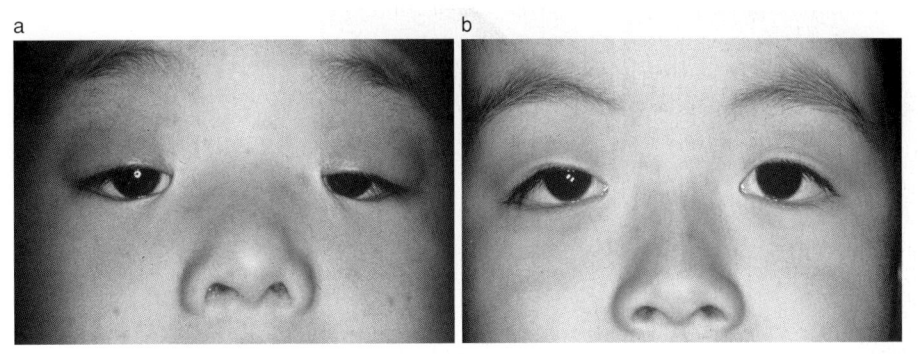

図 8．眼瞼狭小症
a：4 歳時に眼瞼挙筋と内眼間距離の短縮を同時に行った。
b：術後 2 年目の状態。

結膜の代用として硬口蓋粘膜や耳介軟骨を利用し、皮膚表面には外側頬部よりの皮下茎皮弁などを移動して上眼瞼全体を再建する。

III・先天性眼瞼下垂（Blephalo ptosis）

　上眼瞼を挙上する筋肉（上眼瞼挙筋）の作用が弱く、まぶたを完全に開けることができない状態をいう。眼瞼挙筋は、出生直後は未発達のため生後 1 カ月頃までは目が開かない場合も多いが、生後 3 カ月以降にも眼瞼下垂があればその後の経過を慎重に観察し、手術が必要かどうかを検討する。手術は 2 歳以降に行われ、発育の障害されている眼瞼挙筋を切除短縮し、筋肉を強める方法が理想とされる。しかし、筋肉の力がまったく失われている場合には、大腿筋膜の移植か眼輪と前頭筋の連続性を利用して眼瞼を吊り上げる方法が行われる。
　両側性眼瞼下垂に内眼角靱帯が弛緩し、内眼角間の距離が長くなり眼瞼狭小を伴う疾患を、眼瞼狭小症（Blephalophymosis）という。手術は多くの場合両側の眼瞼下垂の手術と内眼角間距離の短縮術を同時に行い治療可能であるが（図 8-a、b）、重症の場合には 2 回に分けて行う。

4 血管腫（赤あざ）、母斑（黒あざ）

はじめに

　赤あざは皮膚の血管が増えて正常皮膚が赤くみえる状態であり、黒あざは色素細胞（メラノサイト）ないし母斑細胞が皮膚に集積し、周囲より黒くみえる状態をいう。

I・血管腫

　単に血管が増えて赤くみえる状態を単純性血管腫と呼び、皮膚の表面より盛り上がってイチゴのようにみえるものを苺状血管腫（ストロベリーマーク）という。単純性血管腫は深部に存在するものを除き色素レーザー治療によく反応するものが多い。傷あとを残さずに治療できる利点があるためレーザー器械の進歩により手術よりレーザー治療が第一選択とされる（図 9-a、b）。苺状血管腫は生後 1〜2 週目に気がついた血管腫が急速に増大し、生後 2〜4 カ月目に最も顕著となる。しかし、通常 4〜5 歳、遅くとも 7〜8 歳までに自然消滅するものが多い。しかし、目の周りにでき、目を塞ぎ、弱視や

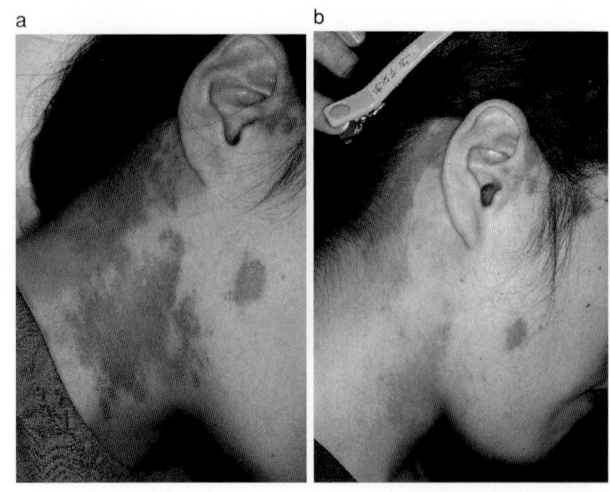

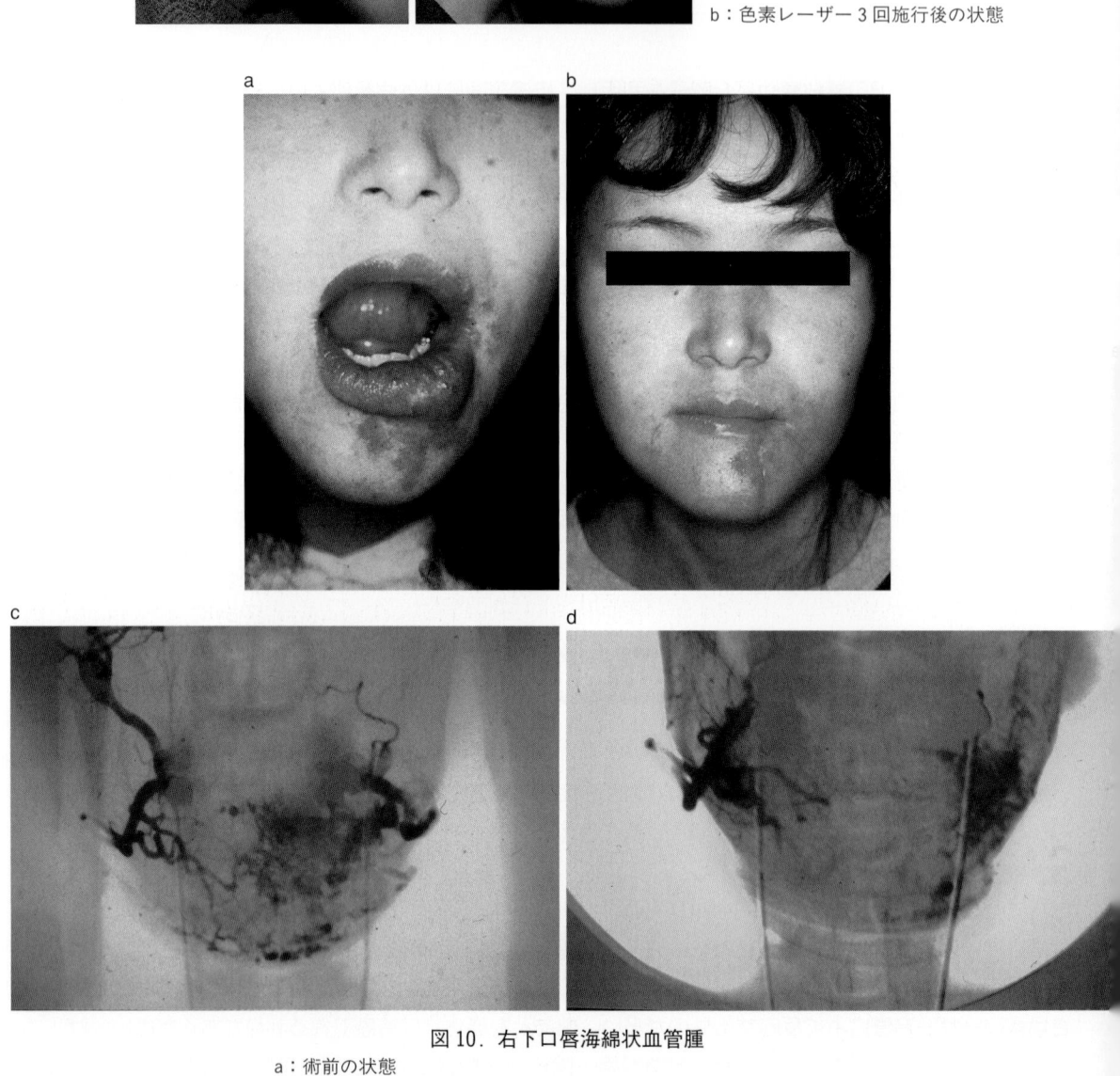

図9. 右頸部単純性血管腫(a)
b：色素レーザー3回施行後の状態

図10. 右下口唇海綿状血管腫
　　a：術前の状態
　　b：術後の状態。輸血は必要とせず、短時間で手術は終了した。
　　c：血管造影所見
　　d：あらかじめ造影時に塞栓前に硬化剤を注入してから手術を行った。

失明の恐れがある場合には、ステロイドの血管腫内注入療法や内服が行われる。しかし、苺状血管腫と似ているが血管腫が巨大で暗赤色を呈するものの中には、血管腫内のDICにより血小板が減少し、放置すると全身の出血傾向のために死の転帰を取る場合がある（カサバッハ-メリット症候群）。そのため血管腫の性状によっては早期に組織生検を行い、診断が確定すれば速やかにステロイド療法や放射線療法を行わなくてはならない。

血管腫内に太い動静脈が流れ込み、血管内雑音を聴取できるものを海綿状血管腫（動静脈奇形、AVM）という。そのまま切除を行うと大出血をきたす恐れがあり、大量輸血を必要とし、手術侵襲も過度となるため、前もって血管造影を行い、血管腫への栄養血管を塞栓するか血管内に硬化剤を注入してから手術を行う（図10-a～d）。また、血管腫を完全に切除しようとすると、AVMとの内頸動脈領域の血管連絡が増加してしまい、脳内や眼窩内に血管腫が発生する場合がある。そのため手術にあたっては、AVMの安全な逃げ道を残すように考慮して行わなくてはならない。

II・黒あざ

黒あざの一部はQスイッチルビーレーザーなどの照射により治療ができるようになってきたが、広範囲のものは手術が必要となる。小さなものは単純に切除でき、中程度のものは前もってスキンエキスパンダー（組織拡張器）により皮膚を伸展すると切除縫縮が可能であるが、巨大なものでは皮膚移植が必要になる。しかし、生後早期には母斑と深部組織がしっかり結合していないことが多く、鋭匙などで母斑をかきとってしまう方法（キュレッティング、搔爬術）が行われている。母斑細部が深部に

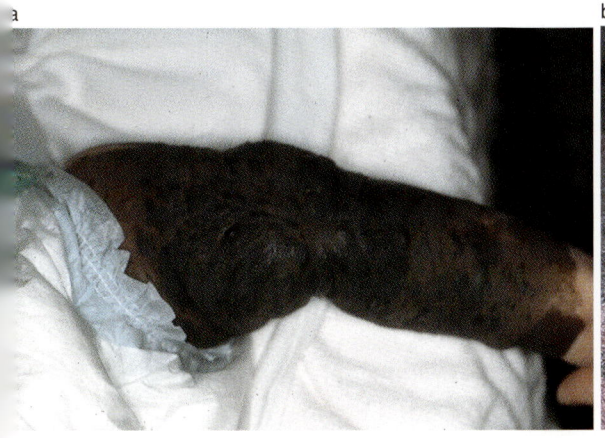

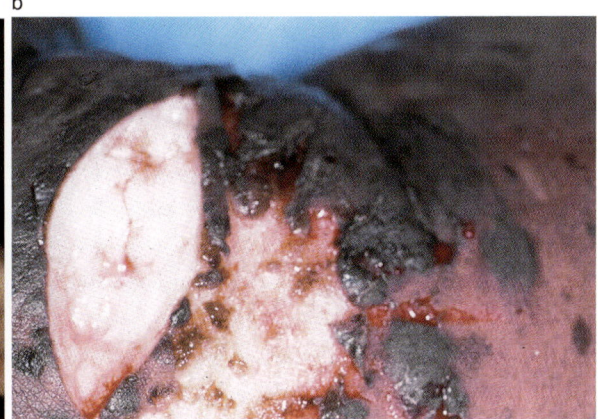

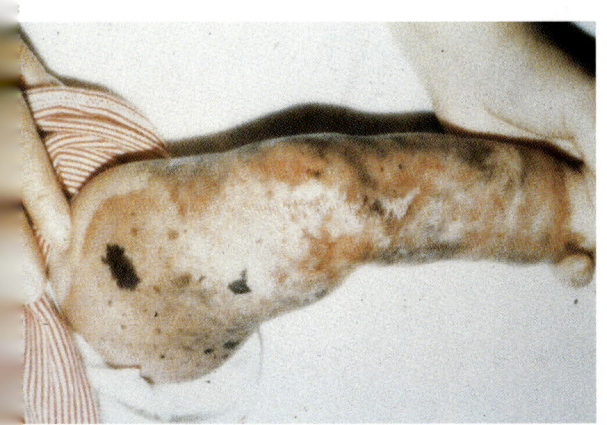

図11．右下腿色素性母斑
a：手術前の状態。
b：生後5カ月目に鋭匙で母斑のキュレッティング（搔爬術）を行った。母斑の下層にメラニンの小さな組織をみることができる。
c：キュレッティング後1年目の状態。

存在すると、一部母斑が残存するため後日レーザーなどで治療を行うが、最近ではキュレッティングと自家培養皮膚の併用治療法が期待されている。母斑をキュレッティングすると、下層から上皮化が進み、約1週間から10日で表皮が再生する（図11-a～c）。そのため巨大母斑があれば生後1年以内に全身麻酔でキュレッティングを行うのが望ましく、それ以降になると母斑と母床の結合が強くなり、黒あざは取れても皮膚の質感が悪くなり、よい治療結果は期待できない。

（中島龍夫）

VII 新生児疾患（脳神経外科）

1 脊髄髄膜瘤

はじめに

　近年、脊髄髄膜瘤（myelomeningocele）の発生頻度は減少傾向にある。その原因は必ずしも明らかでないが、少なくとも先進国は軒並み同様の傾向にある。本邦の場合、妊娠中の超音波画像診断がほぼルーチンとなったこと、選択的出産、妊婦の予防的葉酸摂取が広まったことなどが影響を与えている可能性もあるが、いずれも単独で減少を十分に説明できる理由ではなさそうに思われる。ともあれ今日、髄膜瘤症例の総数は減り、また一部は出生前に診断がついて母児ともに高次医療センターに紹介された後で出産に至るようになった。このため、一般の小児科医が出生直後の髄膜瘤症例に遭遇する機会は大幅に減少している。しかし、脊髄髄膜瘤は初診医の対処次第で患児の生命やその後の知的・機能的予後に大きな影響を与える可能性がある疾患なので、すべての小児科医がこれからも病態とその初期治療について基礎的な知識を有していることが望まれる。本稿では一般産科医院で出生前に診断されていなかった脊髄髄膜瘤児が生まれた場合を想定して出生後24時間までの対処法について説明する。

　脊髄髄膜瘤は二分脊椎（spina bifida）ないしは脊椎閉鎖不全症（spinal dysraphism）と呼ばれる疾患群の1つである。二分脊椎には大別して潜在性二分脊椎（spina bifida occulta）と嚢胞性二分脊椎（spina bifida cystica）があり、後者の大部分が脊髄髄膜瘤である（図1）。一般に二分脊椎の治療に要求される緊急度は病変の表面の性状により大きく異なる。嚢胞性二分脊椎の一部では表面を上皮が覆っておらず、髄膜ないし脊髄組織が直接外界に露出しているため、感染予防の見地から緊急手術が必要である。一方、同じ嚢胞性二分脊椎でも病変がしっかりした上皮で覆われて守られているものや、腰仙椎脂肪腫に代表される潜在性二分脊椎の場合は感染する危険が少ないので緊急性は低い。

　脊髄髄膜瘤では、その特徴的な外表所見から診断はさほど困難ではない。先述の如く、神経組織が直接ないしは極めて薄い髄膜を介して外界と接していることがほとんどのため細菌感染の危険が高い。特に排便が始まれば局所の清潔を維持することはほとんど不可能になるので、理想的には排便の始まる前、すなわち出生後48時間以内に神経露出部の修復が必要である。この手術までの限られた時間内に初診医が行うべき事柄は極めて多岐にわたる。

I・手術までに必要な事項

1．神経露出部の保護

　脊髄髄膜瘤の大部分は背中側に存在するので、患児を腹臥位にして髄膜瘤の破裂を予防する。神経露出部は症例によりさまざまな様相を呈している。薄いながらも表皮が全体を覆っており髄液の漏出がみられていない症例では表面を乾燥したガーゼで覆って保護し、ハルンカップなどを代用した防護壁を周りに立てて破裂を予防する。一方、既に破裂して髄液が流出し神経組織が露出されているものや、極めて薄い髄膜でできた瘤のようにみえるものではさらなる神経組織の損傷を防ぐため、表面を

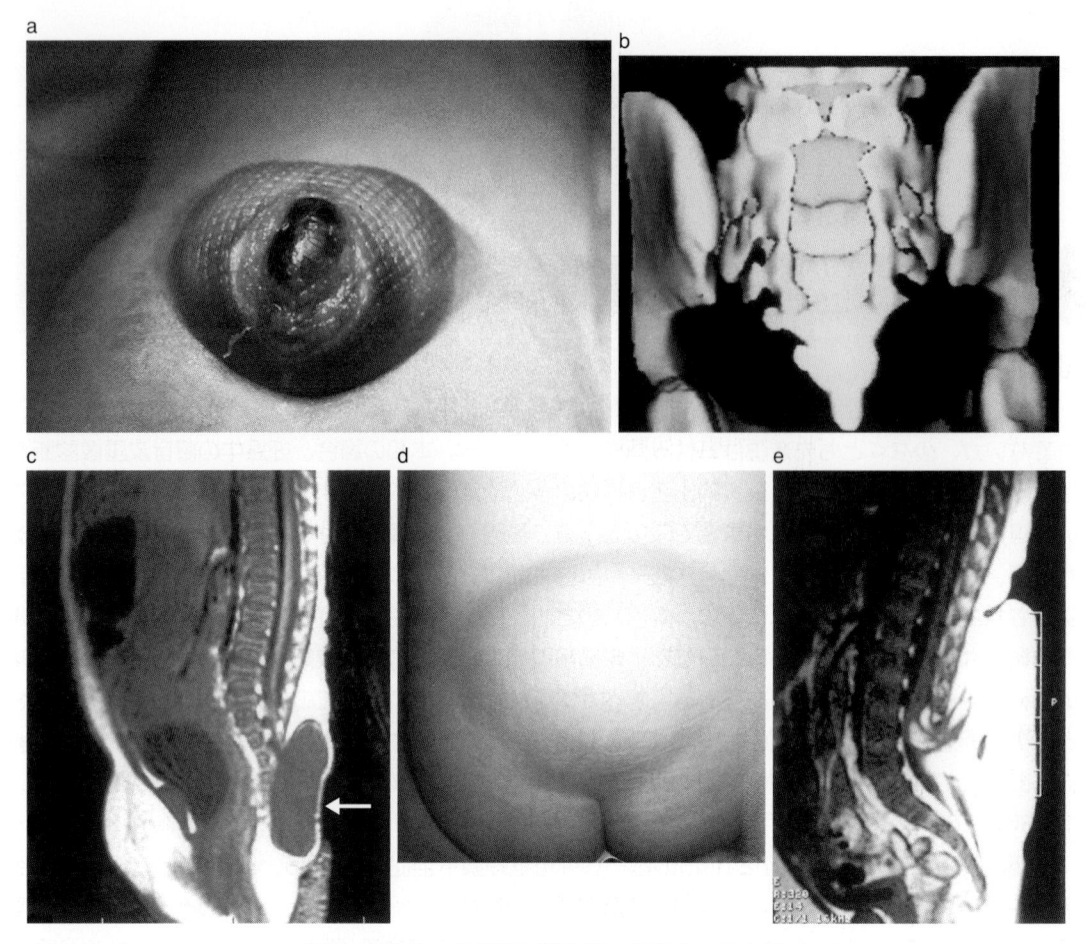

図1. 囊胞性二分脊椎と潜在性二分脊椎の代表例

a：囊胞性二分脊椎（脊髄髄膜瘤）生後2日。囊胞の大部分は薄い表皮に覆われているが中央部は薄い髄膜に覆われた未熟な脊髄組織がある。
b：同じ症例の3D-CT像。第一仙椎以下の椎弓の形成がみられない。文字どおり「二分」脊椎である。但し、正常児でも生下時にはCT上は同様にみえるので、このような所見のみをもって二分脊椎と診断してはならない。
c：同じ症例のMRI T1強調矢状断像。髄膜瘤（矢印）の内部は殆ど髄液であり、低信号を示す。皮下脂肪は高信号を示し、表面を薄い皮膚が覆っていることがわかる。通常は第1〜2腰椎付近までのはずの脊髄下端が髄膜瘤のある仙椎部まで引き延ばされて下降している（脊髄係留）。
d：潜在性二分脊椎（腰仙椎脂肪腫）症例。生後3カ月。表面は上皮に完全に覆われている。
e：dと同じ症例のMRI T1強調矢状断像。aの症例と同様脊髄係留の状態にある。本例では瘤の内容は髄液でなく脂肪であるのがわかる。

無菌の生食水で濡らしたガーゼで覆い、乾燥しないように時々交換する。このような症例で表面をイソジン®などで消毒して乾燥した状態にして紹介されてくる例をしばしば経験するが、露出しているのが奇形とはいえ脊髄組織そのものであることを考えるとあまりよい処置とは思えない。

脊髄髄膜瘤の患児では、一生を通じて複数回の手術を必要とすることも稀ではないので、早期から頻回のラテックスアレルゲンへの曝露を繰り返すと将来問題が生じる可能性がある。処置にあたっては、できればパウダーフリー製品を使用する配慮が望ましい。

2. 予防的抗生剤投与

先述のように排便が始まれば、髄膜瘤の細菌汚染が始まる危険がある。手術までミルクは与えず、静脈ルートを確保して脱水を補正し、予防的に抗生剤を投与する。使用する抗生剤は広域スペクトラム型のセフェム系第一世代が妥当である。

3. 合併奇形の検索

脊髄髄膜瘤にしばしば合併する奇形には、他部位の神経奇形と他の器官の奇形の両方がある。髄膜瘤の修復手術は全身麻酔下に行われるので、心肺・腎泌尿器系の合併奇形の有無は術前に特に入念にチェックする必要がある。脊髄髄膜瘤が他部位のなんらかの奇形と合併する例は20%程度だが、全身麻酔が不可能になるほどの重篤な全身奇形の合併は1%以下とされる。全身の奇形には、染色体異常による広汎奇形症候群(トリソミー13、18)、正中奇形(口蓋・口唇裂、横隔膜ヘルニア、心奇形、腹壁欠損)、腎奇形などが知られているので、術前に超音波検査・全身CTなどでこれら臓器の奇形の有無についてスクリーニングしておく必要がある。

脊髄髄膜瘤の場合、下部脊髄の障害のため90%以上の症例が神経因性膀胱の状態にあり膀胱容量は増大している。また、同時に下部尿道・外性器にも奇形が合併している場合もあるので自尿があるかどうか、またどこから排尿しているのかは術前に確認しておく必要がある。

神経の奇形では水頭症とキアリ奇形が代表的である。ほとんどすべての髄膜瘤患児は、結局は水頭症となり、脳圧亢進症状のため脳室・腹腔シャント手術を必要とする。このため両親には最初の説明の際から、本疾患が単純な外表奇形とその修復ではなく、将来、水頭症その他の問題が起こり複数回の手術治療が必要になる可能性が高い旨をあらかじめ説明しておく方がその後の協力を得やすい。

水頭症が治療を要するタイミングはさまざまで15%程度の症例では、髄膜瘤の修復手術と同時にシャント術を行う必要がある。当初はシャント手術を免れた症例でも、その8〜9割では後から徐々に水頭症が進行し、生後数カ月以内に脳圧亢進のためシャント手術を受ける。このような遅発性の症例では、脳圧亢進の進行を把握する参考情報として生下時の頭囲、大泉門の圧、冠状縫合・人字縫合・矢状縫合の開き具合を正確に記載しておく必要がある。髄膜瘤の修復手術を行って一旦髄液が流出してしまうともともとの水頭症の程度が把握不能になってしまうので、手術に先立って頭部のCTないしMRI検査、または経大泉門エコーを行って脳室の大きさを記録しておく。

より警戒が必要なのはキアリ奇形の合併である。脊髄髄膜瘤に合併するキアリ奇形はII型と呼ばれる(図2)。キアリ奇形は、頭蓋の容量と脳の体積の不均衡によってあまった小脳組織が大後頭孔から下垂している状態と理解するとわかりやすい。狭い大後頭孔付近で下垂した小脳扁桃が延髄、上位頸髄など嚥下・呼吸に関係する部位を圧迫するため、声帯麻痺・喘鳴・嚥下障害や無呼吸・微弱呼吸・チアノーゼ、さらに圧迫の強い例では四肢麻痺・四肢の痙性など多彩の症状をきたす。これらの症状みられたときは頭蓋頸椎移行部のMRIを行って小脳扁桃の下垂程度を把握し、また耳鼻科医に声門・咽頭喉頭の機能の評価を依頼する。他院に転送する場合も必ずこの点について後続医の注意を喚起することが重要である。

今日、髄膜瘤単独の症例の場合、その修復手術で死亡することはほぼ皆無といってよいが、症候性のキアリ奇形が合併している例では著しく手術死亡率が高い(30%)。また、二分脊椎症例の乳児期死亡原因の80%弱が症候性キアリ奇形に起因するものである。特に生命の危険が差し迫っている症例の場合、髄膜瘤の修復手術・シャント手術に加えて、大後頭孔の拡大による脳幹の減圧操作を追加

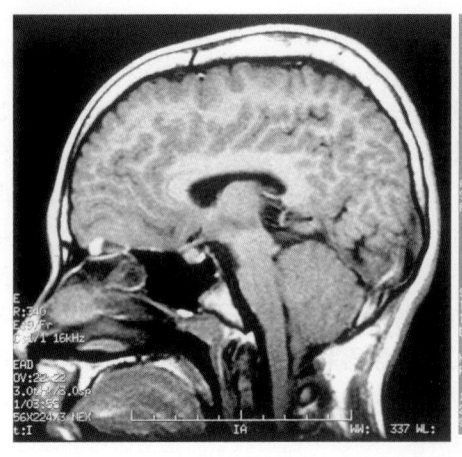

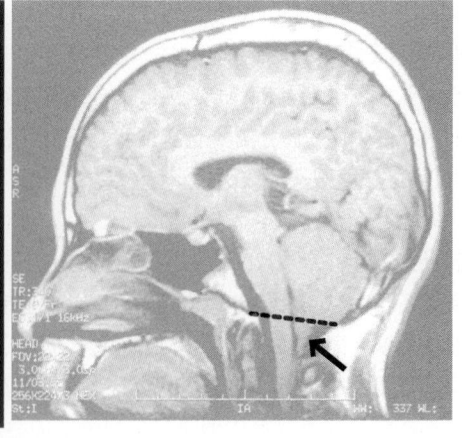

図2. キアリⅡ型奇形
12歳男児。生下時に脊髄髄膜瘤の修復手術と脳室・腹腔シャント手術を受けている。頭部MRI矢状断像。点線は大後頭孔の高さを示す。通常、小脳扁桃(矢印)は大後頭孔よりも上、頭蓋内にあるが、本例では大後頭孔よりも下まで下垂している。本例ではこのため後に歩行障害が進行して来院した。

する必要がある。

4. 両親・家族への説明・配慮

　出生前診断技術が向上し、母体内手術についても議論が始まった現在では、あらかじめ診断されて十分なカウンセリングを受けたうえで決意して出産される二分脊椎症例も増えてきている。しかし、今なお大多数の脊髄髄膜瘤症例は出生して初めて気づかれる。両親にとってただでさえ人生の1つのクライマックスである出産にさらに予想しなかった事態が加わりその動揺は大きい。手術までの限られた時間の中で両親に疾病を受容させ、積極的治療への同意を獲得するのは必ずしも容易な作業ではない。

　この際に最も重要なのは、正確な病態と予後についての情報提供である。脊髄髄膜瘤のみが問題である場合は、髄膜炎と水頭症が適切に予防ないし処置される限り、患児の生命予後、知能予後に大きな問題は起こらない。また、脊髄髄膜瘤により患児が将来負うことになる機能障害の程度は、奇形の発生した脊髄高位によって異なるが(表1)、多数の症例が歩行・就学・就職できていることを知っておくのは重要である。近年は患者の会などがインターネットを通じた情報提供を積極的に行ってお

表1. 髄膜瘤の発生高位と予想される運動機能障害
本表で示すのは一般的な将来像の予測で、障害の程度により変動はあり得る。

髄膜瘤の高位	予測される運動機能障害
第1〜3腰椎	起立・歩行不能 車いす生活 自己導尿
第4腰椎	膝〜足一体系の装具を着装して歩行可能 自己導尿
第5腰椎	自力歩行可能 しばしば内反足を予防する装具が必要 自己導尿
第1仙椎	装具なして歩行可能 ジャンプや走ることが苦手 自己導尿
第2仙椎	歩行に問題なし 腹圧を補助として自力排尿が可能な例が多い

り、両親にこれらに触れるように勧めるのも1つのアプローチであろう。

　出産直後のため、患児の入院後の初回の病歴聴取・病状説明は母親を除いて父親と祖父母に対して行われる場合が多い。妊娠中の問題の有無、妊婦の生活状況などは奇形の発生原因を考えるために重要な情報であるが、このような状況を考えると、詳しい病歴聴取は後日に回してもかまわないように思う。確かに、妊娠初期の葉酸不足、母体の喫煙、抗けいれん剤の一部の服用、妊婦の極度の肥満などが危険率を上げることはわかっている。また、はっきりした遺伝傾向はないが、一度二分脊椎児を出産した母親の次回の出産での発生率が通常の6～8倍に達することや、発生率に人種差がありイギリスやアイルランドでは発生率が数倍であることを考えると二分脊椎児ができやすくなる遺伝性素因はあるようである。しかし、差し迫った患児の手術に直接危険を及ぼす可能性のある事項以外の問題は、両親が揃ってある程度冷静さを取り戻した後で話し合っても遅くはないと考える。

〔谷口　真〕

VIII 新生児疾患(その他)

1 耳鼻咽喉科

I・耳の疾患

1. 難聴

❶ 疾患概要

　新生児の難聴は遺伝性、胎生期性、周産期性、原因不明からなる。最も多いのは原因不明であるが、それらは常染色体劣性遺伝との説もある。しかしこのことは親には誤解を招くので言わない。出生時既に難聴になっている場合と、出生後の処置(アミノ配糖体抗生剤、ECMO の使用)で難聴が発生進行することもある。難聴のリスクファクターはいくつかの説があるが、出生後を含めて次のようなものである。特発的に生後しばらくして漸次進行する難聴もある。家族暦に遺伝性難聴がある、母親が妊娠中に風疹にかかった、顔面耳介に奇形がある、出生時体重が 2,200 g 以下、出生時の呼吸障害、血清ビリルビン値 20 mg/100 ml 以上、聴器毒性薬物の使用。

　難聴の早期発見が重要視されるのは、出生後直ちに新生児は親の話声を聞いて情緒とことばが発達するためで、放置されていると、その教育期間をみすみす失ってしまうという心配からである。早期に発見する検査は聴性脳幹反応(ABR)あるいはスクリーニング用の自動聴性脳幹反応聴力検査(AABR)があるほかに、耳音響放射 OAE(TOAE、DPOAE)がある。ABR は高音部の検査であって低音に残聴があってもわからないことがあるので、そのことに注意する。このような装置を使わないでも MORO の反射を利用すれば高度難聴の疑い例を発見できる。折角早く発見されたら早期に補聴器を装用することが合理的である。しかし出産直後の親への難聴の告知がどのような心理的影響を与えるか、それがまた新生児の情緒に与える影響はどうかなどの問題は、ひとえに受け入れる療育施設の完備と体制にかかっている。

❷ 小児科医のなすべきこと

　早期に耳鼻科の専門医に診断を依頼する。難聴が疑わしいときは、時間をかけないと正確な難聴のレベル判定ができないことがある。その段階で親にパニックを起こさせるような話は慎む。検査は行動反応をみる聴力検査と ABR のような電気反応検査の総合的判定で行われることを理解する。

2. 耳介奇形

❶ 疾患概念

　耳介の奇形はその程度によって5段階に分けられる。
・第Ⅰ度：耳介各部の識別可能
・第Ⅱ度：耳介構造の一部が存在し、中等度の奇形で、耳介腔を有する。
・第Ⅲ度：耳介腔の存しないピーナッツ状のもの。
・第Ⅳ度：高度の奇形で耳垂のみのもの。

・第Ⅴ度：無耳症

外耳道閉鎖を伴う耳介奇形はそれ単独の場合には耳鼻科の対象か形成外科の対象か、両者の対象か迷うことになる。難聴の検査と中耳、外耳道の外科的作成は耳鼻科であるが、耳介の形成は形成外科が適任である。形成外科が耳介形成を行うのに、先に外耳道の手術を耳鼻科で行うと形成外科の耳介形成に支障をきたすので、注意を要する。耳介の奇形が高度で外耳道は痕跡的な存在なら、中耳、外耳道を形成しても聴力の改善の可能性は乏しいので、耳鼻科的形成手術は行わない方がよい。外耳道の形成と中耳形成は耳介の奇形が軽いか、ないときに限られる。両耳の耳介奇形と外耳道閉鎖のときは骨導補聴器を早期から使用するとよい。

❷ 小児科医の対応

一側の耳介奇形、外耳道閉鎖では他側は異常がないので、ことばの習得には支障がない。多くの耳介外耳道奇形では内耳に異常がないことが多いので、中等度の伝音難聴である。

親は難聴のことを心配するので、耳鼻科に検査を依頼する。耳介の奇形については形成外科に依頼する。形成手術は高い技術により、ほんものの耳介と見まがうほどの耳介を形成することができる。但し成人の耳介をつくるには子どもが学童期に入ってから手術を行い、修正を何度も行うので、手術は何年かに渡って手をかける。耳介の奇形がないか、乏しければ、耳鼻科が外耳道、中耳の形成手術で聴力を改善できる。小児科医は一応以上のような知識をもって親を安心させることが必要であろう。

Ⅱ・鼻の疾患

1．鼻呼吸の障害

❶ 疾患概念

新生児は鼻呼吸しかできないので、鼻閉は致命的な徴候である。直ちに oral air way を使用しなければならない。鼻閉をきたす疾患には先天性骨性狭鼻症、鼻中隔奇形、腫瘍、後鼻孔閉鎖などがある。簡略な診断は顔面の厳密な正面X線撮影で一応異常が発見できるし、後鼻孔閉鎖は吸引チューブが通過しないことでわかる。それらはそれぞれ別々の対応があるが、例えば狭鼻症の診断では正面X線像で鼻腔幅が両眼窩間隔を超えない。処置では鼻腔へのPortex tubeの留置、体重増加を待たないで、緊急的に手術することがあるのは後鼻膜様閉鎖で穿孔をつくる手術などある。

❷ 小児科医の対応

新生児の呼吸困難は鼻に限ったことではないが、鼻はその一因である。

簡単な診断は吸引チューブを鼻腔に通してみればわかる。もし異常なら Air way を用いるなど応急処置をしてから対応を考える。

2．新生児上顎骨髄炎

❶ 疾患概念

新生児では上顎洞はいまだ発達せず、小腔があるのみで、頬部は大部分血管に富む骨髄である。主としてブドウ球菌によるこの部位の感染は鼻副鼻腔経由か、上顎洞経由か、口腔より歯槽経由か、いずれかの経由で（前2者の可能性が強い）感染が起こる。患児の膿皮症とか、母親の乳腺炎があることがある。発熱があり、一側の頬部や眼瞼部の腫脹が目につく。膿性鼻汁も患側に認められる。歯槽部や口蓋にも腫脹がある。進行すると口蓋、内眥部下眼瞼に瘻孔を形成する。診断は容易であるが、時に眼瞼部のみに腫脹を生ずる眼科疾患と鑑別を要することがある。治療は大量の抗生剤の点滴投与

で、原則的には保存的に治療する。

❷ 小児科医の対応

顔面正面X線像で、炎症像があるので診断がつく。できるだけ早期にセファロスポリンなどの抗生剤を大量に点滴投与する。危険なのは頭蓋内合併症であるので、髄膜炎などに注意する。X線像で膿瘍形成を認めたら耳鼻科による口腔経由の切開排膿となるが、顔面故に手術はできるだけ避けたい。そのためにも早期の診断と治療が望まれる。

III・咽頭、口腔の疾患

1．舌小帯短縮症

❶ 疾患概念

舌小帯が短く舌が歯槽を越えて前方に突出できない状態は、ことばや吸啜に影響するというので、一部の助産婦などが過大に評価し、手術を勧めたり、一部の医師が呼吸障害の原因となると述べたりして問題になったことがあるが、そのようなことはない。吸啜に影響することはないし、ことばすなわち構音に影響することは極めて稀である。さらに舌小帯は出生後成長するので、4歳頃まで待たないと本当の診断はできない。

❷ 小児科医の対応

新生児にこのような所見があり、哺乳に障害があるとき、原因を舌小帯に求めずにほかの原因を検索すべきである。親には4歳過ぎに正しい診断がつくからそれまでは様子をみるように勧めるべきである。

IV・喉頭の疾患

1．喉頭による呼吸困難

❶ 疾患概念

新生児の呼吸困難の1つに喉頭の狭窄によるものがある。この中には緊急に挿管や気管切開を要するものもある。喉頭麻痺と喉頭軟弱症ではとりあえず挿管でよいが、声門下狭窄、喉頭狭窄では気管切開を必要とするものがある。喉頭食道裂は哺乳で呼吸困難となるが診断が困難なことがある。診断の決め手は気道の正側面の高圧X線撮影とファイバースコープによる視診である。

❷ 小児科医の対応

呼吸困難が上気道性すなわち吸気性呼吸困難が高度であれば、本症を疑い対応は緊急である。発声、泣き声の状況など声門の狭窄（喉頭麻痺）かそれ以外かどうかも推定できる。緊急対応してから詳しい診断を行うことが多い。

（古賀慶次郎）

【参考文献】
1) 古賀慶次郎：耳鼻・咽喉科. 新生児学, 新小児医学大系 8 B, pp 311-322, 中山書店, 東京, 1983.
2) 古賀慶次郎：喉頭気管疾患の最近の手術的治療. 小児医学の進歩 90 B, 新小児医学大系年刊版, pp 282-284, 中山書店, 東京, 1990.
3) 古賀慶次郎：舌小帯の日帰り手術. JOHNS 17 9：1321-1326, 2001.
4) Keijiro K, Nobuko K, Akio A：Radiogaraphic diagnosis of congenital bony nasal stenosis. International J. of Pediatric, Otorhinolaryngology 59：29-39, 2001.

② 眼 科

I・新生児眼炎

生後1カ月間に生じた新生児の感染性結膜炎である。

出生直後の産道感染の予防に、かつては1%硝酸銀水溶液の点眼（Credé法）を用いたが化学性結膜炎をきたすため、現在ではクラビット®点眼薬などを1日に3～4回点眼している。

❶ 症状

眼脂と流涙、結膜の充血・浮腫、眼瞼腫脹など。

❷ 診断

確定診断には細菌培養あるいは鏡検による起炎菌の同定が必要である。原因は産道感染によるクラミジア（約1/3といわれる）、淋菌、ヘルペスが多い。

ⅰ）クラミジア：潜伏期は5～14日である。膿性の眼脂、結膜充血の結膜炎症状に加えて、新生児肺炎を併発することもある。結膜上皮あるいは咽頭上皮から細胞内封入体を確認（蛍光抗体染色、ギムザ染色）する。

ⅱ）淋菌：1～3日後に著しい膿性の眼脂、結膜浮腫、眼瞼腫脹をきたす。グラム染色により陰性球菌と多核白血球を確認。治療が遅れると角膜潰瘍や穿孔、眼内炎の危険がある。

ⅲ）ヘルペス：生後14日以内に発症する。結膜炎のほか眼瞼のヘルペス発疹、角膜炎を併いやすい。さらには網脈絡膜炎、髄膜炎や脳炎などを併発することもある。

❸ 対応

眼脂が著しい場合は細菌培養より菌を同定（なるべく結膜上皮を擦過する）。

クラビット®の点眼を1日3～4回で処方し、薬剤感受性の確認後には必要に応じて薬剤を変更する。症状が著しい場合、改善がみられない場合は、速やかに眼科医に紹介する。

点眼、軟膏の局所療法が奏効しない場合は、全身療法を行う必要がある。

II・先天鼻涙管閉塞

鼻涙管の下部にあるHasner弁の狭窄による涙道の通過障害と考えられている。結膜炎症状を伴うことも多い。8～12週以内に80％は自然開口する。

❶ 症状

生後1～2週間に生じる。眼脂、充血を伴う流涙。

❷ 診断

涙道通水試験により鼻腔への通水の有無、分泌物の有無を確認する。

❸ 対応

眼脂を伴う場合はクラビット®点眼を1日3～4回使用し、涙嚢部をマッサージする。改善しない場合は涙道ブジーによる鼻涙管開放術を行う。

III・未熟児網膜症

網膜血管の発育は在胎9カ月で完成する。完成前に誕生したため血管の成長が停止し、周辺部に血管のない虚血領域（無血管野）を生じたものを未熟児網膜症という。自然寛解する傾向が強く、約

表1. 厚生省未熟児網膜症研究班による新臨床経過分類

活動期：

病期	Ⅰ型　比較的穏やかな経過をたどる	Ⅱ型　予後不良
1期	網膜血管新生期 耳側周辺部に網膜血管の分岐過多、蛇行怒張など、その周辺に無血管領域	全周に未発達な血管先端部の異常吻合、出血、著明な網膜血管の蛇行拡張
2期	境界線形成期 血管新生領域と無血管領域の境界部に明瞭な境界線形成	急激に出血、滲出と増殖性変化が強く起こり、網膜剝離へ進行する（予後不良）
3期	硝子体内滲出と増殖期 硝子体内への滲出、血管と支持組織の増殖、後極部の血管蛇行怒張、硝子体出血 初期：ごくわずかな硝子体滲出、発芽 中期：明らかな硝子体滲出、増殖性変化 後期：上記に牽引性変化	
4期	部分網膜剝離	
5期	網膜全剝離	

(馬嶋昭生, 1984)

90%は網膜症発症後にも血管が発育する。

進行例では、無血管野との境界に境界線（Demarcation line）を形成し、血管の増殖性変化を生じる。さらに進行すると、増殖組織が網膜を牽引、網膜剝離を生じ失明に至る。

❶ 症状

軽症例では眼底病変のみである。重症例では虹彩の新生血管や前房の消失、白色瞳孔や角膜の混濁をきたす。在胎週数が短く、出生体重が少なく、全身状態が不良であるほど網膜症は進行しやすい。

❷ 診断（表1）

専門医による散瞳下での眼底検査が必要である。網膜血管の発育が未熟であるほど進行する可能性が高い。

❸ 対応

90%以上の未熟児網膜症が自然治癒するため、家族に過剰な心配をかける必要はないが、重症網膜症の進行は急速であるため眼科医による眼底検査は必須である。Ⅰ型3期中期以上の進行例では網膜症の進行防止のために網膜光凝固を行う。網膜剝離をきたした場合は網膜復位術や硝子体手術が必要になる。過剰な酸素投与は網膜症を進行させるリスクの1つであるため、紹介時には酸素使用の有無についても連絡する。

未熟児網膜症では成長後に斜視や屈折異常を併発しやすいため、寛解後も異常を認めた際には眼科受診を指示する。また数年を経た後に網膜剝離を生じることがあるため、年に1〜2回の眼底検査を行う必要がある。

Ⅳ・先天白内障 congenital cataract

水晶体の混濁が生後3カ月以内に生じたものを先天白内障という。混濁が強く、視機能の発達する時期に光刺激が不十分であると形態覚遮断性弱視になる（表2）。

片眼の混濁が強いと白内障眼は弱視になり、両眼の白内障が強い場合は両眼ともに弱視となる。こ

のためなるべく生後 3〜4 カ月に白内障手術を行うことが望ましい。

❶ 症状
瞳孔領の白濁、斜視、眼球異常運動、視反応不良、他科からの依頼。

❷ 診断
ペンライトなどの指標を用いて追視・固視検査、眼位検査を行う。

白色瞳孔は水晶体より後部の白色組織の反射により、瞳孔領が白色にみえる状態を指す。白色瞳孔の原因は未熟児網膜症、網膜剥離、網膜芽細胞腫、第一次硝子体過形成遺残、コーツ病などがあり、いずれも視力予後は不良である。

❸ 対応
白内障も白色瞳孔も全身状態が安定しているならば、早急に専門医へ紹介する。

表2. 先天白内障の原因

特発性	全体の 30〜50%
子宮内感染	先天性風疹症候群、単純ヘルペスなど
遺伝性	常染色体優性遺伝、X 連鎖劣性遺伝など
染色体異常	Down 症候群、13 番トリソミーなど
代謝疾患	ガラクトース血症、低カルシウム血症、糖尿病など
全身疾患	Hallermann-Streiff 症候群、Pierre Robin 症候群など
その他	小眼球症、第一次硝子体過形成遺残、網膜芽細胞腫など

Ⅴ・外観の異常

遺伝子や染色体異常などの全身疾患や腫瘍性病変に外観の異常を認めることが多い。ここでは肉眼で観察可能な範囲を説明する。

❶ 症状(表 3)

❷ 診断
左右を比較することが第一である。

新生児では角膜径が 8.5 mm 以下を小角膜、12 mm 以上を巨大角膜という。巨大角膜は先天性緑内障による角膜径の拡大した牛眼と鑑別する。

❸ 対応
全身疾患の検索と眼科医への紹介。

表3. 症状

部位	所見
眼瞼	瞼裂狭小、眼瞼下垂など
角膜	小角膜、巨大角膜、混濁、デルモイドなど
眼球	小眼球、無眼球など
虹彩・瞳孔	瞳孔形状、対光反射、白色瞳孔、虹彩異色など

(八木橋朋之)

3 皮膚科

はじめに

新生児にみられる皮膚疾患として先天性皮膚疾患、感染症、母斑症、母斑などがあるが、本稿では新生児期に普通に、高頻度にみられる皮膚症状と、稀ながら出生直後より重大な症状をきたす可能性のある先天性皮膚疾患(先天性表皮水疱症、魚鱗癬様紅皮症、白皮症)につき解説する。その他のものは各論 1 を参照されたい。

I・新生児期普通にみられる皮膚症状

❶ 新生児落屑
生後1日頃より全身皮膚が乾燥し落屑する。胎児期の周皮が残存し、脱落する生理的なものと考えられている。特に治療を要しない。症状が高度のときは後述するコロジオン児の状態となり、先天性魚鱗癬を鑑別する必要がある。

❷ 新生児中毒性紅斑
生後1～3日に軀幹を中心に淡い紅斑が散在性に出現、数日で自然消退する。原因不明の疾患で、特に治療を要しない。

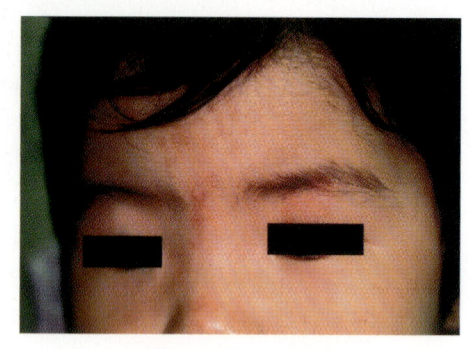

図1. サモンパッチ

❸ 新生児痤瘡
生後1～2カ月までに額部、頬部などに丘疹、膿疱、面皰を生じ、自然消退する。男児に多く、胎児副腎由来のアンドロゲンが病因に関与しているといわれている。必ずしも治療を要しないが、非ステロイド消炎剤(スタデルムクリーム®など)の外用により保存的に加療する。

❹ 蒙古斑
黄色人種の乳児に普通にみられる青黒色斑で臀部に好発する。通常10歳頃までに自然消退するが、広範囲のもの、色調の濃いもの、異所性のものは残存することがある。

❺ サモンパッチ
新生児期に生じる眉間、前額部の単純性血管腫(図1)。境界がやや不明瞭で色調にむらがある紅斑。大部分は数年内に自然消退する。

II・稀ながら重症な皮膚疾患

1. 先天性表皮水疱症(Epidermolysis bullosa；EB)
出生時より、軽微な外力により皮膚に容易に水疱、びらんをきたす疾患で、表皮と真皮の境界部に水疱が生じる。表皮基底膜部蛋白の遺伝子異常により生じる疾患で水疱が生じる部位の深さにより、単純型(EB simplex)、接合部型(Junctional EB)、栄養障害型(Dystrophic EB)に大別される。その水疱形成部位と、責任遺伝子、臨床症状の間には密接な関連があり、致死型のものから、軽症のものまでさまざまである。

❶ 単純型表皮水疱症(Epidermolysis bullosa simplex)
水疱は表皮基底膜部より浅く、表皮基底細胞内に生じる。表皮細胞骨格を担うケラチン5/14の遺伝子変異による。常染色体優性遺伝を示し、重症型(図2)から軽症型まであるが致死的にはならず、成長とともに改善傾向がみられる。

❷ 接合部型表皮水疱症(Junctional epidermolysis bullosa)
水疱は基底膜部の透明層(接合部)に生じ、数カ月以内に全身のびらんで死亡する致死型(ラミニン5の欠損)、良性の経過をたどる非致死型(BPAG2蛋白の異常)および、致死的な合併症を有する幽門閉鎖症合併型(α6またはβ4インテグリンの遺伝子異常)の3型がある。

❸ 栄養障害型表皮水疱症(Dystrophic epidermolysis bullosa)
水疱は基底膜下の真皮内に生じる。基底膜を真皮に係留するVII型コラーゲンの遺伝子異常によ

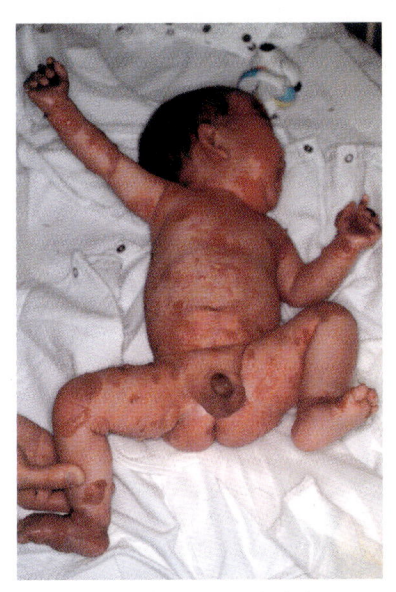

図2. 単純型表皮水疱症

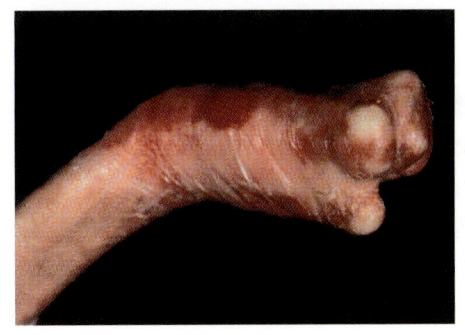

図3. 劣性栄養障害型表皮水疱症
指の癒着とびらんを認める。

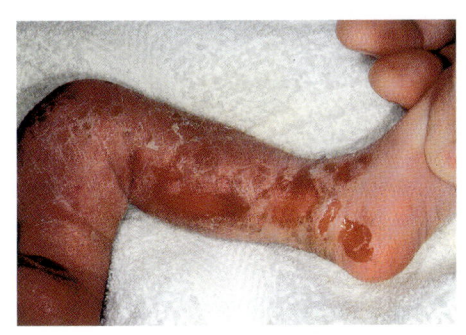

図4. 水疱型魚鱗癬様紅皮症
びらんと角質肥厚を認める。

る。優性遺伝型と劣性遺伝型がある。後者はより重症で広範囲に水疱、びらんを生じ、治癒過程で指、趾の癒着を伴う(図3)。びらんからの体液の喪失、食道狭窄により栄養失調になりやすく、また、皮膚癌発生のリスクも高く、患児の寿命は短い。

a. 診断
外力による水疱、びらん形成という臨床症状、および皮膚生検による水疱発生部位の同定(電顕的検索を要す)、モノクローナル抗体による基底膜蛋白の発現の検索により、診断、病型を決定する。病型決定は大学病院でないと困難であり、表皮水疱症を疑った場合、早期に診断の依頼をすべきである。

b. 治療
びらんはマスキンなどで消毒し、バラマイシン®軟膏などを貼付したガーゼで被覆する。この際、テープを皮膚に貼ると新たな水疱を生じるので注意を要する。

2. 魚鱗癬様紅皮症
出生時に水疱、びらんが認められる水疱型魚鱗癬様紅皮症は表皮水疱症との鑑別が必要である。また、出生時、コロジオン膜様の膜に包まれるコロジオン児(collodion baby)は多くは魚鱗癬様紅皮症に移行する。

❶ 水疱型魚鱗癬様紅皮症(bullous congenital ichthyosiform erythroderma；BCIE)
出生時、薄いコロジオン様膜に包まれ、次いで水疱、びらんを生じ、全身に落屑を伴うびまん性の潮紅を伴う(図4)。水疱はやがて生じにくくなり、全身の皮膚は紅皮症様から、鱗屑を付着する過角化が主体となってくる。常染色体優性遺伝性で生命予後は良好、ケラチン1/10の遺伝子変異により発症する。

a. 診断

皮膚生検により特徴的な顆粒変性を証明する。

b. 治療

尿素軟膏、角質溶解剤の外用など。

❷ 非水疱型魚鱗癬様紅皮症(non-bullous congenital ichthyosiform erythroderma；NBCIE)
　［同義語：葉状魚鱗癬(lamellar ichthyosis)］

出生時薄いコロジオン様膜に包まれ、それが脱落すると全身皮膚に潮紅と落屑がみられる。常染色体劣性遺伝でトランスグルタミナーゼの異常により発症する。

a. 診断

臨床経過、皮膚生検にて角質肥厚。

b. 治療

尿素軟膏など。

3. 白皮症(albinism)

先天的に全身の皮膚、眼、毛髪の色素低下ないし脱失、視力障害を伴う常染色体劣性遺伝性疾患である。メラニンを生成する過程で必要な酵素、蛋白の異常により発症する。特にチロジナーゼ遺伝子変異によるチロジナーゼ陰性型は、生涯を通じてメラニンの生成はまったく起こらない。皮膚は白色〜ピンク、毛髪は白毛、光彩は青く羞明が強い(図5)。視力障害を伴うため早期から眼科的処置を要する。

a. 診断

臨床症状から白皮症の診断は容易。抜毛毛根部のドーパ反応にてチロジナーゼ陽性、陰性を判定できる。

b. 治療

遮光を指導。眼症状は眼鏡などによる矯正、保護。

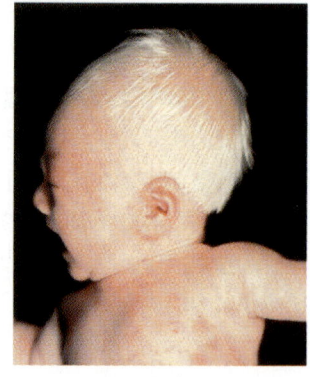

図5. 白皮症
チロシナーゼ陰性型。

(石河　晃)

IX ウイルスキャリア妊婦から出生した新生児の母子感染予防策

I・概要（母子感染の基本的予防策）

　妊娠前にあらかじめワクチン接種による感染予防が講じられる場合を除いて、妊娠初期に感染が成立するような例での予防は投薬などによる胎児への催奇形性の問題もあり困難である。現在行われている予防措置の多くは分娩周辺期に感染が成立すると考えられるものを対象として行われているので、予防措置が確実に行われても、それまでに既に胎内感染が成立している例については効果が乏しく、感染例を0とすることはできない。

　予防措置を行うにあたっては当然ながら妊婦のスクリーニング検査が行われていることが前提になる。また予防的介入によって母子感染率を低下させることはできるが、上記のように100%予防できるわけではないので、介入にあたっては感染成立する例も存在する事実を十分に説明することが重要である。

II・対応のポイント

1. B型肝炎ウイルス（Hepatitis B virus；HBV）

❶ 妊婦の状態と児への感染リスク

　妊婦がHBs抗原陽性の場合、HBe抗原が陽性であるか否かが、児の感染危険に大きく関与する。妊婦がHBe抗原陽性であると、児の95%以上に感染が起こり、80～90%の児がキャリアとなる。これに対して妊婦がHBe抗原陰性でHBe抗体陽性の場合には、児がキャリアとなることは稀である。但し、この場合にも5～10%に一過性の感染が起こり、時に重篤な劇症肝炎を発症する。なお、HBe抗原陽性からHBe抗体陽性へのseroconversionの間にHBe抗原・抗体ともに陰性という状態にある場合がある。この場合の感染力は前2者の中間にあると考えられ、キャリアとなる例も少数存在する。

　感染時期は分娩周辺期（多くは産道感染）と考えられているが、一部には母体血の移入による胎内感染も存在し、出生時あるいは生後早期に児のHBs抗原が陽性となる場合がある（感染成立）。

❷ 生後の予防措置

　妊婦がHBs抗原陽性の場合、次いでHBe抗原検査が行われるが、HBe抗原陽性、陰性いずれの場合も、その妊婦から出生した児に対しては抗HBsヒト免疫グロブリン（HBIG）およびHBワクチンを投与する（表1）。HBIGは出生後できるだけ早く（<24時間）、遅くとも48時間内に1.0 ml（200単位/V：1 ml）筋注する。筋注は大腿部の前外側部、すなわち上前腸骨棘と膝蓋骨とを結ぶ中心点付近のやや外側とする。0.5 mlずつ左右の大腿に分けて筋注する。HBIGは出生時、生後2カ月の2回、HBワクチンは生後2、3、5カ月の3回上腕外側に0.25 ml（5μg/V：0.25 ml）皮下注射する。なお、HBe抗原陰性の場合は2カ月時のHBIGは省略してもよい[1]。

表1. B型肝炎母子感染予防策

母子感染率	児への対応
HBe 抗原陽性 　→ 感染率 95% 　　キャリア化率 80〜90% HBe 抗原陰性 　→ 感染率 10% 　　キャリア化率 稀	1. 生後48時間内(できれば24時間内) 　　抗 HBs 人免疫グロブリン(HBIG) 　　1 ml(200単位)筋注、2カ所に分けて(両側大腿前外側中央) 2. 生後1カ月以降の対応 　①1カ月時に HBs 抗原検査 　②2カ月時に HBIG および HB ワクチン注 0.25 ml (5 μg) 　　(ワクチンは上腕外側に皮下注) 　③3および5カ月時に HB ワクチン注 　④6カ月時に HBs 抗原・抗体検査 3. 母親が HBe 抗原陰性の場合 　上記①の検査および②の HBIG 注は省略しても可 4. 母乳可

❸ 児の検査

児の検査として、従来臍帯血のHBs抗原検査が行われていたが、現在は省略され、生後1カ月でHBs抗原検査を行うことが勧められている。これも母体がHBe抗原陰性の場合は省略してもよい。HBIG、HBワクチン投与、児のHBs抗原検査のいずれも健康保険適用である。ワクチン接種終了後1〜2カ月の時点でHBs抗原とHBs抗体の検査を行い、HBs抗体陰性やHBs抗体価の上昇が不十分な例には追加接種する。

生後1カ月で児のHBs抗原が陽性の場合には、その後の予防措置は中止し、キャリアとして経過観察を行う。

2. C型肝炎ウイルス (Hepatitis C virus : HCV)

❶ 妊婦の状態と児への感染リスク

現在用いられているHCV抗体によるスクリーニングでは、わが国における妊婦のHCV抗体陽性率は0.5〜1.0%とされる。HCV抗体検査によって得られた半定量的な測定値が低力価あるいは中力価の場合にはキャリアではなく、過去の感染既往歴を示し、現在はHCVに感染していない可能性があるので、キャリア状態の確実な判定にはHCV-RNAの検出(PCR法)が必要となる。一般にはNAT(定性)によるHCV-RNAの検査を行い、HCV-RNA陽性であればウイルス量の多寡や治療方針の決定のために、さらにHCV-RNA定量検査が行われる(表2)。

HCV-RNA陽性妊婦から生まれた児における母子感染率は5%前後とされ、ウイルス量の多い場合やHIV感染を合併している場合には感染危険率が高まる。感染時期は多くが分娩周辺期と考えられているが、特定はされていない。

表2. HCV キャリア妊婦から生まれた児の対応

妊　婦	児への対応
HCV 抗体陽性 　↓ HCV-RNA(定性)陽性* 　↓ HCV-RNA 定量**	1. 出生時における児の清拭・洗浄 2. HCV-RNA 検査 　・生後6カ月までは複数回検査 　・2回以上陽性であれば感染成立***

　* HCV-RNA(定性)陽性であれば、HCV キャリア。
　** コピー数が多ければ(高ウイルス血症)、ハイリスク群として児は特に慎重に経過観察する。
　*** 感染成立した児の多くは生後3カ月以内にHCV-RNA陽性化。およそ30%は生後3年までにHCV-RNA陰性化。

❷ 生後の予防措置

現在のところ、HCV のワクチンは開発されていないので、HBV のような予防対策は不可能で、感染成立の有無について経過観察するのみである。出生時には母体由来の血液、分泌物をよく拭い去り、HCV への曝露を最小限とする。

なお母乳中にウイルス粒子の存在が確認されているが、母子感染のリスクを増すことは示されておらず、現在のところ母乳遮断をする根拠はない[2]。

❸ 児の検査

児の感染成立の判定は母体由来の移行抗体が存在するため、HCV 抗体検査のみでは早期診断できないので、HCV-RNA 検査が必要である。移行抗体は生後 6～18 カ月で消失(陰性化)する。HCV 感染成立例の多くは生後 3～4 カ月以内に血中 HCV-RNA が陽性化する(生後 1 カ月の時点では陰性のことが多い)。特に母体のウイルス量の多い例や HIV 陽性例では慎重な経過観察が必要である。

母子感染例の長期にわたる経過はまだ明らかではないが、およそ 30% の症例は生後 3 年までに HCV-RNA が陰性化するとされる。3 歳以降も HCV-RNA が陰性化しない例は長期に持続感染すると考えられるが、成人までどの程度感染が持続するかは明らかではない。

3. 成人 T 細胞白血病ウイルス(Human T lymphocytotropic virus-1；HTLV-1)

❶ 妊婦の状態と児への感染リスク

母乳中の感染リンパ球の証明、動物実験、疫学調査、人工栄養による介入試験などから、母乳が主たる感染経路であることが明らかにされている。しかしながら、完全人工栄養としても 3～4% 程度に母子感染が成立しており、胎内あるいは分娩周辺期の感染もわずかながら存在することが示唆されている。母乳栄養による感染率は 15～25% とされ、母体のウイルス量が多い場合に感染危険率は高くなる。最近の研究では短期間(6 カ月以下)の母乳哺育の場合、それより長く哺育を行った場合に比べて抗体陽性率が低く、児に移行した中和抗体の存在が感染を抑制する可能性が示唆されている(表3)[3]。

❷ 生後の予防措置

生後の授乳を人工乳による人工栄養とすることで、母子感染の大部分が予防可能であるが、断乳して人工乳とするかどうかは、感染率、母乳の利益など、現時点で判明している事実をよく説明したうえで、最終的な選択は母親に任せ、断乳を強制しないことが重要である。母乳栄養を希望する場合に、母乳の利益を損なわずに感染性を失わせる方法に、①短期母乳保育、②−20℃、12 時間凍結保存母乳、③ 56℃、30 分加熱処理母乳、などがあるが、②、③は処理が煩雑であり、短期授乳が選択枝となる。しかし短期授乳については、授乳期間の設定や予定どおり中止できるかどうかなどの問題が残されている。移行抗体の消失、中止困難などの状況を考慮すると母乳哺育を行うとしても 3 カ月

表3. 栄養法別 HTLV-1 抗体陽性率

	陽性児数	陰性児数	合計	陽性率%	p value
人工栄養	46	1,547	1,593	2.9	
母乳栄養	120	819	939	12.8	p<0.01 p<0.01 p<0.01
短期母乳(<6 M)	21	277	298	7.0	
長期母乳(≧6 M)	99	542	641	15.4	p<0.01

(長崎県 ATL ウイルス母子感染防止研究協力事業連絡協議会．1998 より引用)

以内とすべきであろうと思われる。長期間の授乳は明らかに抗体陽性率を高め、哺乳による利益も少ないので止めるべきである。

❸ 生後の検査

母体由来の移行抗体は生後6～12カ月で消失する。生後1年を過ぎて抗体が陰性化しない場合や一度陰性化して再び陽性化する場合は感染の可能性が高い。3歳までは抗体が陽性化する可能性があるが、3歳以降に抗体陰性であれば母子感染は否定できる。

4. ヒト免疫不全ウイルス(Human immunodeficiency virus-1 ; HIV-1)

❶ 妊婦の状態と児への感染リスク

先進国における母乳栄養を行っていない場合の母子感染率は15～20%となっている。さらに最近では抗HIV薬の投与や選択的帝王切開などによる予防的介入が行われるようになり、それによって母子感染率は2%程度にまで低下している。これに対して途上国においては妊婦管理が不十分なことや母乳栄養が行われていることなどから、母子感染率はいまだに30%以上で、妊婦への介入も不十分である。

感染成立には妊婦血中のウイルス量が深く関連している。母乳については容量依存性があるとされ、生後4カ月頃までの母乳保育では感染例がほとんどないとの報告もある。

感染時期は多くが分娩周辺期と考えられている[4]。

❷ 生後の予防措置(表4)

わが国では現在のところ、妊婦に対しては妊娠・分娩時での抗HIV薬(ジドブジン:ZDVあるいは多剤併用＋ZDV)と選択的帝王切開が勧められており、この組み合わせによって、母子感染率は2%以下となっている。

出生時には児に付着した母体血や分泌物を排除する。母乳栄養は禁止し、ZDVシロップ(ACTG 076レジメ part 3)の経口投与を出生時から生後6週まで続ける(表5)[5]。ZDVシロップや注射薬はわが国では未承認薬であるが、臨床研究薬として厚生労働省エイズ治療研究班から供給される。ACTG 076レジメによるZDV投与を受けた妊婦から出生した児で生後早期から貧血を呈するこ

表4. HIV-1キャリア妊婦から生まれた児の対応

1. 出生時における清拭・洗浄
   - 鼻口腔、胃内洗浄(温生食水)
   - 沐浴(温水2槽で)
   - 点眼(抗生剤)
2. 母乳遮断
3. ZDV(ジドブジン)シロップの投与
4. HIV-RNA検査
   生後6カ月までは複数回検査*
5. カリニ肺炎の予防
   生後6週からST合剤の予防投与**

*感染成立した児では生後3カ月までに95%が陽性化。
**分娩周辺期における母のウイルス量が多い場合には考慮。

表5. 新生児へのジドブジン(ZDV)投与

ZDVシロップ(レトロビルシロップ®:注参照)
開始時期:生後8～12時間
投与量:2 mg/kg/回
投与方法:経口投与、6時間ごと
投与期間:生後6週まで毎日

注1:レトロビルシロップ®はインターネットまたはFAX情報サービスから、手続きに必要な各種の書式を入手し、必要事項を記入して事務局へFAXで送付して入手。
注2:FAXで申請を受けた事務局から薬剤が担当医宛に発送される。
注3:FAX情報サービス:03-3342-6171
   http://www.iijnet.or.jp/aidsdrugmhw/
   事務局:東京医科大学臨床病理科
   TEL:03-3342-6111(内線5086)
   FAX:03-3340-5448
注4:常温にて保存可。

とがあるが、通常は軽症で一過性である。感染成立児での重症感染でしばしば生命を脅かすものがカリニ肺炎であり、発症が生後3～6カ月に多いことから米国ではHIV感染妊婦から出生したすべての児に対して生後4～6週（ZDV投与例では投与終了時の6カ月から）ST合剤投与によるカリニ肺炎感染予防が推奨されている。生後早期からHIV感染成立の危険が高いと思われる例には必要であろう。

❸ 生後の検査

HIV抗体検査は母体からの移行抗体の影響を受けるので、生後18カ月までは抗体検査による診断はできない。早期診断にはHIV-RNA検査が必須で、出生時に行い、生後1～2カ月時に再検査する。臍帯血は母体血による汚染の可能性があるので用いるべきでない。

生後3～4カ月時点で陰性であれば95％は非感染である。母体由来の移行抗体（HIV抗体）は9～18カ月で消失する。

（井村總一）

【文献】

1) 白木和夫：「B型肝炎母子感染防止事業」の改定をめぐって．日児誌 99：1075-1078, 1995.
2) Gibb DM, et al：Mother-to-child transmission of hepatitis C virus；evidence for preventable peripartum transmission. Lancet 356：904-907, 2000.
3) 園田俊郎, 藤吉利信, 屋敷伸治：HTLV-Iと母子感染．日本醫事新報 3973：16-24, 2000.
4) 井村總一：HIV感染症（AIDS）．小児内科 34（増刊号）：1026-1029, 2002.
5) 井村總一：HIV；新生児期の対応．周産期医学 32：867-870, 2002.

付録

I 予防接種

I・予防接種法の改正

❶ その1
予防接種法および結核予防法の一部改正：平成6年6月29日法律第51号公布
平成6年10月1日施行
　ⅰ）義務接種から勧奨接種へ：被接種者の責務が法律による「義務」から国の勧奨による「努力義務」に変更された。
　ⅱ）集団接種から個別接種へ：かかりつけ医師による個別接種方式が基本とされた。
　ⅲ）インフォームド・コンセント：接種による利益、副反応による不利益の情報を提供し、同意により接種することにした。
　ⅳ）勧奨する予防接種（定期接種、救済制度の対象）：百日咳、ジフテリア、破傷風、ポリオ、麻疹、風疹、日本脳炎、BCGの8種。
　ⅴ）予防接種を行ってはならない者：これまでの「禁忌」を接種不適当者と接種要注意者に分けた。
　ⅵ）接種対象年齢幅の拡大：ほとんどが90カ月までとなった。
　ⅶ）予防接種健康被害の救済措置の充実。

❷ その2
予防接種法が平成13年に改正され、65歳以上の高齢者に対するインフルエンザワクチンは予防接種法の対象となり、市町村が接種の主体となって自己負担額がある定額の公費負担となった。法定接種となるもののインフルエンザワクチンはあくまで個人予防を目的とする主旨から接種の努力目標は課せられず、被接種者の判断が尊重される。同法上一類、二類と分けられるがその違いは健康被害が起こった場合の救済内容に差がある（表1）。

❸ その3
結核予防法施行令の改正により平成15年4月から小中学校でのツベルクリン反応検査およびBCGの再接種が中止された。平成17年4月から生後3〜6カ月にツベルクリン反応検査なしにBCGを単回直接接種することになる予定である。

II・接種時期（図1）

❶ BCG（結核予防法による）
生後3〜6カ月の1回直接接種（平成17年4月からの予定）。

❷ 3種混合ワクチン（DPT）
a. 1期
　ⅰ）初回免疫：生後3カ月〜90カ月（標準　生後3〜12カ月）。1回0.5mlずつを3回、3〜8週間の間隔で皮下注射。
　ⅱ）追加免疫：初回免疫終了後6カ月以上（標準　12〜18カ月後）に0.5mlを1回皮下注射。

表1. 予防接種と救済制度

	疾病の種類	努力義務	公費負担	救済制度	備考
定期接種	一類 　百日咳 　ジフテリア 　破傷風 　風疹 　麻疹 　日本脳炎 　ポリオ	あり	あり	予防接種法による救済	
	二類 　インフルエンザ 　（65歳以上）	なし	あり	予防接種法による救済	給付額は医薬品副作用被害救済制度に準じた額とする。
任意接種	インフルエンザ （65歳未満） ムンプス 水痘 狂犬病	なし	なし	医薬品副作用被害救済制度	一般に予防接種法に比べ救済範囲が狭く、額も低い。

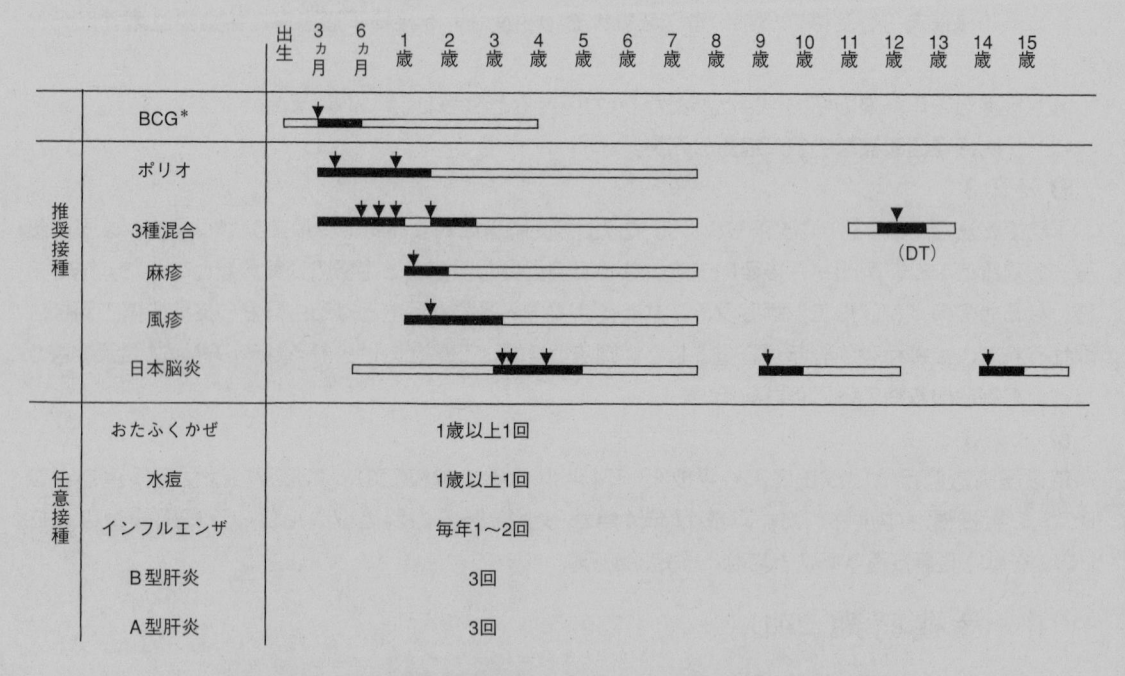

図1. 現行の予防接種の接種時期（＊については平成17年4月からの予定）

❸ 2種混合ワクチン（DT）
a. 2期
ⅰ）追加免疫：11歳以上13歳未満（標準　小学校6年）に0.1 mlを1回皮下注射

1期の初回免疫、追加免疫に用いるときは3種混合ワクチンと同様にする。10歳以上では0.1 mlとし、副反応が少ないときは以後適宜増量する。

❹ 麻疹ワクチン

生後12～90カ月（標準　生後12カ月から24カ月）に添付の溶剤（注射用水）0.7 ml で溶解し、その 0.5 ml を皮下注射。

❺ 風疹ワクチン

生後12～90カ月（標準　生後12カ月から36カ月）に添付の溶剤（注射用水）0.7 ml で溶解し、その 0.5 ml を皮下注射。

❻ 日本脳炎ワクチン

a. 1期

ⅰ）初回：生後6～90カ月（標準　生後3～5歳）。3歳以上は1回0.5 ml ずつ、3歳未満は0.25 ml を2回、1～4週間の間隔で皮下注射。

ⅱ）追加：初回免疫終了後1年を経過した時期に3歳以上は0.5 ml、3歳未満は0.25 ml を1回皮下注射。

b. 2期

9～13歳（標準　9～10歳）に 0.5 ml を皮下注射。

c. 3期

14～16歳（標準　14～15歳）に 0.5 ml を皮下注射。

❼ おたふくかぜワクチン、水痘ワクチン

生後12カ月以上に添付の溶剤（注射用水）0.7 ml で溶解し、その 0.5 ml を皮下注射。

❽ インフルエンザ

全年齢に初回免疫は2回、65歳以上は1回、65歳未満は1～2回、1～4週間の間隔で1歳未満は 0.1 ml、1～6歳未満は 0.2 ml、6～13歳未満は 0.3 ml、13歳以上は 0.5 ml を皮下注射。

❾ B型肝炎ワクチン

ⅰ）母子感染の予防：0.25 ml を生後2～3カ月に1回、その1カ月後および3カ月後に同量を皮下または筋肉注射する（生後48時間以内および生後2カ月は抗HBs人免疫グロブリンと併用）。

ⅱ）B型肝炎の予防：10歳以上は 0.5 ml、10歳未満は 0.25 ml を4週間隔で2回、20～24週間後に1回の計3回皮下または筋肉注射する。抗体が獲得されない場合は追加接種する。

ⅲ）汚染事故：10歳未満は 0.25 ml、10歳以上は 0.5 ml を事故発生7日以内に、初回1カ月後および3～6カ月後に皮下または筋肉注射する（初回は抗HBs人免疫グロブリンと併用）。

❿ A型肝炎ワクチン

添付の溶剤（注射用水）0.65 ml で溶解し、16歳以上に 0.5 ml を2～4週間隔で2回皮下または筋肉注射する。初回接種24週後に 0.5 ml を追加接種する。

⓫ 狂犬病ワクチン

ⅰ）曝露前免疫：添付の溶剤（注射用水）全量に溶解し、1.0 ml（全年齢）を4週間隔で2回、6～12カ月後に追加接種の計3回、皮下注射する。

ⅱ）曝露後免疫：1.0 ml を1回量として第1回を0日とし、3、7、14、30、90日の計6回皮下注射する。6カ月以内の再咬傷は必要がないが6カ月以上は同様に行う。

Ⅲ・生ワクチンと不活化ワクチン、接種間隔

❶ 生ワクチン

麻疹ワクチン、風疹ワクチン、おたふくかぜワクチン、水痘ワクチン、ポリオワクチン、BCG

❷ 不活化ワクチン
　インフルエンザワクチン、日本脳炎ワクチン、沈降精製百日咳-ジフテリア-破傷風混合（3種混合）ワクチン、沈降ジフテリア-破傷風混合トキソイド（2種混合ワクチン）、沈降破傷風トキソイド、A型肝炎ワクチン、B型肝炎ワクチン、狂犬病ワクチン

　不活化ワクチンまたはトキソイドを接種した場合は次のワクチンまで1週間以上間隔をあける。生ワクチンを接種した場合は次のワクチンまで4週間以上間隔をあける。
　あらかじめ混合接種されていない2種以上のワクチンについて、医師が必要と認めた場合には、同時に接種することができる。

Ⅳ・接種不適当者と接種要注意者

❶ 接種不適当者（予防接種を受けることが適当でない者）
披接種者が次のいずれかに該当すると認められる場合には、接種を行ってはならない。

①明らかな発熱を呈している者
②重篤な急性疾患にかかっていることが明らかな者
③本剤の成分によってアナフィラキシーを呈したことがあることが明らかな者
④明らかに免疫機能に異常のある疾患を有する者および免疫抑制をきたす治療を受けている者
⑤妊娠していることが明らかな者
⑥上記に掲げる者のほか、予防接種を行うことが不適当な状態にある者

　明らかな発熱とは集団接種では37.5℃以上とし、個別接種では接種者の判断による。
　アナフィラキシーとは30分以内に心血管系の障害に因る低血圧、呼吸器系の喘鳴、呼吸困難、血管透過性の亢進による蕁麻疹、浮腫などの症状が起こるものをいう。
　生ワクチンの不適当者は①～⑥であるが、不活化ワクチンでは①～③および⑥になる。

❷ 接種要注意者（接種の判断を行うに際し、注意を要する者）
1．心臓血管系疾患、腎臓疾患、肝臓疾患、血液疾患および発育障害などの基礎疾患を有することが明らかな者
2．前回の予防接種で2日以内に発熱のみられた者、または全身性発疹などのアレルギーを疑う症状を呈したことがある者
3．過去にけいれんの既往のある者
4．過去に免疫不全の診断がなされている者
5．本剤の成分に対して、アレルギーを呈する恐れのある者

❸ その他
1．副腎皮質ステロイド剤（プレドニゾロンなど）、免疫抑制剤（シクロスポリン、タクロリムスなど）は生ワクチンの接種により感染の増強、または持続感染によって麻疹様症状が現れる恐れがあるので接種しない。
2．生ワクチンは、輸血およびγグロブリン製剤の投与を受けたものは3カ月以上過ぎてから接種をする。川崎病などの治療で200 mg/kg以上の大量投与を受けたものは6カ月以上過ぎて投与する。接種後14日以内にγグロブリンを投与した場合は投与後3カ月以上過ぎてから再接種するこ

とが望ましい。
3. 未熟児で出生した児に対する予防接種は一般乳児と同様に行い、出生後の日齢、月年齢で行う。
4. 接種時期を過ぎた者に対しては、時期より回数を優先して接種を行う。

V・予防接種の一般的注意事項

1. 接種医療機関、接種場所（集団接種）には予防接種直後のショックなどの発生に対応するために必要な薬品、器具などを備えておく。
2. 接種液の貯蔵は、所定の温度が保たれていることを温度計によって確認できる冷蔵庫などを使用すること（不活化ワクチンは遮光して10℃以下、生ワクチンは5℃以下、ポリオワクチンは−20℃以下）。不活化ワクチンを誤って凍結した場合は廃棄する。
3. 接種液の使用前は検定証紙の有無、表示された接種液の種類、有効期限を確認し、異常な混濁、着色、異物の混入その他の異常がないかどうか点検する。
4. 予診は問診（予診票）、診察（視診、聴診）、検温（その場で測る）を必須事項とする。
5. 予診で「接種さしつかえなし」と判断した後に保護者の接種希望を確かめる（予診表にサインをする）。
6. 乳幼児に対して予防接種を行う場合は、その保護者に対し、接種前に母子健康手帳の提示を求める。
7. 予防接種に従事する者は、手指を消毒すること。
8. バイアル瓶入りの接種液は瓶の栓およびその周囲を、アンプルは開口する部分を事前にアルコールで消毒すること。
9. 予防接種は原則として上腕伸側に行い、接種部位はアルコールで消毒すること（上腕伸側の肩峰と肘頭を結ぶ線の下1/3の部位、BCGの接種は上腕三頭筋の下で行う）。
10. 同一接種部位に反復して接種することはできるだけ避ける。
11. 接種後30分間は観察を怠らないようにする。
12. 接種当日の入浴は差し支えない。

VI・BCGの接種方法

1. 接種部位は左上腕伸側のほぼ中央。
2. 液の滴下は、上腕を水平に保持し、接種部位の消毒アルコールが完全に乾いてから滴下。
3. 滴下液は均等に延ばし、濃淡がないよう、1.5×3.0 cmの長方形の範囲に延ばす。
4. ツバが皮膚面に接するまで強く押し、皮膚面を緊張させるようにすると切れがよくなる。
5. 2カ所、管針筒の輪状痕が接するようにし、重なったり離れないようにする。
6. 押し終わったら、ツバで針痕に液をなでつけて液の吸収を助ける。
7. 接種に失敗しても、やり直しはできない。

VII・予防接種とそれに関連する疾患およびその副作用

❶ BCG

　BCGは結核に対する予防接種である。BCGの効果は乳児期の播種性結核（結核性髄膜炎、粟粒結核）にはその効果が認められているが、学童期以降の接種については明らかでない。アトピー性皮膚炎で接種部位に皮疹がある場合は接種を延期する。BCGの副作用として接種局所の潰瘍形成や膿瘍

などがあり、ケロイドを残すことがあるので指定された接種部位以外には接種をしない。接種側の腋窩リンパ節腫脹が起こることがあり、3〜5カ月持続する。自然穿孔を起こした場合などはリファンピシン軟膏を塗布する。重症な合併症として播種性BCG感染症、BCG骨炎では抗結核薬を用いる。

❷ ポリオワクチン

1960年にわが国でポリオが流行（患者数5,606）、生ワクチンの緊急輸入により1,300万人に接種し、1962年の患者数は289人に減少し、その後数年でわが国のポリオは実質的にはなくなったが、現在ではインド、アフリカなどに流行地があり、輸入感染症となっている。ポリオのワクチン接種を受けた児に440万回に1回程度、周囲の人に580万回に1回程度ワクチン関連麻痺患者の発生がある。ポリオワクチンは下痢をしているときは接種を差し控える。半分以上飲めば問題ない。ポリオに特異的な治療法はない。不活化ワクチンの導入が検討されている。

❸ 3種混合ワクチン

1972年に百日咳ワクチンの副反応が問題となって中止されたが、その後百日咳の届け出発生数が13,000例、死亡者数が20〜30例と急増した。1981年に改良型の3種混合ワクチンが導入され、年間の届け出発生数は200を割っている。破傷風は傷口から侵入した破傷風菌の毒素により、運動神経細胞が興奮しやすくなり、開口障害や全身の筋肉がこむら返りのようになって痛む疾病である。破傷風菌はわが国を含め、全世界に分布し、1999年のWHOの統計では全世界の年間の死亡者数は37万7,000人、わが国の届け出数は約50例で大部分が成人である。ジフテリアはジフテリア菌が鼻、咽頭、扁桃、喉頭などで増殖して偽膜を形成あるいは呼吸器症状を起こし、毒素によって心筋炎や神経炎を合併する。世界ではこの10年間にロシアやヨーロッパなどで流行の報告があるが、わが国ではほとんどみられていない。破傷風、ジフテリアでは抗毒素を投与する。3種混合ワクチンの副反応で最も頻度が高いものは局所反応で、注射部位の腫脹、発赤である。これは不活化ワクチンに共通であるが3種混合ワクチンが最も頻度が高い。程度によるが多くは2〜3日で自然治癒する。

❹ 麻疹ワクチン

麻疹ワクチンは1966年から不活化ワクチン（K）と生ワクチン（L）の併用法が開始されたが異型麻疹が問題となり、1968〜1969年以降は高度弱毒生ワクチンが導入され、1971年以降にはさらに弱毒化が進んだワクチンが開発され、発熱率20％、発疹率数％となっている。生ワクチンには微量ではあるがストレプトマイシン、カナマイシン、エリスロマイシンなどの抗生剤、血清アルブミン、不活化ワクチンには保存剤としてチメロサールが使用されているものがあり、水銀アレルギーを起こす可能性がある。最近まで安定剤としてゼラチンが使用されていたが即時型反応や遅延型反応が多く報告され、ゼラチンフリーのワクチンに改良されている。麻疹、おたふくかぜワクチンではニワトリ胚細胞を用いる過程があるが、鶏卵アレルギーの児への接種は問題ない。即時型のアナフィラキシーショックは接種後30分以内に起こることが多く、接種後30分は観察を怠らないようにする（治療は「食物アレルギー」の「アナフィラキシーショックに対する治療」428頁参照）。麻疹ワクチンを接種しても抗体が上昇しないNon-responderが5％前後存在する（Primary vaccine failure）。麻疹ワクチンの接種後、麻疹との接触がなくブースターがない場合は10年以上経過して麻疹に罹患する（ワクチンのSecondary failure）ことがあり、2度の接種が検討課題となっている。麻疹はワクチン接種（95％以上の接種率）により撲滅できる疾患であり、南北アメリカやヨーロッパなど先進諸国では過去の疾患になっている。わが国の麻疹ワクチン接種率は80％台でありまだ麻疹の流行が存在する状態である。

❺ 風疹ワクチン

　風疹ワクチンは1977年から中学生女子を対象として開始され、1989年4月からMMRワクチン（麻疹、風疹、おたふくかぜ）としての定期接種が開始されたが無菌性髄膜炎の副作用が問題となり、1993年4月にMMRの接種が中止され、1994年の法改正により4月から対象年齢が12～90カ月および中学生の男女に拡大された。平成6年の法改正以降の経過措置として小学生の対象者は平成11年で終了し、中学生の対象者は平成15年で終了した。この幼児期の接種により流行は阻止され、風疹患者は激減している。

❻ 日本脳炎ワクチン

　日本脳炎の届け出発生数は、1950年の5196をピークに毎年千例以上発生していたが、1968年は289、1972年以降は2桁、1992年以降は1桁の発生届け出数で小児の発生はほとんどなく高齢者の疾患となっている。ブタのサーベイランスではウイルスはまだ広く浸淫し、未接種者の抗体は5歳未満の40％から中学年代80％に上昇しているとの報告もある。北海道では日本脳炎の予防接種は行われていない。

❼ インフルエンザワクチン

　1962年に勧奨接種、1976年に臨時接種、1994年に任意接種となったがこのワクチンの効果については賛否両論があり、両論とも正確な対照や診断に基づく根拠に乏しいが、高齢者やハイリスク者ではその効果が認められている。インフルエンザ、狂犬病、黄熱病ワクチンでは発育鶏卵漿尿膜でウイルスを増殖する過程があり、鶏卵でアナフィラキシーを起こした既往者は接種を控える。

❽ おたふくかぜワクチン

　おたふくかぜワクチンは1989年からMMR（麻疹、風疹、おたふくかぜ）ワクチンとして定期接種に導入されたが、無菌性髄膜炎が高率に発生したため1993年に中止され、任意接種になっている。

❾ 水痘ワクチン

　水痘ワクチン接種後に水痘に罹患することが20～30％にみられるが、いずれも軽症で終わる。

（浅村信二）

II 育児指導

I・発育に関して

　頭囲、身長、体重に関しては成長曲線に記録しそれぞれの傾向を把握する努力が必要である。カウプ指数などを計算して一時点のみで成長の評価を行うべきではない。

　思春期、低出生体重児のキャッチアップ時期などを除き、これらの成長曲線に描かれているカーブとほぼ平行に成長してゆくのが普通である。成長速度に異常が認められ、異常な増加や低下を示したなら、小児内分泌医に相談すべきである。

　なお、出生時体重別、疾患別（ターナー症候群、プラダーウィリー症候群など）成長曲線も存在するので参考にするとよい。

　身長の臥位での測定値（体長）は立位での測定値より1〜2cm多くなる傾向をもつ。またばらつきも多い。

　キャッチアップ：低出生体重児などの身長、体重は初めの数カ月から2年間、急激に伸びて、追いつこうとする傾向がある。この現象をいう。

II・発達について

　各月齢の簡単な粗大運動のめやすについて述べる。
　それぞれの月齢では以下の項目に注意する。
①1カ月：光や音に反応を示すか否か。
②2カ月：追視を始めたか否か。
③4カ月：首のすわり。喃語の有無。声を出して笑うか否か。
④6カ月：寝返りらしき動作を行うか。
⑤8カ月：おすわりをし始めるか。
⑥10〜12カ月：ハイハイ、つかまり立ち、伝い歩きは。

　発育発達は両親が最も関心をもつ事項である。発育発達遅延、発育発達障害、発育発達が悪いなどの言葉はnegative imageが強く、なるべく控えるべきである。医師の表現によっては両親の育児意欲を減退し、コンプレックスを抱かせるからである。

（横山哲夫）

III 栄養指導

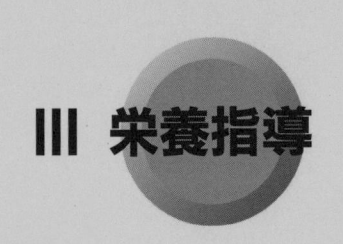

　小児期の栄養指導は、発育、発達に沿って、行政機関（各市町村の管理栄養士、保健士）により、定期健康診査の際などに行われている。患者の多くは、これにより栄養指導を受けることが多い。したがって、母乳の与え方や離乳食の進め方、幼児食の与え方など具体的内容について、質問があった場合には、行政機関に患者指導を依頼することもできる。

I・栄養指導の基本的な考え方

　通常、管理栄養士などが行っている栄養指導の基本は、
① 適正なエネルギーの摂取（食事の量）
② バランスのよい食事（食事の質）、の2つであるが、小児期においては、食事の量と質以外に、
③ その発育、発達に即した嚥下咀嚼、消化吸収能力に合わせて、調理の形態（調理の方法）を変化させていくこと
が必要である。特に、乳幼児は、自分で食物を選択することができないので、調理担当者が与える食物を摂取する。食物に対する好みは、乳児期後半から幼児期にかけて示すようになる。このとき、調理担当者に食品の選択や調理は任されているので、調理担当者が乳幼児の栄養、食事に関して、正しい知識をもっていなければならない。

1. 適正なエネルギーの摂取とは

　1日の総エネルギー量は厚生省が策定している「日本人の食事摂取基準」を参考とする。これは、あくまでも標準となるエネルギーおよび栄養素の摂取量を示したものであり、個人の身体状況、生活環境などによって異なることはいうまでもない。第六次改定分については、平成12年度から5年間使用することとなっている。

2. バランスのよい食事（食事の質）とは

　身体に必要な栄養素は、蛋白質、脂質、糖質、無機質、ビタミンなどがあるが、これらすべての栄養素が過不足なく摂取できるような単独の食品は存在しない。そこで、バランスのよい食事にするためには、いろいろな食品を上手に組み合わせてとることが必要となる。毎食、主食（ご飯、パン、麺類など）、主菜（魚、肉、卵、豆腐など）、副菜（野菜、海草など）を揃えることによって、食品数も増え、栄養のバランスのよい食事に近づくことができる。

II・乳児期の食事

　乳児期の食事は、その発育、発達に即した嚥下咀嚼、消化吸収能力に合わせて、乳汁で始まり、離乳食へと変化させていくことが必要となる。

1. 母乳について
❶ 母乳の成分
　蛋白質、糖質、脂肪、無機質、ビタミンの含有量はすべて、牛乳と異なる。吸収も異なる。各栄養成分の利用率は高く、代謝に負担がかかりにくい。
　特に、乳糖以外に、ビフィズス菌の栄養源として利用されるオリゴ糖、アミノ糖などの多糖類を豊富に含んでいる。
　蛋白質は、アミノ酸代謝からみると、新生児の肝の代謝に関する酵素活性は低く、メチオニンが蓄積される傾向にあるという。母乳においては、メチオニン含量が低く、タウリンが多く含まれている。
　脂肪の含有量は、牛乳と大差ないが、脂質の脂肪酸組成に差がある。脂肪を分解するリパーゼは、その活性が新生児では低いといわれているが、母乳には、消化を助けるリパーゼが含有されている。

❷ 感染予防
　免疫グロブリンAが初乳に多く含まれる。また、鉄と強い結合力をもつラクトフェリンやリゾチームも含んでおり、感染症に対する抵抗力が強まるという報告がある。

❸ スキンシップ
　母乳を与えるということは、乳児を抱いて与えることになり、乳児は、哺乳する際、胎児期から聞いている母親の鼓動を聞きながら安心して飲むことができる。母親と子のスキンシップを深めることにも有効であるといわれている。

❹ 最近の母乳をめぐる問題点
　ダイオキシン類は、環境、食品、生物や大気、土壌を広く汚染しているといわれ、私たちの身体に取り込まれている。特に、魚介類や脂肪を多く含む動物性食品に、比較的多く含まれる傾向にある。食事によって人体に入ったダイオキシン類は、脂質に溶ける性質があり、人体は脂質を体外に排出することがほとんどできないため、内臓や皮下などの脂肪組織に蓄積される。体脂肪中のダイオキシン類は血液を通して母乳中に移行するといわれているが、現在の汚染レベルではダイオキシンによる明らかな健康への影響は認められていない。WHOや厚生労働省においても、母乳栄養の利点を考慮し、人口栄養に切り替えることは勧めていない。

2. 育児用調製粉乳
　育児粉乳は、現在、成分としては、母乳に非常に近似したものに調製されている。
　わが国では、5社が各社独自の成分配合で育児用ミルクを販売している。
　一般乳以外の特殊ミルクについては、その適応症など、かなり細分化されているので十分に注意すること。以下、市販品の調製粉乳について述べる。

❶ 一般乳（表1）
　表1のほか、牛乳蛋白質の異種性を低減する目的で、酵素消化したペプチドタイプの調製粉乳として、E赤ちゃん（森永）、のびやか（明治）などもある。

❷ 特殊乳（市販品）
　牛乳アレルギー用、乳糖不耐症用、ガラクトース血症用　難治性下痢用、原発性脂質吸収障害用などがある。
　①大豆蛋白質を原料としたミルクである。大豆にアレルギーがある場合には使用できない。

表1．一般乳（調製時100 m*l*あたり） （平成17年11月現在）

	ほほえみ	はぐくみ	ネオミルク すこやか	レーベンス ミルクはいはい	母乳バランス ミルク	＊参考 チルミル
	明治乳業	森永乳業	雪印乳業	和光堂	アイクレオ	森永乳業
エネルギー (kcal)	68	67	67.2	67	66.5	63
蛋白質(g)	1.59	1.60	1.60	1.61	1.5	2.0
脂質(g)	3.5	3.51	3.61	3.6	3.6	2.5
含水炭素(g)	7.72	7.24	7.14	7.16	7.1	8.4

＊参考　フォローアップミルクである。乳児用調製粉乳とは異なる。

ⅰ）ボンラクトi（和光堂）
ⅱ）ラクトレス（明治）など

②牛乳中の蛋白質をプロテアーゼによって小さなペプチドとアミノ酸に分解したものを原料として使用したミルクである。牛乳アレルギーの乳児のほとんどに有効である。但し、蛋白質を分解してある分、浸透圧が高くなるので、下痢をすることもある。

ⅰ）ニューMA-1（森永乳業）
ⅱ）ペプディエット（雪印乳業）など

③アレルギー用のミルクで症状が出る場合にはアミノ酸調製粉末を使用することも考える。窒素源に抗原性のないアミノ酸を原料としているので、このミルクでは蛋白質に対するアレルギーは起こらないと考えられる。

ⅰ）エレメンタルフォーミュラ（明治乳業）

[Q&Aよく聞かれる質問]

1．離乳期に、牛乳は与えてよいのか

乳児が牛乳をとることで起こり得る問題点としては、以下の2点が考えられる。

①消化機能がまだ完全に備わっていない乳児に牛乳を与えるとアレルギーを引き起こす原因（抗原）となる可能性があること。

②鉄分の補給が十分に行えないこと。生後7カ月以降の離乳期は、発育が急速なことや、母乳や人工乳をやめる頃でもあり、乳児の体内に貯蔵される鉄分は減少の方向へ傾く時期といえる。この頃に、母乳や人工乳に比べカルシウムやリンを豊富に含み、鉄分の吸収を抑制する牛乳を与えることは、鉄分補給の観点からは望ましくないと思われる。ちなみに、鉄分の吸収率でみると、牛乳3〜10％、母乳50％であるといわれている。

以上のことから、離乳期の乳児には牛乳を飲ませることは推奨できない。但し離乳完了期（12〜15カ月）の乳児については、この頃には消化機能もある程度発達しているので、カルシウムの補給のためにも1日300〜400 m*l*の牛乳をとらせるようにするとよい。フォローアップミルクでもよい。

2．フォローアップミルクとは

　フォローアップミルクは、鉄分やビタミンなど離乳期に不足しがちな栄養素の強化を目的として開発された。離乳食で栄養素をとることをあくまでも中心として不足しがちな栄養素を補うつもりで使ってもよい。
　フォローアップミルクの利点としては以下の4点が考えられる。
　①牛乳に不足している鉄分、ビタミンが強化されている。
　②調製粉乳に比べ、蛋白質が多い。
　③牛乳に比べナトリウムやカリウム、蛋白質を減らしているので腎臓に負担が少ない。
　④乳清蛋白質を増強するなど消化吸収されやすいように成分が調整されている。

3．離乳期について

　乳児が乳汁のみで発育できるのは5カ月頃までといわれている。発育に必要な蛋白質やビタミン、ミネラルが不足してくるからである。
　そのために、調理の形態を変え、消化吸収能力、摂食能力に合わせた調理法を変えていく必要がある。これが離乳食であり、乳汁による栄養から幼児食に移行する過程をいう。
　日本では離乳の方法を具体的に示した文書として「離乳の基本」が出されているが、厚生省は1995年に改定「離乳の基本」を発表した。これらを参考に離乳をすすめていく。

Ⅲ・幼児期の食事

　幼児期の食事は、大人の食事に近くはなるが、乳児期と同様、発育、発達の著しい時期であるから、以下の点に留意する必要がある。

❶ 食事のリズム

　幼児期は、大人と同様、朝、昼、晩の3回食となるが、1回にたくさん摂取することができないので、午前と午後の2回間食を加え、5回食を基本とする。但し、間食は時間と量を決める。食事と食事の間に、だらだらと間食をし続けることは避けたい。また、子どもは、夕食が遅いと、待ちきれず、おやつを食べてしまい、肝心の食事が食べられなくなりがちである。夕食は夜8時以降にならないように気をつける。

❷ 栄養のバランス

　栄養のバランスを考え、主食、主菜、副菜を揃えた食事とする。
　子どもたちが好きなハンバーガーとフライドポテト、ジュースの組み合わせは、エネルギーは高いが、栄養面には偏りがある。時々食べるにはよいが、日常化しないようにする。
　また、味、口触り、匂い、色、形に対して、はっきり好みを示すようになるので、調理や盛り付けなどに配慮することも大切である。

❸ 嚥下、咀嚼能力に合わせる

　幼児期の前期は、調理を工夫して食べやすくする必要がある。乳児期は、舌と歯茎によって食物をつぶして飲み込んでいくが、幼児期では、前歯でかみきり、奥歯により食物をすりつぶし、咀嚼、嚥下するようになる。発達時期に合わせて、適当な硬さのものを与えることが必要となる。

❹ 間食

　子どもは大人とは違い、一度にたくさん食べられないので、子どもの間食には分食するという意味合いがある。また、楽しみの1つでもある。

ジュースやスナック菓子類には多くのエネルギーや糖分、塩分が含まれる。次の食事に影響を与えず、蛋白質やカルシウムなどの多い乳製品がよい。しかし、牛乳は水代わりに飲むと、エネルギー、脂肪の過剰摂取につながるので、適量摂取を指導する。

❺ 偏食

　白いご飯だけしか食べないなどという極端な偏食以外、単なる好き嫌いは栄養上は問題ないと考える。ほかの食品を摂取するよう心がけさせればよい。子どもは発育途上にあるという理由で、すべての食品を食べさせる必要はない。しかし、間食をだらだら続けたり、ジュースや牛乳などの飲み過ぎにより、食欲を低下させていれば、偏食を助長させかねないので注意する。偏食の予防対策は、空腹時に食事を食べさせることといえる。

（府川則子）

【参考文献】
1）秋山和範, 山口規容子：小児内科. vol.26 増刊号, 1994.
2）特殊ミルク事務局：特殊ミルク情報. 第41号, 2005.
3）東京都食品環境指導センター：くらしの衛生. vol.37, 1999.

Ⅳ 院内感染対策

はじめに

　院内感染とは、どんな感染経路でも、患者や医療従事者が病院内で罹る感染すべてをいう。院内感染の重要な因子は、①病原微生物の存在、②病原微生物に感受性のある宿主の存在、③病原微生物の伝播経路の存在、の3点である。したがって、院内感染対策を講じる際は、この3点に配慮する必要がある。

　院内感染対策の概念としては、以下に述べるstandard precautionが基本である。それに有効に感染経路別予防対策を加えることにより、有効に感染予防が機能する。

Ⅰ・標準的予防策（standard precaution）（米国疾病管理センター：CDC）

　①血液やすべての体液、分泌物、排泄物、傷のある皮膚、粘膜は感染性があると考えて扱う。
　②患者の血液、体液、分泌物、排泄物などで衣服が汚染される可能性があるときは、ガウンや防水エプロンを着用する。
　③上記に触れるときには、手袋を使用する。触れたあとは手袋の有無にかかわらず手洗いをする。
　④飛沫感染が起こり得るときには、マスクやゴーグルを着用する。

Ⅱ・感染経路別予防対策

1．接触感染

　❶ 病原体および疾患
- RSウイルス、パラインフルエンザウイルス、ウイルス性腸炎
- 出血性大腸菌、赤痢、A型肝炎、ロタウイルス
- 単純ヘルペスウイルス
- 帯状疱疹
- MRSA（メチシリン耐性表皮ブドウ球菌）、VRE（バンコマイシン耐性腸球菌）、PRSP（ペニシリン耐性肺炎球菌）などの多剤耐性病原体
- ジフテリア
- Clostridium difficile 感染症
- 膿瘍、膿痂疹、褥瘡など

　❷ 対策
- 原則として個室に収容する。同じ微生物による活動性感染症の患者と同室にすることは可能である。
- 部屋に入室するときに手袋を使用しガウンを着用する。退室する前に手袋とガウンをはずして、手洗いを必ず行う。
- 聴診器や血圧計などの医療器具は患者1人専用で使用する。同じ微生物による活動性感染症は集団で専用にしても差し支えない。

2．飛沫感染
❶ 病原体および疾患
・インフルエンザ
・マイコプラズマ肺炎
・溶連菌感染症
・百日咳
・風疹
・流行性耳下腺炎
・アデノウイルス感染症
・インフルエンザ菌感染症
・髄膜炎菌感染症、など

❷ 対策
・なるべく個室に収容する。個室が不足であれば、同じ微生物による活動性感染症の患者と同じ部屋に入れることは可能である。もし不可能であればほかの患者や面会者との間に少なくとも１ｍの距離が空けられれば、同室は可能である。
・特別な換気システムは不要で、ドアは開けておいてもかまわない。
・患者と１ｍ以内の医療行為をするときはマスクを着用する。
・患者を移送するときは、マスクを着用して拡散を抑える。

3．空気感染
❶ 疾患
・麻疹
・水痘
・結核

❷ 対策
・周囲の区域に対して陰圧に設定され、１時間に６〜12 回の換気がなされ、室内の空気が他区域に排気される前に HEPA フィルターを通るように設定された個室に収容する。部屋のドアは閉じて、患者は室内に制限する。個室がなければ、同じ微生物による活動性感染症の患者と同じ部屋に収容することは可能である。
・医療従事者が入室するときには、Ｎ95 マスクを使用する（Ｎ95 マスク：空気中の 0.3μm 以下の微粒子を 95% 以上捕集し、マクス周囲からの漏れが 10% 以下のマスク）。但し、麻疹・水痘に免疫のある医療従事者はＮ95 マスクを使用する必要はない。
・患者を移送するときは、サージカルマスクを使用させて、拡散を防止する。

Ⅲ・院内感染対策のシステム化

　院内感染の問題は全診療科に関係し、その防止には臨床各科、看護科、検査科、薬剤科など、病院全体として院内感染対策の組織化・システム化を図り、感染防止を実践していくことが大切である。

1. 院内感染対策のシステム化として重要な事項
    ❶ 中心組織の設置
      ⅰ）院内感染対策委員会の設置
      ⅱ）感染症対策チームの設置
    ❷ 院内感染の現状を把握するシステム
      ⅰ）検査科による病院疫学情報の把握と提供
      ⅱ）病棟別院内感染監視サーベイランス
    ❸ 院内感染対策および防止のシステム
      ⅰ）感染症対策チームによる指導
      ⅱ）感染対策マニュアルの作成
      ⅲ）職員への院内感染対策の教育
      ⅳ）患者および家族への説明

2. 院内感染対策のシステム化における総合的な留意点
    ①病院全体の問題として捉え、中心期間を設置する。
    ②感染源の把握、感染経路の把握、保菌者および環境調査を行う。
    ③厳重な患者管理を行う。
    ④消毒薬使用などによる感染予防を徹底する。
    ⑤適切な抗菌剤の使用を心がける。
    ⑥教育による正しい知識と理解をもつ。
    ⑦多くの施設とネットワークをもち、協力して対処する。

(増田剛太、磯畑栄一)

Ⅴ 「異状死」ガイドライン
(平成6年5月日本法医学会)

　医師法第21条に「医師は、死体又は妊娠4月以上の死産児を検案して異状があると認めたときは、24時間以内に所轄警察署に届け出なければならない」と規定されている。
　これは、明治時代の医師法にほとんど同文の規定がなされて以来、第二次世界大戦中の国民医療法を経て現在の医師法に至るまで、そのまま踏襲されている条文である。立法の当初の趣旨はおそらく犯罪の発見と公安の維持を目的にしたものであったと考えられる。
　しかし社会生活の多様化・複雑化に伴い、人権擁護、公衆衛生、社会保障、労災保険、生命保険などにかかわる問題が重要とされなければならない現在、異状死の解釈もかなり広義でなければならなくなっている。
　基本的には、病気になり診療を受けつつ、診断されているその病気で死亡することが「ふつうの死」であり、これ以外は異状死と考えられる。しかし、明確な定義がないため実際にはしばしば異状死の届け出について混乱が生じている。
　そこでわが国の現状を踏まえ、届け出るべき「異状死」とは何か、具体的ガイドラインとして提示する。
　条文からは、生前に診療中であれば該当しないように読み取ることもできるし、その他解釈上の問題があると思われるが、前記趣旨に鑑み実務的側面を重視して作成したものである。

【1】外因による死亡(診察の有無、診療の期間を問わない)
(1) 不慮の事故
　A　交通事故
　運転手、同乗者、歩行者を問わず、交通機関(自動車のみならず自転車、鉄道、船舶などあらゆる種類のものを含む)による事故に起因した死亡、自過失、単独事故など、事故の態様を問わない。
　B　転倒・転落
　同一平面上での転倒、階段・ステップ・建物からの転落などに起因した死亡。
　C　溺水
　海洋、河川、湖沼、プール、浴槽、水たまりなど、溺水の場所は問わない。
　D　火災、火焔などによる障害
　火災による死亡(火傷・一酸化炭素中毒・気道熱傷あるいはこれらの競合など、死亡が火災に起因したものすべて)、火焔・高熱物質との接触による火傷・熱傷などによる死亡。
　E　窒息
　頭部や胸部の圧迫、気道閉塞、気道内異物、酸素の欠乏などによる窒息死。
　F　中毒
　毒物、薬物などの服用、注射、接触などに起因した死亡。
　G　異常環境
　異常な温度環境への曝露(熱射病、凍死)、日射病、潜函病など。

H　感電・落雷
作業中の感電死、漏電による感電死、落雷による死亡など。
I　その他の災害
上記に分類されない不慮の事故によるすべての外因死。
(2) 自殺
死亡者自身の意志と行為に基づく死亡。
縊頸、高所からの飛降、電車への飛込、刃器・鈍器による自傷、入水、服毒など。
自殺の手段方法は問わない。
(3) 他殺
加害者に殺意があったか否かにかかわらず、他人によって加えられた障害に起因する死亡すべてを含む。
絞・扼頸、鼻口部の閉塞、刃器・鈍器による傷害、放火による焼死、毒殺など。
加害の手段方法を問わない。
(4) 不慮の事故、自殺、他殺のいずれであるか死亡に至った原因が不詳の外因死
手段方法を問わない。

【2】外因による傷害の続発症、あるいは後遺障害による死亡
　　例）・頭部外傷や眠剤中毒などに続発した気管支肺炎
　　　　・パラコート中毒に続発した間質性肺炎・肺線維症
　　　　・外傷、中毒、熱傷に続発した敗血症・急性腎不全・多臓器不全、破傷風、骨折に伴う脂肪塞栓症など

【3】上記【1】または【2】の疑いがあるもの
　　外因と死亡との間に少しでも因果関係の疑いがあるもの
　　外因と死亡との因果関係が明らかでないもの

【4】診療行為に関連した予期しない死亡、およびその疑いがあるもの
　　注射・麻酔・手術・検査・分娩などあらゆる診療行為中、または診療行為の比較的直後における予期しない死亡
　　診療行為自体が関与している可能性のある死亡
　　診療行為中または比較的直後の急死で、死因が不明の場合
　　診療行為の過誤や過失を問わない。

【5】死因が明らかでない死亡
　　(1) 死体として発見された場合
　　(2) 一見健康に生活していた人の予期しない急死
　　(3) 初診患者が、受診後ごく短時間で死因となる傷病が診断できないまま死亡した場合
　　(4) 医療機関への受診歴があっても、その疾病により死亡したとは判断できない場合（最終診療後24時間以内の死亡であっても、診断されている疾病により死亡したとは判断できない場合）
　　(5) その他、死因が不明の場合
　　　　病死か外因死か不明の場合

(日本法医学会報告「異状死」ガイドライン. 日本法医学雑誌 14(5)より引用)

VI. DENVER II 発達判定記録票

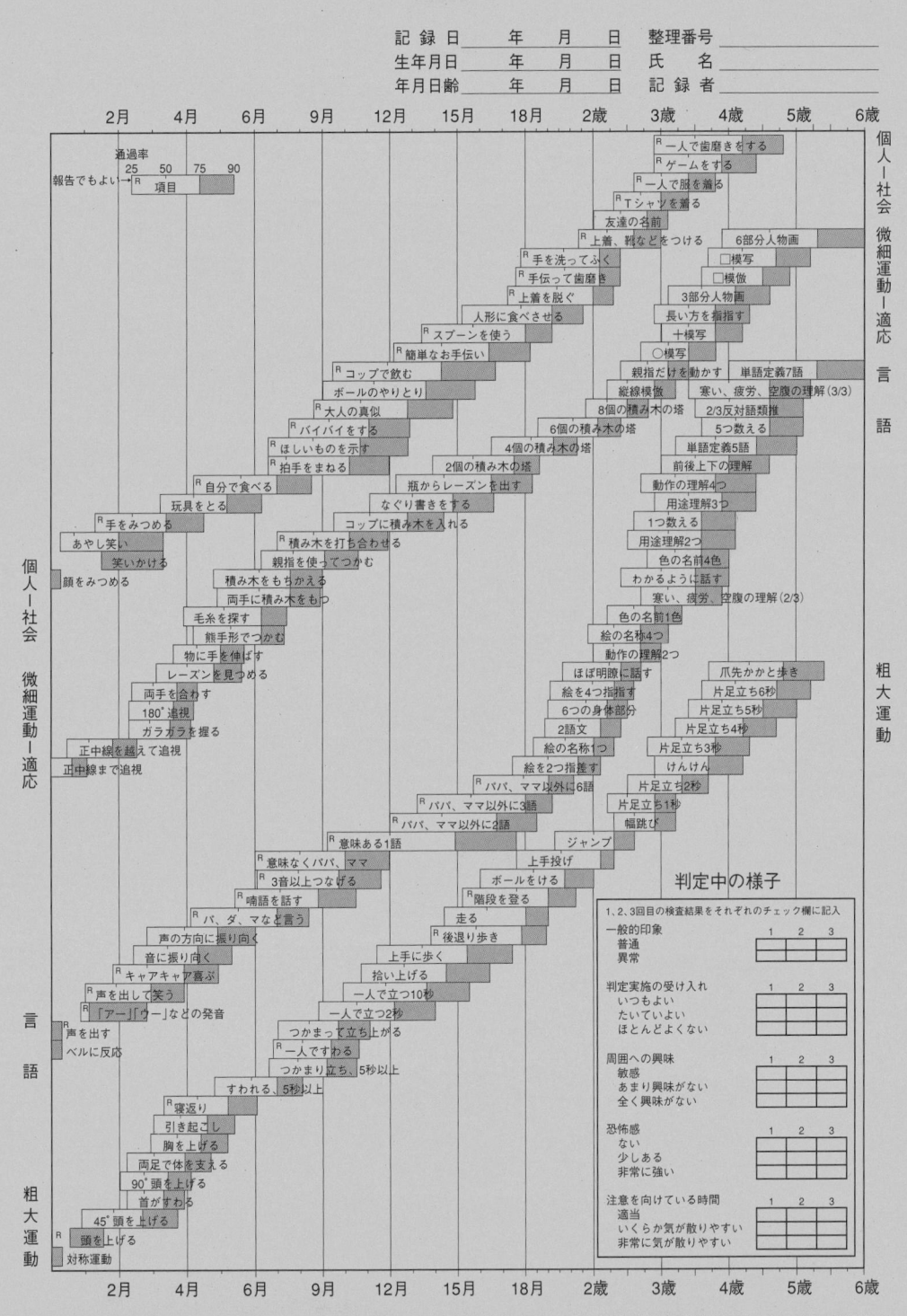

VII. 成長曲線（2000年調査）

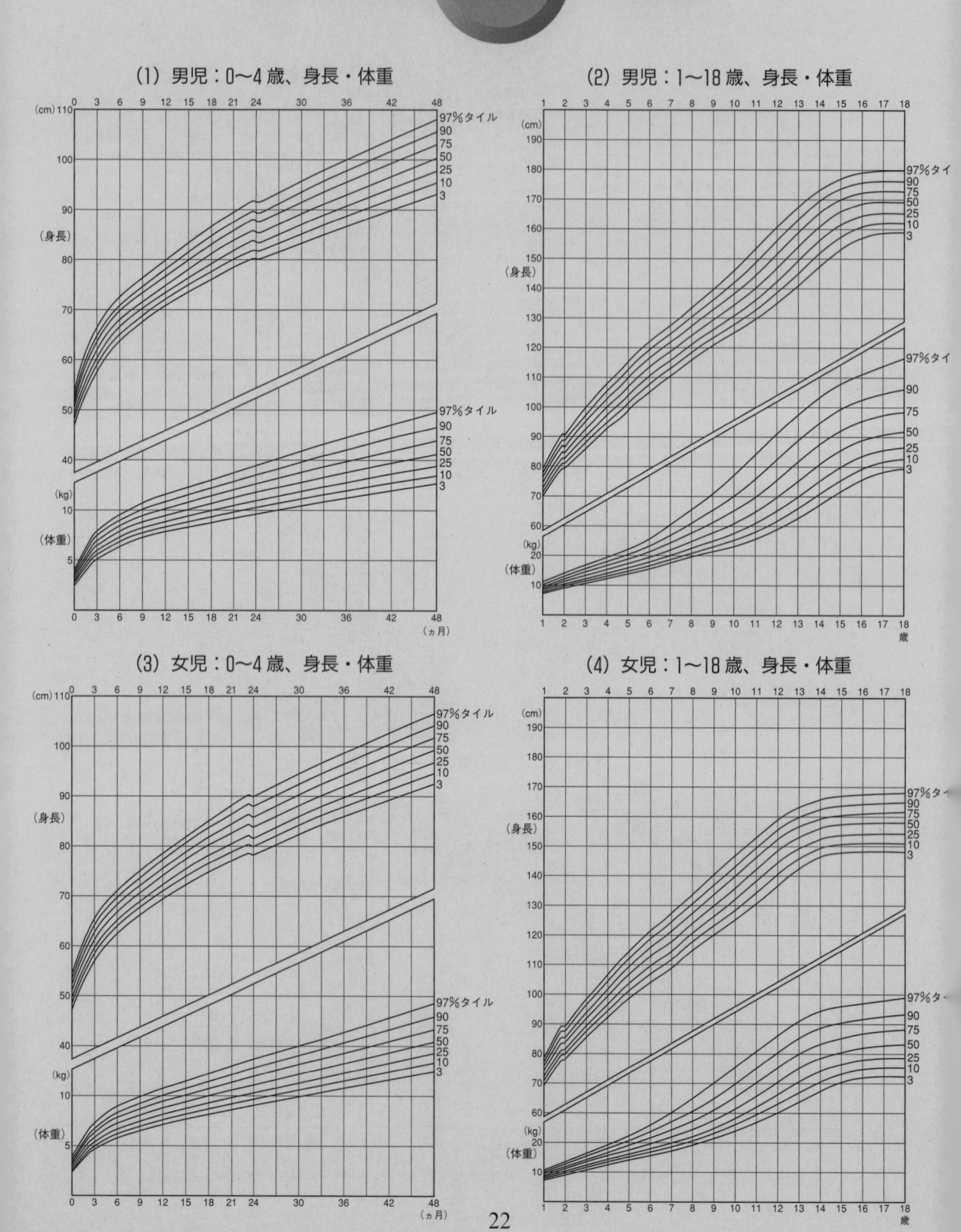

(1) 男児：0～4歳、身長・体重

(2) 男児：1～18歳、身長・体重

(3) 女児：0～4歳、身長・体重

(4) 女児：1～18歳、身長・体重

(5) 男児：0〜4歳、頭囲

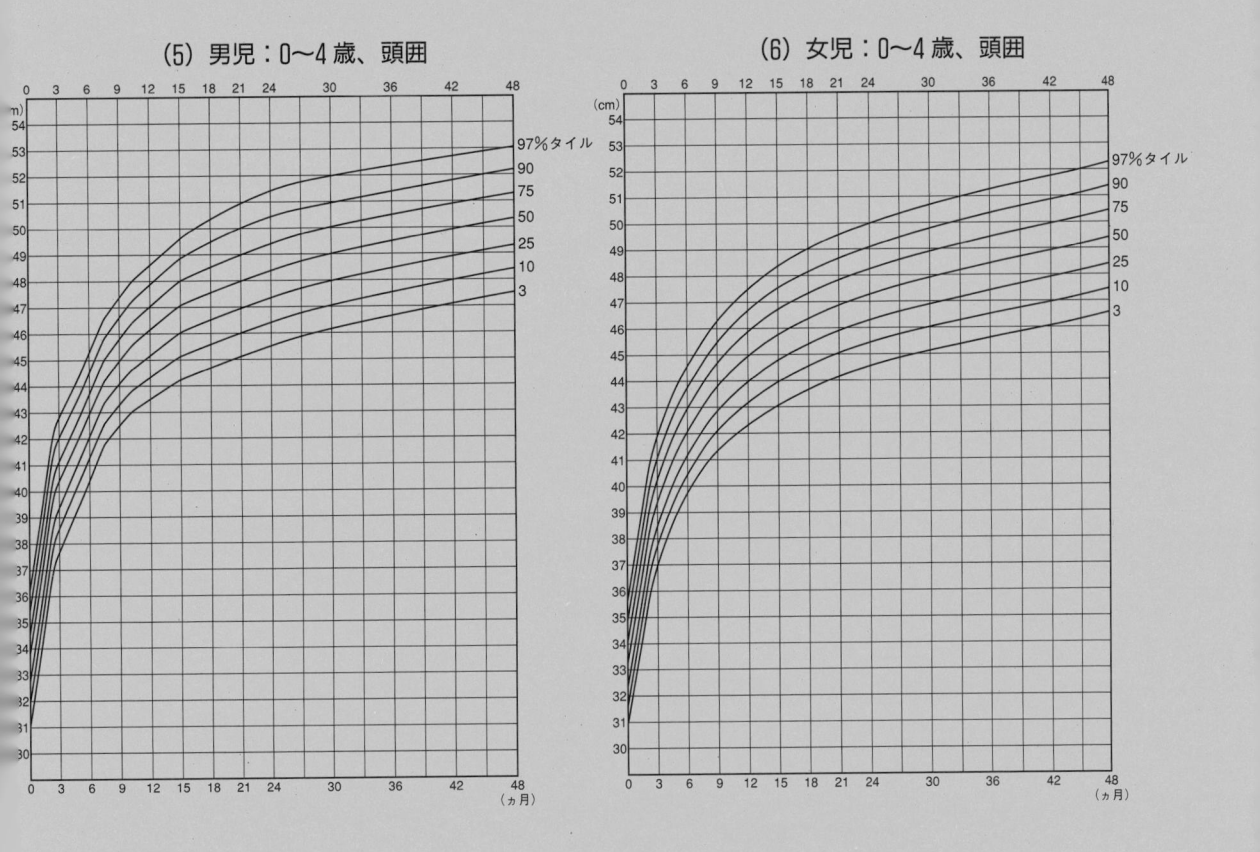

(6) 女児：0〜4歳、頭囲

VIII. 体重・身長から体表面積を算出するノモグラム

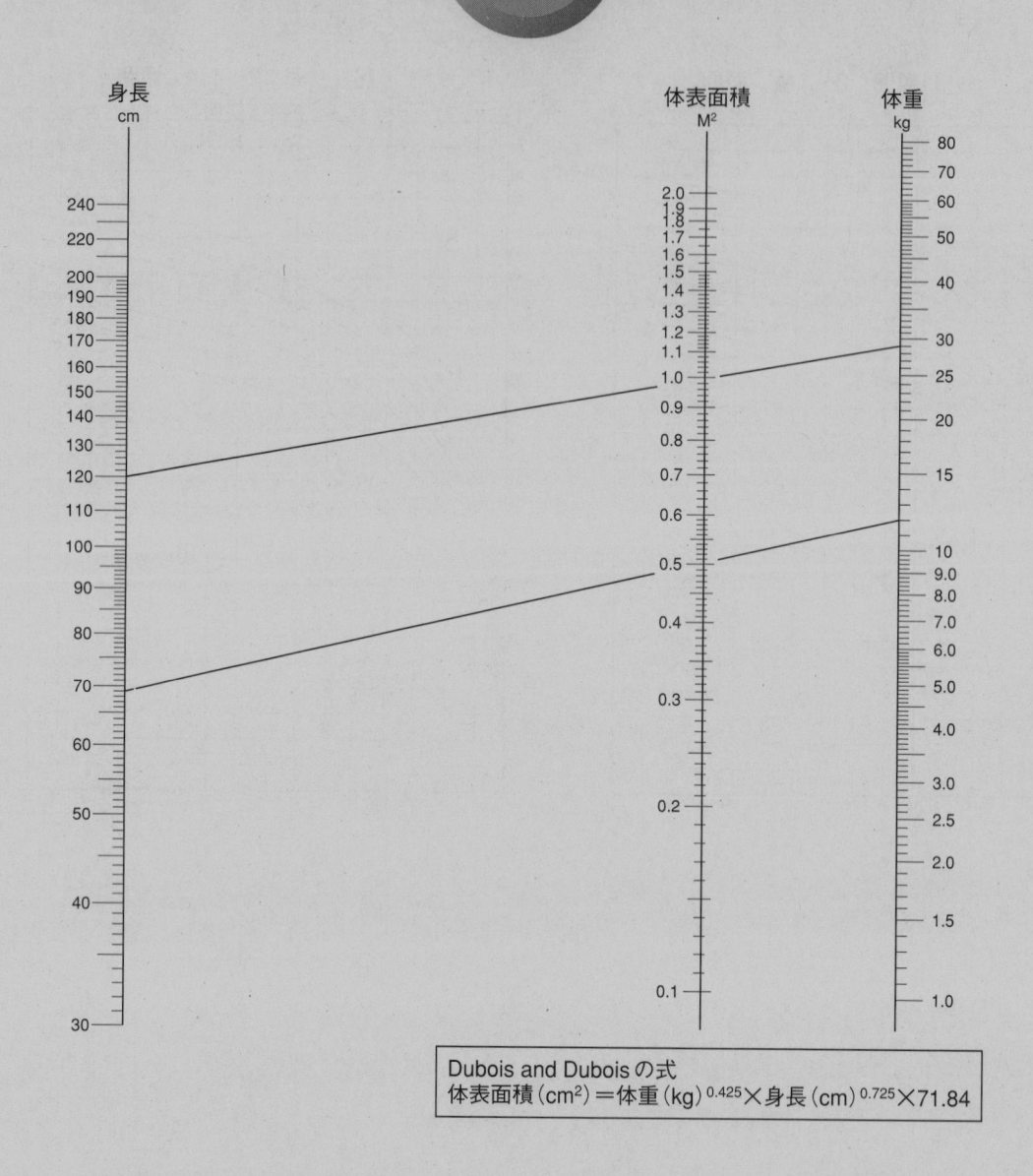

Dubois and Dubois の式
体表面積 (cm^2) ＝体重 $(kg)^{0.425}$ ×身長 $(cm)^{0.725}$ ×71.84

IX 代表的な不整脈

日常の外来や救急外来で遭遇する代表的な不整脈と危険な不整脈を数例提示し概説する。

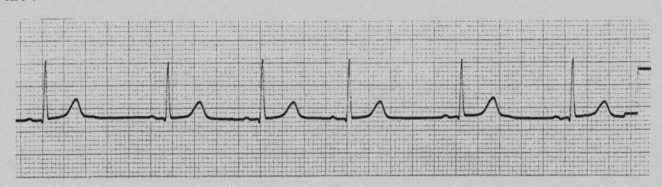

❶ 洞性不整脈

小児の場合には呼吸周期に一致してR-R間隔が大きく変動する。R-R間隔の幅が大きくなると聴診上"1心拍抜けたように聴こえる(結滞)"が、心電図ではP-QRS-Tは連結している。

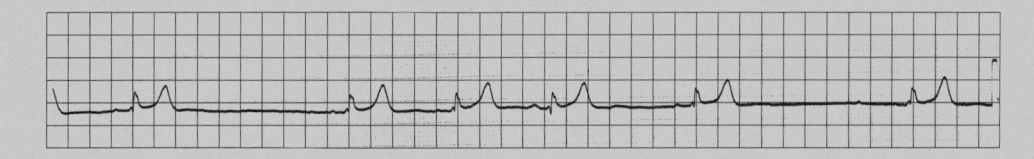

❷ 洞性徐脈

P波はQRS波の前に一定の間隔で存在するが、P-P間隔が長く延びていて、1分間の心拍数は43と徐脈である。無症状。

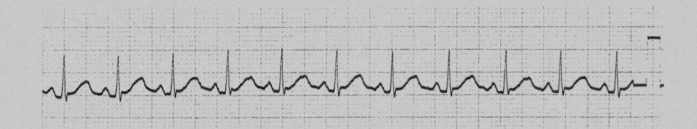

❸ 洞性頻脈

洞調律であるが16歳(女性)にしては頻脈である。精神緊張・不安、多呼吸症候群、貧血、甲状腺機能亢進症などを鑑別診断する。精神緊張・不安の場合には夜間睡眠中の心拍数の測定も参考になる(心電図は甲状腺機能亢進症例のもの)。

❹ **心房性期外収縮**

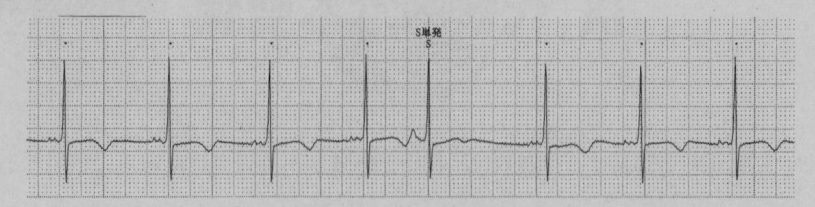

洞刺激によって発生する通常のP波ではなく、自動能更新により心房からの刺激（異所性心房性刺激）が室に伝導される。先行するT波との間隔が短くなるとT波に重なりT波の変形を伴うので、そこにP'波が存在することが推測できる。PR時間は短くなり、代償性休止を伴っている。

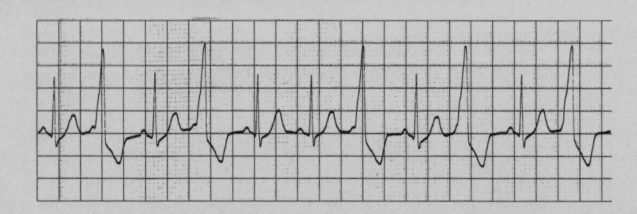

❺ **心室性期外収縮**

心室性期外収縮は外来で最も多く遭遇する不整脈である。期外収縮時のQRS波が、①単一波形で、②単独に出現し、③連結期が一定し、④運動負荷で心拍数が増加する（150ないし160以上）、と消失するものは"良性"で、臨床的に問題になることはないといわれている（副収縮については略）。

❻ **多形性心室性期外収縮（1）**

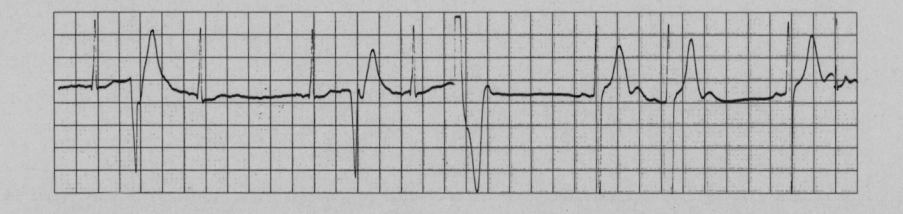

多形性心室性期外収縮の心電図を2例示す。期外収縮時のQRS波が単一でなく、2つの形がみられ（第2、第4拍目と第7拍目の期外収縮の形が違う多形性心室性期外収縮）、"良性"の心室性期外収縮ではないと考えられる。この症例は後に心室細動になったが一命を取りとめている。

❼ 多形性心室性期外収縮(2)

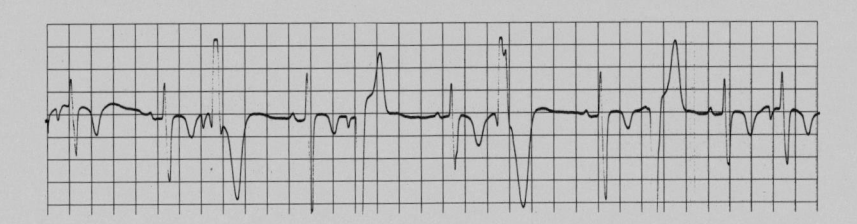

　4つの心室性期外収縮波がみられるが、上向きと下向きと交互にみられる。1番目と2番目の期外収縮は直前に陰性P波があり、心室性ではないかも知れないが、3番目と4番目の期外収縮波の前にはP波がなく多形性心室性期外収縮と考えられる。

❽ 発作性上室性頻拍

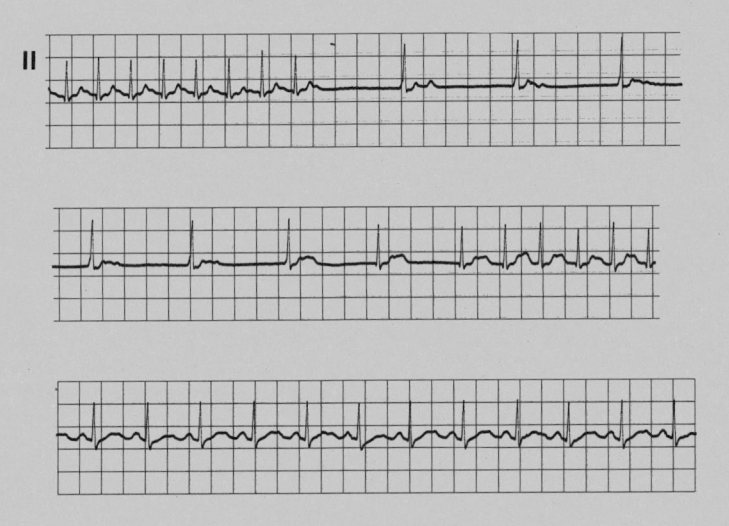

　発作波はnarrow QRSで、先行するT波の上にP波らしきもの(P'波)が見られるので発作性心房性頻拍と思われる。ATPで一時心拍は低下するものの、P'波はQRSの後方にT波の上に継続して出現して、薬効が切れると再燃した(上段と中断は連続記録)。リズモダン®静注で洞調律に復した(下段)。この児の場合には抗不整脈は薬剤による鎮静下で初めて効果的であった。

❾ WPW症候群(1)(左：非発作時、右：発作時)

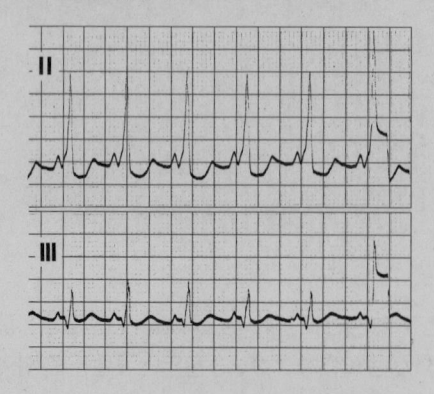

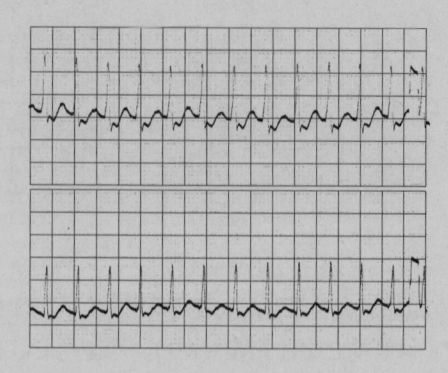

5歳、男児のWPW症候群例。非発作時の心電図（左）ではΔ波を伴う典型的なWPW型心電図であるが、発作時には（右）QRS幅の狭い（narrow QRS）発作波が見られる。

❿ WPW症候群(2)(左：非発作時、右：運動負荷時)

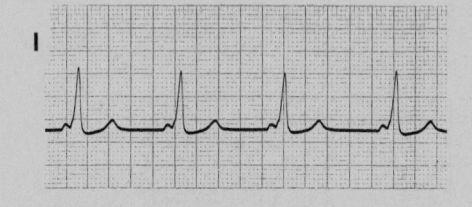

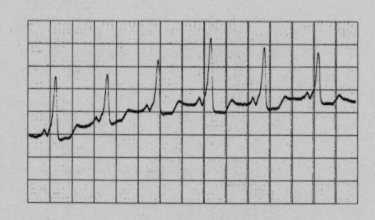

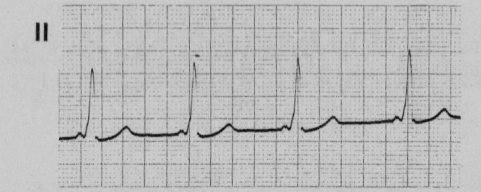

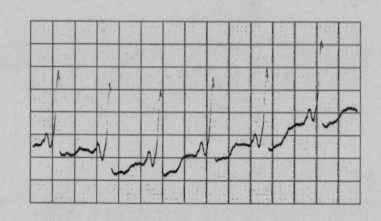

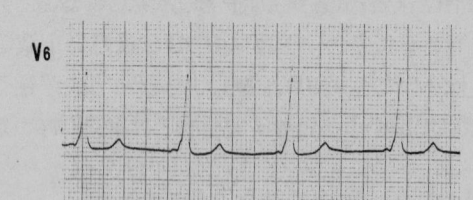

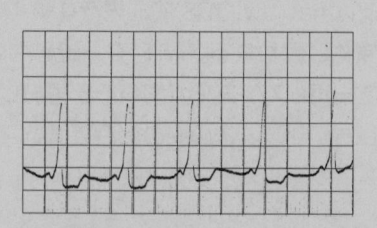

❾WPW症候群(1)のように洞調律でもST低下がみられたり、この症例のように運動負荷心電図（右）でST低下が出現し、虚血性心疾患との鑑別が問題になることがある。

⓫異所性心房性頻拍

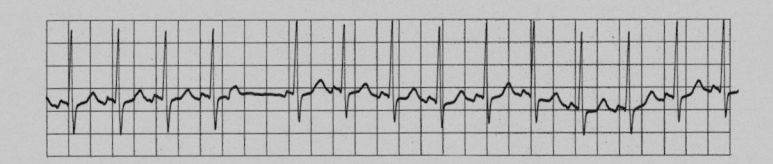

洞調律と違って、PR時間が短い。心拍数が140〜160と頻拍であり、βブロッカー（インデラール®）あるいはカルシウム拮抗薬（ベラパミル®）を使って心拍低下（rate control）を図る。

⓬頻拍発作後のST-T変化（Tachycardia induced ST-T change）

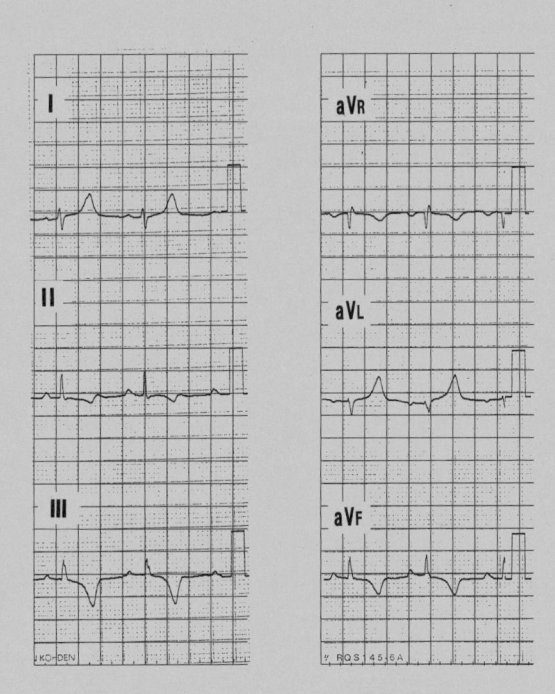

頻拍発作後の心電図でⅡ、Ⅲ、aV_F誘導にST-T変化が一過性に出現した。頻拍により心筋になんらかの変化が生じたためと考えられる。頻拍の持続が長いほど回復に時間がかかり、長期的には心筋症への移行が懸念される。

⑬ 心房粗動(1)(atrial flutter)

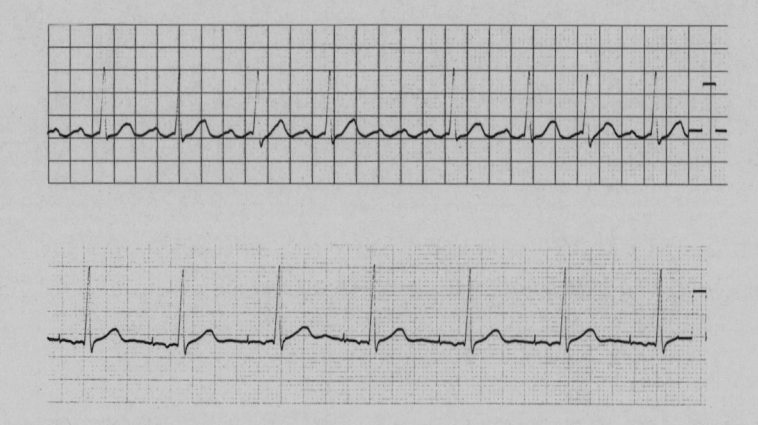

　心房細動に似るが、心房波は250～350/minであり、心電図では鋸歯状波が連続して出現し基線が見えない。基礎疾患としては弁膜症、肺性心、冠動脈疾患、心筋症、甲状腺機能亢進症、感染症が挙げられる。体位変動や運動により房室伝導比が変動しやすく、4：1伝導が2：1や1：1伝導になると心拍数が急に増加し動悸を訴え、僧房弁狭窄では急性肺うっ血をきたすことになる。心房粗動では心房細動よりも心拍数が不安定であり、粗動から細動へ移行するとrate controlが容易になる。上段の心電図は心房粗動を示す。下段は徐細動後洞性徐脈が著しくペースメーカーで心房を刺激して管理している(R波の0.24秒前にペースメーカースパイクが認められる)。

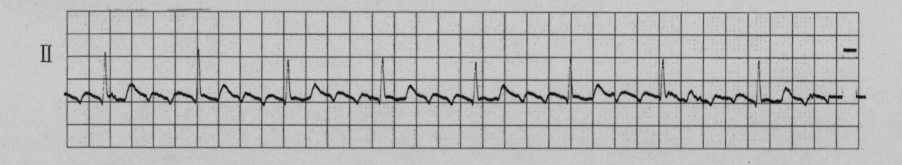

⑭ 心房粗動(2)

　心房粗動であるがR-R間隔はほぼ一定しており、聴診だけでは正常洞調律と聴き分けられない。

⑮ 心房細動（atrial fibrillation）

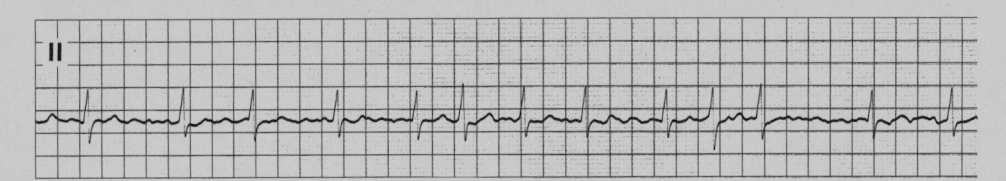

　心電図の基線が小刻みに揺れていて、R-R間隔が不定で規則性がない（絶対性不整脈）。心房が1分間350～600/minで細動し（心電図ではf波となる）、房室結節の不応期でないときに心室に伝導し心室拍動を生じる。基礎疾患としてフォンタン手術後や僧房弁狭窄など心房負荷がかかる心疾患、病的洞症候群（SSS）、感染症や中高年にみられる特発性のものが挙げられる。過量のアルコール摂取やタバコの喫煙も一因である。頻拍の場合には、ジギタリス剤で心拍数調整（rate control）をし、抗不整脈剤（1A群、1C群）を用いる（269頁表10参照）。持続すると心房（特に左房）内に血栓をつくりやすく、心房細動が洞調律に復するときに血栓が心房壁から遊離し脳梗塞を起こす。電気的徐細動時には左房内血栓がないことを食道エコー検査で確認してから行う。抗血小板剤のほかにワーファリンの内服をする。アトロピン、ブスコパン®は心拍数を増やすので注意する。
　WPW症候群に心房細動を合併するとQRSの変形を伴い心拍数が250～300にもなり短時間で重篤な症状に陥る。

⑯ 運動後の心室頻拍

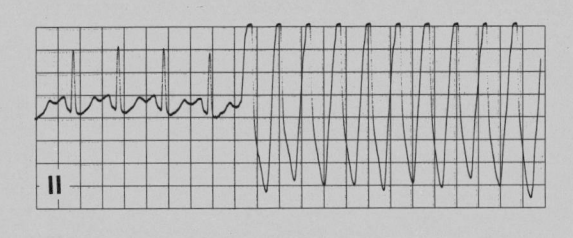

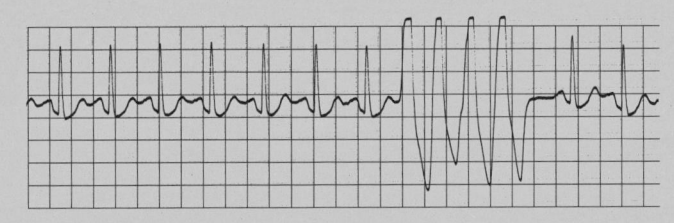

　運動負荷1分後に心室頻拍が発生（上段）し、30秒後に洞調律（下段）に自然に戻る。その後は洞調律の間に3～5連発の心室頻拍が数回繰り返し散見された（症例は亜急性浸出性収縮性心膜炎剥皮術後）。

⓱ ベラパミル感受性心室頻拍

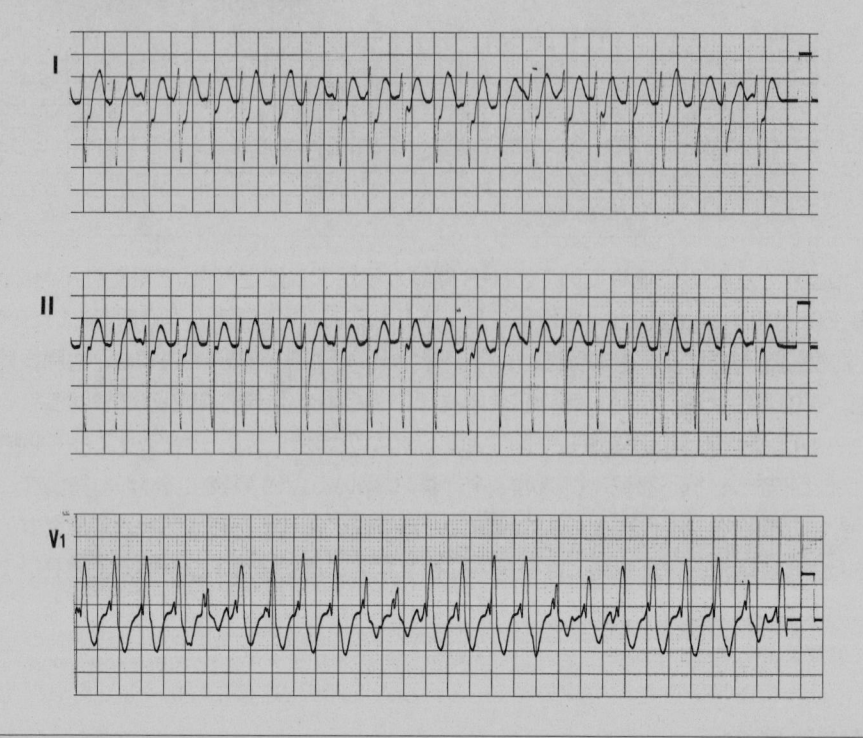

左軸偏位・右脚ブロック型 QRS 波形を特徴とする心室頻拍。Ⅰ・Ⅱ誘導でははっきりしないが、V₁ 誘導では波形が微妙に異なっており P 波の存在を推測させる。心室頻拍を疑ったときには P 波の検出が重要であり、12 誘導心電図を撮っていずれかの誘導に P 波の影響が出ていないかを見るか、食道誘導で P 波検出に努めるとよい。

⓲ QT 延長症候群（long QT syndrome；LQT₁）

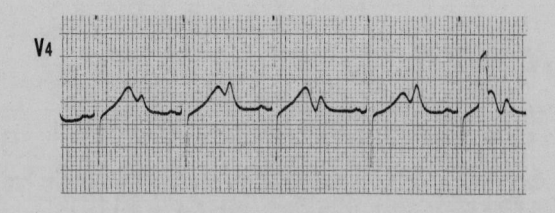

遺伝子検索で家系的にも KVLQT₁ 異常が証明されている姉妹例の姉の心電図。幼児期から小学校低学年時には走ると失神、痙攣を起こし、当初は"てんかん"として治療を受けていた。

⑲カテコールアミン源性多形性心室頻拍
（Catecholaminergic polymorphic ventricular tachycardia）

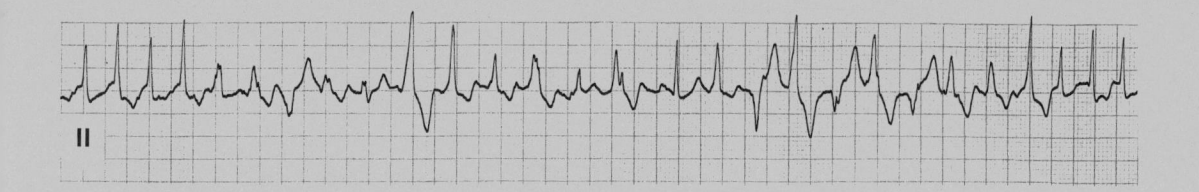

　運動（ジャンプ100回）直後の心電図を示す。多形性の心室頻拍が出現している。QT延長症候群と同様に、失神や突然死などの事故に至ることがある。最近遺伝子異常が明らかになった。

⑳心室頻拍（いわゆる心室粗動）と心室細動

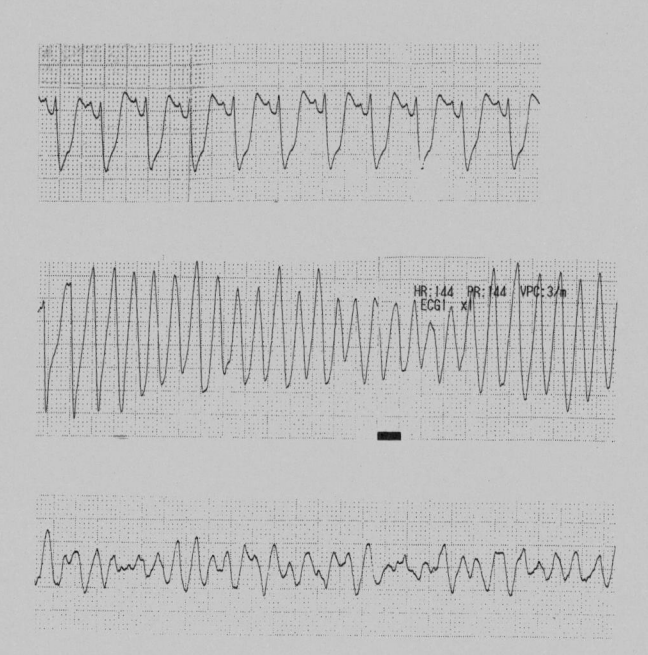

　大動脈弁狭窄（8歳）の男児。P波を有し幅の広いQRS波（0.20秒）の頻拍（150/分）が出現し（上段）、間もなく心室頻拍（いわゆる心室粗動）へ（中段）、さらに心室細動に移行した（下段）。電気的除細動をして救命し得た。

㉑ 房室解離（AV dissociation）

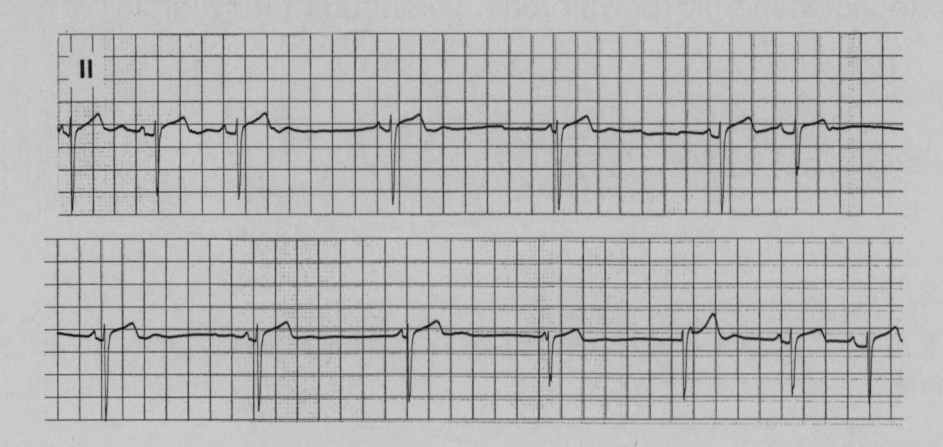

心房と心室が独立して興奮する状態である。徐脈を伴い、心電図左端では心房興奮が房室結節を通過して心室を捕捉しP-QRS波は連結しているが、上室部の興奮数（主にP波）と心室の興奮数の多寡によりP波は次第にQRS波の中に埋没したり、右端のように再度QRS波の前に出現してくる。心室頻拍時にP波が心室捕捉をするとQRS波形が微妙に変化する。

㉒ 房室伝導障害

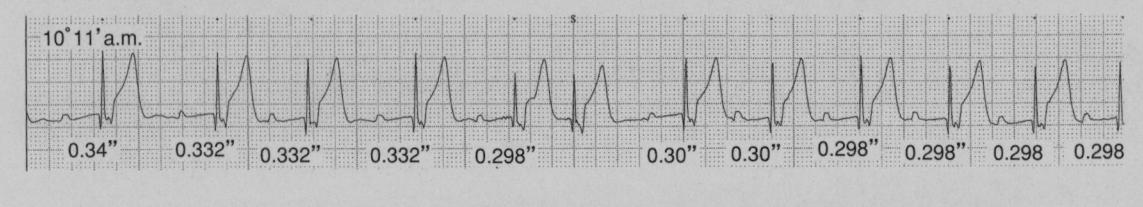

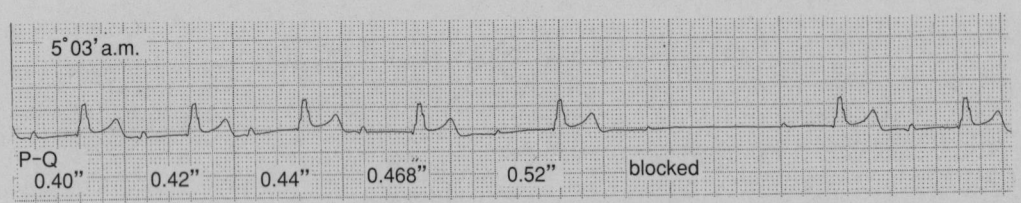

(1) Ⅰ度房室伝導障害

10°11′a.m.
0.34″ 0.332″ 0.332″ 0.332″ 0.298″ 0.30″ 0.30″ 0.298″ 0.298″ 0.298″ 0.298″

5°03′a.m.
P-Q 0.40″ 0.42″ 0.44″ 0.468″ 0.52″ blocked

PR時間が延長している。PR時間は年齢と心拍数で変動するが、0.28秒以上は異常である。Ⅰ度房室伝導障害がある場合にホルター心電図で夜間入眠時の心電図を記録すると、症例によってはPR時間が徐々に延長してついには伝導されなくなることがある［Ⅱ度房室伝導障害のWenckebach型（Mobitz Ⅰ型）］。器質的に房室伝導系に障害がある場合や迷走神経緊張で出現する。

(2) II度房室伝導障害：Mobitz II型

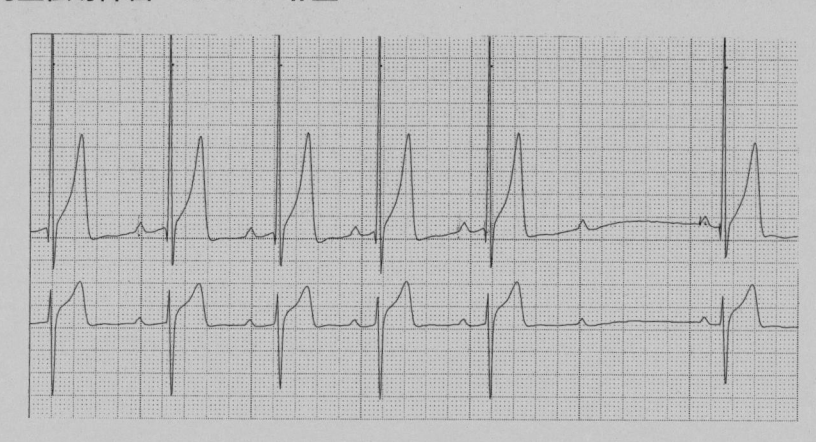

　　Wenckebach型のII度房室伝導障害と違い、PR時間が一心拍ごとに延長することはなく、突然房室伝導が絶たれる。心電図ではP波は出現するが、それに続くQRS波が出現しない。His束以下の伝導系の障害が原因といわれ、wide QRSを示す場合には症状を伴うことが多くなり、Adams-Stokes症候群や突然死の危険があるといわれている。成人では前壁梗塞例にみられるが、小児では稀であり心臓手術後やミトコンドリア脳筋症のKearn-Sayre症候群などにみられる。

(3) III度房室伝導障害（完全房室ブロック：complete AV Block）

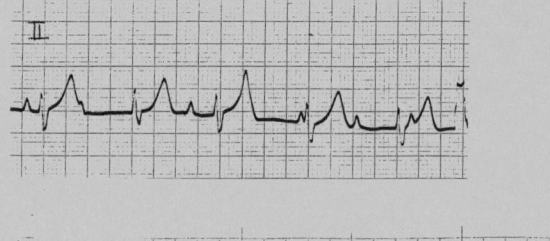

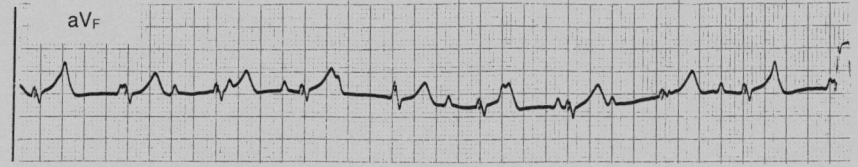

　　P波はQRS波やT波の上に重なり、各々のリズムで互いに独立して出現している。心室拍動数（ventricular rate）は75で、心不全の徴候はないのでペースメーカー治療はしていない。

㉓洞機能不全症候群

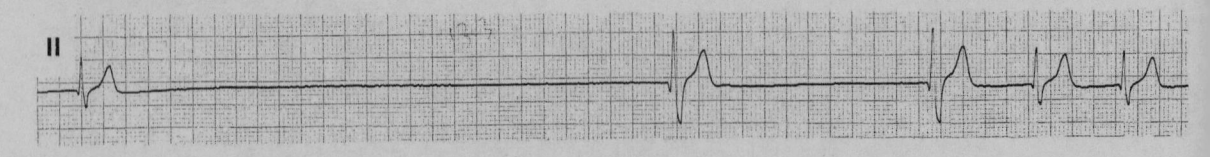

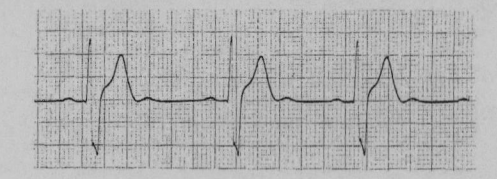

洞結節の機能不全があり、洞刺激が出現しないかあるいは心房に伝導せず、P波の出現も見られなく、QRS波の出現（心室の補充収縮）も遅れる。洞結節から、心房、房室結節、心室内伝導系を含む刺激伝導系全体の機能が低下していると考えられる。下段は同じ患者の数秒後の記録であるが、ここではP波が出現している。この患者の場合にはめまいと失神がありペースメーカーを移植した。

和文索引

あ

あせものより　669
アシドーシス　373
アストロウイルス　582
アスピリン　19
アスペルガー障害　635
アスペルギルス症　610
アセトアミノフェン　19,28,77
アデノイド　677
　——肥大　343
アデノウイルス　581
　——感染症　606
アトピー性皮膚炎　656
アナフィラキシーショック　39,
　102,427,428
アニオンギャップ　420
アニサキス症　609
アプガースコア　694
アマンタジン　605
アムロジピン　370
アルカリ電池　24
アルギニン静注　421
アレルギー性結膜炎　685
アレルギー性鼻炎　678,679
亜急性壊死性リンパ節炎　583
愛情遮断症候群　393
曖昧な外性器　695
悪性高熱症　567
悪性リンパ腫　486
悪夢障害　643
圧痛　16

い

いでんネット　520
いびき様音　69
イソニアジド　353
イレウス　326
インドメタシン　713
インフルエンザ　604
　——菌　676
　——脳炎　540
医師の届出義務　22
依存　646

　——性人格障害　653
易疲労感　397
胃潰瘍　128
胃軸捻転　120
胃十二指腸潰瘍　202,317
胃食道逆流　538
　——現象　312
　——症　312
胃腸炎に関連したけいれん　535
胃内異物　24
胃内容吸引　118
胃瘻　224
　——造設術　313
異所性心房頻拍　付録29
異状死　54
　——ガイドライン　54,付録19
　——の届出義務規定　53
異食　641
異物誤嚥　197
移動性精巣　386
意思伝達の質的異常　636
意識消失　528
意識障害　11,87
意識状態の低下　12
意識清明期を経た頭痛　11
意識レベルの低下　8
維持投与量　215
維持量　215
遺伝　759
遺尿　383
　——症　170
遺糞症　130
育児指導　付録10
育児用調製粉乳　付録12
一次血栓形成障害　463
一次結核症　351
一時保護所　651
苺状血管腫　514,674
咽後膿瘍　334
院外処方せん　236
院内処方せん　236
陰囊水腫　329

う

うっ血乳頭　506

ウイルス感染症　666
ウイルス性クループ　226
運動後の心室頻拍　付録31
運動能力障害　632

え

エブスタイン奇形　264
エルシニア　222,577,579
エンテロウイルス感染症　718
エンテロウイルスによる発疹　81
壊死性胃腸炎　127
永久ペースメーカー　288,289
　——の寿命　289
　——の適応および種類　288
栄養指導　付録11
炎症性腸疾患　319
塩化カルシウム　21
演技性人格障害　653
嚥下性肺炎　341

お

オムツかぶれ　660,661
汚言症　640
黄疸　115
　——の遷延　396
嘔吐　10,11,118,397,504,506
　——と吐物の性状　123
　——の原因　206
横隔膜ヘルニア　731
横断性脊髄炎　541
横紋筋肉腫　497
横紋筋融解症　566
太田母斑　673
音韻障害　633
温式抗体（IgG）　456

か

カサバッハ-メリット症候群　753
カタラーゼ陽性菌　461
カップ耳　749
カテーテル敗血症　226
カテコールアミン源性多形性心室
　頻拍　付録33

カプトプリル　370
カポジ水痘様発疹　603
カリニ肺炎　614
カンジダ症　609
カンピロバクター　577,579
下垂体機能低下症　396
化学腐蝕　683
化膿性リンパ節炎　148,461
化膿性関節炎　620,622
化膿性股関節炎　133
化膿性骨髄炎　620
仮死　396,703
花粉症　679
家族性消化管ポリポーシス　322
家族性低身長　392
家庭内暴力　648
過換気症候群　347
過呼吸　347
過誤腫　400
過敏性腸症候群　110
過敏性肺臓炎　102
回虫症　608
回避性人格障害　653
海綿状血管腫　514,753
解体型　644
潰瘍性大腸炎　128,319,320
外傷　3
　　——後ストレス障害　647
　　——後のけいれん発作　8
　　——直後意識消失　12
外性器　162
外反膝 X 脚　625
外鼻の変形　748
咳嗽　100
概日リズム睡眠障害　642
拡張期雑音　152
核黄疸　116
学習障害　631
活気がない　139
渇感　399
学校心臓検診　286
川崎病　81,272
汗疹　660
汗腺膿瘍　669
完全型 GH 分泌不全　396
完全大血管転位　260
肝、脾の損傷　186
肝炎　288,301
肝芽腫　114,500

肝機能障害　226
肝代謝酵素　240
冠動脈瘤　273
陥凹骨折　10
浣腸　131
乾燥性前鼻炎　27
患児の固定　3
間質水分量　216
感音難聴　678
感覚統合検査　632
感染経路別予防対策　付録16
感染性胃腸炎　127
感染性心内膜炎　280
感染性腸炎　576
感染誘発発作　348
関節出血　468
還流異常　260
環軸関節不安定性　517
眼異物　683
眼外傷　682
眼瞼下垂　686,751
眼瞼狭小症　751
眼瞼内反　685
眼脂　684,685,763
顔色不良　134
顔面神経麻痺　547

き

キアリ奇形　757
キュレッティング　754
キレート剤　455
ギラン・バレー症候群　549
気管支拡張症　344
気管支性嚢胞　357
気管支喘息　226,348
　　——の発作　197
気管支閉鎖症　356
気管切開　45
気管軟化症　354
気管分岐部　108
気胸　13,345
気道異物　25,197
気道確保　42
気道反応性亢進　348
気分障害　644
奇異性分裂　151
奇形腫　502
奇形症候群　520

　　——の診断　520
起立性調節障害　279
基底核部梗塞　554
基底膜菲薄化症候群　164
寄生虫　608
亀頭包皮炎　388
機会性けいれん　532
機械的イレウス　326
機能的イレウス　326
喫煙　759
虐待　39,187
逆流防止手術　313
吸気性喘鳴　336
吸入誘発試験　349
吸入療法　226
急性リンパ性白血病　480
急性胃腸炎　293
急性陰嚢症　178
急性壊死性脳症　539
急性化膿性中耳炎　677
急性喉頭蓋炎　335
急性骨髄性白血病　480
急性細気管支炎　336
急性散在性脳脊髄炎　546
急性小児片麻痺　544
急性小脳失調　543
急性腎炎症候群　97,362
急性腎不全　366,371
急性膵炎　310
急性中耳炎　676
急性虫垂炎　329
急性脳炎　538
急性腹症　110
急速進行性糸球体腎炎　363
牛乳アレルギー　付録13
牛乳貧血　137,450
巨大水腎症　379
魚鱗癬様紅皮症　767
協調運動　632
胸郭奇異運動　15
胸腔ドレーン　62
胸腔穿刺　62
胸水貯留　340
胸痛　105
胸部異常陰影　107
胸部外傷　13
胸部打診　70
胸部聴診　68
胸膜炎　339

索 引

強迫観念　652
強迫行為　652
強迫性障害　652
境界性人格障害　653
矯正ギプス　75
凝性血小板減少症　147
蟯虫症　608
筋緊張性ジストロフィー　561
筋性斜頸　740
筋性防禦　16
筋肉内出血　468
禁断症状　645
緊急の治療を要する高血圧　370
緊急高血圧症　100
緊張型　644
緊張性気胸　698

【く】

くる病　424
　——の分類　425
クラミジア　584,586,587
クリプトコッカス症　611
クリプトスポリジウム　578,580
クループ　195,335
クレアチニンクリアランス　375
クローン病　128,319,320
駆出性雑音　152
繰り返しの嘔吐　8
空気感染　351,付録 17
屈折異常　687

【け】

けいれん　82,368,504
　——の原因　192
　——重積　84
　——発作　10,11,12
ケトン性低血糖症　414
化粧品　20
下血　126
経口補液剤　295
経腸栄養法　223
経皮的穿刺法　49
頸部リンパ節腫大　148
頸部腫瘤　148
頸部囊胞状リンパ管腫　148
劇症肝炎　306
血圧測定　252

血液型抗原　221
血液培養　66
血管腫　514,673
血管性紫斑病　82,446
血管内 Vol　216
　——の主に示す症状　216
　——の確保　218
血胸　13
血腫　10
血小板減少性紫斑病　82
血漿交換　440
血清クレアチニン値　375
血清リン濃度　425
血栓　366
血尿　377
　——の診断　163
血友病　467
　——A　467
　——B　467
　——C　467
結石　165
結節性紅斑　446
結節性硬化症　556,674
腱鞘切開　620
元気がない　139
言語障害　680
言語療法士　681
原因薬剤の種類　664
原発性肺高血圧　284
原発性副甲状腺機能低下症　705

【こ】

コミュニケーション障害　633
コレラ　577,579
呼吸窮迫症候群　708
呼吸困難　103,347
呼吸停止　711
股関節脱臼　73
股部白癬　670
鼓膜切開　676
誤嚥　102,341,538
口蓋床　747
口蓋裂　744
口角下制筋欠損　547
口腔前庭形成　747
口唇裂　744
　——の早期治療の利点　747
広汎性発達障害　635

広範囲にブヨブヨした腫瘍が拡がり、波動を触れる場合　9
甲状舌管囊胞　355
甲状腺ホルモン　398
甲状腺機能亢進症　405
甲状腺機能低下症　407,418,516
甲状腺刺激抗体　405
甲状腺受容体抗体　405
交換輸血　715
交感神経 β_2 受容体刺激剤　227
光線療法　715
行為障害　639
抗 HBs ヒト免疫グロブリン　769
抗コリン剤　384
抗気道炎症剤　227
抗菌薬起因性下痢　301
抗甲状腺薬　406
抗精神病薬　641
肛門周囲膿瘍　331,461
後天性 QT 延長症候群　266,267
後天性免疫不全症候群　614
咬傷　15,37
高アンモニア血症　419
高カリウム血症　364,372,375
高カルシウム尿症　381
高血圧　364,375
　——の定義　369
　——性脳症　364
高浸透圧利尿剤　94
高張性　217
高電圧感電　35
高ナトリウム血症　169,706,707
高濃度酸素負荷試験　696
高ビリルビン血症　116
喉頭蓋炎　101,195
喉頭食道裂　762
喉頭軟化症　343
喉頭軟弱症　762
喉頭ファイバースコピー　343
喉頭麻痺　762
項部硬直　66
骨格蛋白の異常　454
骨髄異形成症候群　480
骨髄移植　460,510
骨髄針　53
骨髄穿刺法　50
骨折　7,189
骨接合インプラント　750

iii

骨導補聴器 761
骨軟部悪性腫瘍 496
骨肉腫 496
骨盤位分娩 396
混合性結合組織病 443

さ

サーファクタント 708
サイクロフォスファミド大量療法 440
サイトメガロウイルス 720
サイロイドテスト 409
サポウイルス 581
サモンパッチ 766
サラセミア 455
サルモネラ 576,579
左右短絡心疾患 256
鎖肛 132
挫傷 3,4
挫創 5
痤瘡 3
再呼吸法 348
再生不良性貧血 457
　——の重症度分類 458,459
採血法 55
細気管支炎 197
細菌感染症 668
細菌性髄膜炎 193,569
細菌性赤痢 578,580
細菌性肺炎 102
細菌培養検査 66
細胞内殺菌能の低下 462
細胞内水分量 216
臍帯血移植 510
臍帯ヘルニア 735
臍肉芽 699
臍ヘルニア 330
三尖弁閉鎖 260
　——不全 264
酸化カルシウム 20
酸素消費量 105
残存短絡 287

し

しつこい低血糖 702
シェーグレン症候群 444
シスチン結石 381

シスチン尿症 381
ショック 100,365,403
　——の五徴 51
　——の早期症状 51
シリカゲル 21
シルエット・サイン 109
シンスプリント 618
ジャクソン型(てんかん)発作 506
子宮腔留血腫 204
止血 3,5
糸球体性血尿と非糸球体性血尿の特徴 165
刺傷 15,37
刺創 5
思春期早発症 400
思春期遅発症 392,404
思春期貧血 450
脂腺母斑 672
脂漏性皮膚炎 656
視神経膠腫 507
視野・視力障害 506
視野狭窄 397
歯牙熱 77
歯槽骨の矯正 747
歯肉口内炎 82
耳音響放射 760
耳介奇形 760
耳痛 676
自家矯正 7
自我同一性の獲得 647
自己免疫的 409
自閉症 680
　——障害 635
自由水喪失量 169
児童虐待 650
持続的血液浄化療法 373
色覚異常 689
色素性母斑 672
色素沈着 402
軸捻転 209
失調歩行 506
膝外側角 625
実質臓器の損傷 15
社会的虐待 650
斜視 688
若年呼吸不全喘息患者 349
若年性関節リウマチ 433
　——の病型分類 434

若年性黒色腫 672
若年性ポリープ 321
若年性ポリポーシス 322
弱視 687
腫瘍内石灰化 507
腫瘍崩壊症候群 483
受容・表出混合性障害 633
十二指腸潰瘍 128
十二指腸狭窄 206
十二指腸穿孔 17
十二指腸壁内血腫 17
重症急性呼吸器症候群 588
重症筋無力症 565
重炭酸イオン 719
従圧式設定 46
従量式設定 46
縦隔気腫 136,345
出血 15
　——傾向 141
　——性ショック 15
　——性膀胱炎 376
出生後診察 694
術後患者の主なトラブル 287
純型肺動脈閉鎖 260
循環血液量増加 99
循環血液量低下 100
循環不全徴候 697
処方せん 236
初期変化群肺結核 352
女性化乳房 401
除脳硬直 11
小耳症 748,749
小児SLEの診断の手引き 439
小児期崩壊性障害 635
小児国際腎臓病研究班(ISKDC)診断基準 365
小児脳腫瘍 504
　——のγナイフ治療 507
　——の化学療法 507
　——の外科的治療 507
　——の放射線治療 507
　——の免疫療法 507
小児昼間頻尿症候群 383
消化管異物 23
消化管ストーマを必要とする疾患 228
消化管ポリープ 321
消化器症状 365
消化態栄養剤 224

索　引

睫毛内反症　750
衝動性　639
上衣腫　505
上大静脈症候群　489
上部消化管出血　124
上腕骨顆上骨折　616
上腕骨外顆骨折　617
常染色体劣性遺伝　760
静脈確保法　49
静脈採血法　56
静脈洞血栓症　553
食中毒　21
食道異物　23,197
食道狭窄症　312
食道静脈瘤　124
食道閉鎖症　730
食道裂孔ヘルニア　312
食物アレルギー　427
食物過敏性腸症　299
心因性多尿　167
心エコー検査　253
心音図　150
心筋炎　140,274
心筋症　274
心室性期外収縮　付録26
心室中隔欠損　257
心室頻拍　266,付録33
心疾患　251
心臓　149
　　──蘇生法　47
　　──超音波検査　253
　　──マッサージ　47
心タンポナーデ　15
心停止　47
心的外傷　647
心電図　156
心内膜床欠損　257
心囊穿刺　278
心肺蘇生　47
心不全　256,258,713
心房細動　付録31
心房性期外収縮　付録26
心房粗動　付録30
心房中隔欠損　257
心膜炎　276
心膜欠損　276
心膜疾患　276
心理的虐待　650
身体的虐待　650

身長増加率の変化　391
神経因性膀胱　757
神経芽細胞腫　134
神経芽腫　114,491
神経学的微細兆候検査　632
神経性大食症　642
神経性無食欲症　641
神経線維腫症Ⅰ型　556
神経皮膚症候群　556
振動　150
浸透圧性下痢　299
真菌感染症　609,670
進行性筋ジストロフィー　559
新生児TSS様発疹症　718
新生児一過性多呼吸　710
新生児黄疸　715
新生児仮死　709
新生児肝炎　719
新生児眼炎　763
新生児痤瘡　669,766
新生児出血性疾患　717
新生児上顎骨髄炎　761
新生児遷延性肺高血圧症　712,
　　696
新生児中毒性紅斑　766
新生児電撃性紫斑病　146
新生児の嘔吐　714
新生児の低血糖症　704
新生児の難聴　760
新生児マススクリーニング　402
新生児落屑　766
滲出性中耳炎　677
震顫　150
人格障害　653
人工換気療法の適応　698
人工弁患者のトラブル　292
尋常性疣贅　666
腎盂形成術　379
腎血管性高血圧　369
腎実質性　369
　　──高血圧　369
腎髄質が高浸透圧に維持　398
腎性高血圧　369
腎性腎不全　372
腎性尿崩症　167
蕁麻疹　429,662

す

スキンエキスパンダー　753
スキンケア　231
　　──の指導　658
スキントラブル　231
スタール耳　749
ステロイド感受性ネフローゼ症候
　　群　364
ステロイド治療　365
ストーマ　229
　　──管理の特徴と注意点　229
　　──サイトマーキング　228
　　──周囲のスキンケア　231
　　──装具の理解　230
　　──造設術と合併症　228
　　──の災害時の備え　234
　　──の社会福祉制度　234
　　──の食事管理　233
　　──の日常生活の留意点　233
　　──袋選択のポイント　231
スポーツ貧血　451
水腎症　211,377
水痘　81,596
水頭症　552
水泡音　69
垂直牽引　617
睡眠驚愕障害　643
睡眠時随伴症　643
睡眠時無呼吸症候群　346,642
睡眠時遊行症　643
睡眠障害　642
膵・胆管合流異常　333
髄芽腫　505
髄膜刺激症状　66

せ

セレスタミン　679
セントラルコア病　562
世界保健機関　630
生菌製剤　301
生石灰　20
成人T細胞白血病ウイルス　771
成長　448
　　──曲線　392,393,付録22
　　──痛　626
　　──板骨折　189

――率の低下　397
成分栄養剤　224, 300
声帯麻痺　343
声門下狭窄症　354
声門下血管腫　194
性腺　161
　　――機能低下症　404
　　――ホルモン　398
性的虐待　650
性分化異常　161
青色母斑　673
星細胞腫　505
精索水腫　329
精神発達遅滞　680
精巣上体炎　389
精巣捻転　389
整腸剤　301
咳の原因　199
脊髄炎　541
脊髄髄膜瘤　755
脊髄性筋萎縮症　564
脊柱彎症　627
癤　669
切創　5
切迫性尿失禁　170
赤血球形態　165
赤血球増多症　155
接触感染　付録 16
接触性皮膚炎　660, 661
摂食障害　641
舌根部異所性甲状腺　194
舌根部嚢胞　355
舌小帯短縮症　762
仙尾部奇形腫　502
先天性 QT 延長症候群　266
先天性眼瞼欠損　750
先天性気管狭窄症　354
先天性筋線維タイプ不均等症
　562
先天性股関節脱臼　736
先天性骨性狭鼻症　761
先天性耳介小変形　748
先天性喘鳴　343
先天性胆道閉鎖症　117, 719
先天性内反足　74, 738
先天性嚢胞　148
　　――性腺腫様奇形　356
先天性非進行性ミオパチー　561
先天性表皮水疱症　766

先天性風疹症候群　596, 721
先天性副腎皮質過形成　52
先天代謝異常症　720
先天白内障　764
先天鼻涙管閉塞　763
洗剤　20
染色体　161
　　――異常　516
潜在性鉄欠乏状態　448
遷延性肺高血圧症　709
全身性エリテマトーデス　439
全身性炎症反応症候群　538
喘息　193, 348
　　――の原因　193
　　――発作　199
喘鳴　193

そ

鼠径ヘルニア　178, 329
蘇生　693
双極性気分障害　644
早期の口唇形成術　745
挿管チューブ　693
喪失体験　647
喪失量　216
僧帽弁逸脱症候群　264
僧帽弁閉鎖不全　263
総肺静脈　260
造血幹細胞移植　509
即時型アレルギー　81
足関節靱帯損傷　6
足白癬　670

た

タクロリムス軟膏　659
タバコ　19
ダウン症児と心疾患　271
多因子遺伝　745
多飲　504
　　――多尿　397, 506
多形性心室性期外収縮　付録 26,
　付録 27
多型滲出性紅斑　81, 447, 662, 663
多呼吸　710
多尿　167, 504
　　――をきたす疾患　398
多嚢胞性異形成腎　212

多発性筋炎　441
多発性硬化症　546
代謝性アシドーシス　364, 719
代謝性呼吸中枢　103
体温中枢　32
体部白癬　670
対人的相互反応の質的異常　636
胎児仮死　703
胎児性アルコール症候群　729
胎週数 34 週未満の児　708
胎便吸引症候群　709
帯状疱疹　82, 596
大細胞型 B リンパ腫　486
大腿骨頭辷り症　624
大腸ポリープ　128
大動脈弁狭窄　262
大動脈弁閉鎖不全　263
代理メニンヒハウゼン症候群　650
第 IX 因子欠乏症　467
第 VIII 因子欠乏症　467
第 XI 因子欠乏症　467
第六次改訂日本人の栄養所要量
　付録 11
脱臼　7
脱肛　331
脱水　214, 365
　　――の定義　214
単一症候性夜尿症　170
単純ヘルペス感染症　601
単純性血管腫　514, 673, 751
単純性股関節炎　623
単純疱疹　667
胆汁うっ滞性黄疸　719
胆汁性嘔吐　315, 699
胆汁様吐物　714
胆石症　309
胆道拡張症　122, 202, 333
胆道閉鎖症　332
胆嚢炎　309
蛋白尿　360

ち

チームアプローチ　745
チーム医療　654
チアノーゼ　154, 259, 696
　　――の原因疾患　200
チック障害　640
知恵熱　77

索引

致死性異形成症　726
遅発性喘息反応　348
窒息様エピソード　26
中心静脈　225
　　──穿刺　50
中枢神経刺激薬　639
中枢性思春期早発症　400
中枢性尿崩症　167
中腸回転異常症　209
中腸軸捻転　315
中毒　646
虫垂炎　122,201
注意欠陥/多動性障害　637
注射針滴下採血　56
長管骨骨折　189
超音波検査　115
腸炎ビブリオ　578,580
腸回転異常症　120,315
腸間膜リンパ節炎　202
腸管虚血　735
腸管出血性大腸菌感染に伴う
　　HUSの診断・治療のガイドラ
　　イン　367
腸チフス　578,579
腸管重複症　322
腸管重複嚢胞　210
腸管などの損傷　15
腸管閉塞　699
腸重積　202
　　──症　121,127,324
腸性肢端皮膚炎　298
腸内細菌叢　301
腸閉鎖症　733
腸閉塞症　326
聴性脳幹　678
聴力　678
直腸肛門奇形　733
直腸肛門反射　129

つ

ツツガムシ病　607
ツベルクリン反応　352

て

てんかん　528
テーピング　6
テストステロン　162

テンシロンテスト　565
デスモプレシン　399
　　──点鼻　170
デファンス　71
デブリッドメント　5
手足口病　82,601
手首自傷　651
低アルブミン血症　706
低栄養　393
低カルシウム血症　373,422,426,
　　705
低血糖　396,411,704
低酸素状態　704
低身長　506
　　──児　391
低張性　217
低電圧感電　35
低ナトリウム血症　706,707
低補体血症　363
低リン血症性くる病　425
帝王切開　710
停留精巣　385
啼泣　701
笛様音　69
溺水　33
　　──の予後予知因子　34
鉄欠乏性貧血　448
点頭てんかん　516
伝音難聴　678
伝染性紅斑　81,599
伝染性単核症　606
伝染性軟属腫　666
伝染性膿痂疹　82,592,668
電撃症　35
電磁波の影響　290
癜風　671

と

とびひ　668
トイレット・トレーニング　382
トウレット障害　640
トキソイド　4
トキソプラズマ　720
トレンデレンブルグ体位　51
ドレーマン徴候　624
ドレナージ　62
吐血　124
投与設計　239

透析導入基準　373
等張性　217
統合失調症　643
糖尿病　167,410
　　──性ケトアシドーシス　411
頭囲拡大　504
頭蓋咽頭腫　505
頭蓋内圧亢進　92
頭痛　91,397,400,506
頭部外傷　8,181
頭部の画像診断　181
頭部白癬　670
洞機能不全症候群　付録36
洞性徐脈　付録25
洞性頻脈　付録25
洞性不整脈　付録25
動脈管開存　257
動脈採血法　57
導尿　64
瞳孔不同　11
特別支援教育　637
突然死　286
突発性発疹　80,600
特発性血小板減少性紫斑病　463
特発性便秘症　129
鈍的損傷　15

な

内性器分化　162
内反膝O脚　625
難聴　678

に

ニフェジピン　364,370
ニューモシスチス・カリニ　585,
　　586,587
二次性徴が発来しない　398
二次性徴の遅れ　506
二分脊椎　132,755
日本オストミー協会　235
肉眼的血尿　163
　　──の鑑別　164
乳児化膿性股関節炎　742
乳児肝炎　332,719
乳児寄生菌性紅斑　670
乳児血管内皮腫　500
乳児痔瘻　331

乳児ボツリヌス症　22
乳児慢性下痢症　297
乳児揺さぶり症候群　40
乳糖不耐症　300
乳幼児揺さぶり症候群　187
尿 index　371
尿酸結石　381
尿素サイクル異常症　421
尿中有機酸分析　420
尿道下裂　404
尿毒性心膜炎　278
尿濃縮メカニズムの障害　398
尿崩症　167,398
　　──の合併　398
尿路感染症　174,575
尿路結石　380
妊娠の合併症　702

ね

ネフローゼ症候群　97,364
ネマリンミオパチー　562
熱けいれん　32
熱射病　32
熱傷　29
熱性けいれん　532
熱中症　32
熱の産生　33
熱の放散　33
熱疲労　32
年齢による高血圧の定義　370
捻挫　6
捻髪音　69

の

ノイラミニダーゼ阻害剤　605
ノモグラム　付録24
ノロウイルス　581
脳圧亢進　11
脳炎　538
脳血管障害　553
脳梗塞　553
脳室・腹腔シャント手術　757
脳室周囲白質軟化症　537
脳腫瘍　167,393,397
脳症　368,538
脳性巨人症　526
脳性麻痺　536,680

脳脊髄液検査(→腰椎穿刺)　59
膿胸　339,340
囊胞性肺疾患　356

は

はやり目　684
ばね指　620
ハウスダスト　679
ハチ刺傷　39
ハプトグロビン　452
バーキットリンパ腫　486
バソプレシン　167
バソプレシン-バソプレシン-2 受容体-アクアポリン-2 系　398
パラインフルエンザウイルスⅠ型　335
パラチフス　578,579
破傷風　4
跛行　133
播種性血管内凝固症候群　475
杯細胞腫　505
肺炎　338,584
肺炎球菌　676
　　──ワクチン　467
肺結核　351
肺高血圧　258
肺動脈閉鎖　260
肺動脈弁狭窄　261
肺葉内肺分画症　356
胚細胞性腫瘍　502
排尿機能発達　382
排尿時膀胱尿道造影　176
排尿障害　382
排便障害　129
敗血症　573
白色瞳孔　765
白線ヘルニア　330
白内障　687
白皮症　768
白血病　27,478
発育発達　付録10
発熱　76,676
鳩胸　359
鼻アレルギー　27
母親が"いつもと何か違う"と表現した場合　8
反復・常同的な行動様式　636
反復性耳下腺炎　599

汎下垂体機能低下症　396
汎収縮期雑音　152

ひ

ひきこもり　649
ヒトメタニュウモウイルス　588
ヒト免疫不全ウイルス　614,772
ヒドロクロルサイアガイド　370
ヒルシュスプルング病　132,208,210,316
ビオチン　421
ビタミン B_{12}　421
ビタミン D　424
ビタミン K 欠乏　717
　　──性出血症　474
ピトレシン　168
皮膚カンジダ症　670
皮膚筋炎　441
皮膚障害の対応　231
皮膚保護剤　230
　　──の理解　230
披裂縁からの粘膜筋弁　748
肥厚性幽門狭窄症　72,121,207,314
肥満　416
　　──度　416
非潰瘍性消化障害　110
非触知精巣の鑑別診断　387
非定型抗精神病薬　644
非ホジキンリンパ腫　486
非乏尿性の高ナトリウム血症　707
飛沫感染　付録17
疲労骨折　619
微細脳機能不全　637
微熱　12
鼻咽腔閉鎖不全　748
鼻呼吸　761
鼻出血　27,472
鼻中隔の彎曲　748
鼻柱の延長　747
鼻副鼻腔炎　680
肘内障　7,616
百日咳　102,593
表出性言語障害　633
標準的予防策　付録16
病原性大腸菌　577,579
病的黄疸　697
病的喪失量　216

索引

昼間遺尿　385
　──症　170
瀕拍発作後のST-T変化
　　付録29

ふ

ファロー四徴症　260
フォルクマン拘縮　617
フォローアップミルク　付録14
フォン・ウィルブランド病　471
フラッシュバック　648
フレイルチェスト　15
フロセミド　364,370
フロッピーインファント　562
ブドウ球菌　578,580
　──性熱傷様皮膚症候群　81,
　　592,668
プリングル病　674
プロピオン酸血症　419
不安定ヘモグロビン症　455
不感蒸発　214
不機嫌　12
不自然な外傷の傷跡　10
不整脈　265,287,付録25
　──の心電図の特徴　268
不注意　639
不登校　646
浮腫　97,365
　──を伴う疾患　98
腐骨　621
風疹　80,595,720
副交感神経遮断剤　227
副腎皮質機能低下　398
副腎皮質ホルモン　398
副鼻腔気管支炎　344
副鼻腔気管支炎候群　344
福山型先天性筋ジストロフィー
　　560
腹痛の原因　201
腹痛の性状　123
腹部外傷　15
　──の画像診断　184
腹部実質臓器損傷　186
腹部腫瘤　113,211,377
腹部触診　70
腹部超音波検査　118
腹部鈍的外傷　185
腹部膨満　699,714

──の原因　206
腹壁破裂　735
腹膜炎　15,365
複視　400
分泌性下痢　299
分娩立会い　694

へ

ヘビ咬傷　38
ヘルパンギーナ　601
ヘルペス性口角炎　82
ヘルペス性歯肉口内炎　603
ヘルペス脳炎　539,602
ベラパミル感受性心室頻拍
　　付録32
ベロックタンポン　28
ペースメーカー　288
　──トラブル　289
　──の感染　290
　──の装着部位　288
ペルジピン®　370
ペルテス病　623
ペンタミジン吸入　228
扁桃　677
　──炎　334
扁平母斑　672
偏食　付録15
便秘　129
弁膜疾患　261
便しぶり　293

ほ

ホジキン病　486
ボスミン®液(0.1%液)　28
ポートワイン母斑　673
ポリオ　541
　──様麻痺　541
保育器　693
母子感染　614
母子手帳　681
母乳　771,付録12
母斑　671
　──細胞母斑　672
　──症　674
包茎　387
包皮炎　388
蜂窩織炎　592

縫合　3
乏尿　215
房室解離　付録34
房室伝導障害　付録34
膀胱穿刺　64,65
膀胱尿管逆流症　174
発作性上室性頻拍　265,付録27
発疹　79

ま

マイクロサイコーシス　653
マイクロゾームテスト　409
マイコプラズマ　584,586,587
麻疹　80,594
麻痺　11
埋没耳　749
末期腎不全の透析導入適応　375
末梢血幹細胞移植　510
末梢静脈　225
慢性炎症性脱髄性多発神経炎
　　550
慢性気道炎症　348
慢性骨髄性白血病　480
慢性腎不全　374
慢性膵炎　310
慢性肉芽腫症　461
慢性副鼻腔炎　680

み

ミオチュブラーミオパチー　562
ミルクアレルギー　127
未熟児動脈管開存症　713
未熟児無呼吸発作　711
未熟児網膜症　710,763
未分化大細胞型リンパ腫　486
水制限試験　168
脈絡叢乳頭腫　505

む

むくみ　97
無顆粒球症　406
無害性心雑音　152
無菌性髄膜炎　572
無呼吸　698
無酸素発作　261
無症候性血尿　360

無症候性水腎症　377
無造血発作　453
無尿時　215
無熱性けいれん　528
夢遊病　643

め

めまい　96
メチルプレドニゾロン大量療法　439
メチルマロン酸血症　419
メッケル憩室症　127, 128, 322
メレナ　717
目の痒み　685

も

もやもや病　553
毛細管採血法　57
妄想型　644
蒙古斑　673, 766
網状赤血球　453
網膜芽腫　508
網膜前出血　12

や

夜驚症　643
夜尿症　170, 385
野球肩　618
野球肘　618
薬剤アレルギー　428
薬剤性肝炎　309
薬疹　81, 664
薬物　19, 237, 239, 242, 243, 245, 645
　——血中濃度測定　245
　——誤飲　19
　——相互作用　242
　——投与上の禁忌事項　245
　——投与上の留意点　237

——動態　239
——の吸収　239
——の代謝　239
——の配合変化　243
——の排泄　239
——の分布　239
——乱用　645

ゆ

輸液　214
輸血　219
右左短絡心疾患　259
有機酸代謝異常症　419
有機溶媒　646
遊走精巣　386
遊離ヘモグロビン　452
夢不安障害　643

よ

ヨード過剰　408
予測欠乏量　452
予防接種　付録 3
羊水混濁　709
葉酸　759
陽性症状　644
腰椎穿刺　59
溶血性尿毒症症候群　366
溶血性貧血　452
溶連菌感染後急性糸球体腎炎　362
溶連菌感染症　81
養育拒否　650

ら

ランドウ・クレフナー症候群　634
乱用　646

り

リウマチ熱　430
リコール検査　59
リシノプリル　370
リステリア症　580
リチウム電池　23
リファンピシン　353
リンデロン VG® 軟膏　28
リンパ芽球性リンパ腫　486
リンパ管腫　515
リンパ性間質性肺炎　615
リンパ濾胞過形成　127
利尿レノグラフィー　378
離乳食　付録 14
流行性耳下腺炎　598
流涙　763
両側唇裂　745
両側卵巣成熟奇形腫　205
良性腫瘍　514
良性乳児けいれん　535

る

ループス腎炎　439
類器官母斑　672

れ

レクリングハウゼン病　675
レジオネラ　585, 586, 587
レット障害　635
冷式抗体(IgM)　456
裂肛　130
連続性雑音　152

ろ

ロタウイルス　581
漏斗胸　358
肋骨骨折　13

欧文索引

4p−症候群　518, 725
5% 塩酸エフェドリン　680
13 トリソミー　518, 724
18 トリソミー　724
21 水酸化酵素欠損症　402
22q11.2 欠失症候群　527

α-fetoprotein　500

A

A 型肝炎　302
A 群 β 溶血性連鎖球菌　334
A 群溶連菌　430
　──感染症　591
AAI(R)　290
ABCDEs アプローチ　16
ABR　760
acanthosis nigricans　417
AD/HD　637
ADA　340
ADEM　546
AIDS　614
albinism　768
ALL　480, 482
Allis sign　73, 736
AML　480, 483
aplastic crisis　453
APT テスト　717
AVP　167
　──作用不全　399
　──分泌障害　399
　──分泌不全　398

B

b 型インフルエンザ菌　335
B 型肝炎　302
Becker 型　560
Bell 麻痺　547
BL　486
Blount 病　626
Blumberg 徴候　16
BMI　416
Body Mass Index　416
bounding pulse　251

breakthrough UTI　174
Brodie 骨膿瘍　620, 622

C

C 型肝炎　304
CATCH 22　527
CCAM　356
CDI　399
cepharanthin　38
cerebral gigantism　526
CHARGE 連合　727
click sign　736
CML　480
coarse crackles　69
Cobb 角　629
CPA-OA　54
CRS　596
CSF(cerebro spinal fluid)　59
Cushing 現象　11
Cushing 症候群　418
CVC　47
CYP 21 A 2　402
　──欠損症　402
cystinuria　381

D

D 型肝炎　305
DDAVP　399
Denis-Browne 型装具　740
DENVER II 発達判定記録表
　付録 21
DI　167
DIC　475
differential cyanosis　154
diurnal frequency syndrome in childhood　383
DKA　411
Down 症候群　516, 723, 724
DPOAE　760
DSM-IV　630
Duchenne 型　560
ductal shock　52
Duke 診断基準　281
dysfunctional elimination syn-drome　175

E

E 型肝炎　305
Edwards 症候群　724
empyema　339
Ewing 肉腫　496

F

FAB 分類　480, 483
FAP　322
femoro-tibial angle　625
fine crackles　69
FTA　625

G

G 型肝炎　305
G 2000　53
Gartner's duct 囊胞　175
GBS　549
GCS　87
genu valgum　625
genu varum　625
GER　312, 538
GERD　312
GI 療法　707
Glasgow Coma Scale　87, 88
Goldenhar 症候群　524

H

HB ワクチン　769
HBe 抗原　769
HBIG　769
HBs 抗原陽性　769
HCV 抗体　770
HCV-RNA　770
Helicobacterium　317
Hemiconvulsion-hemiplegia (-epilepsy) syndrome　544
hemifacial microsomia　524
Hirschsprung 病　132, 208, 210, 316

HIV　614
　　――感染症　614
　　―― -1　771
hMPV　588
Hopkins 症候群　541
H. pylori　317
HTLV-1　771
HUS　366
　　――の重篤化因子　367
　　――の診断基準　367

I

ICD-10　630
ICF　216
IE　280
IgA 腎症　164
infective endocarditis　280
invisible stalk syndrome　396, 397
　　――の特徴的な顔貌　396
ISF　216

J

Japan Coma Scale (JCS)　87
jitteriness　701

K

Kabuki make-up 症候群　525
Kabuki 症候群　525
Kasabach-Merritt 症候群　514
Kernig 徴候　66
Klinefelter 症候群　401
Kugerberg-Welander 病　564

L

LBL　486
Liquor　59
Littles area　27

M

MAS　709
MCTD　443
MDS　480
MELAS　554

MIF　47, 162
Milwaukee brace　629
MS　546

N

NDI　399
NF 1　556
N-myc 遺伝子　491, 492
NTED　718
Nut crucker 現象　166

O

O 脚　426
OAE　760
off-label 使用　237
ORS　295
Ortolani の click sign　73
Osgood-Schlatter 病　618

P

Patau 症候群　518, 724
PDA　713
Peutz-Jeghers 症候群　322
PIVKAII　717
pleurisy　339
Pneumocystis carinii　585
pneumonia　338
pneumonitis　338
posterior fat pad 徴候　190
Potter sequence　726
PPH　284
PPHN　696, 712
Prader-Willi 症候群　728
primary pulmonary hypertension　284
primitive neuroectodermal tumor (PNET) family　496
PSAGN　362
PTH　424
PVL　537

Q

Q-T 間隔　156
QT 延長症候群　付録 32
QTc　156

R

Ramsay Hunt 症候群　548
Rb 遺伝子　508
RDS　708
Reye 症候群　538
rhonchi　69
rhonchus　69
Riemenbügel 法　738
Rissers sign　629
ROP　710
RPGN　363
RS ウイルス感染症　271, 588
RS ウイルス肺炎　200
RSV 感染　337
Rubinstein-Taybi 症候群　522

S

SARS　588
scoliosis　627
SD 値　391
Seldinger 法　51
Sever 病　618
SFU 分類　378
shaken baby syndrome　40, 553
short bowel syndrome　315
shuddering attacks　530
SIRS　538
Sjögren 症候群　444
SLE　439
Sniffing position　42
SNRI　645
Sotos 症候群　526
Spitz の分類　730
Spitz 母斑　672
SRY 遺伝子　162
SSRI　645
SSSS　81, 668
standard precaution　付録 16
Staphylococcal scalded skin syndrome　668
steeple sign　336
Stevens-Johnson 症候群　447
stridor　68

T

TDM　245
telescoping sign　74
thanatophoric dysplasia　726
Thrill　150
TmPO₄　426
TOAE　760
Toddler's fracture　190
TRAb　405
Trendelenburg　736
　──現象　74
TS　556
TSAb　405
TTN　710

V

VCUG　176
VDD(R)　290
vesicoureteral reflux　174
von Rosen法　736
VUR　174
VVI(R)　289
vWD　471

W

Werdnig-Hoffmann病　564
West症候群　516
wheeze　69
WHO分類　486
Wiedemann-Beckwith症候群　727
Williams症候群　523
Wilms腫瘍　494
Wolf-Hirschhorn症候群　518, 725
WPW症候群　265, 付録28

X

X連鎖性水頭症　553

実践で役立つ

小児外来診療指針

ISBN4-8159-1703-5 C3047

平成16年11月5日　第1版発　行
平成18年6月30日　第1版第2刷

編　　集	東京都立清瀬小児病院
編集責任	林　　　奐
	佐　藤　正　昭
発 行 者	松　浦　三　男
印 刷 所	株式会社 真　興　社
発 行 所	株式会社 永　井　書　店

〒553-0003 大阪市福島区福島8丁目21番15号
　　　　　電話(06)6452-1881(代表)/Fax(06)6452-1882
東京店
〒101-0062 東京都千代田区神田駿河台2-10-6(7F)
　　　　　電話(03)3291-9717(代表)/Fax(03)3291-9710

Printed in Japan　　　© HAYASHI Akira, SATO Masaaki, 2004

・本書の複製権・翻訳権・上映権・譲渡権・公衆送信権（送信可能化権を含む）は株式会社永井書店が保有します．
・**JCLS** <㈱日本著作出版権管理システム委託出版物>
本書の無断複写は著作権法上での例外を除き禁じられています．複写される場合には，その都度事前に㈱日本著作出版権管理システム(電話03-3817-5670, FAX 03-3815-8199)の許諾を得て下さい．